国家卫生健康委员会"十三五"规划教材

专科医师核心能力提升导引丛书

供专业学位研究生及专科医师用

肾内科学

Nephrology

第 3 版

主　审　谌贻璞

主　编　余学清　赵明辉

副主编　陈江华　李雪梅　蔡广研　刘章锁

人民卫生出版社

·北　京·

图书在版编目（CIP）数据

肾内科学 / 余学清，赵明辉主编 . —3 版 . —北京：
人民卫生出版社，2021.1（2024.12重印）

　ISBN 978-7-117-31118-2

　Ⅰ.①肾…　Ⅱ.①余…　②赵…　Ⅲ.①肾疾病-诊疗
-教材　Ⅳ.①R692

　中国版本图书馆 CIP 数据核字（2021）第 005658 号

人卫智网	www.ipmph.com	医学教育、学术、考试、健康， 购书智慧智能综合服务平台
人卫官网	www.pmph.com	人卫官方资讯发布平台

肾 内 科 学
Shenneikexue
第 3 版

主　　编：余学清　赵明辉
出版发行：人民卫生出版社（中继线 010-59780011）
地　　址：北京市朝阳区潘家园南里 19 号
邮　　编：100021
E - mail：pmph @ pmph.com
购书热线：010-59787592　010-59787584　010-65264830
印　　刷：人卫印务（北京）有限公司
经　　销：新华书店
开　　本：850×1168　1/16　　印张：33　　插页：4
字　　数：931 千字
版　　次：2008 年 9 月第 1 版　　2021 年 1 月第 3 版
印　　次：2024 年 12 月第 3 次印刷
标准书号：ISBN 978-7-117-31118-2
定　　价：148.00 元

打击盗版举报电话：010-59787491　E-mail：WQ @ pmph.com
质量问题联系电话：010-59787234　E-mail：zhiliang @ pmph.com

编 者 （按姓氏笔画排序）

丁　洁　北京大学第一医院

王　莉　四川省人民医院

王伟铭　上海交通大学医学院附属瑞金医院

王素霞　北京大学第一医院

左　力　北京大学人民医院

付　平　四川大学华西医院

刘立军　北京大学第一医院

刘必成　东南大学附属中大医院

刘章锁　郑州大学第一附属医院

芮宏亮　首都医科大学附属北京安贞医院

李　航　中国医学科学院北京协和医院

李荣山　山西省人民医院

李雪梅　中国医学科学院北京协和医院

李德天　中国医科大学附属盛京医院

杨向东　山东大学齐鲁医院

杨琼琼　中山大学孙逸仙纪念医院

余学清　广东省人民医院

汪年松　上海交通大学附属第六人民医院

张　文　上海交通大学医学院附属瑞金医院

张　春　华中科技大学同济医学院附属协和医院

陈　旻　北京大学第一医院

陈　崴　中山大学附属第一医院

陈　楠　上海交通大学医学院附属瑞金医院

陈江华　浙江大学医学院附属第一医院

陈孟华　宁夏医科大学总医院

郑智华　中山大学附属第七医院

赵明辉　北京大学第一医院

郝传明　复旦大学附属华山医院

胡　昭　山东大学齐鲁医院

胡伟新　中国人民解放军东部战区总医院

查　艳　贵州医科大学附属医院

娄探奇　中山大学附属第三医院

姚　丽　中国医科大学附属第一医院

倪兆慧　上海交通大学医学院附属仁济医院

徐　钢　华中科技大学同济医学院附属同济医院

唐　政　中国人民解放军东部战区总医院

黄锋先　中山大学附属第一医院

梅长林　海军军医大学附属长征医院

梁馨苓　广东省人民医院

程　虹　首都医科大学附属北京安贞医院

焦军东　哈尔滨医科大学附属第二医院

蔡广研　中国人民解放军总医院

廖蕴华　广西医科大学第一附属医院

主 编 简 介

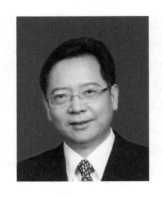

余学清 教授，博士研究生导师。现任广东省人民医院（广东省医学科学院）院长、党委副书记。教育部长江学者特聘教授、国家杰出青年科学基金获得者、国务院学位委员会学科评议组成员。国际腹膜透析协会现任主席、亚太肾脏病学会常务理事兼继续医学教育（CME）委员会主席、中华医学会肾脏病学分会前任主任委员、中国肾脏病防治联盟主席，《中华肾脏病杂志》总编辑，*Kidney International*、*American Journal of Kidney Diseases* 编委，*Nephrology* 主题编委。

从事教育工作 35 年，共承担各级科研基金 44 项，包括：国家重点研发计划 – 精准医学专项、国家自然科学基金重点项目、科技部国际科技合作计划、"十二五"国家科技支撑计划、国家重点基础研究发展计划（973 计划）、教育部创新团队项目等。发表科研论文 443 篇，SCI 收录 181 篇，其中作为第一或通信作者 91 篇，包括 *Nature Genetics*、*Nature Communications*、*Cell Metabolism*、*Science Translational Medicine* 等。出版学术专著 17 部，其中主编 8 部。荣获国家科学技术进步奖二等奖 1 项，教育部科学技术进步奖一等奖 1 项，广东省科技进步奖一等奖 1 项，教育部自然科学奖二等奖 1 项。入选国家"新世纪百千万人才工程"有突出贡献的中青年专家，教育部跨世纪优秀人才培养计划、卫生部有突出贡献中青年专家、广东省高等学校珠江学者、广东省百名南粤杰出人才等。

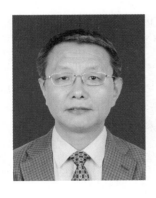

赵明辉 教授，主任医师。现任北京大学肾脏病研究所所长，清华大学 – 北京大学生命科学联合中心（CLS）研究员。国际肾脏病学会（ISN）东北亚地区委员会委员，亚太肾脏病学会常务理事，中华医学会内科学分会副主任委员，中华医学会肾脏病学分会副主任委员，北京免疫学会理事长。

北京大学博士研究生导师，获得北京大学教学卓越奖。研究领域为慢性肾脏病防治和肾脏病免疫炎症发病机制，特别是抗中性粒细胞胞质抗体相关小血管炎等自身免疫性肾脏病。国家自然科学基金创新研究群体首席专家，国家重点研发计划重点专项首席专家。国家杰出青年科学基金获得者。发表 SCI 收录论文 325 篇，他引 4 416 次，H 指数 42，连续 5 年入选爱思唯尔（Elsevier）高被引榜单。5 次应邀为 *Nature Reviews Nephrology* 撰写综述。2 次获得国家科学技术进步奖。获中国青年科技奖、吴阶平医学研究奖 – 保罗·杨森药学研究奖和法国医学科学院赛维雅奖。入选"新世纪百千万人才工程"国家级人选和科技北京百名领军人才培养工程。

副主编简介

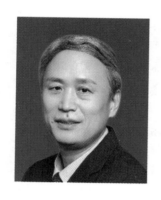

陈江华　教授,博士研究生导师。现任浙江大学医学院附属第一医院肾脏病中心主任,浙江大学肾脏病研究所所长,浙江省肾脏疾病防治研究创新团队带头人。任中华医学会肾脏病学分会主任委员,中国生物医学工程学会人工器官分会主任委员,浙江省生物医学工程学会理事长等学术职务。

从事教学工作30余年,首创了以肾移植为核心的尿毒症一体化治疗体系。以第一或通信作者发表学术论文350余篇,其中SCI收录论文160余篇。主持或作为主要完成人的科研成果获得国家科学技术进步奖二等奖3项、浙江省科学技术进步奖一等奖8项。研究成果被改善全球肾脏病预后组织国际权威肾脏病指南及欧洲抗风湿联盟《抗中性粒细胞胞质抗体(ANCA)相关血管炎指南》收录。享受国务院政府特殊津贴,入选国家"新世纪百千万人才工程",获美国国家肾病基金会(NKF)国际卓越成就奖章、卫生部和浙江省有突出贡献中青年专家、全国卫生计生系统先进工作者等荣誉称号。

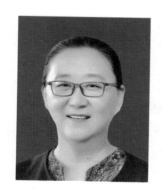

李雪梅　教授,博士研究生导师。现任中国医学科学院北京协和医院肾内科主任。中华医学会肾脏病学分会副主任委员,中国肾脏病防治联盟副主席,中国医院协会血液净化中心管理分会副主任委员,中国生物医学工程学会人工器官分会副主任委员,国家卫生健康委员会肾脏病能力建设和继续教育委员会副主任委员,中国非公立医疗机构协会肾脏病透析专业委员会副主任委员,北京医学会肾脏病学分会候任主任委员,北京医学会医学工程分会副主任委员,中国医师协会内科医师分会、肾脏内科医师分会常务委员。

连续多年获北京协和医院医疗成果奖,协和医学院优秀教师。入选国家"新世纪百千万人才工程",国家有突出贡献中青年专家,国务院政府特殊津贴获得者。承担多项国家、省部级科研课题,参与多部教科书、专著的编写。

副主编简介

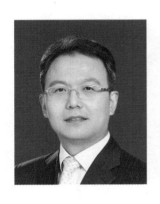

蔡广研 教授,主任医师,博士研究生导师。现任中国人民解放军总医院肾脏病科主任、全军肾脏病研究所副所长,中华医学会肾脏病学分会候任主任委员,中国医师协会肾脏内科医师分会副会长兼总干事长,解放军肾脏病学专业委员会主任委员,《中华肾脏病杂志》与《中华肾病研究电子杂志》副总编辑,4本SCI收录期刊编委。中央保健会诊专家。

担任国家重点研发计划项目首席科学家,曾任国家重点基础研究发展计划(973计划)、国家高技术研究发展计划(863计划)课题与国家科技支撑计划课题组组长,承担多项国家自然科学基金项目。获国家科学技术进步奖创新团队奖,作为第二完成人获国家科学技术进步奖一等奖1项、二等奖2项。获求是杰出青年奖、中国青年科技奖,入选国家"新世纪百千万人才工程"并被评为有突出贡献中青年专家。获国务院政府特殊津贴。

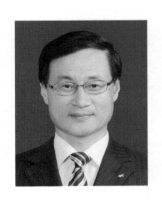

刘章锁 教授,博士研究生导师,中原学者。现任郑州大学第一附属医院院长、郑州大学肾脏病研究所所长、河南省慢性肾脏疾病精准诊疗重点实验室主任。任中华医学会肾脏病学分会常务委员兼秘书长、医学信息学分会候任主任委员,中国研究型医院学会肾脏病学专业委员会主任委员等学术职务。研究方向为"慢性肾脏病的防治"。

主持在研或完成国家自然科学基金联合基金重点项目1项、面上项目4项,承担"十三五"国家重点研发计划重点专项课题1项、河南省科技惠民计划项目1项。发表SCI收录论文70余篇,部分研究成果发表在 *Journal of the American Society of Nephrology*、*American Journal of Kidney Diseases*、*Kidney International* 等权威期刊。作为执行主编的"肾脏病科普丛书"获国家科学技术进步奖二等奖,获河南省科学技术进步奖一等奖1项、二等奖6项。

全国高等学校医学研究生"国家级"规划教材
第三轮修订说明

进入新世纪,为了推动研究生教育的改革与发展,加强研究型创新人才培养,人民卫生出版社启动了医学研究生规划教材的组织编写工作,在多次大规模调研、论证的基础上,先后于2002年和2008年分两批完成了第一轮50余种医学研究生规划教材的编写与出版工作。

2014年,全国高等学校第二轮医学研究生规划教材评审委员会及编写委员会在全面、系统分析第一轮研究生教材的基础上,对这套教材进行了系统规划,进一步确立了以"解决研究生科研和临床中实际遇到的问题"为立足点,以"回顾、现状、展望"为线索,以"培养和启发读者创新思维"为中心的教材编写原则,并成功推出了第二轮(共70种)研究生规划教材。

本套教材第三轮修订是在党的十九大精神引领下,对《国家中长期教育改革和发展规划纲要(2010—2020年)》《国务院办公厅关于深化医教协同进一步推进医学教育改革与发展的意见》,以及《教育部办公厅关于进一步规范和加强研究生培养管理的通知》等文件精神的进一步贯彻与落实,也是在总结前两轮教材经验与教训的基础上,再次大规模调研、论证后的继承与发展。修订过程仍坚持以"培养和启发读者创新思维"为中心的编写原则,通过"整合"和"新增"对教材体系做了进一步完善,对编写思路的贯彻与落实采取了进一步的强化措施。

全国高等学校第三轮医学研究生"国家级"规划教材包括五个系列。①科研公共学科:主要围绕研究生科研中所需要的基本理论知识,以及从最初的科研设计到最终的论文发表的各个环节可能遇到的问题展开;②常用统计软件与技术:介绍了SAS统计软件、SPSS统计软件、分子生物学实验技术、免疫学实验技术等常用的统计软件以及实验技术;③基础前沿与进展:主要包括了基础学科中进展相对活跃的学科;④临床基础与辅助学科:包括了专业学位研究生所需要进一步加强的相关学科内容;⑤临床学科:通过对疾病诊疗历史变迁的点评、当前诊疗中困惑、局限与不足的剖析,以及研究热点与发展趋势探讨,启发和培养临床诊疗中的创新思维。

该套教材中的科研公共学科、常用统计软件与技术学科适用于医学院校各专业的研究生及相应的科研工作者;基础前沿与进展学科主要适用于基础医学和临床医学的研究生及相应的科研工作者;临床基础与辅助学科和临床学科主要适用于专业学位研究生及相应学科的专科医师。

全国高等学校第三轮医学研究生"国家级"规划教材目录

11	SAS统计软件应用（第4版）	主　编	贺　佳			
		副主编	尹　平	石武祥		
12	医学分子生物学实验技术（第4版）	主　审	药立波			
		主　编	韩　骅	高国全		
		副主编	李冬民	喻　红		
13	医学免疫学实验技术（第3版）	主　编	柳忠辉	吴雄文		
		副主编	王全兴	吴玉章	储以微	崔雪玲
14	组织病理技术（第2版）	主　编	步　宏			
		副主编	吴焕文			
15	组织和细胞培养技术（第4版）	主　审	章静波			
		主　编	刘玉琴			
16	组织化学与细胞化学技术（第3版）	主　编	李　和	周德山		
		副主编	周国民	肖　岚	刘佳梅	孔　力
17	医学分子生物学（第3版）	主　审	周春燕	冯作化		
		主　编	张晓伟	史岸冰		
		副主编	何凤田	刘　戟		
18	医学免疫学（第2版）	主　编	曹雪涛			
		副主编	于益芝	熊思东		
19	遗传和基因组医学	主　编	张　学			
		副主编	管敏鑫			
20	基础与临床药理学（第3版）	主　编	杨宝峰			
		副主编	李　俊	董　志	杨宝学	郭秀丽
21	医学微生物学（第2版）	主　编	徐志凯	郭晓奎		
		副主编	江丽芳	范雄林		
22	病理学（第2版）	主　编	来茂德	梁智勇		
		副主编	李一雷	田新霞	周　桥	
23	医学细胞生物学（第4版）	主　审	杨　恬			
		主　编	安　威	周天华		
		副主编	李　丰	杨　霞	王杨淦	
24	分子毒理学（第2版）	主　编	蒋义国	尹立红		
		副主编	骆文静	张正东	夏大静	姚　平
25	医学微生态学（第2版）	主　编	李兰娟			
26	临床流行病学（第5版）	主　编	黄悦勤			
		副主编	刘爱忠	孙业桓		
27	循证医学（第2版）	主　审	李幼平			
		主　编	孙　鑫	杨克虎		

| 28 | 断层影像解剖学 | 主 编 | 刘树伟 张绍祥 |
| | | 副主编 | 赵 斌 徐 飞 |

| 29 | 临床应用解剖学（第2版） | 主 编 | 王海杰 |
| | | 副主编 | 臧卫东 陈 尧 |

30	临床心理学（第2版）	主 审	张亚林
		主 编	李占江
		副主编	王建平 仇剑崟 王 伟 章军建

31	心身医学	主 审	Kurt Fritzsche 吴文源
		主 编	赵旭东
		副主编	孙新宇 林贤浩 魏 镜

| 32 | 医患沟通（第2版） | 主 编 | 尹 梅 王锦帆 |

33	实验诊断学（第2版）	主 审	王兰兰
		主 编	尚 红
		副主编	王传新 徐英春 王 琳 郭晓临

34	核医学（第3版）	主 审	张永学
		主 编	李 方 兰晓莉
		副主编	李亚明 石洪成 张 宏

35	放射诊断学（第2版）	主 审	郭启勇
		主 编	金征宇 王振常
		副主编	王晓明 刘士远 卢光明 宋 彬
			李宏军 梁长虹

36	疾病学基础	主 编	陈国强 宋尔卫
		副主编	董 晨 王 韵 易 静 赵世民
			周天华

| 37 | 临床营养学 | 主 编 | 于健春 |
| | | 副主编 | 李增宁 吴国豪 王新颖 陈 伟 |

38	临床药物治疗学	主 编	孙国平
		副主编	吴德沛 蔡广研 赵荣生 高 建
			孙秀兰

39	医学3D打印原理与技术	主 编	戴尅戎 卢秉恒
		副主编	王成焘 徐 弢 郝永强 范先群
			沈国芳 王金武

40	互联网+医疗健康	主 审	张来武
		主 编	范先群
		副主编	李校堃 郑加麟 胡建中 颜 华

41	呼吸病学（第3版）	主 审	钟南山
		主 编	王 辰 陈荣昌
		副主编	代华平 陈宝元 宋元林

42	消化内科学（第3版）	主 审	樊代明	李兆申		
		主 编	钱家鸣	张澍田		
		副主编	田德安	房静远	李延青	杨 丽

43	心血管内科学（第3版）	主 审	胡大一			
		主 编	韩雅玲	马长生		
		副主编	王建安	方 全	华 伟	张抒扬

| 44 | 血液内科学（第3版） | 主 编 | 黄晓军 | 黄 河 | 胡 豫 | |
| | | 副主编 | 邵宗鸿 | 吴德沛 | 周道斌 | |

45	肾内科学（第3版）	主 审	谌贻璞			
		主 编	余学清	赵明辉		
		副主编	陈江华	李雪梅	蔡广研	刘章锁

| 46 | 内分泌内科学（第3版） | 主 编 | 宁 光 | 邢小平 | | |
| | | 副主编 | 王卫庆 | 童南伟 | 陈 刚 | |

47	风湿免疫内科学（第3版）	主 审	陈顺乐			
		主 编	曾小峰	邹和建		
		副主编	古洁若	黄慈波		

48	急诊医学（第3版）	主 审	黄子通			
		主 编	于学忠	吕传柱		
		副主编	陈玉国	刘 志	曹 钰	

49	神经内科学（第3版）	主 编	刘 鸣	崔丽英	谢 鹏	
		副主编	王拥军	张杰文	王玉平	陈晓春
			吴 波			

| 50 | 精神病学（第3版） | 主 编 | 陆 林 | 马 辛 | | |
| | | 副主编 | 施慎逊 | 许 毅 | 李 涛 | |

| 51 | 感染病学（第3版） | 主 编 | 李兰娟 | 李 刚 | | |
| | | 副主编 | 王贵强 | 宁 琴 | 李用国 | |

| 52 | 肿瘤学（第5版） | 主 编 | 徐瑞华 | 陈国强 | | |
| | | 副主编 | 林东昕 | 吕有勇 | 龚建平 | |

53	老年医学（第3版）	主 审	张 建	范 利	华 琦	
		主 编	刘晓红	陈 彪		
		副主编	齐海梅	胡亦新	岳冀蓉	

| 54 | 临床变态反应学 | 主 编 | 尹 佳 | | | |
| | | 副主编 | 洪建国 | 何韶衡 | 李 楠 | |

55	危重症医学（第3版）	主 审	王 辰	席修明		
		主 编	杜 斌	隆 云		
		副主编	陈德昌	于凯江	詹庆元	许 媛

56	普通外科学（第 3 版）	主 编	赵玉沛			
		副主编	吴文铭	陈规划	刘颖斌	胡三元
57	骨科学（第 2 版）	主 编	陈安民			
		副主编	张英泽	郭 卫	高忠礼	贺西京
58	泌尿外科学（第 3 版）	主 审	郭应禄			
		主 编	金 杰	魏 强		
		副主编	王行环	刘继红	王 忠	
59	胸心外科学（第 2 版）	主 编	胡盛寿			
		副主编	王 俊	庄 建	刘伦旭	董念国
60	神经外科学（第 4 版）	主 编	赵继宗			
		副主编	王 硕	张建宁	毛 颖	
61	血管淋巴管外科学（第 3 版）	主 编	汪忠镐			
		副主编	王深明	陈 忠	谷涌泉	辛世杰
62	整形外科学	主 编	李青峰			
63	小儿外科学（第 3 版）	主 审	王 果			
		主 编	冯杰雄	郑 珊		
		副主编	张潍平	夏慧敏		
64	器官移植学（第 2 版）	主 审	陈 实			
		主 编	刘永锋	郑树森		
		副主编	陈忠华	朱继业	郭文治	
65	临床肿瘤学（第 2 版）	主 编	赫 捷			
		副主编	毛友生	于金明	吴一龙	沈 铿
			马 骏			
66	麻醉学（第 2 版）	主 编	刘 进	熊利泽		
		副主编	黄宇光	邓小明	李文志	
67	妇产科学（第 3 版）	主 审	曹泽毅			
		主 编	乔 杰	马 丁		
		副主编	朱 兰	王建六	杨慧霞	漆洪波
			曹云霞			
68	生殖医学	主 编	黄荷凤	陈子江		
		副主编	刘嘉茵	王雁玲	孙 斐	李 蓉
69	儿科学（第 2 版）	主 编	桂永浩	申昆玲		
		副主编	杜立中	罗小平		
70	耳鼻咽喉头颈外科学（第 3 版）	主 审	韩德民			
		主 编	孔维佳	吴 皓		
		副主编	韩东一	倪 鑫	龚树生	李华伟

71	眼科学（第3版）	主　审	崔　浩	黎晓新		
		主　编	王宁利	杨培增		
		副主编	徐国兴	孙兴怀	王雨生	蒋　沁
			刘　平	马建民		
72	灾难医学（第2版）	主　审	王一镗			
		主　编	刘中民			
		副主编	田军章	周荣斌	王立祥	
73	康复医学（第2版）	主　编	岳寿伟	黄晓琳		
		副主编	毕　胜	杜　青		
74	皮肤性病学（第2版）	主　编	张建中	晋红中		
		副主编	高兴华	陆前进	陶　娟	
75	创伤、烧伤与再生医学（第2版）	主　审	王正国	盛志勇		
		主　编	付小兵			
		副主编	黄跃生	蒋建新	程　飚	陈振兵
76	运动创伤学	主　编	敖英芳			
		副主编	姜春岩	蒋　青	雷光华	唐康来
77	全科医学	主　审	祝墡珠			
		主　编	王永晨	方力争		
		副主编	方宁远	王留义		
78	罕见病学	主　编	张抒扬	赵玉沛		
		副主编	黄尚志	崔丽英	陈丽萌	
79	临床医学示范案例分析	主　编	胡翊群	李海潮		
		副主编	沈国芳	罗小平	余保平	吴国豪

全国高等学校第三轮医学研究生"国家级"规划教材评审委员会名单

顾　问

　　韩启德　桑国卫　陈　竺　曾益新　赵玉沛

主任委员（以姓氏笔画为序）

　　王　辰　刘德培　曹雪涛

副主任委员（以姓氏笔画为序）

于金明	马　丁	王正国	卢秉恒	付小兵	宁　光	乔　杰
李兰娟	李兆申	杨宝峰	汪忠镐	张　运	张伯礼	张英泽
陆　林	陈国强	郑树森	郎景和	赵继宗	胡盛寿	段树民
郭应禄	黄荷凤	盛志勇	韩雅玲	韩德民	赫　捷	樊代明
戴尅戎	魏于全					

常务委员（以姓氏笔画为序）

文历阳	田勇泉	冯友梅	冯晓源	吕兆丰	闫剑群	李　和
李　虹	李玉林	李立明	来茂德	步　宏	余学清	汪建平
张　学	张学军	陈子江	陈安民	尚　红	周学东	赵　群
胡志斌	柯　杨	桂永浩	梁万年	瞿　佳		

委　员（以姓氏笔画为序）

于学忠	于健春	马　辛	马长生	王　彤	王　果	王一镗
王兰兰	王宁利	王永晨	王振常	王海杰	王锦帆	方力争
尹　佳	尹　梅	尹立红	孔维佳	叶冬青	申昆玲	史岸冰
冯作化	冯杰雄	兰晓莉	邢小平	吕传柱	华　琦	向　荣
刘　民	刘　进	刘　鸣	刘中民	刘玉琴	刘永锋	刘树伟
刘晓红	安　威	安胜利	孙　鑫	孙国平	孙振球	杜　斌
李　方	李　刚	李占江	李幼平	李青峰	李卓娅	李宗芳
李晓松	李海潮	杨　恬	杨克虎	杨培增	吴　皓	吴文源

吴忠均　吴雄文　邹和建　宋尔卫　张大庆　张永学　张亚林
张抒扬　张建中　张绍祥　张晓伟　张澍田　陈　实　陈　彪
陈平雁　陈荣昌　陈顺乐　范　利　范先群　岳寿伟　金　杰
金征宇　周天华　周春燕　周德山　郑　芳　郑　珊　赵旭东
赵明辉　胡　豫　胡大一　胡翊群　药立波　柳忠辉　祝墡珠
贺　佳　秦　川　敖英芳　晋红中　钱家鸣　徐志凯　徐勇勇
徐瑞华　高国全　郭启勇　郭晓奎　席修明　黄　河　黄子通
黄晓军　黄晓琳　黄悦勤　曹泽毅　龚非力　崔　浩　崔丽英
章静波　梁智勇　谌贻璞　隆　云　蒋义国　韩　骅　曾小峰
谢　鹏　谭　毅　熊利泽　黎晓新　颜　艳　魏　强

前　言

　　研究生国家级规划教材《肾内科学》编撰工作肇始于2008年,自2014年第2版出版至今,生命科学和临床医学的发展日新月异,也充分体现在本学科的相关领域,对肾内科的临床医师、临床研究者和基础研究者而言,形成了很多新的机会和挑战。对肾脏疾病发生机制的新认识、临床诊断技术的新突破、治疗防控手段的新进展都在不断涌现,为此,我们组织全国的专家修订了本教材,以飨读者。

　　教材是医学教育的重要载体和媒介,也是现代肾脏病学得以发展的重要基础。研究生教材的灵魂是创新,本书相关内容都注意围绕回顾、现状、展望三个重要模块展开,更加体现本领域的国内外创新思想和成果,重点阐述科学课题和临床问题的提出、围绕具体问题的创新性思考、问题解决路径的设计与展开,以及成果产生价值分析与推广等。本版的编者们不但介绍"外国故事",更注重展现了"中国故事""中国研究"和"中国证据"。同时,本版研究生教材将进一步秉承前两版特色,摒弃简单介绍知识的写作方式,而重视积极启发学生的批判性思维和创新性思维,授之以"鱼",更要授之以"渔"。

　　本书在编写过程中得到了各位编者同道的大力支持,在此对他们的无私奉献和辛勤工作致以崇高敬意和衷心感谢!感谢中山大学附属第一医院陈崴教授、樊力医生不辞辛苦,在本书资料整理、校对工作中所做的艰巨工作。

　　研究生国家级规划教材《肾内科学》(第3版)教材经全体编者努力而完成。由于时间仓促,加之水平有限,本书难免存在不足和疏漏之处,欢迎广大读者和同道批评指正。

余学清　赵明辉

2021年4月

目　　录

第一篇　原发性肾小球疾病

第二篇　代谢病相关肾损害

第三篇　风湿病相关肾损害

第四篇　多发性骨髓瘤肾损害

第五篇　感染相关性肾损害

第九篇 遗传性肾脏病

第十篇 肾小管及肾间质疾病

第十一篇 血栓性微血管病

第十二篇　肾脏与高血压

第十三篇　泌尿系感染

第十四篇　急性肾损伤

第十五篇　慢性肾衰竭

第十六篇　介入肾脏病学

第一篇　原发性肾小球疾病

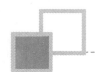

第一章　原发性肾病综合征

第一节　诊　断

一、肾病综合征的概念及分类

肾病综合征（nephrotic syndrome, NS）系指各种原因导致的大量蛋白尿（>3.5g/d）、低白蛋白血症（<30g/L）、水肿和/或高脂血症。其中大量蛋白尿和低白蛋白血症是诊断的必备条件。

NS 可分为原发性、继发性和遗传性三大类。继发性 NS 很常见，主要病因包括糖尿病肾病、狼疮肾炎、乙肝病毒相关性肾炎、过敏性紫癜性肾炎、恶性肿瘤相关肾小球病、肾淀粉样变肾损害、重金属如汞中毒等引起。遗传性 NS 并不多见，在婴幼儿主要见于先天性 NS（芬兰型及非芬兰型）。此外，少数奥尔波特综合征（Alport syndrome）患者也可呈现 NS。

二、原发性肾病综合征的诊断及鉴别诊断

原发性 NS 是原发性肾小球疾病的最常见临床表现。符合 NS 诊断标准，并能排除各种病因的继发性 NS 和遗传性疾病所致 NS，即可诊断原发性 NS。

原发性 NS 与继发性 NS 鉴别：

（一）临床表现

应结合患者的年龄、性别及临床表现予以鉴别。例如，儿童患者应重点与乙肝病毒相关性肾炎、过敏性紫癜肾炎等所致的 NS 鉴别；老年患者则应着重排除淀粉样变性肾病、糖尿病肾病及恶性肿瘤相关性肾病所致 NS；女性、尤其中青年患者应排除狼疮肾炎；对于使用不合格美白或祛斑美容护肤品的患者且病理诊断为微小病变型肾病（minimal change disease, MCD）或膜性肾病（membranous nephropathy, MN）的年轻女性 NS 患者，应注意排除汞中毒可能。认真而细致的病史询问、系统而全面的体格检查对于鉴别诊断非常重要，肾穿刺病理活检有重要的确诊价值。

（二）病理改变

原发性 NS 的常见的病理类型包括 MN（常见于中老年患者）、MCD（常见于儿童及部分老年患者）、局灶性节段性肾小球硬化（focal segmental glomerular sclerosis, FSGS），另外，某些增生性肾小球肾炎如 IgA 肾病、非 IgA 系膜增生性肾炎、膜增生性肾炎、新月体肾炎等也能呈 NS 表现。各种继发性肾小球疾病的病理表现，在多数情况下与这些原发性肾小球疾病病理表现不同，再结合临床表现进行分析，鉴别并不困难。

近年来，利用免疫病理技术鉴别原发性（或称特发性）MN 与继发性 MN（在我国常见于狼疮性 MN、乙肝病毒相关性 MN、恶性肿瘤相关性 MN 及汞中毒相关性 MN 等）已有较大进展。现在认为，原发性 MN 是自身免疫性疾病，其中抗足细胞表面的磷脂酶 A2 受体（phospholipase A2 receptor, PLA2R）抗体是重要的自身抗体之一，它主要以 IgG4 形式存在，但是外源性抗原及非肾自身抗原诱发机体免疫反应导致的继发性 MN 却并非如此。基于上述认识，现在已用抗 IgG 亚类（包括 IgG1、IgG2、IgG3 和 IgG4）抗体及抗 PLA2R 抗体对肾组织进行免疫荧光或免疫组化检查，来帮助鉴别原发性 MN 和继发性 MN。

国内外研究显示，原发性 MN 患者肾小球毛细血管壁上沉积的 IgG 亚类主要是 IgG4，并常伴 PLA2R 沉积；而狼疮性 MN 及乙肝病毒相关性 MN 肾小球毛细血管壁上沉积的 IgG 主要是 IgG1、IgG2 或 IgG3，且不伴 PLA2R 沉积；恶性肿瘤相关性 MN 及汞中毒相关性 MN 毛细血管壁

上沉积的IgG亚类也非IgG4为主,有否PLA2R沉积,目前尚无研究报道。不过,并非所有检测结果都绝对如此,文献报道原发性MN患者肾小球毛细血管壁上以IgG4亚类沉积为主者占81%~100%,有PLA2R沉积者占69%~96%,所以仍有部分原发性MN患者可呈阴性结果,另外阳性结果也与继发性MN存在一定交叉。为此IgG亚类及PLA2R的免疫病理检查结果仍然需要再进行综合分析,才能最后判断它在鉴别原发性和继发性MN上的意义。

(三)实验室检查

近年来,研究还发现一些原发性肾小球疾病病理类型的血清标志物,它们在一定程度上对鉴别原发性与继发性NS也有帮助。

1. **血清抗PLA2R抗体** 美国Beck等研究显示70%的原发性MN患者血清中含有抗PLA2R抗体,而狼疮肾炎、乙肝病毒相关性肾炎等继发性MN患者血清无此抗体,显示此抗体对于原发性MN具有较高的特异性。此后欧洲及中国的研究显示,原发性MN患者血清PLA2R抗体滴度还与病情活动度相关,病情缓解后抗体滴度降低或消失,复发时滴度再升高。有研究显示,原发性MN患者血清PLA2R抗体可先于蛋白尿出现前8个月被检出,可见血清PLA2R抗体对原发性MN的诊断和活动性监测具有重要价值。不过,在原发性MN患者中,此血清抗体的阳性率为57%~82%,所以阴性结果仍不能除外原发性MN。Debiec等对其原因进行分析,认为过高的免疫反应会导致抗PLA2R抗体大量沉积于肾脏,血清抗体呈阴性;或由于免疫反应尚处于早期,血清样本中尚无法检测到此抗体;另外,也可能因为大量蛋白尿患者血中抗PLA2R抗体从尿液中丢失所致。由于血清PLA2R抗体的检测存在高度的个体异质性,仍需结合患者的临床特征来判断其诊断价值。

2. **可溶性尿激酶型纤溶酶原激活物受体（soluble urokinase receptor，suPAR）** Wei等检测了78例原发性FSGS、25例MCD、16例MN、7例先兆子痫和22例正常人血清中suPAR的浓度,结果发现原发性FSGS患者血清suPAR浓度明显高于正常对照和其他肾小球疾病的患者,提示suPAR可能是原发性FSGS的血清学标志物。

Huang等的研究基本支持Wei的看法,并发现随着FSGS病情缓解,血清suPAR水平也明显降低,但是他们的研究结果并不认为suPAR是鉴别原发性及继发性FSGS的标志物,今后还需要更多的研究来进一步验证。

3. **血小板反应蛋白7A域抗体（THSD7A抗体）** 血小板反应蛋白7A域抗体（THSD7A抗体）多发现于PLA2R阴性的原发性MN患者肾组织中,可作为PLA2R及其血清抗PLA2R抗体均阴性MN患者的检查,很少有患者同时出现抗PLA2R和抗THSD7A抗体双阳性。肾组织抗THSD7A抗体阳性还与移植肾MN复发相关,并发现抗THSD7A阳性的MN合并恶性肿瘤的概率高于抗PLA2R抗体相关的MN。

第二节 治疗原则、进展与展望

一、治疗原则

原发性NS的治疗原则主要包括:

1. **免疫抑制治疗** 原发性NS的主要治疗药物是糖皮质激素（以下简称激素）和/或免疫抑制剂。不同的原发性NS患者其药物治疗反应、肾损害进展速率及临床预后等方面具有较大的差别,必须制定个体化治疗方案。首先应根据肾组织活检病理类型、病变的严重程度和急慢性化指标来制定相应的治疗方案;同时,还需要结合患者的年龄、体重、有无相关药物使用的禁忌证、生育需求及患者个人意愿来制定用药方案。

2. **对症治疗** 水肿（严重患者伴腹水及胸腔积液）是NS患者的常见症状,利尿治疗是主要的对症治疗手段。利尿要适度,以每日体重下降0.5~1.0kg为妥。如果利尿过猛可导致电解质紊乱、血栓栓塞及肾前性急性肾损害（acute kidney injury，AKI）。

3. **并发症防治** 感染、血栓栓塞、低蛋白血症、脂代谢紊乱及AKI等是NS常见的并发症,严重者危及患者的生命,必须重视预防与治疗（详见第三节）。

4. **肾功能保护** 肾功能保护非常重要,必须贯彻于NS治疗的各个过程和阶段。

二、具体治疗方案

（一）免疫抑制治疗

1. 糖皮质激素　自 20 世纪 50 年代使用以来，仍然是最常用的免疫抑制治疗药物，对免疫反应多个环节都有抑制作用，包括①抑制巨噬细胞对抗原的吞噬和处理；②抑制淋巴细胞 DNA 合成和有丝分裂，破坏淋巴细胞，致外周淋巴细胞数量减少；③抑制辅助性 T 细胞和 B 细胞，致抗体生成减少；④抑制细胞因子如白介素 –2（IL–2）等生成，减轻效应期的免疫性炎症反应等。

原发性 NS 激素的使用原则包括①起始剂量要足：常用药物为泼尼松（或泼尼松龙）1mg/（kg·d）（最高剂量 60mg/d），早晨顿服，连用 8 周，必要时可延长至 16 周（主要适用于 FSGS 患者）；②减量要缓慢：起始治疗完成后，每 2~3 周减少原用量的 10%，当减至原用量的 50% 时需要注意观察，避免 NS 反复；③长期维持：以最小有效剂量（10mg/d 左右）再维持半年或更长时间，然后再缓慢减量至停药。

糖皮质激素是治疗原发性 NS 的最常用药物和基本用药，长期用药有较多的副作用，包括感染、消化道出血及溃疡穿孔、高血压、水钠潴留、高血糖、低钾血症、骨质疏松或股骨头坏死、精神神经症状、库欣综合征等，使用时应密切监测。缓慢减药和小剂量维持治疗是巩固疗效、减少 NS 复发和减少并发症的重要措施，但并不能避免并发症，必须密切观察和重视。

2. 环磷酰胺（Cyclophosphamide）　环磷酰胺（CTX）是烷化剂类免疫抑制剂，是临床上治疗原发性 NS 最常用的细胞毒类药物之一。其主要作用机制是破坏 DNA 的结构和功能，抑制细胞分裂和增殖，对 T 细胞和 B 细胞均有细胞毒性作用；由于 B 细胞生长周期长，故对 B 细胞影响更大。CTX 可以口服使用，也可以静脉注射使用，由于口服与静脉治疗疗效相似，因此治疗原发性 NS 最常使用的方法是口服。具体用法为 2mg/（kg·d）（常用 100mg/d），分 2~3 次服用，总量 6~12g。用药时需注意适当多饮水及避免睡前服药，并应对药物的各种副作用进行监测及处理。常见的药物副作用有骨髓抑制、出血性膀胱炎、肝损伤、胃肠道反应、脱发与性腺抑制等。

3. 环孢素 A（Cyclosporine A）　环孢素 A 是钙调神经磷酸酶抑制剂类，由真菌代谢产物提取得到的 11 个氨基酸组成环状多肽，能选择性抑制辅助性 T 细胞及 T 细胞毒效应细胞，从而选择性抑制辅助性 T 细胞合成 IL–2，发挥免疫抑制作用。环孢素 A 不影响骨髓的正常造血功能，对 B 细胞、粒细胞及巨噬细胞影响小。已为膜性肾病的一线用药，以及难治性 MCD 和 FSGS 的二线用药。常用量为 3~5mg/（kg·d），分两次空腹口服，服药期间需监测药物谷浓度并维持在 100~200ng/ml。近年来，有研究显示用小剂量［1~2mg/（kg·d）］环孢素 A 治疗同样有效。该药起效较快，在服药 1 个月后可见到病情缓解趋势，3~6 个月后可以缓慢减量，总疗程为 1~2 年，对于某些难治性并对环孢素 A 依赖的病例，可采用小剂量 1~1.5mg/（kg·d）体重维持相当长时间（甚至数年）。若环孢素 A 治疗 6 个月仍无见效，再继续应用患者获得缓解机会不大，建议停用。当环孢素 A 与激素联合应用时，激素起始剂量常减半如泼尼松或泼尼松龙 0.5mg/（kg·d）。环孢素 A 的常见副作用包括急慢性肾损害、肝毒性、高血压、高尿酸血症、多毛及牙龈增生等，其中造成肾损害的原因较多（如肾前性因素所致 AKI、慢性肾间质纤维化致慢性肾损害等），长期使用时需要注意肾功能的监测，必要时肾活检确诊。当血肌酐（SCr）较基础值增长超过 30%，不管是否已超过正常值，都应减少原药量的 25%~50% 或停药。

4. 他克莫司（Tacrolimus）　又称 FK–506，与红霉素的结构相似，为大环内脂类药物。其对免疫系统作用与环孢素 A 相似，两者同为钙调神经磷酸酶抑制剂，但其免疫抑制作用强，属高效新型免疫抑制剂。主要抑制 IL–2、IL–3 和干扰素 γ 等淋巴因子的活化和 IL–2 受体的表达，对 B 细胞和巨噬细胞影响较小。主要副作用是糖尿病、肾损害、肝损害、高钾血症、腹泻和手颤。腹泻可以致本药血药浓度升高，需要引起临床医师关注。常用量为 0.05~0.1mg/（kg·d），分两次空腹服用。服药物期间需监测药物谷浓度并维持在 5~10ng/ml，治疗疗程与环孢素 A 相似。

5. 吗替麦考酚酯（mycophenolate mofetil）　吗替麦考酚酯在体内代谢为吗替麦考酚酸，后者为次黄嘌呤单核苷酸脱氢酶抑制剂，抑制鸟嘌呤核苷酸的从头合成途径，选择性抑制 T、B 淋巴细胞，通过抑制免疫反应而发挥治疗作用。诱导期常用量为 1.5~2.0g/d，分 2 次空腹服用，共用 3~6 个月，维持期常用量为 0.5~1.0g/d，维持 6~12 个月。该药对部分难治性 NS 有效，但缺乏随机对照试验（RCT）的研究证据。主要副作用是胃肠道反应（腹胀、腹泻）、感染、骨髓抑制（白细胞减少及贫血）及肝损害。特别值得注意的是，在免疫功能低下患者应用吗替麦考酚酯，可出现卡氏肺孢子虫肺炎、腺病毒或巨细胞病毒等严重感染，甚至危及生命，必须引起重视。

6. 来氟米特（Leflunomide） 是一种有效的治疗类风湿关节炎的免疫抑制剂，在国内其适应证还扩大到系统性红斑狼疮。此药通过抑制二氢乳清酸脱氢酶活性，阻断嘧啶核苷酸的生物合成，从而达到抑制淋巴细胞增殖的目的。国外尚无使用来氟米特治疗原发性 NS 的报道，国内小样本针对于 IgA 肾病合并 NS 的临床观察显示，激素联合来氟米特的疗效与激素联合吗替麦考酚酯的疗效相似，但是，后者本身在 IgA 肾病治疗中的作用就不肯定，因此，这个研究结果不值得推荐。新近一项使用来氟米特治疗 16 例难治性成人 MCD 的研究显示，来氟米特对这部分患者有效，并可以减少激素剂量。由于缺乏 RCT 研究证据，指南并不推荐用来氟米特治疗原发性 NS。来氟米特主要副作用为肝损害、感染和过敏，国外尚有肺间质纤维化的报道。

7. 利妥昔单抗（Rituximab，RTX） 利妥昔单抗为一种针对 B 细胞表面抗原 CD20 的单克隆抗体，可以选择性杀伤 B 细胞，减少相关不良反应的产生。单克隆抗体近年来已被用于自身免疫性肾病的治疗，其中已在美国获批用于治疗 ANCA 相关性血管炎。美国肾脏病学会认为，利妥昔单抗可作为原发性 MN 以及易发展为终末期肾病（end stage renal disease，ESRD）的高危患者的一线治疗，且具有优越的安全性。基于利妥昔单抗治疗原发性 MN 有非常好的安全性及有效性，有研究者指出，其不仅可以作为其他免疫抑制剂方案治疗无效后的二线治疗，也可以用于原发性 MN 的一线治疗（初次治疗即选用利妥昔单抗）。

（二）利尿消肿治疗

水肿是 NS 常见的并发症，严重者出现腹水和 / 或胸腔积液，甚至危及患者的生命。如果患者存在有效循环血容量不足，则应在适当扩容治疗后再予利尿剂治疗；如果有效循环血容量充足，则可直接应用利尿剂。

1. 利尿剂治疗 轻度水肿者可用噻嗪类利尿剂或联合保钾利尿剂口服治疗，中、重度水肿伴或不伴体腔积液者，应选用袢利尿剂静脉给药治疗（此时肠道黏膜水肿，会影响口服药吸收）。袢利尿剂宜先从静脉给予一个负荷量（如呋塞米 20~40mg，使髓袢的药物浓度迅速达到利尿阈值），然后再持续静脉滴注维持量（如呋塞米 5~10mg/h，以维持利尿剂药物浓度始终在利尿阈值上），获得最佳利尿效果。原则上每日呋塞米的使用总量不超过 200mg。"脉冲式"给药间期髓袢药物浓度常达不到利尿阈值，此时会出现"利尿后钠潴留"（髓袢对钠重吸收增强，出现"反跳"），致使袢利尿剂的疗效变差。另外，现在还提倡袢利尿剂与作用于远端肾小管及集合管的口服利尿药（前者如氢氯噻嗪，后者如螺内酯及阿米洛利）联合治疗，因为应用袢利尿剂后，远端肾单位对钠的重吸收会代偿增强，使袢利尿剂利尿效果减弱，合并使用远端肾单位利尿剂可克服这一缺点。

2. 扩容治疗 对于有效血容量不足的患者，可静脉输注胶体液提高血浆胶体渗透压扩容，从而改善肾脏血流灌注，提高利尿剂疗效。临床常静脉输注血浆代用品右旋糖酐来进行扩容治疗，但应需注意以下问题：①尽量用含糖而不用含钠的制剂，以免钠增多影响利尿疗效。②应用分子量为 20~40kDa 的制剂（即低分子右旋糖酐），以获得扩容及渗透性利尿双重疗效。③用药不宜过频，剂量不宜过大。一般而言，可以一周输注 2 次，每次输注 250ml，短期应用，如利尿效果欠佳及时停药。过频过量使用该药可能造成肾损害（病理显示近端肾小管严重空泡变性呈"肠管样"，部分患者血清肌酐增高；原来激素治疗敏感者变成激素抵抗，并出现利尿剂抵抗）。④尿量少于 400ml/d 的患者禁用，此时药物易滞留并堵塞肾小管，诱发急性肾衰竭。

由于血液制品来源紧张，包括血浆及白蛋白，而且难以完全避免过敏反应及血源性感染,因此,一般不提倡用人血液制品来扩容利尿。但是,如果患者出现严重低蛋白血症,水肿严重,且利尿效果欠佳,尿量少于 400ml/d,这时必须扩容治疗,可选用血浆或血清白蛋白静脉输注,并适当利尿。使用过程中应严密观察心脏情况,避免水负荷过重导致心力衰竭等问题。

3. **利尿剂抵抗**　利尿疗效欠佳的原因主要有:

(1)有效循环血容量不足:如没有静脉输注胶体液有效扩容,肾脏有效灌注不足,对袢利尿剂反应差;另一方面滥用胶体液包括血浆制品及血浆代用品导致严重肾小管损伤时,肾小管对袢利尿剂可完全失去反应,常需数周甚至数月时间,待肾小管上皮细胞再生并功能恢复正常后,才能重新获得利尿效果。

(2)呋塞米的血浆蛋白(主要为白蛋白)结合率高达 91%~97%。低白蛋白血症可使其在血中更多以游离态存在,肝脏对其降解加速;此外,结合态的呋塞米又能随白蛋白从尿排出体外。因此,低白蛋白血症可使呋塞米的有效血药浓度降低及作用时间缩短,故而利尿效果下降。

(3)中重度 NS 患者多有肠黏膜水肿,因此,如果继续口服给药,药物吸收比较差;间断静脉"脉冲"式给药,易造成给药间期"利尿后钠潴留";如果没有联合服用作用于远端肾单位的利尿药,会削弱袢利尿剂疗效。

(4)NS 患者必须严格限盐(盐的摄入应限制在 2~3g/d),不严格限盐上述药物的利尿效果会显著减弱。对于少数利尿效果差且有明显临床症状的难治性重度水肿患者,可采用血液净化技术行单纯超滤脱水治疗以尽快改善症状。

(三)血管紧张素转化酶抑制剂(ACEI)/血管紧张素 AT1 受体拮抗剂(ARB)治疗

大量蛋白尿是 NS 最重要的问题,由其造成的 NS 的其他临床表现(低蛋白血症、高脂血症、水肿和体腔积液)和各种并发症。此外,持续性大量蛋白尿本身可导致肾小球高滤过,增加肾小管蛋白重吸收,加速肾小球硬化,加重肾小管损伤及肾间质纤维化,影响疾病预后。因此控制尿蛋白在 NS 治疗中十分重要。

研究证实,血管紧张素转换酶抑制剂(ACEI)或血管紧张素 AT1 受体阻断剂(ARB)除具有降压作用外,还有确切的减少尿蛋白排泄(可减少 30%~50%)和延缓肾损害进展的肾脏保护作用。其独立于降压的肾脏保护作用机制包括:①对肾小球血流动力学的调节作用。此类药物既扩张入球小动脉,又扩张出球小动脉,但是扩张出球小动脉占优势,故降低肾小球内高压,从而改善高灌注和高滤过状态,继而减少尿蛋白排泄,保护肾脏功能。②非血流动力学的肾脏保护效应。此类药能改善肾小球滤过膜选择通透性,改善足细胞功能,减少细胞外基质蓄积,故能减少尿蛋白排泄,延缓肾小球硬化及肾间质纤维化。因此,有高血压或无高血压的原发性 NS 患者均可用 ACEI 或 ARB 治疗,前者能获得降血压及降压依赖性肾脏保护作用,而后者可以获得非降压依赖性肾脏保护效应。

应用 ACEI 或 ARB 注意事项:①NS 患者存在循环血容量不足,包括利尿、脱水造成的血容量不足,及肾病综合征本身导致的有效血容量不足等,应避免应用或慎用这类药物,以免诱发 AKI。②肾功能不全和/或尿量较少的患者服用这类药物,尤其与保钾利尿剂(螺内酯等)联合使用时,要监测血钾浓度,谨防高钾血症发生。③对激素及免疫抑制剂治疗敏感的患者,如 MCD 患者,蛋白尿能很快消失,不建议使用这类药物。

三、不同病理类型的治疗方案

(一)膜性肾病

应争取将 NS 治疗缓解或者部分缓解无法达到时,则以减轻症状、减少尿蛋白排泄、延缓肾损害进展及防治并发症作为治疗重点。MN 患者尤应注意防治血栓栓塞并发症。

本病不提倡单独使用激素治疗;推荐使用足量激素[如泼尼松或泼尼松龙始量 1mg/(kg·d)]联合细胞毒类药物(环磷酰胺)治疗,或较小剂量激素[如泼尼松或泼尼松龙始量 0.5mg/(kg·d)]联合环孢素 A 或他克莫司治疗;激素相对禁忌或不能耐受者,也可以单独使用环孢素 A 或他克莫司治疗。对于使用激素联合环磷酰胺治疗无效的病例可以换用激素联合环孢素 A 或他克莫司治疗,反之亦然;对于治疗缓解后复发病例,可以重新使用原方案治疗。

2012 年改善全球肾脏病预后组织（KDIGO）制定的肾小球肾炎临床实践指南，推荐 MN 所致 NS 患者应用激素及免疫抑制剂治疗的适应证如下：①尿蛋白持续超过 4g/d，或是较基线上升超过 50%，经抗高血压和抗蛋白尿治疗 6 个月未见下降（ⅠB 级证据）；②出现严重的、致残或威胁生命的 NS 相关症状（ⅠC 级证据）；③诊断 MN 后的 6~12 个月内 SCr 上升≥30%，能除外其他原因引起的肾功能恶化（ⅡC 级证据）。而出现以下情况建议不用激素及免疫抑制剂治疗：①SCr 持续 >309μmol/L（>3.5mg/dl）或估算肾小球滤过率（eGFR）<30ml/（min·1.73m²）；②超声检查肾脏体积明显缩小（如长径 <8cm）；③合并严重的或潜在致命的感染。上述意见可供大家参考，有些建议还需要更多时间和病例的证实，因此，必须具体情况具体分析和处理。

2017 年 KDIGO 专家会议，对 2012 年的指南进行了补充，专家们提出了更全面的治疗方案。除了维持肾功能稳定和缓解蛋白尿以外，MN 的进一步治疗目标应该包括患者相关预后和生活质量的改善措施，包括预防心血管疾病、血栓并发症、感染和死亡率等。

（二）微小病变肾病

微小病变肾病型 NS 对激素治疗非常敏感，治疗后 NS 常能完全缓解，但是缓解后较易复发，多次复发有可能发生病理类型的转变，如 FSGS，必须引起我们的注意。

初治病例推荐单独使用激素治疗；对于多次复发或激素依赖的患者，可选用激素与环磷酰胺联合治疗；未生育的 NS 患者或者经激素联合环磷酰胺治疗后无效或复发者，可选用较小剂量激素（如泼尼松或泼尼松龙始量 0.5mg/（kg·d））与环孢素 A 或他克莫司联合治疗，或单独使用环孢素 A 或他克莫司治疗；对于环磷酰胺、环孢素 A 或他克莫司等都无效或不能耐受的病例，可考虑使用吗替麦考酚酯治疗。对于激素抵抗型患者需重复肾活检，以排除 FSGS 或膜性肾病。2017 年 KDIGO 会议上建议继续将钙调神经磷酸酶抑制剂或环磷酰胺作为二线药物。尽管只有观察性证据，利妥昔单抗仍是一种新型成人 MCD 的二线治疗药物。

（三）局灶性节段性肾小球硬化

完全缓解或部分缓解是初始治疗的重要目标，如无法获得上述疗效时，则应将减轻症状、控制尿蛋白、延缓肾损害进展及防治并发症作为治疗重点。既往认为本病治疗效果差，但是，近年来的系列研究显示约有 50% 患者应用激素治疗仍然有效，但显效较慢。其中，顶端型 FSGS 的疗效与 MCD 相似。

目前，仍然推荐使用标准疗程的激素治疗，如果未能缓解，可延长足量激素治疗 16 周。完全缓解后逐渐减量至维持剂量，再服用 6 个月 ~1 年；对于激素抵抗或激素依赖患者可以选用小剂量激素（如泼尼松或泼尼松龙始量 0.5mg/（kg·d））联合环孢素 A 或他克莫司治疗，治疗有效后环孢素 A 可在减量至 1~1.5mg/（kg·d）后，维持服用 1~2 年。激素相对禁忌或不能耐受者，也可以单独使用环孢素 A 或他克莫司治疗。不过对 SCr 升高及有较明显肾间质损害的患者，使用环孢素 A 或他克莫司要谨慎。应用细胞毒药物（如环磷酰胺）、吗替麦考酚酯治疗本病目前缺乏循证医学证据。

（四）系膜增生性肾炎

非 IgA 肾病的系膜增生性肾炎在西方国家较少见，而我国病例远较西方国家多。本病所致 NS 的治疗方案，要根据肾小球的系膜病变程度，尤其是系膜基质增多程度来决定。轻度系膜增生性肾炎所致 NS 的治疗目标及方案与 MCD 相同，且疗效及转归与 MCD 也十分相似；而重度系膜增生性肾炎所致 NS 可参考原发性 FSGS 的治疗方案治疗。

（五）膜增生性肾炎

原发性膜增生性肾炎较少见，疗效差。目前并无循证医学证据基础上的有效治疗方案可被推荐，临床上可以试用激素加环磷酰胺治疗，无效者还可试用较小量糖皮质激素加吗替麦考酚酯治疗。如果治疗无效，则应停用上述治疗。

（六）IgA 肾病

约 1/4 IgA 肾病患者可出现大量蛋白尿（>3.5g/d）。现在认为，部分呈现 NS 的 IgA 肾病实际为 IgA 肾病与 MCD 的重叠（免疫荧光表现符合 IgA 肾病，而光镜及电镜表现支持 MCD），这部分患者可参照 MCD 的治疗方案进行治疗，而且疗效及转归也与 MCD 十分相似；而另一部分患者是 IgA 肾病本身导致 NS（免疫荧光表现符合

IgA 肾病,光镜及电镜表现为增生性肾小球肾炎或 FSGS),这部分患者似可参照相应的增生性肾小球肾炎及 FSGS 的治疗方案进行治疗。

应当指出的是,上述多数治疗建议是来自于西方国家的临床研究总结,值得从中借鉴,但是否完全符合中国情况,还必须通过我们自己的实践来进一步验证及总结。

四、难治性肾病综合征

(一)概念

目前,尚无难治性 NS 一致公认的定义。一般认为,难治性 NS 包括激素抵抗、激素依赖及频繁复发的原发性 NS。激素抵抗性 NS 系指用激素规范化治疗 8 周(FSGS 病例需 16 周)无效者;激素依赖性 NS 系指激素治疗缓解病例,在激素撤减过程中或停药后 14 天内 NS 复发者;频繁复发性 NS 系指经治疗缓解后半年内复发≥2 次,或 1 年内复发≥3 次者。难治性肾病综合征的患者由于病程较长,病情往往比较复杂,临床治疗上十分棘手。

(二)常见原因

难治性 NS 患者应仔细寻找原因,逐一甄别,并加以解决。

1. **诊断错误** 误将一些继发性肾病(如淀粉样变性肾病等)和特殊的原发性肾病(如脂蛋白肾病、纤维样肾小球病等)当成了普通原发性肾小球疾病应用激素治疗。

2. **激素治疗不规范** 包括①重症 NS 患者采用口服激素治疗,由于肠黏膜水肿药物吸收差,激素血药浓度低影响疗效;②未遵守"足量、慢减、长期维持"的用药原则,例如始量不足"阶梯式"加量、减药及停药过早过快,都会降低激素疗效;③忽视药物间相互作用,例如卡马西平和利福平等药能使泼尼松龙的体内排泄速度增快,血药浓度降低过快,影响激素治疗效果。

3. **静脉输注胶体液不当** 过频输注血浆制品或血浆代用品导致肾小管严重损伤(肾小管呈"肠管样"严重空泡变性)时,患者不但对利尿剂完全失去反应,而且原本激素敏感的病例(如 MCD)也可能变成激素抵抗。

4. **肾脏病理类型激素抵抗性** NS 常见于膜增生性肾炎、部分 FSGS 和 MN;频繁复发性 NS

常见于 MCD 及轻度系膜增生性肾炎,频繁复发的 NS 也容易演变成激素依赖性 NS,甚至转换成 FSGS 变为激素抵抗。

5. **并发症的影响** NS 患者存在感染、肾静脉血栓、蛋白营养不良等并发症时,激素疗效均会降低。年轻患者服激素后常起痤疮,痤疮上的"脓头"也是显著影响激素疗效的重要原因。

6. **遗传因素** 近十余年研究发现,5%~20% 的激素抵抗性 NS 患者的肾小球足细胞存在某些基因突变,包括导致 nephrin 蛋白异常的 *NPHS1* 基因突变、导致 podocin 蛋白异常的 *NPHS2* 基因突变、导致 CD2 相关蛋白异常的 *CD2AP* 基因突变、导致细胞骨架蛋白 α-辅肌动蛋白 4(α-actinin 4)异常的 *ACTIN4* 基因突变、以及导致 WT-1 蛋白异常的 *WT-1* 基因突变等。

(三)治疗对策

难治性 NS 的病因比较复杂,有的病因如基因突变暂时无法逆转,但其他病因仍有逆转可能,从而改善 NS 难治状态。对难治性 NS 的治疗重点在于明确肾病诊断,寻找可逆因素,合理规范用药。治疗措施分述如下:

1. **明确肾病诊断** 临床上常见的误诊原因为:①未做肾穿刺病理检查;②进行了肾穿刺活检,但是肾组织未送电镜检查(如纤维样肾小球病等将漏诊)及必要的特殊组化染色(如刚果红染色诊断淀粉样病变)和免疫组化染色检查(如载脂蛋白 ApoE 抗体染色诊断脂蛋白肾病);③病理医师与临床医师沟通不够,没有常规进行临床病理讨论。所以,凡遇难治性 NS,都应仔细核查有无病理诊断不当或错误的可能,必要时应重复肾活检,进行全面的病理检查及临床-病理讨论,以最终明确疾病诊断。

2. **寻找及纠正可逆因素** 某些导致 NS 难治的因素是可逆的,积极寻找及纠正这些可逆因素,就有可能改变难治状态。包括①规范化使用激素和免疫抑制剂:对于激素使用不当的 MCD 患者,在调整激素用量和/或改变给药途径后,就能使部分激素"抵抗"患者变为激素有效。MN 应避免单用激素治疗,从开始就应激素联合环磷酰胺或环孢素 A 治疗;多次复发的 MCD 也应激素联合环磷酰胺或环孢素 A 治疗。②合理输注胶体液:应正确应用血浆代用品或血浆制剂扩容,避免滥用导致严重肾小管损伤,而一旦发生就应及时停用胶体液,等待受损肾小管恢复(常需数月),只有肾小管恢复正常后激素才能重新起效。③纠正 NS 并发症:前文已述,感染、肾静脉血栓、蛋白营养不良等并发症都可能影响激素疗效,应尽力纠正。

3. **治疗无效病例** 尽管已采取上述各种措施,仍然有部分难治性 NS 患者病情不能缓解,尤其是肾脏病理类型差(如膜增生性肾炎和部分 MN 及 FSGS)和存在某些基因突变者。这些患者应该停止激素及免疫抑制剂治疗,而采取 ACEI 或 ARB 治疗,以期减少尿蛋白排泄及延缓肾损害进展。大量蛋白尿本身就是肾病进展的危险因素,因此,对这些患者而言,能适量减少尿蛋白非常重要,可能延缓肾损害的进展。过分追求应用激素及免疫抑制剂来达到控制蛋白尿的目标,不但不能获得疗效,反而可能诱发严重感染等并发症,危及生命。

五、治疗现状与展望

尽管随着科学的进步和新药的不断涌现,肾病综合征的治疗效果有了显著的改善和进步。但是,治疗药物至今仍主要限于激素和免疫抑制剂。目前临床上 NS 的治疗首先根据患者的病理类型、病变的严重程度以及是否有活动性病变作出初步的判断;其次结合患者的年龄、体重、有无相关药物禁忌证、生育需求以及个人用药意愿等。因此,不同病理类型的 NS 还是选择相同的药物;不同类型的疾病,还是选择同样的剂量和疗程,缺乏疾病特异性的治疗措施和方法。此外,没有预测疾病治疗反应的标志物,治疗敏感、依赖和抵抗还是依靠治疗后的效果评价,导致部分激素和免疫抑制剂治疗无效的患者,既没有获得好的治疗效果,又增加了激素及免疫抑制剂的副作用和并发症,严重者甚至导致患者死亡。因此,研发预测激素和免疫抑制剂治疗有效性的生物标志物,寻找疾病干预治疗的新靶点,研发新靶点药物,实现疾病的特异性治疗,提高治疗效果,减少副作用,改善患者的预后是我们亟须解决的关键问题。

继续深入研究阐明不同类型肾小球疾病的发病机制,进而针对机制的不同环节寻求相应干预措施,是开发新药的重要途径。例如,近年已发现肾小球足细胞上的 PLA2R 能参与特发性 MN 发病,而 suPAR 作为血清中的一种通透因子也能参与 FSGS 致病。近年来的研究热点 Angptl4,是 NS 发生的关键因子,已经证明其参与 MCD 患者蛋白尿的形成;而 THSD7A 抗体可作为 PLA2R 及血清抗体均阴性 MN 患者的二线检查选择,但仍需要更多证据支撑。如果今后针对它们能够发掘出有效的干预方法及治疗药物,即可能显著提高这些疾病的治疗疗效。最近已有使用利妥昔单抗(抗 CD20 分子的单克隆抗体)治疗特发性 MN 成功的报道,经过利妥昔单抗治疗后,患者血清抗 PLA2R 抗体消失,MN 获得缓解,而且副作用少。目前学者们正致力于开发有效的靶向治疗药物来有效干预病程进展,显著提高疗效。随着利妥昔单抗等靶向药物投入临床使用,更多的药物也会进入临床试验以期投入临床。

治疗措施和药物的疗效及安全性需要高质量的临床 RCT 试验进行验证。尽管原发性 NS 在我国成人发病率不高,源自于我国的原发性 NS 的 RCT 试验不多,尤其是大样本随机对照试验缺乏,因此,我国肾病学专家需要共同努力,利用我国病例资源优势,组织更多的多中心 RCT 研究,取得中国患者的第一手资料,并与西方国家的结果对照,得到符合中国患者实际情况的治疗方案。

第三节 常见并发症

原发性 NS 的常见并发症包括:感染、血栓和栓塞、急性肾损伤、高脂血症及蛋白质代谢紊乱等。所有这些并发症的发生都与大量蛋白尿和低白蛋白血症密切相关。由于这些并发症常使患者的病情复杂化和复发,影响治疗效果,严重者甚至危及患者生命,因此,必须重视 NS 患者并发症的预防和治疗。

一、感染

感染是原发性 NS 的常见并发症,也是导致患者死亡的重要原因之一。特别是对使用激素及免疫抑制剂治疗的患者,感染发生率高,病情重,处理不好会危及患者生命。

原发性 NS 患者感染的主要原因有:①大量蛋白尿导致免疫球蛋白及部分补体成分从尿液丢

失，如出现非选择性蛋白尿时大量 IgG 及补体 B 因子丢失，导致患者抗感染能力下降；②使用激素和/或免疫抑制剂治疗导致患者免疫功能低下；③长期大量蛋白尿导致机体营养不良，抵抗力降低；④严重皮下水肿乃至破溃，细菌容易侵入引起局部软组织感染；大量腹水容易发生自发性腹膜炎。

常见的感染部位为呼吸道、皮肤、肠道、尿路和自发性腹膜炎；病原微生物包括细菌（包括结核菌）、真菌、病毒、支原体和卡氏肺孢子虫等。

预测原发性 NS 患者发生感染的研究和指标还很缺乏。一项儿科临床观察显示，若患儿血清白蛋白小于 15g/L，其发生感染的相对危险度（relative risk，RR）是高于此值患儿的 9.8 倍，因此尽快取得 NS 缓解是预防感染发生的关键。一项日本的临床研究表明，成人 NS 患者感染发生率为 19%，其危险因素是：血清 IgG <6g/L（RR=6.7），SCr>176.8μmol/L（2mg/dl）（RR=5.3）。对于血清 IgG<6g/L 的患者，每 4 周静脉输注丙种球蛋白 10~15g，可以有效地预防感染发生。

需要注意的是，正在使用激素及免疫抑制剂治疗的患者，其发生感染时临床表现可能不典型，患者可无明显发热，若出现白细胞升高及轻度核左移也容易被误认为是激素引起，因此对这些患者更应提高警惕，应定期主动排查感染，包括一些少见部位如肛周脓肿。

感染的预防措施包括：①口腔护理，可以使用抑制细菌及真菌的漱口液定时含漱，对于强化免疫抑制治疗（如甲泼尼龙冲击治疗）的患者尤为重要。对于严重皮下水肿致皮褶破溃渗液的患者，需要加强皮肤护理，防止细菌侵入。②使用激素及免疫抑制剂时，要严格掌握适应证、药量及疗程，并注意监测外周血淋巴细胞及 CD4[+] 淋巴细胞总数的变化，当淋巴细胞计数 <0.6×10⁹/L 和/或 CD4[+] 淋巴细胞计数 <0.2×10⁹/L 时，可以给予复方磺胺甲噁唑（即复方新诺明）预防卡氏肺孢子虫感染，具体用法为每周两次，每次两片（每片含磺胺甲噁唑 400mg 和甲氧苄啶 80mg）。③对于血清 IgG<6g/L 或反复发生感染的患者，可以静脉输注丙种球蛋白来增强体液免疫；对于淋巴细胞计数 <0.6×10⁹/L 和/或 CD4[+] 淋巴细胞计数 <0.2×10⁹/L 的患者，可以肌注或静脉输注胸腺肽来改善细胞免疫。④对于反复发生感染者，还可请中医辨证施治，予中药调理预防感染。虽然在临床实践中，我们发现中药调理能够发挥预防感染的作用，但是，目前还缺乏循证医学证据支持。⑤若使用激素及免疫抑制剂的患者发生了严重感染，必须尽快将这些药物减量或者停用。

二、血栓和栓塞

NS 合并血栓、栓塞的发生率为 10%~42%，常见肾静脉血栓（RVT）、其他部位深静脉血栓和肺栓塞。动脉血栓较为少见。血栓和栓塞的发生率与 NS 的严重程度、肾小球疾病的种类有关，但检测手段的敏感性也影响本病的发现。

（一）发病机制

NS 易并发血栓、栓塞主要与血小板活化、凝血及纤溶异常、血液黏稠度增高相关。临床观察发现：①NS 患者血小板功能常亢进，甚至数量增加，患者血清血栓素（TXA2）及血管假性血友病因子（vWF）增加，可促使血小板聚集、黏附功能增强并被激活；②低白蛋白血症刺激肝脏合成蛋白，导致血中大分子的凝血因子 I、II、V、VII、VIII、X 浓度升高；而内源性抗凝物质（凝血酶 III 及蛋白 C、S）因分子量小随尿丢失至血浓度降低；③纤溶酶原分子量较小随尿排出，血清浓度降低，而纤溶酶原激活物抑制物 PAI-1 及纤溶酶抑制物 α2 巨球蛋白血浓度升高，上述变化易导致血栓的形成；④NS 患者有效血容量不足血液浓缩及出现高脂血症等，致使血液黏稠度增高，也是导致血栓发生的危险因素。此外，不适当地大量利尿以及使用激素治疗也能增加血栓形成的风险。

肾小球疾病的病理类型也与血栓、栓塞并发症有关：MN 的发生率最高，为 29%~60%，明显高于 MCD 和 FSGS（分别为 24.1% 和 18.8%），MN 合并血栓的风险是 IgA 肾病的 10.8 倍，并易发生有临床症状的急性静脉主干血栓如肾静脉、肺血管主干血栓，原因至今未明。

研究认为，能预测 NS 患者血栓、栓塞并发症风险的指标为：①血浆白蛋白 <20g/L，新近发现 MN 患者血浆白蛋白 <28g/L 血栓栓塞风险即明显升高；②病理类型为 MN；③有效血容量明显不足。

（二）临床表现与影像学检查

血栓、栓塞并发症的临床表现可能比较潜隐，不易发现，以肾静脉血栓为例，多数分支小血栓并没有临床症状。因此，要对 NS 患者进行认真细致地观察，必要时及时做影像学检查，以减少漏诊。患者双侧肢体水肿不对称，提示水肿较重的一侧肢体有深静脉血栓可能；腰痛、明显血尿、B 超发现一侧或双侧肾肿大以及不明原因的 AKI，提示肾静脉血栓；胸闷、气短、咯血和胸痛提示肺栓塞。

在肾静脉血栓诊断方面，多普勒超声有助于发现肾静脉主干血栓，具有方便、经济和无损伤的优点，但是敏感性低，而且检查准确性较大程度地依赖操作者技术水平。CT 及磁共振肾静脉成像有较好的诊断价值，而选择性肾静脉造影仍是诊断的"金标准"。在肺栓塞诊断上，核素肺通气 / 灌注扫描是较为敏感、特异的无创性诊断手段。CT 及磁共振肺血管成像及超声心动图也可为诊断提供帮助，后者可发现肺动脉高压力、右心室和 / 或右心房扩大等征象。肺动脉造影是诊断肺栓塞的"金标准"，发现栓塞后应尽快实施局部溶栓治疗。上述血管成像检查均需要使用对比剂（包括用于 X 线检查的碘对比剂及用于磁共振检查的钆对比剂），故应谨防对比剂肾损害，尤其是对已有肾损害的患者。

（三）预防与治疗

原发性 NS 并发血栓、栓塞的防治至今没有严格的 RCT 临床研究报道，目前的防治方案主要来自小样本的临床观察。

1. 血栓、栓塞并发症的预防　比较一致的观点是，NS 患者均应服用抗血小板药物，而当血浆白蛋白 <20g/L 时即应尽快开始抗凝治疗。对于 MN 患者抗凝指征应适当放宽一些。Lionaki S 等研究显示，MN 患者血浆白蛋白 ≤28g/L 深静脉血栓形成的风险是 >28g/L 者的 2.5 倍，血浆白蛋白每降低 10g/L，深静脉血栓的风险增加 2 倍，因此，目前有学者建议 MN 患者血浆白蛋白 <28g/L 即应予预防性抗凝治疗。抗凝药物常采用肝素或低分子肝素皮下注射，口服华法林或吲哚布芬。口服华法林时应将凝血酶原时间的国际标准化比率（INR）控制在 2.0~2.5 之间，华法林与多种药物能起相互反应，影响（增强或减弱）抗凝效果，用药时需要注意。

2. 血栓、栓塞并发症的治疗　血栓及栓塞并发症一旦发生即应尽快采用如下治疗：

（1）溶栓治疗：引起急性肾衰竭的急性肾静脉主干大血栓，或导致收缩压下降至 <90mmHg 的急性肺栓塞，均应考虑进行溶栓治疗。既往常用尿激酶进行溶栓，最适剂量并未确定，可考虑用 6 万 ~20 万 U 稀释后缓慢静脉滴注，每日 1 次，10~14 日 1 个疗程；现在也可采用重组人组织型纤溶酶原激活剂治疗，它能选择性地与血栓表面的纤维蛋白结合，纤溶效力强，用量 50mg 或 100mg，开始时在 1~2min 内静脉推注 1/10 剂量，剩余的 9/10 剂量稀释后缓慢静脉滴注，2h 滴完。使用重组人组织型纤溶酶原激活剂要监测血清纤维蛋白原浓度，避免过低引起出血。国内多中心研究结果显示，50mg 和 100mg 两种剂量的疗效相似，而前者出血风险明显降低。

（2）抗凝治疗：一般而言，原发性 NS 患者出现血栓、栓塞并发症后要持续抗凝治疗半年，若 NS 不缓解且血清白蛋白仍 <20g/L 时，还应延长抗凝时间，否则血栓、栓塞并发症容易复发。用口服华法林进行治疗时，由于华法林起效慢，故需在开始服用的头 3~5d，与肝素或低分子肝素皮下注射重叠，直至 INR>2.0 后才停用肝素或低分子肝素。在整个服用华法林期间都一定要监测 INR，控制 INR 在 2.0~2.5 范围。若使用重组人组织型纤溶酶原激活进行溶栓治疗，则需等血清纤维蛋白原浓度恢复正常后，才开始抗凝治疗。

三、急性肾损伤

由原发性 NS 引起的 AKI 主要有如下两种：①有效血容量不足导致的肾前性 AKI，常只出现轻、中度氮质血症；②特发性 AKI，常呈现急性肾衰竭（ARF）。至于肾小球疾病本身（如新月体性肾小球肾炎）引起的 AKI、药物诱发的 AKI（如药物过敏所致急性间质肾炎或肾毒性药物所致急性肾小管坏死）以及 NS 并发症（如急性肾静脉主干血栓）所致 AKI，均不在此讨论。

（一）肾前性氮质血症

严重的低白蛋白血症导致血浆胶体渗透压下降，水分渗漏至皮下及体腔，致使有效循环容量不足，肾灌注减少，而诱发急性肾前性氮质血症。临床上出现血红蛋白增高、体位性心率及血压变化

（体位迅速变动如从卧到坐或从坐到站时，患者心率加快、血压下降，重时出现直立性低血压，乃至虚脱）、血尿素氮（BUN）和 SCr 升高，但是 BUN 升高幅度更大（两者均以 mg/dl 作单位时，BUN 与 SCr 之比值 >20:1，这是由于肾脏灌注不足时，原尿在肾小管中流速慢，其中尿素氮被较多地重吸收入血导致）。急性肾前性氮质血症者应该用胶体液扩容，然后利尿，扩容利尿后肾功能即能很快恢复正常。盲目增加袢利尿剂剂量，不但不能获得利尿效果，反而可能造成肾素血管紧张素系统及交感神经系统兴奋，进一步损害肾功能。而且，这类患者须慎用 ACEI 或 ARB 类药物，因为会加重肾前性氮质血症。

（二）特发性急性肾衰竭

特发性 ARF 最常见于复发性 MCD，有时也可见于其他病理类型，机制不清，某些病例可能与大量尿蛋白形成管型堵塞肾小管和/或肾间质水肿压迫肾小管相关。患者的临床特点是：年龄较大（有文献报道平均 58 岁），尿蛋白重（常多于 10g/d），血浆白蛋白低（常低于 20g/L），常在 NS 复发时出现 AKI（经常为少尿性急性肾衰竭）。特发性 ARF 要用除外法进行诊断，即必须一一排除各种病因所致 ARF 后才能诊断。对特发性 ARF 的治疗措施包括：①积极治疗基础肾脏病。由于绝大多数患者的基础肾脏病是 MCD，故应选用甲泼尼龙冲击治疗（每次 0.5~1.0g 稀释后静脉滴注，每日或隔日 1 次，3 次为一个疗程），以使 MCD 尽快缓解，患者尿液增多冲刷掉肾小管中管型，使肾功能恢复。②进行血液净化治疗。血液净化不但能清除尿毒素、纠正水电解质酸碱平衡紊乱，维持生命赢得治疗时间；而且还能通过超滤脱水，使患者达到干体重，减轻肾间质水肿，促进肾功能恢复。③口服或输注碳酸氢钠。可碱化尿液，防止肾小管中蛋白凝固成管型，并可纠正肾衰竭时的代谢性酸中毒。大多数患者经上述有效治疗后肾功能可完全恢复正常，但往往需要较长恢复时间（4~8 周）。必须注意，此 AKI 并非有效血容量不足引起，盲目输注胶体液不但不能使 AKI 改善，反而可能引起急性肺水肿。

四、脂肪代谢紊乱

高脂血症是 NS 的表现之一。统计表明约有 80% 的患者存在高胆固醇血症、高低密度脂蛋白血症及不同程度的高三酰甘油血症，高脂血症不仅可以进一步损伤肾脏，而且还可使心脑血管并发症增加，因此，合理有效地控制血脂，也是原发性 NS 治疗的重要组成部分。

NS 合并高脂血症的机制尚未完全阐明，已有的研究资料提示：高胆固醇血症发生的主要原因是 NS 时肝脏脂蛋白合成增加（大量蛋白尿致使肝脏合成蛋白增加，合成入血的脂蛋白因分子量大不能从肾滤过排出，导致血浓度增高），而高三酰甘油血症发生的主要原因是体内降解减少（NS 时脂蛋白脂酶从尿中丢失，使其活性下降，导致三酰甘油的降解减少）。

对于激素治疗反应良好的 NS 病理类型（如 MCD），不要急于应用调脂药，NS 缓解后数月内血脂往往即能自行恢复正常，这样可使患者避免发生不必要的药物副作用及增加医疗花费。若应用激素及免疫抑制剂治疗，NS 不能在短期内缓解甚至无效时（如某些 MN 患者），则应予降脂药物治疗。以高胆固醇血症为主要表现者，应选用羟甲基戊二酰辅酶 A（HMG-CoA）还原酶抑制剂，即他汀类药物，每晚睡前服用，服药期间要注意肝及肌肉损害（严重者可出现横纹肌溶解）副作用。以高三酰甘油血症为主要表现者，应选用纤维酸衍生物类药，即贝特类药物，用药期间注意监测肝功能。另外，所有高脂血症患者均应限制脂肪类食物摄入，高三酰甘油血症患者还应避免糖类摄入过多。

五、甲状腺功能减退

相当一部分原发性 NS 患者血清甲状腺素水平低下，这是由于与甲状腺素结合的甲状腺结合球蛋白（分子量 60kDa）从尿液中大量丢失而导致。观察表明，约 50% 的患者血中的总 T_3 及总 T_4 下降，但是游离 T_3（FT_3）、游离 T_4（FT_4）及促甲状腺素（TSH）正常。患者处于轻度的低代谢状态，这可能有利于 NS 患者的良性调整，避免过度能量消耗，因此不需要干预。

不过个别患者可出现甲状腺功能减退症的表现，以致使本来激素敏感的病理类型使用激素治疗不能获得预期效果。这时需要仔细监测患者的甲状腺功能，若 FT_3、FT_4 下降，特别是 TSH

升高时，在认真排除其他病因导致的甲状腺功能减退症后，可给予小剂量甲状腺素治疗（左甲状腺素 25~50μg/d），常能改善患者的一般状况及对激素的敏感性。虽然这种治疗方法尚缺乏RCT证据，但在临床实践中具有一定效果。这一经验治疗方法还有待于今后进一步的临床试验验证。

（余学清）

参 考 文 献

1. Zhou FD, Zhao MH, Zou WZ, et al. The changing spectrum of primary glomerular diseases within 15 years：A survey of 3331 patients in a single Chinese centre. Nephrol Dial Transplant, 2008, 24：870-876.

2. Zhou FD, Shen HY, Chen M, et al. The renal histopathological spectrum of patients with nephrotic syndrome：an analysis of 1523 patients in a single Chinese centre. Nephrol Dial Transplant, 2011, 26：3993-3997.

3. Li SJ, Zhang SH, Chen HP, et al. Mercury-induced membranous nephropathy：clinical and pathological features. Clin J Am Soc Nephrol, 2010, 5：439-444.

4. Qu Z, Liu G, Li J, et al. Absence of glomerular IgG4 deposition in patients with membranous nephropathy may indicate malignancy. Nephrol Dial Transplant, 2012, 27：1931-1937.

5. Kuroki A, Shibata T, Honda H, et al. Glomerular and serum IgG subclasses in diffuse proliferative lupus nephritis, membranous lupus nephritis, and idiopathic membranous nephropathy. Intern Med, 2002, 41：936-942.

6. Beck LH Jr, Bonegio RG, Lambeau G, et al. M-type phopholipase A2 receptor as target antigen in idiopathic membranous nephropathy. N Engl J Med, 2009, 361：11-21.

7. Debiec H, Ronco P. PLA2R autoantibodies and PLA2R glomerular deposits in membranous nephropathy. N Engl J Med, 2011, 364：689-690.

8. Hofstra JM, Beck LH Jr, Beck DM, et al. Anti-phospholipase A2 receptor antibodies correlate with clinical status in idiopathic membranous nephropathy. Clin J Am Soc Nephrol, 2011, 6：1286-1291.

9. Wei C, El Hindi S, Li J, et al. Circulating urokinase receptor as a cause of focal segmental glomerulosclerosis. Nat Med, 2011, 17：952-960.

10. Huang J, Liu G, Zhang YM, et al. Plasma soluble rokinase receptor levels are increased but do not distinguish primary from secondary focal segmental glomerulosclerosis. Kidney Int, 2013, 84：366-372.

11. 中国成人肾病综合征免疫抑制治疗专家组. 中国成人肾病综合征免疫抑制治疗专家共识. 中华肾脏病杂志, 2014, 30：467-474.

12. Li J, Zhang YM, Qu Z, et al. Low-dose cyclosporine treatment in Chinese nephrotic patients with idiopathic membranous nephropathy：An uncontrolled study with prospective follow-up. Am J Med Sci, 2010, 339：532-536.

13. Liu WX, Li DM, Xu GS, et al. Comparison of the therapeutic effects of leflunomide and mycophenolate mofetil in the treatment of immunoglobulin A nephropathy manifesting with nephrotic syndrome. Int J Clin Pharmcol Ther, 2010, 48：509-513.

14. Zhou J, Zhang Y, Liu G, et al. Efficacy and safety of leflunomide in treatment of steroid-dependent and steroid-resistant adult onset minimal change disease. Clin Nephrol, 2013, 80：121-129.

15. Zhang WX, Zhou W, Zhang ZQ, et al. Interstitial lung diseases after leflunomide use in nephropathy：an analysis of reported cases in Chinese literature. Nephrol Dial Transplant, 2011, 26：1416-1420.

16. Kidney Disease：Improving Global Outcomes（KDIGO）Glomerulonephritis Work Group. KDIGO Clinical Practice Guideline for Glomerulonephritis. Kidney Int, 2012, Suppl 2：139-274.

17. Chen M, Zhou FD, Zhao MH, et al. Normoal bumineaemia is associated with IgA nephropathy in primary glomerulopathy with nephrotic-range proteinuria in Chinese patients. Nephrol Dial Transplant, 2011, 26：1247-1252.

18. Busch M, Rüster C, Schinköthe C, et al. Rituximab for the second and third line therapy of idiopathic membranous nephropathy：a prospective single center study using a new treatment strategy. Clin Nephrol, 2013, 80：105-113.

19. Beck LH Jr, Fervenza FC, Beck DM, et al. Rituximab-induced depletion of anti-PLA2R autoantibodies predicts response in membranous nephropathy. J Am Soc Nephrol, 2011, 22：1543-1550.

20. Hingorani SR, Weiss NS, Watkins SL. Predictors of

peritonitis in children with nephrotic syndrome. Pediatr Nephrol, 2002, 17: 678-682.

21. Stellato T, Cappelleri A, Farina M, et al. Severe reversible acute renal failure in idiopathic nephrotic syndrome. J Nephrol, 2010, 23: 717-724.

22. Basford AW, Lewis J, Dwyer JP, et al. Membranous nephropathy with crescents. J Am Soc Nephrol, 2011, 22: 1804-1808.

23. Barbour SJ, Greenwald A, Djurdjev Q, et al. Disease-specific risk of venous thromboembolic events is increased in idiopathic glomerulonephritis. Kidney Int, 2012, 81: 190-195.

24. Kearon C, Akl EA, Comerota AJ, et al. Antithrombotic therapy for VTE disease: Antithrombotic Therapy and Prevention of Thrombosis, 9th ed: American College of Chest Physicians Evidence-Based Clinical Practice Guidelines. Chest, 2012, 141: e419S-494S.

25. Wang C, Zhai Z, Yang Y, et al. Efficacy and safety of low dose recombinant tissue-type plasminogen activator for the treatment of acute pulmonary thromboembolism: a randomized, multicenter, controlled trial. Chest, 2010, 137: 254-262.

26. Radhakrishnan J, Appel AS, Valeri A, et al. The nephrotic syndrome, lipids, and risk factors for cardiovascular disease. Am J Kidney Dis, 1993, 22: 135-142.

27. Guery MJ, Vanhile P, Ronco P, et al. Serum anti-PLA2R antibodies may be present before clinical manifestations of membranous nephropathy. Kidney Int, 2016, 89: 1399.

28. Debiec H, Ronco P. PLA2R autoantibodies and PLA2R glomerular deposits in membranous nephropathy. N Engl J Med, 2011, 364: 689-690.

29. Ruggenenti P, FC Fervenza, G Remuzzi. Treatment of membranous nephropathy: time for a paradigm shift. Nat Rev Nephrol, 2017, 13: 563-579.

30. van den Brand JAJG, Ruggenenti P, et al. Safety ofrituximab Compared with Steroids and Cyclophosphamide for Idiopathic Nephropathy. J Am Soc Nephrol. 2017, 28 (9): 2729-2737.

31. APPEL GB. Rituximab in membranous nephropathy: is it a first-line treatment? . J Am Soc Nephrol, 2012, 23: 1280-1282.

32. Floege J, S J Barbour. Management and treatment of glomerular diseases (part 1): conclusions from a Kidney Disease: Improving Global Outcomes (KDIGO) Controversies Conference. Kidney Int, 2019, 95: 268-280.

33. Rovin B H, D J Caster. Management and treatment of glomerular diseases (part 2): conclusions from a Kidney Disease: Improving Global Outcomes (KDIGO) Controversies Conference. Kidney Int, 2019; 95: 281-295.

34. Mace C, S SChugh. Nephrotic syndrome: components, connections, and angioprotein-like 4-related therapeutics. J Am Soc Nephrol, 2014; 25: 2393-2398.

35. Huang LT, Wen Q, Zhao MZ, et al. Serum peptidome profiling for identifying pathological patterns in patients with primary nephrotic syndrome. Chin Med J (Engl), 2012, 125 (24): 4418-4423.

36. Wen Q, Huang LT, Luo N, et al. Proteomic profiling identifies haptoglobin as a potential serum biomarker for steroid-resistant nephrotic syndrome. Am J Nephrol, 2012, 36 (2): 105-113.

37. Wen Q, Huang Z, Zhou SF, et al. Urinary proteins from patients with nephrotic syndrome alters the signalling proteins regulating epithelial-mesenchymal transition. Nephrology (Carlton), 2010, 15 (1): 63-74.

38. Huang Z, Wen Q, Zhou SF, et al. Differential chemokine expression in tubular cells in response to urinary proteins from patients with nephrotic syndrome. Cytokine, 2008, 42 (2): 222-233.

39. Qin J, Yang Q, Tang X, et al. Clinicopathologic features and treatment response in nephrotic IgA nephropathy with minimal change disease. Clin Nephrol, 2013, 79 (1): 37-44.

40. Fan L, Liu Q, Liao Y, et al. Tacrolimus is an alternative therapy option for the treatment of adult steroid-resistant nephrotic syndrome: a prospective, multicenter clinical trial. Int Urol Nephrol, 2013, 45 (2): 459-468.

第二章　IgA肾病

IgA肾病（IgA nephropathy, IgAN）是肾小球系膜区以IgA或IgA沉积为主的一组原发性肾小球疾病，是目前世界范围内最常见的原发性肾小球疾病。IgA肾病有赖于免疫病理诊断。1968年，法国病理学家Berger和Hinglais报道了25名反复血尿患者的系膜中IgA沉积超过了IgG沉积，这在当时是具有开创性意义的，因为当时IgG被认为是导致肾小球肾炎主要的免疫球蛋白。当时人们将这种系膜区以IgA或IgA沉积为主的原发性肾小球肾炎称为Berger病，直到1975年，学者们统一将其命名为IgAN。我国最早于1984年由北京协和医院与北京医科大学第一医院联合报道了一组40例IgAN。IgAN在我国约占原发性肾小球疾病的45.3%，是导致终末期肾病（end stage renal disease, ESRD）的主要原因之一；其临床表现多样，肾脏病理改变不一，对治疗反应各异，预后也相差甚远。本章从IgAN的流行病学特点、发病机制、临床及病理表现、治疗等方面从回顾、现状、展望等角度逐一阐述。

第一节　流行病学特点与发病机制

一、流行病学特点

（一）广泛性与异质性

IgAN是最常见的原发性肾小球疾病，各个年龄段都能发病，高峰在20~40岁。其发病率存在明显地域差异，东亚血统人群中最为流行，其次是高加索人，非洲血统人群中相对较少。中国关于IgAN的三项调查研究中显示IgAN在原发肾小球疾病中所占比例分别高达54.3%、45.2%、36.6%；日本这一比例约40%，欧洲约5%，美国约12%，

中非不足5%。除了发病率有差异外，不同地区不同人种IgAN患者性别分布亦有差异，北美的男性与女性比例是2~3:1，亚洲的比例大约是1:1。

IgAN发病的地域性及发病人群的构成存在明显差异可能与种族、遗传、环境因素相关，也可能与各地选择肾活检指征不同有关。亚洲地区选择尿检异常（如镜下血尿）患者常规进行肾穿刺病理检查，IgAN发生率可能偏高；而美国主要选择蛋白尿>1.0g/d患者进行肾穿刺活检，IgAN发生率则可能偏低。一些亚洲国家会对国民进行大规模系统尿液筛查，这也是亚洲国家IgAN发生率高的可能原因。IgAN的发病存在明显个体差异性。同样为系膜区IgA沉积，有的个体出现肾炎的却无症状，这可能和遗传易感、环境以及机体黏膜免疫系统和全身免疫系统失衡等因素有关，但具体原因并不清楚。IgAN发病机制尚未完全阐明，目前多重打击致病机制学说逐渐被广泛接受。由于不同地域患者、不同个体的临床表现及治疗反应存在差异，治疗决策差异较大，为此目前尚无统一的治疗方案。2012年改善全球肾脏病预后组织（Kidney Disease: Improving Global Outcomes, KDIGO）发表的肾小球肾炎临床实践指南中IgAN治疗的建议来自较低级别的证据。随着近年发布TESTING、STOP-IgAN、新型布地奈德（NEFECON）的临床试验NEFIGAN等临床研究，以及对IgAN的发病机制更深入的理解，尤其对黏膜免疫及B细胞激活等研究的深入，都将为即将更新的KDIGO指南IgAN治疗的临床实践指南提供新依据。

（二）病程迁延，认识过程曲折

早期观点认为IgAN是一良性过程疾病，预后良好。但随着对IgAN临床及基础研究的深入，逐渐意识到其并非是良性肾小球疾病。其临

床症状及病理表现多种多样，有的患者只表现为无症状性血尿，有的则表现为急性甚至急进性肾炎、恶性高血压和肾病综合征等；有的患者只见轻度系膜增生，有的可见新月体、袢坏死、毛细血管内皮细胞增生等。不仅如此，患者预后也相差甚远，有些患者肾功能可一直正常，而有些在发病不久即进展至 ESRD，据报道 30%~40% 患者在随访 20~30 年后进展至 ESRD。IgAN 预后也因种族而异，相对于欧洲人群，中国和日本 IgAN 患者蛋白尿 >1g/d、肾功能受损比例升高；从肾活检确诊开始，亚洲人群 IgAN 患者肾脏中位生存期明显低于高加索人群。

二、发病机制

自 IgAN 报道以来，学者们在此做出不懈努力，虽发病机制仍未明确，但目前多重打击致病机制学说逐渐被广泛接受。即遗传易感因素以及肠道黏膜免疫异常等，导致个体循环中糖基化异常的 IgA1（Gd-IgA1）水平增高；机体产生能够识别 Gd-IgA1 的抗聚糖抗体；血清中异常升高的 Gd-IgA1 及特异性抗聚糖抗体形成免疫复合物沉积于肾组织，导致系膜细胞和细胞外基质增生、细胞因子和趋化因子分泌、局部补体旁路途径激活，从而引起肾脏损伤。以下就 IgA1 分子糖基化异常、遗传机制及肠道黏膜免疫异常在 IgAN 发病机制研究进展做一阐述。

（一）IgA1 分子糖基化异常

人类 IgA 分子包括 IgA1 和 IgA2 两种亚型，每种亚型都具有单体（mIgA）和多聚体（pIgA）两种形式。肾小球系膜区沉积的主要是 pIgA1，主要来源于黏膜免疫相关的分泌型骨髓成熟淋巴细胞。正常 IgA1 分子包含 2 条重链和 2 条轻链，两条重链之间有一个由 18 个氨基酸组成的高度糖基化铰链区。1989 年，Andre 等人首次发现 IgAN 患者血清 IgA1 分子铰链区糖链结构异常。随后人们不断证实 IgAN 患者体内缺乏半乳糖（Gal），不能形成正常糖基化 IgA1 分子，取而代之的是 Gd-IgA1。Gd-IgA1 可能通过与系膜细胞抗原或细胞上受体结合沉积于系膜区而造成肾脏损伤。目前认识较多的 4 种 IgA1 受体分别是能够识别糖蛋白中唾液酸多糖部分的去唾液酸糖蛋白受体（ASGPR）、结合含 J 链的免疫球蛋白（IgA

和 IgM）的多聚免疫球蛋白受体、髓系细胞产生的 IgAFc 受体（FcαRI，即 CD89）以及转铁蛋白受体（CD71）。

虽然不少研究发现 IgAN 患者体内存在 O-糖基化异常，但仍有质疑，如中国 IgAN 患者只有 50% 左右存在半乳糖缺失，部分存在半乳糖缺失的人群并没有表现出肾病。由于 IgA1 只存在于人类和灵长类动物，目前尚缺乏 IgA1 糖基化异常的动物模型。

（二）基因相关的遗传发病机制

遗传因素一定程度上影响 IgAN 发生发展。不同种族群体中，血清 Gd-IgA1 水平显现不同的遗传特性。约 75%IgAN 患者 Gd-IgA1 水平超过正常对照的第 90 百分位，而其一级亲属中也有 30%~40% 成员 Gd-IgA1 水平升高，但这些亲属多数并不发病，提示还有其他关键因素。家族性 IgAN 的病例支持发病的遗传机制及基因相关性。

既往对 IgAN 的遗传分子致病机制主要集中于对家族性 IgAN 的连锁分析和散发性 IgAN 的关联分析，其中连锁分析方面，国外多个不同家族 IgAN 研究发现多个可能与 IgAN 相关的致病区间，包括 6q22-q23、4q26-q31、17q12-q22 等。基因关联分析，主要是通过对发病机制的深入研究来选取相关候选基因进行病例 - 对照研究，其中包括 IgA1 分子糖基化异常相关的候选基因。但这两种方法都存在一定局限性。

自 2010 年以来，相继发表了 5 篇针对不同种族背景人群 IgAN 的全基因组关联分析（genome-wide association study，GWAS）研究，发现了 18 个易感位点。其中，余学清教授团队的研究首次发现了中国 IgAN 人群特有的 2 个易感位点（17p13 和 8p23），这 2 个位点内的基因 *TNFSF13* 和 *DEFA* 分别编码肿瘤坏死因子（tumor necrosis factors，TNF）配体超家族成员 13 和 α- 防御素，提示 IgAN 可能与自身免疫和炎症等相关联。随后，他们又在原有基础上扩大样本，进行扩展 GWAS 研究，发现了 3 个新易感位点（3q27.3、11p11.2 和 8q22.3），并在已知易感位点 DEFA 区域内发现了 3 个新易感信号。GWAS 和扩展 GWAS 研究均发现 DEFA 与 IgAN 显著相关，*DEFA* 区域内 3 个拷贝数变异（211bp，*DEFA1A3* 及 *DEFA3*）与疾病发病风险显著相关；基于这

3 个风险变异建立的基因评分与 IgAN 患者肾功能损害显著相关，与血 IgA1 水平及 Gd-IgA1 的比例均呈现显著负相关。

综上所述，IgAN 可能是复杂的多基因性疾病，遗传因素在其发生发展中起重要作用，但目前 GWAS 研究存在难以发现罕见变异及遗漏相关遗传信息等不足，尚有待进一步研究。近年来兴起的全基因测序及表观基因组关联研究为 IgAN 基因研究提供新方法，希望未来能发现更具特异性的基因位点，为今后特异性干预靶点治疗提供科学依据。

（三）肠道黏膜免疫异常在 IgAN 发病中的作用

20 世纪 80 年代人们发现在肠道黏膜感染后会诱发血尿，提出肠道疾病与 IgAN 之间存在关联。IgAN 患者一些实验模型和试验研究表明，饮食抗原尤其是麸质可能在 IgAN 发病机制中起作用。但临床上 IgAN 与乳糜泻的关系看似并不直接，而扁桃体与 IgAN 的关系更密切，所以肠道及肠道相关淋巴组织（gut-associated lymphoid tissue，GALT）在 IgAN 发病中作用被人们忽视了很长一段时间。最近研究者重新开始关注 GALT 在 IgAN 中的作用，特别是新型布地奈德（NEFECON）的临床试验 NEFIGAN 的可喜结果，提示肠道在肠道内抗原、饮食成分、环境中的抗原、肠道微生物及其产物等的刺激下可能通过 T 细胞依赖途径及非 T 细胞依赖途径刺激浆细胞产生 IgA1，异常 IgA1 通过多重打击机制引起肾脏损伤。研究显示 GALT 的调节可能受基因、肠道微生物、饮食等共同的影响。

第二节　临床、病理表现与诊断

一、临床表现分类

（一）无症状性血尿、伴或不伴轻度蛋白尿

患者表现为无症状性血尿，伴或不伴轻度蛋白尿（<1g/d），肾功能正常。单纯血尿 IgAN 患者不同人种预后不同。一项欧洲研究共纳入 141 例肾活检时伴轻微蛋白尿或无蛋白尿（<0.50g/d）的 IgAN 患者，中位随访时间为 108 个月，患者预后良好，仅 3.5% 患者出现肌酐上升 >50%，肾活检时蛋白尿程度与临床缓解有显著关联。我国一项研究对单纯镜下血尿 IgAN 患者中位随访 92 个月，显示 12% 患者镜下血尿消失，约 1/3 患者出现蛋白尿，20% 患者肾小球滤过率（GFR）下降。这提示对无症状性血尿伴或不伴轻度蛋白尿的 IgAN 患者，需要长期随访，因为其中部分患者可能出现病变进展。

（二）反复发作肉眼血尿

多于上呼吸道感染后 3 天内发病，出现全程肉眼血尿，儿童和青少年（80%~90%）较成人（30%~40%）多见，多无伴随症状，少数患者有排尿不适或腹痛等。一般认为肉眼血尿程度与疾病严重程度无关。患者在肉眼血尿消失后，常遗留下无症状性血尿、伴或不伴轻度蛋白尿。

（三）慢性肾炎综合征

常表现为镜下血尿、不同程度蛋白尿（尿蛋白常 >1.0g/d，但 <3.5g/d），而且因病情进展常出现高血压、水肿及肾功能异常，病程呈慢性进展性。

（四）肾病综合征

表现为肾病综合征的 IgAN 患者并不少见。对这类患者首先检测电镜结果评估是否是 IgAN 合并微小病变型肾病。IgAN 合并微小病变型肾病临床表现、治疗及转归均与微小病变型肾病相似。另一部分肾病综合征患者，常伴高血压和 / 或肾功能减退，肾脏病理改变重，这类 IgAN 治疗较困难，预后较差。

（五）急性肾损伤

IgAN 在如下几种情况下可以出现急性肾损害（AKI）：①急进性肾炎。临床呈现血尿、蛋白尿、水肿及高血压等表现，肾功能迅速恶化，很快出现少尿或无尿，肾组织病理检查为新月体肾炎。IgAN 导致的急进性肾炎还常伴肾病综合征。②急性肾小管损害。多由肉眼血尿引起，与红细胞管型阻塞肾小管及红细胞破裂释放二价铁离子致氧化应激反应损伤肾小管相关。常为一过性轻度 AKI。③恶性高血压。IgAN 患者血压控制不佳时，较容易发展成恶性高血压，伴随出现 AKI。

二、病理特点、病理分级与分型

（一）IgAN 的病理特点

1. 免疫荧光（或免疫组化）　表现为明显的 IgA 和 C3 于系膜区或系膜及毛细血管壁沉积，也

可合并较弱的 IgG 和 / 或 IgM 沉积,但 C1q 和 C4 沉积少见。有时小血管壁可见到 C3 颗粒沉积,此多见于合并高血压患者。

2. 光学显微镜表现 光镜下 IgAN 最常见病理改变是局灶或弥漫系膜细胞增生及系膜基质增多,最常见病理类型是局灶增生性肾炎及系膜增生性肾炎,也能见到新月体肾炎或膜增生性肾炎,伴或不伴节段性肾小球硬化。肾小球病变重者常伴肾小管间质病变,包括不同程度肾间质炎症细胞浸润,肾间质纤维化及肾小管萎缩。肾小动脉壁常增厚(不伴高血压也增厚)。

3. 电子显微镜表现 电镜下可见不同程度系膜细胞增生和系膜基质增多,常见大块高密度电子致密物于系膜区或系膜区及内皮下沉积。电子致密物的沉积部位与免疫荧光下免疫沉积物沉积部位一致。

(二)IgAN 的病理分级及分型

1. Lee 和 Hass 分级 Lee 分级是 1982 年 Lee 等人在改良紫癜性肾炎 Meadow 基础上提出的 IgAN 组织学分级,主要关注肾小球活动的病变,即系膜增生、肾小球硬化、新月体及肾小管间质炎症,通过这些病变程度对患者病理进行分级(表 1-2-1)。随后研究发现节段性肾小球硬化(FSGS)及肾脏间质纤维化这些都和肾脏预后密切相关,而这些指标未在 Lee 分级中体现。故 1997 年 Hass 对 Lee 分级进行改进,提出 Haas 分级(表 1-2-2)。Haas 分级系统提出肾脏间质重度纤维化(≥40% 肾小管萎缩)对预后评估的重要价值,不论肾小球组织学改变如何,肾小管萎缩或消失≥40% 即属于病变严重的 V 级病变。Lee 分级和 Hass 分级是综合性分级系统,简便实用,对判断疾病预后具有较好作用,但这两种分级系统都未对硬化范围进行详细明确规定,而仅对各级病理指标予以描述性定义,病理分级主要依据病理学家的判断,这可能使得结果存在偏差。

表 1-2-1 Lee 病理学分级系统(1982 年)

分级	肾小球病变	肾小管——间质病变
I	多数正常,偶尔轻度系膜增宽(节段)伴 / 不伴细胞增生	无
II	<50% 的肾小球呈现局灶性系膜增生和硬化,罕见小新月体	无
III	弥漫系膜细胞增生和基质增宽(偶尔局灶节段),偶见局灶小新月体和粘连	肾间质水肿,偶见细胞浸润,罕见肾小管萎缩
IV	显著的弥漫系膜细胞增生和硬化,<45% 的肾小球出现新月体,常见肾小球硬化	肾小管萎缩,肾间质炎症和纤维化
V	病变性质类似IV级,但更重,肾小球新月体形成≥45%	类似IV级病变,但更重

表 1-2-2 Hass 病理学分级系统(1997 年)

I	轻微病变	肾小球仅有轻度系膜细胞增生,无节段硬化,无新月体
II	局灶性节段性肾小球硬化	肾小球病变类似于原发性局灶性节段性肾小球硬化,伴肾小球系膜细胞轻度增生,无新月体
III	局灶增殖性肾小球肾炎	≤50% 的肾小球出现细胞增殖,为系膜细胞增生,可伴内皮细胞增生,绝大多数病例为节段性增生。可见新月体
IV	弥漫增殖性肾小球肾炎	>50% 的肾小球出现细胞增殖,为系膜细胞增生,伴或不伴内皮细胞增生,细胞增生可为节段性或球性。可见新月体
V	晚期慢性肾小球肾炎	≥40% 的肾小球球性硬化,其余可表现为上述各种肾小球病变。≥40% 的皮质肾小管萎缩或消失

2. **牛津分型**　2004 年国际 IgAN 组织（International IgA Nephropathy Network）与肾脏病理学会（Renal Pathology Society）联合建立的国际协作组织提出对 IgAN 进行临床病理分型的倡议，收集了来自 8 个不同国家 206 例成人、59 例儿童患者的临床病理资料，为避免偏差，每位患者的肾脏病理均经过 3 位以上权威肾脏病理专家评分，并进行 3 年的随访，随访终点是 ESRD 及 eGFR 下降率 >50%，协作组于 2009 年首次提出具有良好重复性和预后预测作用的 4 个病理指标并制定了评分标准，即牛津分型（the Oxford classification of IgA nephropathy），包括：系膜细胞增生（评分 M0 及 M1）、节段性硬化或粘连（评分 S0 及 S1）、内皮细胞增生（评分 E0 及 E1）及肾小管萎缩/肾间质纤维化（评分 T0、T1 及 T2）。牛津分型的最终病理报告，除需详细给出上述 4 个指标的评分外，还要给出肾小球数目及一些其他定量病理指标（如细胞及纤维新月体比例、纤维素样坏死比例、肾小球球性硬化比例等），以更好地了解肾脏急性和慢性病变情况。

自牛津分型提出以来，大量研究证实 MEST 在 IgAN 患者中的预测价值，结果显示 M、S、T 具有预后预测价值，在未使用免疫抑制剂情况下，E 病变也具有预后预测价值。但 2009 年版牛津分型制定时排除了 eGFR<30ml/（min·1.73m^2）的患者，伴新月体的患者比例较少。2017 年 IgAN 病理分型工作组对国际上 4 个回顾性队列共 3 096 例 IgAN 数据进行了新月体对肾脏结局预测价值的多中心研究，发现 36%IgAN 存在细胞和/或细胞纤维性新月体，强调新月体病变与预后显著相关，有新月体病变患者肾功能下降速度较快，肾脏复合终点风险增加，免疫治疗有益。新月体比例 ≥25%，无论是否接受免疫抑制治疗，均显著增加肾脏复合终点。因此，IgAN 病理分型工作组对 2009 年分型进行修订，添加了新月体病变，即 C0：无新月体，C1：0~25% 新月体，提示无免疫治疗增加预后不良风险，C2：≥25% 新月体提示尽管免疫抑制治疗，仍存在较大进展风险。另外有研究发现足细胞增生肥大或顶部病变的 IgAN 患者肾功能下降更快，蛋白尿更多。基于这些研究，2017 年国际 IgAN 分型小组对牛津分型进行更新（表 1-2-3），主要包括以下内容：①肾小球数 ≥8 个（活检标本取材标准不变）；②MEST 标准仍适用于 IgAN；③M、S、T 具有预后预测价值；④在未使用免疫抑制剂，E 病变具有预后预测价值；⑤所有 IgAN 病例 MEST 评分系统增加 C 评分（C0：无新月体，C1：0~25% 新月体，C2：≥25% 新月体）；⑥S1 定义不变，但补充说明是否存在足细胞肥大或顶部病变；⑦MEST 评分系统不适用于过敏性紫癜性肾炎（HSPN）患者。

综上可见，病理分级（或分型）的提出需要兼顾指标全面、可重复性好及临床实用（包括操作

表 1-2-3　IgAN 牛津分型（2017 年）

病理指标	定义	评分
系膜细胞增殖（M）	<4 系膜细胞/系膜区 =0 4~5 系膜细胞/系膜区 =1 6~7 系膜细胞/系膜区 =2 ≥8 系膜细胞/系膜区 =3 系膜细胞增殖积分为所有肾小球的平均值	M0 ≤0.5，M1>0.5（PAS 染色：≥50% 的肾小球系膜区可见 >3 个系膜细胞，则定义为 M1）
肾小球节段硬化（S）	任何不同程度的袢受累，包括肾小球节段硬化/粘连	S0 无，S1 有
毛细血管内增殖（E）	毛细血管内皮细胞增殖致袢腔狭小	E0 无，E1 有
肾小球萎缩/间质纤维化（T）	肾皮质小管萎缩/间质纤维化	T0（0~25%）；T1（26%~50%）；T2（>50%）
新月体（C）	毛细血管外细胞增多，至少有 2 层细胞	C0：无新月体；C1：0~25% 新月体；C2：≥25% 新月体

简便、指导治疗及判断预后效力强）多方面因素，任何病理分级（或分型）的可行性都需要经过大量临床实践予以检验。

三、诊断方法、诊断标准及鉴别诊断

（一）肾活检指征及意义

IgAN 确诊依赖于免疫病理学检查。目前国内外肾活检指征差别很大，欧美国家大多主张对持续性蛋白尿 >1.0g/d 患者进行肾活检，日本对于尿检异常（包括单纯性镜下血尿）患者均建议常规做肾活检。确有一部分 IgAN 患者，临床表现轻，尿蛋白 <1.0g/d，但病理却显示中度以上肾损害（Lee 分级 III 级以上），通过肾活检及时发现这些患者并给予干预治疗很重要。正确掌握肾活检指征，正确分析和评价肾组织病理检查结果，对指导临床合理治疗具有重要意义。

（二）IgAN 的诊断标准

IgAN 是一个肾小球疾病的免疫病理诊断。免疫荧光（或免疫组化）检查见 IgA 或 IgA 为主的免疫球蛋白伴补体 C3 呈颗粒状于肾小球系膜区或系膜及毛细血管壁沉积，并除外过敏性紫癜肾炎、肝硬化性肾小球疾病、强直性脊柱炎肾损害及银屑病肾损害等继发性 IgAN，诊断即能成立。

（三）鉴别诊断

IgAN 应注意与以下疾病鉴别：

1. 血尿为主要表现者需与薄基底膜肾病及 Alport 综合征等遗传性肾小球疾病鉴别。前者常呈单纯性镜下血尿，肾功能长期保持正常；后者除血尿及蛋白尿外，肾功能常随年龄增长而逐渐减退至进入终末期肾衰竭，常伴眼耳病变。肾活检病理检查可鉴别，后者无 IgAN 的免疫病理表现，电镜检查见到各自特殊的肾小球基底膜病变。

2. 肾病综合征为主要表现者需要与非 IgAN 的系膜增生性肾炎鉴别。鉴别的关键是肾活检免疫病理检查，IgAN 以 IgA 沉积为主，而非 IgAN 常以 IgM 或 IgG 沉积为主，沉积于系膜区或系膜及毛细血管壁。

3. 急进性肾炎为主要表现者需与抗肾小球基底膜抗体或抗中性粒细胞胞质抗体导致的 I 型或 III 型急进性肾炎鉴别。血清抗体检验及肾组织免疫病理检查是鉴别的关键。

第三节 预后评估及治疗选择

一、疾病活动性及预后的评估指标及其意义

（一）疾病预后评价指标

1. **蛋白尿及血压控制** 蛋白尿和高血压会影响肾功能的减退速率及肾病预后。多变量分析显示，与肾衰竭关系最密切因素为时间平均尿蛋白水平（time-average proteinuria，TA-UP）及时间平均动脉压水平（time-average mean arterial blood pressure，TA-MAP）。计算方法为：求 6 个月内每次随访时的尿蛋白量及血压的算术平均值，再计算整个随访期间所有算术平均值的均值。

2. **肾功能状态** 起病或病程中出现的肾功能异常与不良预后相关，表现为 GFR 下降，血清肌酐水平上升；起病时血清肌酐水平与达到 ESRD 的比例呈正相关。

3. **病理学参数** 系膜增生、内皮增生、新月体形成、肾小球硬化、肾小管萎缩及间质纤维化的程度与肾功能下降速率及肾脏存活率密切相关。

4. **其他因素** 肥胖 IgAN 患者肾脏预后更差，体重指数（BMI）超过 25kg/m^2 的患者，蛋白尿、病理严重度及 ESRD 风险均显著增加。此外，低蛋白血症、高尿酸血症也是肾脏不良结局的独立危险因素。牛津病理分型另外一个主要目的是建立一个结合病理、临床及其他资料的风险预测模型，目前国际 IgAN 协作组已通过亚洲、欧洲的大型 IgAN 研究建立预测模型（Calculate by QxMD：Pathology International IgAN Prediction Tool），可计算出肾功能进展的风险，期待其在临床全面推广进一步评价其临床运用价值。

（二）治疗方案选择的依据

只有对疾病病情及预后进行全面评估才可能制定合理治疗方案。根据患者年龄、临床表现及病理分级综合评估病情，分析各种治疗的可能疗效及不良反应，最后选定治疗方案。治疗过程中根据疗效及不良反应来实时对治疗进行调整。

二、治疗方案选择的共识及争议

由于 IgAN 病因及发病机制尚不明确，且临

床表现、肾脏病理改变及预后多样,目前尚无统一标准的治疗方案。临床上需要根据不同的临床表现、实验室检查和病理改变为患者制定综合性、个体化的治疗方案。特别是病理病变,因为其严重程度与临床表现和肾脏预后密切相关,对于预测和判断预后,以及指导治疗和预测治疗反应有重要的指导意义。

(一)一般治疗

1. 生活方式调整及其他　低盐、低脂饮食,避免劳累和使用肾毒性药物;戒烟、控制代谢综合征如高尿酸血症、肥胖和高脂血症等;必要时可不依赖是否存在代谢性酸中毒而经验性给予碳酸氢钠片治疗。另外,注意定期监测尿蛋白、血压、肾功能变化情况,及时调整治疗方案。

2. 控制血压　血压是 IgAN 进展的独立危险因素,良好的血压控制是基础治疗。KDIGO 指南推荐一般情况下血压应不超过 130/80mmHg,对于尿蛋白大于 1g/d 患者,血压控制在 125/75mmHg。首选血管紧张素转换酶抑制剂(ACEI)/血管紧张素Ⅱ受体拮抗剂(ARB)治疗,可逐渐增减剂量或二者联合使用。充分的血压控制和 ACEI/ARB 治疗是 IgAN 患者治疗的关键。

3. 感染的防治　常见为上呼吸道感染、尿路感染等,应注意是否存在鼻窦炎和龋齿等隐匿感染灶,需积极治疗和祛除这些感染灶。对于反复发作肉眼血尿患者,应该仔细检查是否存在诱因(如上呼吸道感染),及时祛除诱因,同时补液、碱化尿液和监测肾功能变化。

4. 深海鱼油　鱼油富含 n-3(ω-3)多聚不饱和脂肪酸,可通过竞争性抑制花生四烯酸,减少前列腺素、血栓素和白三烯的产生,减少肾小球和肾间质的炎症反应,发挥肾脏保护作用。1994 年梅奥医学中心对 55 例肾功能异常 IgAN 患者使用深海鱼油进行 2 年随访,发现其可延缓肾功能进展。其后研究显示深海鱼油治疗对 IgAN 患者有肾功能保护作用,并可降低血压、调整血脂及心率,改善内皮损伤和降低冠心病患者的心脏性猝死的风险。因此,2012 年 KDIGO 指南推荐 3~6个月的最佳支持治疗(包括 ACEI/ARB 和控制血压)后,尿蛋白仍大于 1g/d 的患者可以给予鱼油补充治疗(证据强度 2D)。目前仍无大型的队列研究证实深海鱼油对 IgAN 患者肾脏的保护作用,这还需要进一步研究。

(二)非免疫抑制治疗

1. 肾素-血管紧张素(RAS)抑制剂的应用　目前 ACEI 或 ARB 被用作 IgAN 治疗的一线药物。研究表明,ACEI/ARB 不仅有降血压作用,还有减少蛋白尿及延缓肾损害进展的肾脏保护效应。ACEI/ARB 类药物肾脏保护效应并不完全依赖于血压降低,因此,其也能用于血压正常的 IgAN 患者。2012 年 KDIGO 制定的"肾小球肾炎临床实践指南",推荐对尿蛋白 >1g/d IgAN 患者长期服用 ACEI 或 ARB 治疗(证据强度 1B);并建议对尿蛋白 0.5~1g/d 的 IgAN 患者也用 ACEI 或 ARB 治疗(证据强度 2D)。指南还建议,只要患者能耐受,剂量可逐渐增加,以使尿蛋白降至 1g/d以下(证据强度 2C)。

ACEI/ARB 类药物用于肾功能不全患者需慎重,应评估患者的药物耐受性并监测药物副作用。服用之初,药物扩张出球小动脉引起患者血清肌酐轻度上升(较基线水平上升小于 30%~35%)。长远来看,出球小动脉扩张使肾小球内高压、高灌注及高滤过降低,对肾脏起保护效应,因此不应停药。但如果血清肌酐明显上升(超过了基线水平30%~35%),则必须马上停药。多数情况下,血清肌酐异常升高是肾脏有效血容量不足引起,应及时评估患者血容量状态,寻找原因,加以纠正。高钾血症是另一严重副作用,易发生在肾功能不全时,需要高度警惕。

2. 扁桃体切除　扁桃体 B 淋巴细胞可能参与 IgAN 糖基化异常过程。很多 IgAN 患者伴有慢性扁桃体炎,扁桃体感染可导致肉眼血尿发作,所以择机行扁桃体切除就被某些学者推荐作为治疗 IgAN 的一个手段,但既往除了日本的几项研究外,其他国家的研究未明确发现扁桃体切除对预后有明显改善作用。2012 年 KDIGO 指南建议不要因为 IgAN 而实施扁桃体切除。但是,对于扁桃体炎发作导致肉眼血尿或尿检异常加重的患者,建议行扁桃体切除。

3. 抗血小板药物　抗血小板药物曾被广泛应用于 IgAN 治疗,有小样本临床试验显示双嘧达莫治疗 IgAN 有益,但是许多抗血小板治疗都联用了激素和免疫抑制治疗,故其确切作用难以判断。2012 年 KDIGO 制定的"肾小球肾炎临床实践指南"不建议使用抗血小板药物治疗 IgAN（证据强度 2C）。

（三）免疫抑制治疗

1. 糖皮质激素治疗 自 80 年代起，对于中重度蛋白尿（>1g/d，持续 3 个月以上）IgAN 患者已应用糖皮质激素治疗。多数随机试验证实，6 个月的激素治疗确能减少尿蛋白排泄及降低肾衰竭风险。但中小剂量激素治疗对 IgA 可能无效。吕继成教授等对 IgAN 激素治疗方面的文献回顾分析发现，在肾脏保护效应上，相对足量短疗程激素治疗比小剂量长疗程治疗效果更优。2012 年 KDIGO 指南建议 IgAN 用 ACEI/ARB 充分治疗 3~6 个月，尿蛋白仍未降达 1g/d 以下，患者肾功能仍相对良好（GFR>50ml/min）时，应考虑给予 6 个月激素治疗（证据强度 2C）。VALIGA 研究回顾性分析激素联合 RASI 相对于单用 RASI 治疗，该研究对肾功能和蛋白尿进行分层，结果发现在 eGFR<50ml/（min·1.73m²）和蛋白尿 >1.0g/d 患者联合激素治疗延缓肾脏进展风险效果更佳。国际上新近发表了两项 IgAN 激素治疗的多中心临床研究，即 STOP 研究、TESTING 研究。STOP 研究将 eGFR>30ml/（min·1.73m²）、经过 6 个月支持治疗后尿蛋白仍持续 >0.75g/d 患者随机分为支持治疗组及支持治疗联合免疫抑制治疗组，结果显示加用免疫抑制治疗 1 年后蛋白尿暂时降低，完全缓解率增加（从仅接受支持治疗时的 5% 增加至 17%）。随访 3 年后，免疫抑制治疗组没有在 GFR 终点事件上获益，反而，免疫抑制治疗显著增加了不良反应，尤其是感染、体重增加和糖尿病的发生。TESTING 试验是目前入组数量最多的全球多中心、双盲、随机对照研究，是由北京大学第一医院肾内科领衔纳入至少 3 个月 RASI 治疗及严格控制血压等优化支持治疗后，蛋白尿仍然 >1g/d，eGFR 为 20~120ml/（min·1.73m²）IgAN 患者，洗脱期后经 1:1 随机分配至口服甲泼尼龙组 [0.6~0.8mg/（kg·d），最大剂量 48mg/d] 或安慰剂组，但由于激素治疗组患者发生严重不良事件（尤其是严重致命性感染）比例高于安慰剂组，被迫提前终止。研究结果显示口服甲泼尼龙可降低患者年平均 eGFR 下降率 [−1.79ml/（min·1.73m²）（激素组）vs −6.95ml/（min·1.73m²）（安慰剂组），p=0.03]，

随访期间激素组患者尿蛋白完全缓解或部分缓解的比例均高于安慰剂组，差异具有统计学意义。该研究提出激素治疗有效，但是其安全性值得探讨。TESTING 研究小组目前正在开展小剂量激素治疗 IgAN 的研究，该项研究预计在 2023 年完成，期待结果能为 IgAN 激素治疗方面提供更多的理论依据。

目前的研究及指南未对激素使用剂量及疗程予以具体推荐。既往研究中足量激素短程疗法主要包括以下两种方案：①在第 1、3、5 个月最初 3 天予以 1g 甲泼尼龙静脉冲击治疗后续予以隔日口服强的松 0.5mg/（kg·d）治疗 6 个月；②起始 0.8~1mg/（kg·d）治疗 2 个月，后续 4 个月中每个月减少 0.2mg/（kg·d）。对于 IgAN 患者激素的方案，特别肾功能不全患者该如何调整剂量，值得我们去进一步的探讨。

2. 免疫抑制剂的应用

（1）环磷酰胺或硫唑嘌呤：许多研究报道，蛋白尿 >1g/d 和 / 或 GFR 下降和 / 或有高血压的 IgAN 高危患者，采用激素联合环磷酰胺或硫唑嘌呤治疗，病情能明显获益。但其中不少研究存在选择病例及观察的偏倚，说服力牵强。2002 年 Ballardie 等报道，用激素联合环磷酰胺续以硫唑嘌呤进行治疗，联合治疗组肾脏 5 年存活率为 72%，而对照组仅为 6%。2010 年 Pozzi 等纳入血清肌酐水平低于 176.8μmol/L（2mg/dl）、蛋白尿水平高于 1g/d 的 IgAN 患者，分别接受激素或激素联合硫唑嘌呤治疗，经过平均 4.9 年的随访，两组结局无显著性差异。近期 STOP-IgAN 研究显示对具有较高疾病进展风险的 IgAN 患者，在使用 RASI 最大程度控制血压及蛋白尿的强化支持治疗基础上加用免疫抑制治疗并未显著改善肾脏终点事件，反而增加患者严重感染、糖耐量异常和体重增加的风险。

总之，激素联合环磷酰胺或硫唑嘌呤治疗组副作用较高，包括激素副作用及免疫抑制剂的副作用，联合治疗时更易出现严重感染（各种微生物感染，包括卡氏肺孢子菌及病毒感染等），必须高度重视。因此，2012 年 KDIGO 制定的"肾小球肾炎临床实践指南"建议，除非 IgAN 为新月体肾炎肾功能迅速减退，否则不应用激素联合环磷酰胺或硫唑嘌呤治疗（证据强度 2D）；IgAN 患者

GFR<30ml/min时,若非新月体肾炎肾功能迅速减退,不用免疫抑制剂治疗(证据强度2C)。但是否激素联合免疫抑制剂治疗仅限于IgAN新月体肾炎肾功能迅速减退患者,值得研究。

(2)吗替麦考酚酯:从2000年开始,国内就开始吗替麦考酚酯(MMF)在IgAN患者中的研究。2002年,陈香美院士开展了霉酚酸酯治疗IgAN的随机对照研究,纳入Lee分级Ⅲ~Ⅳ级且蛋白尿>2g/d的IgAN患者62例,发现MMF可有效降低蛋白尿。随后中国香港的研究也证实MMF对IgAN患者不仅能改善蛋白尿情况,且对肾脏有长期保护作用。但比利时和美国在白种人群中所做的研究均认为MMF治疗对尿蛋白无效。Xu等进行的荟萃分析也认为MMF对降尿蛋白方面无益。所以MMF治疗IgAN的疗效目前仍无定论,造成这种结果差异的原因可能与种族、MMF剂量或者其他影响因素相关,基于此,2012年KDIGO制定的"肾小球肾炎临床实践指南"并不建议应用MMF治疗IgAN(证据强度2C),认为需要进一步研究观察。近期刘志红院士团队在AKJD上发表迄今为止使用MMF治疗IgAN最大的RCT结果,首次将病理改变作为纳入条件。纳入全国5个中心的蛋白尿>1.0g/d、eGFR>30ml/(min·1.73m²)伴有活动增殖病变(细胞和细胞纤维新月体10%~50%,内皮细胞增生或坏死)的176例IgAN患者,随机分入MMF联合激素组和激素组,结果显示对于活动增殖病变IgAN患者,MMF联合激素与足量激素相比在减少蛋白尿无差异,但副作用方面明显低于足量激素组。目前MMF在高加索人群中的研究未发现对预后的改善,对预后有益的研究还是集中在亚洲的研究中,这提示MMF疗效差异可能与人种有关。国内目前还有MMF治疗IgAN的RCT研究,期待未来公布的结果能为MMF治疗IgAN提供新指导。值得注意的是,如果将MMF用于肾功能异常的IgAN患者,必须高度警惕卡氏肺孢菌肺炎等严重感染,国内已有MMF治疗IgAN导致卡氏肺孢菌肺炎死亡的案例。

(3)其他药物:环孢素A用于IgAN治疗的相关试验很少,而且它具有较大的肾毒性,有可能加重肾间质纤维化,目前不推荐它在IgAN中应用。来氟米特能抑制T细胞和B细胞的活化增殖,发挥免疫抑制作用,临床已用其治疗类风湿关节炎及系统性红斑狼疮。国内也有少数用其治疗IgAN的报道,其确切疗效尚待观察。

雷公藤作为传统中药曾长期用于治疗自身免疫性疾病,其免疫抑制作用已得到大量临床试验证实。雷公藤多苷(Tripterygium wilfordi multiglucoside)是从雷公藤中提取出的有效成分。Chen等的荟萃分析认为,雷公藤多苷治疗IgAN可降低尿蛋白。但临床研究的证据级别较低,雷公藤多苷的临床应用受到限制。此外,还需注意此药的性腺抑制、骨髓抑制、肝损害及胃肠道反应等毒副作用。

综上所述,目前研究大多纳入GFR>50ml/min患者,对于GFR<50ml/min的患者,免疫抑制治疗使用时机以及方案存在争议。GFR在30~50ml/min的IgAN患者,是否仍能用免疫抑制治疗目前尚无定论;GFR<30ml/min患者,多不宜进行免疫抑制治疗。在选择免疫抑制治疗时,除了考虑临床蛋白尿、肾功能水平及进展速率,也应结合病理改变。VALIGA研究提出M1和E1病变可能对免疫抑制治疗有效。因此,对于IgAN患者若存在M1和E1病变时,应考虑选择免疫抑制治疗。S病变是存在较大争议的病理指标,若存在足细胞病变,也应考虑免疫抑制治疗。

(四)非典型的IgAN治疗

1. 合并MCD　对于临床表现为肾病综合征而同时病理表现为微小病变肾病(MCD)和IgAN并存的患者,可以根据KDIGO指南推荐,按照MCD的治疗原则应用糖皮质激素。

2. 肉眼血尿相关急性肾损伤　IgAN伴肉眼血尿发展为AKI者较少见,呈自限性,预后好,肾功能大多在短时间内恢复到基线。但是临床观察发现少数患者肾功能不能完全恢复,重复肾活检显示急性肾小管损伤进展至肾小管萎缩间质纤维化。KDIGO指南建议至少在肾功能开始恶化5天后判断肾功能不恢复的,应进行重复肾穿刺病理活检,并建议对于反复肉眼血尿发作时肾活检显示仅急性肾小管坏死及小管上皮细胞脱落的IgAN患者给予支持治疗。另外,合并AKI的IgAN患者,中山大学附属第一医院肾内科的研究发现,急性间质性肾炎是最常见的原因之一。对于AKI患者,应仔细分析原因,结合病理改变,给予合适治疗。

3. IgAN 伴新月体(crescents,C)形成 IgAN 患者中 30%~50% 可出现不同程度的新月体形成。伴新月体形成的患者血压、尿蛋白和基线肾功能水平均较差。牛津分型 MEST-C 中，C1（0~25% 新月体）提示无免疫治疗增加预后不良的风险，而 C2（≥25% 新月体）提示尽管免疫抑制治疗，仍存在较大进展风险。中山大学附属第一医院肾内科研究发现伴有 C 的 IgAN 患者肾脏存活率差，且随着 C 比例增加，肾脏存活率呈下降趋势，且 C 比例 >5% 就呈现显著差异。C 比例每增加 5%，发生临床预后不良的风险增加 50%。因此，对于不足 50% 新月体形成（细胞性 / 细胞纤维性），若存在 C1 和 C2 病变，伴有明显急性炎性反应和肾功能快速进展的患者，具有强化免疫抑制治疗指征；但存在 C2 病变时若治疗反应不佳，应及时停药，注意感染等不良反应。

新月体型 IgAN 是指大于 50% 肾小球新月体形成，同时具有快速肾功能恶化表现。KDIGO 指南建议使用糖皮质激素联合环磷酰胺治疗，治疗方案类似于抗中性粒细胞胞质抗体（ANCA）相关小血管炎，即起始治疗通常包括大剂量口服或者静脉糖皮质激素联合口服或静脉环磷酰胺。新月体 IgAN 患者预后较差，患者平均 1 年、3 年、5 年肾脏存活率分别为（57.4±4.7）%、（45.8±5.1）%、（30.4±6.6）%，小样本研究显示血浆置换治疗可改善新月体 IgAN 患者预后，但是该结论仍需大样本前瞻性多中心研究证实。

（五）IgAN 治疗的新靶点

IgAN 患者 Gd-IgA1 的循环水平与疾病进展关系密切相关。B 细胞损耗治疗已被证明在自身抗体介导的其他肾脏疾病（包括膜性肾病、狼疮肾炎和 ANCA 相关性血管炎）有效。最近发表的一项利妥昔单抗治疗 IgAN 的非盲、随机、多中心对照试验，并没有发现能显著改善肾功能和降低蛋白尿，同时也不能降低血清中 Gd-IgA1 和抗 Gd-IgA1 抗体水平。另外，血清 B 细胞活化因子以及其增强诱导配体（APRIL）水平也被证实与 IgAN 患者疾病严重程度和组织病理学改变相关，同时动物实验表明抗 APRIL 抗体治疗可以显著降低小鼠蛋白尿、组织损伤、血清 IgA 水平以及肾小球 IgA 沉积。因此，这些细胞因子可能是 IgAN 新型靶向治疗的关键点。

致病性 pIgA1 沉积于肾小球可激活系膜细胞和产生炎症反应，脾酪氨酸激酶（Syk）在免疫介导疾病中起重要的免疫受体信号传导作用。而 R406 是选择性 Syk 抑制剂的活性代谢产物，可抑制多种炎症介质的产生，且体内实验证实口服选择性 Syk 抑制剂治疗可降低自身免疫肾炎小鼠的血尿、蛋白尿、减轻肾脏组织损伤。但目前临床研究相对有限，有待进一步大规模临床试验加以验证。关于 IgAN 治疗的新型靶向药物研究，目前有多项正在进行临床试验，包括纯化的促肾上腺皮质激素（ACTH Gel）（NCT02382523）；硼替佐米，一种目前主要用于治疗多发性骨髓瘤和套细胞淋巴瘤的蛋白酶抑制剂（NCT01103778）；Blisibimod，与可溶性和膜结合性的血清 B 细胞活化因子均具有较高亲和力（NCT02062684）。

越来越多的研究显示 IgAN 与黏膜免疫密切相关。最新报道的 NEFIGAN 临床试验评估一种局部靶向释放至回肠末端的新型布地奈德（NEFECON）在具有进展至 ESRD 风险的原发性 IgAN 患者的有效性和安全性。结果发现 NEFECON 可有效降低这部分患者的蛋白尿及稳定 eGFR，且耐受性好，不良事件发生率低。从风险 - 效益比值上显示布地奈德可能是 IgAN 特异性治疗的新型靶向药物。

羟氯喹作为治疗狼疮肾炎的经典药物，它能通过抑制 B 细胞产生的 Toll 样受体（Toll-like receptors，TLR）、减少巨噬细胞诱导的细胞因子（如 IL-1、IL-6、TNF 等）的表达、酸化溶酶体等途径起到免疫抑制作用。而 TLR、TNF 等在 IgAN 发病中起到重要作用。2017 年北京协和医院团队首次报道了羟氯喹能有效缓解 IgAN 中的研究。2018 年北京大学第一医院张宏教授团队陆续发表了二项羟氯喹治疗 IgAN 的 RCT 研究，结果显示羟氯喹联合 RAS 抑制剂比单独使用 RAS 抑制剂能更好地降尿蛋白。羟氯喹是否可以作为今后治疗 IgAN 新的较为经济有效的选择，仍需更多更大样本的 RCT 去证实。

因此，随着我们对黏膜免疫屏障的作用，补体的激活与沉积，以及 T 细胞依赖和独立的 B 细胞活化机制和下游信号传导等在 IgAN 的发病机制中更为深入地了解，相信会有更多的新型药物运用到 IgAN 患者的靶向精准治疗。

三、关于 IgAN 治疗的思考

IgAN 的临床过程变异很大,从完全良性过程到快速进展至 ESRD,预后多样。对于 IgAN 治疗建议在 RASI 等为基础治疗的支持治疗上,结合临床表现,仔细评估肾脏病理改变,注意权衡疗效和安全性,特别是肾功能异常患者,个体化选择激素免疫抑制。但是具体的治疗适应证及治疗措施,仍缺乏规范化的推荐或建议。2012 年 KDIGO 制定的"肾小球肾炎临床实践指南"关于 IgAN 治疗的推荐或建议证据级别也欠高,存疑较多。因此,有关 IgAN 的治疗,包括治疗适应证、时机及方案还有许多研究工作需要去做。应努力开展多中心、前瞻性、随机对照临床研究,选择过硬的研究终点(如血肌酐倍增、进入 ESRD 和全因死亡等),进行长时间的队列观察(IgAN 临床经过漫长,可能需要 10 年以上追踪观察)。只有这样,才能准确地判断治疗疗效,获得高水平的循证证据,以更合理地指导临床实践。

（杨琼琼）

参 考 文 献

1. Berger J, Hinglais N. Les depotsintercapillairesd'IgA–IgG. J Urol Nephrol, 1968; 74: 694–695.

2. 毕增祺,谌贻璞,李学旺,等. IgA 肾病 40 例临床病理分析. 中华内科杂志, 1984, 23 (3): 136–140.

3. Wyatt Rj J B. IgA nephropathy. N Engl J Med, 2013, 368 (25): 2402–2414.

4. Da'Amico, Giuseppe. Natural history of idiopathic IgA nephropathy and factors predictive of disease outcome. Seminars in Nephrology, 2004, 24 (3): 179–196.

5. Barratt J. IgA Nephropathy. Journal of the American Society of Nephrology, 2005, 16 (7): 2088–2097.

6. Pan X, Xu J, Ren H, et al. Changing spectrum of biopsy-proven primary glomerular diseases over the past 15 years: a single-center study in China. Contributions to Nephrology, 2013, 181 (181): 22–30.

7. Shen P, Ding X, Ten J, et al. Clinicopathological characteristics and outcome of adult patients with hematuria and/or proteinuria found during routine examination. Nephron Clin Pract, 2006, 103 (4): c149–c156.

8. Kidney Disease: Improving Global Outcomes (KDIGO) Glomerulonephritis Work Group KDIGO clinical practice guideline for glomerulonephritis. Kidney Int Suppl, 2012, 2: 139–274.

9. Rauen T, Eitner F, Fitzner C, et al. Intensive Supportive Care plus Immunosuppression in IgA Nephropathy. New England Journal of Medicine, 2015, 373 (23): 2225–2236.

10. Lv J, Zhang H, Wong MG, et al. Effect of Oral Methylprednisolone on Clinical Outcomes in Patients With IgA Nephropathy: The TESTING Randomized Clinical Trial. JAMA, 2017, 318 (5): 432.

11. Fellstr'M BC, Barratt J, Cook H, et al. Targeted-release budesonide versus placebo in patients with IgA nephropathy (NEFIGAN): a double-blind, randomised, placebo-controlled phase 2b trial. The Lancet, 2017: S0140673617305500.

12. Yeo SC, Goh SM, Barratt J. Is immunoglobulin A nephropathy different in different ethnic populations?. Nephrology (Carlton), 2019, 24 (9): 885–895.

13. Jan N, Jonathan B, Julian B A, et al. Aberrant Glycosylation of the IgA1 Molecule in IgA Nephropathy. Seminars in Nephrology, 2018, 38 (5): 461–476.

14. Li M, Yu XQ. Genetic Determinants of IgA Nephropathy: Eastern Perspective. Semin Nephrol, 2018, 38 (5): 455–460.

15. Coppo R. The Gut–Renal Connection in IgA Nephropathy. Semin Nephrol, 2018, 38 (5): 504–512.

16. Gutierrez E, Zamora I, Ballarin JA, et al. Long-Term Outcomes of IgA Nephropathy Presenting with Minimal or No Proteinuria. Journal of the American Society of Nephrology, 2012, 23 (10): 1753–1760.

17. Shen P, He L, Li Y, et al. Natural History and Prognostic Factors of IgA Nephropathy Presented with Isolated Microscopic Hematuria in Chinese Patients. Nephron Clinical Practice, 2007, 106 (4): c157–c161.

18. Soares MFS, Roberts ISD. Histologic Classification of IgA Nephropathy: Past, Present, and Future. Seminars in Nephrology, 2018, 38 (5): 477–484.

19. Working Group of the International IgA Nephropathy Network andthe Renal Pathology Society, Cattran DC, Coppo R, et al. TheOxford classification of IgA nephropathy: rationale, clinicopathological correlations, andclassification. Kidney Int, 2009, 76: 534–545.

20. Trimarchi Hernán, Barratt J, Cattran DC, et al. Oxford Classification of IgA nephropathy 2016: an update from

the IgA Nephropathy Classification Working Group. Kidney Int, 2017, 91（5）: 1014.

21. Barratt J, Tang SCW. Treatment of IgA Nephropathy: Evolution Over Half a Century. Semin Nephrol, 2018, 38（5）: 531-540.

22. Lv J, Xu D, Perkovic V, et al. Corticosteroid Therapy in IgA Nephropathy. Journal of the American Society of Nephrology Jasn, 2012, 23（6）: 1108.

23. Tesar V, Troyanov S, Bellur S, et al. Corticosteroids in IgA Nephropathy: A Retrospective Analysis from the VALIGA Study. J Am Soc Nephrol, 2015, 26（9）: 2248-2258.

24. Claudio P, Simeone A, Antonello P, et al. Addition of azathioprine to corticosteroids does not benefit patients with IgA nephropathy. Journal of the American Society of Nephrology, 2010, 21（10）: 1783-1790.

25. Tang SC, Tang AW, Wong SS, et al. Long-term study of mycophenolate mofetil treatment in IgA nephropathy. Kidney Int, 2010, 77（6）: 543-549.

26. Chen YZ, Gao Q, Zhao XZ, et al. Meta-Analysis of Tripterygium Wilfordii Hook F in the Immunosuppressive Treatment of IgA Nephropathy. Internal Medicine, 2010, 49（19）: 2049-2055.

27. Zhang L, Li J, Yang S, et al. Clinicopathological features and risk factors analysis of IgA nephropathy associated with acute kidney injury. Ren Fail, 2016, 38（5）: 799-805.

28. Haas M, Verhave JC, Liu ZH, et al. A Multicenter Study of the Predictive Value of Crescents in IgA Nephropathy. J Am Soc Nephrol, 2017, 28（2）: 691-701.

29. Lafayette RA, Canetta PA, Rovin BH, et al. A Randomized, Controlled Trial of Rituximab in IgA Nephropathy with Proteinuria and Renal Dysfunction. J Am Soc Nephrol, 2017, 28（4）: 1306-1313.

30. Xin G, Shi W, Xu LX, et al. Serum BAFF is elevated in patients with IgA nephropathy and associated with clinical and histopathological features. J Nephrol, 2013, 26（4）: 683-690.

31. Zhai YL, Zhu L, Shi SF, et al. Increased APRIL Expression Induces IgA1 Aberrant Glycosylation in IgA Nephropathy. Medicine（Baltimore）, 2016, 95（11）: e3099.

32. Mcadoo SP, Reynolds J, Bhangal G, et al. Spleen tyrosine kinase inhibition attenuates autoantibody production and reverses experimental autoimmune GN. J Am Soc Nephrol, 2014, 25（10）: 2291-2302.

33. Liu LJ, Yang YZ, Zhang H, et al. Effects of Hydroxychloroquine on Proteinuria in IgA Nephropathy: A Randomized Controlled Trial. Am J Kidney Dis, 2019, 74（1）: 15-22.

第三章 急进性肾小球肾炎

急进性肾小球肾炎（rapidly progressive glomerulonephritis，RPGN），简称急进性肾炎。特征是在血尿、蛋白尿、高血压和水肿等急性肾炎综合征基础上，肾功能迅速下降，数周内进入肾衰竭，早期出现少尿或无尿。其病理类型为新月体性肾炎。

1914年Frenz提出的合并高血压、肾功能快速进展的"亚急性肾炎"即为本病雏形。1942年Ellis对600例肾炎患者的临床和病理分析，提出了"快速性肾炎"概念。此后，1962年发现部分RPGN患者抗肾小球基底膜（GBM）抗体阳性，1982年又发现部分患者抗中性粒细胞胞质抗体（anti-neutrophil cytoplasmic antibody，ANCA）阳性，从而证实本病是一组病因不同但具有相似临床和病理特征的肾小球疾病。1988年Couser依据免疫病理学特点对RPGN分为三型，分别为抗GBM抗体型、免疫复合物型及寡免疫沉积型，并沿用至今。

国外报道RPGN在肾小球疾病肾活检病例中占2%~5%，国内占1.6%~3.0%。由于并非所有RPGN患者都有机会接受肾活检，所以其实际患病率很可能被低估。

第一节 病理与临床表现、诊断及鉴别诊断

一、病理表现

RPGN的肾脏病理表现为新月体肾炎。我国采用的诊断标准为50%以上的肾小球具有大新月体（占据肾小囊切面50%以上面积）形成。依据新月体病变的新旧状况，又分为细胞性新月体、细胞纤维性新月体和纤维性新月体。细胞性新月体是活动性病变，积极治疗有可能逆转肾功能。

免疫荧光检查可对RPGN进行分型：Ⅰ型为抗GBM抗体型，IgG和C3沿肾小球毛细血管壁呈线状沉积，有时也沿肾小管基底膜沉积。Ⅱ型为免疫复合物型，免疫球蛋白及C3于肾小球系膜区及毛细血管壁沉积。Ⅲ型为寡免疫沉积型，免疫球蛋白和补体无或微弱沉积（图1-3-1，见文末彩插）。电镜检查仅Ⅱ型可见免疫复合物在肾小球内不同部位沉积。

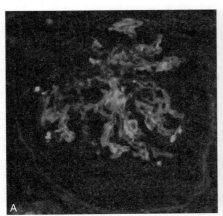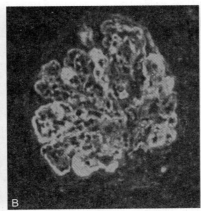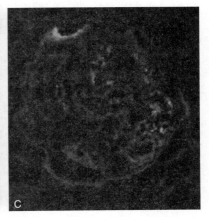

图1-3-1 急进性肾炎肾活检免疫荧光检查

A. Ⅰ型，IgG沿肾小球毛细血管襻呈线样沉积；B. Ⅱ型，IgG沿肾小球毛细血管襻呈颗粒样沉积；C. Ⅲ型，仅见微量IgG在肾小球部位沉积

各种类型的新月体肾炎在光镜及电镜检查上各有特点。Ⅰ型光镜下新月体种类较均一,疾病早期可见毛细血管袢节段性纤维素样坏死;电镜下无电子致密物沉积,常见基底膜断裂。Ⅱ型光镜下可见肾小球毛细血管内皮细胞增加;电镜下肾小球内皮下及系膜区电子致密物沉积。Ⅲ型光镜下新月体种类常多样化,细胞性、细胞纤维性及纤维性新月体混合存在,早期常见肾小球毛细血管袢纤维素样坏死;电镜下无电子致密物沉积。另外,各型早期肾间质可呈弥漫性水肿,伴单个核细胞及多形核细胞浸润,肾小管上皮细胞空泡及颗粒变性;疾病后期肾间质纤维化伴肾小管萎缩;Ⅲ型有时可见肾脏小动脉壁纤维素样坏死。

曾有学者将血清 ANCA 和抗 GBM 抗体纳入上述分型系统,分为如下 5 型:新Ⅰ型为单独抗 GBM 抗体型,Ⅱ型为免疫复合物型,Ⅲ型为 ANCA 阳性的寡免疫沉积型,Ⅳ型为 ANCA 和抗 GBM 抗体均阳性者,Ⅴ型为 ANCA 阴性的寡免疫沉积型。该分型目前已弃用。

二、临床表现

Ⅰ型 RPGN[包括肺出血肾炎综合征(Goodpasture syndrome)]有两个发病高峰,中青年发病以男性为主;中老年发病者则女性略多,且可见 ANCA 和抗 GBM 抗体双阳性。Ⅱ型多为中青年,Ⅲ型多为中老年。患者可隐匿起病或急性起病,多在急性肾炎综合征(血尿、蛋白尿、水肿及高血压)基础上,病情急剧恶化,短期出现少尿或无尿,进入肾衰竭而依赖透析疗法。此外,肾病综合征主要见于Ⅱ型,随肾功能恶化常出现贫血。疾病缓解后,Ⅰ型很少复发,Ⅲ型(尤其由 ANCA 引起者)很易复发。

三、诊断及鉴别诊断

临床上发现急性肾炎综合征和肾功能快速进展者,应及时检测血清 ANCA 和抗 GBM 抗体,同时尽快完成肾活检以确诊。肾活检还可指导制定治疗方案和判断预后。有助于鉴别各型 RPGN 的实验室检查有①血清抗 GBM 抗体:Ⅰ型患者均为阳性;②血清 ANCA:约 80% 的Ⅲ型 RPGN 患者阳性,提示小血管炎致病(参阅第三篇第二章);③血清免疫复合物增高及补体 C3 下降:主要见于少数Ⅱ型 RPGN 患者。本病的疗效和预后与能否及时诊断密切相关。

RPGN 确诊后,还应根据是否合并系统性疾病(如系统性红斑狼疮、过敏性紫癜等)来区分原发性 RPGN 及继发性 RPGN。

第二节 发病机制的 研究现状及进展

一、研究现状

对 RPGN 发病机制的研究最早始于动物模型试验。1934 年 Masugi 的抗肾抗体肾炎模型(用异种动物抗肾皮质血清建立的兔、大鼠抗肾抗体肾炎模型)、1962 年 Steblay 的抗 GBM 肾炎模型(用羊自身抗 GBM 抗体建立的羊抗 GBM 肾炎模型)及 1967 年 Lerner 的肺出血肾炎综合征动物模型(用注入异种抗 GBM 抗体的方法在松鼠猴体内制作出的肺出血–肾炎综合征模型)都确立抗 GBM 抗体在本病中的致病作用。随着 Couser 免疫病理分类法在临床的应用,对本病发病机制的研究从Ⅰ型(抗 GBM 抗体型)逐渐扩展至Ⅱ型(免疫复合物型)和Ⅲ型(寡免疫沉积型)。研究水平也由早期的整体、器官水平转向细胞水平(单核巨噬细胞、T/B 淋巴细胞、肾小球固有细胞等),目前更深入到分子水平(生长因子、细胞因子、黏附分子等),但是对本病的确切发病机制仍未完全阐明。

RPGN 在病因学和病理学上有一个显著的特征,即多病因却拥有一个基本的病理类型。表明本病起始阶段有多种途径致病,最终可能会有共同的环节导致肾小球内新月体形成。研究表明肾小球毛细血管壁损伤(基底膜断裂)是新月体形成的关键环节。基底膜断裂(裂孔)使单核巨噬细胞进入肾小囊囊腔、纤维蛋白于囊腔聚集、刺激囊壁壁层上皮细胞增生,而形成新月体。进入囊腔中的单核巨噬细胞在新月体形成过程中起着主导作用,具有释放多种细胞因子,刺激壁层上皮细胞增生,激活凝血系统和诱导纤维蛋白沉积等多种作用。新月体最初以细胞成分为主(除单核巨噬细胞及壁层上皮细胞外,近年证实脏层上皮细胞,即足细胞,也是细胞新月体的一个组成成分),随之为细胞纤维性新月体,最终变为纤维性新月体。新月体纤维化也与肾小囊囊壁断裂密切相关,囊壁断裂可使肾间质的成纤维细胞进入囊腔,产生Ⅰ型和Ⅲ型胶原(间质胶原),促进新月体纤维化。

肾小球毛细血管壁损伤(GBM断裂)的可能机制如下所述:

(一)体液免疫

抗GBM抗体(IgG)直接攻击GBM的Ⅳ胶原蛋白α3链、循环或原位免疫复合物沉积在肾小球毛细血管壁或系膜区均可激活补体、吸引中性粒细胞及激活巨噬细胞释放蛋白水解酶,造成GBM损伤和断裂。20世纪60~90年代体液免疫一直是本病发病机制研究的重点,在Ⅰ型和Ⅱ型RPGN中也都证实了体液免疫的作用。近年来随着ANCA的发现,同样证明Ⅲ型RPGN也可以由MPO-ANCA所致。说明体液免疫在RPGN的发病机制中发挥了重要作用。

(二)细胞免疫

1979年Stilmant和Couser等报道了16例肾小球无免疫沉积的RPGN患者。1988年Couser对RPGN进行疾病分型时,直接提出第3种类型,即"肾小球无抗体沉积型",并认为其发病机制可能与细胞免疫或小血管炎相关。1999年Cunningham在15例Ⅲ型患者的肾小球中证实了活化T淋巴细胞、单核巨噬细胞和组织因子的存在,获得了细胞免疫在RPGN中起重要作用的证据。近年研究发现,在三种类型的RPGN中,细胞免疫均发挥了重要作用。

(三)炎症细胞

中性粒细胞可通过补体系统活性成分(C3a、C5a)的化学趋化作用、Fc受体及C3b受体介导的免疫黏附作用及毛细血管内皮细胞损伤释放的细胞因子(如白细胞黏附因子),而趋化到并聚集于毛细血管壁受损处,释放蛋白溶解酶、活性氧和炎性介质损伤毛细血管壁。

新月体内有大量的单核巨噬细胞,其浸润与化学趋化因子、黏附因子及骨桥蛋白相关。巨噬细胞既是免疫效应细胞也是炎症效应细胞。它可通过自身杀伤作用破坏毛细血管壁,也可通过产生大量活性氧、蛋白溶解酶及分泌细胞因子而损伤毛细血管壁;它还能刺激壁层上皮细胞增生及纤维蛋白沉积,从而促进新月体形成。

(四)炎性介质

在本病中淋巴细胞、单核巨噬细胞、中性粒细胞、肾小球的固有细胞(系膜细胞、上皮细胞及内皮细胞)均可释放各自的炎性介质,它们在RPGN的发病中起着重要作用。包括:补体成分(C3a、C5a、膜攻击复合体C5b-9等),白介素(IL-1、IL-2、IL-4、IL-6、IL-8),生长因子(转化生长因子TGF-β、血小板源生长因子PDGF、成纤维细胞生长因子FGF等),肿瘤坏死因子(TNF-α),干扰素(IFN-β、IFN-γ),细胞黏附分子(细胞间黏附分子ICAM、血管细胞黏附分子VCAM)及趋化因子,活性氧(超氧阴离子O_2^-、过氧化氢H_2O_2、羟自由基HO^-、次卤酸如次氯酸HClO),一氧化氮(NO),花生四烯酸环氧化酶代谢产物(前列腺素PGE2、PGF2、PGI2及血栓素TXA2)和酯氧化酶代谢产物(白三烯LTC4、LTD4),血小板活化因子(PAF)等。炎性介质具有网络性、多效性和多源性特点,作用时间短且局限,多通过相应受体发挥致病效应。

综上所述,在RPGN发病机制中,致肾小球毛细血管壁损伤(GBM断裂)的过程,既有免疫机制也有炎性机制参与。对各种炎性介质的致病作用进行深入研究,将有助于从分子水平阐明本病发病机制,也能为本病治疗提供新的思路和线索。

二、进展

近年来,RPGN发病机制的研究进展迅速,本章重点介绍抗GBM病及ANCA相关小血管炎引起的新月体肾炎。

(一)抗肾小球基底膜抗体介导的新月体肾炎

1. 抗原表位 抗GBM抗体主要识别Ⅳ型胶原。Ⅳ型胶原由α1至α6链组成,三条α链形成固定的三螺旋结构,包括α112、α345和α556,肾小球和肺基底膜内主要是α112和α345,两个α345的非胶原区头对头相互交联形成六聚体结构。已知抗GBM抗体的靶抗原为Ⅳ型胶原α3链的NC1区,即α3(Ⅳ)NC1,它有两个抗原表位(抗原决定簇),为EA(氨基酸顺序17~31)及EB

（氨基酸顺序 127~141）。近年发现 α5（Ⅳ）NC1，也是抗 GBM 抗体的靶抗原，其自身抗体同样可以引起抗 GBM 病。

在正常的六聚体结构中，头对头交联的 α3（Ⅳ）NC1 通过新发现的 S-N 键牢固结合，抗原表位隐藏其内并未暴露于六聚体表面，故不会诱发抗 GBM 抗体。在某些外界因素作用下（如震波碎石，呼吸道吸入碳氢化合物或香烟），有可能打开 S-N 键从而使隐藏的抗原表位暴露，诱发针对GBM 的自身免疫反应。

2. 抗体滴度与抗体亲和力　抗 GBM 抗体主要为 IgG1 亚型（91%），其次是 IgG4 亚型（73%），IgG4 亚型激活补体能力差，因此在本病中的致病机制有待进一步研究。北京大学第一医院的研究显示，抗 GBM 抗体的亲和力和滴度与疾病病情及预后相关，抗体亲和力越高，新月体比例越高，肾损害越重。其中，识别抗原表位 EB 的自身抗体的滴度与疾病严重度和预后密切相关。此外，北京大学第一医院在正常人的血清中分离纯化了天然抗 GBM 抗体，其亲和力和滴度均较抗 GBM 病患者的自身抗体为低，且主要为 IgG2 亚型及 IgG4 亚型，这种天然抗体与致病抗体之间的关系值得深入研究。

3. 细胞免疫　动物实验模型研究显示，在缺乏抗 GBM 抗体的条件下，将致敏的 T 细胞注射到小鼠或大鼠体内，小鼠或大鼠均会出现无免疫球蛋白沉积的新月体肾炎。α3（Ⅳ）NC1 中的多肽序列——pCol（α3$_{28-40}$）多肽和新发现的 P14（α3$_{127-148}$）均能使 T 细胞致敏。

动物实验还显示，CD4$^+$T 细胞，特别是 Th1 和 Th17 细胞，是致新月体肾炎的重要反应细胞；近年，CD8$^+$T 细胞也被证实为另一个重要反应细胞，给 WKY 大鼠腹腔注射抗 CD8 单克隆抗体能有效地预防和治疗抗 GBM 病，减少肾小球内抗 GBM 抗体沉积及新月体形成。对抗 GBM 病患者的研究还显示，CD4$^+$CD25$^+$ 调节 T 细胞能在疾病头 3 个月内出现，从而抑制 CD4$^+$T 细胞及 CD8$^+$T 细胞的致病效应。

4. 遗传因素　对抗 GBM 病遗传背景研究显示，本病的发病与主要组织相容性复合物（MHC）Ⅱ类分子基因相关。1997 年 Fisher 等在西方人中发现 *HLA-DRB1*15* 及 *HLA-DRB1*04* 基因为抗 GBM 病的易感基因，而 *HLA-DRB1*0701* 及 *HLA-DRB1*0101* 则为保护性基因。近年发现国人抗 GBM 病主要易感基因为 *HLA-DRB1*1501*，且编码 HLA DRβ1 链第 11 位脯氨酸和第 13 位精氨酸决定了其致病危险。

（二）抗中性粒细胞胞质抗体相关性新月体肾炎

1. 抗体作用　近年对 ANCA 的产生及其致病机制有了较清楚了解。感染释放的肿瘤坏死因子 α（TNF-α）及白介素 1（IL-1）等促炎因子，能激发中性粒细胞使其胞质内的髓过氧化物酶（MPO）及蛋白酶 3（PR3）转移至胞膜。ANCA 的（Fab）$_2$ 段与细胞膜表面表达的上述靶抗原结合，而 Fc 段又与其他中性粒细胞表面的 Fc 受体结合，致使中性粒细胞激活。激活的中性粒细胞能高表达黏附分子，促其黏附于血管内皮细胞，还能释放活性氧及蛋白酶（包括 PR3），损伤内皮细胞，导致血管炎发生。

2. 补体作用　近年研究发现补体活化在本病的发病机制中发挥了重要作用。患者血液循环和肾脏局部均发现了补体旁路途经活化的证据。特别是补体活化产物 C5a 与其受体 C5aR 的相互作用可能是其发挥致病作用的关键，也是潜在的治疗靶点。

3. 遗传因素　对 ANCA 相关小血管炎患者易感基因的研究显示，PR3-ANCA 阳性的小血管炎与 *HLA-DPB1*、编码 α1 抗胰蛋白酶的基因（*SERPINA1*）和编码 PR3 的基因（*PRTN3*）密切相关，而 MPO-ANCA 阳性小血管炎则与 *HLA-DQ* 密切相关，但尚需大宗队列证实。

总之，对 RPGN 发病机制的研究，尤其在免疫反应及遗传基因方面的研究，进展很快，应该密切关注。

第三节　治　疗

一、治疗现状

随着发病机制研究的深入和治疗手段的进步，RPGN 的短期预后较以往已有明显改善。Ⅰ型 RPGN 患者的 1 年存活率已达 70%~80%，肾脏 1 年存活率达 25%，而出现严重肾功能损害的

Ⅲ型 RPGN 患者 1 年缓解率可达 57%,已进行透析治疗的患者 44% 可脱离透析。但要获得长期预后的改善,还需要进行更多研究。

由于本病是免疫介导性炎症疾病,所以主要治疗仍是免疫抑制治疗。临床治疗分为诱导缓解治疗和维持缓解治疗两个阶段,前者又包括强化治疗(如血浆置换治疗、免疫吸附治疗及甲泼尼龙冲击治疗等)及基础治疗(糖皮质激素、环磷酰胺或其他免疫抑制剂治疗)。

二、各型急进性肾炎的治疗方案及其特点

(一)抗肾小球基底膜型(Ⅰ型)

抗 GBM 病的治疗包括强化血浆置换,联合糖皮质激素和环磷酰胺。血浆置换可快速清除循环抗 GBM 抗体,每次置换量 50ml/kg(2~4L/ 次);每天或隔日一次,直至抗体转阴,或连续置换 14 次;一般采用 5% 的白蛋白作为置换液,对于有肺出血,或者近期拟接受肾活检或手术的患者,可应用新鲜冰冻血浆作为置换液。

泼尼松 1mg/(kg·d),4 周后逐渐减量,至 6 个月左右停药。在初始治疗时,根据病情可以给予甲泼尼龙 7~15mg/(kg·d)(最大量不超过每天 1g)静脉点滴的冲击治疗,连续 3 天,但需权衡治疗效果与大剂量激素所带来的感染等副作用。环磷酰胺口服,2mg/(kg·d)。持续应用 2~3 个月,累积剂量 6~8g。对于老年和肾功能不全患者,酌情调整用量。

临床上出现依赖透析、血肌酐超过 600μmol/L 及肾活检中超过 85% 的肾小球有大新月体形成是肾脏预后不好的指标。

(二)免疫复合物型(Ⅱ型)

虽然该型 RPGN 发生在不同的肾小球疾病的基础上,但发展到新月体肾炎时,常用甲泼尼龙静脉冲击联合免疫抑制剂治疗。甲泼尼龙静脉滴注(500~1 000mg)每天或隔日一次,连续 3 次为一个疗程。接着应用口服强的松 1mg/(kg·d),持续数周后逐渐减量直至停用。目前有限的资料证实该疗法可使 75%~80% 的患者肾功能有所恢复。环磷酰胺(口服或静脉给药)应与糖皮质激素联合使用。如发生于狼疮肾炎等系统性疾病的患者还应该按照原发病的治疗方案进行维持缓解

治疗,详见相关章节。

免疫复合物型新月体肾炎预后取决于基础肾小球疾病的种类。近期一项关于新月体性 IgA 肾病的多中心研究发现,该病 1 年的肾脏存活率为 57%,优于 ANCA 相关的寡免疫沉积型新月体肾炎(48%)和抗 GBM 抗体型新月体肾炎(8%)。决定预后的独立危险因素是确诊时的血肌酐水平,如果血肌酐水平低于 238μmol/L,则肾脏存活的概率可以超过 75%,而血肌酐超过 600μmol/L 的患者中,肾脏存活率仅有 10%,是提示肾脏不可恢复的重要指标。

(三)寡免疫沉积型(Ⅲ型)

寡免疫沉积型新月体肾炎的基本治疗方案为糖皮质激素联合环磷酰胺,分为诱导缓解和维持缓解两个阶段。诱导缓解治疗的目标是尽快控制病情,尽量达到完全缓解;而维持缓解治疗的目标是减少疾病复发,保护肾功能。

诱导缓解一般先应用甲泼尼龙冲击疗法,7mg/(kg·d)连续 3 天或隔日应用以迅速抑制炎症反应。根据患者的病情应用 1~3 个疗程。接着应用口服泼尼松(龙)联合环磷酰胺。强的松(龙)的起始剂量为 1mg/(kg·d),4~6 周后逐渐减量。口服环磷酰胺的起始剂量为 2mg/(kg·d),静脉滴注为 0.6~1.0g/ 月,连续应用 6 个月或直至病情缓解。

对起病时就需要透析治疗的患者,使用血浆置换联合免疫抑制剂治疗,可以使更多的患者脱离透析。对于有威胁生命肺出血的患者,也推荐血浆置换疗法,作用较为肯定、迅速。

维持缓解治疗多采用与 ANCA 相关小血管炎一致,可采用小剂量糖皮质激素联合硫唑嘌呤、吗替麦考酚酯或者利妥昔单抗等,详见第三篇第二章。

第四节　研究展望

虽经强化免疫抑制治疗,多数新月体性肾炎会进展至终末期肾病而依赖肾脏替代治疗,仍是临床医生的一大挑战。对不同病因进展至新月体肾炎发病机制的了解可有助于建立个体化治疗方案,从而延缓疾病的快速进展。

目前肾小球新月体的成因尚未全面阐明。

对于新月体的确切细胞构成和相关细胞因子的研究有可能为发现潜在的治疗靶点提供理论基础。

针对抗 GBM 病和 ANCA 相关小血管炎等自身免疫性疾病，明确其 HLA 分子的易感基因和靶抗原的精细抗原表位可以有助于阐明抗原递呈的过程和影响因素。例如针对 HLA- Ⅱ类分子 - 抗原肽 -T 细胞三者之间的精细构象性结构，有助于设计可用于免疫治疗的分子肽，一方面有可能影响递呈抗原的树突状细胞，另一方面也可能通过 T 细胞受体（TCR）影响 T 细胞的分化从而达到抑制炎症反应、延缓疾病进展的目的。

新月体性肾炎涉及了天然免疫和获得性免疫的诸多环节，包括多种免疫细胞、抗体、补体活化、细胞因子等。基础科学研究的进展可以发现关键的致病环节而有可能成为潜在的治疗靶点，例如 ANCA 相关小血管炎的发病机制中补体旁路途径的活化，特别是补体活化产物 C5a 及其受体就成为有效的干预和治疗靶点。再如针对 CD20 的单克隆抗体可以有效抑制 B 细胞相关或介导的疾病，而针对 IL-17 的生物制剂则有可能在部分疾病中发挥抑制炎症反应的效能。

上述研究不仅有可能不断发现治疗靶点，同样有助于发现判断疾病发生、疾病活动或者进展，并可能开发出对判断治疗反应和疾病预后有帮助的生物标志物。这些生物标志物可能用于指导进行精准医疗和个体化治疗。

（赵明辉）

参 考 文 献

1. 陈惠萍，曾彩虹，胡伟新，等 . 10 594 例肾活检病理资料分析 . 肾脏病与透析肾移植杂志，2000，9（6）：501.

2. NACHMAN PH, JENNETTE JC, FALK RJ. Primary Glomerular Disease//Brenner BM, Rector Jr FC. The Kidney, 9th ed. Philadelphia: Saunders WB. 2012, 1153.

3. ZHOU FD, ZHAO MH, ZOU WZ, et al. The changing spectrum of primary glomerular diseases within 15 years: A survey of 3331 patients in a single Chinese center. Nephrol Dial Transplant, 2009, 24（3）：870.

4. CUI Z, ZHAO MH. Advances in human anti-glomerular basement membrane disease. Nat Rev Nephrol, 2011, 7: 697.

5. CUI Z, ZHAO MH, JIA XY, et al. Antibodies to α5 chain of collagen Ⅳ are pathogenic in Goodpasture's disease. J Autoimmun, 2016, 70: 1.

6. PEDCHENKO V, BONDAR O, FOGO AB, et al. Molecular architecture of the Goodpasture autoantigen in anti-GBM nephritis. N Engl J Med, 2010, 363: 343.

7. XIE LJ, CUI Z, CHEN FJ, et al. The susceptible HLA class Ⅱ alleles and their presenting epitope（s）in Goodpasture's disease. Immunology, 2017, 151（4）：395.

8. HU SY, JIA XY, LI JN, et al. T cell infiltration is associated with kidney injury in patients with anti-glomerular basement membrane disease. Sci China Life Sci, 2016, 59（12）：1282.

9. YU F, HAAS M, GLASSOCK R, et al. Redefining lupus nephritis: clinical implications of pathophysiologic subtypes. Nat Rev Nephrol, 2017, 13（8）：483.

10. LV J, YANG Y, ZHANG H, et al. Prediction of Outcomes in Crescentic IgA Nephropathy in a Multicenter Cohort Study. J Am Soc Nephrol, 2013, 24（12）：2118.

11. LYONS PA, RAYNER TF, TRIVEDI S, et al. Genetically distinct subsets within ANCA-associated vasculitis. N Engl J Med, 2012, 367（3）：214.

12. CHEN M, JAYNE DR, ZHAO MH. Complement in ANCA-associated vasculitis: mechanisms and implications for management. Nat Rev Nephrol, 2017, 13（6）：359.

13. JONES RB, TERVAERT JW, HAUSER T, et al. Rituximab versus cyclophosphamide in ANCA-associated renal vasculitis. N Engl J Med, 2010, 363: 211.

14. GUILLEVIN L, PAGNOUX C, KARRAS A, et al. Rituximab versus azathioprine for maintenance in ANCA-associated vasculitis. N Engl J Med, 2014, 371（19）：1771.

15. CUI Z, TURNER N, ZHAO MH. Antiglomerular basement membrane disease: treatment and outcome//Oxford Textbook of Clinical Nephrology, Turner N, Lameire N, Goldsmith DJ, et al. 4th ed. Oxford: Oxford University Press. 2016, 606.

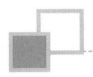

第四章　局灶性节段性肾小球硬化

局灶性节段性肾小球硬化（FSGS）于1957年由 Rich 首先描述,现在认为其既不是单一疾病,也不是一个综合征,而应看作是一组临床病理综合征。其共有的组织病理学表现包括节段性肾小球硬化,经常伴有球性硬化和肾小管间质纤维化。通常没有或仅有非特异性的免疫荧光染色,偶有 IgM 和补体 C3 的沉积。无或轻微炎细胞浸润。20% 的儿童肾病综合征和 35% 的成人肾病综合征是因 FSGS 所致。FSGS 可表现为肾病综合征、肾病范围的大量蛋白尿或者是程度未达到肾病综合征范围的蛋白尿。FSGS 在全球各地区发病率各不相同。我国 FSGS 在肾活检中所占比例为 3%~16%。大洋洲为 21%,美洲国家为20%~30%,提示本病发病有种族和地域差异。国内外许多研究均显示,近年来 FSGS 在肾活检中所占比例逐年增高。本病很少自发缓解,未经治疗或者是对治疗抵抗的 FSGS,经常会进展至肾功能衰竭。

第一节　临床特征及病因分类

一、临床特征

原发性 FSGS 常为水肿、低白蛋白血症和高脂血症的肾病综合征表现,但继发性 FSGS 表现较少。FSGS 的蛋白尿通常为非选择性的,包括小分子和大分子蛋白质。FSGS 常伴有高血压,约 1/3 的患者在确诊时已出现肾小球滤过率下降,可伴有镜下血尿。

二、病因分类

FSGS 基于不同的原因可以分为六种类型（表 1-4-1）,这些类型具有不同的临床特征包括:原发性、适应性、APOL1 型、遗传性、病毒相关、药物相关 FSGS。其中前三种类型最常见。还有少部分因炎症、增殖、血栓性、遗传性因素所导致。还有些病例与其他疾病（如糖尿病肾病）相重叠。单纯肾活检病理诊断 FSGS 还不够,临床医生更

表 1-4-1　局灶性节段性肾小球硬化六种类型的特征

类型	发病机制	易患人群	治疗
原发性 FSGS	可能存在循环因子	多发于儿童和青年人	免疫抑制治疗
适应性 FSGS	肾小球承受负荷和承受能力之间的不匹配	早产儿、小于胎龄儿、肥胖症者	RAS 阻断剂
APOL1 型 FSGS	*APOL1* 等位基因	国外多见于撒哈拉以南的非洲后裔	根据临床表现治疗
遗传性 FSGS	相关致病基因 >40 个,包括核 DNA 和线粒体 DNA	有家族遗传史	多数用 RAAS 阻断剂
病毒相关 FSGS	HIV、EBV、细小病毒 B19	病毒感染者	抗病毒治疗,或低剂量免疫抑制治疗
药物相关 FSGS	干扰素、双膦酸盐、雄激素、锂剂	有用药史	禁用致病药物

需明确何种原因,做哪些实验检查有助于进行鉴别。

对原发性 FSGS 的认识非常有限。多数患者表现为肾病范围大量蛋白尿或者表现为肾病综合征。原发性 FSGS 可能与循环致病因子有关,因为肾移植后可以复发。但是其致病因子还不清楚,可能包括可溶性尿激酶型纤溶酶原激活物受体(suPAR)、心肌营养素样细胞因子(CLC-1)等。

适应性或代偿后的 FSGS,主要源于肾小球承受的负荷(如肾血流量增加以及其他各种负荷因素)和肾小球承受能力(包括肾小球毛细血管最大面积)之间的不平衡,导致毛细血管内压力增加,足细胞承受机械性应激损伤,导致足细胞发生代偿性胞体增大,并出现退行性变,变得扁平,并与 GBM 剥离。肾小球毛细血管血流动力学的异常适应性改变主要由于:①功能肾单位数量减少。例如单肾切除、肾部分切除、寡肾小球病或者各种终末期的肾病。随着肾单位丢失,剩余肾单位出现代偿性肥大、高滤过和高滤压。②肾单位数量正常但接受异常的血流动力学打击。如肥胖、发绀型先心病、镰状细胞贫血等。在适应性的 FSGS 类型中,蛋白尿一般为肾病范围或者低于肾病范围。大量蛋白尿时血浆白蛋白通常为正常水平。肾素 – 血管紧张素 – 醛固酮系统(RAS)拮抗剂,特别是合用利尿剂并限制钠的摄入,可以显著降低蛋白尿,这有助于本种类型 FSGS 的诊断。

APOL1 型 FSGS 是由于 Lipoprotein-1 基因 *APOL1* 的编码区变异。近来研究发现,*APOL1* 基因变异可以引起肾小球损伤。临床上 APOL1 型的 FSGS 表现多样,常有家族史,但遗传类型非常复杂和多样化。在有 *APOL1* 基因变异基础上再受到其他触发因素而使肾脏发病。这与其他类型的 FSGS 有所不同。72% 的非洲裔 FSGS 是因 *APOL1* 变异所致。APOL1 型 FSGS 的临床特征与原发性 FSGS 或适应性 FSGS 类似,携带两个 *APOL1* 致病等位基因的患者,其肾小球硬化发展快。*APOL1* 变异也与病毒感染后 FSGS 的形成有关。人类免疫缺陷病毒(HIV)感染与 *APOL1* 基因关系密切,*APOL1* 基因携带者显著增加 FSGS 的发生风险。APOL1 型 FSGS 也在药物相关 FSGS 中发挥作用,例如干扰素增加 *APOL1* 基因

表达,在易感个体中可诱导 FSGS 发生。APOL1 型 FSGS 也可以和其他肾小球肾炎合并出现,例如狼疮肾炎可伴有塌陷型肾小球病。APOL1 型 FSGS 的治疗目前还是基于患者的临床表现。因此,临床上未推荐进行 *APOL1* 基因检测。将来针对 *APOL1* 等位基因激活的细胞信号途径有望研发精确治疗。

FSGS 发病有种族差异和家族聚集性,与 FSGS 有关的基因位点已经发现超过 40 个。与人类白细胞抗原(HLA)等位基因出现的频率有关,包括 *HLA-DR3*、*DR4*、*DR7* 和 *DR8* 等。病毒感染可以导致 FSGS,HIV 病毒感染能引起塌陷型 FSGS,巨细胞病毒、细小病毒 B19 和 EB 病毒感染可诱发 FSGS。某些药物(干扰素、促进合成代谢的雄激素类固醇、双膦酸盐和锂剂)也会引起 FSGS。

第二节 肾小球足细胞损伤的机制

一、足细胞损伤

正常肾小球滤过屏障由肾小球基底膜、足细胞及其裂孔间隙以及相邻足细胞的足突组成,可阻止大分子蛋白进入尿液。肾小管对通过滤过屏障的少量蛋白质有重吸收功能,因此正常尿蛋白排泄量每日不超过 0.15g。原发性 FSGS 的足细胞可能失去了正常的细胞结构,超微结构显示有足突融合,其融合程度与病情相关。在各种类型 FSGS 中足细胞损伤程度不一,可以从局灶性融合到弥漫性融合。随着损伤加重,足细胞从肾小球脱落至尿液中。足细胞的丢失程度与肾小球硬化有关。动物实验发现,足细胞脱落 <40%,只有局灶性节段性硬化形成和轻度蛋白尿;如果超过 40% 脱落,多表现为严重的蛋白尿和明显的进行性的肾小球硬化。足细胞损伤后可能波及邻近的足细胞,使足细胞损失和病理改变扩大。

FSGS 的肾小球硬化原因尚不完全清楚,近年研究部分阐明了足细胞和裂孔间隙的复杂机制。在有遗传因素参与的儿童和成人 FSGS 中发现有足细胞结构和功能缺陷。目前已经鉴定了几种与

足细胞相关的基因多态性,可影响裂孔间隙结构、肌动蛋白细胞骨架、细胞膜、细胞核、溶酶体、线粒体和胞质成分。相关基因包括 ACTN4 基因(编码足细胞肌动蛋白交联蛋白 α-actinin 4,与足突相关)、NPH81 基因(编码足细胞 nephrin 蛋白)、NPHS2 基因(编码足细胞 podocin 蛋白)、TRPC6 基因(编码足细胞钙离子内流通道)、CD2AP 基因(编码足细胞 CD2 相关蛋白)、PLCE1 基因(编码足细胞磷脂酶 C 同工酶)等,这些基因多态性变异频率引发不同表型。

二、循环通透因子

导致 FSGS 的另一个可能因素是血浆中存在循环因子,导致足细胞脱落,破坏肾小球滤过屏障。临床和实验研究都有证据支持这一观点。临床观察发现,某些 FSGS 病例肾移植后再次出现大量蛋白尿和病情复发。FSGS 患者血浆可增加肾小球对白蛋白的通透性。体外研究发现,当分离的肾小球接触 FSGS 患者血浆时,其对白蛋白的通透性显著增加,但这些循环通透因子的组成、分子特征和作用机制仍然不清楚。suPAR 曾被认为是导致复发型 FSGS 的循环因子,其机制为循环中 suPAR 可激活足细胞 β3 整合素,造成足细胞足突融合消失,从而破坏肾小球滤过屏障功能,引发大量蛋白尿。但并未得到广泛确认。

单个循环通透因子也许不足以破坏肾小球的滤过屏障。因此,可能有更多的循环因子影响肾小球的滤过功能和蛋白尿的形成。多种循环因子的表达变化,可能是影响 FSGS 蛋白尿的主要因素。一般而言,单一蛋白引发特定疾病的可能性较小。其他循环因子包括心肌营养素样细胞因子(CLC-1)、血管生成素样 4(APL-4)、血管内皮生长因子(VEGF)和血红素结合蛋白等。

第三节 肾脏病理表现与分型

一、病理表现

肾组织活检有助于从病理形态方面鉴别原发性 FSGS 与其他类型 FSGS。FSGS 的典型特征是肾小球毛细血管袢的节段性硬化,硬化区的毛细血管腔损失。在疾病早期,肾小球硬化表现为局灶性(累积部分肾小球)和节段性(累积肾小球的一部分),疾病早期如在表浅部位取材可能被漏诊。随着疾病进展,出现更多弥漫的和球性硬化,还伴有许多复杂的病理改变,包括系膜基质增加、透明样变、系膜细胞增生、泡沫细胞形成、足细胞增生肥大等。电镜下 FSGS 的超微组织学表现更为多样。FSGS 有肾小球足细胞损伤和足突融合,在原发性 FSGS 中表现为弥漫性融合,而非原发性 FSGS 可能是局灶的足细胞损伤和足突融合。足细胞损伤应是各种类型 FSGS 的共同表现。由于在其他的原发性肾小球肾炎中也可观察到肾小球节段性硬化,因此评估肾小球中是否有免疫复合物沉积,患者是否有系统性疾病,对于鉴别 FSGS 类型至关重要。FSGS 如免疫荧光阳性常表现为 IgM、C3 在肾小球节段硬化部位呈团块状沉积。无硬化肾小球则无免疫球蛋白及补体沉积。足细胞胞质内有时可见白蛋白和其他免疫球蛋白,这是足细胞吸收蛋白所导致。电镜下原发性 FSGS 的足突融合通常是弥散和广泛的。HIV 相关肾病和其他病毒相关 FSGS 通常表现为塌陷型肾小球硬化,是球性改变而非节段性改变。电镜下可见管网状内含物。因残肾或其他原因引起的适应性 FSGS,经常有肾小球体积增大,门周出现节段性硬化,有小动脉透明变性和不完全的足突融合。

二、组织病理分型

FSGS 的组织学分型目前主要采用哥伦比亚分型(表 1-4-2)。FSGS 分为五种组织学类型,包括门周型、细胞型、顶端型、塌陷型和非特异型(NOS)。门周型 FSGS 病变部位主要位于肾小球的门周部位(即血管极处)。细胞型 FSGS 表现为肾小球毛细血管内细胞增多,导致毛细血管管腔堵塞。顶端型 FSGS 主要是肾小球顶部(即尿极处)节段性病变,表现为毛细血管袢粘连,或足细胞与壁层上皮细胞或肾小管上皮细胞融合。塌陷型 FSGS 表现为肾小球毛细血管壁塌陷,伴足细胞增生和肥大。非特异型(NOS)FSGS 是指不能归为其他 4 种类型的 FSGS 病变。我国等亚洲国家以非特异型 FSGS 最为常见。另外,这些类型可能出现在同一个活检组织标本中,存在对预后

表 1-4-2 局灶性节段性肾小球硬化的哥伦比亚病理分型

亚型	病理特点	需先除外的亚型
门周型	至少一个肾小球门部周围（肾小球血管极）呈玻璃样变，或者 >50% 的节段性硬化的肾小球具有门部周围的硬化和 / 或玻璃样变	细胞型、塌陷型、顶端型
细胞型	至少一肾小球呈节段性毛细血管内增生堵塞管腔，伴或不伴泡沫细胞及核碎裂	塌陷型、顶端型
顶端型	至少一个肾小球呈现位于尿极的节段性病变（靠近尿极的 25% 的外围毛细血管袢），可以是细胞性病变或硬化，但一定要有球囊粘连或者是足细胞与壁层上皮细胞、肾上管上皮细胞的汇合	塌陷型、门周型
塌陷型	至少一个肾小球呈节段性或球性塌陷并且伴有足细胞增生和肥大	
非特异型	至少一个肾小球呈节段性细胞外基质增多、毛细血管闭塞，可伴节段性毛细血管塌陷而无相应的足细胞增生	门周型、细胞型、塌陷型、顶端型

最不利的类型应作为主要病理诊断。尽管不同类型的肾小球毛细血管袢表现有所不同，但是超微结构上足细胞具有共同的病变特征。这些形态学变异可能反映了 FSGS 的不同致病机制，某种程度上提示引起足细胞损伤的不同病因。

FSGS 的不同形态学改变具有预后判断的价值。例如，塌陷型临床特征是病情进展快、难以临床缓解，进展至肾衰竭的风险高，肾移植后复发的概率也较高。顶端型是对糖皮质激素反应良好的病理类型，较少进展到肾衰竭。细胞型比较少见，仅占成人特发型 FSGS 的 3%，在儿童 FSGS 的比例也很低。细胞型的预后价值还不十分清楚。细胞型、塌陷型和顶端型的临床表现都是大量蛋白尿和肾病综合征，与 NOS 型相比，这三种类型都反映了急性的肾小球损伤，或者也可能是大量蛋白尿出现后的一种反应。病理分型的预后价值并没有被广泛认可，说明单纯基于肾活检病理改变，因有局限性，难以准确分型。某些患者也可同时具有几种不同的病理表现。

第四节 临床病程与预后影响因素

原发性 FSGS 的自发缓解率很低，一般不超过 5%。未经治疗者或者对治疗无反应者，通常表现为持续性蛋白尿和进行性肾功能减退。50% 的原发性和 APOL1 型 FSGS 患者在患病 5~10 年后会进展至终末期肾病。这些类型的 FSGS 肾移植后也容易复发，导致移植肾功能丧失。如原来的肾脏表现为快速进展性肾衰竭，则肾移植后也容易病情复发。因基因异常引起的 FSGS，肾移植后较少发生复发，但是对免疫抑制治疗的反应性较差，仅为部分缓解。特殊基因异常引起的 FSGS 可以进行靶向治疗，例如对因 CoQ10 合成相关基因异常引起的 FSGS 患者，可以补充辅酶 CoQ10 治疗。

一些临床或组织学指标对疾病转归有预测价值，性别为女性者具有保护性，与男性相比一般病情进展较慢，有较高概率发生完全或者部分缓解。APOL1 型仅对治疗有部分反应，尿蛋白可以减少，但病情多进行性发展。患者确诊时表现为肾病范围的大量蛋白尿（>10g/d），有肾功能的损害，有肾小管损伤，这些都提示预后不良。FSGS 的蛋白尿程度和血清肌酐水平与预后密切相关。有资料显示，蛋白尿 >3~3.5g/d 的患者约 50% 在 5~10 年后发展至终末期肾病；蛋白尿 >10g/d 的患者 5 年内全部进展至终末期肾病。而非肾病范畴蛋白尿的患者预后较好，10 年内仅 20% 的患者进展至终末期肾病。血清肌酐不仅是判断 FSGS 预后的独立危险因素，对 FSGS 临床缓解亦有提示，例如有研究发现，比较患者基线 GFR 水平，发现完全缓解的患者基线 GFR 平均值为 94ml/（min·1.73m²）；部分缓解患者的基线 GFR 平均值为 91ml/（min·1.73m²）；而未缓解患者的基线 GFR 平均值为 67.6ml/（min·1.73m²）。病理表现上，塌陷型预后很差，表现为疾病快速进展。顶端型通常对免疫抑制剂反应良好，预后较好。在评价 FSGS 的预后因素中,对免疫抑制剂治疗无反应是最强的预后不良的因素,而治疗后完全缓解是最好的预测指标。即便获得部分缓解,依然提示肾病进展得以延缓,因此也应努力争取。FSGS治疗后复发非常常见,复发后疾病进展将加速,导致肾脏预后不良。

第五节 治疗现状与展望

一、治疗原则

原发性 FSGS 的治疗一直存有争议,主要是原发性和继发性 FSGS 较难鉴别,还包括一些病因未明的遗传性类型。肾活检病理有时也难以分清肥胖患者伴有肾小球肥大和大量蛋白尿究竟是原发性还是继发性 FSGS。虽然本病是成人肾病综合征的常见病理类型,但因为缺少高质量的随机对照临床试验,故缺少能够很好耐受的有效治疗选择方案。原发性 FSGS 的治疗目标是使蛋白尿达到完全或部分缓解,减少病情复发,维持肾功能稳定,延缓疾病进展。

表现为肾病综合征的患者,免疫抑制治疗可以减少蛋白尿,延缓肾衰进展,但应用较大剂量和较长疗程的糖皮质激素、细胞毒类药物和钙调神经磷酸酶抑制剂治疗后,副作用常常与疗效相伴随。治疗失败和病情复发也很常见。对非肾病范围蛋白尿的原发性 FSGS,或者怀疑有继发因素导致的 FSGS,免疫抑制治疗不是首选。通常建议采用保守的对症治疗的原则。

二、治疗前的初始评估

除询问病史、家族史、体格检查、影像及实验室检查外,需肾活检明确病理诊断。KDIGO 指南强调,对原发性 FSGS 成人患者治疗前,应除外继发性 FSGS,但无需常规做遗传学检查。

三、糖皮质激素

一些观察性的队列研究显示,对于多数儿童和成年患者,糖皮质激素仍是一线治疗药物,但是治疗的理想剂量和疗程仍不清楚,因此,不同医院的方案有较大差异,每日激素治疗方案或者隔日治疗方案都有应用。治疗原发性肾病综合征的常规方案对微小病变肾病有效,但是对原发性 FSGS 疗效不理想,缓解率不超过 30%,完全缓解率低于 20%。20 世纪 80 年代以后激素治疗原发性 FSGS 的队列研究显示,完全缓解率能否达到 30% 不仅与泼尼松的用量有关,而且取决于激素的治疗时间。低缓解率组的激素治疗时间不足 2 个月,而高缓解率组的激素治疗时间是 5 个月以上。首次足量激素治疗时间对预后可能起更重要作用。因为完全缓解的患者 15 年内肾功能基本稳定,而未缓解的患者肾功能 5 年、10 年、15 年分别下降 27%、42% 和 49%。激素抵抗患者中有 50% 在 4 年后血清肌酐翻倍。因此,治疗应力求使病情缓解。FSGS 患者治疗后缓解期越久,其复发率越低。缓解期大于 10 年者预后好,很少复发。大多数(>75%)复发的 FSGS 患者经合理治疗仍能获得缓解。

一般而言,在激素治疗 3~4 个月后会出现反应,成人患者可能需要更长的治疗时间,如何定义激素抵抗尚无共识。多数学者倾向于应用足量激素治疗至少 8~16 周而没有明显的尿蛋白改善,定义为激素抵抗。20%~25% 的儿童 FSGS 患者应用糖皮质激素治疗后会出现完全缓解。而成人患者的治疗反应率较低,且对激素治疗不耐受表现更明显,特别年龄大、肥胖和有糖尿病等合并疾病的患者。即便延长激素治疗周期,依然有超过 50% 的成人患者发生激素抵抗。无论哪个年龄段的患者,大剂量长疗程的激素治疗会带来非常明显的副作用,包括白内障、皮肤变薄、痤疮、糖尿病、骨质疏松、股骨头坏死等。

四、免疫抑制剂

细胞毒类药物如环磷酰胺已被成功用于复发和难治的儿童患者。环磷酰胺也可使 30%~60% 的成人患者达到部分缓解。通常口服 CTX 2~2.5mg/(kg·d)共 8 周。但这类药物也会带来较严重的短期或长期副作用,包括感染、晚发的恶性肿瘤和不孕等。因此对于激素抵抗或不耐受患者,通常将钙调神经磷酸酶抑制剂作为二线治疗药物。对不耐受激素治疗者,也作为一线治疗药物。环孢素的用量为 3~5mg/(kg·d),分次口服。在一项随机对照临床试验中,对于激素抵抗类型的患者,随机分为继续使用低剂量强的松或是联合环孢素治疗。治疗 26 周后逐渐减量。环孢素治疗组的反应率超过 70%，但是随着治疗药物的减停，复发率较高，超过了 50%。在一项为期 12 个月的随机对照试验中，仅 46% 的患者在接受环孢素治疗后达到完全或者部分缓解，33% 的患者在停药后复发。为防止复发有学者建议疗程不应短于 1 年。另一项研究对激素抵抗或者激素依赖型肾病综合征患者应用他克莫司和环孢素治疗，两组完全缓解率和部分缓解率相似。因此，他克莫司也是可选择的钙调神经磷酸酶抑制剂。剂量为 0.05~0.1mg/（kg·d），分次口服。维持血清谷浓度在 5~10ng/ml。钙调神经磷酸酶抑制剂用于肾活检有明显血管或者间质病变，以及肾小球滤过率 <40ml/（min·1.73m^2）的患者，有较高风险发生肾毒性、高钾血症和高血压。因此使用要小心。

其他可用于治疗的选择还有吗替麦考酚酯或者利妥昔单抗（rituximab）。吗替麦考酚酯（MMF）剂量为 0.75~1.0g/ 次，每天 2 次。一项对激素抵抗型 FSGS 的随机对照临床试验显示，应用 MMF 和高剂量地塞米松治疗 12 个月，可以诱导 33% 的 FSGS 达到完全或者部分临床缓解。停药后有 18% 复发，提示长疗程的地塞米松和 MMF 治疗仅使部分患者病情改善。利妥昔单抗是抗 CD20 抗原的单克隆抗体，它与 B 淋巴细胞表面的 CD20 抗原结合后，能通过补体依赖性细胞毒作用及抗体依赖的细胞毒作用，导致 B 细胞耗竭。作为免疫抑制剂治疗某些难治性肾病，包括难治性 FSGS。一项对意大利患儿的随机对照临床试验发现，利妥昔单抗治疗可减少蛋白尿，但只对激素依赖型的肾病综合征效果好，而且不能减少激素抵抗型患者的蛋白尿。一项对印度患者开展的随机研究，比较了强的松和 MMF 联合小剂量强的松的疗效，发现后者的缓解率高，缓解时间较快，联用强的松的剂量低。血浆置换已被成功用于移植后复发型 FSGS 患者的治疗。FSGS 患者肾移植前和移植后复发时都可进行血浆置换或免疫吸附治疗。也有报道对低密度脂蛋白血浆分离和半乳糖（一种单糖对 CLC1 具有高亲和力）也可以缓解病情。也有在小样本病例研究发现阿巴西普和促肾上腺皮质激素对激素抵抗型 FSGS 患者有效，但还未在大型随机对照试验中进行过研究。

五、非免疫抑制治疗

对症治疗的重要药物是肾素 - 血管紧张素 - 醛固酮系统拮抗剂，这类药物可以通过扩张出球小动脉，减少肾小球内毛细血管内静水压，这些治疗对于所有类型的 FSGS 都应有益。所以，ACEI 或 ARB 被推荐应用于所有的原发性 FSGS 患者治疗。在一项名为 ESCAPE 临床研究中，对有蛋白尿的肾病患儿应用 ACE 抑制剂治疗，可以明显延缓肾小球滤过率的降低，该作用在合并有高血压、肾小球滤过率减低和蛋白尿的患者中更为突出。

单一 RAS 阻断剂治疗应已足够，而应用 ACEI 和 ARB 双重阻断，在 ONTARGET 临床研究中显示，对有血管病变和糖尿病的老年患者未显示有优势。但这不表明在儿童或者青年 FSGS 患者中不能应用。另外的联合应用方案是 ACEI 或者 ARB 与醛固酮拮抗剂合用，同时应用噻嗪类利尿剂，限制食物中钠的摄入，可以增强降低蛋白的作用。对于明显肥胖的患者，减轻体重对于控制病情亦十分必要。

没有研究关注 FSGS 的适宜血压控制目标。对于慢性肾脏病患者而言，血压应控制在 140/90mmHg 以下，这是基于美国高血压国家联合委员会公布的第 8 次报告（JNC 8）的推荐。在非洲裔美国人肾脏病（AASK）研究中，建议血压控制在 130/70mmHg 为目标值，但该结果是基于亚组分析得到的结论。在 SPRINT 研究中，入组了高血压同时有心血管并发症风险的患者，发现收缩压降至 120mmHg 以下有更多心血管获益，但是该研究排除了有大量蛋白尿的患者。对于儿童慢性肾脏病而言，血压应控制在年龄相关的 50%，有利于减少疾病进展。

通过饮食限制或者应用药物治疗纠正血脂异常；通过限制食盐和应用利尿剂控制容量负荷和水肿；尽管静脉血栓在膜性肾病的风险最高，FSGS 也有发生静脉栓塞的风险，危险因素包括血细胞比容过高和肾病综合征复发。

在预防 FSGS 肾纤维化方面，无论是吡非尼酮（一种口服 TGF-β 抑制剂）还是抗 TGF-β 单克隆抗体，均未在 FSGS 中证实其安全和有效性。

表 1-4-3 为目前局灶性节段性肾小球硬化的治疗概述。

表 1-4-3　局灶性节段性肾小球硬化的治疗概述

类型	治疗	说明
表现为肾病综合征的原发性FSGS, APOL1 型 FSGS, 某些激素敏感型 FSGS	泼尼松, 1mg/kg 每日治疗或 2mg/kg 隔日治疗 4~16 周, 随后减量, 直至缓解或达 6 个月	如用激素治疗有高风险并发症的患者, 可换用钙调神经磷酸酶抑制剂或霉酚酸酯治疗 4~6 个月
表现为肾病综合征的激素抵抗的FSGS	钙调神经磷酸酶抑制剂（环孢素或他克莫司）治疗 4~6 个月	—
表现为肾病综合征的难治性 FSGS	霉酚酸酯 ± 大剂量地塞米松	—
未达到肾病综合征范围蛋白尿的所有类型的 FSGS	ACEI 或 ARB, 可与醛固酮拮抗剂合用, 饮食需限盐并避免摄入高蛋白饮食 控制血压 <125/75mmHg 应用他汀类药物治疗	噻嗪类利尿剂可能增强 RAS 阻断剂降低蛋白尿的作用

（蔡广研）

参 考 文 献

1. Xie J, Chen N. Primary glomerulonephritis in mainland China: an overview. Contrib Nephrol, 2013, 181: 1–11.

2. Jeffrey BK, Rosenberg H, William S. Focal segmental glomerulosclerosis. // National Kidney Foundation Primer on Kidney Diseases. Gilbert SJ, Weiner DE, eds. 7th ed. Amsterdam: Elsevier, 2018.

3. Appel GB, D'Agati VD. Primary and Secondary (Non-Genetic) Causes of Focal and Segmental Glomerulosclerosis// Comprehensive Clinical Nephrology. 6th ed. Feehally J, Floege J, Tonelli M, et al. Amsterdam: Elsevier, 2019.

4. Brown EJ, Pollak MR, Barua M. Genetic testing for nephrotic syndrome and FSGS in the era of next-generation sequencing. Kidney Int, 2014, 85: 1030–1038.

5. Chandra P, Kopp JB. Viruses and collapsing glomerulopathy: a brief critical review. Clin Kidney J, 2013, 6: 1–5.

6. D'Agati VD. Pathobiology of focal segmental glomerulosclerosis: new developments. Curr Opin Nephrol Hypertens, 2012, 21: 243–250.

7. D'Agati VD, Kaskel FJ, Falk RJ. Focal segmental glomerulosclerosis. N Engl J Med, 2011, 365: 2398–2411.

8. D'Agati VD, Chagnac A, de Vries AP, et al. Obesity-related glomerulopathy: clinical and pathologic characteristics and pathogenesis. Nat Rev Nephrol, 2016, 12: 453–471.

9. Fogo AB. Causes and pathogenesis of focal segmental glomerulosclerosis. Nat Rev Nephrol, 2015, 11: 76–87.

10. Konigshausen E, Sellin L. Circulating permeability factors in primary focal segmental glomerulosclerosis: a review of proposed candidates. Biomed Res Int, 2016, 2016: 3765608.

11. Hahm E, Wei C, Fernandez I, et al. Bone marrow-derived immature myeloid cells are a main source of circulating suPAR contributing to proteinuric kidney disease. Nat Med, 2017, 23: 100–106.

12. Kopp JB, Nelson GW, Sampath K, et al. APOL1 genetic variants in focal segmental glomerulosclerosis and HIV-associated nephropathy. J Am Soc Nephrol, 2011, 22: 2129–2137.

13. Lovric S, Ashraf S, Tan W, Hildebrandt F. Genetic testing in steroid resistant nephrotic syndrome: when and how?. Nephrol Dial Transplant, 2016, 31: 1802–1813.

14. Meyrier A. Focal and segmental glomerulosclerosis: multiple pathways are involved. Semin Nephrol, 2011, 31: 326–332.

15. Mondini A, Messa P, Rastaldi MP. The sclerosing glomerulus in mice and man: novel insights. Curr Opin Nephrol Hypertens, 2014, 23: 239–244.

16. Rosenberg A, Kopp J. Focal segmental glomerulosclerosis. Clin J Am Soc Nephrol, 2017, 12: 502–517.

17. Rosenberg AZ, Naicker S, Winkler CA, et al. HIV-associated nephropathies: epidemiology, pathology, mechanisms and treatment. Nat Rev Nephrol, 2015, 11: 150–160.

18. Schell C, Huber TB. New players in the pathogenesis of focal segmental glomerulosclerosis. Nephrol Dial Transplant, 2012, 27: 3406–3412.

19. Thomas DB, Franceschini N, Hogan SL, et al. Clinical and pathologic characteristics of focal segmental

glomerulosclerosis pathologic variants. Kidney Int, 2006, 69:920-926.

20. Zhang YM, Gu QH, Huang J, et al. Clinical significance of IgM and C3 glomerular deposition in primary focal segmental glomerulosclerosis. Clin J Am Soc Nephrol, 2016, 11:1582-1589.

21. Kuppe C, Grone HJ, Ostendorf T, et al. Common histological pattern in glomerular epithelial cells in secondary forms of focal segmental glomerulosclerosis. Kidney Int, 2015, 88:990-998.

22. Troyanov S, Wall CA, Miller JA, et al. Focal and segmental glomerulosclerosis: definition and relevance of a partial remission. J Am Soc Nephrol, 2005, 16:1061-1068.

23. Laurin LP, Gasim AM, Derebail VK, et al. Renal survival in patients with collapsing compared with not otherwise specified FSGS. Clin J Am Soc Nephrol, 2016, 11:1752-1759.

24. Gipson DS, Trachtman H, Kaskel FJ, et al. Clinical trial of focal segmental glomerulosclerosis in children and young adults. Kidney Int, 2011, 80:868-878.

25. Laurin LP, Gasim AM, Poulton CJ, et al. Treatment with glucocorticoids or calcineurin inhibitors in primary FSGS. Clin J Am Soc Nephrol, 2016, 11:386-394.

26. Sethna CB, Gipson DS. Treatment of FSGS in children. Adv Chronic Kidney Dis, 2014, 21:194-199.

27. Cohen JB, Hogan JJ. Rethinking first-line immunosuppression for idiopathic FSGS. Clin J Am Soc Nephrol, 2016, 11:372-373.

28. Cravedi P, Kopp JB, Remuzzi G. Recent progress in the pathophysiology and treatment of FSGS recurrence. Am J Transplant, 2013, 13:266-274.

29. Kashgary A, Sontrop JM, Li L, et al. The role of plasma exchange in treating post-transplant focal segmental glomerulosclerosis: a systematic review and meta-analysis of 77 case-reports and case-series. BMC Nephrol, 2016, 17:104.

30. Cattran DC, Appel GB, Hebert LA, et al. A randomized trial of cyclosporine in patients with steroid-resistant focal segmental glomerulosclerosis. North America Nephrotic syndrome study group. Kidney Int, 1999, 56:2220-2226.

31. Cho ME, Smith DC, Branton MH, et al. Pirfenidone slows renal function decline in patients with FSGS. Clin J Am Soc Nephrol, 2007, 2:906-913.

32. Francis A, Trnka P, McTaggart SJ. Long-term outcome of kidney transplantation in recipients with FSGS. Clin J Am Soc Nephrol, 2016, 11:2041-2046.

第五章　特发性膜性肾病

膜性肾病（membranous nephropathy，MN）为一病理学诊断名词，其病理特征为弥漫性肾小球基底膜（GBM）增厚伴上皮细胞下免疫复合物沉积。MN 可分为特发性膜性肾病（idiopathic membranous nephropathy，IMN）和继发性膜性肾病（secondary membranous nephropathy，SMN）两大类，后者多由自身免疫性疾病、感染、肿瘤、药物等引起，病因未明者称之为 IMN。IMN 是中老年患者原发性肾病综合征（NS）最常见的类型，国外报道占成人原发性 NS 的 20%~40%，在我国 IMN 发病率稍低，占原发性肾小球疾病的 10%~15%，但近年来其发病率也显著升高。

第一节　发病机制——溯本求源与不断认识的旅程

目前认为，IMN 是一种器官特异性自身免疫性足细胞病。循环中的自身抗体与足突上的靶抗原结合形成免疫复合物沉积在上皮下，激活补体系统，诱发肾小球毛细血管壁损伤，导致蛋白尿。近 60 余年，随着研究的深入，人们对 IMN 发病机制的认识已取得了很大进展。

一、足细胞抗原成分——开拓研究

1956 年，Mellors 和 Ortega 首次报道：通过免疫荧光检查，在 IMN 患者肾组织切片中发现免疫复合物呈现在肾小球毛细血管壁上。从此开启了对 IMN 发病机制的探索历程。几十年来，人们对 IMN 致病抗原的认识过程大致经历了如下几个阶段：

1959 年 Heymann 等利用大鼠近端肾小管刷状缘的组织成分 Fx1A 免疫大鼠成功制作出人类 IMN 模型，即 Heymann 模型，并在血液中找到含 Fx1A 的免疫复合物，所以当时认为 IMN 是由循环中的 Fx1A 抗原与抗体形成免疫复合物沉积于肾小球致病。

1978 年 Couser 等运用抗 Fx1A 抗体灌注分离的大鼠肾脏，重复出 Heymann 模型的病理表现，称为被动型 Heymann 模型，并由此提出 IMN 可能的机制：抗 Fx1A 抗体与 Fx1A 抗原同源性的足细胞膜蛋白结合，形成上皮下原位免疫复合物致病。

1982 年 Kerjaschki 等证实了大鼠足细胞膜表面及近端肾小管刷状缘上的致病抗原成分是同一抗原，即糖蛋白 megalin。1990 年 Pietromonaco 等又发现了另一种足细胞抗原成分，即受体相关蛋白（receptor-associated protein，RAP），RAP 与 megalin 结合形成抗原复合物，与相应抗体形成上皮下原位免疫复合物。但遗憾的是 megalin 在人足细胞上不表达，与 megalin 结构相似的抗原也未能发现。

2002 年 Debiec 等在同种免疫新生儿膜性肾病的研究为人类 IMN 致病抗原研究带来了重大进展：研究者在患儿足细胞足突上发现了中性肽链内切酶，并首次证实它是导致人类 IMN 的一个自身抗原。但它无法解释成人 IMN 的发病机制，提示尚存在未发现的致病抗原。

2009 年 Beck 等通过检测 IMN 患者的血清，发现 75%~80% 的患者血清抗 M 型磷脂酶 A2 受体（phospholipase A2 receptor，PLA2R）抗体阳性，而在 SMN、其他肾小球疾病和正常人的血清中此抗体皆阴性。其后，研究者从 IMN 患者肾小球沉积的免疫复合物中分离出了抗 PLA2R 抗体，而 V 型狼疮肾炎和 IgA 肾病患者的肾组织却无此抗体。以上研究均表明抗 PLA2R 抗体为 IMN 所特有。M 型 PLA2R 在人足细胞上具有丰富表达，目前已明确它是人类 IMN 的另一个重要自身抗原。

2011 年 Debiec 等提出阳离子化牛血清白蛋白可能是儿童 IMN 的致病靶抗原之一，提示非足细胞抗原的外源性种植性抗原也可能是 IMN 的靶抗原。

2014 年 Tomas 等在抗 PLA2R 抗体阴性的 IMN 患者血清中发现了针对 I 型血小板反应蛋白 7A 域（thrombospondin type-1 domain-containing 7A，THSD7A）的循环抗体，并证实表达于足细胞足突的 THSD7A 是参与成人 IMN 发病机制的另一个自身抗原。

二、免疫系统的激活——剥茧抽丝

在肾小球上皮下的免疫复合物，必须通过激活补体形成膜攻击复合物 C5b-9，才能损伤足细胞致病。

补体有 3 条激活途径，包括经典途径、旁路途径及甘露糖结合凝集素（mannose binding lectin，MBL）途径。IMN 患者肾小球毛细血管壁上沉积的 IgG 亚型主要是 IgG4，已知 IgG4 分子具有"半抗体交换"特性，交换后重组 IgG4 分子的两个 Fab 臂即可能结合不同的抗原，致使此 IgG4 抗体不能与补体结合，失去激活补体的能力。那么，IMN 患者的补体系统是如何被激活的呢？其中一种解释是，抗 PLA2R 抗体虽然主要由 IgG4 构成，但是常伴随其他 IgG 亚型，补体系统可能通过伴随的 IgG1、IgG2 和 / 或 IgG3 激活。但由于肾小球毛细血管壁上很少有补体 C1q 沉积，故目前认为 IMN 主要是从 MBL 途径和旁路途径激活补体。

研究发现 IMN 患者体内存在 MBL 途径的激活产物 C4b，大部分患者的肾小球中可见 MBL 沉积。其他肾脏疾病的研究也证实了当 IgG4 分子糖类侧链发生半乳糖缺失时，可通过 MBL 途径激活补体系统。因此，MBL 途径可能是 IMN 发病的主要途径。

另一方面，研究发现 IMN 患者肾小球中也存在 B 因子沉积，提示了旁路途径的激活。目前已有 C4 缺陷的 IMN 患者的病例报道，这类患者由于无法通过经典途径和 MBL 途径激活补体，只能通过旁路途径激活补体，参与 IMN 发病。

足细胞上表达多种补体调节蛋白，如 CRIT、CR1、CD59、DAF 等，这些蛋白均在 IMN 足细胞损伤中起保护性调节作用，补体调节蛋白失调可能进一步加重足细胞损伤。

补体激活形成 C5b-9 可在细胞膜上形成非选择性亲水跨膜通道，或在其周围形成"膜漏网"，即在细胞膜上"打孔"，快速有效地溶解细胞。此外，亚溶量 C5b-9 可插入人足细胞细胞膜，使其通透性增加，活化细胞并产生多种活性介质，激活一系列信号通路，损伤足细胞，产生蛋白尿。

三、足细胞损伤的机制——证据颇多

足细胞结构和功能的完整性对于维持滤过膜的正常功能具有重要意义。IMN 发病时无论是原位免疫复合物形成，还是循环免疫复合物沉积，或是 C5b-9 产生，都与足细胞有着密切联系，而其也是最终受损靶细胞。

足细胞在 GBM 上稳定附着和发挥正常功能需要一组足细胞相关蛋白来维系。根据蛋白的分布部位将其分为：裂孔隔膜蛋白、顶膜蛋白、骨架蛋白和基底膜蛋白。研究认为，C5b-9 插入足细胞膜后，破坏了裂孔隔膜蛋白 nephrin 与足细胞膜的锚定结构，使裂孔隔膜蛋白复合体结构解离，同时还导致骨架蛋白结构松散、顶膜蛋白丢失、负电荷屏障受损，这些足细胞相关蛋白的异常均导致足细胞结构与功能的损伤。同时，C5b-9 还可上调环氧酶 -2 和诱导类花生酸产生，激活磷脂酶 A2，诱导磷脂水解，导致内质网膜完整性受损，进而引起内质网应激。此外，足细胞损伤可能导致血管内皮生长因子 -A（VEGF-A）表达下降。VEGF 表达下降可能导致肾小球通透性改变和足细胞丢失，并最终导致蛋白尿和肾小球硬化。还有研究指出，C5b-9 可通过转化生长因子 -β（TGF-β）/Smad7 通路及活性氧簇（ROS）产生导致足细胞损伤，促使足细胞凋亡与脱落。另有研究发现 C5b-9 参与足细胞周期的调节，通过上调细胞周期抑制蛋白 p21 及 p27 阻止足细胞增殖，同时通过损伤 DNA 加速足细胞死亡。

四、基底膜——受害者还是肇事者

C5b-9 刺激足细胞可通过产生蛋白酶分解 GBM 基质蛋白，以及上调还原型烟酰胺腺嘌呤二核苷酸磷酸（NADPH）氧化酶诱导 ROS 产生，进一步引起脂质过氧化，导致GBM基质蛋白的降解，造成GBM损伤，并促使足细胞从GBM上脱落，大量足细胞脱落会造成GBM裸露并与肾小囊壁粘连，导致肾小球硬化。另一方面，亚溶量C5b-9攻击足细胞可促使基质蛋白合成明显增加，最终导致GBM弥漫性增厚。由此可见，C5b-9攻击足细胞进一步加重GBM的损伤。

有研究提出IMN中GBM硫酸乙酰肝素（heparan sulfate, HS）的减少可能影响局部旁路途径的调节。由于缺乏细胞结合型补体调节蛋白的保护，GBM必须募集血浆中的H因子用于局部旁路途径的调节，目前推测其配体为HS链。在MN患者中可观察到GBM中HS链显著减少，这可能是由于肾小球中乙酰肝素酶表达上调。HS链的减少会导致H因子对沉积在GBM中的C3b灭活能力减弱，因此，MN患者GBM构成的改变可能导致局部旁路途径失调。然而，在无免疫复合物的情况下，GBM HS的减少不足以触发持续的补体激活，局部旁路途径失调在补体激活过程中可能仅起协同作用，其具体机制仍有待进一步研究。

综上所述，肾小球上皮下的免疫复合物沉积或原位形成，及由此引起的补体系统活化、膜攻击复合物产生，最终造成足细胞和GBM损伤，这是IMN的重要发病机制。但是对IMN发病机制的认识仍有未明之处，需要更进一步研究明确。

第二节　诊断——病理、分子标记与临床的有机结合

一、特发性膜性肾病的病理形态学——立本之源

本病诊断有赖于肾脏病理检查，而且需要排除SMN后，IMN诊断才能成立。

（一）光镜检查

早期光镜下可表现正常，或仅可见肾小球上皮下嗜复红蛋白沉积，而后GBM弥漫增厚，"钉突"形成，甚至呈"链环状"改变。晚期系膜基质增多，毛细血管袢受压闭塞，肾小球硬化。通常，肾小球无细胞增殖及浸润，系膜区和内皮下也无

嗜复红蛋白沉积。如果出现明显的系膜增生，沿内皮细胞与GBM之间插入，毛细血管壁增厚伴"双轨征"形成，或出现内皮增生、炎细胞浸润、纤维素样坏死及新月体形成，则需考虑SMN可能。另外，在一些大量蛋白尿持续存在、肾功能异常的IMN患者中，可发现伴发局灶性节段性肾小球硬化性病变，此类患者往往对免疫抑制治疗反应差，预后不良。近年来，一些伴发新月体肾炎的病例也屡见报道，其中部分患者的血清可检出抗GBM抗体或抗中性粒细胞胞质抗体，但其发病机制尚未阐明。

肾小管间质病理改变主要包括肾小管上皮细胞颗粒及空泡变性，肾小管灶状萎缩，肾间质灶状炎性细胞浸润及肾间质纤维化。肾间质区域泡沫细胞常见于长期持续蛋白尿患者。肾小管间质的病变程度往往与蛋白尿的严重程度和持续时间有关。肾小管萎缩和肾间质纤维化程度是判断预后的重要指标。

IMN血管病变可表现为动脉及小动脉硬化伴玻璃样变。

（二）免疫荧光检查

IMN特征性的免疫病理表现为免疫球蛋白IgG呈弥漫性细颗粒状沿肾小球毛细血管壁沉积。在个别早期病例或免疫复合物已进入吸收期的患者中，IgG可呈节段性分布。大部分患者伴有C3沉积，荧光强度一般弱于IgG。IMN一般无多种免疫球蛋白及补体C1q沉积，而且也不沉积于肾小球毛细血管壁以外区域，若有则需排除SMN可能。个别病例报道可见肾小管基底膜和肾小囊壁沉积。

（三）电镜检查

电镜检查对早期IMN诊断具有重要作用。可于GBM外侧（即上皮细胞下）见到电子致密物沉积，GBM不规则增厚，并常能在沉积物间见到"钉突"（实际为增生并突入到沉积物间的GBM成分）。此外，足细胞足突常弥漫融合。

（四）疾病分期

目前公认的Ehrenreich-Churg分期法，是以电镜表现为主，光镜表现为辅的IMN分期法，共分为如下4期：

Ⅰ期：GBM无明显增厚，上皮细胞下有少量电子致密物。

Ⅱ期：GBM弥漫性增厚，上皮细胞下有较多电子致密物沉积，电子致密物之间可见"钉突"形成。

Ⅲ期：GBM弥漫性增厚，并包绕电子致密物，部分电子致密物被吸收，呈现出大小不等、形状不一的透亮区。

Ⅳ期：GBM明显增厚，基底膜内的电子致密物多被吸收，使GBM呈"虫蚀状"改变。

另外，还有Gartner的五期分法，除上述4期外，将IMN自发缓解、肾小球病变已恢复近正常（可能遗留部分肾小球硬化）的阶段称为Ⅴ期。

肾脏病变分期与病程间未发现存在明确的对应关系，与蛋白尿水平及预后评估无关。然而，目前有研究发现"异质性沉积"，即不同分期特征沉积物的共存可能提示预后不良。

二、特发性膜性肾病的分子检测——惊喜连连

（一）血清抗PLA2R抗体检测

IMN患者血清抗PLA2R抗体阳性率为50%~80%，少数SMN患者血清中也出现抗体阳性，在其他肾小球疾病的患者血清中未检测到该抗体，特异性高达94%以上。目前使用较多的抗PLA2R抗体检测方法为酶联免疫吸附法（ELISA法）和间接免疫荧光法，这两种检测方法各有优劣，ELISA法可进行定量分析，而间接免疫荧光法敏感性更高。

检测患者血清抗PLA2R抗体，不但对IMN诊断及鉴别诊断有帮助，而且研究显示血清抗PLA2R抗体滴度还与疾病活动性密切相关。IMN发病时血清抗PLA2R抗体滴度升高，病情缓解时抗PLA2R抗体滴度下降直至转阴，复发时抗体滴度再次上升。因此，临床上可监测血清抗PLA2R抗体滴度，来判断IMN的疾病活动性。有时，某些患者的血清抗体滴度与尿蛋白程度并不相关，血清抗体已转阴，尿蛋白仍持续在2~3g/d水平，对这种现象的解释是：尽管促使IMN发病的免疫反应已缓解，但长时间病程已致肾小球硬化和肾小管间质纤维化，导致蛋白尿不消失。

在自发缓解或治疗诱导缓解的患者中，抗体滴度的下降或转阴常早于蛋白尿缓解，而抗体重新出现或滴度升高常在疾病复发前出现，监测血清抗PLA2R抗体有助于动态评估患者的治疗反应，决定治疗时间窗。

研究发现，血清抗PLA2R抗体高基线水平是患者蛋白尿持续不缓解和肾功能减退的高危因素，低基线水平可预测IMN患者的自发缓解。然而，另有研究者指出并非抗体基线水平，而是治疗后抗体滴度的变化可作为远期疗效的评价指标。治疗后仍为高滴度抗体预示患者需要更长时间的免疫抑制治疗，同时预示非肾病范围蛋白尿患者发生NS、免疫抑制剂治疗抵抗及肾功能恶化的风险较高。还有部分研究指出抗PLA2R抗体水平对肾存活率并无显著影响。因此，血清抗PLA2R抗体在预测疾病进展及预后上的价值仍有待进一步证实。

此外，血清抗PLA2R抗体水平还可能与IMN移植后复发率有关。

（二）肾组织PLA2R抗原染色

典型的IMN患者肾组织中PLA2R呈沿肾小球毛细血管壁的颗粒染色，而在正常或其他肾小球疾病中染色阴性或仅见足细胞胞质的较弱染色。因此，肾组织PLA2R抗原染色也能辅助诊断IMN，通常采用免疫组织化学法或免疫荧光法进行染色。肾组织PLA2R抗原染色的敏感性高于血清抗PLA2R抗体检测，尤其对于IMN疾病处于相对早期或非活动期的患者。但是肾组织PLA2R抗原染色强度与预后无关，不能以此评估IMN患者的疗效和预后。

另外，需要注意的是在乙型肝炎病毒感染、丙型肝炎病毒感染、肿瘤等引起的SMN中，PLA2R染色阳性并不少见，提示这些疾病可能诱发了针对PLA2R的免疫反应。

（三）血清抗THSD7A抗体检测

血清抗THSD7A抗体检测的特异性高达100%，在IMN患者中阳性率为2.5%~5%，在抗PLA2R抗体阴性的IMN患者中阳性率为8%~19%，个别患者可出现抗PLA2R抗体、抗THSD7A抗体双阳性。

与抗PLA2R抗体类似，血清抗THSD7A抗体滴度与疾病活动性也相关，监测血清抗THSD7A抗体滴度可用来判断THSD7A相关MN的疾病活动性。

此外，THSD7A相关MN患者在其抗体未转阴的情况下，肾移植后MN快速复发，表明抗

THSD7A 抗体水平同样可辅助预测 MN 肾移植后的复发风险。

（四）肾组织 THSD7A 抗原染色

在正常肾组织中，仅能观察到微量线性分布的 THSD7A 染色；在 THSD7A 相关 MN 患者肾组织切片中，则能观察到沿毛细血管壁分布、呈颗粒状的 THSD7A 染色增强。肾组织 THSD7A 抗原染色对鉴别 THSD7A 相关 MN 具有高灵敏度和特异性，并且较血清抗体检测敏感性更高。

三、特发性膜性肾病的临床表现与并发症——暗藏风险

IMN 多在 40 岁后发病，男性居多（男女发病率之比约为 2∶1），儿童少见。本病大多隐匿起病，以水肿为首发症状，病程进展缓慢。多数患者（约 80%）有大量蛋白尿（>3.5g/d），呈现 NS；少数患者为无症状的非肾病范围蛋白尿（<3.5g/d），这一类患者中有 40% 不进展，极大比例出现自发缓解，而剩下的 60% 则多数在两年内发展至大量蛋白尿。20%~55% 患者存在轻度镜下血尿，不出现肉眼血尿，当患者存在显著镜下血尿或肉眼血尿时，临床上需注意 SMN 或 IMN 出现并发症的可能。17%~50% 的成年患者起病时伴随高血压。早期肾功能多正常，仅 4%~8% 患者起病时即存在肾功能不全，预后常较差。低补体血症在 IMN 中极为少见，出现时多提示 SMN 可能。

NS 的各种并发症均可在本病中见到，但血栓和栓塞并发症发生率明显高于其他病理类型的肾小球疾病，其中肾静脉血栓、下肢静脉血栓、肺栓塞最为常见。当患者存在大量蛋白尿、严重低白蛋白血症（<25g/L）、过度利尿、长期卧床等诱因时，突然出现腰痛、肉眼血尿、双下肢不对称性水肿、胸闷、气促、咯血等症状，均应考虑到血栓及栓塞并发症可能。

如下情况可能导致 IMN 患者出现急性肾损伤：肾前性急性肾损伤，急性肾静脉主干大血栓，新月体肾炎，以及药物性肾损伤。

四、特发性膜性肾病的鉴别诊断——扑朔迷离

依据患者典型的临床实验室表现及肾活检病理改变，诊断 MN 并不困难，但需除外 SMN 才能确诊 IMN。

SMN 有时呈现"非典型膜性肾病"病理改变，免疫荧光检查常见 IgG 伴其他免疫球蛋白、补体 C3 及 C1q 沉积于肾小球毛细血管壁及系膜区；光镜检查 GBM 增厚，有或无"钉突"形成，常出现"假双轨征"，并伴系膜增生；电镜检查于上皮下、基底膜内、内皮下及系膜区多部位见到电子致密物。

另外，近年开展的血清抗 PLA2R 抗体检测，及肾组织切片 IgG 亚型及 PLA2R 的免疫荧光或免疫组化检查，对鉴别 SMN 和 IMN 极有意义。IMN 患者肾小球毛细血管壁上沉积的 IgG 以 IgG4 亚型为主，伴或不伴较弱的其他 IgG 亚型，而 SMN 常以其他亚型为主；IMN 患者肾小球 PLA2R 染色强阳性，呈细颗粒状分布于肾小球毛细血管壁，而 SMN 多为阴性。血清抗 PLA2R 抗体的检测结果也与此相同。

常见可引起 SMN 的原发疾病有 4 类，即①自身免疫性疾病：常见于狼疮肾炎，并可见于类风湿关节炎、慢性淋巴细胞性甲状腺炎、干燥综合征等；②感染：常见于乙型肝炎病毒感染，其次为丙型肝炎病毒感染及梅毒等；③肿瘤：包括实体瘤及淋巴瘤等；④药物等。现简述于下：

（一）膜型狼疮肾炎

多见于青中年女性，常有多器官受累表现，肾病常表现为 NS，伴或不伴镜下血尿。肾组织免疫荧光检查常呈"满堂亮"，光镜检查常为"非典型膜性肾病"，电镜检查于上皮下、基底膜内、系膜区及内皮下、间质内、血管壁均可见电子致密物，伴随内皮细胞胞质内管网状包涵体，显著的系膜和/或毛细血管内皮细胞增多。需要注意的是，有少数膜型狼疮肾炎患者起病时仅肾脏受累，无其他系统表现，还不能完全达到系统性红斑狼疮分类标准。对这类患者应严密追踪观察，其中一些患者随后表现出典型的系统性红斑狼疮。

（二）乙型肝炎病毒相关性膜性肾病

多见于青中年，有乙型肝炎病毒感染的临床表现及血清标志物。肾组织光镜检查可呈典型 MN 或"非典型膜性肾病"改变，免疫荧光多呈"满堂亮"，诊断的重要依据是在患者肾小球中检测到乙肝病毒抗原（如 HBcAg、HBsAg）存在。抗病毒治疗后蛋白尿减少。

（三）肿瘤相关性膜性肾病

见于各种恶性实体瘤（常见于肺癌、乳腺癌、消化道恶性肿瘤及前列腺癌）及淋巴瘤，偶见其他淋巴细胞增殖性疾病及良性肿瘤。其病理表现常与 IMN 无明显区别。此病好发于老年人，有统计表明，60 岁以上 MN 患者中恶性肿瘤相关性肾病可达 20%。因此，对于老年患者，尤其肾小球中 IgG 沉积物并非以 IgG4 为主且 PLA2R 染色阴性的患者，一定要严密随访，排查伴发肿瘤的可能。

（四）药物及重金属所致膜性肾病

金制剂、D- 青霉胺等药物可引起 MN，但是这些药物目前已经少用。近年来，由含汞增白化妆品引起的 MN 屡有报道。汞所致 MN 病理改变与 IMN 无法区分，肾小球内沉积的 IgG 亚类并非 IgG4 为主，可助鉴别。这些药物及重金属所致 MN 患者的 PLA2R 检测结果目前尚无报道。

第三节 治疗——抉择、思考与探索的并存

一、病情的评估与风险分层——首要任务

IMN 的自然病程差距较大，25%~35% 的患者可自发完全缓解，30%~40% 的患者起病 5~10 年后进展至 ESRD，另一些则始终伴随着少量蛋白尿，肾功能稳定。IMN 患者疾病进展与多种因素有关。根据 6 个月观察期内的尿蛋白水平、诊断时的肌酐清除率及其变化斜率将 IMN 患者疾病进展风险分为如下 3 级：①低风险。尿蛋白持续低于 4g/d 且肌酐清除率正常。②中等风险。肌酐清除率正常且无变化，但尿蛋白持续处于 4~8g/d。③高风险。尿蛋白持续大于 8g/d，不论肾功能如何。

但是，这种风险评估方法缺乏特异性，仍有一部分中高风险患者可能会自发缓解。近年来，抗 PLA2R 抗体的发现为 IMN 病情评估提供了新的预测因子。有研究者根据血肌酐、估算的肾小球滤过率（eGFR）、尿液中低分子量蛋白和抗 PLA2R 抗体水平重新建立了风险评估模型，表 1-5-1 列举了与 IMN 疾病进展相关的风险因素，存在任何一个风险因素即可考虑免疫抑制治疗，若几个因素同时存在则疾病进展的风险增加。

表 1-5-1 膜性肾病肾功能进展风险评估表

低风险	高风险
尿蛋白 <3.5g/d	● 血肌酐 >133μmol/L
	● 在 12 个月内任何时期 eGFR 下降 ≥20%，且无其他原因解释
	● 尿蛋白 >8g/d 持续超过 6 个月
	● 存在低分子量蛋白尿
	● 尿 IgG>250mg/d
	● PLA2R 抗体水平和演变趋势

注：eGFR. 估算的肾小球滤过率；PLA2R. M 型磷脂酶 A2 受体。

IMN 经治疗后需评估治疗反应和疾病预后。采用抗 PLA2R 抗体滴度、尿蛋白和血肌酐可预测疾病风险和调整治疗方案，如图 1-5-1 所示。

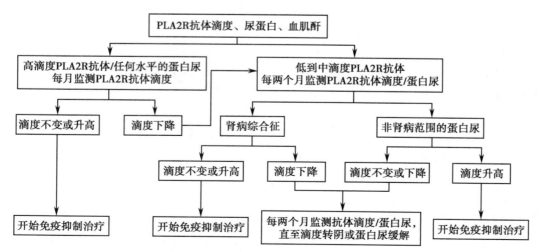

图 1-5-1 根据抗 PLA2R 抗体滴度、尿蛋白和血肌酐值调整治疗方案

抗 PLA2R 抗体滴度采用 ELISA 法测定，低滴度：14~86U/ml；中滴度：87~204U/ml；高滴度 >204U/ml

2012年改善全球肾脏病预后组织（KDIGO）指南建议，通过检测抗PLA2R抗体，不必等待6个月的观察期，可快速进行治疗决策。

IMN仍需更精确的风险分层模型并联合其他生物标志物来进行风险评估。以血清学为基础的个性化评估将增加诊断和预后判断的准确性，优化治疗方案。

二、免疫抑制剂的使用与证据——进展颇丰

（一）糖皮质激素

半个多世纪前，曾有研究显示单用糖皮质激素可降低IMN患者尿蛋白，并降低肌酐倍增的风险。然而，1989年一项前瞻性研究结果显示泼尼松对降低尿蛋白和改善肾功能均无效。2004年Schieppati等对18个随机对照研究进行了系统评价，结果显示单用糖皮质激素并不能提高蛋白尿缓解率和肾脏长期存活率。

2012年KDIGO指南已明确指出，不推荐糖皮质激素单一疗法用于IMN的初始治疗（证据强度1B）。

（二）细胞毒药物

1. 苯丁酸氮芥　20世纪80年代意大利学者Ponticelli使用甲泼尼龙联合苯丁酸氮芥治疗IMN，简称"意大利方案"。随访观察10年后，试验组存活且未发生ESRD的患者占92%，疾病缓解率为61%，均明显高于对症治疗组。随后Ponticelli等又将这一方案与单用泼尼松龙进行对比，发现联合苯丁酸氮芥治疗组疾病缓解率更高，持续缓解时间更长。苯丁酸氮芥还可减缓轻度肾功能不全IMN患者eGFR下降的速度。但需注意苯丁酸氮芥可能出现的不良反应，如骨髓抑制、恶心、呕吐、腹泻、血管神经性水肿、癫痫、肺间质纤维化等，大部分症状在停药后可恢复，但也有发生不可逆性骨髓衰竭的报道。

因此，糖皮质激素联合苯丁酸氮芥治疗肾功能正常或轻度肾功能不全的IMN患者都是有效的，但在治疗过程中需监测不良反应的发生。

2. 环磷酰胺　1998年，Ponticelli等用环磷酰胺替代苯丁酸氮芥，又称"改良的意大利方案"。与联合苯丁酸氮芥组相比，两组的疾病缓解率分别为93%和82%，血肌酐均稳定，表明糖皮质激素联合环磷酰胺治疗有效，甚至优于"意大利方案"。

2004年，有学者应用糖皮质激素联合环磷酰胺治疗轻度肾功能不全的IMN患者，72.3%的患者完全或部分缓解，但约2/3的患者出现治疗相关并发症，2例出现肿瘤。环磷酰胺的不良反应包括：骨髓抑制、出血性膀胱炎、感染、脱发、中毒性肝炎、月经紊乱、无精子症或少精子症、肺间质纤维化、肿瘤等。因此，在使用环磷酰胺治疗过程中，需密切监测不良反应的发生。

2012年KDIGO指南对于细胞毒药物的应用做出如下推荐：推荐在开始治疗时，应用口服或静脉糖皮质激素与口服烷化剂每月交替治疗，共治疗6个月（证据强度1B）；初始治疗建议应用环磷酰胺而非苯丁酸氮芥（证据强度2B）。

（三）钙调神经磷酸酶抑制剂

1. 环孢素A　2001年一项单盲随机对照研究（RCT）对51名激素抵抗的IMN患者进行小剂量激素联合环孢素A（CsA）治疗半年以上，与安慰剂联合小剂量激素组相比疾病缓解率明显提高，CsA组未出现严重不良反应。另一项研究将CsA治疗延长至一年，其中34%的患者获得完全缓解，持续缓解比例也增高。因此，目前推荐对CsA治疗有反应的患者，至少持续治疗1年。但在治疗过程中，应常规监测CsA的血药浓度和肾功能水平。使用CsA可能出现的不良反应有：高血压、震颤、头痛、牙龈增生、胃肠功能紊乱、肝肾功能损伤、贫血等，淋巴细胞增殖性疾病和恶性肿瘤的发生率也增高。

一项小型RCT研究采用CsA治疗轻度肾功能不全的IMN患者，治疗后尿蛋白明显下降，肾功能下降的速度也明显减缓。在停用CsA后约50%的患者持续改善达2年。因此，在轻度肾功能不全的IMN患者中应用CsA也可降低蛋白尿，延缓肾功能进展。

有研究者观察糖皮质激素联合CsA和单用CsA治疗IMN的效果，结果显示两组获得缓解的患者比例相当，肾功能均无明显变化，但单一用药组复发率更高。因此，单用CsA或联合糖皮质激素治疗IMN均有效，联合用药可减少复发率。另有一项研究对比甲泼尼龙联合CsA或环磷酰胺治疗IMN的效果，结果发现两组尿蛋白均减少，

但环磷酰胺组肾功能改善显著,而 CsA 组肾功能却显著减退。因此,笔者认为 CsA 疗效不如环磷酰胺。

2012 年 KDIGO 指南推荐:对于符合初始治疗标准但不愿接受糖皮质激素和烷化剂交替治疗或存在禁忌证的患者,推荐使用环孢素治疗至少 6 个月(证据强度 1C)。

2. 他克莫司 一项 RCT 研究采用他克莫司单药和对症治疗 IMN 患者,治疗组疾病缓解率达 94%,对照组仅为 35%。然而,在他克莫司撤药后,治疗组有半数患者复发。另一项多中心研究表明,延长他克莫司减量期可减少复发。国内一项研究比较了长期(24 个月)和短期(12 个月)使用他克莫司治疗 IMN 的效果,发现长期治疗组疾病缓解率更高、复发率更低。

国内一项多中心 RCT 研究观察了激素联合他克莫司或环磷酰胺治疗 IMN 的效果,治疗 6 个月时他克莫司组疾病缓解率更高,尿蛋白下降更明显;而在 12 个月后两组的缓解率相当。但另一项随访 2 年的研究却发现他克莫司组疾病持续缓解率更低、复发率更高。因此,笔者认为糖皮质激素联合他克莫司可作为 IMN 的替代治疗,短期有效性优于糖皮质激素联合环磷酰胺,但长期有效性则不如糖皮质激素联合环磷酰胺。

一项荟萃分析(meta analysis)对比了 CsA 和他克莫司治疗 IMN 的效果,结果发现两组在治疗的缓解率方面效果相当,不良反应发生率也无明显差异。因此,CsA 和他克莫司治疗 IMN 的缓解率和安全性相当。

今后,需要更多的 RCT 研究来评估长期使用钙调神经磷酸酶抑制剂(CNI)治疗的有效性、安全性和风险,并且需要确定 CNI 治疗 IMN 过程中监测血药浓度的价值。

(四)吗替麦考酚酯

2007 年,Branten 等对比了糖皮质激素联合吗替麦考酚酯(MMF)或环磷酰胺治疗轻度肾功能不全 IMN 患者的效果,结果发现两组血肌酐和尿蛋白缓解率均无统计学差异,不良反应的发生率也相似,但 MMF 组复发率较高。在一项前瞻 RCT 研究中,将单用 MMF 和对症治疗相比较,两组之间的疾病缓解率和肾功能下降无明显差别。

目前认为糖皮质激素联合 MMF 的治疗方案可能与传统的糖皮质激素与烷化剂交替使用的方案疗效相当,但目前的证据是有争议、低质量且短期的,有待更大型的长期随访 RCT 研究来证实。2012 年 KDIGO 指南不建议单用 MMF 作为 IMN 的初始治疗(证据强度 2C)。

(五)利妥昔单抗

尽管目前没有将利妥昔单抗作为 IMN 初始治疗的 RCT 研究,但一些观察性研究得到了一些鼓舞人心的数据。一项前瞻性观察研究发现,给予尿蛋白 >5g/d 的 IMN 患者利妥昔单抗治疗 2 年后尿蛋白明显下降,肌酐清除率升高。2017 年,国内学者将利妥昔单抗用于治疗对前期免疫抑制治疗无反应的 IMN 患者,其中 41.7% 的患者获得部分或完全缓解。另有学者用利妥昔单抗联合血浆置换和静脉使用免疫球蛋白的方案治疗对所有传统治疗方案抵抗的 IMN 患者,可使 90% 的患者获得部分缓解。这些研究表明利妥昔单抗可诱导对其他免疫抑制治疗无反应的 IMN 患者蛋白尿缓解和肾功能稳定。

2018 年,有研究者用抗 PLA2R 抗体滴度来评价环磷酰胺和利妥昔单抗治疗后免疫缓解的程度,结果显示 6 个月后环磷酰胺组所有抗 PLA2R 抗体均转阴,利妥昔单抗组抗 PLA2R 抗体转阴的比例较小。因此,作者认为环磷酰胺在诱导免疫缓解和降低抗体水平方面较利妥昔单抗更有效。另有一项研究对比了利妥昔单抗和 CsA 治疗 IMN 的效果,结果显示利妥昔单抗的治疗效果并不优于 CsA。

目前的观察性研究结果认为利妥昔单抗对疾病的进程是有益的,短期复发率较低,长期复发率尚不清楚,尚需一个大型 RCT 研究来证实这些鼓舞人心的结果。

(六)促肾上腺皮质激素

促肾上腺皮质激素(ACTH)合成物已被用于原发性 NS。一项观察性研究发现使用 ACTH 合成物注射一年可降低 IMN 患者的蛋白尿。2017 年一项前瞻性研究选取 9 名对传统治疗方案抵抗的 IMN 患者皮下给予 ACTH 合成物治疗 6 个月,仅 44% 的患者获得部分缓解。随后,再给予 ACTH 合成物联合他克莫司治疗 6 个月,疾病缓解率明显提高。这项研究表明 ACTH 合成物联合他克莫司治疗对传统方案抵抗的 IMN 患者能更显著地减轻蛋白尿和提高临床缓解率。使用 ACTH 合成物可能会出现如下不良反应：头晕、糖耐量异常、腹泻和出现青铜色皮肤，这些症状在停药后都会缓解。

目前，仍缺乏更大范围、更有力的 RCT 研究，来比较合成的或天然的 ACTH 与糖皮质激素和烷化剂交替使用或 CNI 作为初始治疗 IMN 的效果。因此，指南并未对 ACTH 作为 IMN 的初始治疗做任何推荐。

（七）传统中医药物

在我国，一些传统中医药物也用于 IMN 的治疗，如雷公藤内酯和参芪颗粒已被证实具有较好疗效。有一项研究对比了雷公藤内酯和雷公藤内酯联合小剂量泼尼松治疗 IMN 的效果，结果发现联合用药组疾病缓解率高于单用雷公藤内酯组，并且无严重不良反应发生。这表明，雷公藤内酯联合小剂量激素可作为 IMN 的替代治疗方案。参芪颗粒是由 13 种不同的中草药混合而成。国内一项多中心 RCT 研究表明，参芪颗粒在降低尿蛋白方面与传统的糖皮质激素联合环磷酰胺效果相当，并且无严重不良反应发生。此外，虫草制剂（如百令胶囊等）在 IMN 治疗过程中与激素和免疫抑制剂有协同作用，减少毒副作用。

（八）其他

近年来，一些新型药物也逐步用于 IMN，如第二代和第三代抗 CD20 单克隆抗体（奥匹妥珠单抗和阿法单抗），B 淋巴细胞刺激蛋白抑制剂（贝利木单抗），蛋白酶体抑制剂（硼替佐米）等。这些新型药物应用于 IMN 患者的安全性和有效性有待更进一步的研究。

三、治疗方案的思考与探索——考验重重

因 25%~35% 的 IMN 患者可自发缓解，因此，在启动免疫抑制治疗前，先进行至少 6 个月的对症支持治疗，包括血管紧张素转化酶抑制剂（ACEI）或血管紧张素 Ⅱ 受体拮抗剂（ARB）阻断肾素 - 血管紧张素 - 醛固酮系统，减少尿蛋白，控制血压 ≤125/75mmHg，除非出现无法解释的肾功能快速下降或与未控制的 NS 相关的严重并发症。

2012 年 KDIGO 指南推荐成年患者启动免疫抑制治疗时，只有表现为 NS 并至少具备以下条件中的一项：

1. 至少经过 6 个月的降压和降蛋白治疗，尿蛋白仍持续大于 4g/d，和超过或维持在高于基线水平 50% 以上，且无下降趋势（证据强度 1B）。

2. NS 引起严重、致残或威胁生命的临床表现（证据强度 1C）。

3. 6~12 个月内血肌酐升高 ≥30%，但 eGFR 不低于 25~30ml/（min·1.73m^2），且上述改变非 NS 并发症所致（证据强度 2C）。

以下情况下建议避免使用免疫抑制剂治疗：患者血清肌酐持续 >309μmol/L 或 eGFR<30ml/（min·1.73m^2）及超声显示肾脏体积明显缩小者（例如肾脏长度 <8cm），或出现严重的合并症或潜在的危及生命的感染（证据强度未分级）。

在免疫抑制治疗开始前，所有患者需排除感染和年龄相关的恶性肿瘤。

（一）初始治疗方案

2012 年 KDIGO 指南作出了如下推荐或建议：

1. 推荐口服和静脉糖皮质激素与口服烷化剂每月交替治疗，疗程为 6 个月（证据强度 1B）。

2. 建议首选环磷酰胺，次选苯丁酸氮芥作为初始治疗（证据强度 2B）。

3. 除非肾功能出现恶化或 NS 引起严重、致残或者威胁生命的临床表现，初始治疗结束后，如果没有临床缓解，推荐至少再持续治疗 6 个月再确定是否治疗失败（证据强度 1C）。

4. 只有在患者存在肾功能快速恶化（1~2 个月观察期内血肌酐翻倍）且无大量蛋白尿（>15g/d）时才考虑进行重复肾活检（证据强度未分级）。

5. 推荐根据患者的年龄和 eGFR 水平调整环磷酰胺或苯丁酸氮芥的剂量（证据强度未分级）。

6. 每日（而非周期性）服用烷化剂也有效，但是有增加药物毒性的风险，尤其是使用时间超过 6 个月时（证据强度 2C）。

7. 不推荐单独应用糖皮质激素（证据强度 1B）或 MMF（证据强度 2C）作为初始治疗。

（二）初始治疗的替代方案——CNI 治疗

2012 年 KDIGO 指南对 IMN 初始治疗的替代方案作了如下推荐：

1. 对于符合初始治疗标准但不愿接受激素和烷化剂治疗或存在禁忌证的患者，推荐使用 CsA 或他克莫司治疗至少 6 个月（证据强度 1C）。

2. 若 CNI 治疗 6 个月未获得完全或部分缓解，建议停止继续使用（证据强度 2C）。

3. 若达到持续缓解且无 CNI 治疗相关的肾毒性出现，建议 CNI 剂量按每 4~8 周的间期逐渐下调至起始剂量的 50%，且至少维持 12 个月（证据强度 2C）。

4. 建议在初始治疗期出现不能解释的血肌酐升高（>20%）时，需要定期监测 CNI 的血药浓度（证据强度未分级）。

目前，CNI 在 IMN 治疗中最突出的问题是停药后的高复发率，由于尚缺乏高水平证据，KDIGO 指南并未对复发问题提出具体推荐意见和建议。

以上用于初始治疗的具体方案见表 1-5-2。

表 1-5-2 传统免疫抑制治疗 IMN 的方案

治疗方法	药物	剂量	给药时间
苯丁酸氮芥循环疗法	苯丁酸氮芥	0.2mg/（kg·d），口服	第 2,4,6 个月
	泼尼松	0.5mg/（kg·d），口服	第 1,3,5 个月
	甲强龙	1g，静脉注射	第 1,3,5 个月开始的前三天
环磷酰胺循环疗法	环磷酰胺	2.5mg/（kg·d）[1]，口服	第 2,4,6 个月
	泼尼松	0.5mg/（kg·d），口服	第 1,3,5 个月
	甲强龙	1g，静脉注射	第 1,3,5 个月开始的前三天
环孢素 A 疗法	环孢素 A	起始剂量 3.5mg/（kg·d），谷浓度 125~225μg/L，口服	起始剂量使用 6 个月，随后每个月减量 25%，以 50% 的剂量维持至 12 个月，再减至最低维持剂量[2]
	泼尼松[3]	0.15mg/（kg·d），口服	使用 6 个月后开始逐渐减量
他克莫司疗法	他克莫司	起始剂量 0.05mg/（kg·d），谷浓度 3~5ng/L，若 2 个月后仍未缓解，谷浓度可调至 5~8ng/L，口服	起始剂量使用 12 个月，随后逐渐减至最低维持剂量
	泼尼松[3]	0.15mg/（kg·d），口服	使用 6 个月后开始逐渐减量

注：[1]KDIGO 指南推荐环磷酰胺的剂量是 2.0mg/（kg·d）；[2]复发率很高，大多数患者需持续治疗；[3]是否必须联合泼尼松治疗尚不明确。

（三）对初始治疗抵抗病例的治疗方案

目前临床实验证明，使用糖皮质激素和烷化剂交替治疗或 CNI 作为 IMN 的初始治疗，可使大部分患者得到长期缓解并获得较好的肾脏预后。但是，使用糖皮质激素和烷化剂联合治疗的患者中有 9%~28% 对治疗抵抗，而对 CNI 抵抗的患者接近 25%。2012 年 KDIGO 指南提出建议：对以激素和烷化剂为基础的初始治疗方案抵抗者，建议使用 CNI 治疗（证据强度 2C）；对以 CNI 为基础的初始治疗方案抵抗者，建议使用烷化剂和激素治疗（证据强度 2C）。由于缺乏 RCT 研究，对以上两种初始治疗方案都抵抗的患者，使用 MMF、利妥昔单抗或 ACTH 的疗效尚不清楚。

将来，需要更多的 RCT 研究来评估利妥昔单抗、MMF 和 ACTH 治疗对初始治疗抵抗患者的获益与风险，还需要评估两种初始治疗方案在肾功能受损或恶化的 IMN 患者中应用的获益与风险。

（四）成人 NS 复发的 IMN 治疗方案

尽管临床实验证实使用初始治疗的 IMN 患者可获得长期缓解并有较好的肾脏存活率，但是应用烷化剂治疗者，治疗后 5 年内的复发率为 25%~30%；应用 CNI 治疗者，1 年后的复发率高达 40%~50%。对于初始治疗后复发的患者，2012 年 KDIGO 指南有如下建议：当出现肾病范围蛋白尿复发时，建议重新使用与初始诱导缓解相同的治疗方案（证据强度 2D）；对于初始治疗使用为期 6 个月糖皮质激素与烷化剂交替治疗的患者，若出现复发，建议该方案仅可再使用 1 次（证据强度 2B）。一些中等级别的证据提示长期使用烷化剂有增加肿瘤、机会性感染和性腺损害的风险。因此，指南强调重复使用烷化剂治疗不超过 2 次。

对于完全缓解后轻度复发（重新出现非肾病范围的蛋白尿）的患者，一般不需特殊治疗，采用保守治疗即可，将血压控制在 125/75mmHg 以内，使用 ACEI 或 ARB 作为一线治疗方案。

今后，需要结合临床、病理和生物学的标志来区分哪些患者更能从治疗中获益，而哪些患者则可避免不必要的药物暴露风险。同时，也需要更多的 RCT 研究来比较烷化剂或 CNI、MMF、利妥昔单抗，或 ACTH 作为 IMN 初始治疗之间的差异，并确定肾脏病理和尿液生物标志物在预测疾病预后和 / 或治疗反应方面的价值。

除了保护肾功能和诱导蛋白尿缓解外，今后的治疗目标还应包括改善患者的预后和生活质量（需建立一个验证工具），预防心血管并发症、血栓和感染，并降低患者的死亡率。

四、血栓并发症的预防与治疗——新的挑战

血栓、栓塞是 IMN 最常见的并发症，常见于下肢静脉血栓、肾静脉血栓及肺动脉栓塞，发生率为 10%~60%。2012 年 KDIGO 指南建议：对于 IMN 患者 NS 出现明显的血清白蛋白下降（<25g/L）和血栓形成的风险增加时，考虑口服华法林预防性抗凝治疗（证据强度 2C）。对于 IMN 使用预防性抗凝治疗风险获益比，可通过相关网址进行评估。当血清白蛋白 <25g/L，并存在以下一个或多个因素时，可给予预防性的抗凝治疗：尿蛋白 >10g/d；$BMI>35kg/m^2$；既往有血栓病史；家族性的血栓遗传倾向；充血性心力衰竭 NYHA 分级 Ⅲ 或 Ⅳ 级；近期腹部或整形外科手术；长期制动。应用华法林前应先给予足量肝素抗凝使凝血时间延长。但是，预防性抗凝治疗持续多久以获得最佳获益风险比仍是未知的，有观点认为只要患者存在 NS，且血清白蛋白 <30g/L 应持续治疗。

近年来，一些新型直接口服抗凝剂（DOACs）如 X 因子抑制剂（阿哌沙班、依度沙班、利伐沙班等）、Ⅱ 因子抑制剂（达比加群酯）、抗凝血酶 Ⅲ 介导的选择性 Xa 因子抑制剂（磺达肝癸钠）、抗血小板制剂（如阿司匹林、吲哚布芬等）等也用于 IMN 的预防性抗凝治疗。DOACs 具有不受饮食影响、起效快、不需重复监测凝血功能的优点，但是在低白蛋白血症时 DOACs 药效学和药代动力学的变化、安全性和有效性尚不清楚。DOACs 可用于 $eGFR>30ml/(min \cdot 1.73m^2)$ 的患者，但由于其大部分经肾脏清除，在肾功能受损患者中的应用仍需进一步的研究。因此，DOACs 用于 NS 尚缺乏足够的证据，对于它们作为预防性抗凝剂尚无任何推荐意见。

（张　春）

参 考 文 献

1. Heymann W, Hackel DB, Harwood S, et al. Production of nephrotic syndrome in rats by Freund's adjuvants and rat kidney suspensions. Proc Soc Exp Biol Med, 1959, 100 (4): 660-664.

2. Debiec H, Guigonis V, Mougenot B, et al. Antenatal membranous glomerulonephritis due to anti-neutral endopeptidase antibodies. N Engl J Med, 2002, 346 (26): 2053-2060.

3. Beck LH Jr, Bonegio RG, Lambeau G, et al. M-type phospholipase A2 receptor as target antigen in idiopathic membranous nephropathy. N Engl J Med, 2009, 361 (1): 11-21.

4. Prunotto M, Carnevali ML, Candiano G, et al. Autoimmunity in membranous nephropathy targets aldose reductase and

SOD2. J Am Soc Nephrol, 2010, 21（3）: 507-519.

5. Debiec H, Lefeu F, Kemper M J, et al. Early-childhood membranous nephropathy due to cationic bovine serum albumin. N Engl J Med, 2011, 364（22）: 2101-2110.

6. Tomas NM, Beck LH Jr, Meyer-Schwesinger C, et al. Thrombospondin type-1 domain-containing 7A in idiopathic membranous nephropathy. N Engl J Med, 2014, 371（24）: 2277-2287.

7. Hofstra JM, Debiec H, Short CD, et al. Antiphospholipase A2 receptor antibody titer and subclass in idiopathic membranous nephropathy. J Am Soc Nephrol, 2012, 23（10）: 1735-1743.

8. Glassock RJ. The pathogenesis of idiopathic membranous nephropathy: a new paradigm in evolution. Contrib Nephrol, 2013, 181: 131-142.

9. Cybulsky AV, Rennke HG, Feintzeig ID, et al. Complement-induced glomerular epithelial cell injury. Role of the membrane attack complex in rat membranous nephropathy. J Clin Invest, 1986, 77（4）: 1096-1107.

10. Nangaku M, Shankland SJ, Couser WG. Cellular response to injury in membranous nephropathy. J Am Soc Nephrol, 2005, 16（5）: 1195-1204.

11. Johnson R, Yamabe H, Chen YP, et al. Glomerular epithelial cells secrete a glomerular basement membrane-degrading metalloproteinase. J Am Soc Nephrol, 1992, 2（9）: 1388-1397.

12. Pippin JW, Durvasula R, Petermann A, et al. DNA damage is a novel response to sublytic complement C5b-9-induced injury in podocytes. J Clin Invest, 2003, 111（6）: 877-885.

13. Shankland SJ. Podocyte's response to injury: role in proteinuria and glomerulosclerosis. Kidney Int, 2006, 69（12）: 2131-2147.

14. Strokes MB, Markowitz GS, D'Agati VD. Glomerular diseases associated with nephrotic syndrome and proteinuria// Silva's diagnostic renal pathology. 2nd Ed. Zhou XJ, Laszik ZG, Nadasdy T. D'Agati VD, editors. Cambridge: Cambridge University Press. 2017.

15. De Vriese AS, Glassock RJ, Nath KA, et al. A Proposal for a serology-based approach to membranous nephropathy. J Am Soc Nephrol, 2017, 28（2）: 421-430.

16. Cattran DC, Brenchley PE. Membranous nephropathy: integrating basic science into improved clinical management. Kidney Int, 2017, 91（3）: 566-574.

17. Floege J, Barbour SJ, Cattran DC, et al. Management and treatment of glomerular diseases（part 1）: conclusions from a Kidney Disease: Improving Global Outcomes（KDIGO）Controversies Conference. Kidney Int, 2019, 95（2）: 268-280.

18. Hoxha E, Beck LH Jr, Wiech T, et al. An indirect immunofluorescence method facilitates detection of thrombospondin type 1 domain-containing 7A-specific antibodies in membranous nephropathy. J Am Soc Nephrol, 2016, 28（2）: 520-531.

19. Kidney Disease: Improving Global Outcomes（KDIGO）Glomerulonephritis Work Group. KDIGO clinical practice guideline for glomerulonephritis. Kidney Int Suppl, 2012, 2: 139-274.

20. Ruggenenti P, Debiec H, Ruggiero B, et al. Anti-phospholipase A2 receptor antibody titer predicts post-rituximab outcome of membranous nephropathy. J Am Soc Nephrol, 2015, 26: 2545-2558.

21. Praga M, Barrio V, Juarez GF, et al. Tacrolimus monotherapy in membranous nephropathy: a randomized controlled trial. Kidney Int, 2007, 71（9）: 924-930.

22. Cattran DC, Appel GB, Hebert LA, et al. Cyclosporine in patients with steroid-resistant membranous nephropathy: a randomized trial. Kidney Int, 2001, 59（4）: 1484-1490.

23. Branten AJ, du Buf-Vereijken PW, Vervloet M, et al. Mycophenolate mefetil in idiopathic membranous nephropathy: a clinical trial with comparison to a historic control group treated with cyclophosphamide. Am J Kidney Dis, 2007, 50: 248-256.

24. Dahan K, Debiec H, Plaisier E, et al. Rituximab for severe membranous nephropathy: A 6-month trial with extended follow-up. J Am Soc Nephrol, 2017, 28（1）: 348-358.

25. Van de Logt AE, Dahan K, Rousseau A, et al. Immunological remission in PLA2R-antibody-associated membranous nephropathy: cyclophosphamide versus rituximab. Kidney Int, 2018, 93（4）: 1016-1017.

26. Tumlin J, Galphin C, Santos R, et al. Safety and efficacy of combination ACTHar gel and tacrolimus in treatment-resistant focal segmental glomerulosclerosis and membranous glomerulopathy. Kidney Int Rep, 2017, 2（5）: 924-932.

27. Ruggenenti P, Fervenza FC, Remuzzi G. Treatment of membranous nephropathy: time for a paradigm shift. Nat Rev Nephrol, 2017, 13（9）: 563-579.

28. Ramachandran R, Yadav AK, Kumar V, et al. Two-Year follow-up study of membranous nephropathy treated with tacrolimus and corticosteroids versus cyclical corticosteroids and cyclophosphamide. Kidney Int Rep, 2017, 2（4）: 610-616.

29. Caro J, Gutierrez-Solis E, Rojas-Rivera J, et al. Predictors of response and relapse in patients with idiopathic membranous nephropathy treated with

tacrolimus. Nephrol Dial Transplant, 2015, 30(3): 467-474.

30. Li YC, Huang J, Li X, et al. A comparison of cyclophosphamide versus tacrolimus in terms of treatment effect for idiopathic membranous nephropathy: A meta-analysis. Nefrologia, 2019, 39(3): 269-276.

31. Di J, Qian Q, Yang M, et al. Efficacy and safety of long-course tacrolimus treatment for idiopathic membranous nephropathy. Exp Ther Med, 2018, 16(2): 979-984.

32. Lee T, Biddle AK, Lionaki S, et al. Personalized prophylactic anticoagulation decision analysis in patients with membranous nephropathy. Kidney Int, 2014, 85(6): 1412-1420.

33. Medjeral-Thomas N, Ziaj S, Condon M, et al. Retrospective analysis of a novel regimen for the prevention of venous thromboembolism in nephrotic syndrome. Clin J Am Soc Nephrol, 2014, 9(3): 478-483.

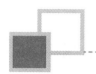

第六章 膜增生性肾小球肾炎与C3肾小球病

新分型、新命名,引人瞩目

膜增生性肾小球肾炎(membranoproliferative glomerulonephritis,MPGN),又称为系膜毛细血管性肾小球肾炎(mesangiocapillary glomerulonephritis),是根据光镜组织病理学特征诊断的一类肾小球疾病,表现为肾小球系膜细胞和基质增生,并沿内皮细胞与基底膜之间的间隙插入,毛细血管壁增厚伴双轨征形成。由于以肾小球系膜区为中心的结节状增生病变,导致肾小球毛细血管袢呈分叶状改变,因此,又称为分叶状肾小球肾炎(lobular glomerulopnephritis)。临床表现为肾病综合征伴血尿、高血压和肾功能不全等,多数伴有低补体血症。因此,MPGN曾被称为低补体血症性肾小球肾炎。

MPGN属于发病率较低的一类慢性肾小球疾病,国外报道MPGN占原发性肾小球肾炎的6.4%~7.3%。国内中国人民解放军东部战区总医院对13 519例肾活检资料的统计显示,MPGN占原发性肾小球肾炎的3.38%。北京大学第一医院肾内科对5 398例肾活检的疾病谱分析显示,MPGN占原发性肾小球肾炎的1.35%。国内外MPGN发病率的差异可能与不同的地域或人种有关。

多种病因或系统性疾病可导致MPGN,包括感染(包括HCV、HBV、细菌、寄生虫等)、自身免疫性疾病、异常球蛋白血症等疾病,被称为继发性MPGN;而病因不明确者,称为原发性或特发性MPGN。随着人们对MPGN发病机制认识的不断提高,特别是近年来对补体研究的巨大进展,以往被认为特发性MPGN病例中,部分是由于补体旁路代谢异常所导致,因此,特发性MPGN的诊断逐渐被相关病因或疾病相关MPGN取代。MPGN的传统分型,根据其电镜超微结构的不同特点分为Ⅰ、Ⅱ和Ⅲ型。其中,Ⅰ型MPGN占70%~80%,而Ⅱ型MPGN电镜下可见高密度的电子致密物呈缎带样沉积于肾小球基底膜致密层,又称为致密物沉积病(dense deposit disease,DDD);免疫荧光以C3强阳性沉积为主,免疫球蛋白无或很少,其具有不同于Ⅰ型和Ⅲ型MPGN的病理特征和发病机制。因此,目前建议将DDD归入一类新命名的疾病——C3肾小球病的范畴。同时,对MPGN的传统分型提出了挑战,并建议根据免疫荧光的特点提出了MPGN的新分型,分为免疫复合物介导和补体介导的MPGN(归于C3肾小球病),有助于反映MPGN不同的病因和发病机制。

C3肾小球病(C3 glomerulopathy)是指肾组织内C3沉积为主,无或伴有微量的其他免疫成分沉积的一类疾病。2010年由Fakhouri等首先将其正式命名,包括致密物沉积病(DDD)和C3肾小球肾炎,病理类型可表现为MPGN和非MPGN型肾小球肾炎。目前证实C3肾小球病主要与补体旁路途径的调节失衡导致补体异常活化有关,可由先天性基因突变或后天获得性自身抗体导致补体调节失衡所致,属于补体旁路代谢异常性疾病。

广义上,MPGN是以光镜组织病理学特征定义的一种肾小球损伤的病理模式,表现为系膜不同程度的增生及插入,毛细血管壁增厚伴双轨征。根据不同的病因和发病机制,又进一步分为免疫复合物介导和补体介导的MPGN;此外,免疫荧光阴性(免疫复合物和补体沉积均为阴性)的MPGN样病变,也可见于少数特定的疾病状态,包括α1抗胰蛋白酶缺乏症、血栓性微血管病、糖尿病肾病等,在MPGN的鉴别诊断中应予以区分,此类疾病在此不再赘述。本章分别就免疫复合物介导MPGN(原发性和继发性)和C3肾小球病的临床病理特征、发病机制和临床治疗及预后等进行介绍。

第一节　原发性膜增生性肾小球肾炎——肾小球疾病中的诊治难题

一、临床表现——低补体血症人群的主要候选者

可发生于任何年龄,好发于儿童及青壮年,发病高峰年龄为 7~30 岁,不同性别之间的发病率无明显差异。临床以肾炎综合征合并肾病综合征为常见表现,也可表现为急性肾炎综合征、非肾病水平蛋白尿伴缓慢进展的肾功能不全、复发性肉眼血尿或无症状性血尿等。部分患者有前驱的上呼吸道感染病史,临床表现为急性肾炎综合征,类似链球菌感染后肾小球肾炎,但临床病程持续 6~8 周后,血尿、蛋白尿和低补体血症无明显好转者,提示 MPGN 的可能性大。约 1/3 病例发病时伴轻度高血压,部分病例随着病情进展出现高血压,成人较儿童常见。50%~80% 患者表现低补体血症,以补体 C3 下降较为显著,也可出现 C4、C1q 和 B 因子、Properdin 的降低。随着病情进展,逐步出现慢性肾功能不全,并进展至 ESRD。

二、病理特征——剔除传统分型中的Ⅱ型,更新认识

根据电镜下超微结构的不同,将原发性 MPGN 又分为Ⅰ型和Ⅲ型。两种类型的光镜和免疫荧光检查基本相似。

光镜:肾小球系膜细胞和基质弥漫增生,重度增生时表现为以系膜区为中心的结节状改变,毛细血管袢呈分叶状;同时,增生的系膜细胞和基质沿内皮细胞与基底膜之间的间隙插入,在内皮侧形成新的基底膜样结构,导致毛细血管壁弥漫性增厚,新形成的基底膜与原有的基底膜并行形成"双轨征"(double contour)或"车轨征"(tram-track),严重者肾小球毛细血管壁呈多层状改变,即形成"多轨征"。急性期常可见显著的渗出性病变,内皮细胞弥漫增生伴中性粒细胞和单核巨噬细胞浸润(CD68 阳性),与急性感染后肾小球肾炎易于混淆。肾小球内皮下可见沉积物,Masson 三色显示内皮下嗜复红蛋白沉积。由于

系膜增生和插入,压迫和挤压肾小球毛细血管腔;同时,内皮细胞增生和炎症细胞渗出也堵塞毛细血管腔,导致肾小球毛细血管腔严重狭窄或闭塞。病变后期,渗出性炎症细胞消失,系膜区增生的细胞逐渐被系膜基质取代,呈系膜结节状硬化。部分病例可见增厚的毛细血管壁上皮侧形成类似膜性肾病的钉突样增生,见于Ⅲ型 MPGN。约 10% 病例可见新月体形成,可以为局灶的小新月体,也可出现累及 50% 以上肾小球的大新月体形成,是 MPGN 预后不良的病理指标。

肾小管间质病变随着肾小球病变的轻重,出现不同程度的肾小管萎缩、肾间质淋巴单核细胞浸润伴纤维化。大量蛋白尿时可见近端小管上皮细胞内蛋白质吸收滴,肾间质泡沫细胞浸润。病变后期可见小动脉壁增厚,内膜纤维化。

免疫荧光:以 IgG、IgM 和 C3 沿毛细血管壁颗粒样、花瓣样沉积为主,伴系膜区沉积,可有少量 IgA、C4 和 C1q 的沉积。

电镜:根据电镜下电子致密物沉积的部位不同,分为Ⅰ型和Ⅲ型。Ⅰ型 MPGN 可见内皮下条带状电子致密物沉积,系膜区也可见少量电子致密物沉积。肾小球系膜细胞和基质增生,沿毛细血管壁内皮下插入形成新生的基底膜结构,与原有的基底膜之间以沉积的电子致密物相隔,毛细血管壁基底膜呈复层化,上皮足突大部分融合。Ⅲ型 MPGN 又分为"Burkholder"和"Strife and Anders"两个亚型。Burkholder 亚型兼具Ⅰ型 MPGN 和膜性肾病的病变特点,肾小球基底膜增厚伴双轨征和钉突形成,电镜下除可见内皮下和系膜区电子致密物沉积外,还可见上皮下电子致密物。"Strife and Anders"亚型表现为肾小球基底膜不规则增厚伴链环状改变,电镜下可见内皮下、系膜区和肾小球基底膜内电子致密物沉积,基底膜呈分层状和虫蚀样改变。

三、诊断与鉴别诊断

MPGN 的诊断依赖于肾活检病理检查。虽然临床表现有一些提示作用,如发生于儿童及青少年的肾病综合征合并肾炎综合征,血补体下降;或初期表现类似急性感染后肾小球肾炎,但迁延不愈,最终确诊需要进行肾穿刺活检病理检查证实。光镜表现为 MPGN 的病理特点,免疫荧光检查可见免

疫球蛋白和补体沿毛细血管壁伴系膜区沉积,再结合电镜超微结构特点,区分为Ⅰ型和Ⅲ型MPGN。

鉴别诊断:

(1)继发性MPGN:多种病因或系统性疾病可导致继发性MPGN。病理上诊断MPGN后,需要进一步完善有关检查,积极寻找导致MPGN的各种可能病因,见第二节。

(2)MPGN型C3肾小球病:光镜具有MPGN的特点,但免疫荧光以C3沉积为主,无或微量免疫球蛋白和C1q的沉积,提示为C3肾小球病,包括DDD和C3肾小球肾炎。

(3)急性感染后肾小球肾炎:表现为急性肾炎综合征,可有补体C3一过性降低。肾活检病理显示为毛细血管内增生性肾小球肾炎,电镜下可见上皮下驼峰状电子致密物沉积。MPGN急性期可见显著的渗出性病变,表现内皮细胞增生伴中性粒细胞及单核巨噬细胞浸润,易与毛细血管内增生性肾小球肾炎混淆,通过电镜检查可有助于鉴别。后者以内皮下大量电子致密物沉积伴有系膜的增生和插入为特征。

(4)系膜结节状硬化性肾小球病:MPGN病变后期,细胞增生消退,代之以系膜基质增生,形成结节状硬化病变。需要与病理形态上以系膜结节状硬化病变为特点的一组疾病相鉴别,包括糖尿病肾小球硬化症、轻链沉积病、纤连蛋白(fibronectin)肾小球病等,结合其各自的临床特点和免疫病理检查可以与之鉴别。

四、发病机制——基于病理生理机制的临床和病理表型的诠释

循环免疫复合物沉积,补体经典途径持续激活,是导致MPGN的主要发病机制。MPGN患者血清可检测到循环免疫复合物(circulating immune complexes, CICs),肾组织有多种免疫球蛋白(IgG、IgM、IgA)和补体(C3、C4、C1q)的沉积。CICs沉积于肾脏局部,可激活补体经典途径,形成经典途径的C3转化酶(C4b2b),裂解C3为C3a和C3b,进一步形成C5转化酶(C4b2b3b),依次激活下游的补体成分C6~C9,形成膜攻击复合物C5b-9(membrane attack complex, MAC)。补体成分的消耗,导致血C3和C4水平降低,形成低补体血症。补体的各种代谢成分具有炎症介质作用,如

C3a和C5a为过敏毒素,能趋化中性粒细胞和单核巨噬细胞,释放活性氧(reactive oxygen species, ROS)和蛋白水解酶等,促进炎症反应。MAC在细胞膜上可导致细胞溶解性破坏,并可活化局部细胞变为炎症效应细胞,释放各种炎症介质,包括黏附分子(ICAM-1, E-selectin)、促进趋化因子(IL-8, MCP-1)和生长因子(PDGF, FGF)等。疾病早期为损伤期,可见肾小球内皮下免疫复合物沉积和补体成分沉积导致的组织损伤;随后为增生期,可见肾小球毛细血管腔内中性粒细胞和单核巨噬细胞的渗出,细胞因子和蛋白酶释放,导致毛细血管壁破坏,产生血尿和蛋白尿,同时,系膜细胞和基质增生,并向内皮下插入,形成增生期改变;后期为修复期,可见系膜细胞和基质进一步增生,以基质增生为著,新生的基底膜样结构包绕内皮下的免疫复合物以及补体成分、细胞碎片等,形成双轨征。当抗原血症持续存在时,会出现病情反复发作并不断加重,免疫复合物继续沉积,将导致类似的损伤期-增生期-修复期的病理生理过程循环发生,最终导致肾小球毛细血管壁的持续增厚,形成多轨征。

此外,部分MPGN患者检测到血清C3肾炎因子(C3Nef)阳性,说明C3转化酶的自身抗体可导致补体的异常活化。补体系统调节因子(H因子、I因子等)的先天性基因突变或多态性导致的补体先天性缺陷,使其对各种病原菌的感染易感性增加,或对沉积的免疫复合物的清除能力降低,也参与MPGN的发病机制。

五、治疗及预后——效果不佳,尚需漫长的探索

成人原发性MPGN的治疗,尚无有效疗法,缺乏循证医学的证据,多从儿科治疗经验中借鉴,而且成人的疗效较儿童差。一般采用延缓肾脏病进展的RAS阻断剂和免疫抑制治疗。

使用RAS阻断剂减少尿蛋白、控制血压可能改善预后;尿蛋白<3.5g/d、血肌酐或eGFR正常、血压正常者建议先单用RAS阻断剂。

由于患者多为儿童、病例数少、随访时间短、缺乏大规模RCT、混杂多种MPGN等因素,免疫抑制剂在传统的成人原发性MPGN中的研究很难客观评价。2012年新公布的KDIGO指南建

议："8.2.1：对于成人或儿童的原发性 MPGN，如出现肾病综合征或进展性肾功能下降时，可给予口服环磷酰胺或 MMF 联合隔日或每日口服低剂量糖皮质激素治疗，总疗程不超过 6 个月（2D）"。

MPGN 是原发性肾小球肾炎中进展快速的病理类型之一，总体预后较差。影响预后的因素包括以下几方面：①临床表现。出现肾功能减退、高血压、肉眼血尿或肾病综合征持续不缓解者。②病理方面。出现一定比例的新月体（>20%）、重度系膜增生、肾小球硬化及肾间质病变重者。③年龄因素。成人较儿童的治疗效果差，进展快，年龄 >50 岁者，预后差。西方国家报道，成人 MPGN 的 10 年肾脏存活率为 50%，而儿童可达到 83%。国内中国人民解放军东部战区总医院的报道，成人原发性 MPGN 的 5 年和 10 年的肾脏存活率分别为 80% 和 60%。

第二节　继发性膜增生性肾小球肾炎——溯本求源，病因繁杂

多种病因和系统性疾病可导致 MPGN，称为继发性 MPGN，见于慢性感染、自身免疫性疾病、异常球蛋白血症等。继发性 MPGN 的常见病因见表 1-6-1。本节重点介绍导致继发性 MPGN 的常见疾病的临床病理特征及其发病机制。

表 1-6-1　继发性膜增生性肾小球肾炎的病因

1. 有免疫复合物沉积
　（1）慢性感染：
　　　丙型肝炎病毒、乙型肝炎病毒、EB 病毒、艾滋病病毒
　　　支原体、疟疾、血吸虫、蜱
　　　感染性心内膜炎、脑室心房分流感染、内脏囊肿
　（2）自身免疫性疾病：系统性红斑狼疮、类风湿关节炎、干燥综合征
　（3）异常蛋白血症：冷球蛋白血症（Ⅰ型和Ⅱ型）、轻链或重链沉积病、华氏巨球蛋白血症、纤维样或免疫触须样肾小球病
2. 无免疫复合物沉积
　（1）慢性肝病：肝硬化、α1- 抗胰蛋白酶缺乏
　（2）血栓性微血管病：溶血性尿毒症综合征、血栓性血小板减少性紫癜、抗磷脂综合征、放射性肾炎、镰状红细胞贫血、移植性肾小球病、系统性硬化症

一、丙型肝炎病毒（HCV）感染相关性MPGN——慢性感染最常见的肇事者

HCV 感染是导致继发性 MPGN 最常见的病因，可通过免疫复合物介导或混合性冷球蛋白血症（Ⅱ型和Ⅲ型）而导致 MPGN。

临床上有 HCV 慢性感染史，肾小球肾炎多在 HCV 感染 10 年以上发病，60% 以上的患者表现肝功能异常，20% 患者符合慢性丙型肝炎或肝硬化的诊断。血清 HCV 抗体和 / 或 HCV RNA 阳性。其中，三分之二的病例可检测到冷球蛋白阳性，类风湿因子阳性；血清 C3 和 C4 降低。常见的肾脏症状是蛋白尿伴轻度肾功能不全，70% 病例表现肾病水平的蛋白质尿，部分合并血尿。

肾脏病理最常见的病理类型是Ⅰ型 MPGN，其次为Ⅲ型 MPGN（"Burkholder"亚型）。若合并冷球蛋白血症时，除表现 MPGN 的病理特征外，还具备以下特点：肾小球毛细血管内皮细胞增生明显，伴有单核细胞和中性粒细胞浸润，内皮下和毛细血管腔内可见大量免疫复合物沉积，形成白金耳和微血栓；电镜可见电子致密物内有微管样、指纹样等有形结构，提示为冷球蛋白形成的结晶。

发病机制：HCV 感染可形成 HCV 抗原血症，并与相应抗体结合，形成抗原抗体复合物沉积于肾小球，导致免疫复合物介导的肾小球肾炎。另一方面，HCV 感染可形成混合型冷球蛋白血症性肾小球肾炎。HCV 通过其包膜蛋白 E2 与 B 细胞膜上的受体 CD81 结合后，降低了 B 细胞的活化阈值，刺激多克隆的 B 细胞活化，产生了针对 IgG 的多克隆 IgM 抗体，首先形成Ⅲ型冷球蛋白血症；进一步多克隆 B 细胞在病毒刺激后过度活化，发生了染色体易位和免疫球蛋白基因重排，转化为单克隆 B 细胞的异常增生，产生单克隆 IgM-RF，即形成Ⅱ型冷球蛋白血症，导致冷球蛋白血症性肾小球肾炎。

治疗及预后：目前建议根据 HCV 基因型、病毒载量、药物相互作用（激素或免疫抑制剂等）、肾小球滤过率（GFR）、肝纤维化分期、肾和肝移植候选人以及合并症等临床情况，选择特异性治疗方案。推荐使用无干扰素治疗方案，即直接抗病毒药物（direct antiviral agents，DAA）治疗，该类

药物具有不良反应少、安全性好、疗程短、疗效佳等特点。

二、冷球蛋白血症相关性 MPGN——易于形成结晶的特殊免疫球蛋白继发

又称为冷球蛋白血症性肾小球肾炎（cryoglobulinemic glomerulonephritis），MPGN 是其最常见的病理类型，是由于冷球蛋白沉积于肾小球所导致的炎症及增生性病变而形成。冷球蛋白是指血液中一种在低温（4℃）发生凝集沉淀而温度回升至 37℃时溶解的一种免疫球蛋白。冷球蛋白血症根据血中冷球蛋白的成分不同分为三型：Ⅰ 型含一种单克隆免疫球蛋白，多为 IgGκ 或 IgMκ；Ⅱ 型含一种单克隆免疫球蛋白（多为 IgMκ）和多克隆球蛋白（通常为 IgG）；Ⅲ 型由多克隆免疫球蛋白组成，多为 IgG 和 IgM。Ⅱ 型和 Ⅲ 型属于混合性冷球蛋白血症。三型冷球蛋白血症的特点及其常见疾病见表 1-6-2。

表 1-6-2　冷球蛋白血症的分型及其常见疾病

类型	冷球蛋白成分	常见疾病
Ⅰ	单克隆免疫球蛋白，多为 IgG 和 IgM，也可见 IgA，轻链类型以 κ 多见	多发性骨髓瘤，B 细胞性淋巴瘤，华氏巨球蛋白血症
Ⅱ	单克隆免疫球蛋白（多为 IgMκ）和多克隆免疫球蛋白（多为 IgG），其中 IgM 具有类风湿因子活性	常见于 HCV 慢性感染和其他感染包括 HBV、EBV 和细菌性心内膜炎等，也可见于副蛋白血症和自身免疫性疾病
Ⅲ	多克隆免疫球蛋白，多为 IgG 和 IgM，具有类风湿因子活性	多见于自身免疫性疾病（包括 SLE、干燥综合征、类风湿关节炎）和慢性感染

临表现多为隐匿起病，肾脏症状表现为血尿、蛋白尿、高血压伴肾功能不全，约 20% 患者表现为肾病综合征，90% 患者有低补体血症，以血 C4 降低常见，也可见血 C3 减低。全身表现类似系统性血管炎的特点，表现为乏力、不适、皮肤紫癜、雷诺现象、关节痛和关节炎、腹痛、周围神经病、肢体远端溃疡等。

实验室检查血清冷球蛋白阳性，进一步分析冷球蛋白的成分，进行免疫分型。Ⅰ 型的血免疫固定电泳，可见单克隆免疫球蛋白区带（M 带），Ⅱ 型和 Ⅲ 型的类风湿因子常为阳性，其中 Ⅱ 型以 IgMκ 为主。

肾脏病理：光镜表现为 MPGN 的病理特征，此外，冷球蛋白血症相关性 MPGN，常表现明显的炎症渗出性改变，可见较多的单核细胞伴中性粒细胞浸润；其次，肾小球内皮下可见 PAS 阳性的沉积物，并可突入毛细血管腔内，形成类似于白金耳和微血栓的结构。少见新月体形成。约 1/3 病例可见合并血管炎，以小动脉受累为主，表现为动脉内膜炎，血管内膜下或血管腔内可见冷球蛋白沉积或栓子，少见透壁性坏死性血管炎。免疫荧光检查肾小球内沉积的免疫球蛋白种类，与血清中冷球蛋白的成分一致。Ⅰ 型冷球蛋白血症可见肾小球内单种免疫球蛋白和轻链沉积伴补体 C3 和 C1q 沉积，以 IgG-κ 常见；华氏巨球蛋白血症可见单克隆 IgMκ 沉积。Ⅱ 型和 Ⅲ 型可见多克隆免疫球蛋白伴补体 C3 和 C1q 沉积，以 IgG 和 IgM 常见，其中，Ⅱ 型冷球蛋白血症可见 IgMκ 强阳性沉积，提示冷球蛋白含单克隆 IgMκ。电镜检查可见肾小球毛细血管腔内浸润的单核细胞具有丰富的溶酶体；内皮下和系膜区可见电子致密物沉积，也可见于上皮下或毛细血管腔内。沉积的电子致密物呈颗粒样基质或形成有形结构（substructure），尤其是 Ⅰ 型和 Ⅱ 型冷球蛋白血症含有单克隆免疫球蛋白的成分时，易于形成结晶，形态多种多样，如纤维状、微管状、晶格样和指纹状等，以直径 20~35nm 的微管结构最常见。由此可见电镜检查对于冷球蛋白血症性肾小球肾炎的诊断具有重要价值。

治疗和预后：包括针对原发病的治疗、冷球蛋白血症的治疗和对症治疗。Ⅰ 型冷球蛋白血症应针对其原发病，治疗骨髓瘤和淋巴瘤为主；Ⅱ 型和 Ⅲ 型冷球蛋白血症患者病程中，部分病例可发生自发的部分或完全缓解；但多数患者的肾脏

和全身表现反复发作或加重,与血中冷球蛋白水平的波动有关。针对冷球蛋白血症的治疗,多采用糖皮质激素联合细胞毒药物(环磷酰胺或苯丁酸氮芥),可取得良好的疗效;对于严重肾脏病、发生指(趾)端坏疽或重要脏器受累者,也可用血浆置换疗法以清除冷球蛋白。终末期肾衰患者,可采用透析和肾移植,但移植肾可再次复发冷球蛋白血症性肾小球肾炎。

第三节 C3 肾小球病—— 早已存在,新近才被认识

一、定义和命名——拨开迷雾,识得真颜

C3 肾小球病(C3 glomerulopathy)于 2010 年独立命名,指肾组织内孤立的 C3 沉积,无免疫球蛋白和 C1q 沉积的一类疾病。最早对该病的认识,始于 1974 年 Verroust 等,描述了一组肾小球肾炎患者,免疫荧光检查只有 C3 沉积,免疫球蛋白和 C1q 阴性,当时并未将这种疾病独立出来。其后相继有学者报道了表现为系膜增生、内皮增生的肾小球肾炎病例,其免疫荧光仅见 C3 沉积而免疫球蛋白为阴性,先后以不同的名称进行了报道,如"系膜区孤立 C3 沉积""C3 沉积性系膜增生性肾小球肾炎""伴孤立 C3 沉积的原发性肾小球肾炎""C3 沉积性肾小球病""C3 肾小球肾炎"等。此外,部分 MPGN 病例也表现孤立的 C3 沉积,包括 Ⅱ 型 MPGN(DDD)和部分 Ⅰ 型 MPGN,并以"Ⅰ 型 MPGN 伴孤立的内皮下 C3 沉积"的名称报道。直到 2010 年由 Fakhouri 等将其独立出来,正式命名为 C3 肾小球病,2013 年对 C3 肾小球病的诊断提出了新的共识,主张将其诊断标准修改为肾小球内 C3 沉积为主,可伴有微量的其他免疫球蛋白的沉积;C3 阳性强度≥2+其他沉积的免疫成分(免疫荧光的半定量评分等级为 0,1+,2+,3+)。目前证实 C3 肾小球病主要与补体旁路途径的调节失衡导致补体异常活化有关。

根据电镜超微结构特征的不同,将 C3 肾小球病分为 C3 肾小球肾炎和致密物沉积病(DDD)两大类。电镜观察可见肾小球基底膜(GBM)致密层高密度、均匀的飘带样或腊肠样电子致密物沉积,诊断为 DDD;不具有上述电子致密物的沉积特点,以肾小球内皮下和系膜区电子致密物沉积为表现,符合 C3 肾小球肾炎。两种疾病的临床病理特点及其发病机制具有相似性,但也具有各自的不同点。

二、发病机制——突破性进展,带来认识的里程碑式飞跃

(一)补体系统的激活途径及其调节

补体系统是人体天然的免疫系统,包括 30 多种蛋白,一部分存在于循环的血液或体液中,另一部分位于细胞膜上。正常生理状态下,补体系统激活,可以通过裂解靶细胞和促进吞噬作用等,清除病原微生物或凋亡、坏死的细胞;同时,其活化过程产生的活性片段具有过敏毒素、趋化因子等炎症作用,因此,补体的过度激活会导致组织损伤。补体系统的活化通常有三条途径,分别为经典途径(classical pathway,CP)、甘露糖结合凝集素途径(mannan-binding lectin pathway,MBL)和旁路途径(alternative pathway,AP)。经典途径的激活需要抗体介导,主要参与特异性免疫应答;MBL 途径和旁路途径的激活,不需要抗体参与在,感染早期即可激活,参与非特异性免疫应答(图 1-6-1)。

补体旁路途径为自主活化,正常时 C3 持续低水平地水解为 C3(H_2O),再与 B 因子结合后在 D 因子作用下生成起始阶段的补体旁路 C3 转化酶(C3(H_2O)Bb),降解 C3 为 C3a 和 C3b,C3b 再与 B 因子结合、并在 D 因子作用下生成旁路途径的 C3 转化酶(C3bBb),C3bBb 再降解更多的 C3 生成 C3a 和 C3b,由此进入一个正反馈,C3bBb 再与 C3b 结合形成 C5 转化酶(C3bBbC3b),C5 转化酶降解 C5 生成 C5a 和 C5b,C5b 作用于后续的其他补体成分 C6~C9,最终形成补体活化终末产物即膜攻击复合物(membrane attack complex,MAC),导致细胞膜损伤和靶细胞裂解。

补体旁路途径的活化需要一个精致复杂的调节系统以保持其处于平衡状态。由于补体旁路途径活化存在正反馈,因此,体内相应有一系列液相或固相的补体调节蛋白,在各个水平抑制

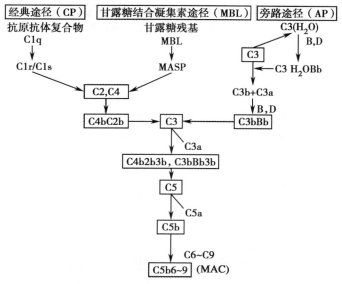

图 1-6-1　补体系统激活的三条途径

补体旁路途径的激活,补体旁路途径的调节蛋白包括 H 因子(factor H)、I 因子(factor I)和膜辅助蛋白(MCP)等。H 因子通过与 B 因子竞争性结合 C3b,抑制旁路 C3 转化酶形成;同时,加速 C3 转化酶降解;还作为 I 因子的辅助因子,降解 C3b 生成 iC3b 和 C3f。膜辅助蛋白(MCP/CD46)分布于细胞表面,作为 I 因子的辅助因子降解 C3b 和 C4b。I 因子是一种丝氨酸蛋白酶,在 H 因子、MCP 和 CR1 的辅助下降解 C3b 成为 iC3b 和 C3dg(图 1-6-2)。若抑制补体旁路激活的调节蛋白,由于先天性基因突变或后天获得性自身抗体等导致其功能异常,导致补体旁路途径调节的平衡失调,补体旁路过度激活,产生的补体代谢片段和补体终末活化产物 MAC,沉积于肾小球,导致肾组织损伤。

(二)补体旁路途径异常活化与 C3 肾小球病

C3 肾小球病的发病机制与补体旁路途径的异常活化以及补体代谢产物在肾小球的沉积有关。目前已经在 C3 肾小球肾炎和 DDD 的病例检测到补体调节蛋白的遗传性异常和自身抗体的存在,并通过动物实验进一步得到验证。

1. 遗传学变异　在家族性 C3 肾小球病家系中,最常见的基因突变是 H 因子的纯合突变,发生于 N 末端 SCR2、SCR4、SCR7 或 SCR16 的无义突变导致氨基酸替换,影响了 H 因子的二级结构及其分泌,血 H 因子水平降低或功能缺陷,对 C3 转化酶的抑制功能发生异常,持续激活补体旁路途径。对于散发的 C3 肾小球病的个例和较大宗非家族性 C3 肾小球病的病例研究显示,基因突

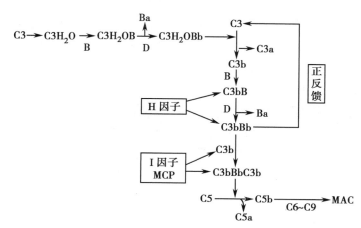

图 1-6-2　补体旁路途径的调节

变的阳性检出率仅为18%，包括H因子、I因子和MCP的纯合或杂合突变；同时，这些杂合突变也见于不典型溶血性尿毒综合征的病例，提示两类疾病在发病机制上具有相似之处。此外，在家族性DDD患者检测到C3基因的突变，形成循环中突变型C3和C3转换酶（$C3_{\triangle 923DG}$），其不能被H因子结合和抑制，导致液相的补体旁路的过度激活。与正常健康对照组相比，对DDD病例队列的基因筛查，发现H因子、B因子和C3的基因多态性也是DDD患病的高风险因素，特别是携带H因子p.Try402His（Y402H）多态性，具有DDD和老年黄斑变性的遗传易感性。在塞浦路斯的多个家系中，发现H因子相关蛋白5（complement factor H-related protein 5，CFHR5）基因的杂合突变，基因拷贝数显示为N末端起始的两个SCR出现重复序列，导致其对H因子的调节功能异常，形成常染色体显性的家族性C3肾小球肾炎，又称为CFHR5相关肾病。

2. **自身抗体**　C3肾炎因子（C3 nephritic factor，C3Nef）是一种IgG型针对C3转化酶（C3bBb）的自身抗体，与C3转化酶结合后，延长其半衰期，具有稳定C3转化酶、拮抗H因子的作用，导致C3转化酶持续激活，C3被大量降解，致使血C3水平显著降低，补体旁路途径过度激活。尤其是DDD病例，其C3Nef阳性率高达80%，常导致持续性血C3降低。但是，C3Nef在I型MPGN病例、少数狼疮肾炎和非肾脏病的病例也可阳性，因此，其在DDD发病机制的作用并不具有特异性。此外，部分病例也可检测到H因子、I因子、B因子和C3b的自身抗体。其中H因子的自身抗体在C3肾小球病和不典型溶血性尿毒综合征的患者均可阳性，但是H因子抗体在两种疾病所结合的抗原结构域存在不同，前者主要与H因子的N末端结构域结合，抑制了H因子的补体调节功能；后者主要与H因子的C末端结构域结合，阻断了对内皮细胞的保护作用，并伴有CFHR1蛋白的部分缺失。B因子的自身抗体与其结合后，也可稳定C3转化酶，从而导致补体系统过度激活。

对于中老年人（≥50岁）的C3肾小球病，65%~70%的病例伴有单克隆免疫球蛋白血症，推测两者具有致病性关联。并有研究证实循环的

单克隆λ轻链以二聚体形式存在，其可作为H因子的一种微小自身抗体，抑制H因子的功能，导致补体旁路途径的调节失控与过度激活，形成C3肾小球病。提示造血系统和淋巴组织的B克隆增殖性疾病继发单克隆免疫球蛋白病是导致C3肾小球病的病因之一。

3. **动物模型**　H因子先天性缺乏的Norwegian Yoykshire猪以及H因子基因敲除（Cfh-/-）小鼠，均出现蛋白尿和血C3严重下降，病理具有MPGN特征，免疫荧光仅见C3沉积，无免疫球蛋白，电镜可见早期内皮下及后期基底膜内的电子致密物沉积，是接近人类致密物沉积病DDD的动物模型。给H因子基因敲除的小鼠喂养H因子，血C3水平可恢复至正常，肾小球基底膜内沉积的C3出现溶解。H因子和B因子同时敲除的小鼠（Cfh-/-Cfb-/-）则不出现C3肾小球病，是由于B因子缺乏，不能形成C3转化酶和旁路途径的过度激活。而I因子基因敲除（Cfi-/-）的小鼠、以及H因子和I因子基因同时敲除（Cfh-/-，Cfh-/-）的小鼠，则均表现为系膜增生和系膜区C3沉积，GBM无C3的沉积，形成系膜增生性C3肾小球肾炎的模型。这是由于I因子可将C3b裂解为iC3b，而iC3b的产生是C3片段沉积于GBM的必要条件。上述动物实验证实，补体旁路途径的不同调节蛋白的变异，参与C3肾小球病的发病机制，并可导致不同类型的C3肾小球病。

三、临床表现——多种多样，低补体C3血症是重要特点

可发生于任何年龄，以儿童和青少年更为常见，中老年人可伴发副蛋白血症，男女之间发病率无差异。但美国DDD的数据库显示，女性比例略高于男性（男：女为2：3）。部分病例可有上呼吸道感染史。临床表现为急性肾炎综合征（16%~38%）、单纯肉眼血尿（21%~36%）、肾病综合征（12%~55%）、镜下血尿伴非肾病水平蛋白尿（15%）、单纯蛋白尿（15%~41%），少数病例出现无菌性白细胞尿等。可伴有高血压和不同程度的肾功能不全。接近半数（40%~50%）患者血C3降低，血C4水平多正常，以DDD表现严重的持续性低C3血症尤为突出。血C3肾

炎因子（C3Nef）在 C3 肾小球肾炎的阳性率为 45%~50%，而在 DDD 可达 80%。血清 HBV、HCV、ANA、ANCA 等自身抗体均为阴性。

DDD 患者可有肾外表现，包括眼部脉络膜疣、获得性部分脂肪营养不良和 1 型糖尿病等。由于补体成分在视网膜色素上皮细胞和玻璃膜［又称布鲁赫膜（Bruch's membrane）］之间沉积形成疣状物，可导致老年性黄斑变性。约 5%DDD 患者也可合并获得性部分脂肪营养不良（acquired partial lipodystrophy，APL），表现自面部到上半部躯体的皮下脂肪萎缩，可先于肾脏病数年出现，与补体旁路活化介导的脂肪组织损伤相关。

四、病理特点——诊断的"金标准"，分型依赖于电镜检查

肾脏病理的常见类型为 MPGN（40%~50%），其次为系膜增生性肾小球肾炎和毛细血管内增生性肾小球肾炎，也可表现为轻微病变、局灶增生坏死性肾小球肾炎、新月体性肾小球肾炎、局灶硬化性肾小球病等。免疫荧光具有重要诊断价值，C3 强阳性（≥2+，较沉积的其他免疫成分）沿肾小球系膜区及毛细血管壁颗粒样、花瓣样或条带样分布，DDD 病例可见鲍曼氏囊壁和肾小管基底膜的节段性沉积，免疫球蛋白和轻链均为阴性或微弱阳性。通过激光微切割技术（laser microdissection）和质谱（mass spectrometry）分析显示，肾小球的沉积物含有补体旁路途径和终末补体成分，以 C3 和 C9 的含量最丰富，其次为 C5、C6、C7、C8 和 CFHR-1、CFHR-5，无免疫球蛋白和补体经典途径的代谢成分 C1、C2 和 C4，这与 DDD 病例的分析结果一致。

电镜下 C3 肾小球肾炎可见肾小球内皮下、系膜区的电子致密物沉积，个别病例可伴有上皮下驼峰样电子致密物和节段性基底膜内电子致密物沉积。DDD 的超微结构特征为肾小球基底膜致密层均匀的高密度电子致密物沉积，可呈间断性沉积，似缎带样或香肠状改变，类似沉积物也可见于鲍曼氏囊壁和肾小管基底膜。

五、诊断与鉴别诊断

C3 肾小球病的临床表现具有多样性，可表现为急性肾炎综合征、血尿、蛋白尿或肾病综合征等，伴或不伴肾功能不全和高血压；其中血补体 C3 下降而 C4 正常，临床除外其他继发性疾病后常提示本病。但血 C3 正常，并不能排除 C3 肾小球病。其诊断依赖于肾活检病理，其中免疫荧光检查是诊断本病的主要依据。可见 C3 沉积为主，分布于系膜区及毛细血管壁，无或微量免疫球蛋白及其他成分的沉积。进一步结合电镜检查特点，分为 DDD 和 C3 肾小球肾炎。

有可能的话，应进一步做病因学检查，寻找补体旁路调节蛋白的异常，包括检查血清补体各成分（C3、C4、CH50）的水平、补体旁路调节蛋白（H 因子、I 因子、B 因子）的水平、血浆 C3Nef、H 因子及 B 因子的自身抗体等。先天遗传性因素的异常筛查，应进行 H 因子及 H 因子相关蛋白（CFHR1~5）的基因突变和基因拷贝数的检查，其他还包括 I 因子、B 因子、C3、CD46 等基因突变及多态性检查，明确其病因及发病机制，以利于采取有效地治疗措施。对于中老年人，应注意进行蛋白电泳及免疫固定电泳等检查，除外与单克隆免疫球蛋白血症相关。

鉴别诊断：

（1）膜增生性肾小球肾炎：免疫复合物介导 MPGN 常继发于慢性感染、自身免疫性疾病等，临床常表现肾病综合征，伴肾炎综合征及低补体血症，血补体 C3 和 C4 均下降，免疫荧光可见免疫球蛋白和补体 C3、C4、C1q 等沉积，其发病机制与补体经典途径激活有关。依据免疫荧光检查可做出鉴别。另有部分 MPGN 伴单克隆免疫球蛋白沉积的病例，以 IgG 沉积常见，其抗原结合位点易于被掩盖，常规免疫荧光检查仅表现 C3 沉积为主，无或少量免疫球蛋白沉积，需要结合 IgG 亚型染色、轻链染色以及进行石蜡切片酶消化后免疫组化检查，除外了 IgG 沉积，方能诊断 C3 肾小球病。

（2）链球菌感染后毛细血管增生性肾小球肾炎：部分 C3 肾小球肾炎的病理表现为毛细血管内增生性肾小球肾炎，电镜下也可见上皮下驼峰状电子致密物沉积，与感染后肾小球肾炎难以区分。后者可伴有 IgG 阳性，病史表现为自限性，6~8 周后血补体 C3 水平恢复至正常水平，临床症状缓解。若表现持续性低补体 C3 血症，血尿、蛋

白尿无缓解,病情进行性加重,要考虑到 C3 肾小球肾炎的可能。

六、治疗与预后——困难重重,不容乐观,新药层出,曙光在望

C3 肾小球肾炎属于少见病。而且由于 C3 肾小球病的独立命名时间较短,临床上尚缺乏大宗病例的治疗经验。治疗上包括一般性治疗和针对性治疗,一般性治疗包括控制血压、RAS 阻断剂减少尿蛋白和控制脂代谢紊乱。针对性治疗从补体旁路调节异常出发,包括以下几方面:

1. **血浆疗法**　包括血浆置换和输注新鲜血浆,适用于 H 因子基因突变、H 因子自身抗体、C3Nef、副蛋白血症等。通过置换出各种致病因子以及通过新鲜冰冻血浆补充缺乏的 H 因子等辅助因子。H 因子基因突变引起的 C3 肾小球肾炎和 DDD,理论上应终身血浆治疗;目前已能重组 H 因子,但尚未在人类使用。

2. **抗 C5 单抗(Eculizumab)**　此抗体可与 C5 结合后抑制 C5 分解为 C5a 和 C5b,从而可以阻断 C5a 和 MAC 的形成,即阻断终末补体活化产物的形成,减轻炎症反应,美国 FDA 和欧洲已批准 Eculizumab 用于治疗阵发性睡眠性血红蛋白尿和非典型溶血尿毒综合征。有报道 Eculizumab 对部分 C3 肾小球肾炎和 DDD 患者治疗有效。有限的经验是:起病时间短、肾活检有活动性病变(如新月体、毛细血管内增生)、肾小球和肾间质慢性病变轻、近期有血肌酐和/或尿蛋白上升、循环 C5b-9 升高者效果较好,有待于今后进一步研究证实。

3. **免疫抑制剂**　包括糖皮质激素、环磷酰胺、环孢素等药物可选用。针对自身抗体(如 C3Nef)阳性患者,对于活动期的 C3 肾小球病可能有抑制炎症作用。少数病例治疗后有良性反应的报道。但关于病例的入选以及免疫抑制药物的选择,目前尚缺乏统一的定论。

4. **其他治疗**　CD20 单抗(rituximab)有报道个例 DDD 病例治疗后有效;副蛋白血症患者还可能采用化疗和/或干细胞移植。已有报道伴有单克隆丙种球蛋白病的 C3 肾小球病,给予化疗的缓解率高于常规免疫抑制治疗。

总之,由于缺乏有效的治疗,C3 肾小球病的长期预后普遍较差,其中 C3 肾小球肾炎较 DDD 相对较好。多数 C3 肾小球肾炎的患者病情缓慢进展,10 年进展至 ESRD 的病例占 36.5%;而 DDD 病例则达到 50%~70%。C3 肾小球病肾移植后 50%~100% 复发,最早在移植后 1~2.5 年内复发,C3 肾小球肾炎的复发率低于 DDD(80%~100% 复发)。其总体预后与病理类型有关,MPGN 型较非 MPGN 型 C3 肾小球病临床病情重,进展更快。

（王素霞）

参 考 文 献

1. Sethi S, Nester CM, Smith RJ. Membranoproliferative glomerulonephritis and C3 glomerulopathy: resolving the confusion. Kidney Int, 2012, 81(5): 434-441.

2. Alchi B, Jayne D. Membranoproliferative glomerulonephritis. PediatrNephrol, 2010, 25(8): 1409-1418.

3. Sethi S, Fervenza FC. Membranoproliferative glomerulonephritis——A new look at an old entity. N Engl J Med, 2012, 366(12): 1119-1131.

4. Fakhouri F, Frémeaux-Bacchi V, Noël LH, et al. C3 glomerulopathy: a new classification. Nat Rev Nephrol, 2010, 6(8): 494-499.

5. Li LS, Liu ZH. Epidemiology data of renal disease from a single unit in China: analysis based on 13519 renal biopsies. Kidney Int, 2004, 66: 920-923.

6. Zhou FD, Zhao MH, Wan ZZ, et al. The changing spectrum of primary glomerular diseases within the last 15 years: A survey of 3331 patients in a single Chinese centre. Nephrol Dial Transplant, 2009, 24: 870-876.

7. Zhou XJ, Silva FG. Membranoproliferative glomerulonephritis. //Heptinstall's pathology of the kidney. 6th ed. Jennette JC, Olsen JL, Schwartz MM, et al. Philadelphis: Lippincott Williams &Willkins. 2007: 253-319.

8. Cansick JC, Lennon R, Cummins CL, et al. Prognosis, treatment and outcome of children mesangiocapillary (membranoproliferative) glomerulonephritis. Nephrol Dial Transplant, 2004, 19: 2769-2777.

9. Kamar N, Rostaing L, Alric L. Treatment of hepatitis C virus-related glomerulonephritis. Kidney Int, 2006, 69: 436-439.

10. 王素霞, 邹万忠, 王海燕. 透射电镜检查在冷球蛋白血症肾损害诊断中的作用. 中华肾脏病杂志, 2005, 21: 328-332.

11. Dillon JJ, Hladunewich M, Haley WE, et al. Rituximab therapy for Type I membranoproliferative glomerulonephritis. Clin Nephrol, 2012, 77 (4): 290-295.

12. Servais A, Frémeaux-Bacchi V, Lequintrec M, et al. Primary glomerulonephritis with isolated C3 deposits: a new entity which shares common genetic risk factors with hemolytic uremic syndrome. J Med Genet, 2007, 44: 193-199.

13. Pickerina MC, D'Agati VD, Nester CM, et al. C3 glomerulopathy: consensus report. Kidney Int, 2013, 84: 1079-1089.

14. Fang CJ, Frémeaux-Bacchi V, Liszewski MK, et al. Membrane cofactor protein mutations in atypical hemolytic uremic syndrome (aHUS), fatal Stx-HUS, C3 glomerulonephrits, and the HELLP syndrome. Blood, 2008, 111: 624-632.

15. Habbig S, Mihatsch MJ, Heinen S, et al. C3 deposition glomerulopathy due to a functional factor H defect. Kidney Int, 2009, 75: 1230-1234.

16. Dragon-Durey MA, Frémeaux-Bacchi V, Loirat C, et al. Heterozygous and homozagous factor H deficiencies associated with hemolytic uremic syndrome or membranoproliferative glomerulonephritis report and genetic analysis of 16 cases. J Am Soc Nephrol, 2004, 15: 787-795.

17. Heurich M, Martinez-Barricarte R, Francis NJ, et al. Common polymorphism in C3, factor B, and factor H collaborate to determine systemic complement activity and disease risk. Proc Natl Acad Sci USA, 2011, 108: 8761-8766.

18. Sethi S, Fervenza FC, Zhang YZ, et al. C3 glomerulonephritis: clinicaopathologicalfindings, complement abnormalities, glomerular proteomic profile, treatment, and follow-up. Kidney Int, 2012, 82: 465-473.

19. Servais A, Noël LH, Roumenina LT, et al. Acquired and genetic complement abnormalities play a critical role in dense deposit disease and other C3 glomerulopathies. Kidney Int, 2012, 82 (4): 454-464.

20. Martinez-Barricarte R, Heurich M, Valdes-Cañedo F, et al. Human C3 mutation reveals a mechanism of dense deposit disease pathogenesis and provides insights into complement activation and regulation. J Clin Invest, 2010, 120: 3702-3712.

21. Gale DP, de Jorge EG, Cook HT, et al. Identification of a mutation in complement factor H-related protein 5 in patients of Cypriot origin with glomerulonephritis. Lancet, 2010, 376: 794-801.

22. Pickering MC, Cook HT, Warren J, et al. Uncontrolled C3 activation causes membranoproliferative glomerulonephritis in mice deficient in complement factor H. Nat Genet, 2002, 31: 424-428.

23. Rose KL, Paixao-Cavalcante D, Fish J, et al. Factor I is required for the development of membranoproliferative glomerulonephritis in factor H-deficient mice. J Clin Invest, 2008, 1182: 608-618.

24. Fakhouri F, Goicochea de Jorge E, Brune F, et al. Treatment with human complement factor H rapidly reverses renal complement deposition in factor H-deficient mice. Kidney Int, 2012, 78: 279-286.

25. Chen Q, Müller D, Rudolph B, et al. Combined C3b and factor B autoantibodies and MPGN type II. N Engl J Med, 2011, 365: 2340-2342.

26. Jokiranta TS, Solomon A, Pangburn MK, et al. Nephritogenic lambda light chain dimer: a unique huanminiautobody against complement factor H. J Immunol, 1999, 163 (8): 4590-4596.

27. Nasr SH, Valeri AM, Appel GB, et al. Dense deposit disease: clinicopathologic study of 32 pediatric and adult patients. Clin J Am Soc Nephrol, 2009, 4 (1): 22-32.

28. 喻小娟, 刘刚, 赵明辉. 12 例 C3 肾小球肾炎的临床病理特点及其血浆补体活化成分分析. 中华肾脏病杂志, 2011, 27: 797-801.

29. Smith RJH, Alexander J, Barlow PN, et al. New approaches to the treatment of dense deposit disease. J Am Soc Nephrol, 2007, 18: 2447-2456.

30. Sethi S, Sukov WR, Zhang Y, et al. Dense deposit disease associated with monoclonal gammopathy of undetermined significance. Am J Kidney Dis, 2012, 56: 977-982.

31. Chauvet S, Frémeaux-Bacchi V, Petitprez F, et al. Treatment of B-cell disorder improves renal outcome of patients withmonoclonal gammopathy-associated C3 glomerulopathy. Blood, 2017, 129 (11): 1437-1447.

第二篇　代谢病相关肾损害

第一章　糖尿病肾病

第一节　基本概念

一、糖尿病肾病是糖尿病的重要并发症

糖尿病是继肿瘤、心血管疾病之后第三大威胁人类健康的慢性非传染性疾病。2007年美国肾脏病基金会（NKF）制定的《肾脏疾病患者生存质量指导指南》（KDOQI）中显示全球糖尿病患者人数为1.71亿，据国际糖尿病联盟（IDF）最新统计结果显示2017年全球糖尿病成人患者已达到4.25亿人，其中超过2/3为20~64岁的中青年患者，近一半患者未被确诊。在我国，随着人们生活水平的提高、生活习惯的改变以及人均寿命的增加，糖尿病患病率也逐年升高，2010年我国流行病调查显示，18岁以上成人糖尿病以及糖尿病前期患病率已分别达到11.6%和50.1%，2017年IDF统计数据显示我国糖尿病患者人数已超过1.14亿。

糖尿病可导致各类急慢性并发症。Kimmelestiel和Wilson于1936年首次报道了糖尿病进展会造成肾脏损伤，导致糖尿病肾病（diabetic kidney disease，DKD）。DKD是糖尿病主要的微血管慢性并发症之一，15%~25%的1型糖尿病、30%~40%的2型糖尿病患者会发展为DKD。2014年，美国糖尿病协会（ADA）与NKF达成共识，认为DKD是指由糖尿病引起的慢性肾损伤，主要指标包括肾小球滤过率（glomerular filtration rate，GFR）低于60ml/（min·1.73m²）或持续超过3个月尿白蛋白肌酐比值高于30mg/g。糖尿病是发达国家慢性肾脏病（chronic kidney disease，CKD）的首要病因。根据2015年我国全国性流行病调查结果，DKD已超过肾小球肾炎成为我国住院患者CKD的首要病因，约21.3%的糖尿病患者伴有CKD，其中糖尿病所致CKD人数达到0.24亿。DKD在全球的高发病率带来了全球性的社会经济负担。

二、糖尿病相关肾脏疾病的术语变迁与区别

糖尿病引起的肾脏疾病存在多个相关术语，常用的有"糖尿病肾小球病（diabetic glomerulopathy，DG）""糖尿病肾病（diabetic nephropathy，DN）"和"糖尿病肾脏疾病（diabetic kidney disease，DKD）"。

DG专指经肾脏活检证实的由糖尿病引起的肾小球病变，属于病理术语。以往常以DN表示糖尿病肾病，但DN侧重于病理诊断。2007 NKF/KDOQI将糖尿病导致的肾脏疾病命名为DKD，并建议用DKD代替传统专业术语DN，DKD更强调糖尿病所导致的肾损害，不仅局限于肾小球病变，还包括肾小管、间质及血管的损伤。

值得注意的是，糖尿病合并肾损害可分为DKD、非糖尿病肾病（none diabetic renal disease，NDRD）、DKD合并NDRD三种情况。没有肾脏病理作为依据的情况下糖尿病出现肾脏功能损害可能是三种病理类型的任何一种。

第二节　发病机制

DKD的发病机制十分复杂。总体来讲，是在一定遗传背景下，由长期高血糖导致的糖脂代谢异常、血流动力学改变、血管活性物质代谢异常等多种因素参与，最终造成肾损害，即DKD。

一、遗传因素

遗传因素在DKD的发病中具有重要作用，研究表明DKD发病常呈现性别差异（男性发病比例更高）、家族聚集性、种族差异性、家族性心血管

疾病高相关性以及某些基因的过度表达。并非所有糖尿病患者都进展为 DKD，因此提示遗传因素在 DKD 易感性上起着重要作用。

2010 年一项随机效应荟萃分析发现有 21 个基因变异与 DKD 显著相关，除了四个变异不与特殊基因邻近外，其他 17 个变异存在于或是邻近下列基因：ACE、AKR1B1（含两个变异）、APOC1、APOE、EPO、NOS3（含两个变异）、HSPG2、VEGFA、FRMD3（含两个变异）、CARS（含两个变异）、UNC13B、CPVL/CHN2 和 GREM1；另外在亚洲人群的亚组分析中还发现 ELMO1 和 CCR5 两基因中的变异与 DKD 相关。这些变异基因中，受到广泛关注、与 DKD 发病关系密切的是 ACE（血管紧张素转换酶）基因多态性。ACE 基因第 16 内含子中插入（I）或缺失（D）一个长度为 287bP 的碱基片段，形成 I/D 多态性，可形成 DD、ID、Ⅱ 三种基因型，DD 型的个体体内 ACE 活性明显增加，参与 2 型 DKD 的发生发展。

研究者多年来对 DKD 遗传基因进行不断探索，目前通过全基因组关联分析（GWAS）和候选基因研究已发现了多个与 DKD 易感性相关的变异基因，见表 2-1-1。

表 2-1-1　可能与 DKD 相关的基因

相关基因	位点	基因相关功能
ACE	rs179975	RAS
APOE	rs429358	脂代谢、造血干细胞增殖
	rs7412	
AKR1B1	rs759853	代谢、多元醇通路
FRMD3	rs10868025	细胞骨架完整性
	rs1888747	
CARS	rs739401	蛋白翻译
	rs451041	
ACACB	rs2268388	脂代谢
MYH9	rs4821480	肾脏发育
	rs2032487	
	rs4281481	
	rs3752462	
SP3	rs4972593	纤维生成
	rs174162256	
AFF3	rs7583877	转录激活、DNA 结合、RNA 结合
ERBB4	rs7588550	肾脏发育、纤维生成
PPARG	rs1801282	代谢

二、肾脏糖代谢紊乱

高血糖导致的代谢异常是 DKD 发生发展的最重要因素。高血糖可以诱导形成晚期糖基化终末产物（advanced glycation end product, AGE），并激活多元醇通路、二酰甘油 - 蛋白激酶 C 途径等多种代谢紊乱，进而导致细胞结构和功能改变，最终形成糖尿病特征性的多种肾脏病变。

（一）晚期糖基化终末产物

长期高糖状态下，葡萄糖可以在非酶条件下与蛋白质游离基团共价相连，经异构化形成稳定的酮胺链结合物，再经脱水、浓缩、裂解、氧化、环化一系列反应，使蛋白质发生分子内和分子间的交联，形成一种复杂稳定的分子结构，即晚期糖基化终末产物。AGE 的形成是 DKD 发生的一个关键因素，它可以积聚于包括肾脏在内的全身各个组织器官，研究发现 5~20 周的糖尿病大鼠肾皮质中 AGE 含量增加 10~45 倍。

AGE 可以直接活化细胞内多种第二信使，启动细胞核内与炎症基质增生相关的基因，从而导致病变；AGE 也可以通过与细胞受体结合发挥致病作用，比如 AGE 受体（RAGE）。RAGE 在血管内皮细胞、肾小球系膜细胞、肾小管上皮细胞以及循环中单核巨噬细胞均有表达，在血管、心脏、肾脏及中枢神经中表达较多，RAGE 被激活后一方面使 AGE 降解，另一方面可以诱导细胞因子、化学趋化因子、生长因子等生成，从而引发一系列生物效应。

AGE 在 DKD 中主要通过以下机制发挥作用：

1. 使肾小球基底膜（glomerular basement membrane, GBM）成分交联增多：GBM 成分交联能使胶原纤维的平均直径及胶原纤维之间的孔径增大，从而使滤过膜大小选择性丧失；GBM 交联胶原不易受胶原酶降解，导致 GBM 胶原堆积及 GBM 增厚；糖化的蛋白质与基膜中重要的阴离子蛋白聚糖成分硫酸乙酰肝素的亲和力降低，清除增加，导致基底膜电荷屏障异常。前述改变可使蛋白更易透过滤过膜，滤过的白蛋白堆积在系膜区可促进系膜细胞增殖和细胞外基质（extracellular matrix, ECM）的沉积，导致肾小球硬化。而进入肾小管的白蛋白在增加近曲小管上皮细胞重吸收的同时会增加溶酶体活性,引起细胞损伤。同时滤过的白蛋白可改变肾小管细胞的生物活性,诱导表达多种细胞因子和细胞介质如 IGF-1、TGF-β1、MCP-1、PDGF-B 及 ET-1,进一步促进肾纤维化。

2. 糖化的血管基质可通过 AGE 捕获血管外可溶性血浆蛋白,如富含胆固醇的 LDL 捕获增加,致 LDL 在局部堆积,促进动脉硬化;捕获免疫球蛋白如 IgG 及白蛋白,可引起毛细血管基膜进行性增厚和血管闭塞。

3. 蛋白质糖基化致调节功能受损:血红蛋白糖化,致其与 2,3-二磷酸甘油结合力下降,氧离曲线左移,组织缺氧、微血管扩张;抗凝血酶 III 糖化,其抗凝作用降低,血液呈高凝状态;醛糖还原酶(aldose reductase, AR)糖化,其活性增加,参与多元醇途径的活化;LDL 糖化,与其受体亲和力下降,LDL 清除减少,致血浆中 LDL 浓度升高,渗入血管壁,经巨噬细胞清道夫途径清除增加,形成泡沫细胞,促进血管并发症发生。

4. 通过 AGE 与细胞上特异性受体(RAGE)结合激活细胞,使其分泌大量的细胞因子和细胞介质如 IL-1、TNF-1、TGF-β 等,引起组织损伤,还会导致细胞氧化增加,产生大量氧自由基,而激活 NF-κB,后者可诱导凝血前组织因子、内皮素 1(ET-1)及血管细胞黏附因子 -1(VCAM1)等表达。

(二)多元醇通路的激活

长期高血糖状态可激活肾小球系膜细胞、近端肾小管上皮细胞及内髓质集合管细胞醛糖还原酶(AR)基因中的葡萄糖反应元件及渗透压反应元件,从而激活 AR。葡萄糖在 AR 的作用下转化为山梨醇,而后在山梨醇脱氢酶作用下转化为果糖。由于山梨醇不易透过细胞膜且果糖很少进一步代谢,导致细胞内山梨醇和果糖堆积,进而引起细胞内高渗状态,导致细胞肿胀破坏。同时,AR 还能引起细胞内肌醇减少,磷酸肌醇合成减少,进而 Na$^+$-K$^+$-ATP 酶活性下降、以及具有扩血管功能的前列腺素类物质产生增加,最终引起血流动力学异常。另外,醛糖增多可使 ECM 中胶原成分非酶糖基化作用增强,进而致基底膜增厚。更重要的是,多元醇通路的激活可以产生大量辅酶 NADH,后者可促进葡萄糖从头(de novo)合成二酰甘油(DAG)途径中二羟丙酮磷酸(DHAP)向 Sn-葡萄糖 -3-磷酸(Sn-GSP)转变,促进 DAG 产生,参与蛋白激酶 C(PKC)途径激活。

(三)二酰甘油 – 蛋白激酶 C(DAG-PKC)途径

PKC 激活主要是由于 PKC 从细胞内可溶性部分向细胞膜转位,同时高糖环境可以增加 *PKC* 基因表达。PKC 激活可通过以下几方面促进 DKD 的发生发展:

(1)参与早期肾小球高滤过:高糖状态下,DAG-PKC 途径激活可直接或者抑制细胞膜 Na$^+$-K$^+$-ATP 酶活性,使细胞内 Ca^{2+} 水平下降,导致血管扩张;另外,PKC 激活可抑制 NO 合成酶活性从而减少 NO 生成,减少环磷酸尿苷(cGMP)合成从而影响血管收缩功能。

(2)参与肾小球毛细血管基底膜增厚和 ECM 进行性积聚。

(3)增加肾小球毛细血管通透性:PKC 可以使细胞 – 细胞和细胞 – 基质紧密联系的相关蛋白磷酸化,引起这些蛋白自身和连接复合物再分布,导致局部黏附分子分离和压力纤维断裂,从而增加血管通透性。

(4)调节生长因子表达,参与细胞增殖等。

三、肾脏血流动力学改变

在 DKD 早期即可观察到肾脏血流动力学改变,主要表现为"三高",即肾小球高灌注、高压力、高滤过。血流动力学的改变 使肾小球内皮及上皮细胞损伤,破坏正常滤过屏障,还可致肾小球局灶性硬化、系膜扩张及基底膜增厚。

造成肾脏血流动力学改变大致包括以下机制:①多种激素(心钠素、一氧化氮、前列腺素、内皮素等)促使入球小动脉扩张的作用过强,导致入球小动脉与出球小动脉扩张程度不一致,形成球内高灌注及高滤过;②长期高血糖状态导致的糖代谢异常使肾小球入球小动脉对缩血管的反应下降;③肾小管 – 肾小球反馈失常:DKD 状态下近曲小管上钠葡萄糖协同转运子(SGLT)活力过强,肾小球滤过液在其重吸收过多,以致到达致密斑的滤过液过少,致密斑反馈性地增加滤过液流速,促使入球小动脉处于扩张状态。

肾脏血流动力学改变则导致肾小球血流量及

毛细血管压力升高、肾小球毛细血管应力改变等影响毛细血管结构和功能;同时还引发球内肾素血管紧张素系统(RAS)兴奋,特别是血管紧张素Ⅱ(Ang Ⅱ)通过自分泌、旁分泌等方式,以压力依赖性及非压力依赖性作用导致细胞增生、肥大、凋亡以及促趋化因子形成等。

四、血管活性物质及生长因子

既往研究发现一系列激素、细胞因子及细胞内信号通路参与了DKD的发生发展。虽然它们并非DKD所特有,但是针对这些细胞因子及信号通路的干预措施同样为DKD的治疗提供可能的新靶点。

(一)血管活性物质代谢异常

无论是DKD早期高滤过状态、肾脏肥大到进入肾纤维化过程中都有一系列血管活性物质参与,即包括血管紧张素Ⅱ、内皮素这类缩血管物质,还包括NO、前列腺素、心钠素等扩血管物质,它们共同促进DKD的发生发展。

1. **血管紧张素Ⅱ** 血管紧张素Ⅱ(Ang Ⅱ)是肾素-血管紧张素系统(RAS)主要活性物质,后者由肾素、血管紧张素原、血管紧张素Ⅰ(Ang Ⅰ)、血管紧张素转换酶(ACE)、血管紧张素(Ang)以及血管紧张素受体(ATR)等成分组成。糖尿病状态下肾脏局部RAS呈异常活跃状态。Ang Ⅱ选择性收缩出球小动脉导致肾内跨膜压增高;通过增加硫酸肝素糖蛋白转运,降低基底膜滤过屏障负电荷;通过分泌血管通透性因子,使内皮细胞通透性增加;Ang Ⅱ还作为促生长因子与高血糖协同作用,刺激TGF-β等产生;抑制细胞内蛋白酶,降低纤维蛋白降解;抑制NO合成酶,cGMP产生减少,增加胞内PKC活性,促进近端肾小管钠转运。

2. **内皮素** 内皮素(endothelin, ET)是一种具有强烈缩血管作用和促细胞生长增殖的多肽,包括ET-1、ET-2、ET-3三种亚型,其中ET-1在DKD中已证实其基因和蛋白表达均显著增加。在DKD早期研究发现ET-1表达增加主要是对抗NO的扩血管作用,是机体一种代偿现象。但随着病程进展,ET-1又是DKD一种重要的损伤介质。主要包括:①使球后毛细血管收缩,引起肾小管-间质血供不足,导致低氧损害;②ET可

强烈刺激系膜细胞由静止期进入G1期,促进系膜细胞DNA合成和有丝分裂而产生生长增殖作用,刺激系膜细胞合成胶原及糖蛋白,增加肾小球上皮细胞合成蛋白多糖等,最后致GBM增厚及系膜区扩张;③ET尚可刺激系膜细胞合成和释放TNF-α、PDGF、TGF-β等以及肾髓质产生超氧阴离子和过氧化氢等。

3. **一氧化氮** 一氧化氮(NO)是精氨酸代谢过程中由NO合成酶(NOS)产生的一种扩血管物质,NOS有3种亚型,即神经元型NOS(nNOS)、内皮型NOS(eNOS)及诱导型NO(iNOS)。NO在DKD早期参与肾小球高滤过形成,在糖尿病肾脏后期则主要起保护作用,其主要作用机制包括:①增加肾小球血流量并拮抗Ang Ⅱ作用;②抑制血小板积聚;③抑制系膜细胞增生;④抑制内皮细胞对白蛋白的通透性;⑤降低内皮细胞氧化力;⑥抑制中性粒细胞NADPH氧化酶活性;⑦直接抑制Ca^{2+}催化的LDL氧化。

4. **激肽系统及前列腺素系统** 激肽是激肽原在激肽释放酶作用下裂解产生的一类活性多肽,通过磷脂酶C和磷脂酶A2分别产生肌醇三磷酸(IP3)、二酰甘油(DAG)、花生四烯酸及前列腺素衍生物等发挥作用。激肽系统在DKD早期即可参与影响肾小球血流动力学:①缓激肽作用于肾小球毛细血管内皮细胞,使后者释放内皮细胞舒张因子,再作用于血管平滑肌,使其扩张。②缓激肽通过与肾髓质间质细胞膜上的受体结合,活化磷脂A2通路,生成前列腺素E2(PGE2),后者扩散到邻近血管壁,发挥血管舒张作用,致肾血浆流量增加和滤过率升高。此外,激肽尚与RAS有密切关系,注射激肽可促进肾素的释放,另一方面Ang Ⅱ亦能刺激组织释放激肽释放酶,促使激肽生成,共同维持血管张力的平衡。

前列腺素是花生四烯酸的代谢产物,糖尿病状态下肾组织可通过包括PKC激活、激肽系统等多条途径增加花生四烯酸释放量并生成多种代谢产物,如前列环素(PGI2)、前列腺素E2(PGE2)、血栓素A2(TXA2)等。其中PGI2和PGE2可明显降低肾血管阻力,尤其是肾小球入球小动脉阻力,导致肾脏血浆流量增加,同时TXA2相对收缩肾小球出球小动脉,两者相互作用协同参与肾小

球高滤过的形成。

5. 心钠素 心钠素（atrial natriuretic peptide, ANP）是具有强大利钠、利尿和扩血管活性的肽类激素，可以使肾小球入球小动脉明显扩张，从而导致高肾血浆流量与高滤过。在糖尿病时，由于血糖升高，致使组织液被重吸收入循环而致血管内容量过多，后者刺激心房产生过多心钠素，从而致肾小球入球小动脉扩张。应用抗心钠素抗体可以使实验性 DKD 高灌注状况好转。但是糖尿病高灌注状况虽然在血糖更高者更明显，在血糖被控制后它仍然存在，因此心钠素分泌过多可能仅是机制之一。

（二）生长因子代谢异常

高糖状态下，诱导生长因子表达的机制是多方面的。体外研究早已证实高糖可刺激生长因子如 TGF-β、FGF、PDGF 及 VEGF 表达。高糖通过激活 PKC 及形成糖基化产物诱导生长因子生成并可调节它们的活性；肾小球高压及多种血管活性物质如 Ang I、ET 亦可调节 PDGF 和 TGF-β 表达；一些其他代谢异常的氧化脂蛋白亦可诱导生长因子表达。

1. 转化生长因子-β 转化生长因子-β（TGF-β）在肾脏中主要具有抑制细胞增生、促使细胞肥大及 ECM 积聚的作用。TGF-β 促使细胞肥大主要是通过调节细胞周期相关蛋白酶，致使细胞周期停留在 G1 期不能进入 S 期，而 TGF-β 促进 ECM 形成过程主要体现在：①TGF-β 能够直接刺激 ECM 中多种成分如纤维连接蛋白、胶原及蛋白多糖形成；②TGF-β 可以通过基质蛋白酶的介导影响基质降解过程从而抑制基质降解；③TGF-β 可以调节基质细胞整合素受体表达而促进细胞与基质黏附及基质沉着。高糖状态下，多种机制参与 TGF-β 合成，主要有高糖代谢异常的渗透压刺激、血管紧张素水平过高、蛋白糖基化终末代谢产物与其受体结合后作用，以及 PKC 激活等。

2. 肿瘤坏死因子-α 肿瘤坏死因子-α（TNF-α）主要由单核巨噬细胞产生，血管内皮细胞和肾小球系膜细胞也能产生。在肾脏疾病中 TNF-α 主要刺激系膜细胞收缩、增生，并诱导分泌炎症因子，还能刺激肾小球上皮细胞生成纤维酶原激活抑制剂（PAI-1）从而促进凝血。TNF-α 与糖尿病胰岛素抵抗具有一定关系，并介导 DKD

过程中肾小管上皮细胞凋亡。

3. 单核细胞化学趋化蛋白-1 单核细胞化学趋化蛋白-1（MCP-1）在肾脏主要分布于肾小球系膜细胞、内皮细胞及肾小管上皮细胞，既往研究报道糖尿病肾活检标本中发现 MCP-1 主要分布在巨噬细胞浸润较多的部位，提示其参与糖尿病肾组织巨噬细胞浸润。

4. 多种内皮生长因子的异常表达及肾小球新生血管 很早就被认为参与 DKD 形态学和病理生理学改变。研究证实血管内皮细胞生长因子（VEGF）与肾小球高滤过及微量白蛋白尿形成相关，动物实验中阻断 VEGF 可以改善 DKD 小鼠的尿白蛋白水平；促血管生成素之间的不平衡导致肾小球滤过屏障功能障碍，在 DKD 中导致渗透性改变。新近研究发现一种促血管生成因子 LRG1 与糖尿病发病密切相关，LRG1 在 DKD 患者的肾小球内皮细胞上表达增多，并且其高血浆水平与 DKD 患者的肾脏不良预后相关。

五、脂代谢紊乱及高血压

糖尿病患者常伴有脂代谢紊乱和高血压。糖尿病动物模型中发现肾小球脂质沉积与肾小球损害程度一致，而特异性的降脂治疗能够逆转 DKD 的进展；伴有高血压的糖尿病患者肾脏病变发生率更高及发展速度更快，而严格控制血压可明显延缓 DKD 进展。脂代谢紊乱和高血压均是 DKD 的独立危险因素。

脂代谢紊乱促进肾小球硬化，其机制包括：①高脂血症增加血浆黏度和红细胞刚性，改变肾小球血液流变学；②肾内脂肪酸结构变化致缩血管物质释放，升高肾小球毛细血管内压；③LDL 代谢途径改变，血 LDL 浓度升高，致经单核细胞和巨噬细胞等清道夫途径清除增加，释放多种细胞因子和生长因子促进肾小球硬化；④肾组织胆固醇含量增加，胆固醇合成过程中的中间代谢产物可直接激活 NF-κB、PKC 等，诱导 ET-1、TGF-β 表达；⑤糖尿病患者脂蛋白 a［LP（a）］常增高，LP（a）能与纤维蛋白溶酶竞争性结合纤维蛋白和纤维蛋白原，从而抑制纤溶酶活性，导致肾小球毛细血管凝血和血栓形成。

高血压促进 DKD 发生发展主要是影响肾小球血流动力学。长期高糖状态下，肾血管自身调节障碍,肾血管阻力下降,肾小球入球小动脉相对扩张,系统性高血压传递至肾小球囊内,形成肾小球内高压,加速肾小球硬化。另外,Na^+-Li^+逆转运子活性增高引发肾小球入球小动脉对 Ang Ⅱ 的缩血管反应缺陷,从而致使肾小球高滤过;血管平滑肌细胞 *GLU-4* 基因与蛋白转位异常致使平滑肌细胞张力下降、促进系统性高血压向肾小球传递,引发肾小球压力性损伤,这也是糖尿病患者即使血压轻度升高也会发生严重肾小球高滤过的原因之一。

六、研究热点及新发现

1. **炎症机制**　目前认为慢性炎症反应和固有免疫反应的激活在促进 DKD 发生发展中具有重要作用。前述多条 DKD 发病机制涉及通路的下游均生成多种多样的炎症介质,如 TNF-α、MCP-1、IL-1、NF-κB 等。

补体系统的激活是固有免疫反应的重要组成部分,越来越多的证据显示补体系统参与 DKD 的发生,MBL、补体 C3 和膜攻击复合物等都可能导致糖尿病患者肾损伤。研究还发现 DKD 患者的肾小球内皮细胞补体 C3a 及 C5a 的受体表达明显升高,动物实验证实阻断补体 C3a 及 C5a 的受体能显著减少内皮细胞向成纤维细胞转分化以减轻 DKD 大鼠的肾脏纤维化。

2. **微 RNA(microRNA, miRNA)**　miRNA 是一种长度为 19~25 个核苷酸的内源性非编码单链 RNA,在细胞基因表达转录后调控中起关键作用,参与调控细胞增殖、分化和凋亡。近年研究发现在糖尿病肾脏中多种 miRNA 过表达,如 miR-21、miR-124、miR-135a、miR-192、miR-195、miR-200、miR-215、miR-216a、miR-217、miR-377、miR-1207-5p 等,这些 miRNA 主要通过与肾脏保护相关基因的 3' 端非编码区(untranslated regions, UTR)结合从而抑制其表达,最终上调涉及 DKD 的致病信号通路相关分子的表达;同时研究发现 Let-7、miR-25、miR-29、miR-93、miR-141、miR-200、miR-451 等多种对诱导 DKD 发生因子(如 TGF-β、COL、NOX、Akt 等)其抑制作用的 miRNA 表达下调。因此,目前认为 miRNA 具有 DKD 的诊断和治疗的潜在价值。

3. **肠道菌群**　近些年越来越多的研究显示肠道菌群与糖尿病发生发展密切相关,肠道菌群的改变可以影响血糖和胰岛素抵抗。新近研究发现微量白蛋白尿患者肠道菌群代谢物硫酸苯酯(PS)水平与基础蛋白尿水平及两年预测尿蛋白进展水平显著相关,在 DKD 动物模型中抑制硫酸苯酯生成能够减轻蛋白尿。

第三节　临床与病理

一、糖尿病肾病的临床表现及临床分期

1987 年, Mogensen 根据 DKD 的病理生理特点和演变过程,将 DKD 分为 5 期,主要针对 1 型糖尿病,2 型糖尿病患者的 DKD 亦可参考该标准分期:

Ⅰ 期:急性肾小球高滤过期,病理示肾小球体积增大,呈现肾小球高滤过、高灌注、高压力,此期无肾脏病理组织学损伤,血糖控制后可得到部分缓解。

Ⅱ 期:正常白蛋白尿期,主要特征表现为尿白蛋白 <30mg/d。GFR 可偏高或在正常范围内。肾脏病理表现为肾小球及肾小管基底膜增厚,系膜基质增生。

Ⅲ 期:早期糖尿病肾病期(尿白蛋白为 30~300mg/d),以持续性微量白蛋白尿为标志,病理检查 GBM 增厚及系膜进一步增宽,可见弥漫性糖尿病肾小球硬化。

Ⅳ 期:临床(显性)糖尿病肾病期,进展性显性白蛋白尿,部分可进展为肾病综合征,病理检查肾小球病变更重,如肾小球硬化、灶性肾小管萎缩及间质纤维化。

Ⅴ 期:肾衰竭期。临床出现慢性肾衰竭,病理可见结节性糖尿病肾小球硬化,出现多数肾小球荒废现象。

二、糖尿病肾病病理表现及分级

1. **DKD 的病理表现**　DKD 的病理改变以肾小球病变为主,还存在肾小管萎缩、肾间质纤维化、肾乳头坏死、伴发其他类型的肾小球肾炎以及泌尿道感染等相应病理变化。

(1)大体改变:早中期 DKD 的肾脏体积增

大,皮质增厚苍白,质硬韧;晚期出现严重血管病变时,可呈现颗粒样或瘢痕样改变,但不会出现类似高血压小动脉硬化肾的颗粒性固缩肾。

（2）光镜下改变:早期因血流动力学的影响,肾小球的毛细血管袢肥大,肾小囊腔狭窄呈裂隙状,基底膜轻度增厚,系膜轻度增生,肾小管上皮细胞可呈现空泡和颗粒变性,肾间质和小动脉无明显病变。病变进一步发展,肾小球毛细血管基底膜弥漫增厚,系膜细胞和基质增生,既往

称为弥漫性 DKD。而后,病变肾小球的系膜基质重度增生,形成结节状硬化,该结节在 PASM 染色下呈同心圆状排列,称 Kimmelstiel-Wilson 结节或 K-W 结节（图 2-1-1A,见文末彩插）,K-W 结节主要位于肾小球毛细血管袢中心区,体积大小不一,常与微血管瘤相邻、挤压毛细血管腔,既往称结节性糖尿病肾小球硬化症（nodular diabetic glomerulosclerosis）,具有较特异的诊断价值。

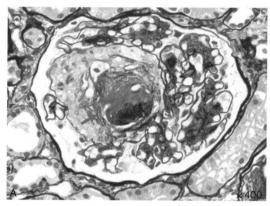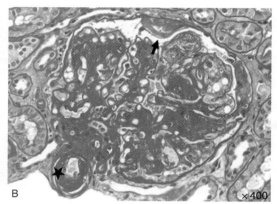

图 2-1-1 DKD 典型病理改变

A. 系膜重度增生（PASM 染色）,K-W 结节形成（红色箭头）;B. 弥漫性系膜增生（PAS 染色）,肾小囊玻璃状病变（黑色箭头）,入球小动脉玻璃样变（黑色五角星）

进展期 DKD 还可出现肾小囊玻璃滴状病变（图 2-1-1B,见文末彩插）、纤维蛋白帽。前者见于肾小囊基底膜与壁层上皮细胞间出现均质蜡样或玻璃样蛋白滴,体积大小不一,也是糖尿病肾小球硬化症的特异性病变之一;后者位于肾小球毛细血管基底膜和内皮细胞之间,属于渗出性病变,严重时可导致毛细血管腔狭窄或肾小囊粘连,但纤维蛋白帽不只见于糖尿病肾小球硬化症,尚可见于局灶性节段性肾小球硬化、反流性肾病、小动脉硬化性肾小球病、狼疮肾炎等。

肾小动脉和细动脉硬化在 DKD 中的发生率极高,主要是由于血浆沉积和凝固于小动脉中层和内皮下造成的,与糖尿病患者的糖代谢障碍诱发的蛋白质和脂类代谢障碍有关。

DKD 因系膜基质和其他细胞外基质增生、小动脉损伤,最终出现球性硬化,球性硬化的肾小球与其他硬化性肾小球病相比,因系膜基质明显增多,所以体积并不缩小,甚至增大,故 DKD 导致的终末期肾体积也不缩小。

肾小管上皮细胞吸收蛋白质和糖类物质增多,表现为空泡变性,肾小管萎缩。肾间质淋巴细胞和单核细胞浸润和纤维化,小动脉管壁增厚、玻璃样变,管腔狭窄。1 型糖尿病中,间质纤维化和肾小管萎缩出现于肾小球病变之后,不严重或与糖尿病肾小球病变程度成比例。在 2 型糖尿病中,动脉硬化常见,病变不均匀,慢性肾小管间质损伤可能比糖尿病肾小球病变更严重。

DKD 患者可伴发其他类型的肾小球肾炎或肾病。文献统计表明,毛细血管内增生性肾小球肾炎、膜增生性肾小球肾炎、膜性肾病、新月体肾小球肾炎、狼疮肾炎、IgA 肾病、乙肝病毒相关性肾炎、冷球蛋白血症肾病、肾小管间质肾病等均可在 DKD 基础上再发生。在我国,合并 IgA 肾病、乙肝病毒相关性肾炎的比例较高。

糖尿病患者抵抗力低下,常出现反复尿路感染、甚至肾盂肾炎,肾脏可呈现上行性尿路感染的病理变化。1/4~1/3 伴有急性肾盂肾炎的

DKD 患者出现肾乳头坏死,光镜下可见凝固性坏死。

(3)免疫荧光:IgG 和白蛋白沿肾小球毛细血管壁和肾小管基底膜线状沉积,尤以 1 型糖尿病患者常见。在 DKD 晚期,IgM、C3 和 C1q 在透明均质沉积物或肾小球硬化区的非特异性染色较为常见。

(4)电镜下改变:主要表现为肾小球基底膜(GBM)均质性增厚和系膜基质增多,非萎缩的肾小管基底膜也会增厚。正常的 GBM 厚 300~400nm,平均 360nm,早期 DKD 的 GBM 可略增厚,进展期可 10 倍厚于正常 GBM。增厚的 GBM 呈均质状,有时可见细颗粒状和细纤维状(直径 5nm)物质,无电子致密物。系膜基质增多,甚至呈结节团块状,晚期可见胶原纤维出现,系膜细胞极少。足细胞足突广泛融合。肾小囊玻璃滴状病变、肾小球毛细血管袢纤维蛋白样帽状病变以及小动脉壁的玻璃样物质均呈高电子密度沉积物状,伴有类脂性小滴,但并非免疫复合物沉积导致的电子致密物。

典型的糖尿病肾小球硬化主要出现在 1 型糖尿病,而 2 型糖尿病肾损害不如前者明显和典型,常出现临床指标与光镜下改变不相匹配的情况,但电镜可见基底膜弥漫均质增厚、足细胞足突弥漫融合等改变,提示电镜检查在 2 型糖尿病肾损伤诊断中的重要价值。

2. DKD 病理分级 2010 年国际肾脏病理协会发布了由全球各国家肾脏病理学家共同完成的 DKD 病理分级标准,该标准将肾小球病变分为 4 级(表 2-1-2、图 2-1-2,见文末彩插),对肾小管、肾间质病变进行量化(表 2-1-3)。

应用此病理分级标准,我国一项针对 DKD 病理活检的分析显示,肾小球病变分级和间质损伤评分与患者肾脏预后显著相关。

三、糖尿病肾病的临床与病理联系

DKD 的临床分期与病理分级之间具有一定对应性,比较 Mongensen 临床分期与 2010 年 DKD 病理分级可以看出,肾小球 I 级和 IIa 级病变对应临床 I 和 II 期,肾小球 IIb 级病变对应 III 期,肾小球 III 级病变对应临床 IV 期,肾小球 IV 级病变对应临床 V 期。临床分期主要适用于 1 型糖尿病,2 型糖尿病患者通常年龄大,除糖尿病外还常伴有高血压、动脉粥样硬化、高尿酸等复杂因素,因此 2 型糖尿病 DKD 病理变化具有显著异质性,有时不一定符合以上临床分期标准,可能在出现显性蛋白尿前就已发生慢性肾衰竭,肾小球病变分级也不一定与临床分期相对应,还要考虑肾小管、肾间质、血管等的病变情况,因此曾有学者提出了非典型 DKD 的概念,即肾小球病变轻微,但伴以下一种或数种病变:①肾小管间质病变(肾小管萎缩、肾间质纤维化);②肾小动脉玻璃样变性;③肾小球缺血性硬化和非特异性硬化 >25%;④叠加其他类型肾小球疾病。有研究报道约 1/3 的 2 型糖尿病合并微量白蛋白尿的患者病理呈非典型 DKD 改变。

表 2-1-2 DKD 的肾小球病变分级标准

级别	病变特点	标准
I	光镜下基本无病变,仅在电镜下显示 GBM 增厚	未达到 II、III、IV 级的改变 GBM:女性 >395nm,男性 >430nm
IIa	轻度系膜增生	未达到 III、IV 级的改变 超过 25% 的系膜区显示轻度系膜增生
IIb	重度系膜增生	未达到 III、IV 级的改变 超过 25% 的系膜区显示重度系膜增生
III	结节性硬化(K-W 结节形成)	未达到 IV 级的改变 至少一个 K-W 结节形成
IV	晚期糖尿病肾小球硬化	超过 50% 的肾小球呈球性硬化 可合并 I ~ III 级的病理改变

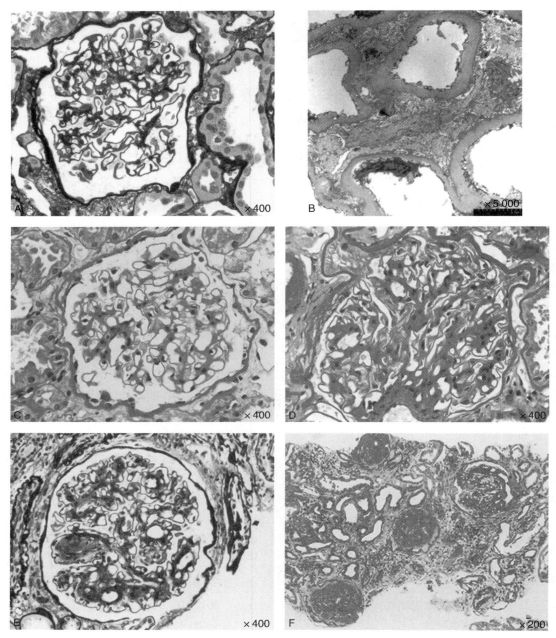

图 2-1-2 DKD 各级肾小球病理改变

A. 光镜下肾小球无明显系膜改变（PASM 染色）；B. 电镜示 GBM 厚度均大于 500nm，为 I 级肾小球病变提供依据（电镜）；C. II a 级肾小球病变中系膜增生不超出毛细血管腔所在区域（PAS 染色）；D. II b 级肾小球病变中系膜增生超出毛细血管腔所在区域（PAS 染色）；E. 肾小球中存在一个典型的 K-W 结节，该病变属 III 级（PASM 染色）；F. 超过 50% 的肾小球呈肾小球球性硬化，为 IV 级病变（PAS 染色）

表 2-1-3　DKD 的肾小管、肾间质和血管病变评分标准

	病变	诊断标准	评分
肾小管及间质损伤	肾间质纤维化和小管萎缩（IFTA）	无	0
		<25%	1
		25%~50%	2
		>50%	3
	间质炎症	无	0
		仅浸润在 IFTA 区	1
		浸润于非 IFTA 区	2
血管损伤	动脉玻璃样变	无	0
		至少一个区域动脉玻璃样变	1
		多于一个区域动脉玻璃样变	2
	大血管动脉硬化（对病变最严重的血管评分）		是 / 否
		无内膜增厚	0
		内膜增厚,但未超过中膜	1
		内膜增厚超过中膜	2

第四节　诊断与鉴别诊断

一、筛查

DKD 的筛查人群包括病程超过 5 年的 1 型糖尿病患者、所有 2 型糖尿病患者以及所有合并高血压患者。每年至少评估一次尿白蛋白排泄水平和血清肌酐值（以估算肾小球滤过率）。

单次尿蛋白结果阳性后,需在排除尿路感染、剧烈运动、妊娠、血糖控制不佳等复杂因素后 3~6 个月内复查,3 次中至少 2 次尿蛋白排泄异常即可考虑诊断。白蛋白尿分类及分期如表 2-1-4。

表 2-1-4　白蛋白尿的分类及分期

尿白蛋白排泄	单次样本 ACR/（mg/g）	24h 样本 24h AER/（mg/24h）	分期
正常白蛋白尿	<30	<30	A1
微量白蛋白尿	30~300	30~300	A2
大量白蛋白尿	>300	>300	A3

注: ACR（albumin-creatinine ratio）. 白蛋白肌酐比; AER（albumin excretion rate）. 白蛋白排泄比。

二、诊断

改善全球肾脏疾病预后组织（Kidney Disease: Improving Global Outcomes, KDIGO）指南建议在大部分糖尿病患者中出现以下任何一条者考虑其肾脏损伤是由糖尿病引起的:①大量白蛋白尿;②糖尿病视网膜病变伴微量白蛋白尿;③10 年以上糖尿病病程的 1 型糖尿病患者出现微量白蛋白尿。

我国的专家共识推荐以下诊断标准,符合任何一项者可考虑为糖尿病肾脏病变（适用于 1 型及 2 型糖尿病）:①大量白蛋白尿;②糖尿病视网膜病变伴任何一期慢性肾脏病;③10 年以上糖尿病病程的 1 型糖尿病患者中出现微量白蛋白尿。

综合以上,在排除其他原因导致的慢性肾脏病的前提下,1 型糖尿病和 2 型糖尿病患者出现微量白蛋白尿或者大量白蛋白尿或者 eGFR 低于 $60ml/(min \cdot 1.73m^2)$,尤其合并有糖尿病视网膜病变,可以临床诊断 DKD。

确诊 DKD 后,根据 eGFR 进一步判断肾功能受损的严重程度。KDIGO 指南工作组推荐联合 CKD 分期（G1~G5 期）和白蛋白尿分期（A1~A3 期）综合描述 DKD 的严重程度。

三、鉴别诊断

出现以下情况之一的应考虑其 CKD 是由其他原因引起的:①无糖尿病视网膜病变;②GFR 较低或迅速下降;③蛋白尿急剧增多或突发肾病综合征;④顽固性高血压;⑤尿沉渣活动表现;

⑥其他系统性疾病的症状或体征；⑦血管紧张素转换酶抑制剂（ACEI）或血管紧张素 II 受体拮抗剂（ARB）类药物开始治疗后 2~3 个月内肾小球滤过率下降超过 30%。

病理活检被认为是 DKD 诊断的"金标准"，不能依据临床病史排除其他肾脏疾病时，需考虑进行肾活检以确诊。以下情况建议进行经皮肾活检：尿沉渣显示明显血尿、突发水肿和大量蛋白尿、短期内 eGFR 迅速下降，尤其不伴视网膜病变时。

第五节 治 疗

DKD 的治疗目前尚无特效措施，主要强调积极预防、早期筛查、综合干预。预防 DKD 的发生主要包括改变生活方式、控制血糖血压以及早期筛查等；出现白蛋白尿或 eGFR 下降的 DKD 患者应开始早期综合治疗，减少或减缓终末期肾病（end stage renal disease，ESRD）的发生；进入肾衰竭期的 DKD 患者开始肾脏替代治疗、减少心血管事件及死亡风险的综合治疗，以改善生活质量、延长生命。

一、患者生活方式自我管理

在医务人员的正规治疗前提下，糖尿病患者生活方式的自我管理对于病情的发生发展显得尤为重要，有研究证据表明 DKD 患者的依从性较差，有效的自我管理很难长期维持，医务人员应给予有效的患者教育，提高患者自身对疾病的重视程度。患者自我管理主要包括血糖血压监测与控制、营养摄入、生活方式改善等方面。

1. 营养摄入 DKD 患者每日摄入的总热量应使患者维持接近理想体重，肥胖者可适当减少热量，消瘦者可适当增加热量。

高蛋白饮食可加重肾小球高灌注、高压力，适宜的营养治疗可能延缓肾脏损伤的进展，因此 DKD 患者应避免高蛋白饮食，严格控制蛋白质每日摄入量，主张以高生物效价的动物蛋白（如家禽、鱼等）为主，不超过总热量的 15%。对于微量白蛋白尿患者来说蛋白质摄入量控制在 0.8~1.0g/（kg·d），大量蛋白尿者及肾功能损害者应控制在 0.6~0.8g/（kg·d）。

研究证实限制钠盐摄入能够改善血压和尿蛋白、增强 RAS 抑制剂的疗效。2020 年 KDIGO 指南推荐 CKD 合并糖尿病患者钠摄入小于 2g/d，即 NaCl 5g/d。

2. 生活方式改善 适当规律运动可通过提高胰岛素敏感性、改善糖耐量、改善脂质代谢、改善血管功能等减缓 DKD 的发生发展。推荐每周 5 次，每次 30min 的适度运动。

吸烟是 DKD 患者蛋白尿及肾功能进展的危险因素，戒烟或减少吸烟是 DKD 防控肾损伤进展的重要措施。

二、控制血糖

1. 血糖控制目标 合理的血糖控制可以延缓糖尿病患者蛋白尿、肾功能减退的发生和进展。DKD 患者的血糖控制应遵循个体化原则。血糖控制目标：糖化血红蛋白（HbAlc）控制在 6.5%~8.0%；对于存在低血糖风险、合并多种并发症或者预期寿命有限的患者，HbAlc 控制目标可放宽。另外，由于 CKD 患者的红细胞寿命缩短，HbAlc 可能被低估，因此，在 CKD 4~5 期的患者中用果糖胺或糖化血清白蛋白反映血糖控制水平更可靠。

2. 降糖药物 目前临床降糖药物包括经典口服药物、新型降糖药物以及胰岛素。经典药物如双胍类、胰岛素促分泌剂、α- 糖苷酶抑制剂、噻唑烷二酮类；新型药物包括胰高血糖素样肽 -1 受体激动剂（GLP-1RA）、二肽基肽酶 4（DPP-4）抑制剂、钠 - 葡萄糖协同转运蛋白 2（SGLT2）抑制剂。

二甲双胍主要以原形经肾小管排泄。作为 2 型糖尿病控制血糖的首选药物，二甲双胍本身不会对肾功能有影响，但在肾功能不全时，二甲双胍可能在体内蓄积，甚至引起乳酸酸中毒。临床上需根据患者 eGFR 水平决定二甲双胍是否使用以及用药剂量。目前美国/欧洲糖尿病学会联合建议放宽二甲双胍用于中度肾功能不全 2 型糖尿病患者的限制，仅在 eGFR<30ml/（min·1.73m²）患者中禁用，eGFR 在 30~45ml/（min·1.73m²）的患者中依然安全，但应减少药物剂量。

胰岛素促分泌剂可增加 eGFR 下降患者的低血糖发生风险，使用时需加强血糖监测。胰岛素促分泌剂包括磺脲类药物（如格列美脲、格列齐特、格列吡嗪等）和格列奈类。前者中多数在肝脏代谢，经肾脏排泄，因此在肾功能不全的患者中可能蓄积，一般情况下多数磺脲类药物在CKD 1~2期无需调整剂量，3期减量，4~5期禁用。后者如瑞格列奈主要经肝脏代谢，通过胆汁排泄，少部分经肾排泄，因此瑞格列奈可应用于肾功能不全患者，但CKD 4、5期或肾脏移植、透析者，建议减少剂量，以降低低血糖风险。

α-糖苷酶抑制剂（如阿卡波糖、米格列醇、伏格列波糖等）口服后被胃肠道吸收不到1%，故一般认为对肾功能无影响。但随着肾功能降低，α-糖苷酶抑制剂及其代谢产物的血药浓度显著增加，因此用药需根据eGFR相应调整。

噻唑烷二酮类药物（如吡格列酮和罗格列酮）主要经过肝脏代谢，大部分吡格列酮经胆汁由粪便清除。罗格列酮可被完全代谢，无原形药物从尿中排出，其代谢产物从尿液（64%）、粪便（23%）排出，肾功能下降的患者无需调整剂量。但需注意该药存在液体潴留及增加骨折的风险。

GLP-1RA主要起促进胰岛素、减少胰高血糖素分泌的作用，目前常用药物包括利拉鲁肽、艾塞那肽、利司那肽等。利拉鲁肽代谢产物可通过尿液或粪便排泄；艾塞那肽、利司那肽主要通过肾小球滤过清除。这类药物可应用于CKD 1~3期患者，重度肾功能不全的患者不建议使用。有临床研究显示GLP-1RA具有一定降低新发蛋白尿风险、延缓已有蛋白尿进展的作用，但对肾脏终点事件的影响仍待证实。

DPP-4是GLP-1降解酶，DPP-4抑制剂通过减少GLP-1在体内的降解，增加体内GLP-1的水平，主要包括利格列汀、西格列汀、沙格列汀、维格列汀以等。利格列汀主要以原形通过肠肝系统排泄，肾排泄低于给药剂量的5%，因此使用不受肾功能降低的影响，用于CKD 1~5期的患者均无需调整剂量。西格列汀主要以原形从尿中排泄，eGFR>50ml/（min·1.73m^2）不需要调整剂量，eGFR≤50ml/（min·1.73m^2）时需减量。沙格列汀和维格列汀可用于CKD 1~2期患者，用于中重度肾功能不全患者的临床试验数据有限，不推荐用于CKD 3~5期患者。有研究显示DPP-4除降糖作用外还具有一定改善蛋白尿的作用。

SGLT2抑制剂主要通过减少肾小管葡萄糖重吸收，并促进葡萄糖从尿液中排出，从而起到降低血糖的作用。该类药包括达格列净、恩格列净和卡格列净等。达格列净主要经肾脏清除，一般eGFR<60ml/（min·1.73m^2）时不推荐使用。恩格列净、卡格列净部分经尿液排泄，eGFR<45ml/（min·1.73m^2）患者不建议使用。SGLT2抑制剂的降糖作用随肾功能减退而下降，直至无明显疗效。此外，SGLT2抑制剂还有减少体重、降压等作用。临床研究显示，SGLT2抑制剂具有延缓或减少蛋白尿、明显减少肌酐翻倍风险等肾脏保护作用。已有大型临床研究结果显示卡格列净能够显著降低糖尿病合并CKD患者的肾脏终点事件发生风险，同时还能够降低心血管事件发生风险，并且具有良好安全性。

胰岛素是糖尿病的基础用药，其治疗目的是改善血糖控制。不良反应主要有低血糖发作、体重增加、治疗初期的外周组织水肿、过敏反应等。肾功能受损者胰岛素的排泄减少，故CKD 3b~5期的患者胰岛素用量需减少，避免低血糖。

三、控制血压

理想的血压控制能够减缓慢性肾脏病的进展。

1. **血压控制目标**　国内外相关指南对DKD患者血压控制目标值尚不统一。目前认为DKD患者血压应控制在140/90mmHg以下，新近指南更为严格地推荐CKD或糖尿病合并高血压患者的舒张压控制在70~79mmHg；对于合并白蛋白尿的DKD患者血压应控制于130/80mmHg以下。

2. **降压药物**　ACEI或ARB在DKD中有控制血压、减少蛋白尿、延缓肾功能进展的作用，是目前治疗DKD的药物中临床证据最多的，被推荐作为治疗DKD的一线药物。ACEI/ARB治疗期间应定期随访UACR、血清肌酐、血钾水平。ACEI/ARB禁用于伴有双侧肾动脉狭窄的患者。建议用药初期2个月，每1~2周应监测血肌酐和血钾，如无异常变化，可以酌情延长监测时间；如果出现高钾血症、用药2个月内血清肌酐升高幅度>30%，应停用该类药物。

CCB类药物是一类无绝对肾脏禁忌证的降

压药物。在肾功能受损时,长效钙通道阻滞剂无需减低剂量,尤其适用于合并冠、肾动脉狭窄、重度肾功能不全、存在 ACEI 或 ARB 使用禁忌的患者。β受体拮抗剂常用药包括美托洛尔和比索洛尔等,肾功能异常对美托洛尔的清除率无明显影响,DKD 患者无需调整剂量,但比索洛尔从肾脏和肝脏清除的比例相同,eGFR<20ml/（min·1.73m²）时每日剂量不得超过 10mg。利尿剂常选择呋塞米,该药在中重度肾功能不全时仍可使用。α受体拮抗剂多在肝脏代谢,由粪便排出,少部分经尿液排泄,故肾功能损伤患者大多无需改变剂量。盐皮质激素受体拮抗剂（mineralocorticoid receptor antagonist, MRA）是目前关注的热点药物,如螺内酯（安体舒通）和伊普利酮。有临床研究显示它与 RAS 抑制剂联合使用可有效控制难治性高血压,降低尿蛋白,但存在高钾血症的风险。低高钾血症风险的新型盐皮质激素（MRA）Finerenone 仍临床在研中。DKD 患者血压控制不佳时,可联用不同机制降压药物。

四、调节脂代谢异常

脂代谢异常可直接参与糖尿病胰岛素抵抗和心血管并发症的发生,糖尿病患者出现肾病综合征和肾功能不全又进一步加重高脂血症。血脂属于可控性危险因素,良好的血脂管理对肾脏具有重要保护作用。

1. **血脂控制目标**　LDL-C 作为主要目标,没有合并心血管疾病的糖尿病患者 LDL-C 目标值应 <2.6mmol/L,合并心血管疾病的糖尿病患者 LDL-C 目标值应 <1.8mmol/L。

2. **降脂药物**　研究显示,他汀类药物对肾功能无不良影响,在患者可耐受的前提下,推荐 DKD 患者接受他汀类药物治疗。常用的他汀类药物包括阿托伐他汀、辛伐他汀、氟伐他汀、瑞舒伐他汀和普伐他汀等。当 DKD 患者处于 CKD 1~3 期,他汀类药物的使用无需减量;处于 CKD 4~5 期,阿托伐他汀可无需减量,其他药物慎用或减量。不推荐未使用他汀类药物的透析患者开始他汀类药物治疗,但已开始他汀类药物治疗的透析患者可继续使用,除非出现副作用。糖尿病 CKD 3b~5 期患者不能耐受他汀类药物时可以贝特类代替治疗。中等强度他汀类治疗 LDL-C 不能达标时可联合应用依折麦布。

五、其他防治措施

1. **预防感染**　糖尿病患者抵抗力低下,易发生感染,常可合并细菌、真菌、病毒感染,应积极防治。

2. **避免肾毒性药物的使用**　对于肾功能不全的患者,应根据 eGFR 水平慎用或避免使用非甾体抗炎药物（nonsteroidal anti-inflammatory drug, NSAID）,使用 RAS 抑制剂时谨慎与 NSAID 联用。避免服用具有潜在肾毒性的中药,如马兜铃酸等。另外,DKD 是造影剂肾病的高危人群,因此建议糖尿病患者在经专业医师评估后再明确是否行造影检查。造影前推荐充分水化、使用低剂量低渗非离子型造影剂,造影后密切监测肾功能变化。

3. **中医中药治疗**　中医的辨证施治对于治疗 DKD 也有一定的优势,例如具有抗氧化和免疫调节作用的虫草制剂（如百令胶囊等）。

六、肾脏替代治疗

肾脏替代治疗包括血液透析、腹膜透析和肾移植。当糖尿病患者进入终末期肾衰竭［GFR<15ml/（min·1.73m²）］,处理原则与非糖尿病肾病患者类似。经肾脏病医师的评估后,开始制定合适的透析计划,目前尚无证据表明 DKD 患者应首选腹膜透析还是血液透析,提倡充分患者教育的基础上,尊重患者透析方式选择的意愿。ESRD 患者合并糖尿病的患者开始透析的时机与不合并糖尿病的患者一致,仍需结合患者症状综合评估。对于合并容量依赖性高血压,或保守治疗难以控制的高钾血症,或尿毒症并胃轻瘫导致厌食、营养不良或难治性呕吐的 DKD 患者,可早期开始透析治疗。目前尚有学者讨论糖尿病 ESRD 患者肾移植是否应该积极开展,国外数据显示终末期 DKD 患者肾移植后生存率明显低于肾小球肾炎患者,且移植手段常受到器官来源的限制。

七、肾内科转诊

根据 ADA 指南建议,当糖尿病患者出现以下情况时应考虑转诊肾内科：①DKD 进展至 CKD 4~5 期，综合评估病情后考虑肾脏替代治疗；②DKD 患者合并症处理，如贫血、难治性甲状旁腺功能亢进、难治性高血压、严重电解质紊乱等；③糖尿病患者出现肾脏疾病原因不明，如 eGFR 短期内迅速下降、蛋白尿短期内迅速增加、肾脏影像学异常、合并难治性高血压等。

（付　平　程　璐）

参 考 文 献

1. Foundation N K. KDOQI Clinical Practice Guidelines and Clinical Practice Recommendations for Diabetes and Chronic Kidney Disease. Am J Kidney Dis, 2007, 49 (2 Suppl 2): S12–154.

2. Cho N H, Shaw J E, Karuranga S, et al. IDF Diabetes Atlas: Global estimates of diabetes prevalence for 2017 and projections for 2045. Diabetes Research & Clinical Practice, 2018, 138: 271.

3. Tuttle K R, Bakris G L, Bilous R W, et al. Diabetic Kidney Disease: A Report From an ADA Consensus Conference. American Journal of Kidney Diseases, 2014, 64 (4): 510–533.

4. Levin A, Stevens P E, Bilous R W, et al. Kidney disease: Improving global outcomes (KDIGO) CKD work group. KDIGO 2012 clinical practice guideline for the evaluation and management of chronic kidney disease. Kidney International Supplements, 2013, 3 (1): 1–150.

5. Zhang L, Long J, Jiang W, et al. Trends in Chronic Kidney Disease in China. New England Journal of Medicine, 2016, 375 (9): 905–906.

6. Ma R C W, Cooper M E. Genetics of Diabetic Kidney Disease--From the Worst of Nightmares to the Light of Dawn? . Journal of the American Society of Nephrology, 2016, ASN. 2016091028.

7. Saikat D, Niloy B. MicroRNA: a new generation therapeutic target in diabetic nephropathy. Biochemical Pharmacology, 2018, S0006295218302302.

8. Kikuchi K, Saigusa D, Kanemitsu Y, et al. Gut microbiome-derived phenyl sulfate contributes to albuminuria in diabetic kidney disease. Nat Commun, 2019, 23, 10 (1): 1835.

9. 邹万忠 . 肾活检病理学 . 第 4 版 . 北京: 北京大学医学出版社, 2017.

10. Najafian B, Fogo A B, Lusco M A, et al. AJKD Atlas of Renal Pathology: diabetic nephropathy. Am J Kidney Dis, 2015, 66 (5): e37–38.

11. Tervaert T W C, Mooyaart A L, Amann K, et al. Pathologic Classification of Diabetic Nephropathy. Journal of the American Society of Nephrology, 2010, 21 (4): 556–563.

12. American Diabetes Association. Microvascular Complications and Foot Care: Standards of Medical Care in Diabetes-2019. Diabetes Care, 2019, 42 (Supplement 1): S124–S138.

13. 中华医学会糖尿病学分会微血管并发症学组 . 中国糖尿病肾脏疾病防治临床指南 . 中华糖尿病杂志, 2019, 11 (1): 15–28.

14. Group G D, Bilo H, Coentrao L, et al. Clinical Practice Guideline on management of patients with diabetes and chronic kidney disease stage 3b or higher (eGFR <45ml/min). Nephrology Dialysis Transplantation, 2015, 30 (suppl 2): ii1–ii142.

15. Marso S P, Daniels G H, Brown-Frandsen K, et al. Liraglutide and Cardiovascular Outcomes in Type 2 Diabetes. New England Journal of Medicine, 2016, 375 (4): 311–322.

16. Mosenzon O, Leibowitz G, Bhatt D L, et al. Effect of Saxagliptin on Renal Outcomes in the SAVOR-TIMI 53 Trial. Diabetes Care, 2017, 40 (1): 69–76.

17. Perkovic V, Jardine M J, Neal B, et al. Canagliflozin and Renal Outcomes in Type 2 Diabetes and Nephropathy. N Engl J Med, 2019, 380 (24): 2295–2306.

18. Association A D. 10. Microvascular Complications and Foot Care: Standards of Medical Care in Diabetes-2018. Diabetes care, 2018, 41 (Suppl 1): S105–S118.

第二章　肥胖相关性肾小球病

肥胖症已经成为严重的公共卫生问题,目前全球超重及肥胖人数已增至 21 亿。2015 年中国成年人超重和肥胖患病率已经达到 30.1% 和 11.9%。在过去的 30 年中,全球超重和肥胖成人(体重指数≥25kg/m²)的患病率大幅上升。在美国,2013—2014 年经年龄调整的肥胖率男性为 35.0%,女性为 40.4%。肥胖问题也影响到儿童。2011—2014 年的美国,2~19 岁青少年的肥胖率为 17.0%,极端肥胖率为 5.8%。肥胖率的上升也是一个世界性的问题,因为预计未来十年全球肥胖率将增长 40%。低收入和中等收入国家现在也显示出从正常体重过渡到超重和肥胖的迹象。

肥胖的定义通常基于体重指数。世界卫生组织认为体重指数为 18.5~24.9kg/m² 为正常体重,25~29.9kg/m² 为超重,大于 30kg/m² 为肥胖。虽然体重指数很容易计算,但它对脂肪质量分布的估计很差,因为肌肉个体或皮下脂肪较多的个体的体重指数可能与腹部(内脏)脂肪较大的个体一样高。但后一种类型的高体重指数与代谢和心血管疾病的高风险相关性更好。现已明确肥胖是许多疾病的起源,它不仅能诱发代谢综合征、糖尿病、高血压及动脉粥样硬化,而且它还能导致及加重肾脏病。更准确地获取内脏脂肪的替代参数有利于正确评估慢性肾病患病风险。

普遍认为高体重指数是新发慢性肾病的最强危险因素之一。肥胖引起的肾脏病被称为"肥胖相关性肾小球病"(obesity-related glomerulopathy,ORG),包括"肥胖相关性肾小球肥大症"(obesity-associated glomerulomegaly,OB-GM)及"肥胖相关性局灶性节段性肾小球硬化"(obesity-associated focal and segmental glomerulosclerosis,OB-FSGS)。该病最早于 1974 年报道。近年随着肥胖患者日益增多,ORG 发病率也在迅速增加。有研究者对

1986—2000 年间 6 818 例肾活检资料进行分析,发现 ORG 患者所占比例已从 0.2%(1986—1990 年)上升至 2.0%(1996—2000 年)。

第一节　临床与病理表现、诊断及思考

一、临床表现

患者多肥胖,尤其是呈腹型肥胖,肾脏病起病隐匿。OB-GM 病初仅出现微量白蛋白尿,而后逐渐增多,直至出现大量蛋白尿(尿蛋白 >3.5g/d),肾小球滤过率(GFR)增高(提示出现肾小球高滤过)或正常;OB-FSGS 常呈现中、大量蛋白尿,GFR 逐渐下降,而后血清肌酐增高,直至进入终末期肾衰竭,但是与原发性局灶性节段性肾小球硬化(FSGS)相比,其肾功能下降速度较慢。ORG 镜下血尿发生率低(约 1/5 患者),不出现肉眼血尿;呈现大量蛋白尿时,很少发生低白蛋白血症及肾病综合征;伴随出现的脂代谢紊乱常为高三酰甘油血症,胆固醇增高不显著。这些特点均可在临床上与其他肾小球疾病鉴别。

二、病理表现

美国哥伦比亚大学病理学专家 Vivette D. D'Agati 等于 2016 年在 *Nat Rev Nephrol* 上发表综述详细探讨 ORG 的病理特点和部分可能的发病机制,认为光学显微镜检查是确诊 ORG 的关键检查,并能清楚地区分 OB-GM(仅呈现肾小球肥大,有时可伴轻度系膜细胞增生及基质增加)与 OB-FSGS(在肾小球肥大基础上出现局灶性节段性肾小球硬化病变,有时可伴少数球性硬化)。此 FSGS 绝大多数为门周型 FSGS(旧称经典型

FSGS），其形成可能与肾小球高滤过相关，但是有时也能见到其他类型的FSGS，如非特殊型FSGS等。免疫荧光检查OB-GM为阴性，而OB-FSGS与原发性FSGS相似，有时在病变肾小球的受累节段上见到IgM和C3沉积。电子显微镜检查于呈现大量蛋白尿的患者可见不同程度的肾小球足突融合。

通过光学显微镜检查，确定肾小球肥大是诊断ORG的病理基础，因此如何判断肾小球肥大就极为重要，这会涉及如下3个问题：

第一，用什么方法来测量肾小球大小？第二，成人肾小球大小的正常值是多少？检查获得国人自己的肾小球大小正常值范围十分重要。欲用正常人肾组织标本来检测肾小球大小几无可能，怎么办？一般都是用肾小球几无病变的肾穿刺标本作为替代来进行测量。医学统计学讲："所谓'正常人'不是指完全健康的人，而是指排除了影响所研究指标的疾病和有关因素的同质人群"，所以这样测量是合理和允许的。Kambham等以孤立性血尿或轻度蛋白尿的患者来替代正常人进行测量，测获肾小球直径的正常值范围为（168±12）μm，所以>192μm（均数加2倍标准差）为肾小球肥大；我们选择临床为无症状性血尿和/或轻度蛋白尿、病理诊断为肾小球轻微病变或薄基底膜肾病、血糖及体重正常的患者替代正常人进行检测，肾小球直径的正常值范围直接测量法为（147.1±19.4）μm，间接测量法为（146.6±19.5）μm，无论用哪种测量法若肾小球直径>186μm即为肾小球肥大。所以，不考虑人种区别，盲目挪用国外的生理正常值于国人是不可取的。第三，要检测多少肾小球才能下ORG诊断？至今没有明确规定。但是正如肾穿刺标本中的肾小球数一样，肾小球越多，代表性越大，诊断越可靠。为了获得更多的具有最大剖面的肾小球，可以多切切片，但是这会耗费宝贵的肾穿刺标本。无法这样做时，至少要仔细看完各种染色的全部病理片，来找寻最多的最大剖面肾小球。

三、诊断及鉴别诊断

（一）诊断

ORG目前尚无统一的诊断标准，可以参考如下标准进行诊断：①肥胖（尤其是腹型肥胖）；②临床以蛋白尿为主，从呈现微量白蛋白尿直至大量蛋白尿，但是大量蛋白尿患者很少出现肾病综合征；OB-GM患者早期GFR可增高，而OB-FSGS患者晚期可出现肾功能损害；③病理检查呈现肾小球肥大，不伴或伴局灶性节段性硬化（前者为OB-GM，后者为OB-FSGS）；④能排除其他肾脏疾病。

在上述诊断标准中，应该用什么指标来判断肥胖？在目前绝大多数有关ORG的报道中，肥胖都只用体重指数（body mass index，BMI）来判断，并认为要达到肥胖标准才可能发生ORG。西方国家常用美国国立卫生研究院1998年制定的标准，即成人BMI 25~29.9kg/m² 为超重，30~34.9kg/m²为Ⅰ度肥胖，35~39.9kg/m²为Ⅱ度肥胖，>40kg/m²为Ⅲ度肥胖。我国常用中国肥胖问题工作组2002年制定的标准，即BMI 24~27.9kg/m²为超重，>28kg/m²为肥胖。但是，BMI是测量整个身体质量，其结果受肌肉、骨骼等因素影响，而出现"假性"降低或升高，此时不可能准确反映肥胖。其次，即使BMI增高是由肥胖引起，它也不能区分此肥胖是内脏脂肪或皮下脂肪增多引起，不能反映脂肪分布。

近代研究显示，身体脂肪的分布与肥胖相关性疾病（代谢综合征、糖尿病、高血压、高脂血症、心血管疾病及肾脏病等）的发生密切相关。内脏脂肪组织与皮下脂肪组织在结构及功能方面存在极大差异，只有腹型肥胖（又称内脏性肥胖或中心性肥胖）才易诱发胰岛素抵抗，引发各种肥胖相关性疾病，包括ORG。对腹型肥胖在肥胖相关性疾病发病中的重要作用认识越来越深入相关。在ORG诊断标准中突出腹型肥胖的地位十分必要。

在临床上已涌现出不少能反映腹型肥胖的检测指标，它们包括腰围（waist circumference，WC）、腰围臀围比率（waist-to-hip ratio，WHR）、腰围身高比率（waist-to-height ratio，WHtR）等人体测量指标，以及于L_{4-5}平面做CT扫描测量其皮下及腹腔脂肪组织面积和空气置换体积描记，用全身光密度测定法去检测身体成分。

用器械检查判断腹型肥胖的敏感性及特异性均较高，但是需要相应设备，检查费用较贵，无法应用于流行病学调查；人体测量指标无需特殊设备,操作容易,在流行病学调查中已广泛应用,但是这些检查较易出现误差,而且具体应用它们预测肥胖相关性疾病风险时,不同人体检测指标的敏感性及特异性仍有不同,需要注意。

（二）鉴别诊断

最需要与 ORG 鉴别的肾脏病是早期糖尿病肾损害,两者都能由腹型肥胖引起,而且临床 - 病理表现有重叠。鉴别要点是看临床有没有糖尿病存在,如果有糖尿病,特别是电镜检查见到肾小球基底膜明显增厚时,应该诊断早期糖尿病肾损害,否则诊断 OB-GM。

另外,还需要注意,其他非 ORG 的肾小球疾病导致较多肾小球硬化时,残存肾小球也会代偿性肥大,此时不要误认为 ORG,应结合临床资料全面分析。

第二节 发病机制的研究现状及思索

一、肥胖与慢性肾脏病的关系

通常认为肥胖相关性肾小球病的病因与胰岛素抵抗、肾脏血流动力学改变、脂肪细胞因子、脂毒性、氧化应激、遗传背景和环境因素均有关。肥胖症指体内脂肪堆积过多和 / 或分布异常、体重增加,是遗传因素、环境因素等多种因素相互作用所引起的慢性代谢性疾病。当今,肥胖在全球的流行是缩短人类预期寿命、危及健康的主要因素。肥胖的流行通常和高能量摄入以及缺乏锻炼有关,当能量摄入超过了白色脂肪组织（white adipose tissue,WAT）的储存能力,异位器官的异常脂质积累就会被激发,导致以胰岛素抵抗为特征的代谢紊乱以及对糖和脂肪代谢能力的改变,并促进高血糖、血脂异常、高血压、胰岛素抵抗、糖耐量异常和动脉粥样硬化的发生。更重要的是,中心型肥胖是糖尿病和高血压主要的危险因素,而糖尿病和高血压是导致终末期肾病（end-stage renal disease,ESRD）的主要病因。有研究结果显示,WAT 不仅仅是一个简单的脂肪储存器官,目前被视为可生成促进肥胖相关性肾病（obesity-related nephropathy,ORG）进展的生物活性物质

的一种内分泌器官,其可产生众多的脂肪因子,如瘦素、脂肪细胞因子;还可产生炎性介质,如肿瘤坏死因子、单核细胞趋化因子 1 以及与慢性肾脏病（chronic kidney disease,CKD）进展密切相关的转化生长因子 B、血管紧张素 Ⅱ。多数研究者们认为,脂肪因子间的平衡是脂肪组织调控食欲、食物摄取以及葡萄糖清除和能量消耗的重要基石,肥胖状态下这种平衡被破坏,产生促炎症环境,导致胰岛素抵抗发生。肥胖相关性肾病表现为肾脏血流动力学异常、内皮细胞以及足突细胞功能紊乱、肾小球基底膜增厚和系膜基质增生,并伴有不同程度的肾小管萎缩、间质纤维化以及肾功能进行性减退,最终导致 ESRD。假设肥胖状态下过多的脂肪组织和肾脏相关性疾病之间存在着共同的致病因子,其可能是什么?

脂肪组织和肾脏之间存在潜在联系,尤其是在肥胖相关性肾脏疾病中。类似的潜在联系也可能与 2 型糖尿病或高血压肾病的发生密切相关。其中,肥胖状态下脂肪组织分泌的促炎性介质如 ANG Ⅱ、TNF-α 以及 MCP-1,可促进胰岛素抵抗以及肾组织炎症损伤。相反,相关脂肪因子如脂联素则具有抗炎作用,在抑制胰岛素抵抗及肾脏炎症损伤方面扮演重要角色。另外,肥胖状态下 HIF-1α、TGF-β 以及 ECM 如胶原蛋白 Ⅵ 等相关因子水平的增加在促进肾脏和脂肪组织纤维化方面具有重要作用。

二、ORG 是肾小球足细胞病

肾小球疾病似有这样一个规律,临床以肾炎综合征（血尿,轻、中度蛋白尿,水肿,高血压,乃至肾功能损害）为主要表现者,病理常呈现为肾小球系膜细胞或系膜及内皮细胞病变（细胞增生等）;而临床上以大量蛋白尿或肾病综合征为主要表现者,病理常表现为足细胞病变（足突融合等）。

ORG 以蛋白尿为主要临床表现,早期出现微量白蛋白尿,后期呈现大量蛋白尿。电镜检查可以见到各种足细胞损伤表现,包括足细胞肿胀、肥大,胞质空泡变性;足突宽度增加,轻度足突融合;足细胞密度及数量减少;足细胞从基底膜上剥脱等。而且这些足细胞损伤（如足细胞密度及数量减少和足突形态改变）与临床上的蛋白尿及肾功

能损害密切相关。因此，ORG 是一个足细胞病，现在已成共识。

绝大多数的足细胞病在呈现大量蛋白尿后，即很快出现肾病综合征，但是 ORG 与它们不同，呈现大量蛋白尿却很少发生肾病综合征，这是为什么？有学者认为这与肾小球足细胞损伤程度、蛋白尿严重度和选择性相关；与肾小管上皮细胞重吸收及降解滤过蛋白的能力相关；与本病尿蛋白增加缓慢，机体足以动员代偿机制抗衡蛋白尿的后果相关，并认为这现象在肾小球高滤过性肾病中普遍存在。

三、脂肪细胞因子在 ORG 发病中的作用

肥胖时常见脂肪细胞数量增多和 / 或体积肥大。既往认为脂肪细胞仅是一个能量储存场所，而近代研究发现，它更是一个非常活跃的内分泌器官。脂肪细胞能分泌许多被称为脂肪细胞因子的活性物质，它们包括一些主要由脂肪细胞分泌的因子，如瘦素、脂联素、抵抗素、内脏脂肪素、网膜素、降脂素、酰化刺激蛋白、禁食诱导脂肪因子、脂肪营养蛋白等；同时也包括一些已在其他细胞发现的因子，如肾素、血管紧张素Ⅱ、纤溶酶原激活物抑制物、转化生长因子 -β1、肿瘤坏死因子 -α、白介素 -1β、白介素 -6、白介素 -8、白介素 -10 等。脂肪细胞因子在 ORG（包括 OB-GM 及 OB-FSGS）的发病中有什么作用？现在已有一些认识。

（一）脂肪细胞因子与足细胞损伤

足细胞损伤能够表现为形态和 / 或功能异常，并由此引起蛋白尿。脂肪细胞因子失调是足细胞损伤的一个重要原因。现有资料已有如下发现：脂联素基因敲除小鼠能出现肾小球足突融合及白蛋白尿，而给予脂联素后上述病变能够逆转，提示脂联素在维持足细胞正常功能上具有重要作用。进一步研究显示，脂联素的足细胞保护效应是通过活化 AMPK 及抑制活性氧而获得。

Ang Ⅱ 能增加足细胞胞质游离钙离子，进而活化氯离子通道，使足细胞去极化；Ang Ⅱ 还能使足细胞过度表达瞬时受体电位阳离子通道蛋白 6（TRPC6，定位于足细胞裂孔隔膜，参与足细胞信号传导），导致足细胞肌动蛋白细胞骨架

重组，足细胞受损，发生蛋白尿。另外，现已知 Ang Ⅱ 抑制剂及过氧化物酶体增殖体激活受体 γ（PPARγ）激动剂的肾脏保护效应，部分系通过抑制 PAI-1 而发挥，由此提示 PAI-1 对足细胞也可能有害。

（二）脂肪细胞因子与肾小球节段性硬化

OB-FSGS 是 ORG 的一个重要病理类型，肾小球节段性硬化的发生也与脂肪细胞因子密切相关。现有研究资料有如下发现：瘦素能促进肾小球内皮细胞增殖，上调其 TGF-βⅠ 和 TGF-βⅡ 型受体表达，增加 Ⅰ 型胶原和Ⅳ型胶原合成；并能刺激肾小球系膜细胞肥大，上调其 TGF-βⅡ 型受体表达和 Ⅰ 型胶原合成。肾小球细胞外基质蓄积是 OB-FSGS 发生的基础。动物实验显示，给大鼠输注瘦素可诱发肾小球硬化；瘦素转基因小鼠的肾组织Ⅳ型胶原及纤连蛋白 mRNA 的表达显著上调。进一步证实了瘦素的致病作用。

Ang Ⅱ 能致高血压，系统高血压传入肾小球即能诱发球内高压、高灌注及高滤过（所谓"三高"）；Ang Ⅱ 能收缩肾小球入、出球小动脉，对出球小动脉作用更强，也能使球内"三高"发生。肾小球内"三高"对 OB-FSGS 发病具有重要作用。Ang Ⅱ 还能与胰岛素协同，显著上调系膜细胞 TGF-β1 及细胞外基质表达，参与 OB-FSGS 致病。

新近发现肾素可以不依赖 Ang Ⅱ，而通过与前肾素 / 肾素受体结合，刺激系膜细胞合成 TGF-β1、PAI-1、Ⅰ 型胶原及纤连蛋白，因此肾素也能直接对 OB-FSGS 发病发挥作用。TGF-β 可促进细胞外基质合成，PAI-1 可抑制细胞外基质降解，均促进 OB-FSGS 发病。

四、内分泌紊乱在 ORG 发病中的作用

肥胖患者常出现胰岛素抵抗等内分泌功能紊乱，它们也参与 ORG 发生。

（一）胰岛素的致病作用

脂肪细胞因子能通过"脂肪胰岛素轴"对胰岛素发挥重要调控作用，其中瘦素、抵抗素、ASP、PAI-1、TNF-α 及 IL-6 能促进胰岛素抵抗，而脂联素、内脏脂肪素和网膜素则能拮抗胰岛素抵抗，如果它们的调控作用发生紊乱，即会出现胰岛素抵抗及高胰岛素血症。胰岛素能刺激胰岛素样生

长因子（IGF）产生。胰岛素和 IGF-1 可通过磷脂酰肌醇激酶/蛋白激酶（PI3K/Akt）信号转导途径，活化内皮细胞一氧化氮合成酶，导致一氧化氮合成增加；同时，还能减少血管平滑肌细胞内钙离子（Ca^{2+}）浓度及 Ca^{2+}- 肌球蛋白轻链敏感性，而导致血管舒张。肾小球前小动脉的扩张，即能导致肾小球内"三高"。持续的肾小球内"三高"将促进 OB-FSGS 发生。此外，胰岛素还能直接上调系膜细胞的 TGF-β1 及细胞外基质（Ⅰ型胶原、Ⅳ型胶原、纤连蛋白及层连蛋白）表达，致 OB-FSGS。

（二）醛固酮的致病作用

脂肪细胞能够分泌醛固酮释放因子（ARF），ARF 能刺激肾上腺皮质合成醛固酮，因此肥胖患者常出现高醛固酮血症。而肾小球足细胞表面具有盐皮质激素受体，醛固酮能通过此受体作用及损伤足细胞。SHR/cp 代谢综合征大鼠常出现足细胞损伤及蛋白尿，醛固酮是其致病因素；高盐饮食能加重肾脏病变，与其能活化醛固酮受体相关。现已知醛固酮是通过诱导效应激酶 Sgk1（即血清和糖皮质激素诱导蛋白激酶 1）、活化 NADPH 氧化酶及产生活性氧等机制而导致足细胞损伤。

五、对 ORG 发病机制研究的一些思考

（一）内分泌与自分泌及旁分泌

脂肪细胞因子的上述各种效应都是通过内分泌途径而发挥（脂肪细胞分泌这些因子入血，然后通过循环作用于远隔脏器而发挥效应）。可是，近年发现某些所谓脂肪细胞"特异"的细胞因子如脂联素，也可能被一些非脂肪细胞合成，肾小球内皮细胞可以合成及分泌脂联素，而肾小球内皮细胞、系膜细胞及足细胞都有脂联素受体。

（二）致病因子与保护因子

在临床工作中我们常存在着困惑，即同等肥胖（包括腹型肥胖）的患者为什么有的发生 ORG，有的不发生 ORG？甚至有时极度肥胖的患者不发生 ORG，而超重水平的患者却发生了 ORG？也就是说，肥胖患者在 ORG 发病上可能存在易感性差异，那么是什么因素在决定这个易感性呢？肥胖时前述的许多因子在促进 ORG 发病，但是机体又一定有保护因子，能与之斗争而

拮抗 ORG 发病。只有致病因子与保护因子失衡，前者占优势时 ORG 才发生。只有对保护因子有了充分了解，才有可能寻获新的干预治疗途径。诸多研究者认为 ORG 类似于糖尿病等其他代谢性疾病可能存在大量易感基因并致力于寻找 ORG 的易感基因，然而目前并没有足够的研究证据去证实或证伪某一基因与 ORG 的易感性相关。

第三节　治疗对策及防治展望

以前认为 ORG 是一个良性疾病，但是其后观察发现，部分 OB-FSGS 患者确能逐渐进展至终末期肾衰竭。所以，对 ORG 应积极治疗，以尽力延缓或阻止肾脏病进展。ORG 需要综合治疗，下列措施可考虑应用：

一、减轻体重治疗

ORG 系由肥胖导致，因此减肥是最有效治疗方法。动物实验及临床观察均证实，减轻体重可显著减少尿蛋白，延缓肾损害进展。甚至体重仅仅中度下降，数周后尿蛋白即能显著减少。Morales 等对慢性肾脏病（CKD）肥胖患者进行研究发现，患者体重从（87.5 ± 11.1）kg 减至（83.9 ± 10.9）kg，仅减少 4.1% ± 3%（$p<0.05$），5 个月后尿蛋白即从（2.8 ± 1.4）g/d 减至（1.9 ± 1.4）g/d，减少 31.2% ± 37%（$p<0.05$）。

（一）改变饮食及生活习惯欲减轻体重

首先应改变不良生活习惯，减少饮食热量摄入，增加体力活动。但是，要做到这一点并不容易。这必须与营养师配合，由营养师亲自指导患者膳食；并应加强宣教，将疾病知识教给患者，使他们充分认识减肥重要性，自觉坚持治疗。

（二）减肥药物

药物治疗需与控制饮食及增加体力活动配合，才能获得良好效果。减肥药物曾经有如下 3 种：神经末梢单胺类物质（5- 羟色胺和去甲肾上腺素）再摄取抑制剂盐酸西布曲明（sibutramine，1997 年批准上市）；胃肠道脂肪酶抑制剂奥利司他（orlistat，1999 年批准上市）及选择性大麻素 CB1 受体拮抗剂利莫那班（rimonabant，2006 年批准上市）。临床试验已证实这些药物在减肥上确

有疗效,能减少患者体重的 8%~10%,其最大疗效常在持续服药 20~28 周时出现。

但是,这些药物的副作用必须充分注意。盐酸西布曲明因能升高血压,增加心、脑血管事件,2010 年后已被欧盟、美国及我国药监部门禁用;奥利司他由于可能诱发肝功能损害,乃至肝衰竭,2010 年后也已被药监部门责令修改药物说明,加以警示。利莫那班也有引起患者情绪障碍的报道。

(三)外科手术

对于那些极度肥胖(如 NIH 标准中 BMI >40kg/m² 的 III 度肥胖)及应用上述各种方法减肥无效的患者,还可考虑做胃肠改道手术。几位学者报道了手术减肥后 1~2 年的治疗疗效,术后 1 年与术前比较,体重(包括 BMI)显著下降,肾小球高滤过状态减轻,尿白蛋白排泄量减少,而且此疗效能巩固至术后 2 年。

胃旁路术(Roux-en-Y gastric bypass surgery, RYGB)作为肥胖伴糖尿病患者的代谢手术,术后 90% 糖尿病患者血糖明显改善,且发生于患者体重明显下降之前。最近研究表明肾脏糖异生及重吸收葡萄糖对葡萄糖稳态的维持发挥着重要作用,已有研究显示 RYGB 能显著降低 2 型糖尿病大鼠肾脏的糖异生途径,改善异常的糖耐量,降低血糖。但在单纯性肥胖引起的胰岛素抵抗及糖代谢紊乱中,RYGB 能否影响肾脏糖异生及其相关调控机制尚不清楚。

二、胰岛素增敏剂治疗

胰岛素抵抗在 ORG 发病中占有重要地位,故可考虑应用胰岛素增敏剂对 ORG 进行治疗,包括双胍类药物如二甲双胍(metformin)及噻唑烷二酮类药物如曲格列酮、罗格列酮及吡格列酮。

二甲双胍能增加组织对葡萄糖的利用,抑制肝糖原异生及肝糖输出,并能减少肠壁对葡萄糖的摄取,从而降低血糖。该药副作用较轻,主要为胃肠反应(腹胀、腹泻、恶心、呕吐及食欲减退)。但是,肾功能不全时要减量使用(CKD3a 期)或禁用(CKD3b~5 期),因为该药系从肾脏排泄,肾功能不全时药物体内蓄积,可能引起严重乳酸酸中毒。

噻唑烷二酮类药物是通过激活 PPARγ 而发挥治疗效果,动物实验及临床观察均显示,这类药物对肥胖 Zucker 大鼠及 2 型糖尿病肾病患者均具有确凿肾脏保护效应,能减少尿白蛋白排泄,并延缓肾损害进展。但是,这类药能增加肥胖(增大脂肪细胞体积),并能导致水钠潴留而加重心力衰竭。更重要的是,在广泛应用后还发现曲格列酮具有严重肝毒性,有诱发急性肝衰竭风险,罗格列酮能显著增加心血管事件(心肌梗死、脑卒中),增加死亡风险,所以这两个药已先后于 1999 年及 2010 年被许多国家(包括我国)责令禁用或慎用。此外,2011 年美国药监部门对吡格列酮也发出了警告,认为长期服用此药有增加膀胱癌风险,应予注意。

三、拮抗血管紧张素 II 治疗

由于 Ang II 也参与 ORG 发病,所以可应用血管紧张素转化酶抑制剂(ACEI)和/或血管紧张素 AT1 受体拮抗剂(ARB)来进行干预治疗,同其他 CKD 治疗一样,伴随或不伴高血压的 ORG 患者均可应用,以减少尿蛋白排泄及延缓肾损害进展。临床上至今仅有少数应用 ACEI 或 ARB 治疗 ORG 的零星观察,例如 2001 年 Kambham 等报道,18 例接受 ACEI 治疗的 ORG 患者,尿蛋白平均下降了 1g/d;同年 Adelman 等报道,3 例美国非洲裔 OB-FSGS 少年接受了 ACEI 治疗,结果尿蛋白从 2.9g/d 下降至 0.7g/d;同年 Praga 等也报道,12 例接受 ACEI 治疗的 OB-FSGS 患者,治疗前半年尿蛋白从(4.6±3.3)g/d 下降到(2.4±1.3)g/d,但是其后尿蛋白逐渐增加,至治疗一年时已恢复至治疗前水平,不过其中多数患者体重也同时增加,作者分析体重增加可能影响了 ACEI 疗效。今后很需要进行用 ACEI 或 ARB 治疗 ORG 的大样本临床试验,观察长期治疗后患者尿蛋白及肾功能的变化,以寻获更有说服力的证据。

四、ORG 合并症的治疗

ORG 患者常合并代谢综合征,因为两者发病都与肥胖(尤其腹型肥胖)相关。在治疗 ORG 时,对代谢综合征的其他组分如高血压、糖代谢紊乱(包括糖尿病)、脂代谢失调(主要为高三酰甘油血症及低高密度脂蛋白胆固醇血症)及高尿酸血症等也要同时治疗,因为它们都能加重肾脏损伤,加速 ORG 进展。而且,治疗这些并发症时一定要达标,治疗而不达标,对保护靶器官(包括肾脏)而言,与未行治疗无本质区别。

五、肥胖儿童早期肾损害

成人肥胖相关性肾病已有较多研究,针对儿童的研究仍然比较少。目前关于肥胖相关的肾损害,国外主要集中在尿微量白蛋白及相关危险因素的研究,国内也主要是通过对 MAU 的研究来发现肥胖儿童肾损伤。MAU 是一个反映肾小球损害较为可靠的指标,但儿童单纯性肥胖肾损害可能发生在肾小球及肾小管等多个部位。单纯以肾小球损害作为判断肾损害的依据不够充分,可能存在比 MAU 更为敏感的指标。

青少年时期的肥胖可导致成年人患肾病疾病的风险增加,肥胖可以使肾功能不断恶化直到出现终末期肾病甚至死亡。儿童和青少年肥胖很少导致终末期肾病,但很多年轻肥胖患者存在从微量白蛋白肾病范围的白蛋白等不同程度蛋白尿。尿白蛋白是反映肾脏血流动力学和代谢的敏感指标,目前国内外普遍认为其可作为早期肾损伤的预测标志。有研究者选择以尿白蛋白作为评估肥胖患儿是否存在肾损害。结果发现 178 例肥胖患儿中有 62 例存在肾损害,占总人数的 34.83%,由此可见超过 1/3 的肥胖患儿都存在肾损害,这与国内外的数据较为接近,应对肥胖引起的肾损害给予足够重视。对儿童肥胖相关的人体测量学指标比较发现,BMI、SDS-BMI(BMI 标准化分值)、腰围身高比(WHtR)在组间比较均具有统计学差异($p<0.05$)。大量研究也证明,肥胖是 ORG 发生发展的一个独立危险因素。肥胖与肾功能密切相关,随着肥胖的进展肾损害程度逐渐加重。

MAU 作为早期肾损害的敏感指标,与肾脏病理损害之间存在一定关联,其水平随病理损害的加重而增加,因此可反映肾损害的严重程度。但是单纯以 MAU 作为肾小球损害的指标是不够的,因为肥胖导致的早期肾损害可能不仅局限于肾小球,肾小管在早期也可能存在损害;而且可能存在比 MAU 更为敏感的指标。

目前国内外对肥胖儿童肾损害的相关影响因素的研究较少,FERRIS 等在一项长达 6 年的纵向研究中发现,高水平的 BMI 值与尿蛋白明显相关,尿蛋白量随着 BMI 值的增加而增加。国内沈雯雯等发现,BMI 下降的同时,尿蛋白会随之减少,并证明 BMI 下降是白蛋白减少的独立相关因素。因此,高 BMI 为肾损害的危险指标。相关研究表明,血压值的增加与肥胖的增长程度平行,收缩压可增加 MAU 的排出,随着血压的升高,肾损害逐步加重,高血压引起的血流动力学改变和非血流动力学为缺血性肾脏病的主要原因。其中,肾小球入球小动脉扩张、出球小动脉收缩以及 RPF 增加使肾小球跨毛细血管静水压增加,肾小球滤过屏障对被滤过物分子大小的选择性滤过功能受损,引起蛋白的超滤过,蛋白排出增加,最终导致肾脏形态、结构和功能的损害。蛋白滤出增加的同时,可能具有内在的肾毒性可加速肾损害,表现为蛋白尿越严重,肾脏病变进展越迅速。病理表现为肾脏小动脉病变,即动脉玻璃样变和肌内膜增厚。临床可表现为早期的夜尿增多和蛋白尿,也可出现高血脂和高尿酸血症以及晚期的终末期肾衰竭。研究显示,肥胖成人和儿童及青少年体内 TNF-α 等炎症因子均高于正常体重者,并且发现炎性细胞因子在肥胖相关性肾小球病变人群中高于性别和年龄匹配的对照组。这些细胞因子能直接或间接引起内皮功能紊乱,内皮功能紊乱通过复杂的细胞因子等途径导致炎症活动,从而引起内皮功能紊乱的恶性循环和 ORG。

六、对肥胖相关性肾小球病防治的展望

(一)加强对 ORG 危险因素研究,对高危患者早期实施干预

正如前述,肥胖患者在 ORG 发病上存在着易感性差异,我们推论这与体内 ORG 致病因子与保护因子的体内状态相关,二者失衡且前者增多和/或后者减弱时 ORG 即易发病。因此,对这两组矛盾因子及其平衡状态进行研究,并从中寻获预测 ORG 发病的临床实验室指标,对指导 ORG 防治十分重要。已有学者在这方面做了一些探索,发现 WC 增粗和/或 L_{4-5} 平面计算机断层扫描腹腔脂肪面积增大、胰岛素抵抗(用 HOMA-IR

评估）、血清胰岛淀粉肽（又称淀粉素）水平增高及血清脂联素水平下降均可能影响 ORG 发病。目前对 ORG 发病危险因素的了解还十分不够，研究还需要继续深入，而且单凭其中一个危险因素很难预测 ORG 发病，只有对多种危险因素进行综合分析，并做出危险分层，才可能得到良好预测效果。利用此危险分层从肥胖人群中筛选出 ORG 高危患者，早期实施干预，对 ORG 防治具有重要意义。

（二）深入研究 ORG 发病机制，进一步寻获有效治疗措施

只有深入了解疾病发病机制，才能有针对性地寻找有效治疗措施。今后欲想获得更多的 ORG 有效治疗措施，深入研究 ORG 发病机制是前提和基础。

（汪年松　陈玉强）

参 考 文 献

1. Choung HG, Bomback AS, Stokes MB, et al. The spectrum of kidney biopsy findings in patients with morbid obesity. Kidney international, 2019, 95（3）: 647-654.

2. Camici MF, Galetta N. Abraham A. Carpi, Obesity-related glomerulopathy and podocyte injury: a mini review. Front Biosci（Elite Ed）, 2012, 4, 1058-1070.

3. de Vries AP, Ruggenenti PXZ, Ruan M, et al. Fatty kidney: emerging role of ectopic lipid in obesity-related renal disease. Lancet Diabetes Endocrinol, 2014, 2（5）: 417-426.

4. Li Y, Xia T, Li R, et al. Renal-Protective Effects of the Peroxisome Proliferator-Activated Receptor-gamma Agonist Pioglitazone in ob/ob Mice. Medical science monitor: international medical journal of experimental and clinical research, 2019, 25: 1582-1589.

5. D'Agati VD, A Chagnac AP, de Vries M, et al. Obesity-related glomerulopathy: clinical and pathologic characteristics and pathogenesis. Nat Rev Nephrol, 2016, 12（8）: 453-471.

6. Nehus E, Mitsnefes M. Childhood Obesity and the Metabolic Syndrome. Pediatric clinics of North America, 2019, 66（1）: 31-43.

7. Ostalska-Nowicka D, Mackowiak-Lewandowicz K, Perek B, et al. Megalin-a facultative marker of obesity-related glomerulopathy in children. J Biol Regul Homeost Agents, 2019, 33（2）: 415-420.

第三章 尿酸性肾病

第一节 历史回顾及疾病概述

一、疾病的基本认识

尿酸是人体嘌呤代谢的终产物,来源于外源性饮食(约三分之一)或内源性嘌呤代谢产生(约三分之二)。人体产生的尿酸1/3通过肠道排泄,2/3通过肾脏排泄。高尿酸血症的病因包括尿酸产生增多和/或肾脏排泄减少。肾脏对尿酸排泄效率的下降,占原发性或继发性高尿酸血症发病的85%~90%。高尿酸血症的诊断标准:正常嘌呤饮食状态下,非同日2次空腹血尿酸(serumuricacid, SUA)水平,男性 >420μmol/L,女性 >360μmol/L;没有出现痛风或痛风石时为无症状高尿酸血症。高尿酸血症的分型诊断,根据患者低嘌呤饮食5天后,留取24h尿检测尿尿酸水平的结果分为三型,具体如下。

(1)尿酸排泄不良型:尿酸排泄 <0.48mg/(kg·h),尿酸清除率 <6.2ml/min。

(2)尿酸生成过多型:尿酸排泄 >0.51mg/(kg·h),尿酸清除率 ≥6.2ml/min。

(3)混合型:尿酸排泄 >0.51mg/(kg·h),尿酸清除率 <6.2ml/min。

高尿酸性肾损害可分为急性尿酸性肾病、慢性尿酸性肾病和尿酸性肾结石3种类型。

1. **急性尿酸性肾病**(acute uric acid nephropathy)是由于大量尿酸释放超过近端肾小管的重吸收能力,尿酸结晶沉积于肾小管引起的急性少尿型急性肾损伤。临床上主要见于恶性肿瘤如:淋巴瘤、白血病等放化疗后所引起急性肾损伤。患者伴有显著的高尿酸血症,血尿酸水平通常高于893μmol/L(15mg/dl)。由于大量组织细胞崩解,患者常合并有其他电解质紊乱,如高钾血症、高磷血症等,表现为肿瘤溶解综合征(tumor lysis syndrome)。急性尿酸性肾病的防治包括:水化、碱化尿液,别嘌呤醇或非布司他降低尿酸,必要时给予血液净化治疗。如果治疗及时,急性肾损伤可完全恢复,预后良好。

2. **慢性尿酸性肾病**(chronic urate nephropathy)是由于尿酸盐在肾脏间质中沉积所诱发慢性炎症反应和肾间质慢性纤维化。肾脏的临床表现为慢性小管间质损害,早期表现隐匿,逐渐出现尿浓缩功能下降,夜尿增多,尿沉渣无有形成分,尿蛋白阴性或微量,后逐渐出现慢性肾脏病。早期肾小球滤过功能尚正常时,尿酸的排泄分数增加,与其他肾脏病引起的继发高尿酸血症相鉴别。临床上,患者有长期高尿酸血症,反复发作痛风,逐渐发生的肾功能损害、尿常规变化不明显者,可疑诊慢性尿酸性肾病。

3. **尿酸性肾结石**(uric acid nephrolithiasis)尿酸性肾结石在所有类型的肾结石中比例占5%~10%。导致尿酸性肾结石形成关键的理化因素是持续性酸性尿。肾绞痛伴或不伴血尿可以是尿酸性肾结石的主要临床表现。部分患者为体检时发现结石。尿酸性结石 X 线检查不显影,为阴性结石。通过对结石进行化学成分分析可最终确立诊断。尿酸性肾结石的治疗原则是降低血尿酸水平和提高尿酸在尿液中的溶解度。对于无症状肾结石,首先选用水化和适当碱化尿液使单纯尿酸成分的结石溶解,将尿液 pH 值控制在6.2~6.8,通过大量饮水将尿量提高到2L/24h以上。对于较大的结石,可能需要采用侵入性手段治疗。

二、发病机制的研究现状及热点问题

(一)高尿酸血症

高尿酸血症的发病与嘌呤代谢异常和/或

尿酸排泄障碍有关。尿酸是人体中黄嘌呤氧化酶代谢的产物。大多数的哺乳动物存在尿酸氧化酶，可以直接降解尿酸生成尿囊素和5-羟基尿酸盐排出体外。但在人类进化的过程中，尿酸氧化酶在1 000万~1 500万年前发生了突变，因此，人类的高尿酸血症的发生比其他的哺乳动物明显。关于嘌呤代谢异常，目前除几个已知的先天性疾病外，人们知之甚少；而肾脏排泄尿酸障碍，除肾小球滤过功能减低外，人们现已十分注意肾小管尿酸转运蛋白的异常。

某些慢性肾脏病患者肾小球滤过率（GFR）已明显下降但血尿酸水平却正常，而另一些慢性肾脏病患者GFR并无显著下降血尿酸水平却已明显升高，这些事实即提示肾小管尿酸转运蛋白在其中发挥着重要作用。关于这些转运蛋白表达或功能异常导致高尿酸血症的研究甚少，目前研究比较明确的主要有两种转运蛋白：URAT1和URATV1/GLUT9。*URAT1*基因突变可以导致肾小管重吸收尿酸的功能改变，临床上出现高尿酸或严重的低尿酸血症。我们通过对部分IgA肾病患者的分析证实了肾功能正常的IgA肾病也有很大一部分伴有高尿酸血症，而且发现伴有高尿酸血症的这部分IgA肾病患者肾脏血管病变和肾小管间质病变明显重于血尿酸正常的IgA肾病患者，这与Myllymaki等报道的一致。我们进一步用免疫组化染色检查发现伴有高尿酸血症的IgA肾病患者肾脏URAT1表达明显高于血尿酸正常的IgA肾病患者。体外试验证明醛固酮可以刺激肾小管上皮细胞高表达URAT1，提示肾脏疾病时局部醛固酮增加可能是刺激URAT1表达增加从而导致高尿酸血症的重要机制之一。*URATV1/GLUT9*的系统性敲除可引起轻至重度高尿酸血症，而肝脏特异性*URATV1/GLUT9*敲除可引起严重高尿酸血症，说明URATV1/GLUT9在肝脏的尿酸转运及肾脏的尿酸重吸收中发挥着重要作用，关于*URATV1/GLUT9*基因突变与血尿酸水平的关系已有报道。

（二）尿酸性肾病

1. 急性尿酸性肾病 因急性高尿酸血症致使大量尿酸从肾小球滤过涌入肾小管及集合管堵塞管腔而发病。如此可导致肾小管内压增加，肾小囊压增加，从而肾小球滤过压下降；尿酸结晶也可以通过血管外挤压肾内小静脉网，而导致肾脏血管阻力增加，肾血流量减少，肾小球滤过率降低。上述机制共同诱发急性肾衰竭。关于急性尿酸性肾病发生过程中，炎症介质及细胞因子等是否参与了疾病发病过程目前尚无研究。

2. 慢性尿酸性肾病 许多随机对照试验证实高尿酸血症是慢性肾脏病进展的独立危险因素。早期的研究发现肾髓质间质有尿酸盐小结石形成，围绕结石会有巨细胞反应，因此认为尿酸盐结石的形成以及结石导致的异物反应最终导致慢性炎症和肾脏纤维化。但是后来的多项大型研究显示，慢性高尿酸血症或痛风患者事实上鲜有尿酸盐结石或尿酸结晶直接沉积在肾脏，而且发现有尿酸结晶在肾脏沉积者也只有部分患者会发生难以解释的肾功能不全。因此，目前最新的假说是，高尿酸血症可能导致肾脏的自身调节能力遭到破坏，从而导致高血压、微量白蛋白尿直至显性蛋白尿，最终导致肾功能不全的持续进展。动物实验研究结果显示尿酸可以通过活化肾素-血管紧张素系统（RAS）以及COX-2促进血管平滑肌细胞增殖，也可以通过增强单核细胞趋化蛋白-1（MCP-1）表达和活化核转录因子NK-κB来增强炎症，从而使肾小球入球小动脉增厚，导致肾小球及球后缺血。RAS阻断剂可以预防氧嗪酸（oxonic acid）诱导的高尿酸大鼠的肾小球前血管病变、抑制尿酸介导的血管平滑肌细胞增殖，然而，这些可能的分子机制在人体尚缺乏有力的研究证据。

（三）尿酸与慢性肾脏病的关系

高尿酸血症在慢性肾脏病非常常见，因为GFR下降会导致尿酸分泌的减少，是导致高尿酸血症的主要原因。因此，大多数患者的高尿酸血症可能是继发于慢性肾脏病，而高尿酸血症可能又加速了慢性肾脏病的进展。近年来越来越多的证据提示：高尿酸通过一系列的机制直接引起肾脏的损伤，导致慢性肾脏病，而不仅仅是继发的旁观者。明确这一点，对于进一步关注和重视高尿酸血症的意义，保护肾脏功能非常重要。

第二节 临床表现、诊治及思考

一、临床表现

（一）痛风

急性痛风性关节炎发病前没有任何先兆。高嘌呤食物、过度饮酒、感染、手术、外伤、疲劳、情绪紧张等均可诱发痛风急性发作。夜间发作的急性单关节或多关节疼痛通常是首发症状。疼痛进行性加重。关节局部出现红肿热痛及功能障碍。足趾的跖趾关节最常受累，足弓、踝关节、膝关节、腕关节和肘关节等也是常见发病部位，少数情况下骶髂、胸锁或颈椎等部位关节亦可累及。全身表现包括发热及不适，化验外周血白细胞增多。开始的几次发作常只累及一个关节，且只持续数日，而后则可同时或相继侵犯多个关节，可持续数周。而后局部症状和体征消退，关节功能恢复。无症状间歇期长短差异很大，随着病情的进展愈来愈短。如果不进行预防，每年会发作数次，逐渐转变成慢性关节炎，发生永久性破坏性关节畸形。关节黏液囊壁与腱鞘内常能发现尿酸盐沉积。手、足可出现增大的痛风石并从皮肤破口排出白垩样尿酸盐结晶碎块。

（二）尿酸性肾病

血液系统肿瘤化疗导致的急性尿酸性肾病常表现为少尿性急性肾衰竭。慢性尿酸性肾病主要表现为间质性肾炎，患者出现少量蛋白尿，一般不超过 ++，伴或不伴少量镜下血尿。患者常出现中度高血压。肾小管浓缩功能受损一般早于肾小球功能受损，患者出现夜尿多、尿比重及渗透压降低，而后 GFR 下降，血清肌酐升高。病情常缓慢进展，并最终进展到终末期肾病，需要进行透析治疗。痛风性肾病导致的慢性肾衰竭约占尿毒症患者的 1%。

二、影像学检查

（一）X 线检查

X 线检查具有快捷、方便、良好的天然对比度及空间分辨率等优势。痛风早期 X 射线仅呈现关节周围软组织肿胀，无特异性。中、晚期常可见典型征象：关节边缘波浪状或穿凿样骨质破坏；软组织偏心性肿胀及痛风石形成。晚期关节间隙明显变窄甚至消失，形成纤维性强直，可出现关节半脱位。X 线检查虽有上述特征，但发现这些特征性改变时往往已到晚期，与计算机断层扫描（CT）、磁共振成像（MRI）及超声检查相比，其诊断的敏感性仅为 30% 左右。

（二）计算机断层扫描

CT 克服了 X 线的组织重叠、敏感性低等缺点，有成像速度快、密度分辨率高等优点，能为痛风的早期诊断提供依据。CT 的高分辨率、强大的图像后处理功能、特别是三维重建技术能较完整地显示并测量痛风石体积，观察其演变及评估临床治疗效果。双源双能量 CT（dual energy CT，DECT）利用不同原子序数的物质对不同能量 X 线产生的衰减变化不同而成像，用特殊的软件对组织进行彩色编码，借此区分尿酸盐（红色）及钙化组织（蓝色）。双源双能量 CT 评估痛风患者尿酸盐沉积的价值较高，尤其是鉴别无症状的痛风石。它的彩色编码信息和自动化软件可以计算痛风患者周围关节的尿酸盐沉积总量，其显示的尿酸盐沉积量可以是体格检查的 4 倍多，从而可以早期防止关节和骨质破坏，并在一定程度上避免关节畸形的发生。然而，部分研究者对 CT 检查痛风性关节炎的敏感性及诊断价值仍存疑问，Chen 等通过回顾性研究发现，CT 及 MRI 难以显示通过关节镜发现的沉积在关节软骨表面的尿酸盐结晶，而 DECT 在一定程度上能补充上述检查。由于 CT 昂贵的检查费用及电离辐射，可能会限制其作为评估痛风疗效的常规检查方法。

（三）磁共振成像

MRI 具有较高的软组织分辨率，可以任意方位成像，无电离辐射等优点，在骨关节及软组织成像中具有独特的优势，能早期发现病变。CT 相对 MRI 在评价骨改变及病变内钙化方面较优，而 MRI 在评估软组织、滑膜厚度及炎性改变方面优越。MRI 显示痛风石敏感性高，但因痛风石复杂的组织结构，信号范围相对较宽，此信号代表蛋白、纤维组织、晶体及含铁血黄素等多种组织成分，易和其他骨关节病变相混淆，如巨细胞肿瘤，所以在判定痛风石上特异性较低。虽然目前还没有 MRI 对痛风石体积变化的敏感性研究，但 MRI 是一种测量痛风石大小的可靠方法；与对比增强梯度回波图像相比，平扫的自旋回波图像受伪影干扰少，更有利于痛风石大小的测量。Carter 等用 MRI 检查 X 线表现正常的受试者，发现 56% 受试者有关节内骨质破坏，甚至在间隙期也可以观察到慢性炎性反应，在部分患者的无症状关节也能发现隐匿性关节破坏。MRI 在发现这部分骨关节破坏方面比超声敏感性高。以上表明，MRI 可能是发现上述早期骨破坏的最佳影像方法。

（四）超声检查

在评估晶体导致的关节病中，高分辨率超声（high resolution ultrasonography，HRUS）是一种有前景的工具。在痛风骨关节改变方面，高分辨率超声（频率约 13MHz）的敏感性高于 MRI，它能早期显示沉积在痛风患者关节内的尿酸盐结晶及软组织内的痛风石；这种方法无辐射、经济、方便、快捷，能动态监测痛风对治疗的反应，直接引导穿刺。缺点是对微小骨质破坏不敏感及复杂结构难以良好显示，而且目前尚没有在超声下诊断痛风的"金标准"。

三、肾组织病理检查

单纯性尿酸性肾病，如果病因非常清楚，一般不需要做肾活检。但如果考虑可能伴随其他肾脏病或需与其他肾脏病鉴别时，则需要进行肾活检病理检查以明确诊断。

（一）急性尿酸性肾病

短时间内大量尿酸经肾小球滤过进入原尿，导致尿酸盐结晶在肾小管及集合管内堆积，阻塞肾小管及集合管而出现急性肾衰竭。显微镜检查可见肾小管及集合管管腔内大量尿酸盐结晶沉积，被阻塞的肾小管近端管腔扩张；肾小球结构正常；肾间质并无纤维化。这种肾损害通常可逆，治疗得当可恢复正常。

（二）慢性尿酸性肾病

长期高尿酸血症可导致尿酸盐结晶在集合管和肾间质（尤其在肾髓质乳头）沉积，导致慢性间质性肾炎，其严重程度与血尿酸升高的持续时间和幅度相关。显微镜检查可见尿酸盐在集合管及肾间质内沉积，并可见白细胞、巨噬细胞及纤维物

质包绕其周。尿酸盐的长时间作用，将最终导致肾间质纤维化。

第三节　治疗原则、进展与展望

一、一般治疗

（一）患者教育和规律随访监测

积极开展患者教育，提高患者防病、治病的意识，提高治疗依从性。

1. 生活方式指导　对患者生活方式的指导应包括以下方面：健康饮食、坚持适度运动、控制体重和限制烟酒等。建议患者根据个人情况坚持适度运动（每天 30min 以上中等强度的锻炼，如散步、太极拳、瑜伽、阻力训练等有氧运动）。患者在运动中应避免剧烈运动及突然受凉。肥胖者应减体重，控制体重在正常范围。

2. 规律随访监测　对伴有 HUA 的 CKD 患者，建议治疗前全面评估肾功能和合并症、并发症情况，并在治疗过程中向患者强调规律随访监测的重要性。建议患者在监测 eGFR、蛋白尿水平的同时，至少每 3~6 个月检测一次血尿酸水平。

（二）饮食治疗

1. 健康饮食　饮食治疗在伴有 HUA 的 CKD 患者治疗中占有非常重要的地位，研究显示饮食治疗可以降低 10%~18% 的血尿酸水平或使血尿酸降低 70~90μmol/L。

推荐患者的饮食应以低嘌呤食物为主。对于患者正在接受非透析治疗的 CKD 患者，应结合低蛋白饮食营养方案。避免高蛋白饮食、海鲜、动物内脏、大量乳制品的食用。避免啤酒、白酒，也应减少富含果糖的饮料摄入。

2. 多饮水　建议患者每日饮水量 2 000ml 以上，可促进尿酸排泄并预防尿路结石。结合患者肾功能及血压情况，从患者尿量的角度，建议保证每日的尿量在 1 500ml 以上，最好 2 000ml。

3. 适当碱化尿液　建议碱化尿液，尿 pH 在 6.2~6.9 范围内最有利于尿酸盐结晶溶解和从尿液排出，尿 pH>7.0 易形成草酸钙及其他类结石。因此，碱化尿液过程中要注意监测患者的尿

pH值。

建议碱化尿液的方法碳酸氢钠或枸橼酸合剂。碳酸氢钠（小苏打）口服：每次0.5~1g，每日3次。在CKD患者中碳酸氢钠可同时改善代谢性酸中毒，因此具有双重功效。但也需要注意钠负荷诱发患者充血性心力衰竭和水肿的可能。枸橼酸合剂口服时应注意监测CKD患者的血钾水平，避免发生高钾血症。

二、药物治疗

1. 急性痛风发作治疗 痛风关节炎急性发作期的治疗建议及早（应在24h内）给予抗炎止痛治疗，推荐的用药包括：非甾体抗炎药（NSAID）、糖皮质激素和秋水仙碱。建议使用选择性环氧化酶2（COX-2）抑制剂，该药可针对性地抑制COX-2，减少对CKD患者胃肠道损伤的副作用。研究显示，依托考昔治疗急性痛风，疗效优于吲哚美辛、双氯芬酸、塞来昔布。但CKD患者在使用NSAID时应警惕可引起急性肾损伤，更应充分水化，密切注意肾功能情况。NSAID不耐受或禁忌的患者可考虑用糖皮质激素（如泼尼松30~35mg/d，共3~5d），或秋水仙碱。秋水仙碱最好在症状出现的12~24h内开始使用，但其不能用于重度肾功能或肝功能损害的患者。急性期不宜积极降尿酸治疗，除非一直在服用降尿酸药物。

CKD患者痛风急性发作时应特别重视水化和碱化尿液，并在上述治疗的同时辅以局部NSAID药物的使用，改善患者的症状，最大限度减少全身用药的毒副作用。

2. 降尿酸治疗 建议根据患者的伴随症状、合并症、并发症、肾功能情况和尿酸水平合理实施。对于伴有痛风的CKD患者，应积极早期给予非药物治疗及降尿酸治疗。降尿酸一线药物包括抑制尿酸生成药物（别嘌醇和非布司他），促进尿酸排泄药物（苯溴马隆和丙磺舒）可为备选药物，治疗的血尿酸水平最低控制目标应<360μmol/L，在伴有严重痛风时建议控制目标<300μmol/L。不推荐长期维持血尿酸水平<180μmol/L。目前，对于无症状的伴有HUA的CKD患者，降尿酸的起始治疗阈值仍有争议，需要未来的进一步研究来确定。对于降尿酸治疗对肾脏的益处也需要

更多高质量、大样本的随机对照试验（randomised controlled trial，RCT）来证实。

（1）抑制尿酸生成药物

1）别嘌醇

适应证：①慢性原发性或继发性痛风的治疗；②伴或不伴痛风症状的高尿酸血症的CKD患者；③反复发作性尿酸结石患者；④预防白血病、淋巴瘤或其他肿瘤在化疗或放疗后继发的组织内尿酸盐沉积、肾结石等。

用法及用量：从小剂量起始，逐渐加量。初始剂量：每次50~100mg，每日1~3次。2~3周后增至每日300mg，分2~3次服用。肾功能下降时，如eGFR<60ml/（min·1.73m^2），别嘌醇应减量，推荐剂量为50~100mg/d，eGFR<15ml/（min·1.73m^2）时禁用。

注意事项：①别嘌醇的严重不良反应与所用剂量相关，当使用最小有效剂量能够使血尿酸达标时，尽量不增加剂量；②控制急性痛风发作时，建议同时应用秋水仙碱或其他消炎药，尤其是在治疗开始的早期。

不良反应：包括胃肠道症状、皮疹、肝功能损害、骨髓抑制等，应密切监测。偶有发生严重的"别嘌醇超敏反应综合征"，应予以重视和积极处理。

禁忌证：对别嘌醇过敏、严重肝肾功能不全和明显血细胞低下者、孕妇、有可能怀孕妇女以及哺乳期妇女禁用。禁用于正在接受硫唑嘌呤治疗的患者。

应密切监测别嘌醇的超敏反应，其主要发生在最初使用的几个月内，最常见的是剥脱性皮炎。使用噻嗪类利尿剂及肾功能不全是发生超敏反应的危险因素。

对于特定人群（3期或3期以上CKD的朝鲜人、所有中国汉族和泰国人），其*HLA-B*5801*等位基因频率较高，HLA-B*5801阳性个体发生严重别嘌醇超敏反应危险比极高。因此，HLA-B*5801阳性的患者忌用。

2）非布司他

适应证：痛风患者高尿酸血症的长期治疗。

用法及用量：①口服推荐剂量为40mg或80mg，每日1次。推荐起始剂量为40mg，每日1次。若2周后，血尿酸水平仍不低于360μmol/L，

建议剂量增至 80mg,每日 1 次。②给药时,无需考虑食物和抗酸剂的影响。③轻、中度肾功能不全[eGFR 30~89ml/(min·1.73m^2)]的患者无需调整剂量。④对于 CKD4 期及以上患者,已有多项研究显示非布司他的有效性及安全性,建议起始剂量为 20mg,每日 1 次。

不良反应:主要有肝功能异常、恶心、关节痛、皮疹。数项研究显示非布司他的不良反应发生率低于别嘌醇。

禁忌证:本品禁用于正在接受硫唑嘌呤、巯嘌呤治疗的患者。

注意事项:在服用非布司他的初期,可见痛风发作频率增加。源于血尿酸浓度降低,导致组织中沉积的尿酸盐动员。为预防治疗初期的痛风发作,建议同时服用非甾体抗炎药或秋水仙碱。在非布司他治疗期间,若痛风发作,无需中止非布司他治疗。应根据患者的具体情况进行适当调整。

针对高尿酸血症不同治疗方法的有效性和安全性比较,分析显示:与其他药物相比,非布司他具有更好的疗效和安全性。

(2)促进尿酸排泄药物:若使用促排尿酸药物(包括苯溴马隆、丙磺舒)降低患者血尿酸水平,在治疗开始前和治疗过程中,均应监测尿液尿酸水平,且要特别注意多饮水和使用碱化尿液的药物。若患者 24h 尿尿酸的排出量已经增加(>3.54mmol)或有泌尿系结石则应禁用此类药物,在溃疡病或肾功能不全者慎用。

1)苯溴马隆

适应证:原发性和继发性高尿酸血症。

用法及用量:成人起始剂量为每次口服 50mg,每日 1 次,早餐后服用。成人及 14 岁以上患者每日 50~100mg。轻、中度肾功能不全患者[eGFR>60ml/(min·1.73m^2)]无需调整剂量。

不良反应:可能出现肝损害、胃肠不适、腹泻、皮疹、阳痿等,但较为少见。

禁忌证:对本品中任何成分过敏者、严重肾功能损害者[eGFR<30ml/(min·1.73m^2)]及有肾结石的患者禁用。孕妇、有可能怀孕妇女以及哺乳期妇女禁用。

注意事项:①治疗期间需大量饮水以增加尿量(治疗初期饮水量不得少于 1 500~2 000ml/d),避免排泄尿酸过多而在泌尿系统形成结石;②监测肝肾功能;③开始用药期间,建议给予碳酸氢钠或枸橼酸合剂,使患者尿液的 pH 控制在 6.2~6.9。

2)丙磺舒

适应证:促排降尿酸治疗中,可选择丙磺舒作为单药疗法促排尿酸。

用法及用量:成人起始剂量为每次口服 0.25g,每日 2 次,1 周后可增至每次 0.5g,每日 2 次。根据临床表现及血和尿尿酸水平调整药物用量,原则上以最小有效量维持。丙磺舒副作用为肠胃不适、食欲下降、皮肤出疹,尿路尿酸结石等;当 eGFR<30ml/(min·1.73m^2)时无效,应避免使用。丙磺舒目前已较少临床使用,注意事项与苯溴马隆相似。

三、新药展望

对痛风发病机制认识的日渐深入,已推动人们去发掘新药及新途径来治疗痛风,这里对开发中的两类新药作一介绍。

(一)IL-1β 抑制剂

IL-1β 抑制剂能减轻痛风急性发作的症状,目前已经有三种药物:①Anakinra,是 IL-1β 受体的拮抗剂,最初用于治疗类风湿关节炎;②Rilonacept,称为 IL-1 诱骗剂,是将两个分子的 IL-1β 受体用免疫球蛋白 Fc 段连接在一起的制剂;③Canakinumab,是抗 IL-1β 的单克隆抗体。2007 年已有用 Anakinra 治疗痛风急性发作的小样本报道,当用其他药物不能耐受或治疗失败时,换用 Anakinra 治疗,获得了满意疗效。而近年用 Canakinumab 治疗痛风急性发作的临床研究已较多,包括 Canakinumab 与肌注氟羟泼尼松龙(Triamcinolone)及 Canakinumab 与口服秋水仙碱或 NSAIDs 治疗痛风急性发作的随机对照研究,结果显示 Canakinumab 具有显著的治疗作用。2011 年及 2012 年完成的 Rilonacept 治疗痛风急性发作的两个 3 期临床试验,均显示它在控制痛风急性发作上具有良好疗效。

(二)尿酸转运蛋白抑制剂

前文已介绍 URAT1 是近端肾小管的一个尿酸转运蛋白,在重吸收尿酸上发挥重要作用,Lesinurad 能抑制 URAT1 的转运尿酸功能,从而增加尿酸排泄,降低血尿酸水平。2011 年已完成

2B 期临床扩展研究。另外,Arhalofenate 能通过抑制肾小管尿酸转运蛋白 URAT1 及 OAT4,减少尿酸重吸收,促进尿酸排泄;而且还能抑制 IL-1β 产生,发挥抗炎症效应。已完成 2 期临床试验。

(三)在研新药

Ulodesine 为嘌呤核苷磷酸化酶抑制剂,它与别嘌呤醇联合应用能增强后者的降血尿酸效应。2012 年已完成 2 期临床试验。这些新治疗药物的疗效及安全性尚需进一步观察,相信随着这些新药和治疗手段的不断涌现,痛风的防治将会逐渐走向更加有效、副作用更少的未来。

（陈 崴）

参 考 文 献

1. Sivera F, Andres M, Carmona L, et al. Multinational evidence-based recommendations for the diagnosis and management of gout: integrating systematic literature review and expert opinion of a broad panel of rheumatologists in the 3e initiative. Ann Rheum Dis, 2014, 73(2): 328-335.

2. Li S, Yang H, Guo Y, et al. Comparative efficacy and safety of urate-lowering therapy for the treatment of hyperuricemia: a systematic review and network meta-analysis. Sci Rep, 2016, 6: 33082.

3. Sivera F, Andres M, Carmona L, et al. Multinational evidence-based recommendations for the diagnosis and management of gout: integrating systematic literature review and expert opinion of a broad panel of rheumatologists in the 3e initiative. Ann Rheum Dis, 2014, 73(2): 328-335.

4. Khanna D, Fitzgerald J D, Khanna P P, et al. 2012 American College of Rheumatology guidelines for management of gout. Part 1: systematic nonpharmacologic and pharmacologic therapeutic approaches to hyperuricemia. Arthritis Care Res(Hoboken), 2012, 64(10): 1431-1446.

5. Bose B, Badve S V, Hiremath S S, et al. Effects of uric acid-lowering therapy on renal outcomes: a systematic review and meta-analysis. Nephrol Dial Transplant, 2014, 29(2): 406-413.

6. Goicoechea M, Garcia D V S, Verdalles U, et al. Allopurinol and progression of CKD and cardiovascular events: long-term follow-up of a randomized clinical trial. Am J Kidney Dis, 2015, 65(4): 543-549.

7. Siu Y P, Leung K T, Tong M K, et al. Use of allopurinol in slowing the progression of renal disease through its ability to lower serum uric acid level. Am J Kidney Dis, 2006, 47(1): 51-59.

8. Sircar D, Chatterjee S, Waikhom R, et al. Efficacy of Febuxostat for Slowing the GFR Decline in Patients With CKD and Asymptomatic Hyperuricemia: A 6-Month, Double-Blind, Randomized, Placebo-Controlled Trial. Am J Kidney Dis, 2015, 66(6): 945-950.

9. Kabul S, Shepler B. A review investigating the effect of allopurinol on the progression of kidney disease in hyperuricemic patients with chronic kidney disease. Clin Ther, 2012, 34(12): 2293-2296.

10. Bose B, Badve S V, Hiremath S S, et al. Effects of uric acid-lowering therapy on renal outcomes: a systematic review and meta-analysis. Nephrol Dial Transplant, 2014, 29(2): 406-413.

11. Zineh I, Mummaneni P, Lyndly J, et al. Allopurinol pharmacogenetics: assessment of potential clinical usefulness. Pharmacogenomics, 2011, 12(12): 1741-1749.

12. Lonjou C, Borot N, Sekula P, et al. A European study of HLA-B in Stevens-Johnson syndrome and toxic epidermal necrolysis related to five high-risk drugs. Pharmacogenet Genomics, 2008, 18(2): 99-107.

13. Tassaneeyakul W, Jantararoungtong T, Chen P, et al. Strong association between HLA-B*5801 and allopurinol-induced Stevens-Johnson syndrome and toxic epidermal necrolysis in a Thai population. Pharmacogenet Genomics, 2009, 19(9): 704-709.

14. Lee M H, Stocker S L, Anderson J, et al. Initiating allopurinol therapy: do we need to know the patient's human leucocyte antigen status?. Intern Med J, 2012, 42(4): 411-416.

15. Sukasem C, Jantararoungtong T, Kuntawong P, et al. HLA-B(*)58:01 for Allopurinol-Induced Cutaneous Adverse Drug Reactions: Implication for Clinical Interpretation in Thailand. Front Pharmacol, 2016, 7: 186.

16. Hsiao Y H, Hui R C, Wu T, et al. Genotype-phenotype association between HLA and carbamazepine-induced hypersensitivity reactions: strength and clinical correlations. J Dermatol Sci, 2014, 73(2): 101-109.

第三篇 风湿病相关肾损害

第一章 狼疮肾炎

第一节 历史回顾及疾病概述

系统性红斑狼疮（systemic lupus erythematosus, SLE）是自身免疫介导的，以免疫性炎症为突出表现的弥漫性结缔组织病。Lupus 最初起源于拉丁语，意为"狼（wolf）"。1851 年，法国皮肤病医生 Alphee Cazenave 把好发于中年女性，表现为脸颊部的红色皮疹，留下永久性伤疤的疾病状态称为"lupus érythémateux"。20 年后，维也纳病理学家 Moriz Kaposi 发现 lupus érythémateux 患者普遍伴有发热、体重下降及关节炎等临床表现。在 19 世纪末期，加拿大医生 William Osler 发现该病还存在心脏、肺部及肾脏并发症，并将 SLE 定义为一个新的疾病种类。

大样本流行病学调查显示，我国 SLE 患病率约为 70/10 万人，明显高于 52.2/10 万人的全球患病率。SLE 好发于育龄期女性，女性与男性发病率之比为 7~9：1。SLE 临床表现复杂多样，其中最主要的临床特征为血清中检出自身抗体及多系统受累。

狼疮肾炎（lupus nephritis, LN）是 SLE 最常见和最重要的并发症，50%~70% 的 SLE 患者可出现肾脏受累的临床表现。几乎所有 SLE 患者的肾脏活检均能发现肾脏病理学改变。LN 临床表现多样，包括血尿、蛋白尿、肾炎综合征、肾病综合征、急性和慢性肾衰竭等。本章节结合研究最新进展，对 LN 的发病机制、临床及病理表现、治疗等方面内容进行逐一阐述。

第二节 机制研究现状及展望

目前的研究认为，环境因素在 SLE 的发病中起着重要作用。紫外线、饮食、肠道微生物等因素

通过各种机制打破免疫系统平衡，引起细胞凋亡增加、免疫细胞异常增殖及活化，导致大量自身抗体产生，与自身抗原形成免疫复合物沉积于组织，最后引起组织及器官损伤。此外，全基因组关联分析（genome-wide association study, GWAS）及表观基因组关联分析（epigenome-wide association study, EWAS）等研究发现遗传因素在 SLE 中也起着一定的作用。因此，本章节拟从环境、免疫、基因学等方面对 SLE 及 LN 的发病机制进行总结。

一、环境因素

大量研究表明，环境因素，如紫外线、饮食、肠道微生物等可通过影响代谢、免疫及表观遗传学修饰，进而诱导 SLE 的发生发展。

（一）紫外线

光过敏是 SLE 患者常见的临床表现，表现为皮肤在阳光直射下发生了过敏反应。其中，紫外线是诱发光过敏最强烈的光谱，多达 60% 的患者在接受紫外线照射后诱发或加重疾病。目前有研究认为可能与紫外线引起 DNA 低甲基化有关。基础研究表明，紫外线可通过 DNA 损伤修复蛋白在 DNA 修复过程中除去 DNA 的甲基化标记，从而引起 DNA 低甲基化。CD4$^+$T 细胞在紫外线照射后出现 DNA 损伤，导致 DNA 损伤修复蛋白过度表达，该蛋白可引起 T 细胞基因调控序列低甲基化，进而导致 T 细胞甲基化敏感的基因过度表达、T 细胞功能增强，活化 B 细胞产生大量自身抗体，最后导致 SLE 的发生及发展。

（二）饮食

大量临床观察显示，饮食因素可影响包括强直性脊柱炎、炎症性肠病、银屑病在内的多种自身免疫性疾病的进展。同时，饮食因素可能通过影响代谢及免疫，间接影响 SLE 进展。研究表

明高盐饮食或能促进 SLE 的进展。在盐分摄入过高的患者的外周血单核细胞（peripheral blood mononuclear cell，PBMC）中，滤泡辅助性 T 细胞（T follicular helper cell，Tfh）的比例显著升高。Tfh 表达的 ICOS 及分泌的细胞因子 IL-10、IL-21 可刺激 B 细胞活化及分化成浆细胞，促进自身抗体的产生。临床研究发现，在 SLE 患者外周血 PBMC 中 Tfh 的比例与自身抗体，尤其是抗 DNA 抗体的浓度呈正相关。以上研究表明，高盐饮食可促进 Tfh 增加，进而促进 B 细胞活化及产生自身抗体，最终促进 SLE 进展。

（三）肠道微生物

近年来，随着高通量测序技术的发展，微生态研究成为目前研究的热点方向。临床研究对比 SLE 患者及健康对照者的肠道菌群发现，SLE 患者肠道菌群紊乱，表现为厚壁菌与拟杆菌比例降低，并伴有厚壁菌丰度的下降。使用 NZB 自发狼疮小鼠模型发现，清除 NZB 小鼠肠道细菌可降低肾脏病变的发生率及严重程度。肠道菌群可能通过影响宿主激素水平及免疫系统进一步影响疾病进展，但其具体机制仍未十分明确。

2018 年发表于 Science 的研究发现，当肠道黏膜屏障功能受损，狼疮小鼠肠道中的一种致病菌 Enterococcus gallinarum 可移位至肝脏，引起 IFN-α 及自身抗体合成增多、Th17 明显升高，促进 SLE 疾病进展。而该细菌定植于健康小鼠的肝脏中则可通过分子模拟机制，直接引起抗 dsDNA 抗体的生成。该研究揭示了肠道细菌引起 SLE 发生及进展的可能机制。

此外，中山大学附属第一医院肾内科及哈佛大学医学院科研团队发现组织蛋白酶 Cathepsin S（CatS）在 LN 中表达升高，抑制 CatS 可减少 T 细胞过度活化，明显改善 LN 肾损伤。CatS 是一种可诱导的半胱氨酸蛋白酶，为 Cathepsin S 家族主要成员，广泛表达在抗原提呈细胞中，通过介导内质网中固定链的降解和 MHC Ⅱ 抗原提呈过程而发挥免疫调控作用。研究发现，绝大多数正常人粪便组织中发现的肠道细菌小分子肽代谢产物具有潜在的蛋白酶抑制活性，而起主要作用靶点被证实即为宿主细胞中广泛存在的 CatS 蛋白酶。同时，CatS 与大肠埃希菌及拟杆菌等肠道细菌致病性之间存在重要关联。换言之，肠道菌群参与了机体生理和病理过程中 CatS 酶活性的调控作用。提示 LN 患者肠道菌群改变可能通过影响 CatS 而发挥免疫调控作用。

二、免疫因素

在 SLE 及 LN 发生及发展过程中，适应性免疫细胞及固有免疫细胞均发挥着重要的作用。适应性免疫细胞中最重要的两种细胞为 T 细胞及 B 细胞。B 细胞可产生细胞因子及自身抗体，如抗核抗体、抗 DNA 抗体，直接参与 SLE 及 LN 的发病。T 细胞可活化循环系统及肾脏组织中的 B 细胞，促进自身抗体生成。而 T 细胞的亚群，包括 Th1、Th17、$CD3^+CD4^-CD8^-$ Th 细胞在 LN 的发生发展中均起着重要作用。

固有免疫细胞通过多种方式在 SLE 的发病中起着重要作用。在疾病的早期阶段，树突状细胞（dendritic cell，DC）可活化 T 细胞，分泌重要的细胞因子，如 B 细胞激活因子（B-cell activating factor，BAFF），进而激活适应性免疫系统。免疫系统激活后可导致 T 细胞产生大量的细胞因子、B 细胞生成自身抗体，继而引起多器官损害。虽然适应性免疫细胞及固有免疫细胞都与 SLE 及 LN 的发病有关，但是，最新的研究进展主要围绕着 Treg、Breg 细胞及 DC 开展。

（一）Treg 细胞

临床及基础研究提示，Treg 细胞数量及功能的改变在 SLE 的发生和发展中发挥着重要作用。动物研究表明，发病 20 周的 MRL/lpr 小鼠脾脏组织中 $CD4^+CD25^+Foxp3^+$Treg 细胞数量显著少于发病 5 周的 MRL/lpr 小鼠，提示 Treg 细胞随疾病进展而减少。此外，输注不含有 $CD25^+$ 的 $CD4^+$T 细胞给 T 细胞缺乏的小鼠后，可引起各个器官的特异性自身免疫性疾病；而输注 $CD4^+CD25^+$Treg 细胞则可抑制该自身免疫性疾病发生。以上研究提示 Treg 细胞在自身免疫性疾病中发挥着重要的免疫调节功能。目前研究认为 Treg 主要通过以下机制抑制 SLE 发生、发展：①Treg 细胞可抑制 DC 发育、成熟及其抗原提呈功能，导致 DC 向 T 细胞呈递自身抗原功能减弱，减轻自身免疫反应；②Treg 细胞通过分泌 IL-10、TGF-β 等抑制炎症的细胞因子与 T 细胞相关配体结合，抑制 Th 细胞的增殖及活化，减少 Th 细胞促炎因子的分泌;③Treg 细胞通过抑制 Th 细胞活化从而导致 B 细胞自身抗体生成减少,继而减少抗原 - 抗体复合物的生成,减轻免疫复合物介导的组织损伤。

(二)Breg 细胞

Breg 细胞是一群以 CD19⁺CD24ʰⁱCD38ʰⁱ 为表面标志的 B 淋巴细胞,在 CD40L 的刺激下可分泌 IL-10,有抑制 Th 细胞分泌细胞因子的功能。虽然目前对 Breg 细胞的表面标志物还存在争议,但普遍认为 Breg 细胞主要通过分泌 IL-10 为主的细胞因子发挥免疫调节作用。

研究报道 SLE 患者外周血中 CD19⁺CD24ʰⁱ CD38ʰⁱBreg 细胞比例显著高于健康对照者,但绝对数量无明显改变,提示该类 Breg 细胞在 SLE 中主要是功能而非数量上的改变。深入研究发现,该类 Breg 细胞 CD49 表达情况与健康对照者相似,但与 CD40L 的结合能力则显著下降,从而导致细胞功能及 IL-10 分泌异常。因此,Breg 细胞功能异常及 IL-10 分泌减少导致的免疫调节能力下降可能是 SLE 发生的重要机制之一。

(三)DC

目前的观点认为,DC 是抗原提呈功能最强的专职抗原提呈细胞,在固有免疫及适应性免疫的启动及调节中发挥重要的作用。与健康对照者相比,LN 患者肾脏 DC 数量明显增多。在 LN 患者的肾脏组织中,DC 主要分布于肾小球间质及肾血管周围,肾小球中亦可见少量 DC。SLE 患者存在细胞凋亡异常、死亡细胞清除障碍,胞质及胞核内的物质过度释放。在感染状态下,胞内未被清除的核酸及蛋白模拟病毒及细菌的结构被 DC 表达的模式识别受体所识别,继而引起 DC 活化,产生大量的 IFN-α 促进 B 细胞的增殖、分化及活化,并产生大量自身抗体,促进 SLE 的进展。

三、基因学

流行病学研究发现,SLE 呈现家族聚集性,约有 10% 的 SLE 患者其一级亲属也患有此病。而同卵双生子患 SLE 的一致率为 24%~69%。以上结果提示,除环境及免疫因素外,基因在 SLE 及 LN 的发病中也起着重要的作用。

中山大学附属第一医院肾内科研究团队使用新一代的测序技术对中国 LN 患者进行 MHC 区域捕获测序,结果发现 MHC 最强关联信号位于 DRB1-DQB1-DQA1 区域。其中位于 DRB1 的第 11 位氨基酸和位于 DQB1 的第 45 为氨基酸显示强关联。在 MHC 区还发现另外 3 个独立信号与 LN 相关。蛋白三维结构预测表明,这些氨基酸均位于抗原结合区和 β 转角等功能性位置。且 HLA-DRB1、HLA-DQB1 氨基酸与 LN 患者抗心磷脂抗体及低补体血症等多个重要临床指标密切相关。

此外,多个与 SLE 及 LN 相关的基因位点都与免疫细胞异常活化、自身抗体过度生成等免疫系统异常有关。此处将已通过功能验证,与 SLE 或 LN 有关的易感基因进行整理(表 3-1-1)。

表 3-1-1 系统性红斑狼疮或狼疮肾炎的易感基因
(功能研究验证)

	基因名	系统性红斑狼疮相关	狼疮肾炎相关
淋巴细胞相关基因	BANK1	√	尚不明确
	BLK	√	√
	CD80	√	尚不明确
	CSK	√	尚不明确
	ETS1	√	尚不明确
	HLA DR	√	√
	IL-10	√	尚不明确
	LYN	√	尚不明确
	PP2A	√	尚不明确
	PRDM1(BLIMP1)	√	尚不明确
	PRKCB	√	尚不明确
	PTPN22	√	尚不明确
	RasGRP3	√	尚不明确
	STAT4	√	√
	TNFSF4(OX40L)	√	√
固有免疫相关基因	IFIH1	√	尚不明确
	IKZF1	√	√
	ILT3	√	尚不明确
	IRAK1	√	尚不明确
	IRF5	√	√
	IRF7	√	尚不明确

	基因名	系统性红斑狼疮相关	狼疮肾炎相关
固有免疫相关基因	IRF8	√	尚不明确
	TLR7	√	尚不明确
	TLR9	√	√
	TNFAIP3（A20）	√	√
	TNIP3（ABIN3）	√	√
	TYK2	√	尚不明确
	UBE2L3	√	尚不明确
肾脏相关基因	ACE	√	√
	COL25A1	√	尚不明确
	KLK	√	√
	LAMC2	√	尚不明确
免疫复合物清除相关基因	ATG5	√	尚不明确
	DNAse1	√	尚不明确
	FCGR2A，3A，3B	√	√
	ITGAM	√	√
	TREX1	√	尚不明确

综上所述，虽已有大量研究表明环境、免疫及遗传因素参与了 SLE 及 LN 的发生发展，但其关键机制仍未得到很好地阐明。随着全基因测序技术、全转录组测序技术、蛋白组学、代谢组学及微生物测序的快速发展，相信在不久的将来，该病发病机制的研究将取得新的突破。

第三节 病理表现

一、肾活检的适应证

肾活检对于 LN 的诊断和管理至关重要，KDIGO、美国风湿病学会（ACR）和欧洲风湿病防治联合会 / 欧洲肾脏协会 – 欧洲透析和移植协会（EULAR/ERA–EDTA）指南均推荐对于出现任何肾脏受累迹象的患者（尤其是多次 24h 蛋白尿 ≥0.5g 伴肾小球血尿和 / 或细胞管型，或无法解释的肾功能下降）进行肾活检，确定疾病的活动性和慢性程度进而指导治疗，预测治疗反应和预后。此外，对于难治性和缓解后复发的 LN 患者，

重复肾活检可以提供额外的预后信息，确定 LN 的活动性和慢性指标的变化，还可以识别其他新的病变（如血栓性微血管病 TMA）。

二、病理表现

（一）免疫病理表现

LN 是一种自身免疫性疾病，患者体内有多种自身抗原，诱发多种自身抗体，因此形成的免疫复合物性状也不单一。IgG、IgA、IgM、C3、C1q 和纤维蛋白均可高强度地沉积于系膜区和毛细血管壁，被称为"满堂亮"（full-house）现象。也可同时沉积于肾小管基底膜和小动脉壁。患者的皮肤（特别是有红斑处的皮肤）进行免疫荧光检查时可见表皮和真皮交界处出现 IgG 的带状沉积，称为狼疮带。

（二）光学显微镜表现

1. 肾小球基本病变

（1）细胞增生及浸润：活动性 LN 都有不同程度的肾小球固有细胞增生及循环炎症细胞（淋巴细胞、单核细胞及中性粒细胞等）浸润。肾小球固有细胞增生以系膜细胞最常见，轻者呈节段性增生，重者呈球性增生，并且伴系膜基质增多。LN 明显活动时，内皮细胞也常伴随系膜细胞增生。系膜区细胞增多定义为平均一个系膜区 4 个以上细胞。未来需要确定系膜细胞增多的细胞种类和有意义的系膜区炎症细胞的阈值。

（2）新月体形成：早期为细胞新月体，见于 LN 高度活动时，细胞新月体主要由壁层上皮细胞及单核巨噬细胞构成，炎症细胞、足细胞也能参与，可混有纤维蛋白及纤维性基质。若不及时治疗，则将迅速进展成细胞纤维新月体及纤维新月体，变成不可逆性病变。新月体至少有 2 层细胞层，以区别于那些单层肥大的细胞。此外，肾小球损伤崩解所致的毛细血管外细胞增生不应该视为新月体。新定义为 10% 以上包氏囊受累。细胞性新月体：>75% 细胞成分及纤维蛋白，<25% 纤维性基质；纤维性新月体：>75% 纤维性基质，<25% 细胞成分和纤维蛋白；纤维细胞性新月体：细胞、纤维蛋白及纤维基质比例为 25%~75%。

（3）纤维素样坏死：常见于 LN 明显活动时，坏死常累及肾小球毛细血管袢的某个节段，该处毛细血管正常结构消失，并有纤维蛋白沉积。新

定义为与 GBM 断裂或系膜基质溶解相关的纤维蛋白。

（4）肾小球内微血栓：SLE 中出现抗磷脂抗体（即抗 β2 糖蛋白 I 抗体，包括抗心磷脂抗体、狼疮抗凝物）、冷球蛋白、血栓性血小板减少性紫癜或非典型溶血性尿毒症综合征时易发生血栓性微血管病（TMA）。

（5）核碎裂及苏木素小体：抗核抗体作用出现细胞核固缩，染色质减退。

（6）肾小球硬化：是 LN 的慢性化病变，可表现为节段性硬化或球性硬化，并常伴球囊粘连。最新的病理分型已取消节段性和球性亚型，但是在活动性和慢性化评分中保留。在光镜描述中，节段性和球性损伤的区别也应该保留，因为这类差别在以后的研究中，仍然可能被证实有临床意义。

2. 肾小管及间质基本病变　免疫复合物不只沉积于肾小球，也可沉积于肾小管基底膜，是肾小管损伤的直接原因。肾小管上皮细胞呈现轻重不等的变性，乃至坏死，灶状、多灶状、大片状乃至弥漫性刷状缘脱落和萎缩均可能出现。肾间质可表现为水肿、炎症细胞浸润和纤维化，浸润的细胞以 CD4 和 CD8 淋巴细胞为主，而且两者的比例与病变的活动性有关，尤以 IV 型 LN 多见。

偶见以肾小管和肾间质损伤为主而肾小球病变轻微的 LN，肾间质浸润的细胞以 CD20⁺ 的 B 淋巴细胞为主，区别于一般的过敏性间质性肾炎和严重的肾小球病变继发的反应性间质细胞浸润，称为肾小管间质肾病型 LN。

3. 血管病变　最新的建议将血管病变定义为：小动脉或小叶间动脉壁内免疫复合物沉积，致管腔狭窄，常伴纤维素样病变，无炎细胞浸润，免疫荧光证实免疫球蛋白和补体沉积。慢性期则可见血管壁增厚和硬化。LN 相关的血管病变除免疫复合物沉积，还包括血管炎和血栓性微血管病。未来的研究需要建立一个血管损伤评级系统，同时明确血管炎和血栓性微血管病的定义。

4. 足细胞病变　需要注意的是一些研究报道了以弥漫性足突消失和无外周毛细血管壁免疫沉积的 LN，称为狼疮足细胞病（lupus podocytopathy），存在于 1.33% 的 SLE 患者中。患者通常表现为肾病范围蛋白尿合并急性肾损伤（AKI），光镜可以表现为微小病变（minimal change）、系膜增生（mesangial proliferative）或局灶性节段性肾小球硬化（focal segmental glomerulosclerosis）。

（三）电子显微镜表现

各型 LN 的肾小球内均可见多少不等的电子致密物沉积。I 型和 II 型 LN 以系膜区沉积为主，而 III 型、IV 型可见大块高密度电子致密物在系膜区、上皮下、基底膜内和内皮下等多部位沉积。V 型以肾小球上皮下和系膜区沉积为主，VI 型沉积部位和多寡不定，甚至不能发现电子致密物。肾小球外（肾小管基底膜、肾间质、小血管基底膜）的电子致密物沉积也较常见。有时还能见到如下特殊结构，对 LN 诊断也有一定参考价值：①苏木素小体（hematoxylin bodies），细胞器完好，细胞核染色质浓缩和边集，核膜完整，与凋亡细胞相似；②电子致密物中的指纹状结构（fingerprint configuration）：为含有磷脂成分的结晶产物；③管泡状小体（tubulovesicular bodies）：为一种直径 20nm 中空的微管状结构，常见于内皮细胞胞质内，也可见于肾间质的小血管内皮细胞内，属于一种变性的糖蛋白，可能为细胞内质网对病毒性感染的一种反应；④病毒样颗粒；⑤肾小球毛细血管内皮下条带状高密度电子致密物沉积；⑥基底膜增厚，足细胞内折性病变（podocyticin folding glomerulopathy）：增厚基底膜内的小圆泡状、小管状等微细结构，多见于结缔组织病，治疗困难。

三、最新病理分型与活动性和慢性化评分

LN 病理分型有一个不断完善的演变过程，历史上重要的病理分型标准包括：1974 年世界卫生组织（WTO）制定的标准，1982 年 WHO 及儿童肾脏病国际研究组织（International Study of Kidney Disease in Children，ISKD）制定的标准，1995 年 WHO 制定的标准，2003 年国际肾脏病学会/肾脏病理学会（ISN/RPS）标准。其中，ISN/RPS 提出的 LN 分型系统被广泛认可，KDIGO、ACR 和 EULAR/ERA-EDTA 三大指南的建议均基于该病理分型系统进行。然而，该分类系统并不是建立在 LN 的病理生理学基础上，不考虑小管间质损伤、血管病变或足细胞病变，而这些患者预后更差。此外，基于该分型的研究内和研究间一致性以及活动性和慢性评分的可重复性均不理想。

2016年由18名成员组成的国际肾脏病理工作小组对ISN/RPS分型系统进行重新修订,第一阶段的工作包括根据现有证据和当前的共识意见对多种LN病变重新定义,对病理分型,活动性和慢性化病变评分做了修订,于2018年发表在 *Kidney International* 杂志上(表3-1-2),还提出了美国国立卫生研究院(NIH)急慢性指数的修正(表3-1-3)。

表3-1-2 2003年ISN/RPS标准与2018年ISN/RPS标准的修订版第一阶段比较

ISN/RPS(2003)	ISN/RPS修订版第一阶段(2018)
Ⅰ型轻微病变性LN(minimal mesangial LN) 光镜下肾小球正常,但荧光和/或电镜显示免疫复合物和电子致密物的存在	
Ⅱ型系膜增生性LN(mesangial proliferative LN) 单纯系膜区细胞增多或系膜基质增生 光镜下可见系膜区轻度增宽,系膜区免疫沉积物沉积,荧光或电镜下可有少量的上皮下或内皮下免疫复合物和电子致密物伴同沉积	系膜区细胞增多定义的细胞数量从"平均一个系膜区3个以上细胞"调整至"4个以上细胞",且评估的系膜区仅为外周袢,中央区及系膜根部的细胞数不算,浸润的白细胞不算
Ⅲ型局灶性LN(focal LN) 活动或非活动性,局灶性,节段性或球性肾小球内增生病变或新月体形成,累及<50%肾小球。可见局灶性内皮下免疫复合物沉积,伴或不伴系膜增生 Ⅲ(A)活动性病变:局灶增生性LN Ⅲ(A/C)活动性和慢性病变:局灶增生和硬化性LN Ⅲ(C)慢性非活动性病变伴有肾小球硬化:局灶硬化性LN	"毛细血管内增生"调整为"毛细血管内细胞增多" 粘连*:孤立的细胞外基质将血管袢与包氏囊连接,且没有明显的硬化 纤维素样坏死*:与GBM断裂或系膜基质溶解相关的纤维蛋白;这种损伤无需伴有核碎裂
Ⅳ型弥漫性LN(diffuse LN) 活动或非活动性,弥漫节段性或球性肾小球内增生病变,或新月体性GN,累及≥50%肾小球。可见弥漫性内皮下免疫复合物沉积,伴系膜增生。 其中(Ⅳ-S)LN:即>50%肾小球有节段性病变;(Ⅳ-G)LN:即>50%肾小球有球性病变。即使轻度或无细胞增生,出现弥漫性白金耳样沉积物的LN也属于此型 Ⅳ-S(A)活动性病变:弥漫节段增生性LN Ⅳ-G(A)活动性病变:弥漫球性增生性LN Ⅳ-S(A/C)活动性和慢性病变:弥漫节段增生和硬化性LN Ⅳ-G(A/C)活动性和慢性病变:弥漫球性增生和硬化性LN Ⅳ-S(C)慢性非活动性病变伴硬化:弥漫节段硬化性LN Ⅳ-G(C)慢性非活动性病变伴硬化:弥漫球性硬化性LN	新月体即由毛细血管外细胞增多(包括不同类型的细胞和基质)组成的病变,该定义由"25%以上包氏囊受累"调整为"10%以上包氏囊受累"。细胞性新月体:>75%细胞成分及纤维蛋白,<25%纤维性基质;纤维性新月体*:>75%纤维性基质,<25%细胞成分和纤维蛋白;纤维细胞性新月体*:细胞、纤维蛋白及纤维基质比例为25%~75% 因定义不明和可重复性差,取消球性、节段性病变亚型 用活动性与慢性病变评分(AI/CI)系统取代A/C评估
Ⅴ型膜性LN(membranous LN) 肾小球基底膜弥漫增厚,可见球性或节段性上皮下免疫复合物或电子致密物沉积,伴或不伴系膜增生 Ⅴ型LN可能与Ⅲ型或Ⅳ型并存,此时应做出复合性诊断;Ⅴ型LN也可能进展成Ⅵ型	
Ⅵ型晚期硬化性LN(advanced sclerosing LN) ≥90%肾小球硬化,已无残留活动病变	

注:*表示ISN/RPS中没有的新定义。GBM:肾小球基底膜
空白表示相应内容无更新。

表 3-1-3 2018 年 NIH 活动性和慢性评分修订版

病理改变	病变肾小球占总肾小球比例	评分
活动性指数（AI）		
毛细血管内细胞增多	<25%（1+）；25%~50%（2+）；>50%（3+）	0~3
中性粒细胞浸润 / 核碎裂	同上	0~3
纤维素样坏死	同上	（0~3）×2
内皮下沉积物	同上	0~3
细胞性 / 纤维细胞性新月体	同上	（0~3）×2
间质炎细胞浸润	同上，占皮质区间质比例	0~3
总分		0~24
慢性指数（CI）		
总肾小球硬化（球性和 / 或节段性）	<25%（1+）；25%~50%（2+）；>50%（3+）	0~3
纤维性新月体	同上	0~3
肾小管萎缩	同上，占皮质区小管比例	0~3
间质纤维化	同上，占皮质区间质比例	0~3
总分		0~12

该工作组第二阶段会继续对系膜细胞增多、毛细血管内细胞增多的细胞种类，毛细血管腔狭窄的程度、内皮细胞肿胀和肾小球膜增生性样病变（membranoproliferative glomerulonephritis pattern，MPGN 样病变）的意义，以及第一阶段修订的病理定义和活动性慢性化评分的意义等进行基于证据的验证和探讨。

其他应用广泛的活动性评分还有①SLEDAI（the Systemic Lupus Erythematosus Disease Activity Index，即系统性红斑狼疮疾病活动指数）；②BILAG（the British Isles Lupus Assessment Group Scale，即英国狼疮评估组评分）；③SLAM（the Systemic Lupus Activity Measure，即系统性狼疮活动性测定）。SLEDAI 标准较简明实用，它采集评分时及评分前 10 天内的临床及实验室表现进行评分，最高分为 105 分，详细内容见表 3-1-4。

表 3-1-4 SLE 疾病活动性的 SLEDAI-2k 评分

评分	疾病表现
8	癫痫发作、精神异常、器质性脑病综合征、视觉障碍、脑神经受累、狼疮性头痛、脑血管意外、血管炎
4	关节炎、肌炎、血尿、蛋白尿、白细胞尿、管型尿
2	新发皮疹、脱发、黏膜溃疡、胸膜炎、心包炎、低补体血症、抗 DNA 抗体滴度增高
1	发热、白细胞减少、血小板减少

此外，在随机对照试验中通常采用综合了 SLEDAI-2k、BILAG2004 和医生总体评分（physician's global assessment）的狼疮应答指数（SLE responder index，SRI）或英岛狼疮评定组指数（BILAG-based Composite Lupus Assessment，BICLA）作为复合终点指标。

第四节 治疗和预后

一、狼疮肾炎治疗临床实践相关指南

这部分治疗建议依据 2012 年 ACR、2012 年 EULAR/ERA-EDTA、2012 年 KDIGO 指南及 2019 年 KDIGO 争议会议的建议，上述指南的制定均依据当时现有证据，存在一定的局限性。需要根据患者病情制定个体化的合理治疗方案。LN 治疗的最终目标是长期维持肾功能，预防疾病复发，避免治疗相关的危害，提高生活质量和生存率。治疗应以肾脏完全缓解和部分缓解为目标，最好在治疗开始后 6~12 个月达到。不同指南的缓解定义略有不同，EULAR/ERA-EDTA 中完全缓解定义为尿蛋白与肌酐比值 UPCR<50mg/mmol、肾功能正常或接近正常（如既往异常，在正常 GFR 的 10% 以内），部分缓解定义为蛋白尿降低 ≥50% 到亚肾病水平，肾功能正常或接近正常。

（一）辅助治疗

1. 羟氯喹 所有患者如无禁忌证均应接受羟氯喹治疗（最大每日剂量为 6~6.5mg/（kg·d）），前瞻性对照试验或队列研究表明，羟氯喹通过减少复发和降低肾脏和心血管损害来改善预后。需要监测眼毒性的副作用。

2. 血管紧张素转换酶抑制剂（ACEI）或血管紧张素受体拮抗剂（ARB） 适用于显著蛋白尿（24h 蛋白尿 >0.5g 或 UPCR>50mg/mmol）或高血压患者，ACEI/ARB 治疗可减少约 30% 的蛋白尿，并显著延迟血清肌酐翻倍和进展至终末期肾病。但怀孕期间禁忌。不建议联合应用 ACEI/ARB。降压的目标水平为 <130/80mmHg。需要监测血钾和 GFR 水平。

3. 他汀类药物 使用他汀类药物降低胆固醇用于持续性血脂异常，目标低密度脂蛋白–胆固醇（LDL-C）为 2.58mmol/L（100mg/dl）。

4. 抗磷脂抗体阳性的患者可给予乙酰水杨酸、钙剂、维生素 D 补充剂。

5. 血清白蛋白 <20g/L 的肾病综合征考虑抗凝治疗，特别是如果持续存在低血清白蛋白血症或抗磷脂抗体阳性。

（二）Ⅰ型和Ⅱ型狼疮肾炎

Ⅰ型 LN 应根据 SLE 的肾外临床表现来决定治疗；Ⅱ型 LN 尿蛋白 <3g/d 的患者也应根据 SLE 的肾外临床表现来决定治疗；对Ⅱ型 LN 伴显著尿蛋白的患者，是否使用激素和/或免疫抑制药物，目前存在争议。

（三）Ⅲ型和Ⅳ型狼疮肾炎

1. Ⅲ/Ⅳ型 LN 的诱导缓解治疗 指南均推荐应予以糖皮质激素联合环磷酰胺（CTX）或霉酚酸酯（MMF）进行治疗。

激素治疗推荐先用甲泼尼龙静脉滴注冲击（500~750mg/d）3 天，然后再予激素口服 0.5mg/（kg·d），初始治疗方案治疗无效的难治性患者，宜将其中 CTX 换成 MMF，或将 MMF 换成 CTX，如果再无效，对某些病例可考虑用利妥昔单抗治疗，亦可以考虑重复肾活检指导后续治疗。

2. Ⅲ/Ⅳ型 LN 的维持缓解治疗 推荐用 MMF（初始目标 MMF 剂量为 2g/d）或硫唑嘌呤（AZA）[2mg/（kg·d）]联合低剂量强的松（5.0~7.5mg/d）至少 3 年。

MMF 初始治疗反应好的患者继续服用 MMF，怀孕时需改为 AZA。当患者不能耐受上述治疗时，KDIGO 指南建议，可改为钙调神经磷酸酶抑制剂及小剂量糖皮质激素治疗。

（四）Ⅴ型狼疮肾炎

对于单纯Ⅴ型 LN 呈现非肾病水平蛋白尿及肾功能正常的患者，建议应用抗蛋白尿及抗高血压药物治疗，根据 SLE 的肾外表现来决定是否需用糖皮质激素和免疫抑制剂。

对于单纯Ⅴ型 LN 并呈现肾病水平蛋白尿的患者，KDIGO 指南建议用口服激素联合 MMF 治疗，CTX、CNI、AZA、利妥昔单抗是后者的替代治疗方案。

对于伴增殖性病变的Ⅴ型 LN 患者，即Ⅴ+Ⅲ或Ⅴ+Ⅳ型患者，治疗方案应与Ⅲ型或Ⅳ型相同。

（五）Ⅵ型狼疮肾炎

此型患者需根据 SLE 的肾外表现来决定是否使用糖皮质激素及免疫抑制剂治疗。

（六）肾移植

与其他原发性肾小球疾病相比，LN 患者肾移植后的预后相当或更好。移植应在 SLE 活动性处于低水平或者静止至少 3~6 个月时进行。患者移植后应继续使用羟氯喹，并采用基于 MMF/CNI 的免疫抑制方案。轻度复发的患者可以单独使用口服皮质类固醇进行治疗。中度复发患者应使用静脉注射皮质类固醇治疗，并增加 MMF。新月体疾病/严重复发患者应使用静脉注射皮质类固醇和 CTX 治疗。患者接受 CTX 治疗时应保留 MMF。目前肾移植的循证依据较少。

（七）妊娠

对于静止期狼疮和 UPCR<50mg/mmol 持续 6 个月的稳定患者，可以计划妊娠，GFR 最好 >50ml/min。可选择的药物包括羟氯喹、低剂量强的松、AZA、CNI。怀孕前不应降低治疗强度。在怀孕期间，可以使用乙酰水杨酸来降低子痫前期的风险。

（八）儿童 LN

目前认为 LN 患儿接受与 LN 成人相同的监测与治疗，但还缺乏高质量研究。最近欧洲儿科风湿病学（SHARE）为儿童 LN 制定了循证建议。

二、狼疮肾炎的具体治疗措施

活动性 LN 的治疗分为诱导期及维持期两个治疗阶段。诱导治疗阶段主要是针对 SLE 的急性活动病变治疗，此期要迅速控制免疫介导性炎症反应，减轻器官组织损伤，防止病变慢性化。一般认为 LN 的缓解标准为：血清补体正常，抗 dsDNA 抗体转阴或仅低滴度存在，无 SLE 肾外表现，尿化验蛋白 <0.3g/d，红、白细胞和管型转阴，肾功能正常。维持治疗阶段重在稳定 SLE 病情，巩固治疗疗效，防止病情复发。维持治疗期应该多长？尚无定论，但对于大多数 LN 患者来讲，维持治疗可能需要 3~5 年或更长。维持期停药试验正在进行中（Randomized MMF Withdrawal in Systemic Lupus Erythematosus［ALE06］；NCT01946880）。可以考虑对高危群体进行长期维持。

（一）糖皮质激素

糖皮质激素通过其强大的抗免疫 - 炎症效应治疗 SLE 及 LN。激素治疗包括常规口服治疗及大剂量冲击治疗，前者适用于 SLE（包括 LN）疾病一般性活动患者，以泼尼松或泼尼松龙为例，起始剂量为 1mg/（kg·d），以后逐渐减量，直至维持量（5~10mg/d）；后者适用于重症 SLE 患者，主要包括：Ⅳ型 LN 肾功能急剧下降患者，中枢神经狼疮呈现神经精神症状患者，狼疮性心肌炎严重心律失常患者，累及血液系统出现严重血小板减少和 / 或白细胞减少和 / 或严重贫血患者，冲击治疗能顿挫狼疮活动，使病情迅速缓解，常用甲泼尼龙静脉点滴，每次 0.5~1.0g，每日或隔日 1 次，3 次为 1 个疗程，根据患者病情可用 1~2 个疗程。

糖皮质激素类治疗具有多方面副作用，例如：诱发感染（包括结核），高血压，水钠潴留，消化道溃疡甚至出血穿孔，类固醇糖尿，高脂血症，血钾降低，眼压增高，精神兴奋，股骨头无菌性坏死，骨质脱钙疏松，伤口愈合不良，向心性肥胖及痤疮等。具体应用时应予注意。

一个包含 328 名 SLE 患者队列前瞻性观察 21 年后发现最常见的死亡原因是感染（37.8%）和心血管（27%），皮质类固醇暴露与不良结局的发生独立相关。基于糖皮质激素的安全性问题，应在 LN 维持治疗期间尽量减少用量（如泼尼松 ≤5mg/d）。目前正在研究减量或不口服皮质类固醇和快速减量的治疗方案。

（二）环磷酰胺

环磷酰胺（Cyclophosphamide，CTX）是一种细胞毒药物，具有免疫抑制作用，特别是对 B 细胞的抑制。它与激素合用治疗 Ⅳ 型 LN 疗效很好，缓解率可达 70%~80%。CTX 可常规口服治疗或大剂量静脉滴注治疗。CTX 口服的常用剂量为 2mg/（kg·d），成人常为 100mg/d，一般认为累积剂量达 8~12g 即停药。大剂量 CTX 静脉滴注治疗的方案如下：每次 0.5~0.75g/m²（外周血白细胞 >4×10⁹/L 时，可增量至 1g/m²），以生理盐水稀释后静脉滴注，每月 1 次，共 6 次；6 个月后，每 3 个月再静脉注射 1 次，又 6 次，总治疗疗程为 24 个月。

CTX 的主要副作用有：骨髓抑制（外周血白细胞减少，肾衰竭时更易发生，此时用药要减量）、中毒性肝炎、胃肠反应、性腺抑制（主要为男性）、脱发及出血性膀胱炎等。另外，用药时间过长、药物累积量过大时还可能诱发肿瘤。

（三）吗替麦考酚酯

吗替麦考酚酯（Mycophenolate mofetil，MMF）是一种新型免疫抑制剂，口服吸收后它将在肠壁和肝脏代谢为吗替麦考酚酸，后者能抑制次黄嘌呤单核苷酸脱氢酶，从而阻断鸟嘌呤核苷酸的从头合成，抑制 T、B 淋巴细胞增殖而发挥免疫抑制作用。因此 MMF 现已广泛应用于 LN 治疗。对于应用 CTX 治疗疗效欠佳者或出现毒副作用不能耐受者均可改用 MMF。成人诱导期治疗剂量一般为 1.5~2.0g/d，维持期治疗剂量并未统一，常用 1.0g/d。有条件时可监测药物浓度作治疗参考。一般均与糖皮质激素联合应用。

MMF 的不良反应主要有：

1. 胃肠道反应 腹痛、腹胀、腹泻、呕吐和食欲不振，主要见于治疗初期。此时可以暂时将 MMF 减量，待症状缓解后再逐渐加到全量，患者多能耐受，不影响疗效。

2. 感染 感染是 MMF 治疗中最严重的不良反应。带状疱疹病毒、巨细胞病毒等病毒感染，细菌及真菌感染较常见，而且已有卡氏肺孢子菌病感染的报道，严重可以致死，这必须注意。

3. **骨髓抑制**　比较少见，但还是有个别患者出现白细胞减少、贫血和血小板减少。一般 MMF 减量或停药后骨髓抑制多可以恢复。

4. **肝功能损害**　可见血清转氨酶一过性升高。

（四）来氟米特

来氟米特（Leflunomide，LEF）是异唑类化合物，口服吸收后在肠壁和肝脏内通过打开异唑环转化成活性代谢物，后者能抑制二氢乳清酸脱氢酶，从而拮抗嘧啶核苷酸的从头合成，抑制激活状态下的淋巴细胞增殖，发挥免疫抑制作用。适合于 SLE（包括 LN）治疗。LEF 治疗 LN 的起始剂量为 1mg/（kg·d），最大不超过 50mg/d，连续服用 3 天，然后改为 20~30mg/d 继续服用半年。缓解期服用 10~20mg/d 维持治疗。来氟米特一般均与糖皮质激素联合治疗。

LEF 的不良反应主要有消化道症状（恶心、呕吐及腹泻等，症状轻重与剂量相关），肝脏损害（可逆性转氨酶升高），外周血白细胞下降，感染。另外，还可见皮疹及脱发。

（五）环孢素 A

环孢素 A（Cyclosporin A，CsA）为钙调神经磷酸酶抑制剂，能抑制白介素 -2（IL-2）产生，从而选择性抑制 T 辅助细胞及 T 细胞毒细胞效应，发挥免疫抑制作用。常用剂量为 3~5mg/（kg·d），分 2 次口服，服药期间需监测并维持其血浓度谷值为 100~200ng/ml。出现明显疗效后，缓慢减量至维持量 1.0~1.5mg/（kg·d），必要时可服 1~2 年。CsA 若与糖皮质激素联合治疗，后者的起始剂量应减半，如泼尼松 0.5mg/（kg·d）。

CsA 的主要不良反应有肾毒性、肝毒性、高血压、高尿酸血症、震颤、多毛症和牙龈增生，并偶见高钾血症。CsA 的肾毒性分为急性及慢性两种，前者与 CsA 起始用药剂量过高相关，为肾前性急性肾损害，及时停药多能完全恢复；慢性肾毒性是长期应用 CsA 导致的肾间质纤维化，是不可逆性不良反应，应高度警惕，因此临床应用 CsA 治疗时，需密切监测血清肌酐变化，若血清肌酐较基线升高 30%，即应减量或停药。

（六）他克莫司

他克莫司（Tacrolimus）又称为普乐可复（prograf）及 FK506，是一种新型的免疫抑制剂，与 CsA 一样同属于钙调神经磷酸酶抑制剂，其作用机制也与 CsA 相似。临床上他克莫司的起始用量为 0.05~0.1mg/（kg·d），分 2 次空腹服用。用药期间须每月监测血药浓度，目标谷浓度一般为 4~8ng/ml，如果超过此值或出现明显不良反应时应减量。6 个月后如病情缓解，应逐步减少剂量。同 CsA 一样，若与糖皮质激素联合治疗，后者的起始剂量应减半。

他克莫司的不良反应在某些方面与 CsA 相似，如肾毒性、肝毒性、高血压、震颤、高钾血症等，另外还可以引起血糖升高，但是牙龈增生及多毛症罕见。其毒副作用与药物剂量相关，因此治疗过程中应密切监测血药浓度。

正在进行的研究正在探讨基于 CNI 的疗法在不同种族人群中的疗效和安全性。

（七）硫唑嘌呤

硫唑嘌呤（Azathioprine，AZA）是具有免疫抑制作用的抗代谢药物，主要抑制 T 淋巴细胞介导的免疫反应，可用于 LN 的维持治疗，剂量为 1~2mg/（kg·d）。不良反应主要是骨髓抑制，肝损害，胃肠道反应等。用药期间一定要密切监测外周血白细胞变化，警惕严重骨髓抑制作用发生。

（八）羟氯喹

抗疟药羟氯喹（Hydroxychloroquine，HCQ）能阻断抗原呈递，调节免疫反应，抑制炎性细胞因子产生，减轻炎症反应，故已被应用于 SLE 治疗。EULAR 指南建议若无禁忌证，所有类型的 LN 都应该用羟氯喹治疗，推荐的最大用量为 6.0~6.5mg/（kg·d），现在临床上常每日服药 2 次，每次 0.1~0.2g。羟氯喹对血象、肝肾功能影响小，主要副作用为视力减退，服药期间应定期做眼科检查，并建议每服药半年，即停药 1 个月，以减少视力损害。

（九）丙种球蛋白

大剂量丙种球蛋白（gamma globulin）静脉输注治疗 SLE（包括 LN）的作用机制尚未完全清楚，可能与其封闭巨噬细胞及 B 细胞上 Fc 受体，活化 T 抑制细胞 CD8，从而减少自身抗体产生相关。常用剂量为 400mg/（kg·d），连续 5 日 1 个疗程，必要时可重复治疗。一些小型非对照研究结果显示此治疗对活动性 SLE（包括 LN）有效，但是尚缺高质量的循证医学证据。一般认为，此治疗尤适用于合并感染而不能应用糖皮质激素及其他免疫抑制剂治疗，或难治性患者。大剂量丙种球蛋白静脉输注的不良反应较少，偶见发热及过敏反应。

（十）其他免疫治疗措施

1. 血浆置换治疗 理论上讲，血浆置换（plasmapheresis）可以清除 SLE 患者的致病自身抗体、循环免疫复合物、凝血因子等，从而对疾病发挥有益效应。但是，临床实践中血浆置换对 LN 的疗效并未肯定。血浆置换对下列 LN 患者仍然可能有益：①LN 合并严重的肺出血、狼疮性脑病、抗磷脂抗体综合征或狼疮相关性血栓性血小板减少性紫癜（TTP）患者；②常规药物治疗无效的重症患者；③骨髓抑制等原因不能应用细胞毒性药物的患者；④复发的患者。因此，上述情况仍可考虑应用。

2. 免疫吸附治疗 免疫吸附疗法能选择性地清除患者血液中的内源性致病因子，从而达到净化血液和缓解病情的目的。免疫吸附目前已经广泛用于自身免疫性疾病的治疗。对重症、难治性狼疮患者，免疫吸附治疗可能较血浆置换更有效。

3. 间充质干细胞治疗 间充质干细胞因其多向分化的能力曾被认为是自身免疫疾病有前景的治疗手段。但最近，一项双盲 RCT 研究纳入 18 名Ⅲ型或Ⅳ型 LN 患者，分配到人脐带间充质干细胞（hUC-MSC）治疗组或安慰剂组，所有患者均接受免疫抑制治疗，12 个月的观察结果显示两组缓解率相当。因此，这一领域还需要进一步研究。

（十一）多靶点疗法

LN 的免疫介导炎症发病机制非常复杂，在这种情况下，单独用一种药物，专攻某一种病变很难全面奏效。2005 年，我国已故肾脏病学家黎磊石院士提出了针对重症 LN 患者的多靶点免疫疗法。2015 年我国多靶点疗法的一项开放标签、多中心 RCT 研究评估了由他克莫司、MMF 和激素组成的多靶点治疗与静脉注射 CTX 和激素作为 LN 诱导治疗的疗效，结果显示治疗 24 周后，多靶点组 45.9% 的患者完全缓解，而静脉注射 CTX 组为 25.6%。然而，随访时间延长到 18 个月后观察到 2 个治疗组的累积复发率相似，但是多靶点组不良事件少。

三、靶向治疗

SLE 中 B 细胞最明显的致病功能是产生靶向自身抗原（如 DNA 和可提取的核抗原）的自身抗体。B 细胞对 SLE 疾病发生和发展的贡献是复杂的，它们可能作为抗原呈递细胞（APC）引发自身反应性 T 细胞，并且其产生的许多细胞因子参与免疫调节异常。靶向 B 细胞的途径分为三类：①靶向选择性 B 细胞表面分子（如 CD22 或 CD20）；②靶向细胞因子和信号分子［如 B 细胞激活因子（BAFF）、IL-6、IL-17 和 IL-21］抑制 B 细胞存活；③靶向共刺激分子［如 CD40-CD40 配体（CD40L）相互作用和诱导型 T 细胞共刺激分子（ICOS）-ICOS 配体（ICOSL）相互作用］干扰 B 细胞抗原呈递。靶向 BAFF 的贝利木单抗和靶向 CD20 的利妥昔单抗已经成为公认的 SLE 患者的治疗方案，但是背后更多的生物制剂折戟Ⅲ期临床试验。与类风湿关节炎、银屑病关节炎和强直性脊柱炎相比，SLE 的生物制剂获批很少。

（一）靶向 B 细胞途径

1. 贝利木单抗 2011 年贝利木单抗（Belimumab）同时被美国食品与药物管理局（FDA）和欧洲药品审理部门批准用于 SLE 治疗，是五十多年来第一个被批准治疗 SLE 的新药。它是一个完全针对人 B 淋巴细胞刺激物（BLyS）的单克隆抗体，BLyS 也被称作 BAFF，是一种为 B 细胞提供生存信号的细胞因子，在 SLE 患者中过表达。应用贝利木单抗抑制 BLyS 导致循环 $CD20^+B$ 淋巴细胞和短效浆细胞亚型减少，从而发挥免疫抑制作用。

一项包含中国、日本、韩国人群的多中心Ⅲ期 RCT 研究显示贝利木单抗对东亚 SLE 人群同样显示了良好的疗效。但是很多研究都排除了严重的活动性 LN 患者。因此，一项研究审查了贝利木单抗对 LN 的疗效的临床试验，由于缓解定义不同等因素，无法直接对比疗效，但是在 234 名基线 LN 患者中，192 名（55.1%）患者在用贝利木单抗治疗后肾脏参数有所改善。在 LN 患者中应用贝利木单抗的 RCT 正在进行中（NCT01639339）。

2. 利妥昔单抗 利妥昔单抗（Rituximab）是

抗CD20嵌合体的单克隆抗体,能溶解前B淋巴细胞体和成熟B淋巴细胞,发挥免疫抑制效应。利妥昔单抗已被EULAR指南推荐为MMF或静脉CTX诱导治疗无效的替代治疗。利妥昔单抗与低丙种球蛋白血症(导致感染风险增加)和过敏样反应有关(从轻度皮疹,潮红和瘙痒到有症状的支气管痉挛伴发音困难,缺氧和喘息)。

3. 阿塞西普(Atacicept),靶向BAFF和增殖诱导配体(APRIL),在Ⅱb期RCT中证实治疗组SRI反应率提高且安全性无差异。

4. 其他依帕珠单抗(Epratuzumab,抗CD22的人源性单克隆抗体)和Tabalumab(IgG4单克隆抗体,可中和BAFF)未能通过Ⅲ期RCT。奥瑞珠单抗(Ocrelizumab,完全人化的抗CD20单克隆抗体)由于感染提前终止试验(NCT00626197)。此外,在临床前研究中,MEDI-551 MEDI-551(靶向CD19)、Ibrutinib(选择性BTK抑制剂)、GDC-0853(选择性BTK抑制剂)均显示出潜在应用前景。Obexelimab(人源化抗CD19抗体)的Ⅲ期研究正在进行。

(二)靶向T细胞途径

近期优特克单抗(Ustekinumab,靶向IL-12和IL-23)、巴瑞克替尼[Baricitinib,选择性Janus激酶(JAK)1和JAK2抑制剂]、西罗莫司[即雷帕霉素,Sirolimus,哺乳动物雷帕霉素靶点(mTOR)抑制剂]等几个生物制剂均取得了令人鼓舞的成绩,通过了Ⅱ期RCT。托法替布(Tofacitinib,JAK1和JAK3抑制剂)在临床前研究显示出有前景的疗效。低剂量重组人IL-2通过选择性调节$CD4^+$T细胞亚群,增加Treg细胞,降低TFH细胞,降低TH17细胞。12周时,89.5%SLE患者达到终点。

(三)靶向T、B细胞共同途径

阿巴西普(Abatacept,抗CD80和CD86的T细胞共刺激抑制剂)未能通过Ⅱ期RCT。卢普来单抗(Ruplizumab,抗CD40L抗体)和托利珠单抗(Toralizumab,抗CD40L抗体)结果并不乐观,而dapirolizumab pegol(抗CD40L Fab片段抗体)似乎更有希望。AMG 557(抗ICOSL抗体)的研究正在进行中。

(四)其他

FcγRIIB的细胞外形式(称为SM101),通过结合免疫复合物起到诱饵受体的作用,从而阻止FcγR介导的信号传导,已通过Ⅱ期临床试验。衍生自小分子核糖核蛋白U1~70K的Rigerimod,通过细胞凋亡导致自身反应性T细胞的消耗,而不影响T细胞和B细胞对抗原反应的能力,使其免疫调节而非免疫抑制,但Rigerimod Ⅲ期研究的初步结果显示,疗效差异无统计学意义。还有一些来自Ⅰ型干扰素途径抑制(Rontalizumab、Sifalimumab、Anifrolumab、Kinoid疫苗)的研究结果相互矛盾。

四、调节肠道菌群

肠道共生菌与SLE和LN相关(如前所述),治疗方面目前仅有临床前研究。一方面可以通过减少"坏菌",例如万古霉素治疗通过降低肠道通透性,增强肠道屏障功能,降低循环中LPS,减少细菌的易位,重塑肠道菌群,减轻9周龄雌性MRL/lpr小鼠狼疮的表现。或者增加"好菌",例如乳酸菌治疗5周龄雌性lpr小鼠,使肠道紧密连接蛋白的表达显著升高,减轻"肠漏"。此外,菌群移植已在自身免疫性肠炎等疾病初见成效,尚无LN相关报道。

五、监测和预后

EULAR/ERA-EDTA指南建议应定期监测活动性LN,每次访视时测定体重、血压、血清肌酐和eGFR、血清白蛋白、蛋白尿、尿沉渣(镜检)、血清C3和C4、血清抗dsDNA抗体水平和完整血细胞计数。应在基线测量抗磷脂抗体和血脂,并间断监测。ACR建议根据疾病的活动性、是否妊娠等间断监测上述指标,并提出了明确的间隔时间。但是实际上,没有任何单一生物标志物可以预测SLE患者LN的发生或静止期患者LN的复发。随机尿蛋白/肌酐比值不足以准确指导治疗变化。应基于24h的尿蛋白或尿蛋白/肌酐比值。正在研究一些新型生物标志物,用于预测预后和治疗反应。表3-1-5为LN患者肾脏预后不良危险因素。

一般而言,Ⅰ型和Ⅱ型LN患者除非转型,一般预后较好。增殖性病变只累及少数肾小球的Ⅲ型LN患者对药物治疗反应较好,5年内终末期肾病发生率<5%。而肾小球有坏死性病变和/或

新月体形成的Ⅲ型LN患者,预后与Ⅳ(A)型LN患者类似。多数研究认为Ⅳ型LN的预后不佳,Ⅳ-S型患者的预后较Ⅳ-G型更差。V型LN患者肾功能减退相对缓慢,5年、10年肾存活率分别为96.1%、92.7%。

表 3-1-5　LN 患者肾脏预后不良的危险因素

患者特征	血清学特征	组织学特征
非洲或西班牙血统	抗磷脂抗体阳性或抗磷脂综合征	新月体
男性	持续低补体血症	血栓性微血管病
儿童期发病	高滴度 dsDNA 抗体	广泛的小管间质损伤
频繁复发	高滴度 C1q 抗体	
不完全缓解	ANCA 阳性	
神经精神狼疮	SSA/SSB 抗体阳性	
诊断时蛋白尿 >4g/d	高尿酸	
AKI	血脂异常	
高血压		

六、思索与展望

SLE 患者的治疗经历了从激素,到联合免疫抑制剂,到联合更高选择性的免疫抑制剂,再到多靶点以及生物制剂治疗,SLE 患者的生存率从 1950 年的 4 年生存率 50% 提高到 2013 年的 15 年生存率 85%,截至 2019 年 5 月,我国 LN 患者的 HELP 队列中 10 年生存率达到 92.51%。然而,始终无法摆脱激素的使用,患者骨质疏松症、感染和动脉粥样硬化的风险很高。但是现在生物制剂的开发面临很大的挑战,对临床试验设计中终点的选择(是全身各个系统的复合结局还是单一器官系统),背景治疗中激素和免疫抑制剂的选择等因素可能导致了 SLE 药物比其他自身免疫病更难成功。并且非常缺乏以 LN 甚至严重的难治性 LN 人群为基础的临床试验。另外,由于目前的实验室检测指标存在局限性,如何更好地监测治疗反应和预测预后也是非常重要的问题。因此,目前在 LN 的治疗和预后领域还存在许多未满足的需求。肠道菌群可能是另一个有潜力的治疗靶点。

(余学清)

参 考 文 献

1. Lisnevskaia L, Murphy G, Isenberg D. Systemic lupus erythematosus. Lancet, 2014, 384 (9957): 1878-1888.

2. Barnett R. Systemic lupus erythematosus. Lancet, 2016, 387 (10029): 1711.

3. Mohan C, Putterman C. Genetics and pathogenesis of systemic lupus erythematosus and lupus nephritis. Nat Rev Nephrol, 2015, 11 (6): 329-341.

4. Davidson A. What is damaging the kidney in lupus nephritis?. Nat Rev Rheumatol, 2016, 12 (3): 143-153.

5. Ummarino D. Lupus nephritis: NLRP3 inflammasome ignites podocyte dysfunction. Nat Rev Rheumatol, 2017, 13 (8): 451.

6. Yu F, Haas M, Glassock R, et al. Redefining lupus nephritis: clinical implications of pathophysiologic subtypes. Nat Rev Nephrol, 2017, 13 (8): 483-495.

7. Flores-Mendoza G, Sansón S P, Rodríguez-Castro S, et al. Mechanisms of Tissue Injury in Lupus Nephritis. Trends Mol Med, 2018, 24 (4): 364-378.

8. Azzouz D, Omarbekova A, Heguy A, et al. Lupus nephritis is linked to disease-activity associated expansions and immunity to a gut commensal. Ann Rheum Dis, 2019, 78 (7): 947-956.

9. Der E, Suryawanshi H, Morozov P, et al. Tubular cell and keratinocyte single-cell transcriptomics applied to lupus nephritis reveal type I IFN and fibrosis relevant pathways. Nat Immunol, 2019, 20 (7): 915-927.

10. Luo X M, Edwards M R, Mu Q, et al. Gut Microbiota in Human Systemic Lupus Erythematosus and a Mouse Model of Lupus. Appl Environ Microbiol, 2018, 84 (4): e02288-17.

11. Vieira S M, Pagovich O E, Kriegel M A. Diet, microbiota and autoimmune diseases. Lupus, 2014, 23 (6): 518-526.

12. Katz-Agranov N, Zandman-Goddard G. The microbiome and systemic lupus erythematosus. Immunol Res, 2017, 65 (2): 432-437.

13. Neuman H, Koren O. The gut microbiota: a possible factor influencing systemic lupus erythematosus. Curr Opin

Rheumatol, 2017, 29（4）: 374–377.

14. Rosenbaum J T, Silverman G J. The Microbiome and Systemic Lupus Erythematosus. N Engl J Med, 2018, 378（23）: 2236–2237.

15. Zhou Y, Chen H, Liu L, et al. Cathepsin K Deficiency Ameliorates Systemic Lupus Erythematosus–like Manifestations in Fas（lpr）Mice. J Immunol, 2017, 198（5）: 1846–1854.

16. Manfredo Vieira S, Hiltensperger M, Kumar V, et al. Translocation of a gut pathobiont drives autoimmunity in mice and humans. Science, 2018, 359（6680）: 1156–1161.

17. 邹万忠. 肾活检病理学. 第4版. 北京: 北京大学医学出版社, 2017.

18. Bajema I M, Wilhelmus S, Alpers C E, et al. Revision of the International Society of Nephrology/Renal Pathology Society classification for lupus nephritis: clarification of definitions, and modified National Institutes of Health activity and chronicity indices. Kidney International, 2018, 93（4）: 789–796.

19. Hahn B H, Mcmahon M A, Wilkinson A, et al. American College of Rheumatology guidelines for screening, treatment, and management of lupus nephritis. Arthritis Care Res, 2012, 64（6）: 797–808.

20. Bertsias G, Tektonidou M G, Amoura Z, et al. Joint European League Against Rheumatism and European Renal Association–European Dialysis and Transplant Association（EULAR/ERA–EDTA）recommendations for the management of adult and paediatric lupus nephritis. Annals of the Rheumatic Diseases, 2012, 71（11）: 1771–1782.

21. KDIGO Clinical Practice Guideline for Glomerulonephritis. Kidney International Supplements, 2012, 2: 139–274.

22. Rovin B H, Caster D J, Cattran D, et al. Management and treatment of glomerular diseases（part 2）: conclusions from a Kidney Disease: Improving Global Outcomes（KDIGO）Controversies Conference. Kidney International, 2019, 95（2）: 281–295.

23. Hu W, Chen Y, Wang S, et al. Clinical–Morphological Features and Outcomes of Lupus Podocytopathy. Clinical Journal of The American Society of Nephrology, 2016, 11（4）: 585–592.

24. Fessler B J, Alarcon G S, Mcgwin G, et al. Systemic lupus erythematosus in three ethnic groups: XVI. Association of hydroxychloroquine use with reduced risk of damage accrual. Arthritis & Rheumatism, 2005, 52（5）: 1473–1480.

25. Groot N, De Graeff N, Marks S D, et al. European evidence–based recommendations for the diagnosis and treatment of childhood–onset lupus nephritis: the SHARE initiative. Annals of the Rheumatic Diseases, 2017, 76（12）: 1965–1973.

26. Yee C, Su L, Toescu V, et al. Birmingham SLE cohort: outcomes of a large inception cohort followed for up to 21 years. Rheumatology, 2015, 54（5）: 836–843.

27. Liu Z, Zhang H, Liu Z, et al. Multitarget therapy for induction treatment of lupus nephritis: a randomized trial. Annals of Internal Medicine, 2015, 162（1）: 18–26.

28. Zhang H, Liu Z, Zhou M, et al. Multitarget Therapy for Maintenance Treatment of Lupus Nephritis. Journal of The American Society of Nephrology, 2017, 28（12）: 3671–3678.

29. Wang D, Li J, Zhang Y, et al. Umbilical cord mesenchymal stem cell transplantation in active and refractory systemic lupus erythematosus: a multicenter clinical study. Arthritis Research & Therapy, 2014, 16（2）: 1–14.

30. Deng D, Zhang P, Guo Y, et al. A randomised double–blind, placebo–controlled trial of allogeneic umbilical cord–derived mesenchymal stem cell for lupus nephritis. Annals of the Rheumatic Diseases, 2017, 76（8）: 1436–1439.

31. Navarra S V, Guzmán R M, Gallacher A E, et al. Efficacy and safety of belimumab in patients with active systemic lupus erythematosus: a randomised, placebo–controlled, phase 3 trial. The Lancet, 2011, 377（9767）: 721–731.

32. Zhang F, Bae S C, Bass D, et al. A pivotal phase Ⅲ, randomised, placebo–controlled study of belimumab in patients with systemic lupus erythematosus located in China, Japan and South Korea. Annals of the Rheumatic Diseases, 2018, 77（3）: 355–363.

33. Sciascia S, Radin M, Yazdany J, et al. Efficacy of belimumab on renal outcomes in patients with systemic lupus erythematosus: A systematic review. Autoimmunity Reviews, 2017, 16（3）: 287–293.

34. Clowse M E, Wallace D J, Furie R A, et al. Efficacy and Safety of Epratuzumab in Moderately to Severely Active Systemic Lupus Erythematosus: Results From Two Phase Ⅲ Randomized, Double–Blind, Placebo–Controlled Trials. Arthritis & Rheumatism, 2017, 69（2）: 362–375.

35. Askanase A D, Byron M, Keyes–Elstein L L, et al; ACCESS Trial Group. Treatment of Lupus Nephritis with Abatacept: The Abatacept and Cyclophosphamide Combination Efficacy and Safety Study. Arthritis & Rheumatism, 2014, 66（11）: 3096–3104.

36. Isenberg D A, Petri M, Kalunian K C, et al. Efficacy and safety of subcutaneous tabalumab in patients with systemic lupus erythematosus: results from ILLUMINATE–1, a 52–week, phase Ⅲ, multicentre, randomised, double–

blind, placebo-controlled study. Annals of the Rheumatic Diseases, 2016, 75 (2): 323-331.

37. Merrill J T, Wallace D J, Wax S, et al. Efficacy and Safety of Atacicept in Patients With Systemic Lupus Erythematosus. Arthritis & Rheumatism, 2018, 70 (2): 266-276.

38. Gallagher S, Yusuf I, McCaughtry T M, et al. MEDI-551 Treatment Effectively Depletes B Cells and Reduces Serum Titers of Autoantibodies in Mice Transgenic for Sle1 and Human CD19. Arthritis & Rheumatism, 2016, 68 (4): 965-976.

39. van Vollenhoven R F, Hahn B H, Tsokos G C, et al. Efficacy and safety of ustekinumab, an IL-12 and IL-23 inhibitor, in patients with active systemic lupus erythematosus: results of a multicentre, double-blind, phase 2, randomised, controlled study. The Lancet, 2018, 392 (10155): 1330-1339.

40. Wallace D J, Furie R A, Tanaka Y, et al. Baricitinib for systemic lupus erythematosus: a double-blind, randomised, placebo-controlled, phase 2 trial. The Lancet, 2018, 392 (10143): 222-231.

41. Lai Z W, Kelly R, Winans T, et al. Sirolimus in patients with clinically active systemic lupus erythematosus resistant to, or intolerant of, conventional medications: a single-arm, open-label, phase 1/2 trial. The Lancet, 2018, 391 (10126): 1186-1196.

42. He J, Zhang X, Wei Y, et al. Low-dose interleukin-2 treatment selectively modulates CD4[+] T cell subsets in patients with systemic lupus erythematosus. Nature Medicine, 2016, 22 (9): 991-993.

43. Murphy G, Isenberg D A. New therapies for systemic lupus erythematosus—past imperfect, future tense. Nature Reviews Rheumatology, 2019, 15 (7): 403-412.

44. Mu Q, Zhang H, Liao X, et al. Control of lupus nephritis by changes of gut microbiota. Microbiome, 2017, 5 (1): 73.

45. Mu Q, Tavella V J, Kirby J L, et al. Antibiotics ameliorate lupus-like symptoms in mice. Scientific Reports, 2017, 7 (1): 13675.

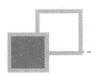

第二章　原发性小血管炎肾损害

第一节　原发性小血管炎及其肾损害发病机制

一、历史回顾

系统性血管炎是指以血管壁的炎症和纤维素样坏死为病理特征的一组疾病,常将其分为原发性和继发性两大类,继发性是指其他疾病(如感染、冷球蛋白血症、系统性红斑狼疮等)引起的血管炎,原发性则指病因不明者。

人们自 100 多年前就开始认识不同类型的血管炎。经典的结节性多动脉炎于 1866 年由 Kussmahl 和 Maier 报道。直到 1930 年和 1931 年,Arkin 和 Spiegel 又分别报道了一种小血管炎,称之为显微镜下型多动脉炎(microscopic polyarteritis),现在则改称为显微镜下型多血管炎(microscopic polyangiitis,MPA),原因为 MPA 不仅侵犯小动脉,也可以侵犯小静脉和毛细血管,如引起坏死性肾小球肾炎。另一重要的血管炎综合征是 1936 年由德国病理学家韦格纳博士报道的鼻源性肉芽肿病,并由此称之为韦格纳肉芽肿病(Wegener's granulomatosis,WG)。1951 年 Churg 和 Strauss 则描述了一种血管炎,可伴随哮喘和嗜酸性粒细胞增多,并从此称之为 Churg-Strauss 综合征(Churg-Strauss syndrome,CSS),也称之为过敏性肉芽肿性血管炎。为统一血管炎的分类标准,1994 年在美国的 Chapel Hill 召开了有关系统性血管炎命名的国际会议,会议根据受累血管的大小将系统性血管炎分为三类,即大血管炎、中等血管炎和小血管炎;而 2012 年在美国的 Chapel Hill 召开的血管炎国际大会上,又将这一沿用了近 20 年之久的分类命名标准进行了一些修订

(表 3-2-1),并且将其中的韦格纳肉芽肿病更名为肉芽肿性多血管炎(granulomatosis with polyangiitis,GPA),将 Churg-Strauss 综合征更名为嗜酸细胞性肉芽肿性多血管炎(eosinophilic granulomatosis with polyangiitis,EGPA)。

表 3-2-1　2012 年 Chapel Hill 系统性血管炎命名国际会议所制定的血管炎名称

大血管炎
　　巨细胞动脉炎
　　大动脉炎(Takayasu 动脉炎)

中等血管炎
　　结节性多动脉炎
　　川崎(Kawasaki)病

小血管炎
　　ANCA 相关小血管炎
　　　　显微镜下性多血管炎
　　　　肉芽肿性多血管炎
　　　　嗜酸细胞性肉芽肿性多血管炎
　　　　抗肾小球基底膜抗体病
　　　　冷球蛋白血症性血管炎
　　免疫复合物性小血管炎
　　　　IgA(过敏性紫癜)性血管炎
　　　　低补体血症性荨麻疹性血管炎(抗 C1q 性血管炎)

变异性血管炎
　　白塞综合征
　　Cogan 综合征

单器官性血管炎(SOV)
　　皮肤白细胞碎裂性血管炎
　　皮肤动脉炎
　　原发性中枢神经系统血管炎
　　孤立性主动脉炎
　　其他

续表

与全身系统性疾病相关的血管炎
狼疮性血管炎
类风湿性血管炎
结节病性血管炎
其他

与其他疾病可能相关的血管炎
丙肝病毒相关的冷球蛋白血症性血管炎
乙肝病毒相关性血管炎
梅毒相关性主动脉炎
药物引起的免疫复合物性血管炎
药物引起的 ANCA 相关性血管炎
肿瘤相关性血管炎
其他

抗中性粒细胞胞质抗体（anti-neutrophil cytoplasmic antibodies，ANCA）是一种以中性粒细胞和单核细胞胞质成分为靶抗原的自身抗体，目前已经成为部分原发性小血管炎的特异性血清学诊断工具。ANCA 的主要检测方法包括间接免疫荧光（IIF）和酶联免疫吸附法（ELISA）。间接免疫荧光法可呈胞质型（cytoplasmic ANCA，cANCA）和环核型（peri-nuclear ANCA，pANCA）；cANCA 的主要靶抗原是蛋白酶 3（proteinase 3，PR3），pANCA 的主要靶抗原之一是髓过氧化物酶（myeloperoxidase，MPO）。目前将 GPA、MPA 和 EGPA 统称为 ANCA 相关小血管炎（ANCA-associated vasculitis，AAV），是本文论述的重点。

二、病因的研究现状

AAV 的病因尚不清楚。目前认为该类疾病的发生是多因素的，有可能是在某些遗传背景下由某些环境因素诱发的，后者包括感染、药物以及职业接触史等。

（一）遗传

AAV 的发生有一定的家族聚集倾向，有几项家族性的病例报告提示遗传因素可能是其病因之一；但主要组织相容性复合物与 AAV 的关系还不明确。Heckmann 等针对德国患者的研究发现，HLA-DPB1*0401 等位基因与发生 GPA 相关；而来自荷兰的研究发现 HLA-DR4 和 DR13（6）与发生 GPA 相关。对于 CSS，HLA-DRB4 可能是个危险的遗传因素。来自日本的研究显示，HLA-DRB1*0901 与发生 MPA 相关。来自欧洲血管炎研究组（European Vasculitis Study Group，EUVAS）的全基因组关联研究（GWAS）显示，HLA-DP 基因和编码 α1-抗胰蛋白酶的基因 SERPINA1 与发生 PR3-ANCA 阳性血管炎密切相关，而 HLA-DQ 基因与发生 MPO-ANCA 阳性血管炎密切相关。

（二）感染

鼻腔慢性携带金黄色葡萄球菌是 GPA 复发的一个重要危险因素，应用磺胺治疗可能对减少 GPA 的复发有益，但该效应是通过作用于葡萄球菌或者因为磺胺通过其他免疫调节机制来实现，目前尚不知晓。另外有研究显示，由编码 PR3 基因 DNA 的互补 DNA 链所重组的肽链（又称为 PR3 的互补链）与金黄色葡萄球菌具有高度的同源性。近来，Kain 等发现在 AAV 肾损害的患者中大多可以检测出另一种 ANCA，其靶抗原是人类溶酶体膜蛋白 2（human lysosomal membrane protein-2，LAMP-2）。LAMP-2 与许多革兰氏阴性杆菌的成分具有很强的交叉抗原性，而且抗 LAMP-2 抗体具有直接的导致寡免疫沉积性新月体肾炎的作用。这进一步说明感染和 AAV 之间的潜在联系。但该研究结果有待进一步证实。

（三）药物

药物可以诱发 ANCA 阳性小血管炎，其中以丙基硫氧嘧啶（propylthiouracil，PTU）和肼苯哒嗪研究最为深入。

在服用 PTU 的患者中，血清 ANCA 的阳性率在 4%~46%，其中大约 1/4 的患者临床发生血管炎。PTU 诱发 AAV 的机制尚不清楚，国外曾有研究认为 PTU 在进入体内后可能成为 MPO 的酶的作用底物，也有人认为 MPO 与 PTU 反应后可能改变了 MPO 的部分结构并使之成为一种可以诱发自身免疫反应的半抗原。

PTU 诱发的主要为 pANCA，可以识别多种中性粒细胞的胞质成分，其中多数患者血清可识别 MPO。PTU 诱发的抗 MPO 抗体缺乏 IgG3 亚型，而以 IgG1 和 IgG4 为主，提示患者血清中可能长期存在具有抗原性的物质。在针对 PTU 诱发的抗 MPO 抗体的抗原决定簇的分析中则发现其识别的抗原决定簇较原发性 AAV 患者血清中的抗 MPO 抗体更为局限,说明二者产生的机制可能有一定区别,但二者所识别的抗原决定簇有较大程度的重叠。抗内皮细胞抗体也与临床出现小血管炎密切相关,说明 PTU 诱发的 ANCA 阳性血管炎可能有多种因素参与。

(四)硅

AAV 的发生与吸入或接触某些特殊的过敏原或化学物质有关,各种变态反应如过敏性鼻炎及哮喘等在 GPA 和 EGPA 患者中很常见。流行病学调查显示 AAV 的发生与接触或吸入含硅的物质密切相关。接触或吸入含硅物质引发 ANCA 相关小血管炎可能的机制主要包括两个方面:①硅颗粒是 T、B 淋巴细胞的激活剂,可导致自身免疫反应和自身抗体的产生如抗核抗体(ANA)、ANCA 以及类风湿因子(RF);②硅颗粒可激活单核细胞和巨噬细胞使它们释放白介素 –1(IL–1)、白介素 –12(IL–12)、肿瘤坏死因子 –α(TNF–α)、氧自由基和中性粒细胞脱颗粒而释放 PR3 和 MPO 等,引起血管内皮细胞的损伤。

三、发病机制的研究现状

AAV 的发病机制至今虽然尚未完全阐明,但主要与 ANCA、中性粒细胞和补体和凝血系统的相互作用密切相关,此外,淋巴细胞、抗内皮细胞抗体等也发挥一定作用。

(一)ANCA

来自临床研究、体内实验以及体外实验的研究均表明,ANCA 本身具有致病作用。Schlieben 报道了一个罕见病例,母亲循环中的 MPO–ANCA 通过胎盘进入胎儿体内,出生 48h 后,新生儿即出现肺肾综合征。这为 ANCA 的致病性提供了最直接的证据。Xiao 等用小鼠 MPO 免疫 MPO 基因敲除的小鼠(MPO–/–)产生抗小鼠 MPO 的抗体。将此抗体注射到野生型小鼠或 T、B 淋巴细胞功能缺失的 Rag2(–/–)小鼠,可观察到与人类 AAV 类似的寡免疫坏死性新月体肾炎、肺泡小血管炎。随后的动物实验证实细菌脂多糖(LPS)与 MPO–ANCA 的协同作用可加重肾脏损伤。体外实验证实 ANCA 可以使经过 TNF–α 预处理的中性粒细胞发生脱颗粒反应,产生大量具有致病活性的氧自由基和释放中性粒细胞颗粒中的各种蛋白酶,

使内皮细胞直接暴露于蛋白酶的损伤之下,中性粒细胞与内皮细胞之间的相互作用最终导致内皮细胞的损伤。

(二)中性粒细胞

由于 ANCA 的靶抗原主要贮存于中性粒细胞的嗜天青颗粒中,且 AAV 典型的病理表现包括大量的中性粒细胞在病变部位如肾小球浸润,故中性粒细胞一直就是众多研究者关注的焦点。

如前所述,体外实验证明,ANCA 能够激活中性粒细胞,导致中性粒细胞发生呼吸暴发和脱颗粒,释放活性氧自由基和各种蛋白酶等,损伤血管内皮细胞,从而造成血管炎的发生。

Xiao 等的实验动物模型中,在病变的肾小球可以见到大量中性粒细胞浸润,尤其是毛细血管襻纤维素样坏死处。用抗小鼠中性粒细胞抗体 NIMP–R14 清除循环中的中性粒细胞后,MPO–ANCA 则不能诱发小鼠出现坏死性新月体肾炎。

最近,Kessenbrock 等发现了中性粒细胞参与 AAV 发生的新的致病机制。ANCA 介导的中性粒细胞活化可以产生"中性粒细胞细胞外罗网"(neutrophil extracellular traps,NETs),其中也包含 PR3 和 MPO;NETs 可以黏附和损伤内皮细胞,还可以激活浆细胞样树突状细胞,后者可以产生 IFN–α 并激活 B 细胞产生 ANCA;此外,NETs 还可以激活补体,参与 AAV 的发生。

(三)补体和凝血

由于 AAV 典型的病理特点是寡免疫沉积性炎症,故在很长的一段时间里补体在本病发生中的作用被忽略了。然而,研究发现补体的旁路活化途径在 AAV 的发病机制中起了非常重要的作用,从而成为当今本病发病机制研究的重大热点。

Xiao 等运用基因敲除的小鼠证实了补体的旁路激活途径参与了 AAV 的致病过程。首先,在上述 MPO–ANCA 的小鼠模型中耗竭补体之后可以完全阻断抗 MPO 抗体诱发的坏死性新月体性肾炎;其次,基因敲除补体 C4(C4 是补体经典途径和凝集素活化途径所必需的因子)并不影响上述坏死性新月体性肾炎动物模型的建立,而基因敲除补体 C5(C5 是三条补体活化途径所必需的共同因子)或 B 因子(B 因子是补体旁路活化所必需的因子)者则不发生肾脏病变,说明补体旁路途径的活化参与了本病的发病机制。

进一步的研究发现过敏毒素 C5a 是补体参与 AAV 发病机制的关键因子之一。在 MPO-ANCA 的小鼠模型中,敲除 C5a 受体即 CD88 或应用 CD88 抑制剂可以阻断或减轻疾病的发生,而敲除补体 C6 对疾病的发生没有影响,说明在 AAV 中发挥致病作用的补体终末效应分子是补体 C5a 而非膜攻击复合物即 C5b-9。体外实验发现,C5a 可以刺激中性粒细胞表面上调 ANCA 靶抗原的表达,随后在 ANCA 的作用下,中性粒细胞发生呼吸暴发和脱颗粒反应,释放大量过氧化物和蛋白水解酶,同时还释放补体旁路途径活化所必需的因子(包括 P 因子等),进一步活化补体旁路途经;中性粒细胞活化后还释放含有组织因子的中性粒细胞细胞外罗网(NETs)及微颗粒,激活凝血系统,产生凝血酶,一方面促进 AAV 高凝状态和血栓栓塞合并症的发生,另一方面,凝血酶可以激活血小板,血小板释放大量炎症介质,同时还可以进一步激活补体,从而形成正反馈的炎症反应放大环路,导致疾病的发生。

总之,ANCA、中性粒细胞、补体和血小板 / 凝血系统四者之间的相互作用,是 AAV 发病机制中最为关键的部分,如图 3-2-1 所示。

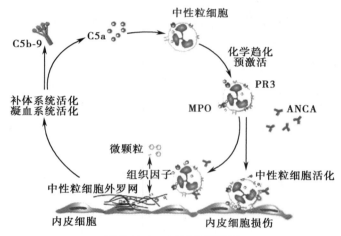

图 3-2-1　AAV 发病机制

在细胞因子(C5a 等)的激发下,原本储存在中性粒细胞胞质内的 PR3 和 MPO 可转移至细胞膜表面,ANCA 与之结合,促使中性粒细胞脱颗粒释放超氧化物等有毒物质,杀伤血管内皮细胞;中性粒细胞的活化过程中释放的某些物质,通过旁路途径活化补体,产生 C5a 可趋化更多的中性粒细胞聚集到炎症局部;同时中性粒细胞活化后形成凝血酶,激活血小板,血小板又进一步激活补体旁路途径,形成正反馈的炎症反应放大环路,导致疾病的发生

四、思索与展望

目前对于 ANCA 相关小血管炎的分类诊断标准仍然是一个困扰临床的问题,国际上尚无统一、公认的临床诊断标准。美国风湿病学会 1990 年已经分别制定了 WG(即 GPA)、MPA 和 CSS(即 EGPA)的诊断标准,虽然应用较为广泛,但该分类诊断标准把 MPA 和经典的结节性多动脉炎混为一谈,还需要进一步加以区分;对 WG(即 GPA)的诊断标准则过于宽松,还需进一步修订。2012 年 Chapel Hill 系统性血管炎命名国际会议所制定的血管炎名称和定义无疑是目前应用最为广泛的分类诊断标准,但由于 GPA 与 MPA 在临床和病理表现存在很大的重叠性,有时难以截然界定是 GPA 还是 MPA;传统理论认为血清 ANCA 的类型对于界定 GPA 和 MPA 有一定帮助,例如 cANCA/ 抗 PR3 抗体与 GPA 密切相关,pANCA/ 抗 MPO 抗体与 MPA 密切相关,但国人的 GPA 是以 pANCA/ 抗 MPO 抗体阳性者为主,而抗 MPO 抗体阳性的 GPA 与传统抗 PR3 抗体阳性的 GPA 相比,临床表现、病理特征以及预后等方面都有较大的差别,提示不同种族、不同环境的 AAV 患者

的血清学标志可能存在很大的差异。因此也有研究者认为 AAV 的分类应根据血清 ANCA 类型而非临床病理分类，即不用 GPA、MPA 和 EGPA 的分类命名方法，代之以抗 PR3 阳性小血管炎、抗 MPO 阳性小血管炎及 ANCA 阴性小血管炎的分类命名方法，且关于全基因组关联研究也显示，易感基因位点与血清 ANCA 类型（即 PR3-ANCA 和 MPO-ANCA）的相关性较与疾病的临床病理分类（即 GPA、MPA 和 EGPA）更为密切，这似乎更支持应该用血清 ANCA 类型替代疾病的临床病理分类，但这一观点尚未得到广泛认同，其原因是一些尚未累及内脏系统的 AAV 患者，ANCA 阳性率比较低，以血清 ANCA 的类型对患者进行分类势必会遗漏这部分 ANCA 阴性的患者。2007 年，Watts 等对 AAV 和结节性多动脉炎提出了新的分类诊断流程；然而，这一分类诊断流程更加适合应用于流行病学研究而非具体某个患者的诊断。现今另一种可行的方案是血清学结合临床的分类命名，例如 PR3-ANCA 阳性的 GPA，MPO-ANCA 阳性的 GPA 以及 ANCA 阴性的 MPA 等。

关于发病机制的研究，近年来的热点问题首先是关于补体旁路途径活化在本病发病机制中的作用，而关于补体旁路途径活化的机制，经典的理论认为是由于中性粒细胞活化的结果，即中性粒细胞活化之后释放补体旁路途径所需要的因子包括 P 因子等，形成 C3 转化酶和 C5 转化酶，从而激活补体旁路途径。然而近年来的研究发现，补体旁路途径中的"刹车装置"即负性调控分子特别是 H 因子等的功能异常也参与了补体旁路途径的异常活化，深入揭示这其中的病理生理机制将有助于寻找有效的治疗靶点。其次，作为天然免疫的重要组成部分，补体与模式识别受体以及与凝血系统之间复杂的"交叉对话"在 AAV 发病机制中的作用也是亟待研究的热点问题。第三，MPO 作为 ANCA 重要的靶抗原以及国人 AAV 的最常见的 ANCA 靶抗原，其分子量大，结构复杂，其关键的抗原决定簇和氨基酸序列的揭示将有助于发现致病性的自身抗体以及治疗靶点。第四是关于 PR3-ANCA 阳性小血管炎动物模型的建立，以往用类似建立 MPO-ANCA 阳性小血管炎动物模型的方法却不能够使 PR3 缺失的小鼠发生系统性血管炎，这极大地限制了对 PR3-ANCA 致病作用的研究，近年来在该领域已有重大突破。

第二节　抗中性粒细胞胞质抗体的检测及其意义

ANCA 是一种以中性粒细胞和单核细胞胞质成分为靶抗原的自身抗体，1982 年由 Davies 等人首先发现，但直到 1985 年认识到它与原发性小血管炎的联系后才于临床受到重视。以酒精固定的正常人中性粒细胞为底物，应用间接免疫荧光法检查，van der Woude 等人发现重症 WG（即 GPA）患者血清中存在着胞质型 ANCA，即 cANCA；Savage 等人随后又发现 MPA 患者血清中存在着另一种 ANCA——环核型 ANCA，即 pANCA。80 年代后期的大量研究证实，ANCA 化验对上述原发性小血管炎的诊断具有重要意义。90 年代初期，随着 ANCA 特异性靶抗原的发现，用此特异抗原进行 ELISA 检查 ANCA 即应运而生，并逐渐成为国际通用的检查方法。

一、ANCA 的检测技术及注意事项

（一）间接免疫荧光法

IIF 法是最先应用、且目前仍常应用的经典 ANCA 检测法。应用酒精固定的白细胞可产生两种荧光形态：在胞质中成粗大颗粒状、不均匀分布者称为 cANCA，荧光沿细胞核周围呈线条状分布者称为 pANCA。

应用 IIF 法时应注意：①应选用健康人肝素抗凝的外周血分离白细胞，其中除 ANCA 的靶细胞中性粒细胞和单核细胞外，还应包括淋巴细胞和嗜酸性粒细胞，后两者可作为内参照物。淋巴细胞可用来判断自身抗体是否为中性粒细胞和单核细胞所特异，从而帮助鉴别 pANCA 和 ANA：pANCA 只识别中性粒细胞和单核细胞，而 ANA 则同时还识别淋巴细胞的细胞核。嗜酸性粒细胞可帮助判断荧光强度及判断制片是否成功。嗜酸性粒细胞内有粗大均匀一致的颗粒，在紫外光激发下可产生暗黄绿色的均匀一致的自发荧光，由此可以帮助判断制片是否成功，细胞形态是否满

意；以嗜酸性粒细胞的自发荧光为基础，并与其比较，可确定 ANCA 荧光亮度。②每次检测均应设阴性对照、cANCA 和 pANCA 的阳性对照，并两人双盲读片来判断结果。目前已有商品化的试剂盒，操作简便，质量也多有保证。

IIF 无法判定 ANCA 的特异靶抗原，已知 cANCA 主要靶抗原为蛋白酶 3（PR3），pANCA 主要靶抗原之一为髓过氧化物酶（MPO），但是两者均同时具有其他靶抗原，特别是 pANCA。另外，pANCA 和 ANA 很难区分，尤其当两者并存且 ANA 滴度较高时，可相互掩盖，难以鉴别，因此单独应用 IIF 法检测 ANCA（特别是 pANCA）并不可靠。目前部分商品化的 IIF-ANCA 试剂盒除含有中性粒细胞外，还同时配备了鼠肝切片或喉癌上皮细胞用以鉴别 ANCA 和 ANA。

（二）抗原特异性酶联免疫吸附法

将特异性的抗原（如 MPO、PR3 等）直接包被于酶标板上，再检测血清中的抗体。随着 ANCA 特异性靶抗原逐一发现，这种方法在 20 世纪 90 年代得以迅速推广。由于不同抗原特异性的 ANCA 往往和临床上不同的疾病或临床综合征相关，抗原特异性 ELISA 则显示出其优点，该方法更敏感、更特异，可直接用于协助临床诊断和分类，在指导治疗、判断复发上意义重大。

用纯化抗原包被酶标板时，不可避免地会影响蛋白质分子三维结构，而抗 PR3 抗体和抗 MPO 抗体均主要识别抗原的三维立体构象，因此，可能影响试验敏感性。为克服这一缺点，目前检测抗 PR3 抗体已常用夹心 ELISA 法。该方法首先以纯化的抗 PR3 单克隆抗体作为固相蛋白包被酶标板，然后加纯化的 PR3 或含有 PR3 的粗抗原，实际上相当于将 PR3 在酶标板上亲和层析并保持了其蛋白质的立体构象。国内外研究均证明夹心 ELISA 法检测抗 PR3 抗体的敏感性更高。

二、临床意义

ANCA 是原发性小血管炎诊断的重要指标，特异性、敏感性均较好。

关于 ANCA 对于判断病情的活动性和复发的价值目前还存在广泛争议，部分 ANCA 阳性的患者在疾病进入缓解期后 ANCA 滴度虽有下降，但仍然长期维持阳性。最近一项针对 156 名 AAV 患者的多中心前瞻性研究发现，ANCA 水平的变化与病情缓解或复发无关。因此，目前认为，ANCA 虽然是 AAV 的特异性诊断学指标，但单凭其水平的高低变化不足以判断疾病的活动性和进行治疗决策。

第三节　原发性小血管炎肾损害的临床及病理

一、临床表现

AAV 可见于各年龄组，但尤以老年人多见，50~60 岁为高发年龄，好发于冬季，患者常有不规则发热、疲乏、关节肌肉疼痛和体重下降等非特异性全身症状。

肾脏受累时，活动期常呈现血尿，多为镜下血尿，可见红细胞管型，并伴蛋白尿；缓解期患者血尿可消失。肾功能受累常见，半数以上表现为急进性肾小球肾炎（rapidly progressive glomerulonephritis，RPGN）。患者起病急性或隐匿性，通常从局部开始发病，如 GPA 多首先累及上呼吸道，逐渐进展成伴有肾受累的系统性疾病，肾脏病变可轻重不等。相比较而言，MPA 的肾脏受累发生率较高，而且可以呈肾脏为唯一受累器官。肾脏病变不经治疗病情可急剧恶化。EGPA 国内发病率低，只有个例报道，常于哮喘后平均 3 年内发生，相隔时间短则提示预后不良，EGPA 伴高滴度 ANCA 者肾损害程度可与 GPA、MPA 等相仿。

本病几乎可以累及任何一个系统器官，肾外表现中最值得注意的是肺部病变，临床症状有咳嗽、痰中带血甚至咯血，严重者因肺泡广泛出血发生呼吸衰竭而危及生命。EGPA 患者常出现哮喘。MPA 患者胸片显示双侧中下野小叶性炎症，或因肺泡出血呈密集的细小粉末状阴影，由肺门向肺野呈蝶形分布。GPA 常累及上、下呼吸道，肺部可见非特异性炎症浸润、中心空洞或多发性空洞，其他可有眼、耳、鼻和喉部等的受累。

二、肾脏病理表现

肾脏是 AAV 最易受累的脏器,也是经常进行活检的器官。无论是 MPA、GPA 或 EGPA,其肾脏病理变化基本相同,即以寡免疫沉积性坏死性新月体肾炎为特征。

免疫荧光和电镜检查一般无免疫复合物或电子致密物发现,或仅呈微量沉着。光学显微镜检查绝大多数患者表现为局灶性节段性肾小球毛细血管袢坏死和新月体形成(≥90% 患者),约有40% 患者表现为新月体肾炎。一般肾小球内无明显细胞增殖。肾小球毛细血管袢坏死区域肾小球基底(GBM)断裂,肾小囊壁粘连、破裂,肾小球周围可伴有多核巨细胞。肾活检标本内经常具有多种不同病变和/或病变的不同阶段,如细胞性和纤维性新月体、肾小球节段坏死和球性硬化同时存在等。

20%~50% 肾活检标本显示肾小动脉呈纤维素样坏死,这一发现远少于尸解和开放性肾活检的结果,与受累的肾小血管病变呈局灶、节段性分布有关。

肾间质常有不同程度、范围不一的炎症细胞浸润,通常为淋巴细胞、单核细胞和浆细胞,偶可见较为丰富的嗜酸性粒细胞(尤其在 EGPA 病例)。肾间质病变程度、范围与肾小球病变严重性和受累肾小球的比例相关。病变后期肾间质常呈现多灶性纤维化伴肾小管萎缩。肾间质还能偶见以血管为中心的、上皮样细胞及巨细胞形成的肉芽肿样病变。

三、肾脏病理的分型

关于 AAV 肾损害,长久以来一直缺乏统一的肾脏病理分型体系。针对这一问题,欧洲血管炎研究组在 2010 年提出一种关于 AAV 肾损害的病理分型的方法,包括局灶型、新月体型、硬化型以及混合型。①局灶型:即活检组织中正常肾小球比例≥50%;②新月体型:即活检组织中细胞性新月体比例≥50%;③硬化型:即活检组织中硬化性肾小球比例≥50%;④混合型:即正常肾小球比例、新月体肾小球比例以及硬化肾小球比例均<50%。该组研究者又选取了 100 例 ANCA 相关性肾小球肾炎患者进行了至少 1 年的

随访,在随访中发现患者进入终末期肾病的概率是按照局灶型、新月体型、混合型以及硬化型的顺序而逐渐升高,且患者初始肾功能与随访至第12 个月的肾功能也是按照上述顺序逐渐变差的;但是肾间质小管的病变如间质炎症细胞浸润、间质纤维化和小管萎缩等并不是肾脏预后的独立预测因素。北京大学第一医院肾内科的研究者对该病理分型方法进行了外部验证,发现本分型方法可以反映患者的初始肾功能,并在一定程度上预测出肾脏对治疗的反应;更为重要的是,该分型方法是患者进入终末期肾病的独立预测因素。与欧洲研究结果不同的是,我国的患者按照局灶型、混合型、新月体型以及硬化型的肾脏病理分型顺序,进入终末期肾病的概率而逐渐升高。造成这一差异的原因可能是由于国内的 AAV 患者中,MPO-ANCA 阳性患者占绝大多数,其肾脏的慢性病变比 PR3-ANCA 阳性者突出,因而对强化免疫抑制治疗反应欠佳。

值得一提的是,这种肾脏病理的分类方法仅仅是根据病理形态学的差异进行的,虽然临床简便实用、也有助于预测患者的肾脏预后,但并不能够反映不同类型之间发病机制的差异。

第四节　原发性小血管炎的治疗与预后

一、治疗

近十余年来许多前瞻性多中心的随机对照临床研究积累了大量有价值的治疗经验和方法,特别是欧洲血管炎研究组为此作出了重要贡献。目前 AAV 治疗的很多方面已形成一致看法。

AAV 的治疗分为诱导缓解期治疗和维持缓解期治疗。诱导缓解期治疗是应用糖皮质激素联合细胞毒性药物,对于重症患者应采取必要的抢救措施,包括大剂量甲泼尼龙(MP)冲击和血浆置换。维持缓解期主要是长期应用免疫抑制药物伴或不伴小剂量激素治疗。

(一)诱导缓解期的治疗

国内外研究均表明糖皮质激素联合免疫抑制剂可明显提高患者生存率。

1. **糖皮质激素联合环磷酰胺** 目前,糖皮质激素联合环磷酰胺是治疗 AAV 的经典和标准方案,能够使 90% 以上的患者临床显著缓解。泼尼松(龙)初期治疗为 1mg/(kg·d),4~6 周,病情控制后可逐步减量。环磷酰胺口服剂量一般为 2mg/(kg·d),持续 3~6 个月。但由于长期应用环磷酰胺存在一系列明确的不良反应,包括继发感染、骨髓抑制、出血性膀胱炎和肿瘤等,研究者们探索了多种可能避免或减轻这些不良反应发生的方法,如间断静脉滴注环磷酰胺逐渐被广泛应用。欧洲血管炎研究组(EUVAS)主持的 CYCLOPS 研究纳入 149 例 AAV 患者,在接受标准糖皮质激素治疗的基础上,随机分为静脉应用(2~3 周 1 次,每次 15mg/kg)和口服应用[2mg/(kg·d)]环磷酰胺两组,结果两组诱导缓解率相近,由于静脉应用环磷酰胺组环磷酰胺的累积剂量小,因此其感染、白细胞减少等不良反应的发生率较低,目前,在治疗 AAV 时,环磷酰胺首选静脉应用。依据 2009 年欧洲风湿病防治联合会(EULAR)的指南推荐,环磷酰胺的使用需根据患者年龄和肾功能调整剂量,超过 60 岁的患者推荐口服剂量减少 25%,超过 75 岁的患者推荐口服剂量减少 50%;静脉应用环磷酰胺剂量见表 3-2-2。

表 3-2-2　EULAR 指南推荐依据年龄及肾功能调整后每次静脉应用环磷酰胺剂量

年龄 / 岁	每次静脉应用环磷酰胺剂量 / [mg/(kg·d)]	
	血肌酐 < 300μmol/L	血肌酐为 300~500μmol/L
<60	15	12.5
60~70	12.5	10
>70	10	7.5

有重要脏器活动性受损的重症患者(如存在小血管纤维素样坏死、细胞新月体和肺出血者)诱导治疗初期可以应用 MP 冲击治疗,每日 1 次或隔日一次,每次 0.5~1g,3 次为一个疗程,继之以口服糖皮质激素治疗。

2. **糖皮质激素联合利妥昔单抗** 糖皮质激素联合利妥昔单抗可以作为非重症 AAV 或应用环磷酰胺有禁忌的患者的另一可选择的方案,其循证医学证据来源于欧洲血管炎研究组的两个大型随机对照研究,分别称之为 RITUXIVAS 研究和 RAVE 研究。在 RITUXIVAS 研究中,44 名新发的 AAV 患者按照 3:1 的比例随机分配到利妥昔单抗(375mg/m²,每周 1 次,共 4 次)加环磷酰胺(15mg/kg,共两次,分别在第 1 次和第 3 次给予利妥昔单抗时应用)治疗组和环磷酰胺治疗组(15mg/kg,每 2 周 1 次,共 3 次,继之以每 3 周 1 次,最多 10 次),两组患者均接受甲泼尼龙的冲击治疗继之以口服糖皮质激素,两组的缓解率和严重不良事件的发生率均相仿。RAVE 研究纳入 197 例 AAV 患者,在口服强的松的基础上分别给予环磷酰胺[2mg/(kg·d),口服 3~6 个月]和利妥昔单抗[375mg/(m²·周)×4 次],最终两组患者缓解的比例相当。此外,在复发的 AAV 患者亚组中,利妥昔单抗组的诱导缓解率优于环磷酰胺组。

3. **补体 C5a 的拮抗剂** 补体活化是 AAV 发病机制中的重要环节,其中补体 C5a 在 ANCA 介导的中性粒细胞活化中发挥重要作用,因此针对 C5a 的治疗也呼之欲出。研究结果显示,Avacopan(又称 CCX168,是 C5a 受体 CD88 的拮抗剂)可有效替代糖皮质激素治疗血管炎。在 CLEAR 研究中,67 名新诊断或复发血管炎被随机分配三组,分别接受 Avacopan(30mg,每日两次)联合中等量的泼尼松(每日 20mg,n=22),或单用 Avacopan(30mg,每日两次,n=22),或单用强的松 60mg/d(对照组,n=23);所有患者均接受环磷酰胺或利妥昔单抗治疗。12 周时,Avacopan 联合糖皮质激素组、Avacopan 组和糖皮质激素组的缓解率分别为 86%、81% 和 70%,此外,使用 Avacopan 的两组不良事件发生率显著低于糖皮质激素组。因此,Avacopan 在治疗效果上不弱于糖皮质激素,且能避免大剂量糖皮质激素带来的严重感染、骨折、体重增加等一系列副作用。

4. **糖皮质激素联合吗替麦考酚酯(mycophenolate mofetil,MMF)** 以往有小规模的 RCT 或非对照研究显示 MMF 可以用于 AAV 的诱导缓解治疗。根据 2016 年 EULAR 指南,在无重要脏器功能受损的 AAV 患者中,推荐使用氨甲蝶呤或 MMF 联合糖皮质激素诱导缓解(证据等级为 1B,尚需进一步研究)。近期发表的 MYCYC 研究是迄今规模最大的针对 MMF 作为诱导缓解药物效果的 RCT 研究，140 例 AAV 患者被 1:1 随机分为两组：MMF 组接受口服 MMF 治疗，CTX 组接受静脉环磷酰胺治疗，所有患者接受标准的糖皮质激素治疗，在诱导缓解后均予硫唑嘌呤维持缓解。结果显示，MMF 组和 CTX 组在治疗 6 个月时的缓解率（67% vs 61%）和达到缓解所需时间方面均无统计学差异，然而 MMF 组患者缓解后复发率高于 CTX 组，无复发生存时间显著低于 CTX 组。该研究表明 MMF 作为诱导缓解的效果并不逊于静脉使用 CTX，但易于复发。

5. 血浆置换　主要适应证为合并抗 GBM 抗体、严重肺出血和严重急性肾衰竭者。在欧洲血管炎研究组进行的随机对照研究（MEPEX 研究）中，针对严重急性肾衰竭（起病时 SCr>500μmol/L）的 AAV 患者，在给予口服泼尼松和环磷酰胺治疗的基础上，随机分为两组，分别接受强化血浆置换（在 14 天内进行 7 次）和 MP（1g/次，共 3 次）冲击治疗，结果发现，强化血浆置换较 MP 冲击治疗更有利于患者肾功能的恢复（3 个月时两组患者摆脱透析的比例分别为 69% 和 49%，1 年时进入终末期肾病的患者比例分别为 19% 和 43%）。

在应用糖皮质激素与免疫抑制剂治疗的过程中，有学者主张应用磺胺类药物预防卡氏肺孢子菌的感染。

（二）维持缓解期的治疗

诱导缓解结束之后就进入维持缓解治疗，其目的是减少患者的复发。鉴于长期应用环磷酰胺的副作用，在进入维持缓解治疗之后，应选用其他副作用较小的免疫抑制剂来替代环磷酰胺。维持缓解治疗可供选择的免疫抑制剂较多，列举如下。

1. 硫唑嘌呤　硫唑嘌呤 1~2mg/（kg·d）是在维持缓解治疗阶段能够替代环磷酰胺证据最强的药物，其证据主要来自欧洲血管炎研究组的 CYCAZAREM 研究，应用硫唑嘌呤可以替代环磷酰胺用于系统性小血管炎的维持缓解治疗，随访 18 个月，两组患者的复发率没有显著性差别。用药期间应密切监测外周血白细胞计数，警惕其骨髓抑制作用。

2. 利妥昔单抗　利妥昔单抗可以成功的用于 AAV 的诱导缓解，在维持缓解中也有满意的疗效。MAINRITSAN 研究是比较了利妥昔单抗（每隔 6 个月 500mg）与硫唑嘌呤［2mg/（kg·d）并逐渐减量，共 22 个月］用于维持缓解治疗的随机对照研究。115 例 AAV 患者完成诱导缓解治疗后被随机分配至这两个组中。28 个月时，利妥昔单抗组的严重复发率显著低于硫唑嘌呤组，不良事件发生率无显著差异。在长期随访至 60 个月时，利妥昔单抗组患者无复发生存率显著高于 AZA 组（37.2% vs 57.9%）。

在随后进行的 MAINRITSAN2 研究入组了 162 名经诱导缓解后完全缓解的 AAV 患者。这些患者按 1:1 比例随机接受"个体化"和"固定时间"的维持缓解治疗。"个体化"组接受 500mg 的利妥昔单抗静脉注射，当 ANCA 水平升高（抗体转阳或 ELISA 法滴度升高一倍以上或 IIF 法稀释滴度 >2）或 CD19⁺ B 细胞计数超过 0 再次输注 500mg，最后一次利妥昔单抗输注时间为第 18 个月。"固定时间"组则接受 MAINRITSAN 研究的方案：在用药后第 0 天和 14 天以及第一次输注后第 6 个月、12 个月、18 个月分别给予 500mg 利妥昔单抗。结果显示两组的复发率无显著差异。这项研究的结果可以避免利妥昔单抗的过度使用。虽然 ANCA 和 CD19⁺B 细胞监测与复发并不完全一致，在个体化治疗的方案制定中有积极作用。

3. 氨甲蝶呤　氨甲蝶呤是 AAV 维持缓解治疗的又一重要的可选方案。来自法国的最新随机对照研究表明，氨甲蝶呤［起始剂量 0.3mg/（kg·周），之后逐渐增加到 25mg/周］用于维持缓解治疗，其疗效与安全性与经典的硫唑嘌呤 2mg/（kg·d）方案相仿。目前推荐氨甲蝶呤治疗仅限于 SCr<177μmol/L 者，且治疗期间应注意补充叶酸。

4. 吗替麦考酚酯　吗替麦考酚酯用于维持缓解治疗具有副作用较小的优点，但对肾功能不全者需谨慎，其疗效还有待于进一步的研究证实。来自欧洲血管炎研究组的 IMPROVE 研究对比了吗替麦考酚酯和硫唑嘌呤用于维持缓解的治疗，初步的结果显示吗替麦考酚酯疗效不及硫唑嘌呤。目前吗替麦考酚酯多作为二线方案使用。

5. 来氟米特　来氟米特用于 AAV 维持缓解治疗的研究始于 2004 年，Metzler 等报道 20 例 GPA 患者用来氟米特（30~50mg/d）进行维持缓解治疗获得成功。2007 年该组研究者又报道了来氟米特（30mg/d）与氨甲蝶呤（开始时 8mg/ 周，8 周后达到 20mg/ 周）作为维持缓解治疗的疗效与安全性随机对照研究，结果表明，来氟米特组复发较少，但是副作用较多，包括高血压、白细胞减少等。

此外，研究证实 GPA 患者鼻部携带金黄色葡萄球菌是 GPA 复发的重要原因，随机对照研究显示应用复方新诺明清除金黄色葡萄球菌可显著减少 GPA 的复发。应用剂量为磺胺甲噁唑 800mg 和甲氧苄氨嘧啶 160mg，每周 3 次。鼻部局部应用莫匹罗星（Mupirocin）也有较好的清除金黄色葡萄球菌的作用，还可以用于肾脏受损和无法应用复方新诺明的 GPA 患者。

如前所述，AAV 是一组易于复发的疾病，即使在应用硫唑嘌呤或环磷酰胺维持治疗期间，每年的复发率至少在 15% 以上，因此停用免疫抑制治疗后的复发是临床上关注的焦点；而另一方面，如果延长应用免疫抑制剂的时间势必会增加不良反应的发生，包括肝功能损害、骨髓抑制等，因此决定维持缓解期治疗的时间必须权衡利弊。2016 年 EULAR/ERA-EDTA 建议，维持缓解治疗应持续 24 个月。近期，REMAIN 研究入组了 117 名经诱导缓解后的、使用硫唑嘌呤维持治疗的患者，将其随机分组，分别予 48 个月延长治疗和常规 24 个月的硫唑嘌呤维持缓解。结果显示常规组患者复发和进展至 ESRD 的概率都显著高于延长治疗组，两组的严重不良事件发生率没有显著性差异。因此，长期维持缓解（至少 4 年对于减少复发、改善肾脏预后是必要的。

（三）复发的治疗

目前缺乏循证医学证据。建议在病情出现小的波动时，可以适当增加糖皮质激素和免疫抑制剂的剂量；而病情出现大的反复时，则应重新开始诱导缓解治疗。

二、预后

（一）生存

由于 AAV 肾脏受累常迅速进展至肾衰竭、肺脏受累可发生大量肺出血而危及生命，因此本病未经治疗者预后极差，90% 患者在 1 年内死亡。应用糖皮质激素和环磷酰胺治疗有确切疗效，可以使患者的 5 年生存率达到 80%。影响患者预后的独立危险因素包括：高龄、继发感染特别是肺部感染及肾功能不全。这里值得引起注意的是，随着 ANCA 检测方法的普及以及免疫抑制治疗的积极应用，AAV 的活动性往往能够得到很有效的控制，但治疗所带来的副作用不容忽视，继发感染特别是肺部感染已经成为患者早期死亡（确诊后一年死亡）的首位病因，其次才是活动性血管炎本身。进一步分析发现，肺脏存在基础病变特别是肺间质纤维化是继发肺部感染的独立危险因素，因此对于这类患者，在治疗时应加强监测，例如在应用糖皮质激素联合环磷酰胺进行诱导治疗的患者中，外周血淋巴细胞计数及 CD4$^+$ 淋巴细胞计数等，以减少治疗所造成的不良反应。应用糖皮质激素联合利妥昔单抗者，感染也是不容忽视的问题。最近，Kronbichler 等人回顾性分析 192 例应用利妥昔单抗的 AAV 患者，发现增加感染风险的因素为：高龄、上呼吸道受累、慢性阻塞性肺疾病和既往曾使用阿仑单抗。在所有的感染中，呼吸道感染占比 66.3%；此外，肾功能不全也会增加使用利妥昔单抗患者的感染风险，而预防性使用复方磺胺甲噁唑可降低严重感染发生率。

而随着对免疫抑制治疗所造成的继发性感染认识的逐渐深入，治疗渐趋合理，患者死于继发感染者也在逐渐减少，患者远期生存得到显著改善，此时，造成患者远期死亡的原因逐渐变成心血管疾病和恶性肿瘤。

在 AAV 中，心血管疾病的危险增加，其中血管炎症、内皮功能障碍是其主要原因，AAV 患者往往肾功能受损，其代谢、炎症和血流动力学机制也参与心血管疾病的发生发展；此外，糖皮质激素常规用于治疗 AAV 也会增加心血管疾病的风险。一项回顾性队列研究发现 AAV 患者发生心血管事件的风险是普通慢性肾脏病人群的两倍以上。由于 AAV 患者心血管疾病的风险增加，EULAR 指南建议每年评估 Framingham 危险因素。来自北大医院肾内科的一项研究纳入了 504 例 AAV 患者，除了传统的心血管危险因素包括年龄、血压、肾功能和血脂水平等，反映疾病活动度的伯明翰血管炎活动评分也是心血管事件和心血管疾病相关死亡的独立预测因素。

长期免疫抑制治疗会增加恶性肿瘤的风险。

环磷酰胺累积剂量大于 36g 则发生恶性肿瘤的风险显著增加，其中第一位的是泌尿系统肿瘤，其次皮肤非黑色素瘤和血液系统肿瘤，而利妥昔单抗诱发肿瘤的风险显著低于环磷酰胺，使用利妥昔单抗治疗可能不增加肿瘤的风险。

（二）复发和治疗抵抗

如前所述，部分患者对传统的糖皮质激素联合环磷酰胺治疗无效，其独立危险因素包括：高龄、女性、黑种人、抗 MPO 抗体阳性者以及肾功能不全。

虽然糖皮质激素联合环磷酰胺治疗能够使多数患者获得缓解，但即使给予积极的维持缓解治疗，也有至少 15% 的患者会在诱导缓解成功后的 2 年内复发，复发是造成器官损害和进展到终末期肾衰竭的独立危险因素；严重的复发（例如肺出血）可以危及患者生命。复发的独立危险因素包括：PR3-ANCA 阳性、上呼吸道以及肺脏受累者。

三、思索与展望

目前在 AAV 的治疗和预后领域还存在一些亟待探索的热点问题。

首先是关于治疗靶点的探索。糖皮质激素联合环磷酰胺的诱导治疗方案是 AAV 治疗的里程碑，它极大地改善了患者的预后，然而其所带来的副作用（尤其是继发性感染）亦不容忽视；与此同时也有部分患者存在治疗抵抗，亟须寻找针对发病机制关键环节的精准治疗靶点，而实现这一目标有赖于对发病机制的深入揭示。在这个问题上，针对 C5a 为靶点的治疗就是一个经典的范例，从一系列动物实验、细胞实验以及临床观察证实补体 C5a 是本病发病机制中的核心环节，到应用 CCX168 治疗本病，不仅获得了良好的疗效，还有效避免了糖皮质激素所带来的副作用，成功实现了基础到临床和转化。相信随着对 AAV 病理生理机制认识的日渐深入，更多精准治疗的靶点将逐渐浮出水面。

其次是关于 AAV 患者的远期预后。如前所述，糖皮质激素联合免疫抑制剂的治疗使大多数患者得以缓解。虽然仍有少部分患者死于活动性血管炎、以及一些患者死于治疗并发症（特别是继发性感染），但是多数患者能够获得较长时间的生存。越来越多的研究显示，心血管事件和恶性肿瘤（特别是长时间大剂量使用环磷酰胺者）是这些患者远期死亡的主要原因。如何减少这两类疾病发生，这将是本领域亟待解决的问题。此外，患者生活质量的提高、心理健康的改善，都将成为未来研究的热点。

第三是关于无创性生物学标志物的探索与验证，包括判断疾病活动性及严重程度、治疗反应及预后的生物学标志。这一方面需要对疾病的病理生理机制进行深入的揭示，另一方面，应用多组学的检测方法和生物信息学的分析方法，加之以大规模的队列人群进行验证，有助于获取更大量和更准确的信息。

（陈旻）

参 考 文 献

1. Jennette JC, Falk RJ, Bacon PA, et al. 2012 revised International Chapel Hill Consensus Conference Nomenclature of Vasculitides. Arthritis Rheum, 2013（1），65：1-11.

2. Lyons PA, Rayner TF, Trivedi S, et al. Genetically distinct subsets within ANCA-associated vasculitis. N Engl J Med, 2012, 367（3）：214-223.

3. Chen M, Gao Y, Guo XH, et al. Propylthiouracil-induced antineutrophil cytoplasmic antibody-associated vasculitis. Nat Rev Nephrol, 2012, 8（8）：476-483.

4. Kessenbrock K, Krumbholz M, Schönermarck U, et al. Netting neutrophils in autoimmune small-vessel vasculitis.

Nat Med, 2009, 15（6）：623-625.

5. Xiao H, Schreiber A, Heeringa P, et al. Alternative complement pathway in the pathogenesis of disease mediated by anti-neutrophil cytoplasmic autoantibodies. Am J Pathol, 2007, 170（1）：52-64.

6. Xiao H, Dairaghi DJ, Powers JP, et al. C5a receptor（CD88）blockade protects against MPO-ANCA GN. J Am Soc Nephrol, 2014, 25（2）：225-231.

7. Chen M, Jayne DRW, Zhao MH. Complement in ANCA-associated vasculitis: mechanisms and implications for management. Nat Rev Nephrol. 2017, 13（6）：359-367.

8. Berden AE, Ferrario F, Hagen EC, et al. Histopathologic Classification of ANCA-Associated Glomerulonephritis. J Am Soc Nephrol, 2010, 21（10）: 1628-1636.

9. Huang YM, Wang H, Wang C, et al. Promotion of hypercoagulability in antineutrophil cytoplasmic antibody-associated vasculitis by C5a-induced tissue factor-expressing microparticles and neutrophil extracellular traps. Arthritis Rheumatol. 2015, 67（10）: 2780-2790.

10. Stone JH, Merkel PA, Spiera R, et al. Rituximab versus cyclophosphamide for ANCA-associated vasculitis. N Engl J Med, 2010, 363（3）: 221-232.

11. Jones RB, Tervaert JW, Hauser T, et al. Rituximab versus cyclophosphamide in ANCA-associated renal vasculitis. N Engl J Med, 2010, 363（3）: 211-220.

12. Jayne DR, Bruchfeld AN, Harper L, et al. CLEAR Study Group Randomized trial of C5a receptor inhibitor Avacopan in ANCA-associated vasculitis. J Am Soc Nephrol, 2017, 28（9）: 2756-2767.

13. Jayne DR, Gaskin G, Rasmussen N, et al. Randomized trial of plasma exchange or high-dosage methylprednisolone as adjunctive therapy for severe renal vasculitis. J Am Soc Nephrol, 2007, 18（7）: 2180-2188.

14. Hiemstra TF, Walsh M, Mahr A, et al. Mycophenolate mofetil vs azathioprine for remission maintenance in antineutrophil cytoplasmic antibody-associated vasculitis: a randomized controlled trial. JAMA, 2010, 304（21）: 2381-2388.

15. Metzler C, Miehle N, Manger K, et al. Elevated relapse rate under oral methotrexate versus leflunomide for maintenance of remission in Wegener's granulomatosis. Rheumatology（Oxford）, 2007, 46（7）: 1087-1091.

16. Bai YH, Li ZY, Chang DY, et al. The BVAS is an independent predictor of cardiovascular events and cardiovascular disease-related mortality in patients with ANCA-associated vasculitis: A study of 504 cases in a single Chinese center. Semin Arthritis Rheum, 2018, 47（4）: 524-529.

17. Pagnoux C, Hogan SL, Chin H, et al. Predictors of treatment resistance and relapse in antineutrophil cytoplasmic antibody-associated small-vessel vasculitis: Comparison of two independent cohorts. Arthritis Rheum, 2008, 58: 2908-2918.

18. Li ZY, Chang DY, Zhao MH, et al. Predictors of treatment resistance and relapse in ANCA-associated vasculitis: A study of 439 cases in a single Chinese center. Arthritis Rheumatol, 2014, 66（7）: 1920-1926.

19. Terrier B, Pagnoux C, Perrodeau É, et al. Long-term efficacy of remission-maintenanceregimens for ANCA-associated vasculitides. Ann Rheum Dis, 2018, 77（8）: 1150-1156.

20. Charles P, Terrier B, Perrodeau É, et al. Comparison of individually tailored versus fixed-schedule rituximab regimen to maintain ANCA-associated vasculitis remission: results of a multicentre, randomised controlled, phase Ⅲ trial（MAINRITSAN2）. Ann Rheum Dis, 2018, 77（8）: 1143-1149.

21. Kronbichler A, Kerschbaum J, Gopaluni S, et al. Trimethoprim-sulfamethoxazole prophylaxis prevents severe/life-threatening infections followingrituximabinantineutrophilcytoplasmantibody-associated vasculitis. Ann Rheum Dis, 2018, 77（10）: 1440-1447.

22. van Daalen EE, Rizzo R, Kronbichler A, et al. Effect of rituximab on malignancy risk in patients with ANCA-associated vasculitis. Ann Rheum Dis, 2017, 76（6）: 1064-1069.

第三章　干燥综合征肾损害

第一节　概　述

干燥综合征（Sjogren Syndrome，SS）是以侵犯唾液腺、泪腺等外分泌腺为主的慢性系统性自身免疫性疾病。由于其免疫性炎症反应主要表现在外分泌腺体的上皮细胞，故又名自身免疫性外分泌腺上皮细胞炎或自身免疫性外分泌病。早在1888年Hadden首先描述了此病，1933年瑞典眼科医师Sjogren总结一组具有干燥性角结膜炎、口干燥征和关节炎的患者，并提出本病是一个系统性疾病，后人将本病称之为Sjogren综合征。干燥综合征又分为原发性和继发性干燥综合征。继发性是指与其他诊断明确的结缔组织病重叠者，如系统性红斑狼疮（systemic lupus erythematosus，SLE）、类风湿关节炎（rheumatoid arthritis，RA）等。而原发性干燥综合征则不伴有任何一种已分类的结缔组织病。干燥综合征为一系统性疾病，除泪腺、唾液腺受损及功能下降而出现口干、眼干外，尚有其他外分泌腺及腺体外其他器官的受累而出现多系统损害的症状。在老年人群中患病率为3%~4%。本病女性多见，男女发病率之比为1:9~20。发病年龄多在40~50岁。肾脏是常被累及的器官，干燥综合征肾损害的发生率为40%~50%，其中90%为远端肾小管性酸中毒，近端肾小管及肾小球的损害相对少见。

第二节　病因和发病机制

一、干燥综合征的病因和发病机制

干燥综合征的病因至今不明，可能和外界因素及患者本身的遗传素质有关。虽然目前尚未发现原发性干燥综合征有直接遗传的证据，然而有研究者发现Ⅱ类HLA的DQ抗原与干燥综合征患者的抗SSA、抗SSB抗体的滴度和临床病情严重性呈正相关。也有研究者观察到多种病毒感染，尤其是EB病毒感染与干燥综合征的发病和疾病的持续状态密切相关。通过分子生物学的方法，在干燥综合征患者的唇腺、泪腺和肾小管上皮细胞组织内均证实有EB病毒的DNA出现，提示局部病毒的活跃和复制，是该部位组织损伤的原因之一。女性患者在干燥综合征的发病中占绝对优势，因而性激素在干燥综合征发病中的发生发展中也可能发挥作用。

干燥综合征的患者既有细胞免疫的异常，又存在体液免疫的异常。患原发性干燥综合征者B淋巴细胞的数量显著增多，B淋巴细胞也表现出过度反应性。高球蛋白血症是本病的特点，外周血IgG增高同时出现多种自身抗体，包括抗SSA抗体、抗SSB抗体、类风湿因子、抗心磷脂抗体及抗线粒体抗体等。

二、干燥综合征肾损伤的发病机制

干燥综合征相关的肾小管间质性损害是由体液免疫及细胞免疫共同介导的。干燥综合征患者循环免疫复合物水平与肾小管损伤程度平行，免疫复合物沉积于肾小管周围及间质可能是其损伤的重要原因。干燥综合征患者肾组织损伤的局部可见CD4/CD8细胞比值增高，同时可见细胞毒性T细胞的浸润。细胞介导的免疫损害，包括迟发性超敏反应及T细胞介导的毒性反应是干燥综合征肾小管间质损害的两种常见途径。

干燥综合征相关的肾小球肾炎为免疫复合物性肾炎，肾活检组织免疫荧光检查可见肾小球基底膜、系膜区及肾小管基底膜有免疫球蛋白及补体的颗粒样沉积，在循环中也可测到高浓度的免疫复合物。文献报告肾小球肾炎的病理类型包括膜性肾病及各种类型的增殖性肾小球肾炎,因此有理由认为循环免疫复合物及原位免疫复合物形成两种机制在干燥综合征相关的肾小球肾炎中都是存在的。另外间质浸润的淋巴细胞及其产生的细胞因子,也可能是肾小球基底膜通透性增加的原因之一。此外干燥综合征易合并冷球蛋白血症和小血管炎,它们也常常是肾小球损害的原因。

第三节 临床表现

一、干燥综合征的肾外临床表现

本病发病年龄多在 40 岁以上,起病隐袭,大多数患者很难说出明确的起病时间,临床症状变化多端,常易被忽视。病情轻重差异较大。

(一)局部损害表现

1. 口干燥症 因涎腺病变,使唾液黏蛋白缺少而引起下述常见症状:

(1)口干:有 70%~80% 患者诉有口干,但不一定都是首发症状或主诉,严重者因口腔黏膜、牙齿和舌发黏以致在讲话时需频频饮水,进固体食物时必须伴水或流食送下,有时夜间需起床饮水等。

(2)猖獗性龋齿:是本病的特征之一。约 50% 的患者出现多个难以控制发展的龋齿,表现为牙齿逐渐变黑,继而小片脱落,最终只留残根。

(3)腮腺炎:50% 患者表现有间歇性交替性腮腺肿痛,累及单侧或双侧。大部分在 10 天左右可以自行消退,但有时持续性肿大。少数有颌下腺肿大,舌下腺肿大较少。个别伴有发热。对部分有腮腺持续性肿大者应警惕有恶性淋巴瘤的可能。

(4)其他:舌部表现为舌痛,舌面干、裂,舌乳头萎缩而光滑。口腔黏膜可以出现溃疡或继发感染。

2. 干燥性角结膜炎 因泪腺分泌的黏蛋白减少而出现眼干涩、异物感、泪少等症状,严重者痛哭无泪。部分患者有眼睑缘反复化脓性感染、结膜炎、角膜炎等。

3. 其他浅表部位 如鼻、硬腭、气管及其分支、消化道黏膜、阴道黏膜的外分泌腺体均可受累,使其分泌较少而出现相应症状。

(二)系统损害表现

除口眼干燥表现外,患者还可出现全身症状如乏力、发热等。约有 2/3 患者出现系统损害。

1. 皮肤 皮肤病变的病理基础为局部血管炎。以过敏性紫癜样皮疹多见,常见于下肢,为米粒大小边界清楚的红丘疹,压之不褪色,分批出现。可自行消退而遗有褐色色素沉着。结节红斑较为少见。如合并雷诺现象多不严重,一般不引起指端溃疡或相应组织萎缩。

2. 骨骼肌肉 关节痛较为常见。仅小部分表现有关节肿胀,但多不严重,且呈一过性。关节结构的破坏非本病的特点。肌炎见于约 5% 的患者。

3. 肺 大部分患者无呼吸道症状。轻度受累者出现干咳,重者出现气短。肺部的主要病理为间质性病变,部分出现弥漫性肺间质纤维化。少数人可因此导致呼吸功能衰竭而死亡。早期肺间质病变在胸片上并不明显,只有高分辨率 CT 方能发现。另有小部分患者出现肺动脉高压。有重度肺纤维化及肺动脉高压者预后不佳。

4. 消化系统 胃肠道可以因其黏膜层的外分泌腺体病变而出现萎缩性胃炎、胃酸减少、消化不良等非特异性症状。约 20% 患者有肝脏损害,特别是部分患者合并自身免疫性肝炎或原发性胆汁性肝硬化。合并慢性胰腺炎亦非罕见。

5. 神经系统 累及神经系统的发生率约为 5%。以周围神经损害为多见,不论是中枢或周围神经损害均与小血管炎有关。

6. 血液系统 本病可出现白细胞减少和/或血小板减少,血小板低下严重者可伴出血现象。本病淋巴肿瘤的发生率约为健康人群的 44 倍。国内已有干燥综合征患者出现血管免疫母细胞性淋巴结病(伴巨球蛋白血症)、非霍奇金淋巴瘤、多发性骨髓瘤等报道。

二、干燥综合征肾损害的临床表现

(一)肾小管间质性损害

干燥综合征的肾损害多见,但大多数患者表

现为肾小管间质性损害。临床可表现为肾性尿崩和肾小管性酸中毒等，少数患者可表现为范可尼综合征。

1. **肾性尿崩症** 约50%的干燥综合征肾损害的患者出现肾性尿崩。主要由于远端肾小管受损后，对抗利尿激素的反应降低，不能正常回吸收水分，尿浓缩能力下降。肾脏浓缩稀释功能受损常常是干燥综合征患者最早期出现的症状，主要表现为尿量增加，夜尿增多，多饮，且往往被患者及临床医生忽视，一旦出现要给予应有的重视。

2. **肾小管性酸中毒** 以远端肾小管性酸中毒常见。可见于90%的干燥综合征肾损害的患者。干燥综合征累及远端肾小管后，氢离子的排泌功能下降，体内的氢离子因不能排泌而聚集成为代谢性酸中毒。尿液因不能酸化而呈碱性。

钾离子因体内氢离子过多而不能重新被肾小管吸入体内，都由尿中大量排出，进而造成低血钾，低钾血症使患者出现肌肉无力软瘫，严重者累及躯干肌肉甚至呼吸肌。有许多干燥综合征患者以低钾麻痹为首发症状而就诊，大多数的Ⅰ型肾小管性酸中毒患者合并低血钾。

酸中毒可抑制肾小管对钙的再吸收以及维生素 D 的活化，进而引起高尿钙及低血钙。10%的 Ⅰ型肾小管性酸中毒的患者可出现软骨病。另外，大量排钙及尿液偏碱，易钙盐沉积而形成肾结石和肾钙化。

3. **范可尼综合征** 少部分干燥综合征的患者以近端肾小管损害为主，近端肾小管受损后，HCO_3^- 重吸收障碍，尿中 HCO_3^- 滤出增加，血浆 HCO_3^- 显著下降。一部分患者，除碳酸氢尿、低碳酸氢血症（酸中毒）外，同时可伴有糖尿、磷酸盐尿、尿酸尿、氨基酸尿等异常，为范可尼综合征。

4. **间质性肾炎** 以往认为原发性干燥综合征为一良性疾病，引起肾衰竭者较少。但近年来，随着对此疾病的重视及积累的病例增加，我们发现原发干燥综合征出现肾功能不全者并不少见。北京协和医院总结 106 例原发干燥综合征患者，发现出现肾功能损害者 21 例，占 19.8%，进一步分析发现，原发性干燥综合征患者发生肾衰竭的危险因素有：高龄、男性患者、大量蛋白尿、血免疫球蛋白升高以及未及时使用肾上腺皮质激素或免疫抑制剂治疗等。原发性干燥综合征出现肾衰竭者多为慢性，发生急剧发展的间质性肾炎仅偶有报道。干燥综合征肾脏受损的病理学表现为肾实质淋巴细胞的浸润，可以成大片状，多灶状及零星小灶状，常伴小管的萎缩和纤维化，是最常见的肾脏病理学变化。干燥综合征患者肾脏间质小管的损害是广泛而普遍的。即使临床上表现为肾小球肾炎者，间质的损害也相当显著。

（二）肾小球损害

以前认为原发性干燥综合征肾损害表现为肾小球肾炎者十分罕见，在 1984 年之前，国外文献仅有 8 例报道。国内 1984 年李学旺等报道了两例原发性干燥综合征合并肾小球肾炎的患者，一例为膜增生性肾炎，一例为 IgA 肾病。1994 年 Dussol 等总结了 21 例，其中 10 例为膜增生性肾炎，6 例为膜性肾病，其中 62% 的患者有冷球蛋白血症。国内杨军等 1997 年报道 26 例行肾活检的原发干燥综合征患者，9 例主要表现为肾小球损害，病理表现包括局灶性节段性硬化、膜性肾病、膜增生性肾炎及系膜增生性肾小球肾炎等。

干燥综合征肾损害表现为肾小球肾炎者，临床主要表现为蛋白尿，部分患者出现肾病综合征，可合并少量镜下血尿，很少出现肉眼血尿，肾功能损害较表现为小管间质损害为主者更为常见。干燥综合征表现为肾小球损害为主者的肾脏病理多为膜性肾病及局灶性节段性肾小球损害，另外尚有膜增生性肾炎及系膜增生性肾炎的报道。免疫荧光可见 IgG、IgA、IgM、C3、C1q 在肾小球基底膜颗粒样沉积或在肾小球系膜区局灶沉积，肾小管基底膜可见 IgG 及 C3 沉积，少数为系膜区显著的颗粒性 IgA 沉积，类似 IgA 肾病。电镜下可见上皮下、内皮下及系膜区电子致密物沉积。

第四节 诊断和鉴别诊断

一、诊断要点

1. **询问症状及体征** 询问口腔症状：①持续 3 个月以上每日感到口干，需频频饮水、半夜起床饮水等；②成人期后有腮腺反复或持续性肿大；③吞咽干性食物有困难，必须用水辅助；④有猖獗性龋齿，舌干裂，口腔往往继发有真菌感染。

询问眼部症状：①持续 3 个月以上的每日不能忍受的眼干；②感到反复的"砂子"吹进眼内的感觉或磨砂感；③每日需用人工泪液 3 次或 3 次以上；

2. **辅助检查**

（1）眼部检查：

1）Schirmer（滤纸）试验（+）：即≤5mm/5min。

2）角膜染色（+）：双眼各自的染点 >10 个。

3）泪膜破碎时间（+）：即≤10s。

（2）口腔检查：

1）唾液流率（+）：即 15min 内收集到自然流出唾液≤1.5ml。

2）腮腺造影（+）：即可见末端腺体造影剂外溢呈点状、球状的阴影。

3）涎腺核素；查（+）：即涎腺吸收、浓聚、排出核素功能差。

4）唇腺活检组织学检查（+）：即在 $4mm^2$ 组织内有 50 个淋巴细胞聚集则称为 1 个灶，凡示有淋巴细胞灶≥1 者为（+）。

（3）尿检：尿 pH 多次 >6 则有必要进一步检查肾小管性酸中毒相关指标。

（4）血检：电解质检查可提示是否有低钾血症；血气检查了解是否存在酸中毒；血常规可以发现血小板低下，或偶有的溶血性贫血；肝肾功能测定可以发现有相应系统损害的患者。

（5）血清免疫学检查：

1）抗 SSA 抗体：是本病中最常见的自身抗体，约见于 70% 的患者。

2）抗 SSB 抗体：又称为本病的标记抗体，约见于 45% 的患者。

3）类风湿因子：见于 70%~80% 的患者，且滴度较高常伴有高球蛋白血症。

4）高免疫球蛋白血症，均为多克隆性，约见于 90% 患者。

（6）肺影像学检查：除外肺间质病变。

（7）肾脏病理检查：对肾小管性酸中毒的患者在有条件的情况下最好做肾脏病理检查，以了解肾脏病变，包括肾小管和肾小球受损的程度，是以细胞浸润为主还是纤维化和硬化为主，通过对病理的了解可以正确地指导治疗。

二、诊断标准

1991 年北京协和医院风湿病科综合文献报道及我国的实际情况，制定了我国常用的诊断标准，即①口干燥征：含糖试验或唾液流率测定，腮腺导管造影及下唇腺活检三项中至少有两项异常；②眼干燥征：Schirmer 试验，泪膜破碎时间（BUT）及角膜荧光染色三项中至少有两项异常；③抗 SSA 抗体阳性或抗 SSB 抗体阳性或 ANA>1∶20 或 RF>1∶20。有上述两项以上，并除外其他结缔组织病、淋巴瘤等疾病。目前，现行的干燥综合征分类标准包括 2002 年美国 – 欧洲共识会议（American–European Consensus Criteria for Sjogren's Syndrome，AECC）标准和 2012 年美国风湿病学会（American College of Rheumatology，ACR）分类标准，其中 2002 年 AECG 标准在临床试验和临床实践中应用最为广泛。2016 年最新的 SS 分类标准是由 ACR 和 EULAR 共同制定，以下简称 ACR/EULAR 标准。该最新分类标准的制定是基于 2002 年 AECG 标准和 2012 年 ACR 的标准，新标准包含的评分项目均来源于 2002 年 AECG 标准和 2012 年 ACR 标准。采用多准则决策分析（multi–criteria decision analysis，MCDA）对备选标准内容进行评估、筛选。新标准草案在现有的 SS 和非 SS 人群（两组人群经有经验的专家进行筛选）中加以检测和调整，最后在另外一组患者人群中证实了新标准终版的有效性。我们将这三个国际标准列举如下：

1. **美国 – 欧洲共识会议标准（American–European Consensus Criteria for Sjogren's Syndrome，AECC，2002 年）**

（1）眼部症状（至少满足一项）

1）持续的、令人烦恼的眼干 3 个月以上。

2）反复出现眼部沙砾感（异物感）。

3）人工泪液使用次数 >3 次 /d。

（2）口干（至少满足一项）

1）持续出现口干超过 3 个月。

2）反复出现吞咽困难。

3）吞咽干燥食物时需要辅助饮用液体。

（3）眼干客观证据（至少满足一项）

1）Schirmer 试验≤5mm/5min。

2）Van Bijsterveld 角膜荧光素染色评分≥4（应用丽丝胺绿染色）。

（4）唾液腺受累客观证据（至少满足一项）

1）唾液腺连续闪烁扫描术。

2）腮腺连续闪烁扫描术。

3）非刺激唾液流率（≤1.5ml/15min，≤0.1ml/min）。

（5）组织学特征：小唾液腺活检阳性（FS>1）。

（6）抗体：抗 -Ro/SSA 抗体和抗 -La/SSB 抗体阳性。

诊断标准为：

（1）原发性 SS：满足 4~6 项标准包含唾液腺组织学检查阳性或抗 -Ro/SSA 抗体或抗 -La/SSB 抗体阳性，或满足 3 项客观标准。

（2）继发性 SS：具有基础的结缔组织病，满足一项干燥表现和 3 项客观标准。

排除标准：前期头颈部放疗、淋巴瘤、结节病和移植物抗宿主病、HCV 与 HIV 感染或使用抗胆碱能药物。

2. 美国风湿病学会（American College of Rheumatology，ACR）SS 分类标准（2012 年）

（1）抗 -Ro/SSA 抗体或抗 -La/SSB 抗体阳性，或类风湿因子（RF）阳性伴抗核抗体水平 >1：320。

（2）唇腺活检为局灶性淋巴细胞性涎腺炎，病灶 >1 个 /4mm²。

（3）角膜结膜炎眼部染色得分≥3（假设患者未每天使用青光眼眼药水，并且过去 5 年内未进行角膜手术或眼睑整容手术）。

（4）SS 诊断至少满足 3 项上述客观表现。

（5）排除：头颈部放疗，HCV 与 HIV 感染、艾滋病、涎腺炎、淀粉样变、移植物抗宿主病或 IgG4 相关疾病。

3. ACR/EULAR 分类标准（2016 年）

（1）ACR/EULAR 分类标准

项目	得分
唇腺、唾液腺灶性淋巴细胞性涎腺炎，灶性指数≥1 个 /4mm²	3
抗 -Ro/SSA 抗体阳性	3
至少一只眼睛 OSS ≥5（或 VB 得分≥4）	1
至少一只眼睛 Schirmer 试验≤5mm/5min	1
非刺激性全唾液流率（UWS）≤0.1ml/min	1

注：上述项目得分≥4 诊断为 SS。

（2）SS 诊断前排除标准：已诊断有以下疾病 ①头颈部放射治疗史；②活动性 HCV 肝炎（PCR 检查）；③艾滋病；④结节病；⑤淀粉样变；⑥移植物抗宿主病；⑦ IgG4 相关疾病。

（3）2016ACR/EULAR 标准同以往标准的变化：

1）ACR/EULA 标准中删除了仅血清抗 -La/SSB 抗体阳性（抗 -Ro/SSA 抗体阴性）可作为诊断标准的这一项。所以，血清抗 -La/SSB 抗体阳性、抗 -Ro/SSA 抗体阴性、唇腺活检为局部淋巴细胞性涎腺炎的患者经 ACR/EULAR 标准诊断为非 SS，而使用 AECG 和 ACR 标准诊断则为 SS。

2）ACR/EULAR 标准与 ACR 标准相比，Schirmer 试验和 UWS 项发生了改变，删除了涎管造影和唾液腺闪烁扫描项。角膜染色项增添了 VB 评分（以备临床医师未经 OSS 评分培训），并且 OSS 评分的阈值也升高（≥5）。

3）ACR/EULAR 标准中删除了高滴度 ANA 和类风湿因子阳性作为诊断标准的项目。

4）ACR/EULAR 标准与 AECG 标准相比，患者的口干和眼干的症状已经不作为 SS 的诊断标准，而是作为诊断前筛选的部分条件；新标准中增加了 OSS 评分作为 VB 评分项的备选指标，

5）ACR/EULAR 标准与 AECG 标准相比，ACR/EULAR 标准的排除条件也发生了变化：增添了 IgG4 相关疾病；HCV 感染需经 PCR 检测证实；允许对已确诊为淋巴瘤患者进行诊断（鉴于有时 SS 诊断晚于淋巴瘤的发生）。

三、干燥综合征肾损害的诊断和鉴别诊断

由于本病临床表现和血清学表现多变化,易于误诊,故在临床上要给予高度重视。30%以上的患者临床口、眼干燥的表现不明显,而可能以肾小管性酸中毒或肾性尿崩为主要表现,此时应对其肾小管性酸中毒的病因进一步探讨,以免漏诊。另外,高球蛋白血症是本病的特点,在肾脏病原因不明,而有明显高球蛋白血症者,要警惕本病之可能。原发干燥综合征患者出现以间质小管病变为主的表现,主要考虑为干燥综合征肾损害,肾活检发现间质灶状淋巴细胞浸润及肾小管萎缩及纤维化者更支持干燥综合征肾损害的诊断。患者表现为肾小球损害为主者,临床要注意除外继发于其他免疫系统疾病所致肾损害。对于原发干燥综合征诊断明确,临床以肾小球损害为主要表现者,最好能行及时的肾活检,明确其肾小球损害的病理类型,对于临床指导治疗有很重要的意义。

第五节 治 疗

目前对干燥综合征的治疗目的主要是缓解患者症状,阻止疾病的发展和延长患者的生存期,尚无可以根治疾病的方法。对干燥综合征的理想治疗不但是要缓解患者口、眼干燥的症状,更重要的是抑制患者体内发生的异常免疫反应,保护患者脏器功能,并减少淋巴瘤的发生。干燥综合征的治疗包括3个层次:①替代治疗以改善症状;②增强SS外分泌腺的残余功能,刺激唾液和泪液分泌;③系统用药改变SS的免疫病理过程,最终保护患者外分泌腺体和脏器的功能。

一、替代治疗

1. 口干燥症 减轻口干较为困难,人工唾液的效果很不理想,实用的措施是保持口腔清洁,勤漱口,减少龋齿和口腔继发感染的可能,并且停止吸烟、饮酒及避免服用引起口干的药物如阿托品等。

2. 干燥性角结膜炎 予人工泪液滴眼可以减轻眼干症状,预防角膜损伤,减少眼部并发症。人工泪液,有多种非处方制剂,黏度不同,有的含有透明质酸。应鼓励患者根据自己的情况使用,最大限度地缓解症状。另外在夜间患者还可以使用含甲基纤维素的润滑眼膏,以保护角、结膜。含有皮质激素的眼药水对眼干疗效不佳且能引起角结膜上皮细胞的变性和穿孔,故不宜应用。

3. 肾小管性酸中毒合并低钾血症 钾盐的代替疗法可用于肾小管性酸中毒合并有低钾血症者,有低血钾性瘫痪者宜静脉补充氯化钾,缓解期可口服枸橼酸钾或缓释钾片,大部分患者需终身服用。多数患者低血钾纠正后尚可正常生活和工作。

二、对症治疗

1. 缓解肌肉、关节痛 可用非甾体抗炎镇痛药,如布洛芬、吲哚美辛等治疗,由于侵蚀性关节病变罕见,所以没有必要常规使用改善疾病的抗风湿药物,但羟氯喹可用于缓解SS患者的疲劳、关节痛和肌痛等症状,在少见的情况下,可能需要短程使用小剂量糖皮质激素(例如泼尼松5~10mg/d)以缓解关节剧痛等症状。

2. 改善外分泌腺体功能 当使用唾液或泪液替代治疗效果不满意时,可使用毒蕈碱胆碱能受体激动剂刺激外分泌腺分泌。目前常用的药物有毛果芸香碱(匹罗卡品,Pilocarpine)和Cevimeline(西维美林)。毛果芸香碱是乙酰胆碱类似物,可刺激胆碱能受体,对M3受体作用较强。毛果芸香碱5mg,每日3次(每日剂量10~20mg)可以增加唾液流率。不良反应包括出汗、频繁排尿、肠激惹。对消化道溃疡、哮喘和闭角性青光眼的患者禁用。在临床使用的剂量范围内,患者的不良反应并不多,耐受性良好。此外,环戊硫酮片(正瑞)、溴己新片(必嗽平)和盐酸氨溴索片(沐舒坦)等也可以增加外分泌腺的分泌功能。

三、免疫抑制和免疫调节治疗

系统损害者应根据受损器官及严重程度进行相应治疗。对于有重要脏器受累的患者,应使用糖皮质激素治疗,对于病情进展迅速者可合用免疫抑制剂如环磷酰胺、硫唑嘌呤等。出现恶性

淋巴瘤者宜积极、及时地进行联合化疗。SS疾病早期以B细胞增生为主，因此高免疫球蛋白血症是SS免疫学异常的一个重要特点，SS中高免疫球蛋白血症常提示疾病可能处在活动进展期，所以很多医师认为对于高免疫球蛋白血症，而无系统损伤的患者同样应给予全身积极的免疫抑制治疗，包括糖皮质激素和免疫抑制剂的治疗，以免疾病进展出现系统受损。但是血清免疫球蛋白达到什么样的水平才给予治疗目前并无一致意见。

1. **糖皮质激素**　对合并有神经系统、肾小球肾炎、间质性肾炎、肺间质性病变、肝脏损害、血细胞减少尤其是血小板减低、肌炎等要给予糖皮质激素治疗。糖皮质激素剂量应根据病情轻重决定。剂量与其他结缔组织病治疗用法相同。肾小管酸中毒的患者主要是替代疗法，但是如果是新发病例，或者是肾脏病理显示为小管及其周围以炎性病变为主的，也可以考虑激素疗法或加免疫抑制剂的治疗，以泼尼松为例剂量$0.5\sim1mg/(kg\cdot d)$。

2. **羟氯喹**　羟氯喹$200\sim400mg/d$，可以降低SS患者免疫球蛋白水平。在一些研究中也可以改善涎腺功能。根据目前的临床资料，当患者除口眼干的症状外，还出现关节肌肉疼痛、乏力以及低热等全身症状时，羟氯喹是一个合理的治疗选择。

3. **其他免疫抑制剂和免疫调节剂**　对合并有重要脏器损害且病情进展迅速者，宜在应用糖皮质激素的同时加用免疫抑制剂，常用的免疫抑制剂包括氨甲蝶呤、硫唑嘌呤、环孢素、环磷酰胺等，其中环磷酰胺最常用。对于出现神经系统受累或血小板减少的患者可静脉用大剂量免疫球蛋白（IVIG），需要时可以重复使用。如果出现由SS导致的中枢神经系统病变，应该采用大剂量糖皮质激素静脉冲击治疗，同时应用环磷酰胺。对于合并原发性胆汁性肝硬化的患者应使用熊去氧胆酸治疗。

4. **生物制剂**　自身反应性B细胞的异常激活是SS发病的重要因素之一。目前有越来越多的临床试验表明，使用抗CD20和抗CD22抗体进行B细胞清除治疗可以改善SS病情。利妥昔单抗（Rituximab，抗CD20单克隆抗体）最早被用于B细胞淋巴瘤的治疗，后在自身免疫病治疗

中也取得了一定的疗效。它对SS常规治疗效果不佳的患者以及有严重的关节炎、严重的血细胞减少、周围神经病变及相关的淋巴瘤均有一定的疗效。

四、干燥综合征肾损害的治疗

以往认为本病为一良性疾病，很少发生肾功能衰竭，为此许多研究者主张对症和替代治疗，如纠正酸中毒及电解质紊乱，一般不使用肾上腺皮质激素及免疫抑制剂治疗。近年来，我院的研究证实，原发性干燥综合征导致肾功能衰竭并非罕见。临床以肾小管间质损害为主要表现者，自干燥综合征发病至肾功能不全历时较长，临床以小球损害为主者，肾功能损害出现的时间短于小管间质损害为主的患者。干燥综合征患者表现为肾小管性酸中毒和/或肾性尿崩者，如果肾脏的病理改变主要为肾间质及肾小管淋巴细胞浸润，这些患者在给予对症治疗的同时，应在早期给予小剂量肾上腺皮质激素治疗，这对于患者长期的肾功能预后有益。对于表现为肾小球损害为主者，应给予足量的肾上腺皮质激素及免疫抑制剂治疗。表现为肾病综合征者应联合使用肾上腺皮质激素及细胞毒类免疫抑制剂或CNI类免疫抑制剂。干燥综合征的患者在出现轻度肾功能损害时，及时给予肾上腺皮质激素治疗，治疗后血清肌酐水平较治疗前可以明显下降。北京协和医院报告，在肾功能损害的早期给予小剂量肾上腺皮质激素$[0.5mg/(kg\cdot d)]$及环磷酰胺治疗，多数病例治疗后肌酐明显下降。在患者出现肾功能严重损害时，使用肾上腺皮质激素$0.8\sim1.0mg/(kg\cdot d)$，大部分患者血清肌酐较治疗前有一定程度的下降。发生终末期肾衰竭时，可行腹膜透析及维持性血液透析等替代治疗。

五、思考和展望

除了传统的激素和免疫抑制剂，目前看未来生物制剂在风湿免疫性疾病中的应用越来越具有前景，干燥综合征及相关肾损害的治疗也同样如此。除了利妥昔单抗以外，还有以下几种生物制剂颇具潜力：依帕珠单抗治疗是一种人源化的抗CD22单克隆抗体，一项小型开放研究显示了对疲劳、Schirmer试验和刺激唾液流动的功效；在SS

中也正在研究 T 细胞靶向治疗,阿巴西普是一种通过重组脱氧核糖核酸技术产生的合成蛋白质,为选择性 T 细胞共刺激调节剂,通过与抗原递呈细胞上的 CD80 和 CD86 结合,抑制 T 细胞的激活。有研究表明阿巴西普具有增加唾液分泌、减少腺体炎症和系统性疾病的治疗潜力;英夫利昔单抗是一种特异性阻断肿瘤坏死因子 α 的人鼠嵌合型单克隆抗体,属于目前可使用的 TNF-α 拮抗剂。不过一项关于抗 TNF 药物的随机、双盲、安慰剂对照试验没有发现英夫利昔单抗在原发性干燥综合征有效的证据;托珠单抗是一种 IL-6 受体拮抗剂,法国正在进行的第三阶段的随机、安慰剂对照试验,旨在研究托珠单抗用于 SS 的治疗,但是,数据尚未公布;Baminercept 是一种可溶性淋巴毒素 β 受体融合蛋白,临床研究表明,Baminercept 可阻断与炎症相关的潜在疾病机制。近来,人们正在研究 Baminercept 在原发性干燥综合征中破坏树突状细胞网络和生发中心反应的潜在作用。不过一项 Ⅱ 期试验得出的结论发现,相比于安慰剂,Baminercept 对于改善唾液流动和眼干燥效果并不明显。综上,从机制上来看生物制剂在干燥综合征中的使用很有希望,但要取得优于传统治疗的疗效还是比较困难的。

(李 航)

参 考 文 献

1. 赵岩,董怡. 第八届干燥综合征国际专题会议纪要. 中华内科杂志,2003,(2). 131-132.
2. Chen X, Wu H, Wei W. Advances in the diagnosis and treatment of Sjogren's syndrome. Clinical Rheumatology, 2018, 37 (7): 1743-1749.
3. Serge D Steinfeld, Laure Tant, Gerd R Burmester, et al. Epratuzumab (humanised anti-CD22 antibody) in primary Sjogren's syndrome: an open-label phase Ⅰ/Ⅱ study. Arthritis research & therapy, 2006, 8 (4): R129.

第四篇　多发性骨髓瘤肾损害

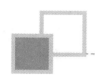

第一章 浆细胞病肾损害

多发性骨髓瘤（multiple myeloma，MM）是浆细胞的恶性肿瘤疾病，异常增生的瘤细胞主要浸润骨髓和软组织，并产生大量的异常单克隆免疫球蛋白，导致骨骼破坏、贫血、免疫功能异常和肾损害。该病累及肾脏时可呈现多种表现，最常见的表现为：①管型肾病（cast nephropathy，CN），它由大量轻链（light chain，LC）从肾脏排泄，阻塞及损害肾小管导致；②肾脏淀粉样变（renal amyloidosis，AL），它由淀粉样变轻链蛋白沉积肾组织导致；③轻链沉积病（light chain deposition disease，LCDD），它由非淀粉样变单克隆轻链蛋白沉积肾组织导致。文献报道约 50% 以上患者就诊时已存在肾功能不全。

MM 占所有肿瘤的 1%，在血液系统肿瘤中占第二位，全球每年新发约 120 000 例，诊断时中位年龄 70 岁。发病率与人种相关，黑人发病率最高（12.7/100 000），亚洲人群较低。

MM 所致肾功能不全的发生率在 15%~40%，30%~40% 的 MM 患者就诊时血肌酐（SCr）水平已高于正常范围。Knudsen 等调查了 1 353 例初发MM 病例，以内生肌酐清除率（Ccr）评估肾功能，51% 肾功能正常，轻度肾功能损害占 25%，中度 15%，重度 9%。美国肾脏病数据系统（USRDS）报告，在终末期肾病（ESRD）患者中 MM 发病率为 1.0%，同期患病率 0.3%；欧洲肾脏学会及欧洲透析移植协会报告，MM 所致 ESRD 而做 RRT 的人数由 1986—1990 年的 0.7 每百万人口（per million population，pmp）增加到 2001—2005 年的 2.52pmp。

多发性骨髓瘤肾损害多见，主要发病机制主要如下：

（一）游离轻链蛋白的肾损害

MM 中异常免疫球蛋白或其片段的重链（heavy chain，HC）和 LC 的产生比例发生了改变，所产生的过多游离 LC 即本周蛋白（Bence-Jones protein，BJP）在引起肾损害方面非常重要。LC 分子量为 22.5kDa，其中 κ 链有 4 个亚型，常以单体形式出现，也有部分为非共价结合形成的二聚体，λ 链则有 6 个亚型，以二聚体形式为主。正常人尿液 LC 为多克隆，浓度为 0.0025g/L，在 MM 患者尿液单克隆 LC 含量明显增高（0.02~11.8g/L）。尿中 λ 型 LC 肾损害发生率高于 κ 型，并非所有尿中排泌 BJP 的患者均发展肾损害，部分患者于病程中排泌大量 BJP 而无肾脏受累。这些表明 BJP 毒性作用与其理化特性有关。

1. **轻链蛋白毒性损伤肾小管** LC 对近曲小管细胞有直接毒性。动物试验中，向 Sprague-Dawley 大鼠体内注射人 BJP，发现 κ 型 LC 进入细胞核内且激活溶酶体，细胞出现脱屑和裂解，胞质明显出现空泡，微绒毛缘呈局灶性丢失。将猪近曲小管细胞与 MM 患者 BJP 培养，发现 BJP 有细胞毒素作用及 RNA 酶活性，可侵入细胞及细胞核而不被降解，进入胞核的 BJP 诱导 DNA 裂解和细胞死亡。BJP 还可抑制大鼠近曲小管细胞 Na^+-K^+ATP 酶的活性和钠依赖性磷及糖的转运，明显抑制胸苷酸的合成，致核固缩，有丝分裂消失，细胞肌动蛋白骨架破坏，甚至细胞裂解。

2. **轻链蛋白形成管型阻塞肾小管** MM 肾损害以 CN 最常见。正常人肾小球滤过的少量 LC 90% 以上被近曲小管重吸收，MM 患者肾小球滤过的 LC 超过近端小管最大重吸收能力时，到达远端肾小管的 LC，在酸性环境中与尿调节素［又称塔 - 霍二氏蛋白（Tamm-Horsfall protein）］以及白蛋白等形成管型，并围绕炎性细胞及多核巨细胞，阻塞远端肾小管，此即导致 CN。THP 是一种高度糖基化的酸性蛋白，是正常尿蛋白的主要成分，由肾小管髓袢升支粗段细胞合成，与细胞腔膜面结合并突向肾小管管腔。BJP 以不同的亲和力与 THP 主链上的特殊位点共价结合，分析表明此片段位于 THP 的第 6~287 氨基酸残基。THP 单抗可有效地竞争性抑制 BJP 与 THP 结合。

影响管型形成的因素除了上述 BJP 的浓度与类型，THP 的浓度与糖含量外，远端肾小管的内环境也是重要因素。细胞外液减少可加速 BJP 形成管型，在体外，当氯化钠浓度超过 80mmol/L 时，可促进 BJP 与 THP 的结合，增加钙浓度也有相同效果。尿 pH 也与管型形成有关，酸性环境增加 BJP 与 THP 的起始连接率，同时伴有连接蛋白的聚集增加。

3. 变性的轻链蛋白沉积肾组织 轻链蛋白被单核巨噬细胞吞噬，在胞内加工形成 β 褶片蛋白，分泌至胞外，在温度、pH、金属离子、蛋白水解及氧化等因素作用下，形成寡聚体原纤维，并进一步在血清淀粉样物质 P 及糖胺聚糖参与下，聚集成淀粉样纤维，沉积肾组织导致肾淀粉样变病。导致淀粉样变病的致病轻链蛋白主要是 λ 轻链。LCDD 的发病机制与淀粉样变病相似，但是变性的轻链蛋白不形成 β 褶片蛋白，它们沉积肾组织导致肾脏 LCDD。导致 LCDD 的致病轻链蛋白主要是 κ 轻链。

（二）其他致病因素

其他致病因素还包括高钙血症肾损害，高尿酸血症肾损害，高黏滞血症，大量骨髓瘤细胞浸润肾脏，脱水，应用对比剂造影，服用非甾体抗炎药、血管紧张素转换酶抑制剂（ACEI）或血管紧张素受体拮抗剂（ARB），这些因素皆可加重 MM 肾损害，甚至诱发急性肾损伤（AKI）。

第一节 临床、病理表现及诊断

一、临床表现

MM 主要由于骨髓瘤细胞增生破坏骨骼、浸润髓外组织及产生大量异常 M 蛋白所引起的一系列后果。临床表现多种多样。MM 患者肾损害常见，有时为首发表现。

1. 蛋白尿 60%~90% 不等，很少伴有血尿、水肿、高血压，临床常易误诊为慢性肾小球肾炎，尿蛋白定量多 <1g/24h，尿本周蛋白可阳性。少数患者尿蛋白 >1.5g/d，为中分子和高分子蛋白尿，提示肾小球病变。由于"尿常规"常用干化学法定性或半定量检测尿白蛋白为主，球蛋白测定的敏感性仅为白蛋白的 1/100~1/50，故部分患者可出现尿常规蛋白阴性或少量，但 24h 尿蛋白定量 ≥1g。

2. 肾病综合征 MM 中肾病综合征（NS）并不常见，但在轻链型和 IgD 型 MM 肾损害中 NS 较常见，提示肾脏淀粉样变或 LCDD。MM 肾病综合征患者多无镜下血尿，无高血压，双肾体积增大；即使在严重肾衰竭时尿蛋白丢失仍很多，肾脏体积多无明显缩小，双侧肾静脉血栓发生率高。

3. 慢性肾小管功能损害 常见肾小管上皮细胞内有 LC 沉积，尿中长期排出 LC（以 κ 型多见）引起慢性小管病变。患者表现口渴、多饮、夜尿增多、尿浓缩功能障碍；尿液酸化功能障碍，出现远端和 / 或近端肾小管性酸中毒；以及出现范可尼综合征，呈现肾性糖尿、氨基酸尿、磷酸盐尿等。

4. 慢性肾功能不全 发生率 40%~70%，半数以上患者就诊时已存在肾功能不全。MM 导致的慢性肾功能不全常局域如下特点：贫血出现早，与肾功能受损程度不成正比；临床多无高血压，甚至有时血压偏低；双肾体积多无明显缩小。

5. 急性肾损伤 可发生在肾功能正常或慢性肾衰竭的基础上，管型肾病是最常见病因，常因脱水（如呕吐、腹泻、应用利尿剂等）致血容量不足、感染、高尿酸血症、高血钙、药物等（肾毒性药物、对比剂等）诱发，病死率高。对比剂是诱发 MM 患者 AKI 的重要因素，尤其在 MM 高球蛋白血症未控制情况下，如同时禁止体液摄入、脱水等，更会加重对比剂肾毒性。其他 AKI 病因还包括肿瘤细胞浸润肾实质、急性肾小管坏死、急性小管间质性肾病等。

IgG 型、IgA 型 MM 的肾损害多以肾小管病变、肾衰竭为主要表现，少数患者合并肾脏淀粉样变或 LCDD；轻链型、IgD 型 MM 的肾损害发生率显著较前两者高，临床除呈现肾小管病变外，肾小球病变发生率亦高（常导致肾脏淀粉样变或 LCDD），呈现肾病综合征。

二、实验室及影像学检查

（一）实验室检查

1. **血象** 贫血常见，多为正细胞正色素性贫血，血小板及白细胞计数正常或降低，重者全血细胞减少。晚期血中可大量出现骨髓瘤细胞。

2. **骨髓象** 可见大于 10% 的异常浆细胞，即骨髓瘤细胞。但是骨髓瘤早期瘤细胞可呈灶状分布，需要在多部位进行骨髓穿刺才能确诊。

3. **血清单克隆免疫球蛋白检验**

（1）血清免疫球蛋白：单株 IgA 或 IgG 显著增高，其他免疫球蛋白降低，则可能为 IgA 或 IgG 型 MM；IgA、IgG 及 IgM 皆降低，则应检查 IgD 及轻链，可能为 IgD 或轻链 MM，应进一步行蛋白电泳检测。

（2）血清蛋白电泳：可见 M 蛋白，即在 α2~γ 区形成基底较窄、高而尖锐的蛋白峰（在 γ 区，蛋白峰的高与宽之比 >2∶1；在 α2 区和 β 区 >1∶1）。

（3）血清免疫固定电泳：能确定 MM 的类别（IgA、IgG 型或 IgD 型等）和型别（κ 或 λ 型轻链），显著提高了 MM 诊断的敏感性和准确性。

4. **血清游离轻链（FLC）** 早期使用多克隆抗体检测 FLC，抗体特异性不强，与完整免疫球蛋白之间有交叉反应，同时还由于轻链本身易聚合形成多聚体而导致检测结果不准确。近年开发出针对轻链"隐藏区"表位的检测试剂，该试剂作为抗体只与 FLC 结合，不与完整的免疫球蛋白上的轻链结合，因此特异性、敏感性高。游离 κ、λ 检测范围分别为 3~150mg/L 和 5~200mg/L，比免疫固定电泳法更敏感，并能够提供定量的资料，更适用于疾病监测。

5. **血液生化检验** 应检验①血清钙：由于骨质破坏常导致高钙血症，而血清磷及碱性磷酸酶正常；②血尿酸：由于核酸分解代谢增强，而出现高尿酸血症；③血 β_2-MG：是判断预后与疗效的重要指标，高低与肿瘤活动程度成正比；④血清乳酸脱氢酶：增高与疾病严重度相关；⑤血 IL-6 和可溶性 IL-6 受体：血 IL-6 和可溶性 IL-6 受体增高者疗效差、预后不良。

6. **尿液及肾功能检验** 患者常出现轻重不等的蛋白尿，多为轻链蛋白尿，如以白蛋白尿为主，要注意排除肾小球病变，血尿较少见；多种方法可以检验尿液轻链蛋白，传统方法如尿本周氏蛋白检测敏感性较低，尿液免疫固定电泳检验更敏感及特异。可有血肌酐、尿素氮升高，小管功能损伤者出现肾性糖尿、氨基酸尿、磷酸盐尿、肾小管性酸中毒等。

（二）影像学检查

确诊时多数患者 X 线平片可见特征性的溶骨性损害，表现为单个或多个圆形或椭圆形穿凿样透亮缺损，也可呈"虫咬"状改变，常出现于颅骨、肋骨、锁骨、椎体、骨盆及长骨近端。另外，还常见弥漫性骨质疏松及病理性骨折。MRI 及 PET-CT 扫描可早期发现 MM 骨骼病变。

三、病理表现

（一）肾小管间质病变

MM 肾损害主要以小管-间质病变为主。光镜下骨髓瘤管型伴周围巨细胞反应为 MM 管型肾病的特征性改变，其多见于远曲小管和集合管。管型浓稠，中有裂隙（图 4-1-1、图 4-1-2，见文末彩插）。肾小管变性或萎缩；肾小管间质内有时有钙盐、尿酸盐沉积；肾间质炎性细胞浸润、纤维化。免疫荧光检查无特异性，骨髓瘤管型中可见 κ 或 λ 轻链，与骨髓瘤类型无关。电镜下骨髓瘤管型一般由许多呈丝状扁长形或菱形结晶组成，而其他疾病管型呈颗粒、尖针状，电子致密度高。

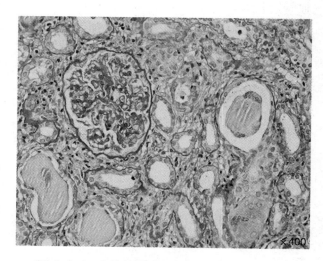

×400

图 4-1-1　多发性骨髓瘤病肾病（myeloma cast nephropathy，MCN）光镜

小管内骨髓瘤管型，小球基本正常

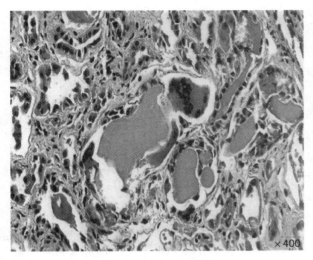

图 4-1-2 MCN 光镜
小管内骨髓瘤管型,异物巨细胞

(二)肾小球病变

1. **原发性淀粉样变** 多发生在轻链型或 IgD 型 MM 中,临床常呈现肾病综合征。光镜下淀粉样蛋白可沉积于肾脏各组织,以肾小球为主。初期肾小球系膜区呈无细胞性增宽,晚期毛细血管基底膜也增厚,有大量嗜伊红的均质无结构淀粉样物质沉积。肾小动脉壁、肾小管基底膜及肾间质也可受累(图 4-1-3、图 4-1-4,见文末彩插)。刚果红染色呈砖红色,偏振光显微镜下呈苹果绿色。电镜下可见细纤维状结构(直径 8~10nm,长度 30~100nm),无分支,僵硬,紊乱排列。

2. **轻链沉淀病** 光镜下肾小球系膜区被轻链蛋白沉积而形成无细胞结节硬化,毛细血管受压。

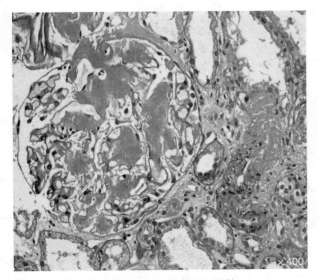

图 4-1-3 MM 合并 AL 光镜
淀粉样物质沉积在肾小球,小血管

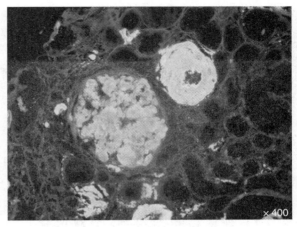

图 4-1-4 MM 合并 AL 免疫荧光
λ 轻链沉积在肾小球及入球小动脉

确诊依靠肾组织免疫荧光检查,可见游离轻链 κ 或 λ 沉积于肾小球系膜结节及肾小管基底膜,以 κ 型多见(约占 80%)(图 4-1-5,见文末彩插,图 4-1-6)。MM 合并 LCDD 时骨髓瘤管型较少见。

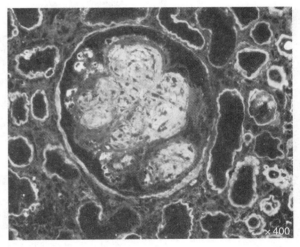

图 4-1-5 LCDD 免疫荧光
游离轻链 κ 在肾小球系膜结节内及沿肾小管基底膜沉积

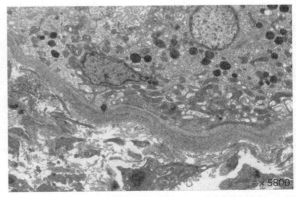

图 4-1-6 LCDD 电镜
密集细颗粒状电子沉积物沿肾小管基底膜沉积

四、诊断、分期及肾损害评估

（一）诊断标准

MM 存在多种诊断标准，我国 2015 年修订的诊断标准如下：

1. 有症状骨髓瘤诊断标准（满足下述条件的第 1 条和第 2 条，及第 3 条中的任意一项）

（1）骨髓单克隆浆细胞比例 ≥10% 和 / 或组织活检证明有浆细胞瘤。

（2）血清和 / 或尿出现单克隆 M 蛋白。

（3）骨髓瘤相关表现：①靶器官损害（CRAB）。校正血清 Ca^{2+}>2.75mmol/L，肾功能损害（肌酐清除率 <40ml/min 或肌酐 >177μmol/L），贫血（Hb 较正常下限低 20/L 或 <100g/L），溶骨性破坏（影像学检查显示 1 处或多处溶骨性病变）。②无靶器官损害，但出现下述 1 项或多项指标异常：骨髓单克隆浆细胞比例 ≥60%，受累 / 非受累血清游离轻链比值 ≥100，MRI 发现 >1 处 5mm 以上局灶性骨质破坏。

2. 无症状骨髓瘤（冒烟型骨髓瘤）的诊断标准（满足下述条件的第 3 条，及第 1 条和 / 或第 2 条）①血清单克隆 M 蛋白 ≥30g/L 或 24h 尿轻链 ≥1g；②骨髓单克隆浆细胞比例 10%~60%；③无相关器官及组织的损害（无终末器官损害，包括溶骨改变）。

（二）分期

目前常采用 1975 年 Durie 与 Salmon 制定的分期体系（表 4-1-1）和 2005 年国际骨髓瘤工作组指定的国际分期体系（ISS）（表 4-1-2）。

R-ISS 分期体系应用 $β_2$-MG 和白蛋白进行分期，简便易掌握，影响因素少，错误分期可能小，且对患者的预后有较好的预测作用。

表 4-1-1 多发性骨髓瘤 Durie-Salmon 分期体系

分期	标准	瘤细胞数 /m^2
I	血红蛋白 >100 g/L	$<0.6 \times 10^{12}$
	血清 Ca^{2+}<2.6mmol/L	
	X 线检查骨髓正常或只有孤立性浆细胞瘤	
	M 成分 IgG<50g/L，IgA<30g/L，	
	尿本周蛋白 <4g/24h	
II	介于 I 期和 II 期之间	$0.6~1.2 \times 10^{12}$
III	血红蛋白 <85g/L	$>1.2 \times 10^{12}$
	血 Ca^{2+}>3.0mmol/L	
	多处进行性溶骨性病变	
	M 成分 IgG>70g/L，IgA>50g/L	
	尿本周蛋白 >12g/24h	

表 4-1-2 多发性骨髓瘤 R-ISS 分期体系

分期	ISS 标准	R-ISS 标准
I 期	血 $β_2$- 微球蛋白 <3.5mg/L 和白蛋白 ≥35g/L	ISS I 期和细胞遗传学标危患者同时乳酸脱氢酶水平正常
II 期	不符合 I 和 III 期的患者	不符合 RSS-I 和 III 期的患者
III 期	血 $β_2$- 微球蛋白 ≥5.5mg/L	ISS III 期同时细胞遗传学高危患者或乳酸脱氢酶高于正常水平

注：R-ISS 为国际分期体系；ISS 为修订的国际分期体系。

（三）肾损害的评估

既往研究中存在的重要问题之一，即多种评估标准的使用，导致难以对不同的研究结果进行比较分析。近年，对于慢性肾脏病（CKD）及 AKI 的肾损害评估国际上已制定出几个重要标准：① CKD 可通过检测 SCr 用 Cockroft-Gault 公式、简化 MDRD 公式或 CKD-EPI 公式来估算 GFR（eGFR），然后依据 2013 年 KDIDO 制定的 CKD 指南对肾损害进行分期；② AKI 可参考 RIFLE 标准、AKIN 标准或 2012 年 KIDIGO 制定的 AKI 标准来进行诊断。

第二节　治疗原则及评价

一、肾损害患者中骨髓瘤的治疗

近十年来，MM 的化疗进展极大，新型药物和外周血自体干细胞移植（ASCT）的应用，使得 MM 患者疗效明显提高，预后改善，图 4-1-7 为当前推荐的 MM 化疗模式。对 MM 的有效治疗可降低血浆 LC 浓度，改善半数以上骨髓瘤肾衰竭患者的肾功能。与获得完全缓解（complete response，CR）或严格的完全缓解（stringent CR）相比，免疫表型或分子的完全缓解（immunophenotypic or molecular CR）可以获得更显著的无疾病进展生存期（progression-free survival，PFS）延长。

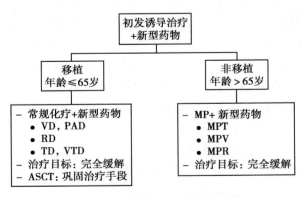

图 4-1-7　当前推荐的 MM 化疗模式

VD：硼替佐米 + 地塞米松；PAD：硼替佐米 + 阿霉素 + 地塞米松；RD：雷利度胺 + 地塞米松；TD：沙利度胺 + 地塞米松；VTD：硼替佐米 + 沙利度胺 + 地塞米松；MP：美法仑 + 强的松；MPT：美法仑 + 强的松 + 沙利度胺；MPV：美法仑 + 强的松 + 硼替佐米；MPR：美法仑 + 强的松 + 雷利度胺

（一）蛋白酶体抑制剂

硼替佐米（Bortezomib）是一种合成的高选择性 26S 硼酸盐蛋白酶体抑制剂，是治疗 MM 最有前途的新药。蛋白酶体参与多种蛋白质和调节蛋白的降解过程，选择性抑制蛋白酶体可以稳定细胞周期的调节蛋白、干扰细胞增殖、诱导细胞凋亡和抗血管生成。其联合治疗方案（与地塞米松、美法仑、沙利度胺、环磷酰胺等联合治疗）有效率可达 50%~80%，其中 CR 及接近完全缓解（near CR，nCR）的比率达 20%~40%，疗效远优于传统化疗。美国国家综合癌症网络（NCCN）已推荐硼替佐米单药或联合用药治疗初发或难治性 MM。硼替佐米可安全、有效用于任何程度肾功能损伤的 MM 患者。

Ludwig 等报道，用 PAD 方案（硼替佐米、多柔比星及地塞米松联合应用）治疗 8 例 MM 管型肾病导致急性肾衰竭（ARF）的患者，5 例 MM 获得了 CR、nCR 或非常好的部分缓解（very good partial remission，VGPR），这些患者的 ARF 均得到逆转，中位数 SCr 水平从 800.0μmol/L（9.05mg/dl）下降到 185.6μmol/L（2.1mg/dl）。在另一项研究中，96 例新诊断的 MM 肾损害患者，被分成 3 组分别进行硼替佐米为基础的化疗、免疫调节药物为基础的化疗及传统化疗，MM 治疗的总有效率分别为 82%、69%、57%（$p=0.02$），肾功能好转率分别为 94%、79%、59%（$p=0.02$），其中累积达到完全或部分缓解者分别为 82%、51%、47%（$p=0.043$），达到肾脏治疗效应的中位时间分别为 0.69 个月、1.6 个月及 1.8 个月（$p=0.007$），提示前两类新治疗药物为基础的化疗疗效显著优于传统化疗。Chanan-Kahn 等应用硼替佐米为基础方案治疗 MM 肾衰竭透析患者，治疗后总有效率为 75%（CR 及 nCR 为 30%），12.5% 脱离透析。肾功能损害不影响本药药代动力学，肾功能不全者无需调整硼替佐米剂量。由于透析会降低药物浓度，应透析结束后再给予本药。该药标准剂量为 1.3mg/m²，第 1、4、8、11 天，3 周一疗程。不管后续干细胞移植与否，硼替佐米为基础的化疗目前已作为 MM 的一线治疗，包括 VD 方案（硼替佐米与地塞米松联合）、PAD 方案及 MPB 方案（硼替佐米与美法仑及强的松联合）等。

卡非佐米是第二代选择性蛋白酶体抑制剂，

已证实该药对既往未使用硼替佐米病例的缓解率为 40%~50%，对硼替佐米难治病例的缓解率为 15%~20%，基线肾功能损伤（包括透析）者的剂量无需调整。伊沙佐米是口服的蛋白酶体抑制剂，被批准用于之前至少接受过 1 种治疗的 MM 患者。

（二）免疫调节药物

沙利度胺（Thalidomide）是第一个被证实治疗 MM 有效的免疫调节药物，其通过多方面机制发挥治疗 MM 效应。以沙利度胺为基础的化疗方案在 MM 肾损患者中应用，目前尚缺乏随机对照研究数据。一项小规模研究显示在 MM 肾功能不全患者（SCr>176.8μmol/L），单用沙利度胺或合并地塞米松治疗，MM 部分缓解率 45%，微小缓解率 30%，治疗效应的中位时间 7 个月，肾脏有效率为 75%。肾功能损害不影响其药代动力学，其在 MM 肾损患者中不需要调整剂量，但可能导致高钾血症，尤其在透析患者中，应密切监测。沙利度胺可致静脉血栓（VTE），但 VTE 的发生率通常小于 5%。建议用药时评估 VTE 的风险因素，单危险因素者可用阿司匹林预防，2 个危险因素以上应使用华法令或低分子肝素预防。

来那度胺（Lenalidomide）为沙利度胺的衍生物，主要经肾脏排泄，需要根据肾功能调整剂量：Ccr 30~50ml/min 时剂量应减为 10mg/d；Ccr<30ml/min 时应改为隔日 15mg 服用；透析患者剂量为 5mg/d，透析后服用。在肾功能不全的 MM 患者中应用此药研究尚少。一项给复发性和/或抵抗性 MM 患者应用 RD 方案治疗（来那度胺与地塞米松联用）的研究显示，肾功能正常或轻度损害组与肾功能中、重度损害组比较，治疗总有效率并无显著差异；但是，肾功能受损者与肾功能正常者比较，前者血小板减少发生率高，总体生存时间较短。RD 方案可作为 MM 肾衰竭患者硼替佐米治疗失败后的营救方案。

（三）单克隆抗体

CD38 在骨髓瘤细胞上高水平且均一表达，在正常淋巴样细胞和骨髓样细胞上低水平表达，达雷木单抗是针对 CD38 单克隆抗体，该药用于之前接受过至少 3 种治疗（包括蛋白酶体抑制剂和免疫调节药物）的 MM 患者，或者蛋白酶体抑制剂和免疫调节药物均难治的 MM 患者。研究显示多次复发的 MM 患者，接受达雷木单抗治疗的客观缓解率达 29%，到首次缓解的中位时间为 1 个月。

埃罗妥珠单抗是一种靶向 SLAMF7（一种表达于 MM 细胞和自然杀伤细胞的糖蛋白）的人源单克隆抗体，该药被批准与来那度胺和地塞米松联合用于治疗先前已接受过 1~3 种治疗的 MM 患者，大组研究报道治疗后复发的 MM 患者，随机分配接受标准剂量口服来那度胺、地塞米松联合或不联合埃罗妥珠单抗，客观缓解率更高（79% vs 66%），两组肾损发生率均为 4%。

（四）传统化疗

MP 方案［美法仑 6~8mg/（m² · d）及强的松 40~60mg/d，服用 4~7 天，间隔 4~6 周再给药］，完全缓解率仅 <3%，有效率 40%~60%。GFR<30ml/min 者不应使用美法仑。VAD 方案（长春新碱、多柔比星连续输用 4 天，同时联合大剂量地塞米松）有效率达 60%~80%，完全缓解率可达 10%，有肾功能损害时无需调整药物剂量。

对各种原因无法使用硼替佐米方案的 MM 患者，还推荐应用 TCD 方案（沙利度胺、环磷酰胺、地塞米松）、MPT 方案（美法仑、泼尼松、沙利度胺）。在后续化疗方案未定患者中，大剂量地塞米松（HDD）可作为初始紧急治疗。

（五）大剂量化疗联合自体干细胞移植

大剂量化疗（HDT）的治疗目标是获得完全缓解，包括大剂量美法仑合用或不合用其他细胞毒药物或全身辐射，同时需要外周血干细胞支持。移植前应避免使用美法仑以免影响干细胞采集。肾功能不全对于干细胞动员、采集、质量无明显不利影响。年龄 <65 岁的初诊患者，HDT-ASCT 应被视为基本治疗措施之一，>70 岁的患者不推荐该方案。

HDT 的主要化疗药物美法仑剂量使用范围为 140~200mg/m²。Badros 等报道 81 例 MM 肾衰竭患者（SCr>176μmol/L，透析者 38 例）接受了 ASCT 及大剂量美法仑治疗，随访 31 个月：美法仑 200mg/m² 组与 140mg/m² 组比较，完全缓解率及总体生存时间（overall survival）两者无统计学差异，而无事件生存时间（event-free survival）前者略优于后者，毒副作用（如肺部并发症及黏膜炎）后者优于前者，血透患者与非血透患者比较，两组的总体生存时间及无事件生存时间相似。多因素分析显示移植相关死亡率的独立危险因素为：诊断时基本状况差，血红蛋白 <95g/L，SCr≥442μmol/L（5mg/dl）。

目前尚不推荐把 ASCT 作为对 SCr>150μmol/L 患者的标准治疗。严重肾功能不全（GFR<30ml/min）患者，虽可考虑 HDT 和 ASCT，但仅建议在有特别专长的中心实施。

（六）骨髓瘤的对症治疗

1. 二膦酸盐 有利于减缓骨痛，减轻骨骼相关病变如溶骨损害，从而减少止痛药使用，改善生活质量。无论骨病损伤是否明显，建议进行化疗的 MM 患者宜长期使用二膦酸盐，至少持续治疗 2 年。目前多用帕米膦酸钠（Pamidronate）静脉使用（每月 30~90mg），或第 3 代二膦酸盐唑来膦酸（Zoledronate），静脉使用（每月 4mg）。肾脏是二磷酸盐的唯一排泄途径，重度肾衰患者需调整剂量。

2. 促红细胞生成素 MM 患者 Hb<100g/L 时应接受重组人促红细胞生成素（rHuEPO）治疗，起始剂量不低于每周 30 000U 皮下注射，治疗前和治疗中应监测机体铁状态，根据铁蛋白及转铁蛋白饱和度检验结果必要时可予静脉补充铁剂。如 4 周治疗后 Hb 升高 <10g/L，则应停止 rHuEPO 治疗。伴有慢性肾衰患者的 rHuEPO 治疗可参考 2012 年 KDIGO 制定的《慢性肾脏病贫血临床实践指南》。

二、多发性骨髓瘤肾损害的治疗

所有 MM 合并肾衰竭者都应积极处理，约半数以上的肾损患者适当治疗后肾功能可完全或部分恢复，且恢复多发生在治疗后 3 个月内。适宜的治疗措施可以逆转或阻止肾衰竭进展。因此对肾功能损害者早期合理治疗十分重要。

（一）去除加重肾功能损害的因素

纠正脱水，尽早发现和控制高钙血症，避免使用对比剂、利尿剂、非甾体抗炎药和肾毒性药物，积极控制感染。

（二）充分饮水

除心力衰竭、大量蛋白尿等水肿少尿患者外，勿限制食盐入量，并给患者水化处理，分次摄入足够液体量，保证尿量 >2~3L/d。大量饮水保证尿量，有利于 LC、尿酸和钙盐的排泄，以防肾小管和集合管内管型形成。患者有脱水时，更应多饮水，甚至静脉补液，部分 ARF 患者只需摄入足够液体（>3L/d）就可逆转肾功能。老年及心力衰竭患者可能需要监测中心静脉压来指导补液量。

（三）碱化尿液

为减少尿酸和 LC 在肾内沉积，预防肾衰竭，可以口服和静脉注射碳酸氢盐，维持尿 pH>7。对 MM 合并高钙血症的患者，过分碱化尿液可促使钙盐沉积，故宜保持尿 pH 值在 6.5~7 之间。纠正高血钙后仍应加强尿液碱化。

（四）防治高钙血症

1. 轻度高钙血症患者注意低钙饮食，可口服小剂量呋塞米，或降钙素：5~10U/（kg·d），分 1~2 次皮下或肌内注射，也可鼻喷雾剂 200~400U，分次给予。

2. 高钙危象需积极处理：①补液。危象者常有脱水，一般每日补液 3 000ml 左右，但需根据心功能和尿量调整。②利尿剂。容量补足后，静脉推注呋塞米 40mg，必要时 2~6h 后重复。③糖皮质激素。可静脉点滴甲泼尼龙 40~80mg。④降钙素。5~10U/（kg·d），缓慢静脉点滴 6h 以上。⑤严重高血钙可实施低钙透析治疗。

（五）防治高尿酸血症

选用抑制尿酸合成药物别嘌呤醇 0.1g，一日 2~3 次口服，肾功能减退时需减量。与化疗同时合用时应注意监测外周血白细胞计数及分类，警惕骨髓抑制。

（六）血浆置换治疗

血浆置换（PE）治疗理论上对于快速祛除循环中的异常单克隆球蛋白及轻链、减轻 MM 管型肾病、改善和恢复肾功能有益。以往相关临床试验不多，且例数少（20~30 例），结果不一。至今最大的一组多中心、开放随机对照研究是 2005 年由 Clark 等报道：106 例 MM 合并 ARF 患者，其中 61 例患者随机入 PE 联合化疗组，并在入选 10 天内接受 5~7 次 PE 治疗，试验终点是入组 6 个月后死亡、透析依赖或 GFR<30ml/min，结果显示 PE 并无显著益处，但 6 个月时透析依赖的发生率单纯化疗组是联合 PE 治疗组的 2 倍。PE 目前并未被推荐为 MM 肾衰竭的标准治疗，多数指南仅

推荐 MM 并发高黏滞综合征时或 MM 引起快速进展肾衰竭时才应用 PE,方案多为 10~14d 内行 6 次单膜或双膜 PE(每次置换量 3L,根据体重调整),注意 PE 治疗和使用化疗药物治疗应相隔一定时间。

(七)透析治疗

透析疗法适用于严重肾衰竭患者,并可治疗高钙危象。长期维持性血液透析已成为 MM 合并终末期慢性肾衰竭的治疗手段。早期透析可减少尿毒症并发症,并清除大剂量糖皮质激素治疗时的高分解代谢产物。除外初始治疗 2 个月内的死亡病例,维持性透析患者应用传统 MM 化疗后的中位生存时间接近 2 年。部分 AKI 患者可能透析数月后肾功能改善而脱离透析。老年患者心血管并发症较多,透析时应避免过分超滤脱水,加重高黏滞血症;同时可适当灌注碳酸氢钠,促进管型和轻链的排出。腹膜透析在 MM 患者中缺少大组对照研究,部分患者易并发感染。

常规透析不能祛除游离 LC,高通量膜通过对流、弥散、吸附等方式大量清除多种具有致病作用的中分子物质,在体外试验中,高通量透析膜如聚甲基丙烯酸甲酯膜(PMMA)等可有效清除血清游离 LC,但尚需循证研究进一步确证其在患者中的疗效。

(八)肾移植治疗

目前仅对少数严格选择的 MM 肾衰竭患者(预后良好的骨髓瘤,治疗后达到平台期)进行过肾移植治疗,尚无充分的循证医学证据支持 MM 终末期肾衰竭患者行肾移植。

第三节 诊治的认识和思考

一、提高诊断水平,减少漏诊、误诊

MM 肾脏受累常见,部分患者以肾脏损伤为首发症状而就诊,肾脏科医生要重视提高对该病及肾损伤的认识。肾脏病若遇以下情况应考虑 MM,进一步行骨髓穿刺加活检及血、尿免疫蛋白电泳检查:①年龄 40 岁以上不明原因肾功能不全;②贫血和肾功能损害程度不成正比;③肾病综合征无血尿、高血压,早期伴贫血和肾衰;④早期肾功能不全伴高血钙;⑤血沉明显增快,高球蛋白血症且易感染(如泌尿道、呼吸道等);⑥尿常规蛋白定性(阴性或少量)和 24h 尿蛋白定量(大量尿蛋白)结果不一致;⑦肾脏淀粉样变性患者应常规骨髓穿刺排查 MM。

二、MM 肾脏损伤的诊断及疗效标准需要进一步规范

MM 已有明确的诊断、分期及疗效评估标准,但 MM 肾损伤的定义和疗效标准尚无明确规范。这也是以往研究中存在的重要问题之一,即多种标准的应用,导致难以对不同的研究结果进行比较分析。近年新的 CKD 及 AKI 指南为规范 MM 肾损伤的标准提供了可能,上海瑞金医院肾脏科首次应用 RIFLE 标准对 78 例发生 AKI 的 MM 患者进行了回顾性分析,发现 AKI 的 RIFLE 分期与长期预后存在一定关联(OR=2.04,p=0.06)。RIFLE 标准诊断 AKI 的时间框架是 7 天,而 AKIN 标准是 48h,前者也可用于回顾性研究,后者更适于重症监护病房及前瞻性研究,最新的 KDIGO 标准则兼容了上述两个标准。MM 肾损伤疗效标准至今尚未统一,Ludwig 近来提出的疗效评价体系,在临床实践中可以参考。

三、大力推广新药物、新疗法在 MM 肾损伤患者中的应用

MM 仍是一种不可治愈的疾病,异质性强,生存差异大,遗传学异常在 MM 的进展中发挥重要作用,复发/难治 MM 中高危遗传学异常更为多见。硼替佐米是 MM 治疗中的里程碑,可以克服部分细胞遗传学异常相关的负性预后影响,在肾功能不全乃至透析患者中可安全使用,已是各类指南的一线用药。沙利度胺、来那度胺则需要在肾衰竭患者中进行更多循证研究。值得注意的是,HDT 联合 ASCT 是指南中 60 岁以下 MM 患者的推荐治疗,但目前国内医疗中心极少在 MM 肾损伤患者中开展,不同学科之间应加强合作,在部分轻中度肾功能受累的患者积极探索、治疗。与以前不同的是,当前治疗所希望达到的目标是更深度的缓解。

嵌合抗原受体修饰的 T 细胞(CAR-T)治疗有望成为治疗 MM 的新策略,其主要原理是采集患者外周血并提取 T 细胞,在体外对 T 细胞进行

生物技术改造，为其装上能够识别肿瘤细胞的嵌合抗原受体后，再将这类修饰过的 T 细胞扩增后回输到患者体内，相较于传统的单克隆抗体药物或抗体偶联药物，可能对肿瘤细胞更强的靶向性和杀伤力。西安交大附院 2017 年在美国临床肿瘤学会（ASCO）年会公布来自中国的 CAR-T 临床研究，复发和难治性 MM 患者，客观反应率为 100%，94% 患者出现有证据的临床缓解（完全缓解或非常好的部分缓解）。其他中国学者采用靶向 B 细胞成熟抗原（BCMA）的双表位 CAR-T 细胞进行的 I 期临床试验证实复发难治性骨髓瘤患者经治疗后，总反应率达 88.2%。

四、探索 MM 肾病的新疗法

血浆置换治疗对改善 MM 肾病患者长期预后的疗效不确切，既往研究的试验设计多有缺陷或规模小，需要更好的循证证据。延时高截量滤器血液透析可能是今后的治疗方向之一。高截留量透析膜 HCO1100 是在体内实验中已得到证实能有效清除游离 LC 的新型多芳基砜醚（PAES）透析膜，膜面积 1.1~2.1m²，有效筛系数 50kDa，孔径为普通高通量滤器 3 倍，能有效降低 MM 患者体内游离 LC 浓度达 23.6%~81%，增加透析时间或增加滤器数量效果更佳，欧洲对该滤器进行两项前瞻研究（EuLITE 和 MYRE 研究），初步结果显示，与传统高通量透析组相较，EuLITE 研究中，HCO1100 组在入组 3 个月肾功能恢复上未显示明显差异，MYRE 研究中，HCO1100 组则在入组 6 个月脱离透析比率上具有优势。由于研究病例数的局限，尚不能对 HCO1100 的应用提供充分的支持。

肾损害是 MM 最常见并发症，MM 及相关肾损害的治疗近年有很大进展。硼替佐米显著提高了治疗疗效，改善了疾病预后，且肾衰竭时剂量不需调整，推荐为一线治疗。化疗联合延时高截留量透析膜血液透析有望显著改善管型肾病患者预后，但尚需循证研究进一步证实。

（陈　楠　史　浩）

参 考 文 献

1. Ludwig H, Miguel JS, Dimopoulos MA, et al. International Myeloma Working Group recommendations for global myeloma care. Leukemia, 2014, 28: 981-992.

2. Knudsen LM, Hippo E, Hjorth M, et al. Renal function in newly diagnosed multiple myeloma-a demographic study of 1353 patients. The Nordic Myeloma Study Group. Eur J Haematol, 1994, 53(4): 207-212.

3. Collins AJ, Foley RN, Chavers B, et al. United States Renal Data System 2011 Annual Data Report: Atlas of chronic kidney disease and end stage renal disease in the United States. Am J Kidney Dis. 2012, 59(1 Suppl 1): A7, e1-420.

4. Tsakiris DJ, Stel VS, Finne P, et al. Incidence and outcome of patients starting renal replacement therapy for end-stage renal disease due to multiple myeloma or light-chain deposit disease: An ERA-EDTA Registry study. Nephrol Dial Transplant, 2010, 25: 1200-1206.

5. Matsuura K, Ikoma S, Watanabe M, et al. Some Bence-Jones proteins enter cultured renal tubular cells, reach nuclei and induce cell death. Immunology, 1999, 98(4): 584-589.

6. Ying WZ, Sanders PW. Mapping the binding domain of immunoglobulin light chains for Tamm-Horsfall protein. Am J Pathol, 2001, 158(5): 1859-1866.

7. Huang ZQ, Sanders PW. Biochemical interaction of Tamm-Horsfall glycoprotein with Ig light chains. Lab Invest, 1995, 73: 810-817.

8. 中国医师协会血液科医师分会，中华医学会血液学分会，中国医师协会多发性骨髓瘤专业委员会. 中国多发性骨髓瘤诊治指南（2015 年修订）[J]. 中华内科杂志, 2015, 54(12): 1066-1070.

9. Durie BGM, Salmon SE. A clinical staging system for multiple myeloma. Cancer, 1975, 36(9): 842-854.

10. Greipp PR, San Miguel J, Durie BG, et al. International staging system for multiple myeloma. J Clin Oncol, 2005, 23(15): 3412-3420.

11. Kidney Disease: Improving Global Outcomes (KDIGO) CKD Work Group. KDIGO clinical practice guideline for the evaluation and management of CKD. Kidney Int Suppl, 2013, 3: 1-1.

12. Bellomo R, Ronco C, Kellum JA, et al. Acute Dialysis Quality Initiative workgroup: Acute renal failure—Definition, outcome measures, animal models, fluid therapy and information technology needs: The Second

International Consensus Conference of the Acute Dialysis Quality Initiative (ADQI) Group. Crit Care, 2004, 8: R204-212.

13. Mehta RL, Kellum JA, Shah SV, et al. Acute Kidney Injury Network: report of an initiative to improve outcomes in acute kidney injury. Crit Care, 2007, 11 (2): R31.

14. Kidney Disease: Improving Global Outcomes (KDIGO) AKI Work Group. KDIGO Clinical Practice Guideline for Acute Kidney Injury, 2012, 3: 2-1.

15. Harousseau JL, Attal M, Avet-Loiseau H. The role of complete response in multiple myeloma. Blood, 2009, 114 (15): 3139-3146.

16. Anderson KC, Alsina M, Bensinger W, et al. National Comprehensive Cancer Network (NCCN). Multiple myeloma. Clinical practice guidelines in oncology. J Natl Compr Canc Netw, 2007, 5 (2): 118-147.

17. Ludwig H, Drach J, Graf H, et al: Reversal of acute renal failure by bortezomib-based chemotherapy in patients with multiple myeloma. Haematologica, 2007, 92: 1411-1414.

18. Roussou M, Kastritis E, Christoulas D, et al. Reversibility of renal failure in newly diagnosed patients with multiple myeloma and the role of novel agents. Leuk Res, 2010, 34 (10): 1395-1397.

19. Chanan-Khan AA, Kaufman JL, Mehta J, et al. Activity and safety of bortezomib in multiple myeloma patients with advanced renal failure: A multicenter retrospective study. Blood, 2007, 109: 2604-2606.

20. Stewart AK, Rajkumar SV, Dimopoulos MA, et al. Carfilzomib, lenalidomide, and dexamethasone for relapsed multiple myeloma. N Engl J Med, 2015, 372 (2): 142-152.

21. Tosi P, Zamagni E, Cellini C, et al. Thalidomidealone or in combination with dexamethasone in patients with advanced, relapsed or refractory multiple myeloma and renal failure. Eur J Haematol, 2004, 73: 98-103.

22. Harris E, Behrens J, Samson D, et al. Use of thalidomide in patients with myeloma and renal failure may be associated with unexplained hyperkalaemia. Br J Haematol, 2003, 122: 160-161.

23. Kristinsson SY. Thrombosis in multiple myeloma. Hematology Am Soc Hematol Educ Program, 2010, 2010: 437-444.

24. Dimopoulos MA, Alegre A, Stadtmauer EA, et al. The efficacy and safety of lenalidomide plus dexamethasone in relapsed and/or refractory multiple myeloma patients with impaired renal function. Cancer, 2010, 116: 3807-3814.

25. Lonial S, Weiss BM, Usmani SZ, et al. Daratumumab monotherapy in patients with treatment-refractory multiple myeloma (SIRIUS): an open-label, randomised, phase 2 trial. Lancet, 2016, 387 (10027): 1551-1560.

26. Lonial S, Dimopoulos M, Palumbo A, et al. Elotuzumab Therapy for Relapsed or Refractory Multiple Myeloma. N Engl J Med, 2015, 373 (7): 621-631.

27. UK myeloma forum. British Committee for Standards in Haematology. Guideline: Diagnosis and management of multiple myeloma. Br J Haematol, 2001, 115: 522-540.

28. Abrahamson GM, Bird JM, Newland AC, et al. A randomized study of VAD therapy with either concurrent or maintenance interferon in patients with newly diagnosed multiple myeloma. Br J Haematol, 1996, 94: 659-664.

29. Badros A, Barlogie B, Siegel E, et al: Results of autologous stem cell transplant in multiple myeloma patients with renal failure. Br J Haematol, 2001, 114: 822-829.

30. 多发性骨髓瘤肾损伤诊治专家共识协作组, 多发性骨髓瘤肾损伤诊治专家共识. 中华内科杂志, 2017, 56 (11): 871-875.

31. Badros A, Barlogie B, Siegel E, et al. Results of autologous stem cell transplant in multiple myeloma patients with renal failure. Br J Haematol, 2001, 114: 822-829.

32. San Miguel JF, Lahuerta JJ, Garcia-Sanz R, et al. Are myeloma patients with renal failure candidates for autologous stem cell transplantation? . Hematol J, 2000, 1: 28-36.

33. Barosi G, Boccadoro M, Cavo M, et al. Management of multiple myeloma and related-disorders: guidelines from the Italian Society of Hematology (SIE), Italian Society of Experimental Hematology (SIES) and Italian Group for Bone Marrow Transplantation (GITMO). Haematologica, 2004, 89 (6): 717-741.

34. Kidney Disease: Improving Global Outcomes (KDIGO) Anemia Work Group. KDIGO clinical practice guideline for anemia in chronic kidney disease. Kidney Int Suppl, 2012, 2: 279-335.

35. Clark WF, Stewart AK, Rock GA, et al. Plasma exchange when myeloma presents as acute renal failure. A randomized, controlled trial. Ann Intern Med, 2005, 143: 777-784.

36. Shi H, Zhang W, Li X, et al. Application of RIFLE criteria in patients with multiple myeloma with acute kidney injury: a 15-year retrospective, single center, cohort study. Leuk Lymphoma. 2014, 55 (5): 1076-1082.

37. Dimopoulos MA, Terpos E, Chanan-Khan A, et al. Renal impairment in patients with multiple myeloma: a consensus statement on behalf of the International Myeloma Working Group. J Clin Oncol, 2010, 28 (33): 4976-4984.

38. Xu J, Chen LJ, Yang SS, et al. Exploratory trial of a biepitopic CAR T-targeting B cell maturation antigen in relapsed/refractory multiple myeloma. Proc Natl Acad Sci U S A. 2019, 116 (19): 9543-9551.

39. Hutchison CA, Cockwell P, Reid S, et al. Efficient removal of immunoglobulin free light chains by hemodialysis for multiple myeloma: in vitro and in vivo studies. J Am Soc Nephrol, 2007, 18: 886-895.

40. Bridoux F, Fermand JP. Optimizing treatment strategies in myeloma cast nephropathy: rationale for a randomized prospective trial. Adv Chronic Kidney Dis, 2012, 19 (5): 333-341.

41. Finkel K, Fabbrini P. High Cut-Off Hemodialysis for Myeloma Cast Nephropathy-Do We Finally Have An Answer? . J Onco-Nephrol, 2017, 1 (2): 67-70.

42. Pasquali S, Iannuzzella F, Corradini M, et al. A novel option for reducing free light chains in myeloma kidney: supra-hemodiafiltration with endogenous reinfusion (HFR). J Nephrol, 2015, 28 (2): 251-254.

第二章　肾淀粉样变性

第一节　概念与分类

一、淀粉样变性的概念

淀粉样变性（amyloidosis）是以细胞外淀粉样蛋白沉积为特点的一类疾病。淀粉样蛋白代表一类具有 β 片层结构的蛋白。淀粉样蛋白具有如下特点：刚果红染色呈砖红色，偏振光显微镜下为苹果绿色双折光；电镜下为直径 8~10nm 无分支的纤维丝状结构，排列紊乱，有时呈束状；X 线衍射显微镜下为 β 片层结构，而非正常生理条件下蛋白的 α 螺旋结构。

根据淀粉样蛋白沉积的范围可分为系统性淀粉样变性和局限性淀粉样变性。系统性淀粉样变性中，淀粉样蛋白可蓄积于多种内脏器官、结缔组织及血管壁，导致相应组织的结构破坏和相应器官的功能紊乱，肾脏是系统性淀粉样变性的常见受累器官。局限性淀粉样变性中，淀粉样蛋白沉积在特定的组织或器官。淀粉样变性沉积在肾脏导致肾脏功能和结构异常称为肾淀粉样变性，肾淀粉样变性多为系统性，也可为局限性。

二、淀粉样变性的命名规则

淀粉样原纤维蛋白（amyloid fibril）被称为蛋白质 A，后面是后缀，其是前体蛋白质名称的英文缩写。该名称也应用于相关的淀粉样蛋白病。例如，当淀粉样蛋白的前体蛋白是免疫球蛋白轻链时，淀粉样原纤维蛋白则命名为 AL（amyloid immunoglobulin light chain），并且该疾病是 AL 型淀粉样变性；当淀粉样蛋白的前体蛋白是转甲状腺素蛋白时，则命名为 ATTR（amyloid transthyretin），该疾病是 ATTR 型淀粉样变性。需要强调的是，AL 或 ATTR 不是疾病，而是导致淀粉样变性的蛋白质。

三、淀粉样变性的分类

淀粉样蛋白包括多种不同类型，不同类型的淀粉样蛋白所沉积的部位和受累组织也各不相同。迄今为止，在人体已发现 36 种可导致淀粉样变性的前体蛋白，其中至少有 17 种表现为系统性淀粉样变性，这些淀粉样变性类型中，累及肾脏的主要有免疫球蛋白轻链型淀粉样变性（AL amyloidosis）、AA 型淀粉样变性（amyloid A amyloidosis）、和遗传性淀粉样变性等主要类型。AL 型淀粉样变性也称原发性轻链型淀粉样变性，其前体蛋白为异常的免疫球蛋白轻链，主要与浆细胞异常有关。AA 型淀粉样变性也称继发性淀粉样变性，其前体蛋白为淀粉样蛋白 A，主要继发于慢性炎症性疾病。ATTR 型淀粉样变性的前体蛋白是转甲状腺素蛋白，分野生型和突变型，与年龄相关，患者年龄多 >70 岁。遗传性淀粉样变性主要由编码基因突变所造成，其中又包括多种类型。不同类型淀粉样变性对应的前体蛋白和常见受累组织见表 4-2-1。

表 4-2-1 可见，遗传性淀粉样变性的种类最多，但根据其受累器官可分为两大类：一类具有突出的神经系统病变，主要由编码甲状腺素结合蛋白（transthyretin，*TTR*）基因突变造成，又称家族性淀粉样变性多发性神经病（familial amyloid polyneuropathy，FAP）；另一类有显著的肾脏受累表现，又称为家族性肾脏淀粉样变性（familial renal amyloidosis，FRA），如纤维蛋白原 Aα 淀粉样变性、载脂蛋白 A I 淀粉样变性、载脂蛋白 A II 淀粉样变性和溶菌酶型淀粉样变性等。近年来，随着蛋白组学技术的发展，肾小球激光微分离联合质谱分析技术已用于淀粉样变性的精准分型，其不但能对已有的淀粉样变性类型进行精准鉴

表 4-2-1　累及肾脏的淀粉样变性类型

淀粉样蛋白	前体蛋白	系统性或局限性	遗传性或获得性	受累组织或器官
AL	单克隆免疫球蛋白轻链	系统性或局限性	获得性或遗传性	除中枢神经系统外的所有组织器官
AH	单克隆免疫球蛋白重链	系统性或局限性	获得性	除中枢神经系统外的所有组织器官
AA	血清淀粉样 A 蛋白	系统性	获得性	肾脏、肝脏、胃肠道、脾、自主神经系统、甲状腺
ATTR	突变型甲状腺激素结合蛋白	系统性	遗传性	周围神经系统、心脏、玻璃体浑浊，肾脏受累不典型
	野生型甲状腺激素结合蛋白	系统性	获得性	心脏受累为主，肺、韧带、腱鞘膜等
AFib	突变的纤维蛋白原 Aα 链	系统性	遗传性	肾脏、肝脏、脾脏、高血压常见，肾损害以肾小球为主
AapoAI	突变的载脂蛋白 AI	系统性	遗传性	肾脏（髓质沉积为主）、肝脏、心脏、皮肤、喉
AapoAII	突变的载脂蛋白 AII	系统性	遗传性	肾脏
AApoAIV	野生型载脂蛋白 AIV	系统性	获得性	肾髓质
AApoCII	突变的载脂蛋白 CII	系统性	遗传性	肾脏
AApoCIII	突变的载脂蛋白 CIII	系统性	遗传性	肾脏
ALys	突变的溶菌酶蛋白	系统性	遗传性	肾脏
ALECT2	白细胞趋化因子 -2	系统性	获得性	肾脏
AGel	突变的凝溶胶蛋白	系统性	遗传性	脑神经、角膜格子样营养不良
Aβ2M	野生型 β2- 微球蛋白	系统性	获得性	骨关节、胃肠道、血管和心脏较少见
	突变型 β2- 微球蛋白	系统性	遗传性	自主神经系统

别，还可以发现新的淀粉样变性类型，已成为淀粉样变性分型的"金标准"，但是在国内仍处于研究阶段，尚未开始用于临床诊断。

虽然淀粉样变性的种类繁多，但临床上最常见的淀粉样变性还是 AL 型淀粉样变性，国外数据表明 AL 型淀粉样变性占淀粉样变性的 80% 以上。AL 型淀粉样变性患者中 70% 累及肾脏，在肾脏病科并不少见，本章主要介绍 AL 型淀粉样变性。

第二节　流行病学特点

一、流行病学及疾病危险因素

由于缺乏大规模人群的流行病学研究结果，有关 AL 型淀粉样变性的发病率数据有限。来自美国的研究表明 AL 型淀粉样变性的患病率随年龄的增加而增加，65 岁以上人群患病率是 35~54 岁年龄段人群的 2 倍。美国梅奥医学中心总结了 474 例淀粉样变性患者的临床分析结果，其中男性占 69%，女性 31%；诊断时平均年龄 64 岁，60% 的患者为 50~70 岁，10% 的患者 <50 岁，只有 1% 的患者 <40 岁。国内东部战区总医院总结 245 例 AL 型淀粉样变性患者的资料表明，患者男女比例为 1.66∶1，诊断时平均年龄 56 岁，其中 90% 的患者在 40~70 岁之间。

目前已知的疾病危险因素有两个，一是存在单克隆免疫球蛋白，在意义未明的单克隆免疫球蛋白病（monoclonal gammopathy of undetermined significance，MGUS）人群中，发生 AL 型淀粉样变性的相对风险是非 MGUS 人群的 8.8 倍；第二个因素是存在特殊的单核苷酸多态性（SNP）位点，在一项 1 229 名 AL 型淀粉样变性患者的全基因组关联研究（GWAS）中，发现了 10 个 SNP 基因位点有相关性，其中在 CCND1（编码细胞周期蛋白 D1）的剪接位点内，促进 11 号和 14 号染色体之间易位 [t（11；14）] 的变体 rs9344 显著性最高，此外，与编码参与染色质重塑的蛋白质的基因 SMARCD3 接近的 SNP 位点 rs79419269，也有很高的相关性。

二、AL 型淀粉样变性的发病率

目前共有 6 项有关 AL 型淀粉样变性发病率的研究，均来自美国和欧洲。美国的一项研究表明，在 1950—1989 年间，调整年龄和性别后 AL 型淀粉样变性的年发病率为 8.9/100 万人。后续该研究又更新了 1990—2015 年间的数据，结论显示 AL 型淀粉样变性的年发病率为 12/100 万人，与 1950—1989 年间比较无显著差别。另一项基于人群的发病率研究来自法国，结果表明在 2012—2016 年间 AL 型淀粉样变性的发病率为 12.5/ 百万人口 / 年。在英国，系统性淀粉样变性的年发病率超过 0.8/10 万，每年约有 600 例的新发病例，死亡病例占 0.5~1/1 000 例。

第三节 发病机制

一、蛋白稳态与淀粉样变性

淀粉样变性的形成是将球状可溶性蛋白转化为不溶性淀粉样纤维的过程，这些淀粉样纤维可沉积在重要器官中并造成功能的损害。这一复杂的过程受很多因素的影响，比如突变可以使蛋白质的结构不稳定，暴露了蛋白的疏水区和蛋白酶敏感区，导致蛋白质的合成增加或清除减少，从而蛋白质的浓度升高，此外有些特定蛋白随年龄增长具有形成淀粉样纤维的倾向。通常，蛋白的聚集作用会被蛋白质稳态所调节，蛋白质稳态会维持细胞内外自然形态的蛋白质在适当的位置和浓度，大约 1600 种分子参与了这个过程，这些分子的效率随着年龄的增加而下降，蛋白质稳态的作用减弱，蛋白出现聚集，导致淀粉样纤维的形成。淀粉样蛋白的特点是蛋白质的异常折叠，从而难以被正常代谢途径所降解。蛋白质构象异常改变使具有 β 片层结构的非折叠蛋白产生寡聚体聚合，进一步聚集成纤维丝，最后成为 β 片层结构为特征的纤维，呈现淀粉样外观，淀粉样变性因此又归类为构象病（conformational diseases）的范畴。

二、淀粉样纤维的形成过程

从淀粉样蛋白的合成到最终形成淀粉样物质沉积并引发多种疾病，由多个环节组成，许多因素参与其中。淀粉样前体蛋白是导致淀粉样变性的前提，其来源大部分是由于遗传突变生成的变异蛋白，小部分为正常蛋白或其水解片段。AL 型淀粉样变性的前体蛋白主要来源于异常浆细胞所产生的免疫球蛋白轻链，免疫球蛋白轻链可变区的氨基酸序列是决定其聚集能力的关键。其中以 Vλ VI 基因变异为主。Vλ 基因中，6α（属于 Vλ VI 基因）和 3γ（属于 Vλ III 基因）片段可编码约 40% 的淀粉样变性 λ 轻链。遗传性肾脏淀粉样变性是一类常染色体显性遗传性疾病，大部分病例是由于编码溶菌酶、纤维蛋白原 Aα、载脂蛋白 A I 及载脂蛋白 A II 的基因突变所致。前体蛋白进一步发生异常折叠，从而导致组织内的淀粉样物质沉积病最终致病。其过程如下：未折叠的多肽首先形成部分折叠的多肽，再形成结构正常的天然蛋白或具有聚集倾向的"错误折叠蛋白"。后者在细胞外基质影响下聚集形成纤维样结构，并最终形成淀粉样物质。错误折叠蛋白暴露出疏水片段而难溶于水，在水环境中很不稳定，进而形成小的 β 折叠寡聚体，寡聚体发生构象重排后形成晶核，并与其他寡聚体相互连接，从而形成淀粉样纤维丝。

局部环境因素在淀粉样物质的形成中也起重要作用，包括 pH、氧化、高温、蛋白水解作用、金属离子和渗透压等均可打破蛋白部分折叠与完全折叠间的平衡，使蛋白更易形成淀粉样沉积。此外，淀粉样物质的形成中还包含了其他蛋白成分，如淀粉样蛋白 P 物质（SAP）、黏蛋白、硫酸肝素蛋白多糖、硫酸皮肤素蛋白多糖、基底膜蛋白多糖、层粘连蛋白和 IV 型胶原等。SAP 存在于所有淀粉样蛋白中，为一种钙结合蛋白，SAP 中一个特殊结构可与淀粉样纤维结合。SAP 不被蛋白酶水解，可保护淀粉样物质不被降解。其他细胞外基质蛋白均可与淀粉样纤维通过非共价键连接，促进淀粉样纤维的沉积并维持其稳定性。目前已有专门针对 SAP 的单克隆抗体，用于淀粉样物质的清除。

三、淀粉样蛋白的组织损伤机制

淀粉样物质造成组织损伤主要机制有：大量淀粉样物质沉积破坏组织结构，影响了器官功能；淀粉样纤维可通过局部受体（如晚期糖基化终末产物受体）的相互作用影响其生理功能；可溶性的淀粉样蛋白纤维寡聚体可通过氧化应激反应和激活细胞凋亡等机制引起细胞毒性。在淀粉样变性中，器官功能的损害程度不仅与淀粉样物质的沉积范围有关，亦与淀粉样纤维自身的毒性有关。且淀粉样物质亦表现出较明显的器官选择性，目前机制尚不明确。这些特点也造成了淀粉样变性临床表现的多样性与复杂性。

第四节　临床表现

一、系统性淀粉样变性的器官受累特点

系统性淀粉样变性的临床表现复杂多样，主要取决于受累的器官种类及严重程度。不仅不同类型的淀粉样变性之间的临床表现有较大差异，相同类型淀粉样变性之间的临床表现也因人而异。有研究表明 AL 型淀粉样变性的器官受累特点与编码免疫球蛋白轻链可变区（IGLV）的基因有关。例如，种系基因 IGLV6~57 在 AL 型淀粉样变性患者中与肾脏受累有关，将 IGLV6~57 基因编码的轻链蛋白与肾系膜细胞共培养时有形成淀粉样纤维的倾向。IGLV1~44 基因与心脏受累相关，有此基因患者的心脏受累比例是没有该基因的 5 倍。此外，IGKL1~33 基因更容易出现肝脏的受累。表 4-2-2 列出了主要几种系统性淀粉样变性受累器官之间的差异。

表 4-2-2　系统性淀粉样变性的受累器官

受累部位	AL	AA	ATTR	AApolI	AApolII	ALys	AFib
肾脏	+++	+++	+	++	++	+++	+++
心脏	+++	+	+++	++	+	(+)	+
肝脏	++	++	-	++	-	++	+
外周神经	++	-	+++	+	-	-	-
自主神经	++	++	+++	-	-	-	-
脾脏	+	++	-	++	-	+	+
皮肤	(+)	-	-	-	-	-	-
胃肠道	++	-	-	-	-	++	-
骨骼肌系统	++	-	(+)	-	-	-	-
甲状腺	+	-	-	-	-	-	-
肾上腺	+	+	-	-	-	-	-
眼	-	-	++	-	-	-	-
睾丸	(+)	-	-	++	-	-	-
舌	+++	(+)	-	-	-	-	-
X 因子缺乏	+	-	-	-	-	-	-

注：+++. 非常常见；++. 常见；+. 少见；（+）. 很少见；-. 不会出现。

二、AL 型淀粉样变性的临床表现

AL 型淀粉样变性的临床表现多样，可累及多个器官。肾脏是常见的受累器官之一，50%~80%的 AL 型淀粉样变性患者有肾脏受累，肾脏受累临床表现不一，主要表现为肾病综合征，也有患者可表现为少到中等量的蛋白尿，部分患者可伴有肾功能不全。其他常见的受累器官包括心脏、肝脏、自主或外周神经、消化道、皮肤软组织等。心脏受累的临床表现不一，从非特异性的水肿、心悸症状到严重的心律失常、心力衰竭均可出现；肝脏受累表现为肝脏体积的增大，碱性磷酸酶的升高，晚期患者可出现胆红素的升高；胃肠道受累可出现慢性腹泻、假性肠梗阻、腹泻与便秘交替等表现。AL 淀粉样变性患者的其他常见临床表现还有直立性低血压、皮肤紫癜（眶周皮肤常见）、舌体肥大、手足麻木及感觉异常、凝血功能障碍等。

AL 型淀粉样变性累及肾脏的临床进程可分为四个阶段，分别为临床前期、单纯蛋白尿期、肾病综合征期和肾功能衰竭期。其中临床前期患者并无症状，仅在病理检查时发现。高血压、血尿少见，但多数患者合并肾外表现。中国人民解放军东部战区总医院总结的 245 例 AL 型肾淀粉样变性中，就诊时患者主要表现为乏力（40%）和水肿（90.6%），其次为直立性低血压（30.2%）和体重下降（27.3%），诊断时合并肾功能不全的患者占 25%，其他少见的临床表现有皮肤紫癜（12%）、反复腹泻（10.2%）、充血性心力衰竭（9.4%）、呼吸困难（9.8%）和感觉异常（6.1%）。除肾脏以外，最常见的受累器官是肠道（55.9%），其次为心脏（46.9%），肝脏受累（12.7%）和外周神经受累（6.1%）并不常见。从受累器官个数看，有 24.9%的患者只有肾脏受累，35.9%的患者 2 个器官受累，3 个器官受累占 35.2%，7%患者受累器官在 3 个以上。患者单克隆免疫球蛋白（M 蛋白）检测主要为 λIgG（36.06%）和 λIgA（18.75%），有 32.69%的患者 M 蛋白检测为阴性，其他 M 蛋白成分有 λ 轻链、κ 轻链、κIgG 等。文献报道，如果检测方法足够敏感，所有患者均可检测到 M 蛋白。

三、AA 型淀粉样变性的临床表现

AA 型淀粉样变性是慢性感染性疾病、炎症性疾病或肿瘤性疾病的一种潜在并发症。慢性炎症导致的血清淀粉样 A 蛋白（serum amyloid protein A，SAA）持续过量产生是 AA 型淀粉样变性的前提。SAA 是一种载脂蛋白，在白介素 -1、白介素 -6 及肿瘤坏死因子等转录调节因子的调节下由肝脏合成。随着结核等慢性感染性疾病的减少，AA 型淀粉样变性的主要病因已转为风湿性疾病，如类风湿关节炎、强直性脊柱炎等，70%的 AA 型淀粉样变性由此类疾病导致。AA 型淀粉样变性是强直性脊柱炎的一种严重并发症，占其肾脏病变的 62%，5 年生存率仅 30%。

AA 型淀粉样变性的肾脏受累主要表现为蛋白尿及肾功能不全，不及时治疗患者最终会进展至终末期肾病，需要肾脏替代治疗。肝脏及脾脏也常累及，但很少出现临床症状。胃肠道受累的表现有营养吸收不良、假性肠梗阻及直接黏膜下浸润导致的呕吐和腹泻。心脏受累少见，但受累患者预后不佳。一项英国的研究表明，AA 型淀粉样变性从发生炎症反应到诊断淀粉样变性的中位时间为 17 年，确诊后中位生存期为 10 年，患者死亡率、肾脏预后与 SAA 浓度显著相关。另一项研究表明合并肾脏受累的 AA 型淀粉样变性中位生存期为 79 个月，51%的患者存活 5 年以上，患者预后与年龄、心脏受累及肌酐水平相关。

四、遗传性肾淀粉样变性的临床表现

遗传性肾淀粉样变性是一组常染色体显性遗传疾病，与 AL 型淀粉样变性临床表现有一定差别。纤维蛋白原 Aα 淀粉样变性患者的淀粉样物质主要沉积于肾小球，极少累及血管和肾小管间质，不累及心脏，高血压、肾功能不全常见。溶菌酶型淀粉样变性常累及消化道，可发生肝破裂、胃肠道出血，肾脏常表现为高血压、蛋白尿或肾病综合征。甲状腺激素结合蛋白淀粉样变性（ATTR）主要累及自主和外周神经以及心脏，肾脏表现较轻。

第五节 病理表现

肾组织活检病理检查是确诊淀粉样变性的重要依据。结合光镜、免疫病理及电镜观察的结果，不难做出诊断，特别是电镜检查，对鉴别早期淀粉样变性意义重大。

一、肾脏光镜病理

光镜下淀粉样物质可沉积于肾脏的各部分，以肾小球病变为主。典型的 AL 型淀粉样变性光镜下初期出现系膜区无细胞性增宽，晚期毛细血管基底膜增厚。苏木精－伊红（HE）染色可见大量无结构嗜伊红均质的淀粉样物质沉积，肾小管基底膜、肾间质及肾小血管均可受累，PAS 染色弱阳性（图 4-2-1A，见文末彩插），银染下淀粉样物质不嗜银，Masson 染色嗜亮绿（图 4-2-1B，

见文末彩插）。刚果红染色阳性（图 4-2-1C，见文末彩插），高锰酸钾预处理后染色仍为阳性（图 4-2-1D，见文末彩插），在偏振光显微镜下呈现苹果绿双折光现象。AA 型淀粉样变性高锰酸钾预处理后刚果红染色转阴。光镜下部分患者淀粉样物质在上皮下和内皮下沉积时六胺银染色可出现"毛刺"样或"梳齿"样改变，需注意与膜性肾病的鉴别。对于无条件行肾活检的患者，皮下脂肪及直肠黏膜等组织是较好的替代部位，敏感性及特异性优于骨髓活检，阳性结果是诊断淀粉样变性的重要依据，阴性不能排除淀粉样变性。

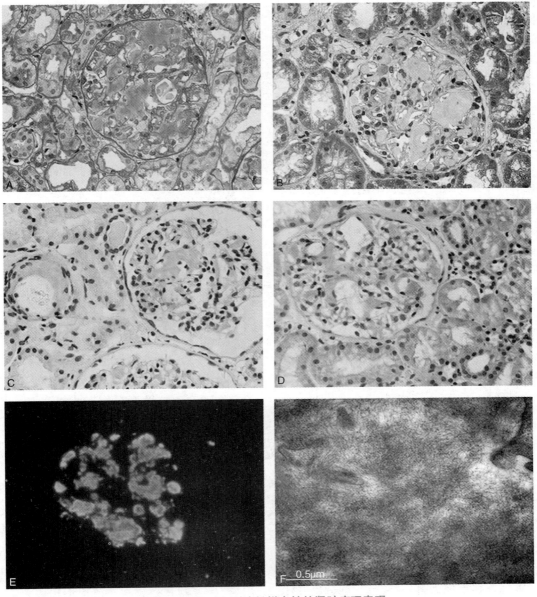

图 4-2-1　AL 型淀粉样变性的肾脏病理表现

A. PAS 染色见肾小球系膜区有均质淡染的 PAS 弱阳性物质沉积；B. Masson 染色上述物质呈嗜亮绿改变；
C. 刚果红染色可见红色的淀粉样物质在肾小球、血管及间质沉积；D. 高锰酸钾预处理后刚果红染色仍为阳性；
E. 轻链染色提示 λ 轻链沉积与肾小球系膜区，κ 轻链染色阴性；F. 电镜下观察到肾小球内细纤维丝样的结构

二、肾脏免疫病理

免疫病理检查是淀粉样变性分型的重要手段。免疫组化和免疫荧光检查均可用于淀粉样变性的分型。一般用于分型的抗体类型包括淀粉样 P 物质、A 蛋白、免疫球蛋白 κ 和 λ 轻链、甲状腺激素结合蛋白、纤维蛋白原 Aα、载脂蛋白 A I、载脂蛋白 A II 和溶菌酶等。90% 以上的淀粉样变性依靠免疫病理检查即可明确分型,但需注意假阳性结果。AL 型淀粉样变性表现为单克隆的 κ 或 λ 轻链沉积(图 4-2-1E,见文末彩插),另一种轻链染色阴性。AA 型淀粉样变性患者则表现为 A 蛋白阳性。遗传性淀粉样变性则为相应的淀粉样前体蛋白阳性。P 物质在所有类型中均可表现为阳性结果,检查的目的是排除假阳性的结果。

三、肾脏电镜检查

电镜检查对淀粉样变性的诊断极具价值。系膜区、系膜旁区及内皮下可见无分支的、排列紊乱、直径为 8~10nm 的纤维丝状结构(图 4-2-1F,见文末彩插)。电镜观察六胺银染色的"毛刺"样结构为系膜旁区或内皮下丝状结构向上皮侧延伸,形成外有界限、内为丝状结构的不连续分布的犬齿样改变,其间无电子致密物。原纤维肾小球病和免疫管状肾小球病电镜下也可观察到丝状结构,但其丝状结构的直径较淀粉样纤维丝粗,平均直径分别为 20nm 和 40nm。免疫管状肾小球病的纤维丝为平行放射状排列,这些均可为鉴别淀粉样变性提供依据。

第六节 诊断及鉴别诊断

一、AL 型淀粉样变性的诊断流程

淀粉样变性的临床诊断并不复杂,关键是要从患者的临床表现中及时甄别出疑似患者。其诊断程序有四个步骤:

1. 临床疑似诊断 AL 型淀粉样变性为系统性疾病,肾脏受累多表现为肾病综合征,部分患者伴肾功能不全。肾病综合征患者如存在以下特点时,临床应注意排除 AL 型淀粉样变性:①中老年患者;②大量非选择性蛋白尿;③多无镜下血尿;④多无高血压,且易出现低血压尤其是直立性低血压;⑤严重肾功能衰竭时仍存在肾病综合征;⑥肾脏体积增大,即使慢性肾功能衰竭终末期肾脏体积也无缩小;⑦伴肾静脉血栓。肾外合并非缺血性心肌病变伴或不伴充血性心力衰竭、肝脏增大伴碱性磷酸酶的显著升高、膀胱或肠道功能不全的自主神经病变、假性肠梗阻和腹泻与便秘交替、眶周紫癜、舌体和腺体增大等表现也要高度怀疑淀粉样变性。

2. 组织活检确诊淀粉样变性 肾活检病理检查是诊断的主要依据。如果肾活检无法实施,可行皮肤脂肪、直肠黏膜、骨髓活检等检查明确诊断。

3. 明确淀粉样变性的类型及确定前体蛋白 轻链染色是确诊 AL 型淀粉样变性的重要手段。此外,还需进行骨穿、血 / 尿游离轻链及免疫固定电泳的检查,明确异常浆细胞增生的证据。对于不符合 AL 型淀粉样变性的患者,应开展 A 蛋白、遗传性淀粉样物质染色及相关基因检查。

4. 确定器官受累的范围及程度 明确 AL 型淀粉样变性后,需要进一步对患者的心脏、肝脏及胃肠道等重要器官进行评估,确定这些器官是否受累及受累的严重程度,这对于患者的预后评价及治疗方案选择具有重要意义。

二、AL 型淀粉样变性的早期筛查

近年来,血清及尿液游离轻链检查方法的建立大大提高了 AL 型淀粉样变性的诊断率。结合血 / 尿游离轻链及免疫固定电泳的检查,98%的 AL 型淀粉样变性患者可以检测到单克隆的轻链蛋白。故在临床中应普及游离轻链、免疫固定电泳等相关检查,这将有助于 AL 型淀粉样变性的早期诊断。从活检部位的敏感性来看,受累器官活检的诊断敏感性可达 95%,脂肪组织为 75%~85%,骨髓活检为 50%~65%。利用蛋白组学的方法,可以更准确地对淀粉样变性进行分型,目前已应用于临床诊断。AL 型淀粉样变性确诊以后,患者器官受累与否可根据组织器官受累的判断标准来确定,不需要再行相应器官的活检,具体见表 4-2-3。

表 4-2-3 AL 型淀粉样变性器官受累判断标准

受累器官	受累标准
肾脏	24h 尿蛋白定量 >0.5g/d，以白蛋白为主
心脏	心脏超声平均心室壁厚度 >12mm，排除其他心脏疾病；或者在没有肾功能不全及房颤时 N 端前脑钠肽（NT-proBNP）>332ng/L
肝脏	无心衰时肝脏最大斜径 >15cm，或碱性磷酸酶大于正常值上限的 1.5 倍
神经系统	外周神经：临床出现对称性的双下肢感觉运动神经病变 自主神经：胃排空障碍，假性肠梗阻，非器官浸润导致的排泄功能紊乱
胃肠道	直接活检证实并有相关症状
肺脏	直接活检证实并有相关症状；影像学提示肺间质病变
软组织	舌头增大、关节病变、跛行、皮肤病变、肌病（活检或假性肥大）、淋巴结、腕管综合征

三、AL 型淀粉样变性的鉴别诊断

AL 型淀粉样变性需与两类疾病鉴别：一类是其他类型的淀粉样变性，另一类是其他可出现 M 蛋白的疾病。需鉴别的其他类型淀粉样变性主要有 AA 型淀粉样变性、遗传性淀粉样变性和局部 AL 型淀粉样变性。遗传性淀粉样变性种类较多，需要借助基因分析来进一步确诊，常见基因位点有 *TTR*、*FGA*、*LYZ*、*APOA1*、*APOA2*、*GSN*、*CST3* 和 *B2M* 等。如常规方法对淀粉样变性的分型仍有困难，可采用激光显微切割联合质谱分析的方法，能够在绝大部分情况下准确判断淀粉样物质的类型。

需鉴别的可出现 M 蛋白的疾病包括：意义未明的单克隆丙种球蛋白病（monoclonal gammopathy of undetermined significance，MGUS）、华氏巨球蛋白血症（Waldenstrom's macroglobulinemia，WM）、多发性骨髓瘤（multiple myeloma，MM）、孤立性浆细胞瘤（骨或骨外）、POEMS 综合征、反应性浆细胞增多症（reactive plasmacytosis，RP）、转移性癌的溶骨性病变、浆母细胞性淋巴瘤（plasmablastic lymphoma，PBL）等。对于 MM 和 MGUS 患者，应警惕合并 AL 型淀粉样变性的可能，10%~20% 的 MM 患者可合并 AL 型淀粉样变性。

四、AL 型淀粉样变性的预后评估

AL 型淀粉样变性的总体预后较差，中位生存期为 2~3 年，合并心脏受累的预后更差，临床表现为充血性心力衰竭的患者中位生存期不足 6 个月。患者预后在很大程度上取决于器官受累的多寡及严重程度。东部战区总医院的资料显示，我国 AL 型肾淀粉样变性患者的中位生存时间为 33.6 个月，患者 1 年、2 年、3 年和 5 年的生存率分别为 68.3%、52.7%、47.8% 和 30.7%。多因素分析表明年龄、心脏受累及肝脏受累是患者预后的独立危险因素。

准确判断心脏受累的严重程度对患者预后的评估具有重要意义，既往研究提示心脏室壁厚度、瓣膜增厚及舒张功能不全均与预后相关。过去 10 年间，结合心肌标志物建立的预后模型可更好的指导临床实践。梅奥医学中心通过对 810 例患者的总结，提出了最新的预后分级系统，患者根据差别游离轻链（dFLC）>180mg/L，TnT>0.025ng/ml，NT-proBNP>1 800ng/L 三个指标分级，每个指标计 1 分，根据得分 0、1、2、3 分为 Ⅰ、Ⅱ、Ⅲ、Ⅳ 期，各期的中位生存时间分别为 94.1 个月、40.3 个月、14.0 个月和 5.8 个月。此外，还有研究表明浆细胞比例、游离轻链水平、受累器官数量和血清尿酸水平与预后相关。有关 AL 型淀粉样变性的预后分级系统总结见表 4-2-4。

表 4-2-4 AL 型淀粉样变性的分期系统

分期系统	标志物及阈值	分期	预后
标准梅奥分期	1. NT-proBNP>332ng/L 2. TnT>0.035ng/ml （或 TnI> 0.01mg/ml）	Ⅰ期:指标均低于阈值 Ⅱ期:1 个指标高于阈值 Ⅲ期:2 个指标均高于阈值	Ⅰ期:中位生存期 26 个月～未达到 Ⅱ期:中位生存期 11~49 个月 Ⅲ期:中位生存期 4~6 个月
严重心脏受累患者的欧洲分期	梅奥Ⅲ期患者增加: 1. 收缩压 <100mmHg 2. NT-proBNP>8 500ng/L	Ⅲa 期:没有高危因素 Ⅲb 期:有 1 个高危因素 Ⅲc 期:有 2 个高危因素	Ⅲa 期:中位生存期 26 个月 Ⅲb 期:中位生存期 6 个月 Ⅲc 期:中位生存期 3 个月
梅奥分期修订版	1. NT-proBNP>1 800ng/L 2. TnT>0.025ng/ml 3. dFLC>180mg/L	Ⅰ期:指标均低于阈值; Ⅱ期:1 个指标高于阈值 Ⅲ期:2 个指标高于阈值 Ⅳ期:3 个指标均高于阈值	Ⅰ期:中位生存期 94 个月 Ⅱ期:中位生存期 40 个月 Ⅲ期:中位生存期 14 个月 Ⅳ期:中位生存期 6 个月
肾脏预后分期系统	1. eGFR< 50ml/（min·1.73m²） 2. 尿蛋白 >5g/24h	Ⅰ期:eGFR 高于同时尿蛋白低于阈值 Ⅱ期:eGFR 低于或尿蛋白高于阈值 Ⅲ期:eGFR 低于同时尿蛋白高于阈值	Ⅰ期:2 年内进展至透析的风险为 0%~3% Ⅱ期:2 年内进展至透析的风险为 11%~25% Ⅲ期:2 年内进展至透析的风险为 60%~75%

第七节 治 疗

淀粉样变性的治疗途径主要有以下三种:最常见也最有效的就是通过干扰前体蛋白产生,从而阻止纤维丝进一步形成,终止淀粉样蛋白的产生,则现有的淀粉样蛋白会随着时间逐渐溶解;第二种治疗淀粉样变性病的途径是稳定前体蛋白的天然结构,从而阻止其转变成错误折叠的蛋白;第三种途径则直接以淀粉样沉积物为靶标,通过破坏淀粉样蛋白纤维的结构稳定性使其不能继续维持 β 折叠构象。目前临床治疗的方法主要针对第一种途径,后两种途径仍未研发出可用于临床的药物。

一、AL 型淀粉样变性的治疗

目前,AL 型淀粉样变性的治疗都是以异常克隆的浆细胞为靶点,通过化疗杀伤这些细胞从而抑制单克隆免疫球蛋白轻链的产生,减少淀粉样蛋白的生成。治疗的原则是迅速清除异常折叠的轻链蛋白,并使治疗的毒性最小化,同时对功能受损的器官给予最好的支持治疗。化疗的方案多数来源于多发性骨髓瘤的治疗方案。原则上所有确诊为 AL 型淀粉样变性的患者都应该接受化疗,化疗可改善患者预后,延长生存时间。化疗方案的选择取决于患者的器官功能状态及危险程度的评估,主要的方案包括大剂量美法仑联合自体造血干细胞移植（high dose melphalan and autologous stem cell transplantation, HDM/SCT）及常规化疗两大类。

患者治疗方案的选择可遵循如下原则,首先判断患者是否适合 HDM/SCT,根据梅奥医学中心的标准,适合 HDM/SCT 需符合以下条件:①年龄 ≤70 岁;②体力状态评分 ≤2 分;③肌钙蛋白 T（TnT）<0.06ng/ml;④肌酐清除率 ≥30ml/min;⑤纽约心脏病学会心功能分级Ⅰ或Ⅱ级;⑥受累的主要器官不超过 2 个（主要器官指心脏、肝脏、肾脏及自主神经）。适合移植的患者可首先选择 HDM/SCT 治疗,根据患者对移植的反应决定是否继续治疗。不适合移植的患者根据患者危险分层选择适合的化疗方案,临床实践中一般将梅奥分期Ⅲ～Ⅳ期和纽约心脏病学会心功能分级Ⅲ～Ⅳ期的患者定义为高危患者。

（一）自体干细胞移植

自 20 世纪 90 年代 HDM/SCT 用于治疗 AL 型淀粉样变性以来,其疗效已得到广泛认可。资料显示自体干细胞移植治疗 AL 型淀粉样变性患者的 5 年生存率达 60%，而移植后获得完全缓解的患者，10 年存活率可达 50% 以上。波士顿大学一组 421 例 AL 型淀粉样变性自体干细胞移植治疗的数据表明，移植后的完全缓解率为 34%，中位无事件存活时间为 2.6 年，总体生存时间为 6.3 年。早期 HDM/SCT 治疗的最大问题是较高的移植相关死亡率（treatment-related mortality，TRM），文献报道从 6%~27% 不等，远远高于其他血液疾病行自体干细胞移植的 TRM，选择合适的患者是降低 TRM 的重要环节，同时可根据各中心的经验对美法仑剂量进行调整，保证移植患者的安全。虽然对于 HDM/SCT 是否为 AL 型淀粉样变性的最佳治疗方式仍有争议，但对于年轻的标危组患者来说，HDM/SCT 应作为一线治疗方案。

（二）常规化疗方案

40 年前细胞毒药物的化疗就成功的用于 AL 型淀粉样变性的治疗，口服美法仑及强的松（MP）的方案后续在一项随机对照试验中证实可使患者总体生存期翻倍，以至于在很长一段时间内 MP 方案为 AL 型淀粉样变性的标准方案。但 MP 方案的平均反应时间长达 1 年，反应率也仅有 18%，取得反应的患者中位生存期为 89 个月，无反应的患者中位生存期仅有 15 个月。将 MP 方案中的强的松替换为地塞米松后（MD 方案），患者的反应率及总体生存率有了明显的提高，其血液学反应率达到了 67%，33% 的患者获得了完全缓解，器官反应率也达到了 48%，总体生存率为 5.1 年，无进展生存时间为 3.8 年。目前，多数中心已将 MD 方案作为不适合移植患者的常规治疗方案。

（三）新型化疗药物

新型化疗药物包括沙利度胺、硼替佐米及来那度胺等近来才用于治疗 AL 型淀粉样变性的药物。沙利度胺的作用机制多样，包括抑制刺激新生血管形成的调控因子表达，促进新生血管内皮细胞凋亡，促进白介素 -2 和 γ 干扰素分泌，增强 NK 细胞对肿瘤的杀伤作用。沙利度胺联合地塞米松（TD）的方案血液学反应率为 48%，器官反应率为 26%，中位反应时间为 3.6 个月，65% 的患者出现治疗相关的毒性，有症状的心动过缓发生率为 26%，临床需引起重视。当 TD 方案联合其他药物时，其疗效可进一步提高。与环磷酰胺联用，其血液学反应可提高到 74%，完全缓解率为 21%。也有学者将 TD 方案与美法仑、硼替佐米等药物联合使用，其临床疗效有待进一步研究。

来那度胺是沙利度胺的第二代衍生物，在多发性骨髓瘤的治疗中显示出了良好的疗效，目前已应用于 AL 型淀粉样变性。小样本的研究数据显示来那度胺联合地塞米松（LD）的方案的血液学反应率为 67%，完全缓解率为 29%，但这项研究对患者的入组条件作了限制。另有研究表明来那度胺可用于既往硼替佐米或美法仑治疗失败的患者。

硼替佐米是一种可逆性的蛋白酶体抑制剂，可以选择性地与蛋白酶体活性位点的苏氨酸结合，可逆性抑制蛋白酶体 26S 亚单位的糜蛋白酶 / 胰蛋白酶活性，从而抑制蛋白质降解（主要为与泛素结合的蛋白质），影响细胞内多个信号通路，引起细胞凋亡。浆细胞合成异常折叠的轻链后，胞内泛素蛋白酶体系统超负荷，对蛋白酶体抑制剂尤为敏感。硼替佐米联合地塞米松（BD）的方案治疗 AL 型淀粉样变性，血液学反应率高，且反应时间短，对于初治或其他治疗方案治疗后复发的患者仍有较好的疗效。早期的研究表明 BD 方案治疗 AL 型淀粉样变性的血液学反应率为 70%，器官反应率为 30%。部分研究表明联合环磷酰胺治疗的方案可提高血液学反应率，但也有研究有不同的结果，临床中是否联合环磷酰胺需结合患者情况而定。硼替佐米治疗的副作用主要有胃肠道反应、神经毒性、感染及血小板减少等，临床使用过程中应注意预防。

二、遗传性淀粉样变性的治疗

肝移植是 *TTR* 基因突变引起的家族性淀粉样神经病变的有效治疗方法，原因在于这些变异蛋白主要由肝脏产生。原位肝移植可使循环中致淀粉样变性异常蛋白消失，临床症状改善，肾脏受累患者，肝移植后蛋白尿多无明显变化，但肌酐水平可长期保持稳定。除此之外，目前已有多种药物获批用于遗传性 ATTR 的治疗。包括 Tafamidis、Patisiran 和 Inotersen 三种。其中 Tafamidis 是一种缺乏非甾体抗炎药活性的苯并噁唑衍生物，能够以高亲和力、高选择性地结合甲状腺素运载蛋白的甲状腺素结合位点，并抑制四聚体解离为单体，Tafamidis 已被证明用于甲状腺素运载蛋白淀粉样多神经病患者，可减缓周围神经功能损害的进展；Patisiran 是一种通过静脉注射的 RNA 干扰药物，靶向甲状腺素运载蛋白，Patisiran 旨在靶向并沉默特异的信使 RNA，阻断 TTR 蛋白的生成，这可能有助于减少沉积并促进 TTR 淀粉样蛋白在外周组织中的清除，并恢复这些组织的功能；Inotersen 是一种反义核苷酸药物，专门针对 TTR 淀粉样变性，它可以抑制所有 TTR 蛋白（包括突变型和野生型）的生成。

三、AA 型淀粉样变性的治疗

AA 型淀粉样变性的首要原则是治疗原发病，在慢性感染性病灶去除或控制后，淀粉样变性可有一定好转。秋水仙碱可抑制 AA 蛋白的合成和分泌，对 AA 型淀粉样变性有较好的效果。秋水仙碱还可有效预防和治疗家族性地中海热合并淀粉样变性的发生和进展。患儿一经确诊，需终身服用该药治疗。

（黄湘华）

第五篇　感染相关性肾损害

第一章 乙型肝炎病毒相关性肾炎

第一节 概念及认识历程

一、乙型肝炎病毒及其慢性感染的概述

乙型肝炎病毒（hepatitis B virus，HBV）是1964年在澳大利亚土著人血清中发现的一种DNA病毒，属于嗜肝DNA病毒科。HBV只侵犯人类和其他灵长类动物。HBV感染者血清中常存在具有传染性的完整病毒颗粒，又称Dane颗粒。Dane颗粒呈球形，直径为42nm，分为外壳和核心两部分，外壳含乙型肝炎表面抗原（hepatitis B surface antigen，HBsAg），核心含乙型肝炎核心抗原（hepatitis B core antigen，HBcAg）、环状双股HBV DNA和HBV DNA多聚酶。

HBV是在肝细胞内繁殖。首先，HBV侵入肝细胞后，HBV DNA进入胞核内，在DNA多聚酶作用下，以负链DNA为模板延长正链，修补正链中的缺口，形成共价闭合环状DNA（covalently closed circular DNA，cccDNA）。然后仍在DNA多聚酶作用下，以cccDNA中负链为模板，转录成几种不同长度的mRNA，进入胞质。这些mRNA在胞质中分别编码翻译HBV的各种抗原，而其中的3.5kD mRNA还能在逆转录酶（即DNA多聚酶）作用下，作为模板，逆转录生成新的HBV DNA。cccDNA半衰期较长，很难从肝细胞内被彻底清除。

HBV有逆转录的复制过程，故其基因变异率较一般DNA病毒高，容易逃脱宿主的免疫应答清除作用，导致病毒感染持续存在。已发现HBV有9个基因型，即A基因型至I基因型。HBV基因型分布具有一定地域性，在我国以C型和B型为主。HBV基因型与疾病进展有关。与C基因型感染者相比，B基因型感染者较早出现HBeAg血清学转换（即血清出现HBeAb，而HBeAg转阴），较少进展为慢性肝炎、肝硬化和原发性肝细胞癌。

乙型病毒性肝炎是血源传播性疾病，主要通过血液（如静脉滥用毒品、输血制品和血液透析等）、母婴（即垂直传染）及性接触途径传播。HBV感染于全世界流行，但是不同地区HBV感染的流行强度差异很大。据2015年世界卫生组织报道，目前全球约有2.4亿慢性感染者，中低收入国家感染问题最为突出；慢性乙肝的主要并发症为肝硬化和肝细胞癌（HCC），20%~30%的慢性感染者会出现这些并发症，每年约有65万人死于慢性乙肝。大部分患者并未意识到自己感染了乙肝病毒，因此就诊时病情可能已至进展期。持续性HBeAg阳性和/或HBV DNA>2 000U/ml（相当于10^4copy/ml）是肝硬化和原发性肝细胞癌发生的显著危险因素。

HBV感染的肝外并发症包括血清病样综合征（serum sickness like syndrome）、肾小球肾炎、结节性多动脉炎和儿童丘疹性皮炎（gianotti-crosti syndrome）等。这些肝外并发症见于1%~10%的慢性HBV感染患者。其发病机制不明，一般认为是由免疫复合物引起，与高水平的病毒抗原血症相关。

二、乙型肝炎病毒相关性肾炎的认识过程

HBV相关性肾小球肾炎（hepatitis B virus associated glomerulonephritis，HBV-GN）是与HBV感染相关的肾小球疾病，它是HBV感染的常见肝外并发症。

HBV-GN患者包括儿童及成人，伴或不伴明显的肝炎病史。1971年Combes等首次报道一例

53岁男性HBV携带者发生膜性肾病（membranous nephropathy，MN），在其肾活检组织的肾小球内发现HBsAg免疫复合物。随后研究证实，在HBV-GN患者的肾小球中均可发现HBsAg、HBcAg或HBeAg。HBV-GN的病理类型以MN最常见，此外还有系膜增生性肾炎（mesangioproliferative glomerulonephritis，MsPGN）及膜增生性肾炎（membranoproliferative glomerulonephritis，MPGN），在亚洲还有IgA肾病（IgA nephropathy，IgAN）的报道。

HBV-GN中，儿童MN与HBV感染的关系已得到流行病学调查资料支持。20世纪80年代的流行病学研究显示，在人群HBsAg感染率低（为0.1%~1.0%）的美国和西欧，MN患儿的血清HBsAg检出率为20%~60%；在HBV感染率高的亚洲和非洲（如我国感染率为15%），MN患者的血清HBsAg检出率常高达80%~100%。所以，儿童MN与慢性HBV感染之间存在密切关系。

HBV-MN患儿的预后大多良好，但是部分HBV-GN成人病例进展到终末期肾病（ESRD），提示该病为慢性进展性。

文献关于该病的命名，除HBV-GN外，还包括乙型肝炎病毒相关性肾病（hepatitis B virus-associated nephropathy）和乙型肝炎病毒感染相关性肾小球肾炎（hepatitis B virus infection-related glomerulonephritis）等。

第二节　发病机制的研究现状

一般认为，病毒导致肾小球疾病的发病机制可能有：①免疫复合物介导疾病，包括循环免疫复合物沉积及原位免疫复合物形成；②病毒感染引起的细胞病变效应（cytopathic effect）。

一、免疫复合物介导肾损害

许多学者认为病毒抗原与宿主抗体结合形成免疫复合物，激活补体系统导致肾小球损伤是HBV-GN的主要发病机制。支持证据包括：①患者循环中存在免疫复合物，而且从免疫复合物中分离出HBsAg及HBcAg；②肾活检组织免疫病理检查常见肾小球内有HBsAg、HBcAg和/或HBeAg，且上述抗原的分布与免疫球蛋白和补体的分布一致；③用患者肾活检组织作酸洗脱试验，可从洗脱液中找到抗HBV抗体；④动物实验早已证实注入HBsAg可诱发狒狒的免疫复合物性肾炎，肾组织出现HBsAg及免疫球蛋白沉积。

下文将对免疫复合物致肾损害的几个问题作一简要讨论：

（一）HBV抗原特性与免疫复合物形成

虽然在HBV-MN患者肾活检组织中可检出HBsAg、HBeAg或HBcAg等多种HBV抗原，但是许多研究显示HBeAg是主要致病抗原。Takekoshi等（1991年）发现HBV-MN患者循环中HBeAg存在两种形式，小分子的游离HBeAg和大分子的与IgG结合的HBeAg，后者即可能为循环免疫复合物。

除循环免疫复合物沉积于肾小球外，肾小球内原位免疫复合物形成也是HBV-MN的重要发病机制之一。一般认为，能够穿过肾小球基底膜（GBM）定位于上皮下的物质相对分子质量应较小（小于3×10^5~5×10^5，最大不超过1×10^6），并且携带阳电荷。在HBV抗原成分中，HBsAg及HBcAg分子量皆大，并带负电荷，因此无法穿过GBM而于上皮下形成原位免疫复合物。HBeAg的分子量小，仅为3.9×10^4~9.0×10^4，因此有可能穿过GBM到达上皮下，再与抗HBeAb结合原位形成免疫复合物；但是HBeAg也带负电荷，不一定能克服GBM的负电荷屏障到达上皮下，所以又有学者认为，是带强正电荷的抗HBe-IgG（其分子量也小，约为1.6×10^5）靠其电荷穿过GBM植入上皮下，然后再吸引HBeAg至上皮下原位形成免疫复合物。

HBsAg分子量大（可达3.7×10^6~4.6×10^6），HBcAg分子量更大（可达8.5×10^6~9.0×10^6），都不能通过GBM，但它们往往也能在HBV-MN患者的肾小球毛细血管壁上皮下检测到，一种解释认为这是它们的肽链碎片所致。完整的HBV抗原在体内代谢，最后能分解成许多仍然含有抗原决定簇的小分子多肽亚单位，这些亚单位能到达上皮下形成原位免疫复合物，或形成循环免疫复合物再沉积至上皮下。

（二）HBV基因突变与机体免疫应答异常

HBV-GN的发病涉及病毒、宿主以及二者间的相互作用。文献报道，HBV-MN 患者的血清检验 HBeAg 多阳性，反映病毒复制活跃，说明 HBV 持续感染是 HBV-GN 发生的一个必要条件。

HBV 感染持续存在与 HBV 基因突变相关。有报道发现，HBV-MN 患儿的 HBV 有 S 基因和/或前 S 基因（前 S1，前 S2）的突变，这些基因突变可能影响机体免疫应答，干扰宿主对病毒的清除。

HBV 感染持续存在也与机体免疫功能受损相关。Lin 等研究发现，HBV-MN 患者的 T 细胞亚群失调，CD4$^+$ 细胞较少，CD8$^+$ 细胞增多，CD4$^+$/CD8$^+$ 比率下降，这将使特异性抗体生成不足；同时尚发现细胞毒性 T 细胞活性降低，Th1 细胞相关的白介素 -2（IL-2）和干扰素 -γ（INF-γ）水平也明显降低，提示细胞免疫反应也存在缺陷，这都将使机体清除 HBV 能力大大减低。

（三）遗传因素

遗传因素对 HBV-GN 的发病也可能有影响。1998 年 Vaughan 等在波兰 HBV-MN 患者中发现 DQB1*0303 的基因频率显著增加；2002 年 Bhimma 等在南非黑人 HBV-MN 患儿中发现 DQB1*0603 基因频率显著增加；2003 年 Park 等在南韩 HBV-GN 患者中发现 DQB1*1502 及 *0601 与 HBV-MPGN 发病相关，DQB1*1501 与 HBV-MN 发病相关，而 DRB1*1302、DQB1*0402 和 DQB1*0604 在慢性 HBV 感染中具有保护作用。

二、病毒感染引起细胞病变效应

许多病毒感染都可能通过细胞病变效应导致细胞变性死亡。2004 年 Bhimma 等在讨论 HBV-GN 的发病机制时，认为 HBV 也可能通过细胞病变效应导致肾组织损害。但是，这一假说尚存在争议。首先，尽管发现某些 HBV-GN 患者的肾小球系膜细胞中确有 HBV DNA 存在，但近年的转基因动物实验已清楚显示 HBV 并不攻击系膜细胞，这些在系膜细胞内发现的 HBV DNA，很可能是被系膜细胞吞噬进入，并无其他意义。其次，HBV-MN 是一种足细胞病，即使 HBV 真能感染系膜细胞并引起细胞病变效应的话，也无法解释 HBV-MN 的足细胞损害。

第三节 表现和诊断

一、病理表现

1990 年《中华内科杂志》发表的"乙型肝炎病毒相关性肾炎座谈会纪要"指出：我国 HBV-GN 最常见的病理类型为 MN，其次为 MPGN 或 IgAN。2012 年美国出版的肾脏病学专著 The Kidney（第 9 版）认为：在 HBV-GN 的病理类型中，虽有系膜增生及硬化的报道，但是最常见者仍为 MN，而 MPGN（包括 I 型及 III 型）及新月体肾炎（包括 MN 合并新月体肾炎和/或原发性新月体肾炎）则报道较少。

国内外资料都公认 HBV-GN 最常见的病理类型是 MN，儿童尤其如此，在儿童罕见特发性 MN，MN 都主要继发于 HBV 感染或系统性红斑狼疮。HBV-MN 可呈现与特发性 MN 相同的病理改变，但也能出现与其不同的病理特征，例如：①免疫病理检查呈现"满堂亮"表现，即 IgG、IgA、IgM、C3、C1q 及纤维蛋白相关抗原均阳性，它们不但沉积于毛细血管壁，也能同时沉积于系膜区。②光镜检查不一定都出现基底膜"钉突样"改变，但是却经常出现"假双轨征"（并非由系膜插入形成的双轨征）及不同程度的系膜增生，嗜复红蛋白不但沉积于上皮下，也常同时沉积在基底膜内、内皮下及系膜区。③电镜检查除上皮下外，其他部位（基底膜内、内皮下和系膜区）也常见电子致密物沉积，而且有时还能见到病毒样颗粒及管网样包涵体。有学者将上述具有特殊表现的 MN 称之为"非典型膜性肾病"。

当然，无论哪种病理类型的肾小球疾病，进行免疫病理检查时，都必须在肾小球内发现 HBV 抗原包括 HBsAg、HBcAg 和/或 HBeAg 才能诊断 HBV-GN。

二、临床表现

HBV-GN 多发生于 HBV 感染流行区，患者包括成人及儿童，男性居多。临床表现可分肾病综合征、蛋白尿伴血尿、单纯蛋白尿及单纯镜下血尿四种类型，其中肾病综合征及蛋白尿伴血尿型多见，分别占 45.8% 和 47.1%，而单纯蛋白尿及单纯血尿型少见。一般而言,HBV-GN 的临床表现与相同病理类型的原发性肾小球肾炎相似,但是 HBV-MN 可能有如下特点与特发性 MN 不同:HBV-MN 患者可偶见肉眼血尿,发病初期血清补体 C3、C1q 及 C4 水平下降,循环免疫复合物增多,且在此免疫复合物中能发现 HBV 抗原。

文献报告 HBV-MN 病例诊断初血清 HBeAg 常阳性;血清病毒复制指标(包括 HBeAg)阴转常伴随 HBV-MN 病情好转,若 HBV 不被清除则肾病常逐渐进展。HBV-MN 儿童患者的自发缓解率高达 30%~60%,尤其是出现 HBeAg 血清学转换者;而成人患者自发缓解率低,约 10% 患者将最终进展为 ESRD,需要进行透析或肾移植治疗。

三、诊断标准

（一）HBV-GN 诊断标准

国际上尚无 HBV-GN 的统一诊断标准。目前,我国成人患者仍在沿用 1990 年公布的"乙型肝炎病毒相关性肾炎座谈会纪要"建议的 HBV-GN 诊断标准,包括:①血清 HBV 抗原阳性;②患肾小球肾炎,并可排除狼疮肾炎等继发性肾小球病变;③在肾组织切片中找到 HBV 抗原,包括 HBsAg、HBcAg 及 HBeAg。座谈会纪要强调,此中第③点为最基本条件,无此即不能诊断 HBV-GN,而第①点可以缺如,因为 HBV 感染者的血清 HBV 抗原滴度时高时低呈现波动,且血清中 HBV 抗原的消长也并不与组织中的消长同步。

2010 年中华医学会儿科学会制定了《儿童乙型肝炎病毒相关性肾炎诊断治疗指南》,规定 HBV-GN 的诊断依据为:①血清乙肝病毒标志物阳性,包括 HBV 抗原、抗体和/或 DNA 阳性;②患肾病或肾炎并能除外其他肾小球疾病;③肾小球中有 1 种或多种 HBV 抗原沉积;④肾脏病理改变绝大多数为膜性肾病,少数为膜增生性肾炎和系膜增生性肾炎。确诊标准为:同时具有上述①②③三条;同时具有上述①②及④中的膜性肾病;个别患者具有上述②③两条,而血清乙肝病毒标志物阴性也能诊断。

（二）HBV 复制指标

判断 HBV 有无复制对制定治疗方案意义很大,1990 年公布的"乙型肝炎病毒相关性肾炎座谈会纪要"讲述,如下血清 HBV 标志物阳性即提示病毒复制:HBeAg 阳性、HBVDNA 多聚酶阳性、HBV DNA 阳性及存在高滴度抗 HBc IgM 抗体。

四、关于 HBV-GN 检查方法及诊断标准的思考

（一）关于 HBV-GN 诊断标准

"乙型肝炎病毒相关性肾炎座谈会"制定的 HBV-GN 诊断标准已应用近 30 年尚未修订,此标准中的如下内容值得商榷:首先,标准第①条是试图证实患者有或曾经有 HBV 感染,仅写"血清 HBV 抗原阳性"并不全面,应改为"血清乙肝病毒标志物阳性",包括 HBV 抗原和/或抗体(乃至 HBV DNA)阳性。其次,标准第③条写"肾组织切片中找到 HBV 抗原"也不够准确,因为 HBV-GN 是肾小球疾病,故应写为"肾小球中有 HBV 抗原沉积"。因此,2010 年《儿童乙型肝炎病毒相关性肾炎诊断治疗指南》中的诊断标准更为合理。至于此儿科标准认为血清 HBV 病毒标志物阳性、能除外狼疮肾炎等其他肾小球疾病的 MN 也能诊断为 HBV-GN,乃因儿童罕见特发性 MN,儿童 MN 主要继发于系统性红斑狼疮或 HBV 感染,所以除外狼疮肾炎后即基本能诊断 HBV-MN。需要注意的是此条标准并不适用于成人患者。

除了在肾小球中发现 HBV 抗原外,还有两项检查技术对诊断 HBV-GN 也极有意义,即用肾组织切片做原位杂交在肾小球中发现 HBV DNA,以及用肾活检组织进行酸洗脱于洗脱液中查找到 HBV 抗体,但是这两项检查的技术要求都很高,很难应用于临床,所以它们一般只用于科研,而不作为临床诊断 HBV-GN 的依据。

（二）关于组织中 HBV 抗原的检测

通过免疫病理检查在肾小球中发现 HBV 抗原(包括 HBsAg、HBcAg 及 HBeAg)是诊断 HBV-GN 的最基本条件,因此保证检查的准确性很重要。除了高质量试剂及规范化操作外,有如下两点需要强调:①要注意肾组织中具有抗球蛋白活性的 IgM 对试验的干扰,这常见于狼疮肾炎。具有抗球蛋白活性的 IgM 能与试剂抗体分子 IgG 的 Fc 段结合造成假阳性结果,解决办法是用酸性缓冲液先将组织切片上的抗体全部洗脱,然后

再重新染色;②如果患者血清中存在高滴度的抗HBV抗体,而且它们已将肾切片上的HBV抗原位点全部饱和,此时试剂中的抗HBV抗体无法与HBV抗原再结合而造成假阴性结果。假若临床高度怀疑有此情况,仍需应用酸洗脱术将切片上的抗体洗掉,再重新染色。

(三)外周血中 HBV 抗原检测呈阴性是否就可以排除 HBV-GN?

如果患者外周血中HBV抗原阴性,大多数临床工作者一般不再进行血清中HBV DNA、肾组织中HBV抗原以及HBV DNA的检测。但事实上,不断有血清学阴性的乙型肝炎病毒相关性肾炎的个案报道。在已经确诊的HBV-GN患者,外周血中也并非始终能检测出HBV抗原成分;血清中HBV抗原的消退与肾组织中抗原的消退并非始终同步。因此,临床上外周血中HBV抗原阴性而肾脏病理表现为不典型膜性肾病、膜增生性肾小球肾炎等而高度怀疑为HBV-GN的患者应该进行相关检查以避免HBV-GN的漏诊。

第四节　治疗对策及防治展望

一、抗病毒治疗

由于肾小球中免疫复合物的原位形成或沉积是HBV-GN发病的关键,所以进行抗病毒治疗减少或清除HBV,即可能减少免疫复合物形成,帮助肾损害恢复,因此,抗乙肝病毒治疗是HBV-GN治疗的基础。临床已观察到,随着体内HBV被清除(包括机体自发清除或药物治疗清除),HBV-GN患者的蛋白尿也常随之减少。从2006年Fabrizi到2011年Yi等先后发表了3篇单独用抗病毒药物治疗HBV-GN疗效的荟萃分析,结果均显示抗病毒治疗能显著提高HBeAg清除率,减少蛋白尿,促进肾病综合征缓解;但上述荟萃分析所纳入的研究绝大多数用IFN-α,仅个别用拉米夫定。2016年,一项关于核苷类似物单用对HBV-GN疗效的荟萃分析结果显示核苷类似物不仅具有抑制病毒复制作用,还具有减轻蛋白尿及延缓肾功能恶化作用。所以,对血清HBV复制指标阳性的HBV-GN患者,进行抗病毒治疗已是标准治疗方案,包括使用干扰素和核苷类似物治疗。

(一)干扰素治疗

普通干扰素α(IFN-α-2a,-2b及-1b)和聚乙二醇干扰素α(Peg-IFN-α-2a及2b,为长效制剂)具有抗病毒和免疫调节的双重作用。它们能抑制病毒DNA转录、降解病毒RNA及干扰病毒蛋白质合成,从而阻止病毒复制。需要注意的是干扰素治疗疗程要足够长(有学者认为至少需要治疗1年),否则停药后血清HBV又会重新转阳。干扰素的使用国内外的推荐并不一致,由于考虑到其骨髓抑制作用,我国大部分学者不建议将其用于HBV-GN患者。

(二)核苷(酸)类似物治疗

核苷(酸)类似物(nucleoside analogues, NAs)包括拉米夫定(Lamivudine, LAM)、阿德福韦酯(Adefovirdipivoxil, ADV)、恩替卡韦(Entecavir, ETV)、替比夫定(Telbivudine, LDT)、替诺福韦(Tenofovir, TDF)等,NAs能通过抑制DNA多聚酶而阻止HBV复制。与干扰素比较,NAs具有给药方便和耐受性好的优点,但是同样需要长期服药,否则停药后HBV又会重新复制。根据耐药率不同,一般分为两类,一类为低耐药基因屏障NAs,如阿德福韦酯,拉米夫定,替米夫定等;另一类为高耐药基因屏障NAs,如替诺福韦酯,恩替卡韦。2015年版《中国慢性乙肝防治指南》强调首选高耐药基因屏障NAs。2017版欧洲《慢性HBV感染临床管理指南》(EASL)亦指出:无论肝病严重程度,推荐长期应用一种高耐药屏障的强效NAs;首选恩替卡韦、替诺福韦或替诺福韦艾拉酚胺单药治疗。

但是针对HBV-GN患者,在选择药物时尤其要注意不同NAs对肾脏的影响不尽相同,国内外多个指南都肯定了替比夫定在肾功能改善方面的潜在益处,恩替卡韦则对CHB患者的肾功能无显著影响。但是部分NAs则有肾小管损害的风险。阿德福韦酯和替诺福韦酯可在肾小管上皮细胞内累积,导致线粒体细胞氧耗竭和氧化呼吸链功能障碍,从而肾小管上皮细胞凋亡;其中阿德福韦酯的作用较替诺福韦酯更强。由上述药物导致的早期肾小管损伤,常表现为范可尼综合征及血磷、血钙下降,伴或不伴有微量蛋白尿。由于阿德福韦酯和替诺福韦酯具有肾毒性,较大剂量使用时毒性更明显,所以应用这两种药治疗 HBV-GN 时需要密切监测血清肌酐和血磷变化。对于已经存在肾脏疾患及其高危风险的 CHB 患者,应尽可能避免应用阿德福韦酯或替诺福韦酯;推荐使用恩替卡韦或替比夫定治疗。另外,上述 NAs 都主要经肾排泄,所以肾功能不全患者用药,一定要根据肾功能调节用药剂量或用药间隔时间,以免药物体内蓄积增加副作用(替诺福韦需特别注意,因为它在体内蓄积时可引起乳酸酸中毒)。

二、糖皮质激素和免疫抑制剂的使用

关于 HBV-GN 患者能否应用糖皮质激素及免疫抑制剂治疗一直存在着争论。1990 年发表的"乙型肝炎病毒相关性肾炎座谈会纪要"认为:HBV 复制指标阴性且肝功能正常的患者,可试用激素及免疫抑制剂进行治疗,但在治疗过程中应密切监测 HBV 复制指标及肝功能变化。而2010 年公布的《儿童乙型肝炎病毒相关性肾炎诊断治疗指南》认为:HBV-GN 患儿应以抗病毒治疗为主,在抗病毒治疗同时可慎用糖皮质激素,但不推荐单用糖皮质激素治疗。另外,对 HBV-MN 患儿不推荐应用免疫抑制剂,而对 HBV-MPGN 患儿可以在应用抗病毒治疗基础上加用免疫抑制剂,但不推荐单用免疫抑制剂治疗。

国内应用糖皮质激素和/或免疫抑制剂(多为吗替麦考酚酯)和/或抗病毒药物(多为 NAs)治疗 HBV-GN 的文章很多,可是高质量的随机对照试验却十分缺乏,所以至今仍难对上述治疗的疗效及不良反应作一客观评价。2012 年 Zheng 等对 1980~2010 年收集到的国内外发表的免疫抑制药物(糖皮质激素、吗替麦考酚酯或来氟米特)联合抗病毒药物(拉米夫定、恩替卡韦或阿德福韦酯)治疗 HBV-GN 的临床研究进行了荟萃分析,结果显示此联合治疗能显著减少尿蛋白、增加血清白蛋白,而对 HBV-DNA 复制及肝功能并无明显不良影响。可是研究者并没有将联合治疗与单独抗病毒治疗的疗效进行比较,由于单独抗病毒治疗的疗效已比较肯定,那么此联合治疗中激素及免疫抑制剂是否有治疗作用以及起了多大作用?并不清楚。待到 2017 年,熊良伟等对从2009 年 1 月 1 日至 2016 年 12 月 31 日收集到的国内外发表的免疫抑制药物(泼尼松、他克莫司、

霉酚酸酯或来氟米特等)联合 NAs(恩替卡韦、拉米夫定、阿德福韦酯、替比夫定等)与单用 NAs 治疗 HBV-GN 的临床研究进行了荟萃分析,结果显示免疫抑制剂联合 NAs 治疗 HBV-GN 比起单独用 NAs,其治疗客观有效率、完全缓解率更高,能有效降低蛋白尿,改善肾功能,且不影响肝功能,不会导致乙型肝炎病毒复制。上述结果提示激素和/或免疫抑制剂联合抗病毒药物可能使 HBV-GN 患者获益,但上述分析所纳入的临床研究病例数均较少。

由于激素及免疫抑制剂是把双刃剑,它们可能通过免疫抑制作用对免疫介导的 HBV-GN 发挥治疗效应,但是它们又可能促进 HBV-DNA 复制而加重乙型肝炎,甚至导致重症肝炎暴发。因此临床上通常是在肾病病情较为严重(如大量蛋白尿)时方考虑使用激素及免疫抑制剂,且必须在抗病毒治疗基础上使用,治疗过程中切忌随意终止抗病毒药物。

事实上,关于糖皮质激素及免疫抑制剂治疗 HBV-GN 仍有很多争议,包括 HBV-GN 患者是否应该使用糖皮质激素及免疫抑制剂治疗? 如果能用,什么情况下可以使用? 应该选用什么药物? 如何制定治疗疗程? 这一系列问题,目前都缺乏大样本前瞻随机对照试验来作答;这使得我们一方面在使用激素或免疫抑制剂时要非常谨慎,另一方面今后迫切需要加强该领域的研究。

三、防治乙型肝炎病毒相关性肾炎的思考及展望

接种乙型肝炎疫苗是预防 HBV 感染的最有效策略。已证明在 HBV 感染高发区普及乙型肝炎疫苗接种能显著降低 HBV-GN 发生率。其他的预防措施包括对慢性乙型肝炎患者的适当隔离和对高危人群的管教。为防止医院院内交叉感染,各项规章制度必须严格执行。

HBV 持续复制的患者更容易并发 HBV-GN,因此对于血清 HBeAg 持续阳性者需要额外重视,应定期进行尿常规化验,若出现蛋白尿等异常就应及时进行肾活检,以早期明确诊断进行干预治疗。

HBV cccDNA 存在于肝细胞核内,目前的药物很难将其清除,所以长期应用抗 HBV 药物抑制

病毒复制,乃是防止 HBV 感染患者肝外并发症包括 HBV-GN 的现实策略。

　　HBV-GN 的发生由病毒及宿主两方面因素共同决定,在人体免疫系统无法清除 HBV 抗原的情况下才会导致免疫复合物性肾炎发生。目前对 HBV-GN 的研究主要是由肾内科医师进行,故对 HBV 的病毒学特征及机体抗 HBV 的免疫状态,及它们在发病及治疗过程中的动态变化往往研究较少,所以今后对 HBV-GN 的研究需要加强不同学科之间的合作,要有更多的病毒学家及免疫学家参与,这十分必要。

（廖蕴华）

参 考 文 献

1. 中华内科杂志编委会. 乙型肝炎病毒相关性肾炎座谈会纪要. 中华内科杂志, 1990, 29: 518-521.

2. 中华医学会儿科学分会肾脏病学组. 儿科常见肾脏疾病诊治循证指南（试行）（五）: 儿童乙型肝炎相关性肾炎诊断治疗指南. 中华儿科杂志, 2010, 48（8）: 592-595.

3. 谌贻璞. 乙型肝炎病毒相关性肾炎 // 王海燕. 肾脏病学. 第 2 版. 北京: 人民卫生出版社, 1996: 1077-1086.

4. 林清渊. 乙型肝炎病毒相关性肾炎 // 王海燕. 肾脏病学. 第 3 版. 北京: 人民卫生出版社, 2008: 1507-1514.

5. 陈楠, 王朝晖, 任红, 等. 肾组织中乙型肝炎病毒 DNA 和 RNA 的存在及其意义. 中华医学杂志, 2001, 81: 1309-1312.

6. 王素霞, 邹万忠, 张波. 乙型肝炎病毒相关性肾炎肾组织中 HBV DNA 的原位检测. 北京大学报医学版, 2001, 33: 132-135.

7. 世界卫生组织. 慢性乙型肝炎病毒感染预防、关怀和治疗指南. 中国病毒病杂志, 2015, 5（5）: 342-346.

8. Combes B, Shorey J, Barrera A, et al. Glomerulonephritis with deposition of Australia antigen-antibody complexes in glomerular basement membrane. Lancet, 1971, 2（7718）: 234-237.

9. Johnson RJ, Couser WG. Hepatitis B infection and renal disease: clinical, immunopathogenetic and therapeutic considerations. Kidney Int, 1990, 37: 663-676.

10. Bhimma R, Coovadia HM. Hepatitis B virus-associated nephropathy. Am J Nephrol, 2004, 24: 198-211.

11. Kes P, Slavicek J. Hepatitis B virus and chronic progressive kidney disease. Acta Med Croatica, 2009, 63（5）: 397-402.

12. Bhimma R, Hammond MG, Coovadia M, et al. HLA class Ⅰ and Ⅱ in black children with hepatitis B virus-associated membranous nephropathy. Kidney Int, 2002, 61（4）: 1510-1515.

13. Park MH, Song EY, Ahn C, et al. Two subtypes of hepatitis B virus-associated glomerulonephritis are associated with different HLA-DR2 alleles in Koreans. Tissue Antigens, 2003, 62（6）: 505-511.

14. 刘玉梅, 汪年松. 规范乙型肝炎病毒相关性肾小球肾炎的诊断和治疗. 临床肾脏病杂志, 2014, 14（4）: 249-252.

15. Fabrizi F, Dixit V, Martin P. Meta-analysis: anti-viral therapy of hepatitis B virus-associated glomerulonephritis. Aliment Pharmacol Ther, 2006, 24: 781-788.

16. Zhang Y, Zhou JH, Yin XL, et al. Treatment of hepatitis B virus-associated glomerulo-nephritis: a meta-analysis. World J Gastroenterol, 2010, 16（6）: 70-77.

17. Yi Z, Jie YW, Nan Z. The efficacy of anti-viral therapy on hepatitis B virus-associated glomerulonephritis: A systematic review and meta-analysis. Ann Hepatol, 2011, 10（2）: 165-173.

18. Wang WN, Wu MY. Meta-analysis of the efficacy and safety of nucleotide/nucleoside analog monotherapy for hepatitis B virus-associated glomerulonephritis.). Clin Nephrol, 2016, 85（1）: 21-29.

19. Kidney Disease: Improving Global Outcomes（KDIGO）Glomerulonephritis Work Group. KDIGO clinical practice guideline for glomerulonephritis. Kidney Int Suppl, 2012, 2: 203-204.

20. 中华医学会肝病学分会, 中华医学会感染病学分会. 慢性乙型 肝炎防治指南（2015 年更新版）. 临床肝胆病杂志, 2015, 31（12）: 1941-1960.

21. Lampertico P, Agarwal K, Berg T, et al. EASL 2017 Clinical Practice Guidelines on the management of hepatitis B virus infection. J Hepatol, 2017, 67（2）: 370-398.

22. S K Sarin, M Kumar, G K Lau, et al. Asian-Pacific clinical practice guidelines on the management of hepatitis B: a 2015 update. Hepatol Int, 2016, 10（1）: 1-98.

23. Wu X, Cai S, Li Z, et al. Potential effects of telbivudine and entecavir on renal function: a systematic review and meta-analysis. Virol J, 2016, 13（1）: 64.

24. 陈从新, 陈良, 陈楠. 伴有肾脏损伤及其高危风险的慢性乙型肝炎患者抗病毒治疗专家共识, 临床肝胆病杂志, 2016, 32（12）: 2242–2247.

25. Yang YF, Xiong QF, Zhao W, et al. Complete remission of hepatitis B virus–related membranous nephropathy after entecavir monotherapy. Clin Res Hepatol Gastroenterol, 2012, 36（5）: e89–92.

26. Moon JY, Lee SH. Treatment of hepatitis B virus–associated membranous nephropathy: lamivudine era versus post–lamivudine era. Korean J Intern Med, 2012, 27（4）: 394–396.

27. Xu G, Duang Z, Wu X, et al. Treatment of hepatitis B virus–associated membranous nephritis patients in Chinese: an open parallel controlled trial. Clin Chem Lab Med, 2011, 49（6）: 1077–1078.

28. Ochi A, Ishimura E, Ichii M, et al. Successful Treatment of Hepatitis B Virus–associated Membranous Nephropathy with Entecavir and Immuno–suppressive Agents. Nephrology（Carlton）, 2014, 19（9）: 595–596.

29. Zheng XY, Wei RB, Tang L, et al. Meta–analysis of combined therapy for adult hepatitis B virus–associated glomerulonephritis. World J Gastroenterol, 2012, 18（8）: 821–832.

30. 熊良伟, 张祥贵, 张薇, 等. 免疫抑制剂联合核苷类似物治疗乙型肝炎病毒相关性肾炎有效性和安全性的 Meta 分析. 临床荟萃, 2017, 32（7）: 613–617.

第二章　丙型肝炎病毒相关性肾炎

丙型肝炎病毒（hepatitis C virus，HCV）是1989年发现的一种小分子核糖核酸（RNA）病毒。由于HCV的高度变异性，基因序列之间存在较大差异。目前可至少分为6个基因型，每个基因型又可被细分出不同的亚型。其中1到3型呈全球分布，1a和1b型占所有HCV感染的60%。在我国1b和2a基因型常见，其中以1b型为主（56.8%），其次为2型（24.1%）和3型（9.1%），未见基因4型和5型报告，6型相对较少（6.3%）。慢性HCV感染除引起急性和慢性肝炎表现外，尚可导致多种肝外器官的损害，如冷球蛋白血症、淋巴瘤、扁平苔藓、肾小球肾炎以及多种自身免疫性疾病等。HCV感染与慢性肾脏病密切相关，并对肾病患者的预后产生不良影响。目前已报道了数种类型的肾脏疾病，包括混合性冷球蛋白血症、膜增生性肾小球肾炎（membranoproliferative glomerulonephritis，MPGN）、膜性肾病和结节性多动脉炎（polyarteritis nodosa，PAN）。在较少见情况下，HCV感染者中也可能出现以下病理类型，包括局灶性节段性肾小球硬化（focal segmental glomerulosclerosis，FSGS）、增生性肾小球肾炎以及纤维样和免疫触须样肾小球病。在过去几年中，直接作用抗病毒（direct-acting antiviral，DAA）药物的应用已经极大地改变了该疾病的临床过程。DAA一方面可改善丙型肝炎病毒相关性肾脏疾病患者的预后，另一方面可有效预防丙型肝炎病毒相关性肾脏疾病的发生。本文将就相关进展作详细阐述。

第一节　丙型肝炎病毒及人群感染率

HCV属于黄病毒科（flaviviridae）肝炎病毒属（*hepacivirusgenus*），其基因组为单股正链RNA，由约9.6×10^3个核苷酸组成。HCV基因组含有一个开放读框（open reading frame，ORF），编码10余种结构和非结构（non-structural，NS）蛋白（NS2、NS3、NS4A、NS4B、NS5A和NS5B），NS3/4A、NS5A和NS5B是目前直接抗病毒药物的主要靶位。按照国际通行的方法，以阿拉伯数字表示HCV基因型，以小写的英文字母表示基因亚型（如1a、2b、3c等）。

HCV主要通过血液传播（包括输血及血制品，经破损皮肤和黏膜传播等），另外还有母婴垂直传播、性交传播等，其感染途径与人类免疫缺陷病毒（human immunodeficiency virus，HIV）基本相同。HCV呈全球性流行，不同性别、年龄、种族均对HCV易感。据世界卫生组织统计，全球HCV的感染率约为2.8%，约1.85亿人感染HCV，每年因HCV感染导致死亡约35万例。抗HCV阳性率随年龄增长而逐渐上升，男女间无明显差异。一项亚洲的流行病学回顾研究报道，HCV感染率在中国为1.6%，日本为0.6%~0.9%，韩国为0.6%~1.1%。在亚洲地区，HCV患者慢性肾脏病的患病率为9.2%。透析预后与实践模式研究（DOPPS）发现，12个发达国家的49 762例ESRD患者当中，抗HCV抗体阳性率为9.5%。在发展中国家，ESRD患者HCV感染的患病率尚不明确，不同报告的范围在6.1%~49.6%之间。

第二节　丙型肝炎病毒相关性肾炎的发病机制研究现状

一、免疫复合物介导肾损害

丙型肝炎病毒相关性肾炎（HCV associated glomerulonephritis，HCV-GN）可以分为混合型冷

球蛋白血症（mixedcryoglobulinemia）肾小球肾炎及非冷球蛋白血症肾小球肾炎，现将它们的发病机制做一简介。

（一）混合型冷球蛋白血症肾小球肾炎（mixed cryoglobulinemic glomerulonephritis, CGN）

混合性冷球蛋白血症肾小球肾炎是一种系统性血管炎，是慢性 HCV 感染重要的肝外并发症之一。

冷球蛋白指在 4℃ 下沉淀，在加热至 37℃ 可溶解的血清免疫球蛋白，根据组成可分为三种类型：Ⅰ型由单克隆免疫球蛋白组成，多为单克隆 IgM 或 IgG，常见于淋巴增生性疾病，如多发性骨髓瘤及华氏巨球蛋白血症；最常见的冷球蛋白血症是Ⅱ型，其特征是含有一个多克隆 IgG 和单克隆 IgMκ 类风湿因子，该类风湿因子能与 IgG 的 Fc 段结合；Ⅲ型冷球蛋白血症的特点是循环冷球蛋白由多克隆 IgG 和多克隆 IgM 组成。Ⅱ型和Ⅲ型是由 2 种免疫球蛋白构成，因此称为混合型冷球蛋白血症。近年研究发现，HCV 感染主要与Ⅱ型混合性冷球蛋白血症有关，但其也可能导致一些Ⅲ型混合性冷球蛋白血症。19%~50% 慢性 HCV 感染患者的血液中存在冷球蛋白。其中Ⅱ型混合型冷球蛋白血症中 95% 的病例与 HCV 感染相关，Ⅲ型混合型冷球蛋白血症 30%~50% 的病例与 HCV 感染相关。

研究发现，HCV 极易感染 B 淋巴细胞，这很可能是其导致冷球蛋白产生的初始因素。有研究发现 CD81 是 HCV 受体。HCV 对 B 细胞的慢性刺激直接调节 B 细胞和 T 细胞功能，并导致 B 细胞的多克隆激活和扩增，从而产生具有类风湿因子活性的 IgM。有研究发现 CD21⁻/low IgM⁺ CD27⁺ 边缘区 B 细胞的扩增，而 CD4⁺ CD25⁺ FoxP3⁺ 调节性 T 细胞水平显著降低，这可能导致外周自身反应性 B 细胞的扩增，从而引起血管炎。冷球蛋白也可通过抗内皮细胞活性和补体激活促使血管细胞黏附分子 -1（vascular cell adhesion molecule 1，VCAM-1）表达增加和血小板聚集，从而导致内皮细胞炎症。Toll 样受体（Toll-like receptors，TLR）也可能在 HCV 相关的肾损伤中起作用。肾小球系膜细胞 TLR3 在 HCV 相关性膜增生性肾小球肾炎（HCV-associated membranoproliferative glomerulonephritis，HCV-MPGN）患者的表达增

加。肾小球 TLR4 和纤连蛋白在冷球蛋白肾小球肾炎的小鼠模型中表达上调。此外，有研究指出基因的多态性是 HCV 感染者发生冷球蛋白血症的危险因素。2014 年的一项全基因组关联研究检测到 6 号染色体 MHC Ⅱ 和 NOTCH4 基因附近的单核苷酸多态性与 HCV 患者发生冷球蛋白血症相关性血管炎有显著相关性。

（二）HCV 相关性非冷球蛋白血症肾小球肾炎

HCV 感染也能通过与乙型肝炎病毒相关性肾炎（HBV associated glomerulonephritis，HBV-GN）类似的机制引起 HCV 相关性非冷球蛋白血症肾小球肾炎（HCV associated non-cryoglobulinemic glomerulonephritis，HCV-nCGN），它们是 HCV 抗原和抗 HCV 抗体形成免疫复合物沉积肾小球激活补体致病。2009 年 Cao 等用免疫组化检查，在 3 例 HCV-MPGN 和 1 例 HCV 相关膜性肾病（membranous nephropathy，MN）患者的肾小球中发现 HCV 抗原成分（HCV-NS3）与 IgM、IgG 及补体一起沉积于系膜区及毛细血管壁；在 1 例 HCV 相关膜性肾病患者的肾小球中发现 HCV-NS3 与 IgM、IgG 及补体沉积于毛细血管壁。这些发现均支持免疫复合物致病观点。

二、病毒感染直接引起细胞损伤

HCV 可能通过直接感染内皮细胞、肾小管上皮细胞和淋巴细胞而导致肾脏组织损伤。Fowell 等对 HCV-GN 患者的肾活检组织提取物做聚合酶链反应检测，发现 HCV RNA 存在；也有研究在 HCV-GN 患者肾小球及肾小管中检测到 HCV RNA 及 HCV 核心蛋白，这些研究提示 HCV 有感染肾脏细胞的可能。在 HCV 感染的 B 淋巴细胞上已观察到，HCV 的核心蛋白能促细胞凋亡，而胞膜蛋白能促细胞生长及变性。所以，这些病毒蛋白之间的平衡状态，能决定 HCV 感染的后果。

HCV 还可能通过细胞表面的某些受体附着到细胞上引起细胞病变效应。有研究发现，来自 HCV-GN 患者的显微切割肾小球的系膜细胞具有更高的编码 Toll 样受体 3（TLR3）的转录物，而 TLR3 可作为病毒双链 RNA 的受体。伴随病毒载量增加，IL-1B、IL-6、IL-8、人单核细胞趋化蛋

白-1(monocyte chemo-attractant protein-1, MCP-1)及 RANTES 等细胞因子及趋化因子增多。这一观察为细胞病变效应可能参与肾炎致病提供了某些线索。

值得注意的是,除了免疫复合物介导的肾损害及和 HCV 的直接影响外,其他因素,如遗传背景,合并症(包括高血压和糖尿病)都可能影响肾损伤的发展。2018 年一项针对 342 名患者的病例对照研究指出,编码趋化因子受体 CCR5 及炎性小体 NLRP3 的基因多态性与 HCV 相关肾损伤的发生相关。这些研究结果共同表明,遗传背景对 HCV 对肾脏的影响有重要作用。此外,较之 HCV 阴性患者,HCV 阳性患者发生心脑血管或肾血管事件的风险高出 2.0~2.5 倍,发生胰岛素抵抗和 2 型糖尿病的风险 1.5 倍。这些合并症是肾脏疾病的常见病因,并且 HCV 相关炎症途径也可进一步加速 CKD 的进展。

第三节　丙型肝炎病毒感染相关肾小球疾病的类型及病理改变

HCV 感染与肾小球疾病之间存在很强的关联,且很可能为因果关系。目前已报道了数种类型的肾脏疾病,包括混合性冷球蛋白血症、膜增生性肾小球肾炎、膜性肾病和结节性多动脉炎。上述任何肾小球疾病均可能合并新月体性肾小球肾炎。

在较少见情况下,HCV 感染者中也报道了其他肾小球疾病,包括局灶性节段性肾小球硬化、增生性肾小球肾炎以及纤维样和免疫触须样肾小球病。在某些患者中,肾小球疾病可能无临床症状。

一、混合型冷球蛋白血症肾小球肾炎

HCV 感染所致 CGN(HCV-CGN)的病理表现主要为 I 型 MPGN,常发生于 II 型和 III 型混合型冷球蛋白血症患者。肾脏病理活检表现为:光镜可见系膜细胞增生及基质增多,插入基底膜与内皮之间形成"双轨征",毛细血管袢呈"分叶状"。免疫荧光或免疫组化检查常见 IgM、IgG、补体 C3 以及 HCV 抗原呈颗粒样沉积于系膜区和毛细血管壁。轻链染色常见 κ 链沉积于系膜区、

毛细血管壁及透明血栓中。CD68 染色可见大量单核-巨噬细胞滞留于毛细血管腔。电镜检查可见内皮下电子致密物沉积,有时可见病毒颗粒和冷球蛋白呈现多种形态的结晶物质(纤维、微管、晶格及球状等)。

二、非冷球蛋白血症肾小球肾炎

文献报道,HCV-nCGN 的病理类型也以 I 型 MPGN 最常见。此外还有膜性肾病、结节性多动脉炎、IgA 肾病以及其他病理类型。这些患者的 MPGN 及 NN 的病理表现与原发性肾小球疾病中的相同病理类型表现一样,除了血清可检测出 HCV RNA 及抗 HCV 抗体,而无冷球蛋白。

HCV 感染相关 MPGN 如下特点与特发性 MPGN 不同:①内皮下免疫复合物或电子致密物沉积较多,严重内皮细胞增生,冷球蛋白沉积引起的微血栓常见;②大量单核巨噬细胞和多形核白细胞浸润于肾小球和肾间质;③易见血管炎及纤维素样坏死。

第四节　慢性丙型肝炎病毒感染相关性肾炎的临床表现

一、丙型肝炎病毒感染的临床表现

丙型肝炎病毒感染既可引起急性肝炎,又可引起慢性肝炎。急性感染患者,首先是血清 HCV RNA 水平升高,4~12 周后才逐渐出现肝炎表现及血清抗 HCV 抗体。多数患者无症状,有症状的可能出现轻度黄疸、恶心、右上腹痛等,伴血清转氨酶增高,临床多为无黄疸型肝炎。急性 HCV 感染所致的暴发性肝功能衰竭非常罕见,更多见于存在基础慢性乙型肝炎病毒感染的患者。

急性丙型肝炎病程呈自限性,50%~85% 的患者会进展为慢性肝炎。慢性 HCV 感染的定义是感染后血清 HCV RNA 持续阳性 6 个月以上。多数慢性感染的患者临床症状轻微,常见疲劳等非特异表现。其他相对较少见的症状包括恶心、厌食、肌痛、关节痛、乏力和消瘦。血清转氨酶轻度持续增高或反复波动,血清 HCV RNA 及抗 HCV

抗体持续阳性。5%~30% 的慢性 HCV 感染患者会在 20~30 年内发展为肝硬化,甚至最终导致肝细胞癌以及需要接受肝移植。但很多代偿期肝硬化患者多年保持稳定状态。

由于 HCV 具有嗜肝细胞和嗜淋巴病毒的特性,除了慢性肝损害,一些患者常具有一种或多种与 HCV 感染相关的肝外表现,如血液、肾脏、皮肤、内分泌系统等。慢性 HCV 感染相关血液病包括:原发性混合性冷球蛋白血症、单克隆免疫球蛋白血症和淋巴瘤等;皮肤病疾病如扁平苔藓和迟发性皮肤卟啉病;目前已发现多种自身免疫性疾病与慢性 HCV 感染有关,包括亚临床自身抗体形成、甲状腺疾病、涎腺炎和自身免疫性血小板减少性紫癜等。此外,HCV 感染与糖尿病的发生有关,在 HCV 感染者中相对危险度增加近 70%。

二、丙型肝炎病毒感染相关肾小球疾病的临床表现

多发生于 50~70 岁。临床上多表现为混合型冷球蛋白血症所致的系统性血管炎。大多数情况下冷球蛋白血症引起的症状比较轻微,只有 10%~30% 的患者出现明显的临床表现。混合型冷球蛋白血症的临床表现可以从轻度症状,包括紫癜和关节痛,到威胁生命的并发症,包括冷球蛋白血症相关的血管炎和肾小球肾炎。与冷球蛋白血症相关的血管炎是一种小血管炎,基本病变是内皮损伤,小血管坏死,血管周围炎症伴淋巴细胞和中性粒细胞浸润以及冷球蛋白和纤维蛋白血栓引起的血管腔闭塞,可影响皮肤,关节,周围神经系统和肾脏。超过三分之一的感染 HCV 且存在混合型冷球蛋白血症的患者会出现肾脏并发症,最常见的是 I 型膜增生性肾小球肾炎。

化验可有抗 HCV 抗体和 / 或 HCV-RNA 阳性,部分患者转氨酶升高。血清冷球蛋白阳性,常伴 RF 阳性及明显的低补体血症(血清 C3 水平轻度降低,而 Clq 及 C4 水平明显下降)。免疫固定电泳可有 IgM κ 为主的 M 带。

肾损害多表现为蛋白尿、血尿、轻到中度的肾功能不全及高血压。据文献统计,大约 20% 的患者呈现肾病综合征,25%~30% 的患者呈现急性肾炎综合征,5% 的患者出现少尿性急性肾衰竭,

10%~15% 的患者最后进入终末期肾病(ESRD)。病理检查提示大量腔内透明血栓和 / 或血管炎的病例,临床上容易出急性肾损伤。

第五节　丙型肝炎病毒感染相关肾小球疾病的诊断与评估

一、慢性丙型肝炎的诊断

HCV 感染超过 6 个月,或有 6 个月以前的流行病学史。抗 HCV 及 HCV RNA 阳性,肝脏组织病理学检查符合慢性肝炎,或根据症状、体征、实验室及影像学检查结果综合分析,亦可诊断。

血 HCV 抗体阳性提示既往或现行 HCV 感染,该抗体为非保护性抗体,不代表患者具有针对 HCV 的免疫力。临床上通常第一步是检测 HCV 抗体。如果结果为阳性,则应检测 HCV RNA。对于抗体检测假阴性可能性较大(如免疫功能受损或疑似有急性丙型肝炎)的患者,如果高度怀疑 HCV 感染,应在检测抗体的同时进行 HCV RNA 检测。如果检测到 HCV RNA,则可确诊 HCV 感染。如果未检测到 HCV RNA,那么抗体阳性有可能代表了后来被清除的 HCV 既往感染,或者假阳性结果。

二、丙型肝炎病毒感染相关肾小球疾病的诊断

目前国内外尚无关于 HCV 相关性肾小球肾炎的诊断标准,可参照 HBV-GN 诊断标准。从如下方面考虑:

(一)HCV 慢性感染及其相关的肾小球肾炎的血清学诊断

①存在 HCV 感染,血清抗 HCV 抗体阳性和 / 或 HCV-RNA 阳性;②具有血冷球蛋白血症,血清冷球蛋白检测阳性,常伴有补体 C3、C4 降低(C4 更明显),血沉常增快;③类风湿因子阳性。

(二)肾小球肾炎的诊断

肾活检病理检查符合 MPGN,且排除其他疾病继发的冷球蛋白血症性肾小球肾炎,如肿瘤(B 淋巴细胞肿瘤、慢性淋巴细胞白血病、弥漫性淋巴瘤等)、自身免疫性疾病(系统性红斑狼疮、

类风湿关节炎、干燥综合征、过敏性紫癜等）、感染性疾病（单核细胞增多症、乙肝、麻风、疟疾、获得性免疫缺陷综合征等）。

（三）肾组织切片发现 HCV 感染的证据

①肾组织检出 HCV-RNA 和 / 或 HCV 抗原。②电镜检测 HCV 颗粒：HCV 病毒体呈球形，直径 <80nm，在肝细胞中为 36~40nm，迄今为止极少报道在肾组织中检测到 HCV 颗粒。检测 HCV 成分对诊断 HCV 相关性肾小球肾炎尤为重要，但既往受实验条件的限制不能有效检出，随着诊断技术的进步，有望得到改进。

三、丙型肝炎病毒感染患者的病情评估

（一）肾脏病变的评估

HCV 感染的患者，需监测血压，建议每年检测微量白蛋白尿、镜下血尿、肾功能、补体（包括 C3、C4）和冷球蛋白。如患者出现蛋白尿、肾功能不全或冷球蛋白血症，建议行肾穿刺活检术以明确诊断。反之，对于所有混合性冷球蛋白血症综合征、Ⅰ 型 MPGN、膜性肾病和 PAN 患者，均应评估其是否存在 HCV 感染，建议同时检测 HCV 抗体和 HCV RNA。

（二）肝脏病变程度的判定

肝内丙型肝炎病毒感染可能导致慢性丙型肝炎、肝硬化或肝细胞癌。肝组织活检病理学诊断可以判定肝脏炎症分级和纤维化分期。HCV 单独感染极少引起重型肝炎，HCV 重叠 HIV、HBV 等病毒感染、过量饮酒或应用肝毒性药物时，可发展为重型肝炎。

（三）其他系统病变

肝外临床表现或综合征可能是机体异常免疫反应所致，包括类风湿关节炎、眼口干燥综合征、扁平苔藓、混合型冷球蛋白血症、B 细胞淋巴瘤和迟发性皮肤卟啉症等。

（四）慢性丙型肝炎病毒感染的评估

除预期寿命不足 12 个月者以外，所有 HCV 感染者都应接受抗病毒治疗。但在开始治疗前应对患者进行全面评估。评估的内容主要包括下列 5 个方面：

1. **病毒学评价**　包括确诊为 HCV 慢性感染、检测 HCV 基因型及记录既往抗 HCV 治疗史。确定 HCV 的基因型对治疗决策来说至关重要，因为基因型将决定治疗方案、剂量、疗程和产生疗效的可能性。如果检测发现基因 1，应同时测定亚基因型（GT1a 或 GT1b）和肝纤维化分期。

2. **确认是否合并有其他肝脏疾病**　需测定患者体重指数、血压、腰围，以及空腹血糖和血脂水平，并需要进行 HBV 和 HIV 的血清学检测。

3. **评估是否存在肝硬化**　可以采用肝活检或动态弹性成像技术来评估。如果肝活检和弹性成像有禁忌证，或条件有限无法开展，可采用 APRI 评分（谷草转氨酶 / 血小板比率指数）、Fibro-GENE（一种基于 IL28B 基因型的肝纤维化分期模型）、FIB-4 指数（基于 ALT、AST、PLT 和患者年龄）等血清学指标检查，评估是否存在肝硬化。

4. **评估抗病毒治疗药物与其他药物发生药物间相互作用的风险**　可利用英国利物浦大学开发的的肝炎用药相互作用查询网站辅助评估。

5. **评估患者的治疗依从性**　精神心理状况稳定者和 / 或定期注射毒品者都可以采用 DAAs 药物治疗。对于有肝硬化或酒精依赖的患者建议完全戒酒，对于没有肝硬化的患者可允许其在治疗期间继续少量饮酒（每天不超过两个标准杯，折合 20g 乙醇）；对于大量酗酒者应在开始 DAAs 治疗前改善酒精依赖。

第六节　肾损伤成人患者中慢性丙型肝炎感染的抗病毒治疗

抗病毒治疗的目标是清除 HCV，获得治愈，减轻 HCV 相关肝损伤和肾损伤，逆转肝纤维化，阻止进展为肝硬化、失代偿期肝硬化、肝衰竭或肝癌以及慢性肾衰竭，提高患者的长期生存率与生活质量。

在肾损伤成人患者中，抗病毒治疗方案的选择主要基于肾功能损伤的程度和丙型肝炎病毒的基因型。此外，肝脏病变程度、病毒载量、既往抗病毒药物治疗史、合并用药情况和患者经济状况等亦为选择治疗方案的重要参考因素。

一、直接作用抗病毒药

含 DAA 药物的抗病毒方案应根据患者估算肾小球滤过率（estimated glomerular filtration rate，eGFR）进行选择。不同 CKD 分期的 DAA 方案如下：

1. 对于 eGFR ≥30ml/（min·1.73m^2）的患者，其治疗方案与肾功能正常患者相同（表 5-2-1）；然而，需要注意的是，若治疗方案中含有聚乙二醇干扰素 α（Peg-IFNα，为干扰素 α 长效制剂）和利巴韦林（Ribavirin），则 eGFR 介于 30~50ml/（min·1.73m^2）的患者，需根据 eGFR 调整其剂量（表 5-2-2）。

表 5-2-1　推荐的抗丙型肝炎病毒治疗方案

基因型	DAA 药物治疗方案				
1a	OBV/PTV/r+DSV+RBV	SOF/LDV ± RBV	SOF/VEL ± RBV	GZR/EBR ± RBV	
1b	OBV/PTV/r+DSV	ASV+DCV	SOF/LDV ± RBV	SOF/VEL ± RBV	GZR/EBR ± RBV
2	SOF+RBV	SOF+DCV+RBV	SOF/VEL ± RBV		
3	SOF+PEG-IFNα+RBV	SOF+RBV	SOF+DCV+RBV	SOF/VEL ± RBV	
4	OBV/PTV/r ± RBV	SOF/LDV ± RBV	SOF+PEG-IFNα+RBV	SOF+RBV	SOF/VEL ± RBV GZR/EBR ± RBV
5	SOF/LDV ± RBV	SOF+PEG-IFNα+RBV	SOF+RBV	SOF/VEL ± RBV	
6	SOF/LDV ± RBV	SOF+PEG-IFNα+RBV	SOF+RBV	SOF/VEL ± RBV	

注：OBV. 奥毕他韦（Ombitasvir）；PTV. 帕利瑞韦（Paritaprevir）；r. 利托那韦（Ritonavir）；DSV. 达萨布韦（Dasabuvir）；SOF. 索非布韦（Sofosbuvir）；LDV. 雷迪帕韦（Ledipasvir）；RBV. 利巴韦林（Ribavirin）；VEL. 维帕他韦（Velpatasvir）；GZR. 格佐普韦（Grazoprevir）；EBR. 依巴司韦（Elbasvir）；ASV. 阿那匹韦（Asunaprevir）；DCV. 达卡他韦（Daclatasvir）；± RBV. 部分情况下需加用利巴韦林，具体参考美国肝病研究协会（American Association for the Study of Liver Diseases，AASLD）和美国传染病学会（Infectious Diseases Society of America，IDSA）指南。

表 5-2-2　肾损伤患者推荐的抗丙型肝炎病毒治疗方案

肾功能	基因型	推荐方案	替代方案
CKD4 或 5 期	1a	GZR/EBR	OBV/PTV/r + DSV + RBV
		GLE/PIB	DCV/ASV
	1b	GZR/EBR	OBV/PTV/r + DSV
		GLE/PIB	DCV/ASV
	2，3	GLE/PIB	-
	4	GZR/EBR	-
		GLE/PIB	-
	5，6	GLE/PIB	-

注：GZR. 格佐普韦（Grazoprevir）；EBR. 依巴司韦（Elbasvir）；OBV. 奥毕他韦（Ombitasvir）；GLE. 格来普韦（Glecaprevir）；PIB. 匹布他韦（Pibrentasvir）；PTV. 帕利瑞韦（Paritaprevir）；r. 利托那韦（Ritonavir）；DSV. 达萨布韦（Dasabuvir）；RBV. 利巴韦林（Ribavirin）；DCV. 达卡他韦（Daclatasvir）；ASV. 阿那匹韦（Asunaprevir）。

2. 对于 eGFR<30ml/（min·1.73m^2）的患者（CKD4 和 5 期），可优先选择格来普韦 – 匹布他韦（Glecaprevir–Pibrentasvir）方案。格来普韦（NS3/4A 蛋白酶抑制剂）和匹布他韦（NS5A 抑制剂）均为泛基因型药物，不经肾脏代谢，在终末期肾病患者中不需调整剂量。在 EXPEDITION–4 研究中，104 例基因 1~6 型的丙型肝炎病毒感染患者，eGFR 均 <30ml/（min·1.73m^2），经过 12 周格来普韦 – 匹布他韦治疗，持续病毒学应答（sustained virologic response，SVR）比例为 98%，且不良反应轻微。但该方案禁用于失代偿性肝硬化患者（Child Pugh 分级为 B 级或 C 级）。

3. 若患者不能使用格来普韦 – 匹布他韦，则应根据基因型选择替代方案（表 5-2-2）。

（1）基因 1 型和 4 型：可选用格佐普韦 – 依巴司韦（Grazoprevir–Elbasvir）作为替代方案。格佐普韦（NS3/4A 蛋白酶抑制剂）和依巴司韦（NS5A 抑制剂）与蛋白高度结合，不能被透析所清除。一项 3 期临床研究（C-SURFER）纳入了 122 例 eGFR<30ml/（min·1.73m^2）的患者，其中 76% 在接受血液透析，经过 12 周格佐普韦 – 依巴司韦治疗，SVR 比例为 94.3%。另外，RUBY–Ⅱ试验显示奥毕他韦（NS5A 抑制剂）– 帕利瑞韦（NS3/4A 蛋白酶抑制剂）– 利托那韦（细胞色素 P4503A 抑制剂）联用达萨布韦（NS5B 抑制剂）（Ombitasvir/Paritaprevir/Ritonavir–Dasabuvir）SVR 比例可达 94%，且药物均通过肝脏代谢，在 CKD4 或 5 期患者中无需调整剂量。

（2）基因 2 型和 3 型：NS5A 抑制剂维帕他韦（Velpatasvir）或达卡他韦（Daclatasvir）联用 NS5B 抑制剂索非布韦（Sofosbuvir）为该类患者治疗的标准方案。然而，索非布韦近 78% 的代谢物经过肾脏清除，在 eGFR<30ml/（min·1.73m^2）的患者或接受透析的终末期肾病患者中，药物代谢物水平显著升高。因此，目前索非布韦仅被批准用于 eGFR ≥30ml/（min·1.73m^2）的患者。对于 eGFR<30ml/（min·1.73m^2）或在接受血液透析的患者，如亟须抗病毒治疗，根据《欧洲肝脏研究学会临床实践指南》（EASL Clinical Practice Guidelines），可采用上述标准治疗方案，但治疗期间应进行密切监测，若肾功能恶化，应及时停药。

（3）基因 5 型和 6 型：关于基因 5 型和 6 型感染患者治疗的数据相当有限。NS5A 抑制剂雷迪帕韦（Ledipasvir）或维帕他韦联用索非布韦为该类患者治疗的推荐方案。然而，在 eGFR<30ml/（min·1.73m^2）或在接受血液透析的患者中，尚缺乏评估其安全性和有效性的数据。

二、干扰素 – 利巴韦林抗病毒治疗方案

聚乙二醇干扰素 α（PEG–IFNα）与利巴韦林的联合治疗曾是丙型肝炎病毒感染治疗的基石，然而，随着 DAA 药物的问世，其主导地位被逐步取代。但是，在难以获得 DAA 药物的地区，聚乙二醇干扰素 – 利巴韦林方案仍是唯一的治疗选择。

干扰素 α（IFNα）具有直接抗病毒作用（抑制 HCV 吸附及脱衣壳，诱导胞内抗病毒蛋白及脱氧核糖核酸酶产生）及免疫调节效应，能抑制 HCV 复制。20 世纪 90 年代初，常单独应用 IFNα 治疗，疗程 6 个月，虽然近期有效，但是远期疗效差，SVR 比例很低，仅 10%。为提高远期疗效，此后对治疗方案做了很大改进，用聚乙二醇干扰素 α（PEG–IFNα）与利巴韦林联合治疗，根据 HCV 基因型决定疗程长短：1 型及 4 型对治疗欠敏感，需要持续治疗 48 周；2 型及 3 型对治疗较敏感，一般治疗 24 周；5 型的治疗敏感性与 2、3 型相似；6 型治疗敏感性介于 1 型与 2、3 型之间。应用这一方案进行治疗，HCV 的 SVR 比例显著提高，1 型已达 41%~54%，2、3 型更高达 80%。

对于肾损伤的患者，参考 KDIGO 临床实践指南，应根据 CKD 分期调整 PEG–IFNα 和利巴韦林用量，具体内容见表 5-2-3。

三、抗病毒治疗对 HCV-GN 的效果

目前绝大多数临床试验均显示抗病毒治疗对肾病有益，但多是采用干扰素联合利巴韦林方案。抗病毒治疗获得 SVR 的病例，肾病也随之好转，表现为尿蛋白减少、血尿减轻、肾功能稳定或改善。2012 年 Feng 等进行了一项荟萃分析研究，分析 HCV-GN 治疗疗效。此荟萃分析

表 5-2-3　根据 CKD 分期推荐的干扰素联合利巴韦林抗病毒治疗方案

CKD 分期	干扰素治疗 *	利巴韦林治疗 **
1 期和 2 期	PEG–IFNα–2a 180μg/ 周 SQ PEG–IFNα–2b 1.5μg/（kg·周）SQ	800~1200mg/d 分 2 次服
3 期和 4 期	PEG–IFNα–2a 135μg/ 周 SQ PEG–IFNα–2b 1.0μg/（kg·周）SQ	eGFR>50ml/（min·1.73m²）时 400~800mg/d 分 2 次服； eGFR<50ml/（min·1.73m²）时不推荐用
5 期	PEG–IFNα–2a 135μg/ 周 SQ PEG–IFNα–2b 1.0μg/（kg·周）SQ	不推荐用
5 期透析	IFNα–2a 3mU 每周 3 次 SQ IFNα–2b 3mU 每周 3 次 SQ	不推荐用

注：CKD. 慢性肾脏病；IFN. 干扰素；Peg-IFN. 聚乙二醇干扰素；SQ. 皮下注射；eGFR. 估算肾小球滤过率。

* 如果 12 周内已获得早期病毒学应答（病毒滴度下降 >2log），HCV 基因型 1、4 型患者应治疗 48 周，2、3 型患者应治疗 24 周。

** 对于 CKD1 和 2 期患者，HCV 基因型为 1、4 型时应服 1 000~1 200mg/d，而基因型为 2、3 型时服 800mg/d。

共纳入 11 个临床试验，225 例 HCV–GN 患者，其中 5 个试验单用 IFNα 治疗，6 个试验用 IFNα 或 PEG–IFNα 联合利巴韦林治疗。结果显示，以 IFNα（包括 PEG–IFNα）为基础的抗病毒治疗能显著减少患者蛋白尿，稳定血肌酐，其中治疗后 HCV RNA 阴转的患者，尿蛋白改善更显著。近年有少量小型研究亦发现 DAA 药物（索非布韦为基础药物）治疗可改善 HCV–GN 的血尿、蛋白尿和 eGFR。

四、抗 HCV 治疗的安全性

总体上看，上述抗病毒治疗是安全的，患者能很好耐受。DAA 治疗的常见副作用及禁忌证可参阅相应药物的说明书。大部分 DAA 药物不经过肾脏代谢，除外索非布韦。索非布韦在 eGFR<30ml/（min·1.73m²）或在接受血液透析的患者中的安全性数据有限，仅有少量小型研究提示索非布韦或许在 CKD4~5 期患者中可以安全使用。IFNα 治疗的常见副作用及禁忌证可参阅 HBV–GN 治疗的叙述（本篇第一章）。1999 年 Ohta 等在用 IFNα 治疗 HCV–GN 时，发现 IFNα 能使患者蛋白尿和 / 或血尿增多，虽然以后再未见类似报道，但仍应关注。利巴韦林的主要副作用是溶血性贫血，此药主要经肾排泄，因此肾功能不全时用药必须小心，以免药物蓄积加重此副作用，当 GFR<50ml/min 时应禁用此药。

第七节　慢性丙型肝炎感染相关性肾炎的免疫抑制治疗

免疫抑制治疗主要用于 HCV 相关性冷球蛋白血症及其并发症包括 HCV–CGN 的治疗，简述如下：

一、利妥昔单抗

利妥昔单抗（Rituximab）是抗 CD20 的单克隆抗体，它能通过耗竭表达 CD20 的 B 淋巴细胞而抑制冷球蛋白产生，减少肾脏免疫复合物沉积，为 HCV–CGN 免疫抑制治疗的一线药物。从 21 世纪开始，利妥昔单抗已应用于 HCV 相关性混合型冷球蛋白血症（包括 HCV–CGN）治疗，其标准治疗方案是：375mg/m²，每周静脉输注 1 次，共 4 次，治疗初可短期联合应用糖皮质激素，也可以完全不用激素而单独治疗。该药疗效常十分显著，可见外周血 B 淋巴细胞数减少，血清冷球蛋白及 RF 水平降低，补体 C4 上升，随之冷球蛋白血症的各种病症也显著改善乃至消失。文献报道，应用利妥昔单抗治疗约 90% 以上的 HCV–CGN 患者能够显效，疗效常出现在治疗后 1~6 个月（多数出现在头 3 个月）。显效的患者多数疗效稳定，但也有少数患者在停药后短期内（3~4 个月）病情复发，复发病例再次使用利妥昔单抗治疗仍然有效。

利妥昔单抗的副作用有发热、恶心、呕吐、荨麻疹、支气管痉挛等,这些副作用常出现在静脉输注药物时,事先给予糖皮质激素或抗组胺药常能预防。利妥昔单抗的免疫抑制作用强,因此容易继发严重感染如致死性播散性隐球菌感染等,必须高度警惕,尤其在应用前必须筛查 HBV 感染情况,避免诱发 HBV 大量复制。尽管利妥昔单抗治疗也会增加 HCV 病毒载量,但是一般并不加重肝脏损害。为了减轻 HCV 复制,利妥昔单抗与抗病毒药物的联合治疗已被推荐。

二、糖皮质激素

糖皮质激素常与环磷酰胺等免疫抑制剂配合治疗 HCV-CGN。如果出现冷球蛋白血症严重并发症,包括肾病范畴蛋白尿和 / 或肾功能快速减退时,还常用大剂量甲泼尼龙冲击治疗来加快病情缓解。尽管激素治疗对 HCV-CGN 可能有效,但是多数学者仍不主张长期用低 – 中剂量糖皮质激素如泼尼松 0.5~1.0mg/(kg·d)治疗 HCV-CGN,这存在激活 HCV 加重肝炎的较大风险。

三、免疫抑制剂

环磷酰胺常与激素和 / 或血浆置换配合应用,但不推荐单独治疗。对环磷酰胺不耐受的患者,已有学者试用吗替麦考酚酯进行替代。环磷酰胺除可能激活 HCV 外,还具有直接肝毒性作用,应用时必须小心。

四、血浆置换治疗

血浆置换,包括双重滤器血浆置换,可以清除血浆中冷球蛋白和细胞因子,从而减少免疫复合物的肾脏沉积,改善冷球蛋白血症及 HCV-CGN 病情。目前主张血浆置换仅应用于出现冷球蛋白血症严重并发症包括出现肾病范畴蛋白尿和 / 或肾功能快速减退的患者。血浆置换应与糖皮质激素和 / 或环磷酰胺联合应用,以抑制冷球蛋白生成,预防其清除后的"反跳"。至于血浆置换治疗本病的方案(置换量、频度及次数)目前尚无统一意见。

第八节 治疗方案及其适应证

2018 年 KDIGO 制定的《慢性肾脏病患者丙型肝炎的预防、诊断、评估及治疗临床实践指南》对 HCV-CGN 治疗方案做了具体建议:

一、对 HCV-CGN 的治疗

(一)非肾病综合征范畴的蛋白尿、肾功能损害缓慢进展的患者

可采用 DAA 药物作为一线抗病毒治疗方案。若无法获得 DAA 药物,可采用 IFNα 单药治疗(3mU 每周 3 次,皮下注射)、PEG-IFNα-2a(180μg/ 周,皮下注射)或 PEG-IFNα-2b(每周 1.5μg/kg,皮下注射)与利巴韦林联合治疗至少 1 年。

(二)肾病范畴蛋白尿和 / 或肾功能快速减退的患者处理

推荐进行利妥昔单抗治疗(375mg/m²,每周静脉输注 1 次,共 4 次);或甲泼尼龙冲击(0.5~1.0g/d 静脉滴注,共 3 天)与环磷酰胺[2mg/(kg·d),共 2~4 个月]联合治疗;或血浆置换治疗(3L 血浆,每周置换 3 次,共 2~3 周)。将冷球蛋白血症的血管炎综合征控制后,将针对 HCV 感染实施抗病毒治疗(与前述治疗方法同)。

二、对 HVC-nCGN 的治疗

对于 HCV-nCGN,包括 MPGN 及 MN,推荐进行抗病毒治疗,治疗方法与 HCV-CGN 的抗病毒治疗基本相同。2018 年的 KDIGO 临床实践指南推荐,若 HCV-nCGN 患者对抗病毒治疗无效,而组织学显示存在活动性病变,则应采用免疫抑制治疗。

当然,所有的 HCV-GN 患者还应进行对症治疗,包括抗高血压、利尿及减少蛋白尿治疗等,降压治疗。

总之,对 HCV 感染的 CKD 患者的管理显然需要多学科协作,以便选择恰当的 DAA 方案来治疗合适的患者,并减少不良反应的发生。肾病专家必须在首次就诊时用抗 HCV 抗体检测筛查可疑患者的 HCV 感染情况。对抗 HCV 阳性的 CKD 患者,需要测定病毒载量、确定 HCV 基因型以及进行 CKD 分期,必要时进行肾活检病理检查以进一步明确诊断。治疗方案的制定必须与肝病或感染病专家进行通力合作,对肝病进行评估。选择 DAA 方案通常由肝病或感染病专家负责,肾病专家针对肾脏受累情况及 CKD 分期,对 DAA 方案的选择给予建议。如病情需要同时进行免疫

抑制治疗,需密切观察肝功能及病毒载量的变化,以防病毒激活及肝功能恶化,加重患者病情。总之,近年来由于 HCV 治疗药物获得重大进展,治愈 HCV 已成为现实,DAA 一方面可改善 HCV 相关性肾脏疾病的治疗效果和预后,另一方面可有效预防 HCV 相关性肾脏疾病的发生,极大地改变了该疾病的临床进程。

（娄探奇　叶增纯）

参 考 文 献

1. Pol S, Parlati L, Jadoul M. Hepatitis C virus and the kidney. Nat Rev Nephrol, 2019, 15（2）: 73–86.

2. Ladino M, Pedraza F, Roth D. Hepatitis C Virus Infection in Chronic Kidney Disease. J Am Soc Nephrol, 2016, 27（8）: 2238–2246.

3. Shiffman M L, Gunn N T. Impact of hepatitis C virus therapy on metabolism and public health. Liver Int, 2017, 37 Suppl 1: 13–18.

4. Fabrizi F, Martin P, Messa P. New treatment for hepatitis C in chronic kidney disease, dialysis, and transplant. Kidney Int, 2016, 89（5）: 988–994.

5. Halota W, Flisiak R, Juszczyk J, et al. Recommendations for the treatment of hepatitis C in 2017. Clin Exp Hepatol, 2017, 3（2）: 47–55.

6. Ozkok A, Yildiz A. Hepatitis C virus associated glomerulopathies. World J Gastroenterol, 2014, 20（24）: 7544–7554.

7. 陈红松, 窦晓光, 段钟平, 等. 丙型肝炎防治指南（2015 年更新版）. 临床肝胆病杂志, 2015, 31（12）: 1961–1979.

8. Hepatitis C guidance: AASLD–IDSA recommendations for testing, managing, and treating adults infected with hepatitis C virus. Hepatology, 2015, 62（3）: 932–954.

9. EASL Recommendations on Treatment of Hepatitis C 2016. J Hepatol, 2017, 66（1）: 153–194.

10. Omata M, Kanda T, Wei L, et al. APASL consensus statements and recommendation on treatment of hepatitis C. Hepatol Int, 2016, 10（5）: 702–726.

11. Jadoul M, Martin P. Hepatitis C Treatment in Chronic Kidney Disease Patients: The Kidney Disease Improving Global Outcomes Perspective. Blood Purif, 2017, 43（1–3）: 206–209.

12. Gordon C E, Balk E M, Becker B N, et al. KDOQI US commentary on the KDIGO clinical practice guideline for the prevention, diagnosis, evaluation, and treatment of hepatitis C in CKD. Am J Kidney Dis, 2008, 52（5）: 811–825.

13. KDIGO 2018 Clinical Practice Guideline for the Prevention, Diagnosis, Evaluation, and Treatment of Hepatitis C in Chronic Kidney Disease. Kidney Int Suppl（2011）, 2018, 8（3）: 91–165.

14. Gane E, Lawitz E, Pugatch D, et al. Glecaprevir and Pibrentasvir in Patients with HCV and Severe Renal Impairment. N Engl J Med, 2017, 377（15）: 1448–1455.

15. Roth D, Nelson D R, Bruchfeld A, et al. Grazoprevir plus elbasvir in treatment–naive and treatment–experienced patients with hepatitis C virus genotype 1 infection and stage 4–5 chronic kidney disease（the C–SURFER study）: a combination phase 3 study. Lancet, 2015, 386（10003）: 1537–1545.

16. Gane E J, Sola R, Cohen E, et al. RUBY–Ⅱ: Efficacy and Safety of a Ribavirin–Free Ombitasvir/Paritaprevir/Ritonavir ± Dasabuvir Regimen in Patients with severe Renal Impairment or End–Stage Renal Disease and HCV Genotype 1a or 4 Infection. Hepatology, 2016, 64（Suppl 1）: 470A.

17. Foster G R, Afdhal N, Roberts S K, et al. Sofosbuvir and Velpatasvir for HCV Genotype 2 and 3 Infection. N Engl J Med, 2015, 373（27）: 2608–2617.

18. Sulkowski M S, Gardiner D F, Rodriguez–Torres M, et al. Daclatasvir plus sofosbuvir for previously treated or untreated chronic HCV infection. N Engl J Med, 2014, 370（3）: 211–221.

19. Wyles D L, Ruane P J, Sulkowski M S, et al. Daclatasvir plus Sofosbuvir for HCV in Patients Coinfected with HIV–1. N Engl J Med, 2015, 373（8）: 714–725.

20. Mendizabal M, Reddy K R. Chronic hepatitis C and chronic kidney disease: Advances, limitations and unchartered territories. J Viral Hepat, 2017, 24（6）: 442–453.

21. Abergel A, Asselah T, Metivier S, et al. Ledipasvir–sofosbuvir in patients with hepatitis C virus genotype 5 infection: an open–label, multicentre, single–arm, phase 2 study. Lancet Infect Dis, 2016, 16（4）: 459–464.

22. Feld J J, Jacobson I M, Hezode C, et al. Sofosbuvir and Velpatasvir for HCV Genotype 1, 2, 4, 5, and 6 Infection. N Engl J Med, 2015, 373（27）: 2599–2607.

23. Singh T, Guirguis J, Anthony S, et al. Sofosbuvir–based treatment is safe and effective in patients with chronic

hepatitis C infection and end stage renal disease: a case series. Liver Int, 2016, 36（6）: 802-806.

24. Desnoyer A, Pospai D, Le M P, et al. Pharmacokinetics, safety and efficacy of a full dose sofosbuvir-based regimen given daily in hemodialysis patients with chronic hepatitis C. J Hepatol, 2016, 65（1）: 40-47.

25. Nazario H E, Ndungu M, Modi A A. Sofosbuvir and simeprevir in hepatitis C genotype 1-patients with end-stage renal disease on haemodialysis or GFR <30ml/min. Liver Int, 2016, 36（6）: 798-801.

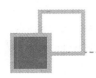

第三章　感染性心内膜炎肾损害

感染性心内膜炎（infective endocarditis, IE）是病原微生物经血行途径感染心瓣膜和／或心内膜引起的炎症，并伴赘生物形成。IE 患病率我国尚缺乏确切的流行病学数据，各国资料也存在差异，欧洲为每年 3/10 万 ~10/10 万，随年龄升高，70~80 岁老年人为每年 14.5/10 万，男女之比≥2：1。尽管对 IE 诊断和治疗的方法技术都有所提高，但该疾病近 30 年来的死亡率和发生率都没有下降。文献报道 IE 患者住院病死率为 15%~30%，导致死亡率高的原因有很多，肾功能损害是重要因素之一。Buchholtz 等发现内生肌酐清除率每下降 10ml/min，患者死亡风险比将增加 23.1%。IE 患者的肾损害可由 IE 本身引起（如肾小球肾炎，间质性肾炎，小灶性肾梗死及肾皮质坏死等），也可能由 IE 治疗引起（如抗生素肾损害，外科手术并发症等）。

第一节　易感人群及病原体——历史与变迁

IE 发病涉及病原微生物与人体之间复杂的相互反应，微生物方面包括侵入人体血液循环的能力、黏附于受损内皮及赘生物的能力、进入赘生物生长繁殖的能力等，人体方面包括是否存在心脏解剖异常、内膜损伤及免疫功能低下等易感因素。本文不拟讨论 IE 的详细发病机制，只在易感人群、病原体及侵入途径三方面作一简述，与历史上的 IE 不同，近代它们都发生了很大变化。

一、易感人群

原有心脏结构异常的患者容易罹患 IE，既往主要是风湿性瓣膜病患者，而现在退行性瓣膜病（如二尖瓣脱垂及主动脉瓣病变）、先天性心脏病（如主动脉瓣二叶瓣畸形），人工瓣膜及其他人工心内装置（如起搏器）继发 IE 者已显著增加。

近代血液透析患者明显增多，长期使用静脉通路及免疫力低下使他们也成为了当今 IE 高危人群，其发病率高于一般人群 20~60 倍。另外，近代老年人及糖尿病患者明显增多，他们免疫力低下也易罹患 IE。

二、病原体

IE 病原体主要以草绿色链球菌为主，常在风湿性瓣膜病基础上引起亚急性心内膜炎，但是现在致病菌发生了很大的变化。许多研究资料显示，金黄色葡萄球菌 IE 发病率已显著增加，在西方发达国家中它已是首位致病菌，这可能与近代静脉注射毒品、血管内侵入性医疗操作及血液透析患者增多相关。金黄色葡萄球菌毒力强，甚至能使原无心脏瓣膜疾病者发生 IE，且此 IE 病情常严重，死亡率高。IE 的第二位致病菌为链球菌，是心脏起搏器继发 IE 的最常见病原体，除草绿色链球菌外，牛链球菌感染也在明显增加，链球菌导致的 IE 治愈率较高。IE 的第三位致病菌为肠球菌，常发生于老年人，尤其在胃肠道、尿路或妇产科侵入性医疗操作后。肠球菌对抗生素常耐药，治疗较困难。尽管在不同国家和地域上述病原体的排列顺序可能不同，而且社区获得性 IE 与医院获得性 IE 的病原体也可能存在差异，但上述三类球菌仍是 IE 的最主要病原体，占 80%~90%。除此以外，文献报道 5%~10%IE 是由革兰氏阴性 HACEK 杆菌组（包括嗜血杆菌属、放线杆菌属、心杆菌属、艾肯杆菌属及金氏杆菌属）致病，而不到 1% 的 IE 是由真菌致病。此外，还有一些少见微生物如立克次体属及巴尔通体属等致病的报道。

三、微生物侵入途径

微生物只有从身体外周部位侵入，经血循环进入心脏才可能导致 IE。草绿色链球菌常从牙科手术伤口进入体内，静脉注射毒品、导管侵入性操作及血液透析已经成为金黄色葡萄球菌侵入的主要途径，而肠球菌感染则常由胃肠道、尿路或妇产科手术操作引起。

第二节　临床表现及相关检查

一、临床表现

1. 发热　是 IE 的最常见症状，95% 的 IE 患者可出现发热。急性 IE 常呈寒战、高热，而亚急性 IE 可呈弛张热，常伴盗汗、食欲减退、体重下降等非特异性表现。老年和免疫功能低下 IE 患者的表现常不典型，与年轻患者相比，发热症状更为少见。

2. 心脏杂音　约 85% 的患者可以闻及心脏杂音，主要为瓣膜关闭不全杂音，特征是新出现的病理性杂音或原有杂音性质改变。

3. 皮肤及其附属器和眼的表现　如皮肤瘀点、甲下线状出血，Janeway 损害（手掌及脚掌的出血斑或结节），Osler 结节（手掌及脚掌的红或紫色痛性结节），Roth 斑（中心苍白的视网膜出血）等。

4. 赘生物脱落栓塞　可出现在身体任何部位，如右心赘生物脱落造成肺栓塞，左心赘生物脱落致成脑及肾栓塞等。

5. 其他　常见脾大及贫血，亚急性 IE 还常见杵状指。

二、实验室检查

（一）血常规

白细胞计数升高或正常，分类核左移；出现正色素正细胞性贫血；血沉增快。

（二）血培养

血培养对诊断 IE 及帮助选择敏感抗生素治疗都十分重要。2012 年英国的 IE 诊断及治疗指南，对血培养操作做了重要推荐：①需严格遵守无菌操作规程，避免操作不当致细菌污染出现假阳性；②临床呈慢性或亚急性表现的患者，开始抗生素治疗前，至少应做 3 次血培养，且每次抽血需间隔至少 6h；③临床怀疑 IE 且有严重脓毒败血症或感染性休克的患者，在开始试验性抗生素治疗前应至少做 2 次血培养，且两次抽血需间隔 1h 以上；④由于 IE 的菌血症持续存在，所以如果多次做血培养只 1 次阳性时，IE 诊断需谨慎；⑤尽量避免从血管导管内抽血做血培养，因为污染风险较大；⑥在怀疑 IE 前已用抗生素治疗者，若病情稳定，应停用抗生素后做 3 次血培养（常需停抗生素 7~10 天血培养才阳性）；⑦血培养获得肯定的微生物学诊断后，无需反复做血培养；⑧抗生素治疗 7 天以上患者仍发热，应重复进行血培养。

（三）免疫学检查

可出现单克隆或多克隆血清免疫球蛋白升高，并导致血清 γ 球蛋白及总球蛋白增高。血清类风湿因子及循环免疫复合物呈阳性，甚至血清冷球蛋白（Ⅲ型）也阳性，血清补体 C3 及 C4 水平下降。上述免疫血清学异常尤其易见于亚急性 IE 及 IE 并发肾小球肾炎患者。

另外，从 1998 年起已有报道，在极少数亚急性 IE 并发急性肾衰竭患者的血清中发现了抗中性粒细胞胞质抗体（ANCA），主要是针对蛋白酶 3 的抗中性粒细胞胞质抗体（PR3-ANCA），其肾活检结果显示为寡免疫复合物性新月体肾炎，有学者认为这是 IE 患者出现血管炎性肾损害的原因。

（四）组织学检查

手术切除瓣膜组织或栓塞碎片的病理学检查仍然是 IE 诊断的"金标准"。心脏瓣膜手术过程切除的所有组织样本必须收集于无固定液或培养基的无菌容器内，全部样品带到微生物学诊断实验室，进行微生物的最优复苏和鉴定。

三、影像学检查

（一）超声心动图检查

超声心动图在 IE 的诊断和治疗中起着关键性作用，有助于对 IE 预后进行评价，也可用于治疗期间以及手术时和手术后的随访；其对栓塞风险的最初评价和决策制定也具有重要意义。

2015 年欧洲心脏病学会关于感染性心内膜

炎指南有如下推荐意见：①疑似 IE 患者，推荐经胸超声心动图（transthoracic echocardiography，TTE）为一线影像检查方法（ⅠB 级）。②对临床疑似 IE 但 TTE 阴性或 TTE 不能诊断的所有患者，推荐经食管超声心动图（transoesophageal echocardiography，TOE）检查（ⅠB 级）。或临床疑似 IE 患者，置入人工心脏瓣膜或心内装置时，推荐 TOE 检查（ⅠB 级）。③起初检查阴性但临床仍高度疑似 IE 时，推荐 5~7 天内重复 TTE 和 / 或 TOE 检查（ⅠC 级）。④金黄色葡萄球菌菌血症者应考虑超声心动图检查（Ⅱa B 级）。⑤疑似 IE 患者应考虑 TOE 检查，除非单纯右侧自身瓣膜 IE 而且 TTE 检查质量良好以及超声心动图检查结果明确，否则 TTE 阳性患者也应考虑 TOE 检查（Ⅱa C 级）。⑥一旦出现疑似 IE 新发并发症（出现新的杂音、栓塞、持续发热、心力衰竭、脓肿、房室传导阻滞等）推荐反复进行 TTE 和 / 或 TOE 检查（ⅠB 级）。无并发症 IE 的随访，应考虑反复 TTE 和 / 或 TOE 检查，以便检查新发的无症状并发症，监测赘生物的大小。TTE 或 TOE 反复检查的时机和方法取决于最初检验的微生物类型和对治疗的最初反应（ⅡaB 级）。⑦需要手术治疗的所有 IE 病例，推荐术中超声心动图监查（ⅠB 级）。⑧抗菌药物治疗结束时推荐行 TTE 检查，评价心脏和瓣膜形态和功能（ⅠC 级）。

现在 TTE 诊断自身瓣膜和人工瓣膜赘生物的敏感性分别为 70% 和 50%，TOE 分别为 96% 和 92%。相关研究结果显示，TTE 和 TOE 的特异性均为 90% 左右。既往存在瓣膜损害（二尖瓣脱垂、退行性钙化病变）、人工瓣膜、小赘生物（<2~3mm）、近期栓塞和无赘生物的 IE，赘生物可能难以识别。有心内装置的 IE 患者，即使行 TOE 检查，其诊断可能也难以明确，会更具有挑战性。

（二）其他检查

最近的研究结果显示，心脏（或全身）CT 扫描、头颅 MRI、^{18}F-FDG PET/CT 和核素标记的白细胞 SPECT/CT 可能提高无症状血管并发症（栓塞事件或感染性动脉瘤）以及心内膜病变的检出率。

四、对血培养阴性结果的考虑

血培养阴性的感染性心内膜炎（blood culture-negative infective endocarditis，BCNIE）指通过常规血培养，未见致病性微生物生长的 IE。Katsouli 等认为在 >48 小时里进行了 ≥3 次的需氧菌及厌氧菌培养（培养时间 >1 周）结果皆阴性才能称为"血培养阴性"。BCNIE 可能占到所有 IE 病例的 31%，诊断和治疗均有极大困难。BCNIE 常由使用抗菌药物引起，发现后需要停止应用抗菌药物，并进行反复的血培养。BCNIE 的致病菌为真菌或苛养菌，尤其是专性胞内寄生菌，而以上微生物分离需要特殊的培养基，生长相对慢。依据当地流行病学研究，应推荐进行：①伯纳特立克次体、巴尔通体属、曲霉属、肺炎支原体、布鲁菌属某些种和嗜肺军团菌的系统血清学检查；②血液惠普尔养障体、巴尔通体属、真菌（念珠菌、曲霉菌）的特异性聚合酶链反应（polymerase chain reaction，PCR）分析，通过血液 PCR 对 BCNIE 诊断的多数研究突显出解没食子酸链球菌、轻型链球菌、肠球菌、金黄色葡萄球菌、大肠埃希菌、苛养菌的重要性。由于患者疾病状况和病情不同，各种细菌患病率不同。

当所有微生物学检测均为阴性时，应系统考虑非 IE 的诊断，并进行抗核抗体以及抗心肌磷脂抗体（IgG）和抗 β_2 糖蛋白 1 抗体（IgG 和 IgM）等检测。当所有其他检测均为阴性，患者进行过猪生物瓣置换术同时过敏反应标志物阳性时，应检查抗猪抗体。

第三节 诊断标准——产生、衍变、局限性

1981 年 vonReyn 等以临床表现及微生物学检查为基础制定了最早的 IE 诊断标准；1994 年美国 Duke 大学医学院 Durack 等对此标准作了修订，添加了超声心动检查标准，称为 Duke 标准。经过多年临床研究验证及与病理"金标准"对照，Duke 标准诊断 IE 的敏感性高达 80% 以上，而且特异性及阴性预测价值也很高。随着对血培养阴性致病微生物认识的深入，以及疾病检查手段的提高，Duke 标准仍明显存在一些不足，2000 年 Li 等对 IE 的诊断标准做了修订和建议。在临床实

践中,修订后的 Duke 诊断标准对于人工瓣膜性心内膜炎和起搏器或置入式除颤仪电极 IE 患者的诊断准确性仍较低。近年来影像技术的进步改善了心内膜受累感染和 IE 心外并发症诊断的准确性,心脏(或全身)CT 扫描、头颅 MRI、^{18}F–FDG PET/CT 和核素标记的白细胞 SPECT/CT 等影像检查结果可能提高了 Duke 修订标准对疑难病例诊断的敏感度。

2005 年美国制定的 IE 指南、2012 年英国制定的 IE 指南及 2015 年欧洲心脏病学会(ESC)制定的 IE 指南都推荐应用 Li 等修订的 Duke 标准对 IE 进行诊断(表 5-3-1、表 5-3-2)。

表 5-3-1　感染性心内膜炎的 Duke 诊断标准(修订版)

确诊感染性心内膜炎
病理标准
1. 微生物:赘生物、栓塞后赘生物或心内脓肿标本的培养或组织学检查发现微生物;或
2. 病理改变:组织学检查明确的病变、赘生物或心内脓肿提示活动性心内膜炎
临床标准:
1. 2 个主要指标;或
2. 1 个主要指标及 3 个次要指标;或
3. 5 个次要指标

可疑感染性心内膜炎
1. 1 个主要指标及 1 个次要指标;或
2. 3 个次要指标

排除感染性心内膜炎
1. 能用一个强有力替代诊断去解释感染性心内膜炎的证据;或
2. 用抗生素治疗≤4d,感染性心内膜炎表现即消失;或
3. 用抗生素治疗≤4d,手术或尸解病理检查无感染性心内膜炎证据;或
4. 没有符合"可疑感染性心内膜炎"诊断标准

表 5-3-2　用于感染性心内膜炎 Duke 诊断
标准的术语定义(修订版)

主要指标
(一)血培养结果阳性
1. 两次独立的血培养均出现典型的与 IE 相符的微生物:如草绿色链球菌,解没食子酸链球菌(牛链球菌)、HACEK 组微生物、金黄色葡萄球菌;或社区获得性肠球菌而无原发病灶;或
2. 与 IE 相符的微生物血培养持续阳性:两次间隔至少 12h 的血培养阳性,或 3 次血培养全部阳性,或≥4 次血培养中多数阳性(首次和最后一次血培养至少间隔 1h);或
3. 一次伯纳特立克次体血培养阳性或抗 I 相 IgG 抗体滴度 >1∶800
(二)心内膜受累的证据
1. 超声心动图发现阳性 IE 表现:在瓣膜或支撑结构上、在血液反流途径中或在心内植入物上见到无法用其他解剖因素解释的摆动物;或脓肿;或新出现的人工瓣膜部分裂开
2. 新出现的瓣膜反流(增强或改变了原来不明显的杂音)

次要指标
1. 易患因素:心脏存在易患情况或静脉注射毒品
2. 发热:体温 >38℃
3. 血管现象:较大动脉栓塞,脓毒性肺梗死,真菌性动脉瘤,颅内出血,结膜出血,janeway 损害
4. 免疫学现象:肾小球肾炎,Osler 结节,Roth 斑,类风湿因子阳性
5. 微生物学发现:血培养阳性但尚不符合上述主要指标条件,或出现与 IE 相关微生物活动感染的血清学证据

2012 年英国制定的 IE 指南在 Li 等的修订指标中加了一条聚合酶链反应检查，认为"针对细菌 DNA 的宽范围 PCR 阳性"可以作为"次要指标"之一。鉴于最近发表的资料，2015 年 ESC 关于感染性心内膜炎指南建议诊断标准中添加另外 3 项要点：①心脏 CT 发现的瓣周病变应考虑为主要标准；②疑似 PVE 时，^{18}F-FDG PET/CT（仅适用于人工瓣膜植入 3 个月以上者）或放射标记白细胞 SPECT/CT 检查显示植入物周围炎症异常活跃，应该考虑为主要标准；③仅通过影像检查发现的近期栓塞事件或感染性动脉瘤（无症状事件），应该考虑为次要标准。

总之，超声心动图、阳性血培养以及临床特征仍然是 IE 诊断的基础。血培养阴性者，需要进一步微生物学检查，新型影像学检查（MRI、CT、PET/CT 等）可提高 Duke 诊断标准的敏感度。然而需要认识到 IE 是一个异质性疾病，临床表现多样化，不能简单地套用一个标准去诊断。修订的 Duke 标准对诊断 IE 很有帮助，但决不能替代临床判断。

第四节　肾损害——严重并发症之一

一、概况

Neugarten 等复习文献认为，抗生素问世前肾小球肾炎是 IE 的一个常见并发症，发生率超过 75%。近代抗生素广泛应用和外科手术日趋推广后，情况已发生明显改变。1984 年 Neugarten 等报道的 107 例 IE 患者尸解结果，仅发现 22.4% 患者并发肾小球肾炎。

2000 年 Majumdar 等对经肾活检或尸解确诊的 62 例 IE 肾损害病例作了报道，其中 31% 是小灶性肾梗死（约一半为脓毒性栓子造成），26% 为肾小球肾炎，10% 为间质性肾炎，10% 为肾皮质坏死。肾梗死及肾皮质坏死仅在尸解时被发现。2005 年国内曾有一篇 IE 合并肾损害的报道，研究者对 155 例 IE 患者做了回顾性分析，发现 137 例出现肾损害，占 88.4%。由于仅对其中 4 例患者做了肾活检病理检查，因此其肾损害性质并不完全清楚，抗生素肾损害未能完全排除。

二、发病机制

左心赘生物脱落，以及右心赘生物脱落通过卵圆孔到达左心，随血流移动最后栓塞至肾脏小动脉，即引起小灶性肾梗死，脓毒性栓子还可能在局部引起小脓肿。许多患者的肾小球有免疫球蛋白及补体沉积，甚至还有细菌抗原存在，提示免疫复合物致病；约 50% 的 IE 患者伴发 III 型冷球蛋白血症，有时还能在肾小球中发现冷球蛋白，提示冷球蛋白致病；少数 IE 患者血清 ANCA 阳性，病理为寡免疫沉积物性肾炎，提示血管炎致病。急性间质性肾炎可能由感染引起，但也无法完全排除药物过敏所致。肾皮质坏死的发生主要与严重低血压或严重脓毒血症相关。

三、临床及实验室表现

IE 肾损害呈多样化表现，与其肾脏病变性质相关。①蛋白尿：多数患者出现蛋白尿，尿蛋白量一般不大，仅少数肾小球肾炎（如新月体肾炎）患者可出现大量蛋白尿，乃至肾病综合征。②血尿：镜下血尿十分常见，个别患者（如新月体肾炎或肾皮质坏死）也偶尔发生肉眼血尿。要注意尿中红细胞形态，肾小球肾炎及间质性肾炎为变性红细胞血尿，而肾梗死及肾皮质坏死则为均一红细胞血尿。③白细胞尿：应做尿微生物学检查（涂片染色及培养），新月体肾炎及间质性肾炎为无菌性白细胞尿，而脓毒性栓子所致肾梗死则能查出致病微生物。④肾功能损害：文献报道约 1/3 IE 肾损害患者会出现血清肌酐升高，新月体肾炎或肾皮质坏死还可导致急性肾衰竭。⑤高血压：常出现于增生性肾小球肾炎及肾功能不全患者。

四、病理表现

肾小球肾炎多并发于亚急性 IE 病例，急性 IE 较少发生。最常见的病理改变为弥漫分布的增生性肾小球肾炎，其中新月体肾炎约占一半，包括免疫复合物性及寡免疫沉积物性新月体肾炎。此外，还可见膜增生性肾小球肾炎及毛细血管内增生性肾小球肾炎等。除此之外，还有局灶性节段性增生或增生坏死性肾小球肾炎，及少数膜性肾病的报道。

急性间质性肾炎患者肾间质可见弥漫性炎细胞（单个核细胞及多形核细胞）浸润；若伴有较多的嗜酸性粒细胞浸润，则需要考虑药物过敏可能。严重的肾小球肾炎也会伴随肾间质炎细胞浸润，此时莫误认为急性间质性肾炎，笔者认为此时的炎细胞浸润多呈灶状或多灶状分布，严重程度与肾小球病变平行，可以此鉴别。

小灶性肾梗死及急性肾皮质坏死常在尸体解剖时才发现，前者尚可能诱发小脓肿。

五、影像学表现

临床怀疑出现肾皮质坏死或肾梗死时，可以做肾脏计算机断层扫描（CT）或磁共振成像（MRI）检查，较大病灶有时能被发现。

第五节 治疗——现状与问题

一、抗微生物药物治疗

根除致病微生物是治疗 IE 的关键，而药物治疗是基础。应用抗微生物药物的基本原则如下：

（一）血培养检查

在开始抗生素治疗前应先做血培养（见本章第二节）。Lee 等对血培养次数与发现致病菌概率的关系进行了调查，结果显示：24h 内做 2 次血培养发现致病菌的概率仅 90%，只有进行多达 4 次血培养，此概率才达到 99%，因此他们认为 24h 内做 2~3 次血培养次数不够，这一传统认识应改变。

（二）抗生素治疗的开始时间与药物选择

留完血培养标本，不等化验结果即应尽早开始抗生素治疗，先做经验性治疗，血培养出现阳性致病菌后，再根据药敏试验进行药物调整。抗生素治疗基本要求是：①应用杀菌剂；②联合应用 2 种具有协同作用的抗菌药物；③大剂量，需高于一般常用量，使感染部位达到有效浓度；④静脉给药；⑤长疗程，一般为 4~6 周，人工瓣膜心内膜炎（prosthetic valve endocarditis，PVE）需 6~8 周或更长，以降低复发率。经验治疗方案应根据感

染严重程度，受累心瓣膜的类型、有无少见或耐药菌感染危险因素等制定，分为自体瓣膜心内膜炎（native valve endocarditis，NVE）及人工瓣膜心内膜炎（PVE）。治疗应覆盖 IE 最常见的病原体。经验治疗推荐的治疗方案见表 5-3-3。

如果 IE 患者已并发肾损害，尤其已有肾功能损伤时，在应用抗生素时需注意如下两点：①在有效治疗 IE 前提下，尽可能选用无肾毒性或肾毒性小的药物，以免药物毒性加重肾损害；②抗生素要根据肾功能调节药量或给药间隔时间，若药物能被血液净化清除，则尽量在血液净化结束后给药。必要时应监测血药浓度（尤其针对万古霉素及氨基糖苷类抗生素进行检测）指导合理用药。

（三）抗生素治疗疗程

1. 治疗疗程 长效抗生素治疗一定要充分，以根除致病微生物。指南均建议：NVE 疗程为 2~6 周，PVE 的疗程更长，至少 6 周。若在抗生素治疗期间，NVE 患者行人工瓣膜置换术，其抗生素要按 NVE 治疗疗程用药，不应转换成 PVE 的治疗疗程。

2. 疗程计算方法 进行换瓣手术的患者，无论是 NVE 或 PVE，其抗生素治疗疗程均应从有效用药的第一天计算，而不从手术日计算；但如果瓣膜细菌培养阳性，则一个新的治疗疗程需从手术后重新开始。

（四）血培养阴性 IE 的治疗

首先应进行全面检查，绝大多数患者最后仍能发现致病微生物，然后针对这些病原体给予相应治疗。

二、外科手术治疗

合理的抗生素治疗已使 IE 预后显著改观，但是一些患者仍然需要外科手术治疗，以清除感染组织及进行瓣膜修复或置换，成功的心脏外科手术又进一步提高了患者生存率。2016 年美国胸心外科协会（AATS）针对外科治疗感染性心内膜炎发布的专家共识中提出 IE 手术指征为：①心力衰竭；②严重瓣膜功能不全；③人工瓣膜出现瓣周脓肿或瘘管；④再次出现系统栓塞；⑤大的易脱落的赘生物；⑥超过 5~7d 抗生素治疗

表 5-3-3 感染性心内膜炎的经验治疗（等待血培养结果）

病种及抗生素	剂量及给药途径	备注
NVE,轻症患者		
阿莫西林 [a]	2g、1 次 /4h 静脉滴注	如患者病情稳定,等待血培养结果
或氨苄西林	3g、1 次 /6h 静脉滴注	对肠球菌属和许多 HACEK 微生物的抗菌活性优于青霉素
或青霉素	1 200~1 800 万 U/d、分 4~6 次静脉滴注	如青霉素过敏,可选用头孢曲松 2g/d,静脉滴注,亦可采用方案 2
联合庆大霉素 [a]	1mg/kg 静脉滴注	在获知培养结果前,庆大霉素的作用存在争论
NVE,严重脓毒症（无肠杆菌科细菌、铜绿假单胞菌属感染危险因素）		
万古霉素 [a]	15~20mg/kg、1 次 /8~12h 静脉滴注	需覆盖葡萄球菌属（包括甲氧西林耐药菌株）。如万古霉素过敏,改用达托霉素 6mg/kg、1 次 /12h 静脉滴注
联合庆大霉素 [a]	1mg/kg、1 次 /12h 静脉滴注	如担心肾毒性或急性肾损伤,改为环丙沙星
NVE,严重脓毒症,并有多重耐药肠杆菌科细菌、铜绿假单胞菌感染危险因素		
万古霉素 [a]	15~20mg/kg、1 次 /8~12h 静脉滴注	需覆盖葡萄球菌属（包括甲氧西林耐药菌株）、链球菌属、肠球菌属、HACEK、肠杆菌科细菌和铜绿假单胞菌
联合美罗培南 [a]	1g、1 次 /8h 静脉滴注	
PVE,等待血培养结果或血培养阴性		
万古霉素 [a]	1g、1 次 /12h 静脉滴注	
联合庆大霉素 [a]	1mg/kg、1 次 /12h 静脉滴注	
联合利福平 [a]	300~600mg、1 次 /12h 口服或静脉滴注	在严重肾损伤患者中使用小剂量利福平

注:[a] 根据肾功能调整剂量。

仍有持续的败血症。2015 年 ESC 指南认为活动期（即患者仍在接受抗生素治疗期间）早期手术指征是心力衰竭、不能控制的感染以及预防栓塞事件。

1. 心力衰竭 心力衰竭是多数 IE 患者的手术适应证,并且是亚急诊手术的首要适应证。严重的主动脉瓣或二尖瓣关闭不全、心内瘘管或赘生物造成瓣膜梗阻,严重急性主动脉瓣或二尖瓣关闭不全虽然无临床心力衰竭表现,但超声心动图提示左心室舒张末期压力升高、左心房压力升高或中到重度肺动脉高压,均有手术适应证。

2. 不能控制的感染 包括持续性感染（>7d）、耐药菌株所致感染及局部感染失控,是第二类常见的手术原因。

3. 预防栓塞事件 大部分栓塞发生在入院前,很难避免。抗生素治疗的第 1 周是栓塞发生风险的最高时期,行外科手术治疗来预防栓塞的发生获益最大。虽然证据表明赘生物体积与栓塞的风险直接相关,但在决定是否尽早手术时需全面考虑如下因素:是否存在陈旧栓塞、IE 的其他并发症、赘生物大小及活动度、保守外科治疗的可能性、抗生素治疗的持续时间。应权衡外科手术治疗的获益与风险,并个体化评价患者的一般状况及合并症。

AATS 专家共识指出,感染性心内膜炎患者的手术风险是所有心脏瓣膜手术中风险最高的,专家团队的合作有利于早期诊断。IE 团队应包括心内科、心外科、感染内科、神经内科、超声科、影像科、肾内科及麻醉科等科室医师，多学科协作，根据每位患者的具体情况来个体化地决定，以尽可能及时、正确地作出决策。

三、感染性心内膜炎并发肾损害治疗上的困惑与思考

治疗 IE 肾损害，如下措施十分重要：①清除病原体。包括抗生素治疗及心脏外科手术治疗，彻底清除病原体是治疗 IE 的根本措施，对预防及治疗 IE 肾损害也十分重要。②肾脏替代治疗。当肾损害导致急性肾衰竭时需及时做血液净化治疗，以赢得治疗时间控制 IE，改善预后；而如果肾损害已发展成终末期肾衰竭，也需进行维持性血液净化治疗维持生命。

但是在 IE 肾损害的某些方面，尤其对 IE 并发的肾小球肾炎应该如何治疗，却存在不少困惑，前述的几个 IE 诊治指南也未给出任何明确意见。由于感染诱发机体免疫反应是导致 IE 相关肾小球肾炎发病的主要机制，所以控制感染及抑制免疫是治疗的重要环节。从 20 世纪 80 年代起即有学者做了不少努力，进行了多种治疗探索，但均为个案总结，并无足够样本的循证医学观察。

有报道单用抗生素治疗或抗生素及外科手术治疗，在 IE 病情控制后肾小球肾炎（包括新月体肾炎），病情也随之好转，甚至获得临床痊愈（血清肌酐及尿检均恢复正常）。不过，也有不少病例单纯控制感染并不能使肾炎、尤其是新月体肾炎病情改善，所以不少医师在控制感染基础上，又加用了各种免疫抑制治疗，包括单用糖皮质激素、糖皮质激素联合细胞毒药物、糖皮质激素及强化血浆置换治疗等。上述个案的治疗也很成功，也能使新月体肾炎获得显著好转或临床痊愈。

应用免疫抑制治疗在理论上讲合理，但是应该何时开始治疗？选用什么制剂及疗法？治疗疗程应多长？目前尚无达成共识。由于肾小球肾炎是由 IE 引起，所以如果应用免疫抑制治疗不当，尤其在病灶及病原体未清除前即应用，会有加重 IE 感染的风险；但如果应用过晚，肾脏病变已呈慢性化改变（包括细胞新月体转变成纤维新月体），又会达不到治疗效果。所以，如何选择免疫抑制治疗的开始时间尤其重要。

Kannan 等复习文献后认为，IE 并发的新月体肾小球肾炎，与原发性肾小球疾病的新月体肾炎不同，预后相对良好。所以对 IE 并发的肾小球肾炎包括新月体肾炎，控制感染（包括抗生素治疗及外科手术治疗）是首要治疗，感染控制后肾病不随之缓解再加用免疫抑制剂疗。至于单用激素还是激素联合免疫抑制剂，联合何种免疫抑制剂可依病情而定。治疗偏晚的患者是否还要使用激素联合免疫抑制剂治疗以及 IE 并发的新月体肾炎是否需要进行血浆置换，对于这两个问题，从发病机制来看，由 IE 导致的新月体肾炎，无必要像抗肾小球基底膜抗体所致新月体肾炎那样积极应用强化血浆置换治疗，有学者是将其作为第三线治疗（即抗生素治疗及激素治疗无效时）应用。总之，在治疗 IE 并发肾炎（包括新月体肾炎）上还存在很多问题与争议，笔者认为需要更多临床观察验证。

（杨向东）

参 考 文 献

1. 中华医学会心血管病学分会,中华心血管病杂志编辑委员会.成人感染性心内膜炎预防、诊断和治疗专家共识.中华心血管病杂志,2014,42(10):806-816.

2. Buchholtz K, Larsen CT, Hassager Ch. Ininfectious endocarditis patients mortality ishighlyre lated to kidney function attime of diagnosis: aprospective observational cohort study of 231 cases. Eur J Intern Med, 2009, 20: 407-410.

3. Tamura K, Arai H, Yoshizaki T. Long-term outcome of active infective endocarditis with renal insufficiency in cardiac surgery. Ann Thorac Cardiovasc Surg, 2012, 18: 216-221.

4. Neragi-Miandoab S, Skripochnik E, Michler R, et al. Risk factors predicting the postoperative outcome in 134 patients

with active endocarditis. Heart Surg Forum, 2014, 17（1）: E35-E41.

5. Mirabel M, Sonneville R, Hajage D, et al. Long-term outcomes and cardiac surgery in critically ill patients with infective endocarditis. The Journal of the European Society of Cardiology, 2014, 35（18）: 1195-1204.

6. Rouzet F, Chequer R, Benali K, et al. Respective Performance of F-18-FDG PET and Radiolabeled Leukocyte Scintigraphy for the Diagnosis of Prosthetic Valve Endocarditis. The Journal of Nuclear Medicine, 2014, 55（12）: 1980-1985.

7. Bonzi M, Cernuschi G, Solbiati M, et al. Diagnostic accuracy of transthoracic echocardiography to identify native valve infective endocarditis: a systematic review and meta-analysis. Intern Emerg Med, 2018, 13: 937-946.

8. Denning D W, Prendergast B D, Kate Gould F, et al. Guidelines for the diagnosis and antibiotic treatment of endocarditis in adults: A report of the working party of the British society for antimicrobial chemotherapy-author's response. The Journal of Antimicrobial Chemotherapy, 2012, 67（12）: 3017-3017.

9. Ambrosioni J, Martinez-Garcia C, Lopis J, et al. HACEK infective endocarditis: Epidemiology, clinical features, and outcome: A case-control study. Int J Infect Dis, 2018, 76: 120-125.

10. Luk A, KimMinhui L, Ross Heather J, et al. Native and prosthetic valve infective endocarditis: clinicopathologic correlation and review of the literature. Malays J Pathol, 2014, 36: 71-81.

11. Gould F K, Denning D W, Elliott T S J, et al. Guidelines for the diagnosis and antibiotic treatment of endocarditis in adults: a report of the Working Party of the British Society for Antimicrobial Chemotherapy. J Antimicrob Chemother, 2012, 67: 269-289.

12. Habib G, Lancellotti P, Antunes Manuel J, et al. 2015 ESC Guidelines for the management of infective endocarditis: The Task Force for the Management of Infective Endocarditis of the European Society of Cardiology（ESC）. Endorsed by: European Association for Cardio-Thoracic Surgery（EACTS）, the European Association of Nuclear Medicine（EANM）. Eur Heart J, 2015, 36: 3075-3128.

13. AATS Surgical Treatment of Infective Endocarditis Consensus Guidelines Writing Committee Chairs, Pettersson GöstaB, Coselli Joseph S, et al. 2016 The American Association for Thoracic Surgery（AATS）consensus guidelines: Surgical treatment of infective endocarditis: Executive summary. J Thorac Cardiovasc Surg, 2017, 153: 1241-1258.e29.

14. Fukasawa H, Hayashi M, Kinoshita N, et al. Rapidly progressive glomerulonephritis associated with PR3-ANCA positive subacute bacterial endocarditis. Intern. Med, 2012, 51: 2587-2590.

15. Katsouli A, Massad M G. Current issues in the diagnosis and management of blood culture-negative infective and non-infective endocarditis. Ann. Thorac Surg, 2013, 95: 1467-1474.

16. Krčméry Vladimír, Hricak Vasil, Fischer Viliam, et al. Etiology, Risk Factors and Outcome of 1003 Cases of Infective Endocarditis from a33-year National Survey in the Slovak Republic: Anincreasingproportion of elderly patients. Neuro Endocrinol Lett, 2019, 39: 544-549.

17. Halavaara M, Martelius T, Järvinen A, et al. Impact of pre-operative antimicrobial treatment on microbiological findings from endocardial specimens in infective endocarditis. Eur J Clin Microbiol Infect Dis, 2019, 38: 497-503.

18. Durack D T, Lukes A S, Bright D K. New criteria for diagnosis of infective endocarditis: utilization of specific echocardiographic findings. Duke Endocarditis Service Am J Med, 1994, 96: 200-209.

19. Li Jennifer S, Sexton Daniel J, Mick Nathan, et al. Proposed Modifications to the Duke Criteria for the Diagnosis of Infective Endocarditis, 2000, 30: 633-638.

20. Neugarten J, Baldwin D S. Glomerulonephritis in bacterial endocarditis. Am J Med, 1984, 77（2）: 297-304.

21. Neugarten J, Gallo G R, Baldwin D S. Glomerulonephritis in bacterial endocarditis. Am J Kidney Dis, 1984, 3（5）: 371-379.

22. Majumdar A, Chowdhary S, Ferreira M A, et al. Renal pathological findings in infective endocarditis. Nephrol Dial Transplant, 2000, 15（11）: 1782-1787.

23. 高瑞通, 文煜冰, 李航, 等. 感染性心内膜炎的肾脏损害. 中华肾脏病杂志, 2005, 21（8）: 438-442.

24. Mohandes S, Satoska A, Hebert L, et al. Bacterial endocarditis manifesting as autoimmune pulmonary renal syndrome: ANCA-associated lung hemorrhage and pauci-immune crescentic glomerulonephritis. Clin Nephrol, 2018, 90: 431-433.

25. Cervi A, Kelly D, Alexopoulou I, et al. ANCA-associated pauci-immune glomerulonephritis in a patient with bacterial endocarditis: a challenging clinical dilemma. Clin Nephrol Case Stud, 2017, 5: 32-37.

26. Majumdar A, Chowdhary S, Ferreira M A, et al. Renal pathological findings in infective endocarditis. Nephrol Dial Transplant, 2000, 15（11）: 1782-1787.

27. Halpin M, Kozyreva O, Bijol V, et al. Plasmapheresis for treatment ofimmune complex-mediated glomerulonephritis in infective endocarditis: a case report

and literature review. Clin Nephrol Case Stud, 2017, 5: 26-31.

28. Yang M, Wang G Q, Chen Y P, et al. Infective endocarditis-induced crescentic glomerulonephritis dramatically improved after removal of vegetations and valve replacement. Chin Med J, 2015, 128: 404-406.

29. Fukasawa H, Hayashi M, Kinoshita N, et al. Rapidly progressive glomerulonephritis associated with PR3-ANCA positive subacute bacterial endocarditis. Intern Med, 2012, 51: 2587-2590.

第六篇　药物及毒物肾损害

第一章　对比剂肾病

随着造影检查在临床的广泛开展,对比剂肾病(contrast-induced nephropathy,CIN),也称为对比剂诱导的急性肾损伤的发病率逐渐增高,已成为住院患者 AKI 的第三大主要原因。

目前国内常用的对比剂肾病诊断标准为血管内使用对比剂 3d 以内出现的肾损害,血肌酐比造影前升高 >25%,或血肌酐升高 44.2μmol/L,并除外其他原因所致者。

早期诊断对比剂肾病对改善预后至关重要。目前对比剂肾病的诊断基于血清肌酐水平的变化,但血清肌酐反应肾损伤存在诸多缺陷,亟须开发新型特异的对比剂肾病早期诊断标志物。中性粒细胞明胶酶相关脂质运载蛋白(neutrophil gelatinase-associated lipocalin,NGAL)等标志蛋白在 AKI 早期诊断中的价值已逐渐得到认识,但其对对比剂肾病的早期诊断价值如何仍有待深入研究验证。此外,其他新型生物学标志物如胱抑素 C(cystatin C,Cys C),肝脏型脂肪酸结合蛋白(liver-fatty acid-binding protein,L-FABP),肾损伤分子(kidney injury molecule 1,KIM-1)、白介素 18(interleukin-18,IL-18)等对对比剂肾病的诊断价值仍有待进一步探索。

第一节　流行病学调查和危险因素分析

随着造影技术在临床的广泛应用,特别是在高龄、有严重合并症患者中的应用,对比剂肾病成为 AKI 的第三大主要原因,占 AKI 发病率的 11%。在美国,每年约有一百万次的造影操作,对比剂肾病发生率达 150 000 次/年;至少 1% 的患者需要透析治疗,不需要透析的患者住院时间平均延长 2d(医疗费用 500 美元 /d)。而一旦发生肾功能衰竭后果非常严重,在院死亡率为 36%,2 年生存率仅 19%。在我国,随着冠心病、糖尿病和肿瘤等疾病发病率的上升,每年接受造影检查和介入治疗的患者亦呈明显上升的趋势。因此积极防治这一医源性并发症,降低对比剂肾病的发生率和死亡率越来越受到医务工作者的重视。

对比剂肾病的发生率与是否合并对比剂肾病的危险因素有关,主要危险因素包括合并慢性肾脏病(chronic kidney disease,CKD),合并糖尿病,对比剂的种类和剂量等。

1. 合并 CKD　合并 CKD 的患者对比剂肾病发生率高,其发生风险大小与肾功能水平有关。一项对 7 586 例行经皮冠状动脉造影患者的研究显示,AKI(肌酐较基线值上升 0.5mg/L)的发生率为 3.3%,其中基础肌酐为 2.0~2.9(177~256μmol/L)的患者 AKI 发生率为 22%,基础肌酐 >3.0(265μmol/L)的患者 AKI 发生率为 31%,而血肌酐 <97.2μmol/L 的患者对比剂肾病发生率仅为 2.4%。

2. 合并糖尿病　有研究显示糖尿病是对比剂肾病的独立危险因素。一项对 570 例行 PCI 术的基础肾功能正常(血肌酐 <114.92μmol/L)患者的研究显示,合并糖尿病患者的对比剂肾病的发生率为 12.3%,高于不合并糖尿病,且合并糖尿病患者更易出现少尿并需透析支持。

3. 对比剂种类和剂量　对比剂的种类和给药剂量可对对比剂的发生率产生影响。目前国内上市常用的含碘对比剂见表 6-1-1。一般认为,对比剂离子强度和渗透压越低,使用的对比剂剂量越小,肾毒性就越小。

4. 其他危险因素　其他危险因素还包括近期使用某些药物(如利尿剂、非甾体类药物及二甲双胍等),有效血容量减少(充血性心力

表 6-1-1　国内上市的常用含碘对比剂明细

通用名	类别	分子量	浓度 / （mg/ml）	渗透压 / （mOsm/kg·H$_2$O）	黏度 / （mPa·s/37℃）
碘普罗胺	非离子低渗单体	791	300	590	4.7
			370	774	10.0
碘海醇	非离子低渗单体	821	300	672	6.3
			350	844	10.4
碘帕醇	非离子低渗单体	777	300	616	4.7
			370	796	9.4
碘佛醇	非离子低渗单体	807	320	702	5.8
			350	792	9.0
碘克酸	离子低渗二聚体	1 270	320	600	7.5
碘克沙醇	非离子等渗二聚体	1 550	320	290	11.8

衰竭、肾病综合征、肝硬化、低血压、脱水），内皮细胞功能损害（高龄、动脉粥样硬化、高血压病、高脂血症、吸烟）、贫血、低蛋白血症、代谢综合征等。

对比剂肾病的危险因素评分见表 6-1-2。

表 6-1-2　对比剂肾病的危险因素评分

危险因素	评分
低血压	5
主动脉内球囊反搏	5
充血性心力衰竭	5
年龄 >75 岁	4
贫血	3
糖尿病	3
对比剂剂量	每 100ml 为 1
血肌酐 >133μmol/L	4
或 eGFR<60ml/（min·1.73m^2）	
40 ≤eGFR<60	2
20 ≤eGFR<40	4
eGFR<20	6

危险因素积分	对比剂肾病风险	透析风险
0~5	7.5%	0.04%
6~10	14%	0.12%
11~16	26.1%	1.09%
≥16	57.3%	12.6%

第二节　发病机制

对比剂肾病发病机制的研究大多来自体外实验。研究表明，急性肾小管坏死可能是对比剂肾病的重要病理改变，但其机制尚未阐明，目前主要有两种理论。其一即肾血管收缩引起急性肾小管坏死导致髓质缺氧，这可能由于 NO、内皮素、腺苷的改变引起；另一种理论认为对比剂的细胞毒作用直接导致急性肾小管坏死。此外，免疫因素、炎症反应也可能参与对比剂肾病的发生发展。

然而，与其他急性肾小管坏死类型不同，对比剂肾病的特点为肾功能恢复相对迅速。对比剂肾病引起的急性肾小管坏死，其恢复常需数日，而其他原因引起的急性肾小管坏死则需 3 周左右，其机制尚未阐明。目前至少有 2 种理论对这一现象做出解释：①对比剂引起的肾小管坏死较其他原因引起的肾小管坏死程度轻；②对比剂引起的 GFR 下降是由于肾小管上皮细胞功能改变而非肾小管上皮细胞坏死引起。类似与"心肌顿抑"的缺血后细胞功能障碍，可能部分由于细胞膜转运蛋白由基底侧转移至细胞腔侧的重新分布。此外，肾前性因素和肾小管阻塞也可能与对比剂肾病的发病机制有关。

一、肾血流动力学改变

肾血流动力学改变在对比剂肾病中常见，由

直接接触对比剂释放的内皮素、腺苷等血管活性介质调控。然而,目前对血管活性介质的认识多局限于动物模型。因此,对比剂肾病各种血管活性介质在人体中的总和作用尚不明确。临床试验中,内皮素受体拮抗剂不能预防对比剂肾病的发生,但由于研究采用的是非选择性内皮素受体拮抗剂,因此其临床意义未明。肾血管的收缩表现为持久性、进行性。这种严重的肾血管收缩将导致血液由肾髓质流向肾皮质,最终造成髓质缺血。髓质血流量进一步下降可能由于血液黏滞度导致。肾髓质血管床直小血管,由直径较小的长血管组成。血液黏滞度低时血液流动阻力小。应用对比剂可限制改变其血液黏滞度,尤其是应用等渗对比剂。血液黏滞度升高还可以提高肾小管间质压力,从而进一步减小髓质血流灌注。外髓部在肾血流灌注减少时更易受损,因此临界低氧条件下外髓更易损伤,部分由于钠离子转运和逆行流动耗氧量高有关。糖尿病和心力衰竭可增加对比剂肾病的发生风险。有证据表明其与NO等产生减少、对对比剂更易受损有关。

二、肾小管损伤

对比剂能够直接或间接导致肾小管损伤。直接性损伤表现为对比剂对肾小管上皮细胞的毒性作用,肾近端小管是最常见损害靶点,其对外来侵袭较为敏感;对比剂可导致细胞内钙离子超载和三磷酸腺苷(ATP)减少,引起细胞膜通透性减低和细胞间紧密连接的重新分布,甚至造成肾小管细胞剥离。对比剂对肾小管细胞的毒性作用不仅与对比剂的渗透压有关,还与对比剂的分子结构、黏滞性和电离度等因素有关。对比剂对肾小管的继发性损害主要表现在缺血缺氧损伤方面。氧化应激反应中氧自由基的介导在对比剂肾病的发病机制中起着重要作用。活性氧(ROS)在氧化应激过程中所起重要作用主要是ROS与组织蛋白的某些氨基酸残基亲和力较强,结合后使蛋白质容易水解、聚合、交联,进而引起细胞结构及功能异常。N-乙酰半胱氨酸的抗氧化作用可能可以解释它对对比剂肾病的潜在保护作用。肾血管收缩可能是加重肾小管损伤的因素。

三、免疫因素

有研究表明对比剂肾病与自身免疫反应存在一定联系,部分学者认为对比剂可以作为过敏源进入机体,并诱导机体形成与之相对应的抗体,二者结合成抗原抗体复合物。该复合物沉积于肾单位,导致肾脏产生免疫相关性炎症反应,以此方式参与对比剂的形成。

四、局部炎症反应

近年研究发现,对比剂肾病的进程中存在局部炎性反应。NLRP3炎症体是近年发现的一种炎性反应小体,参与了多种病理因素引起的炎性反应,但NLRP3炎症体是否参与了对比剂所致急性肾损伤的进程尚未完全阐明。NLRP3是先天性免疫系统中具有代表性的核苷酸结合寡聚化结构域样受体家族(nucleotide-binding oligomerization domain[NOD]-like receptors, NLRs)成员,受到刺激活化后招募含有CARD结构域的凋亡相关斑点样蛋白(ASC)与caspase-1前体,形成炎症体。由NLRP3炎症体活化的capsase-1将pro-IL-1β与pro-IL-18转化为成熟的炎性反应因子IL-1β和IL-18,参与炎性反应。以IL-1β为例,caspase-1将分子量35 000的前IL-1β切割为分子量17 000可分泌的成熟因子。目前已发现的NLRP3炎症体活化信号通路有4类:①微生物毒素;②胞外ATP激活嘌呤型P2X7受体,导致钾离子外流而活化;③溶酶体破裂后释放组织蛋白酶B可活化炎症体;④局部氧化应激反应致使NLRP3蛋白构象改变而活化。对比剂肾病的过程中存在广泛的氧化应激反应,因此NLRP3炎症体很可能被激活。目前研究已发现NLRP3炎症体参与了多种因素导致的急性肾损伤,抑制NLRP3炎症体活性可减轻顺铂引起的肾损伤。在缺血再灌注损伤大鼠和人肾脏小管上皮细胞中均可发现NLRP3蛋白含量增多。NLRP3基因敲除小鼠缺血再灌注肾损伤减轻。缺血再灌注刺激可促使巨噬细胞中的炎症体形成,大量分泌白介素1,诱导肾小管细胞坏死。在大鼠缺血再灌注造模前清除体内巨噬细胞可减轻肾小管细胞坏死,下调白介素1β和单核细胞趋化因子1(monocyte chemotactic protein 1, MCP-1)。最近有研究发现 NLRP3 炎症体可促进多种 T 细胞依赖的肾小球肾炎的进展，在败血症引起的急性肾损伤小鼠肾组织中 NLRP3 含量也有明显升高。体外实验也证实：沉默肾小管上皮细胞中的 *NLRP3* 基因可加速细胞毒药物所致损伤细胞的修复，提示 NLRP3 参与细胞凋亡进程。

第三节　临床表现、诊断和鉴别诊断

一、对比剂肾病的临床表现

对比剂肾病常在对比剂使用后 24~72h 发生，很少伴有少尿。即使没有血清肌酐上升，对比剂也可以引起尿检不同程度的异常，如出现上皮细胞，上皮细胞管型，颗粒管型和棕色粗颗粒管型等，有时还会有透明管型。造影后 24~48h 出现肌酐上升，并在第 3~7 天内开始下降。

二、对比剂肾病的诊断

目前国内常用的对比剂肾病诊断标准为血管内使用对比剂 3 天以内出现的肾损害，血肌酐比造影前升高 >25%，或血肌酐升高 44.2μmol/L，并除外其他原因所致者。由于对比剂肾病时急性肾小管坏死病灶局限且不典型，因此肾活检对于诊断对比剂肾病的意义不大，但少数情况下用于对比剂肾病诊断不明确时排除其他 AKI 原因。

三、对比剂肾病的鉴别诊断

对比剂肾病的鉴别诊断包括：缺血性急性肾小管坏死、急性间质性肾炎、肾血管栓塞以及使用对比剂后增加或调整利尿剂或 ACEI/ARB 类药物的剂量引起肾前性肾损伤。其中，缺血性急性肾小管坏死常合并低血压、血容量不足等因素，可以根据病史进行排除。

血管造影后发生 AKI 需对对比剂肾病和肾血管栓塞进行鉴别。肾血管栓塞的特点包括：①其他部位出现栓塞（如远端足趾栓塞）或网状青斑；②一过性嗜酸性粒细胞增多或低补体血症；③造影后数日至数周才发生的急性肾损伤；④肾功能恢复差。

第四节　预防和治疗

对比剂肾病的防治中有 5 个基本概念：①水化；②对比剂种类的选择和用量；③造影前后的药物保护；④血液透析和血液滤过；⑤操作后监护。

一、水化

水化预防是目前唯一被证实有效并被普遍接受的预防对比剂肾病的措施。水化防治对比剂肾病的可能机制是造影前静脉补液可以纠正亚临床脱水，造影后补液可以减轻对比剂引起的渗透性利尿，水化能对抗肾素 – 血管紧张素系统，减轻球管反馈，降低对比剂在血液中的浓度，从而减缓肾脏血管的收缩，增加尿量减轻肾小管的阻塞，减少肾脏缩血管物质的生成，减轻肾脏髓质的缺血，而且还可以直接减轻对比剂对肾小管细胞的毒性。2011 年美国心脏病学基金会（American College of Cardiology Foundation，ACCF）/ 美国心脏学会（American Heart Association，AHA）《经皮冠脉介入 / 冠状动脉旁路移植指南》中指出：①造影前应当评估患者发生对比剂诱导 AKI 的风险（证据级别 C）。②接受冠脉造影的患者应当接受充分的水化准备（证据级别 B）。

有关降低对比剂肾病风险的水化研究提示，等张盐水优于半张盐水，静脉盐水优于口服盐水，使用对比剂前和使用对比剂后水化数小时优于使用对比剂之前即刻和之中短时间使用水化，且单纯使用等张生理盐水优于使用等张生理盐水加甘露醇或速尿。根据这些研究，合理的水化方案应当是：术前 3~12h 和术后连续 6~24h 使用等张晶体［1.0~1.5ml/（kg·h）］。对于存在充血性心力衰竭者，要降低水化速度和水化输液总量。

二、对比剂种类的选择和用量

一般认为，对比剂离子强度和渗透压越低，使用的对比剂量越小，肾毒性就越小。有报道认为，选用肾毒性小的对比剂、控制对比剂的剂量和水化能够使老年人安全使用对比剂。使用对比剂的剂量是肾功能不全患者发生对比剂肾病的危险因素,造影前血肌酐水平以及对比剂是否超过安全剂量与肾功能不全患者发生对比剂肾病的预后相关。

三、造影前后的药物保护

大量预防对比剂肾病的随机试验已经明确证实:①如果没有随尿量补充血容量,袢利尿剂或甘露醇会加重对比剂肾病;②小剂量的多巴胺或者选择性多巴胺受体-1拮抗剂——非诺多巴没有肾脏保护作用;③肾毒性物质,包括 NASIDs,氨基糖苷类,环孢素等在围造影期建议停用。

还没有发现确切的预防对比剂肾病的药物,目前针对 N-乙酰半胱氨酸(NAC)防治对比剂肾病的研究较多。广泛使用的标准剂量是 NAC 600mg,造影前后各一天,口服,每天两次。对紧急造影的患者,造影前 1h 和造影后 4h 各口服 1g。

在 RAPPID 试验中,轻度到中度慢性肾脏病(chronic kidney disease,CKD)的患者,随机分为2组,分别接受水化加 NAC 和单独水化治疗。造影前静脉注入 NAC(150mg/kg),造影后 50mg/kg 维持 4h。以 70kg 的患者为例,NAC 总量达 14 000mg,这比以前用量明显增大。这两组当中,对比剂用量为 238ml 和 222ml,对比剂肾病发生率分别为 5% 和 21%($p=0.045$),证明水化加大剂量 NAC 可有效预防对比剂肾病。但是,最近一个小样本的临床试验显示,口服 NAC 600mg,一天 2 次结合水化治疗,并不比单用水化治疗更有效。

有一个关于 NAC 预防对比剂肾病的荟萃分析研究,汇总了各种发表的数据后发现:口服 NAC 的作用还不肯定。尚不能证实口服 NAC 对肾功能不全患者的附加保护作用,此研究的结论是:不支持常规使用 NAC 预防对比剂肾病。

另一个关于预防 CKD 患者对比剂肾病的荟萃分析报道,抽取了已发表的研究数据。包含了大于 18 岁 CKD 患者的盲法和非盲法的随机对照实验(RCTs)。CKD 定义为基础血肌酐≥1.2mg/dl(106.1μmol/L)或者肌酐清除率≤70ml/min(≤1.17ml/s)。使用 NAC 总体发生对比剂肾病的 RR 为 0.41(95% 置信区间,0.22~0.79;$p=0.007$)。研究者总结,NAC 对 CKD 患者有对比剂肾病预

防作用。

还有一些其他药物的小规模试验(如氨茶碱,内皮素受体拮抗剂,钙通道阻滞剂等),结果很不一致。最近一个研究茶碱类预防对比剂肾病的荟萃分析显示统计学意义显著;但研究者提出,将此结果当作临床有效的证据还不足。另一个荟萃分析比较了茶碱和 NAC 在预防对比剂肾病中的作用,发现二者作用相仿,但在各个研究中结果不一致,所以也呼吁完善的临床试验。KDIGO 指南不建议使用氨茶碱预防对比剂肾病。

四、血液透析和血液滤过

一个用血液滤过预防对比剂肾病的试验,发现慢性肾衰竭患者在围造影期接受血液滤过治疗可有效预防对比剂肾病导致的肾功能破坏,可以改善院内和远期的结果;然而,最近 Voget 等在对比剂使用后即刻开始血液透析并持续 3h,目的是快速通过透析去除对比剂,减少肾脏接触对比剂,他们发现:这种策略和单用 NS 水化相比没有更多好处,相反更易导致肾功能受损,而且以后需要更多的透析治疗。

研究者对以上血液透析和血液滤过不同结果的可能解释是:血透导致低血容量,随之加重肾脏缺血性损伤,延缓了肾功能的恢复。相反,血滤的血流动力学稳定,保持了稳定的血液循环,保证了肾脏的血液灌注。除了血流动力学稳定以外,血液滤过还可高容量水化,可通过对流滤过以及滤膜的吸附作用去除对比剂,这样就减少了肾脏对比剂的接触,但目前不推荐使用血液净化治疗预防对比剂肾病。

五、操作后监护

住院高危患者血肌酐应在造影后 24h 复查。对门诊患者,特别是那些 eGFR<60ml/(min·1.73m²)的患者,建议留院观察,或者出院后在 48h 监测血肌酐水平。发展成严重对比剂肾病的患者,多数在造影后 24~48h 内肌酐升高 0.5mg/dl 的。对那些没有肌酐上升也没有相关事件发生的患者,可予出院。对比剂肾病的危险度也应该知情告之。对 eGFR≤30ml/(min·1.73m²)时,应对患者提及血透的可能。最后,对那些 eGFR≤15ml/(min·1.73m²)者,应请肾脏科医生会诊,做

好造影后透析的准备。

第五节　新型生物学标志物

目前对对比剂肾病的诊断和监测依赖于血肌酐水平的变化，但血肌酐为非特异标志物，需要 48~72h 甚至更长时间才会升高、对老年人适用性差、影响因素众多，故而，目前亟须在阐明发病机制的基础上，开发新型的较特异的早期诊断标志物。国内外对对比剂急性肾损伤的发病机制、早期诊断以及干预治疗的研究尚未得出公认的结论。目前除水化外，无特异的治疗手段，问题的关键在于确切的发病机制不明。由于临床使用的非离子化低渗对比剂渗透压约 2 倍于血浆渗透压，可导致渗透性利尿，加重肾小管特别是亨利袢的离子转运负荷，增加了局部的氧耗量；即便是价格昂贵的等渗对比剂，由于其为非离子化二聚体，黏度较高，同样会造成肾脏血流灌注不足，造成肾脏损伤。虽然，较多观点认为对比剂的高渗导致肾小管局部缺血与发病密切相关，但是针对性的扩血管药物和抗氧化剂的治疗却未得出公认有效的结论。有研究认为，对比剂使内皮功能受损，削弱了内皮合成 NO 和 PG 的能力，而且会导致多种血管活性介质的改变（如 PG、NO 和腺苷、内皮素、血管升压素、5- 羟色胺、缓激肽、白三烯、组胺、肾上腺素等），从而介导了肾脏的损伤。但到目前为止，相关的研究限于传统的方法；到底哪种因素在发病机制中起决定性作用，哪种因素对临床对比剂肾病的诊断有价值，哪种因素起主要的保护作用等问题亟须解决。而尿液的检测由于直接、反应迅速、无创等优势，对急性肾脏病有重要价值；急性肾功能受损时，尿液 NAG、RBP、NGAL 以及 IL–18 等已经成为新型的肾小管损伤的标志物。目前对比剂肾病领域新型生物学标志物研究热点见表 6-1-3。这些标志蛋白到底何者在对比剂肾病中会发生明显变化，何者具有早期诊断和指导治疗的价值，另外是否存在其他尚不为人知的较特异的标志蛋白有待深入探讨。

蛋白质组学（proteomics）是后基因时代出现的一个新兴研究领域，其突出的优点是可直接收集患者在特定生理条件下分泌到体液中的蛋白质进行检测，可以同时研究多种蛋白质，尤其适用于揭示疾病的发病机制、发现疾病的目的蛋白质和新型生物标志物。随着高通量、快速研究手段的进展，特别是蛋白质芯片和新型质谱分析仪的应用，为这些生物样本的研究提供了便利的平台。

在急性肾损伤的发病过程中介导病理反应的物质是蛋白质而不是核酸；蛋白质还受多种因素的调节，如翻译水平和蛋白质降解水平的调节以及蛋白质的相互作用等，很多甚至不伴有 mRNA 水平的改变；药物、毒物等很多主要作用于蛋白质功能水平，而不是基因转录水平；所以，对对比剂肾病尿液及血清的蛋白质组学的研究比基因组学的研究可能更有价值，而且是相对省时省力、敏感、重复性好的先进的研究手段。蛋白质组学研究技术的进展，为临床尿液标志物研究奠定了

表 6-1-3　早期诊断对比剂肾病的新型生物学标志物

标志物类型	典型代表标志物	损伤部位	机制
缺血再灌注	中性粒细胞明胶酶相关载脂蛋白（NGAL）、胱抑素 C（CysC）、肝脏型脂肪酸结合蛋白（L-FABP）、肾损伤分子 –1（KIM–1）	肾小球 / 肾小管	缺血再灌注损伤后在近端肾小管表达上调
炎症	白细胞介素 –18（IL–18）、肿瘤坏死因子（TNF）、肝素结合生长因子（MK）、N- 乙酰 –β–D– 葡萄糖苷酶（NAG）	肾小管	在肾小管损伤过程中介导炎症反应
低分子质量蛋白	CysC、β2 微球蛋白（β2-MG）、α1 微球蛋白（α1-MG）	肾小管	自由通过肾小球滤过膜，被肾小管重吸收，而不被分泌
肾小管酶	肾小管酶、NAG、乳酸脱氢酶、碱性磷酸酶	肾小管	从近端肾小管溶酶体、刷状缘蛋白酶、上皮细胞细胞质中释放
其他	miRNAs	肾小球 / 肾小管	肾损伤后表达上调

方法学基础，为我们的研究提供了便利。目前基于二维电泳技术的蛋白质组学研究已经发展到应用不同的荧光染料对不同的样本进行标记，对不同来源的样本在同一次双向电泳中分离蛋白，这样可以减少实验误差，得到的结果更有意义。而且后继的凝胶内蛋白酶解物便于下一步质谱分析鉴定蛋白，是一种比较实用的蛋白质组学技术。

一、中性粒细胞明胶酶相关载脂蛋白

中性粒细胞明胶酶相关载脂蛋白（neutrophil gelatinase-associated lipocalin，NGAL）是一个25kDa的耐蛋白酶多肽链结构，可共价结合于中性粒细胞明胶酶上。生理状态下NGAL可表达于中性粒细胞、肾、肝，在炎症、感染、中毒、缺血等情况下也可表达于内皮细胞，在肾主要表达于近曲小管，部分表达于远端肾单位。NGAL是参与肾缺血损伤及修复过程中的载铁蛋白，可以调节肾内铁的转运，同时参与肾小管内皮的分化。在肾缺血再灌注损伤的动物模型中，缺血事件发生2h后，尿液中可检测到NGAL，说明在肾小管上皮细胞受损时，NGAL被诱导而大量表达，提示NAGL可能是诊断AKI敏感且可靠的生物标志物。有研究发现，对比剂肾病患者的血肌酐水平在冠状动脉造影术后48h显著升高，而血清NGAL在造影后24h升高25%，故认为24h血清NGAL可早期诊断对比剂肾病。对比剂肾病患者冠状动脉造影术后24h尿NGAL明显升高，而非对比剂肾病患者尿NGAL无明显变化，进一步证明了NGAL对对比剂肾病的早期诊断作用。有研究表明，经皮冠状动脉介入治疗术后6h尿NGAL>264ng/ml，预测对比剂肾病的敏感性为100.0%，特异性为87.0%。

NGAL对疾病的预后有一定预测意义。尿NGAL可以一定程度上预测经皮冠脉造影或经皮冠状动脉介入治疗术后对比剂肾病的严重程度。多因素分析显示，血/尿NGAL可有效预测肾脏替代治疗的早期效果及院内死亡率。

二、胱抑素C

胱抑素C（cystatin C，CysC）是一个13kDa的半胱氨酸蛋白酶抑制剂，能在所有有核细胞中恒定、持续转录及表达。CysC可自由通过肾小球滤过膜，在近曲小管重吸收，且不被肾小管分泌。其血清水平不受性别、年龄、种族、肌肉含量、使用类固醇、感染、肝病和炎症等因素的影响，故CysC为反映GFR的理想标志物。有研究认为血CysC对于早期预测对比剂肾病优于血肌酐，且其敏感性和特异性均明显优于血肌酐。经皮冠脉造影后24h有21.2%的患者血CysC升高10%，其诊断对比剂肾病的敏感性为100.0%，特异性为85.9%，阴性预测值为100.0%。故研究者认为使用对比剂后24h血CysC升高10%为预测对比剂肾病的有效指标。血清CysC在经皮冠脉造影后8h开始升高，24h达到峰值，48h开始下降。此外，尿CysC也对早期诊断对比剂肾病有一定预测意义。

CysC对疾病的远期预后有一定预测作用。有报道显示血清CysC升高是死亡、再发心肌梗死、充血性心力衰竭的独立危险因素。

三、肝脏型脂肪酸结合蛋白

脂肪酸结合蛋白（fatty acid-binding protein，FABP）是一种14kDa表达在脂肪酸代谢活跃组织中的小分子蛋白，其中肝脏型脂肪酸结合蛋白（liver-fatty acid-binding protein，L-FABP）主要通过巨蛋白依赖的内吞作用在近端肾小管重吸收，主要在近端肾小管、肝、小肠的细胞质中表达。对行经皮冠脉造影术患者的研究发现，尿L-FABP在对比剂肾病患者中明显高于非对比剂肾病患者，经皮冠脉造影术后48h尿L-FABP可提示肾损伤，同时对术后1年的肾功能有一定预测价值。

四、肾损伤分子-1

肾损伤分子（kidney injury molecule 1，KIM-1）是免疫球蛋白家族的一种跨膜糖蛋白，参与辅助T细胞的分化，其在正常肾组织中表达甚微。在肾缺血或使用肾毒性药物等情况下，KIM-1在近端肾小管表达增加，可在尿液中检出该蛋白的水解可溶性片段。尿KIM-1是对比剂肾病的独立预测标志物，在使用对比剂后24h升高，比血肌酐升高提前约24h。经皮冠状动脉造影或经皮冠状动脉介入治疗术后24h尿KIM-1水平在对比剂肾病患者中明显高于非对比剂肾病患者，当KIM-1为4.595μg/L时，诊断对比剂肾病的敏感性为 85.7%，特异性为 71.4%。但目前关于 KIM-1 的研究较少，其对对比剂肾病的预测价值尚需进一步研究。

五、白细胞介素 -18

白介素 18（interleukin-18，IL-18）是一种 18kDa 的前炎症因子，主要由肾小管上皮细胞及巨噬细胞产生。当出现肾细胞凋亡、感染、恶性肿瘤等情况时，IL-18 可大量释放至尿液。有研究显示，糖尿病肾病患者肾小管上皮细胞会过度表达 IL-18。

对行经皮冠状动脉造影术的患者进行研究显示，对比剂肾病患者术后 24h 尿 IL-18 显著升高，但非对比剂肾病患者无明显变化，故认为尿 IL-18 可诊断对比剂肾病。对于行经皮冠状动脉支架植入术的患者，术前尿 IL-18 与术后 6h、12h、24h、48h 尿 IL-18 均有显著差异，但术前及术后 24h 血肌酐无明显变化，故认为尿 IL-18 可能为对比剂肾病的早期诊断标志物，当尿 IL-18 为 815.61pg/ml 时，诊断对比剂肾病的敏感性为 87.5%，特异性为 62.2%。IL-18 对预后也有一定提示意义。结合尿 IL-18 和尿 NGAL 的结果对于早期诊断 AKI 及判断其预后可靠性更强。

（倪兆慧）

参 考 文 献

1. 陈韵岱，陈纪言，傅国胜，等 . 碘对比剂血管造影应用相关不良反应 . 中国专家共识，中国介入心脏病学杂志，2014，22（6）：341-348.
2. 蔡莹，赵威，高炜 . 对比剂肾病早期诊断生物标志物的研究进展 . 中国介入心脏病学杂志，2016，24（6）：343-346.
3. CHALIKIAS G, DROSOS I, TZIAKAS DN. Contrast-Induced Acute Kidney Injury: An Update. Cardiovasc Drugs Ther, 2016, 30: 215.
4. SATO A, AONUMA K, WATANABE M, et al. Association of contrast-induced nephropathy with risk of adverse clinical outcomes in patients with cardiac catheterization: From the CINC-J study. Int J Cardiol, 2017, 227: 424.
5. SHEN J, WANG L, JIANG N, et al. NLRP3 inflammasome mediates contrast media-induced acute kidney injury by regulating cell apoptosis. Sci Rep, 2016, 10, 6: 34682.

第二章 马兜铃酸肾病

马兜铃酸类（aristolochic acid，AA）为马兜铃科（aristolochiaceae）马兜铃属（*Aristolochia*）植物中所含的共同成分。AA 是硝基菲羧酸（nitrophenanthene carboxylic acid）类化合物，主要包括马兜铃酸 I（AA I）及马兜铃酸 II（AA II）。我国有许多中药均含有 AA，例如：①2015 年版《中国药典》收载的中药：马兜铃，天仙藤，细辛。②2015 年版《中国药典》未收载的中药：朱砂莲、寻骨风、汉防己等 20 余种中药。此外，关木通、广防己、青木香等旧版《中国药典》有收录的含 AA 中药，在新版《中国药典》中已撤销。目前"可能含马兜铃酸的马兜铃科药材名单"和"含马兜铃属药材的已上市中成药品种名单"均可在国家食品药品监督管理总局（2018 年并入国家市场监督管理总局）网站上查到。

AA 具有肾毒性，其导致的肾损害被称为马兜铃酸肾病（aristolochic acid nephropathy，AAN），主要病变在肾小管间质部位。AAN 在我国发病率较高。欧洲巴尔干地区曾有一个十分困扰当地居民的地方性肾病——巴尔干肾病，其表现与慢性 AAN 极其相似，病因始终不清。最近查明此病亦由 AA 引起。当地生长一种名为铁线莲马兜铃（aristolochiaclematitis）的植物，其种子含有 AA，在小麦收割时此种子混进麦粒中，然后与麦粒一同加工成面粉，当地人食用这种含有 AA 面粉做成的面包而患病。故 AAN 的分布范围也较为广泛。

此外，AA 致癌性也成为近年的研究热点，AA 引起泌尿系统恶性肿瘤已被公认，2012 年世界卫生组织（WHO）将 AA 列为 1 类致癌物。2017 年有研究显示马兜铃酸可能与亚洲地区的肝癌发生有关，马兜铃酸的致癌问题进一步引起关注。

近十年来我国肾病学界已对 AAN 进行了大量临床及实验室研究，本文将汇集这些研究成果，作一讨论。

第一节 临床－病理表现及对诊断的思考

自 1993 年比利时学者报道含马兜铃酸的减肥药可造成慢性肾衰竭以来，国内多家单位对 AAN 的病例进行了报道。现根据 AAN 的临床特点，将其分为急性 AAN、慢性 AAN 及肾小管功能障碍型 AAN 三个类型，下面分别进行介绍。

一、急性马兜铃酸肾病

急性马兜铃酸肾病（acute aristolochic acid nephropathy）是短期内服用过大量含 AA 成分中药导致的严重急性肾损害，临床上出现少尿性或非少尿性急性肾衰竭，病理呈现急性肾小管坏死。本病由吴松寒于 1964 年最先报道（两例患者服用大剂量木通导致急性肾衰竭）。

（一）临床表现

患者在近期内服用过大量含 AA 成分的中药（在我单位病例中，最小致病剂量为一次煎服关木通 15g，最大剂量为连续两日煎服关木通各 100g），然后迅速出现少尿性（尿量 <400ml/d）或非少尿性急性肾衰竭，少尿性急性肾衰竭患者病情更严重，血清肌酐迅速上升，超声检查提示双侧肾脏体积增大。患者还常出现肾性尿糖（提示近端肾小管上皮细胞损伤较重，这一现象在缺血或肾毒性药物所致的急性肾小管坏死中较为少见）。急性 AAN 导致的急性肾衰竭恢复很慢（常需数月至一年多时间），且容易转为慢性 AAN。

此外，也有患者出现大量蛋白尿（尿蛋白定量 >3.5g/d）及低白蛋白血症（血浆白蛋白 <30g/L）

的报道,提示 AA 在损伤肾小管的同时,还可能损伤肾小球。

肾脏外表现方面,患者常伴随出现消化系统症状(恶心、呕吐及上腹不适等)、肝功能损害、血液系统异常(贫血、血小板减少等)及神经系统异常(听力减退、双手震颤等)等,提示 AA 对机体多器官组织均有毒性。

(二)病理表现

光镜检查可见肾小管上皮细胞重度变性、坏死、崩解,部分肾小管基底膜裸露,肾间质水肿,偶见少量淋巴及单核细胞散在浸润,肾小球基本正常或系膜细胞轻度增生伴基质轻度增多,小动脉壁内皮细胞肿胀。免疫荧光检查阴性。电镜检查见肾小管上皮细胞微绒毛脱落,细胞器崩解,基底膜裸露及断裂,部分患者肾小球系膜细胞轻度增生及基质轻度增多,足突轻度节段性融合,无电子致密物沉积。这些病理表现证实急性 AAN 的主要病理表现为急性肾小管坏死,并可能伴肾小球损害。

(三)诊断与鉴别诊断

1. 诊断 本病诊断要点为:①近期服用过大量含 AA 成分的中药。②呈现少尿性或非少尿性急性肾衰竭,可伴有肾性尿糖。③可出现其他系统表现,最常见恶心、呕吐、肝功能损害及贫血。④肾穿刺病理检查为急性肾小管坏死,常出现肾小管基底膜裸露。

2. 鉴别诊断 与肾毒性西药导致的急性肾小管坏死相比,两者病理均为急性肾小管坏死,临床均出现急性肾衰竭。但是,AA 导致者病理检查常见肾小管基底膜裸露,临床常出现肾性尿糖,并伴肾外多系统损害,这在西药导致者少见。另外,前文已述,AA 导致者疾病恢复远较西药所致者慢,而且很易发生肾间质纤维化转换成慢性肾衰竭,这在西药导致者也少见。

二、慢性马兜铃酸肾病

慢性马兜铃酸肾病(chronic aristolochic acid nephropathy)是较长时期间断小量服用含 AA 成分中药引起的慢性肾脏病,临床上以慢性进行性肾衰竭为主要表现,病理呈现寡细胞性肾间质纤维化。此外,本病常伴发泌尿系统肿瘤。本病由比利时学者 Vanherweghem 等于 1993 年最先报道

(两例女性患者分别服含广防己的减肥药 10 个月及 18 个月,此后肾功能快速进展至肾衰竭,肾穿刺病理检查证实为慢性间质性肾炎。

(一)临床表现

患者有长期间断小量服用含 AA 中药史,病情进展较为隐袭,逐渐出现肾小管功能损害(如远端肾小管浓缩功能损害,患者表现为夜尿多及低渗透压尿,以及近端肾小管重吸收功能损害,出现肾性糖尿或范可尼综合征,并可出现远、近端肾小管性酸中毒)和肌酐清除率下降、血清肌酐增高。肾小管功能损害常常出现早而重,数年后逐渐进入终末期肾衰竭。部分患者肾功能进展速度较快[eGFR 下降超过 4ml/(min·年)]。患者尿蛋白一般不多(1g/d 左右),沉渣中有或无少量变形红细胞及管型。肾性贫血出现早(可能与肾脏合成促红细胞生成素位点被破坏相关),并常出现肾性高血压(尤其在出现肾功能不全后)。晚期病例超声检查双肾缩小,且两肾大小常不一致。

慢性 AAN 并发泌尿系统肿瘤(包括肾盂、输尿管及膀胱癌等)的发病率很高。Nortier 等给慢性 AAN 终末期肾衰竭患者做肾移植时,均预防性切除双肾及输尿管,然后进行病理检查,结果在 39 例患者中发现 18 例存在泌尿系统肿瘤;我科 2001 年统计,在确诊的 50 例慢性 AAN 病例中,已发现膀胱癌 2 例及肾盂癌 1 例,而现在在已确诊的 200 余例患者中,已有 10 余例泌尿系统肿瘤,所以对此并发症必须高度警惕。此外,部分患者在服用 AA 多年以后才出现泌尿系统肿瘤,致使一些 AA 相关性泌尿系肿瘤由于无明显的 AAN 肾脏表现而被遗漏。患者发生泌尿系统肿瘤时,常常首先出现血尿,包括明显的镜下血尿(多数至满视野红细胞)或肉眼血尿(常出现血丝或血块),相差显微镜检查为均一红细胞血尿。此时,即应及时进行泌尿外科检查,以尽快确诊及治疗。此外,一部分已经进入透析的患者出现血尿,应警惕 AA 相关的泌尿系肿瘤。

(二)病理检查

光镜检查可见肾间质多灶状或大片状纤维化,偶伴小灶状淋巴及单核细胞浸润,肾小管呈多灶状或大片状萎缩或消失,部分基底膜裸露,肾小球可出现缺血性基底膜皱缩及硬化,小动脉管壁

增厚,管腔狭窄。免疫荧光检查阴性。电镜检查可见肾间质大量束状胶原纤维,肾小管基底膜增厚、分层,部分肾小球缺血性皱缩、硬化。所以,寡细胞性肾间质纤维化为本病最主要病理特点。

(三)诊断及鉴别诊断

1. 诊断　本病诊断要点为:①较长期或长期间断小量服用过含 AA 中药。②尿化验蛋白不多(1g/d 左右),有或无少量变形红细胞及管型。③逐渐出现肾小管功能损害(夜尿多及低渗透压尿,肾性糖尿)及肾小球功能损害(肌酐清除率下降及血清肌酐升高)。④贫血出现较早。⑤超声检查双肾缩小且常不对称。⑥肾穿刺病理检查呈现寡细胞性肾间质纤维化,伴肾小球缺血性及肾小管萎缩,部分肾小管基底膜裸露。

2. 鉴别诊断　应与如下慢性肾脏病鉴别。

(1)慢性肾炎:患者尿蛋白量常较多,有时(如 IgA 肾病)尿中红细胞也多(为变形红细胞血尿),常出现不同程度水肿;肾小球功能损害(肌酐清除率下降)在先,而后逐渐出现肾小管功能损害(夜尿增多,尿渗透压减低),极少出现肾性尿糖;超声检查晚期病例双肾对称性缩小;肾穿刺病理检查以肾小球病变(增生、硬化)为主,重时伴肾小管(萎缩)及肾间质(灶状炎细胞浸润、纤维化)病变。上述特点可与慢性 AAN 鉴别。

(2)高血压肾硬化症:患者有长期高血压史,高血压持续约 10 年才出现肾损害;尿化验与慢性 AAN 相似,但是不出现肾性尿糖;肾功能损害也与慢性 AAN 相似,但是进展很慢,且不出现范可尼综合征及肾小管性酸中毒;患者贫血出现晚;超声检查晚期病例双肾为对称性缩小;肾穿刺病理检查以小动脉壁增厚(入球小动脉玻璃样变,小叶间动脉及弓状动脉肌内膜增厚)及缺血性肾小球病变(缺血性皱缩及硬化)为主。这些特点也与慢性 AAN 不同。

(3)老年性缺血性肾病:是重度肾动脉粥样硬化引起的肾损害。常发生于中、老年患者;有全身多部位(心、脑及外周动脉血管)动脉粥样硬化表现;可伴或不伴高血压(此高血压不用抗肾素－血管紧张素药物较难控制,而用药量稍大又易引起血压骤降及血清肌酐增高);尿化验与肾功能变化与高血压肾硬化症极相似;超声检查晚期病例双肾缩小,且常不对称;肾动脉影像学检查证实肾动脉狭窄存在(部位常在肾动脉开口处及近端 1/3 范围)。除超声检查外,上述特点也可资鉴别。

三、肾小管功能障碍型马兜铃酸肾病

肾小管功能障碍型马兜铃酸肾病(tubular dysfunctional aristolochic acid nephropathy)常在间断小量服含 AA 中药后数月发病,主要表现为肾小管性酸中毒和 / 或范可尼综合征,而血清肌酐正常。

(一)临床表现

患者常在间断小量服含 AA 中药数月后发病,呈现肾小管性酸中毒和 / 或范可尼综合征,并常伴肾小管浓缩功能障碍(夜尿多,尿比重及渗透压减低)。肾小管性酸中毒主要表现为低血钾、高血氯及阴离子间隙正常的代谢性酸中毒。做尿酸化功能检查,近端肾小管性酸中毒尿 pH<5.5,尿中碳酸氢盐排泄增多,远端肾小管性酸中毒尿 pH>5.5,尿中可滴定酸和 / 或铵离子排泄减少。远端肾小管性酸中毒还常因尿钙、磷排泄增加,而出现低血钙及低血磷。范可尼综合征主要表现为肾性尿糖、全氨基酸尿及磷酸盐尿(可导致低血磷),并可伴随尿酸盐尿(可导致低尿酸血症)。患者尿化验可有轻度蛋白,血清肌酐正常,无贫血。超声检查双肾大小正常。

(二)病理表现

光镜检查可见肾小管上皮细胞变性、萎缩,肾间质无明显病变,或呈轻度水肿,或有小灶状纤维化,肾小球无明显病变,小动脉内皮细胞肿胀。免疫荧光检查阴性。电镜检查可见肾小管上皮细胞微绒毛脱落,线粒体肿胀,部分细胞器崩解,肾小球无明显病变。所以,该型 AAN 的主要病理表现为肾小管上皮细胞变性。

(三)诊断及鉴别诊断

1. 诊断　本病诊断要点为:①间断小量服用含 AA 中药数月。②临床主要表现为近或远端肾小管性酸中毒和 / 或范可尼综合征。常伴远端肾小管浓缩功能障碍(夜尿多及低渗透压尿)。③尿改变轻微,仅呈轻度蛋白尿。④血清肌酐正常。⑤无贫血。⑥超声检查双肾体积正常。⑦肾穿刺病理检查主要为肾小管上皮细胞变性。

2. 鉴别诊断　应与其他导致肾小管性酸中毒和 / 或范可尼综合征的肾脏病鉴别,成年患者

罕见遗传因素致病者，几乎均为后天获得，这些后天致病因素包括：药物（如过期四环素、长期服用镇痛药等）、重金属（如汞、镉、锂等）、化学物质（如棉酚、粗制棉籽油等），及某些疾病（如干燥综合征、系统性红斑狼疮等系统性疾病累及肾脏，或慢性肾盂肾炎等肾脏病）。鉴别要点是寻获并非AA的致病因素。

四、对马兜铃酸肾病诊断的思考

对 AAN 诊断标准国内还存在一些争论，在这里作一叙述。

（一）药物致病剂量

国内的部分学者想统计慢性 AAN 发病时的药物累积量，分析 AA 服用剂量与 AAN 发病之间的关系，但是未获明确结果。可能原因包括：①致病药量只能用回顾性调查来统计，患者服用含 AA 的中药时常断断续续不规律（如龙胆泻肝丸），且在服药（甚至停药）若干年后才发现肾损害，故大多数患者都无法准确描述用药量。②患者服用含 AA 中药的方法不一致，有的服水煎剂，有的服成药（常为全药入药），有的还服用酊剂（如自己泡制药酒），AA 在水中溶解度低而在酒精中溶解度高，同一药量做成不同制剂其致病力差别很大。③含 AA 中药中 AA 的含量，会因产地及药品质量不同而存在很大差异。④中药材品种繁多，地方习用品种交叉混淆，同物异名，同名异物等现象普遍存在，如一些药店不区分关木通与川木通，统一按"木通"销售，不区分广防己与汉防己，统一以"防己"入药，可是关木通与广防己含AA，而川木通与汉防己不含 AA，两者截然不同。

我们也曾参与对慢性 AAN 致病药物累积量的调查，最后结论为：药物累积量越大慢性 AAN 发病率越高，但是不同个体存在较大差异。

（二）体内药物检测

在 AAN 诊断上，另一个观点认为在患者体内检测到 AA 或其代谢产物才能确诊此病。国内一些学者也为此作了努力，但血循环中检测的努力显然不能成功。苏涛等用关木通水煎剂－^{125}I－AA－I 混合液给大鼠单次灌胃，然后研究 AA－I 的体内药代动力学，发现其动力学特征符合给药二室开放模型。循环中 AA－I 在灌胃后 0.5~1.5h 达高峰，然后逐渐下降，24h 时仅存微量；其后

AA－I 即在各脏器沉积，检测 AA－I 在各脏器中的分布比值，第 4 天时肝、肾高于其他脏器，第 30 及 40 天时唯肾脏显著高于其他脏器。刘莎等用不同剂量的广防己提取物给大鼠单次灌胃，然后研究 AA－I 及其代谢产物马兜铃酸内酰胺－I（AL－I）的体内药代动力学，发现广防己提取物的代谢符合非线性代谢动力学特征，属血管外给药二室开放模型。循环中 AA－I 在灌胃后 0.62h（大剂量组）及 1.35h（中剂量组）达峰，然后浓度逐渐下降，24h 时已检测不出，而 AL－I 始终检测阴性；其后它们能在体内多个脏器中沉积，第 8 天时 AA－I 浓度在肾脏最高，而 AL－I 浓度在肺、脾、睾丸及脑最高。上述在大鼠体内进行 AA 药代动力学实验，已说明从患者血中检测 AA 及其代谢产物为什么不能成功。笔者曾给一位连续两日服用超大剂量（100g/d）关木通煎剂导致急性肾衰竭的老年患者，用反相高效液相色谱法检测过血中 AA 浓度，由于是在停药后 36h 患者才住院抽血，检验结果阴性（未发表资料），也支持了上述观点。

欲检测体内 AA 相关的标记物，只可能检测肾组织中马兜铃酸－脱氧核糖核酸加合物（AA-DNA 加合物）。该 AA-DNA 加合物是 1988 年 Schmeiser 等首先在 AA 灌胃大鼠的前胃、肾和膀胱（AA 致癌靶组织），以及胃和肝（非靶组织）中测得；而后，1996 年又由 Schmeiser 等最早从慢性 AAN 患者的切除肾（5 例患者均因慢性 AAN 肾衰竭进行了肾移植，为预防移植后泌尿系统出现肿瘤，移植时已将患者肾脏及输尿管切除）中测到。此 AA-DNA 加合物甚至在患者停服含 AA 药物后 44 个月仍能发现，说明它能在靶组织中长期存在。2001 年 Gillerot 等首先从 1 例慢性 AAN 华人患者的肾活检组织中检测到 AA-DNA 加合物，提供了临床实用可能。上述报道的 AA-DNA 加合物检测都是在比利时完成，他们应用的方法是 ^{32}P- 后标记法。最近我们应用电喷雾－质谱法（ESI-MS）、高效液相色谱－串联线性离子阱质谱法（LC-MS/MS）及傅里叶变换离子回旋共振质谱法（FT-ICRMS）检测 AA-DNA 加合物获得成功，它比 ^{32}P- 后标记法更准确可靠。现在我们正在试用此法对患者肾组织中 AA-DNA 加合物进行检测。如果从微量组织

中检测 AA-DNA 加合物技术过关,更理想的检测方法是尿脱落细胞 AA-DNA 加合物检测,因为它是一个无创性检查。该尿脱落细胞 AA-DNA 加合物检测在动物实验中已获成功。

第二节 发病机制研究现状及思索

一、成分

前文已述,AA 是硝基菲羧酸(nitrophenanthene carboxylic acid)类化合物,主要成分为 AA-Ⅰ 及 AA-Ⅱ。AA-Ⅰ结构式为 8-甲氧基 -6-硝基 - 邻二氮杂菲 -(3,4-d)-1,3-二乙恶嗪二酮 -5-羧酸;AA-Ⅱ 结构式为 6-硝基 - 邻二氮杂菲 -(3,4-d)-1,3-二乙恶嗪二酮 -5-羧酸,两者差别仅在有无 8-甲氧基上(图 6-2-1)。

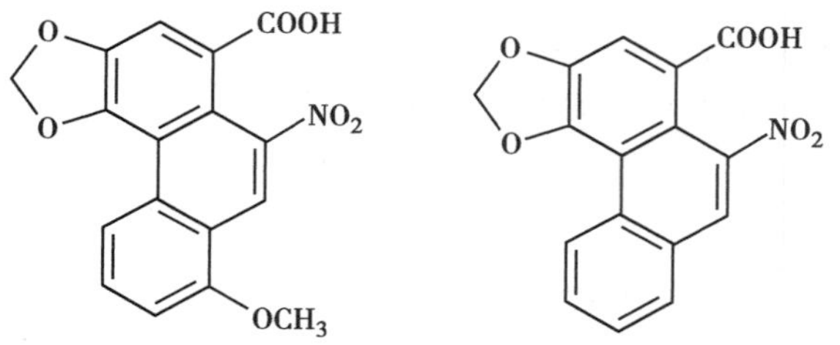

图 6-2-1 马兜铃酸Ⅰ及马兜铃酸Ⅱ结构式

实验体外肾小管上皮细胞实验证明,AA 能导致细胞坏死及凋亡,能激活细胞分泌细胞因子等物质,并且还能诱导细胞转分化成肌成纤维细胞(详见后述);此外,马兜铃酸内酰胺(AL)也具有类似反应,能导致细胞坏死、凋亡及细胞因子分泌。所以 AA 及 AL 都可能参与 AAN 致病。另外,曾有学者推测 AA-DNA 加合物除能致癌外,也可能在 AAN 发病中具有致病作用,但是尚未被证实。

二、马兜铃酸肾病发病机制

在大鼠体内进行的 AA 药代动力学实验显示,AA 能长时间滞留肾脏,这很可能是 AA 容易导致肾脏病的一个重要原因。前文已述,AAN 是肾小管间质疾病,因此肾小管上皮细胞及肾间质

成纤维细胞在 AAN 发病中占据中心地位。

(一)肾小管上皮细胞

1. **坏死及凋亡** 体外细胞实验显示,大剂量 AA 或 AL 均可导致肾小管上皮细胞坏死和凋亡。动物实验也显示,给大鼠大剂量 AA-Ⅰ 连续灌胃 3 天,即能出现典型急性肾小管坏死、急性肾衰竭,与临床上急性 AAN 所见十分相似。所以,大剂量 AA 的毒性作用导致肾小管上皮细胞坏死及凋亡,是急性 AAN 的主要发病机制。

2. **转分化** 体外细胞实验显示,AA 可以使肾小管上皮细胞角蛋白表达下调,而呈现 α-平滑肌肌动蛋白(α-SMA)及波形蛋白表达,表明该上皮细胞已发生肾小管上皮细胞 - 肌成纤维细胞转分化(tubular epithelial–myofibroblast transdifferentiation, TEMT)。动物实验显示,与正常大鼠比较,慢性 AAN 模型大鼠肾组织中 α-SMA+肾小管百分数、肾间质 α-SMA+细胞数及肾间质 Col Ⅰ相对阳性面积均显著增加,且 α-SMA+肾小管百分数与后二者呈显著正相关,同时观察到部分肾小管 α-SMA+细胞,出现在肾小管基底膜裂孔中,似乎正向间质迁移。在慢性 AAN 患者的肾穿刺标本中,也发现部分肾小管上皮角蛋白表达转阴,而 α-SMA 及波形蛋白表达阳性,且肾间质纤维化面积与肾小管间质 α-SMA 及波形蛋白阳性表达面积呈显著正相关,与肾小管角蛋白阳性表达面积呈显著负相关。这些观察提示,肾小管上皮细胞可在 AA 作用下发生 TEMT。其过程很可能像 Yang 等描述的那样:肾小管上皮细胞失去上皮细胞特征,转分化成 α-SMA+的肌成纤维细胞,然后分泌蛋白酶消化基底膜形成裂孔,再经基底膜裂孔移行至肾间质,分泌细胞外基质导致肾间质纤维化。Liu 等认为 TEMT 形成的肌成纤维细胞是肾间质肌成纤维细胞的主要来源,所以此 TEMT 在肾间质纤维化发病上意义重大。

3. **分泌细胞因子及其他活性物质** 体外细胞实验及动物实验已证实,肾小管上皮细胞受 AA 作用后能合成及分泌许多细胞因子和其他生物活性物质,包括转化生长因子 -β1(TGF-β1)、结缔组织生长因子(GTGF)、金属蛋白酶 1 组织抑制物(TIMP-1)及纤溶酶原激活物抑制物 1(PAI-1)等。肾小管上皮细胞分泌的这些细胞因

子及活性物质能够通过旁分泌途径作用于肾间质成纤维细胞，TGF-β1 及 GTGF 将促进细胞外基质合成，TGF-β1、TIMP-1 及 PAI-1 将抑制细胞外基质降解，故而促进肾间质纤维化。另外，肾小管上皮细胞分泌的 TGF-β1 还能以自分泌途径促进自身发生 TEMT，而后生成的肌成纤维细胞将分泌细胞外基质促成肾间质纤维化。所以，这些细胞因子及活性物质在肾间质纤维化发生起到关键作用。

除 AA 外，体外细胞实验显示 AL 也能刺激肾小管上皮细胞分泌 TGF-β1 及纤连蛋白，而且纤连蛋白的分泌可能是由 TGF-β1 自分泌作用介导。

4. 自噬的作用 近期有国内外研究显示"自噬"在 AA 致病过程中起作用。自噬是特定条件下细胞内的双层膜结构，通过包裹部分胞质和细胞内需降解的细胞器、蛋白质等成分形成自噬体，并与溶酶体融合形成自噬溶酶体，降解其所包裹的内容物。自噬是细胞为维持稳态、实现自我更新的一种重要细胞效应。体外细胞实验显示小剂量 AA 刺激肾小管上皮细胞后，细胞自噬增加，凋亡减少；大剂量 AA 刺激使肾小管上皮细胞自噬及凋亡均增加，提示自噬在小剂量 AA 刺激时起到"保护细胞"的作用，而大剂量 AA 刺激后，自噬起到诱导细胞"死亡"的作用。动物实验也观察到类似现象。

（二）肾间质成纤维细胞

肾间质成纤维细胞能被 AA 直接活化，也能被肾小管上皮细胞分泌的细胞因子（如 TGF-β1）活化，成纤维细胞活化后转变成表达 α-SMA 的肌成纤维细胞，进而分泌各种细胞外基质，导致肾间质纤维化发生。

根据上述研究资料，我们已提出 AAN 发病机制假说，如图 6-2-2 所示。短期大量服用含 AA 中药，能导致肾小管上皮细胞坏死及凋亡，诱发急性 AAN。短期间断小量服用含 AA 中药，能致使肾小管上皮细胞变性，诱发肾小管功能障碍型 AAN。较长期或长期间断小量服用含 AA 药物，AA 能激活肾小管上皮细胞，分泌 TGF-β1 等生物活性物质，并能发生 TEMT 转变成肌成纤维细胞；AA 及肾小管上皮细胞分泌的 TGF-β1 又能使肾间质成纤维细胞活化，转化为肌成纤维细胞。肌成纤维细胞在细胞因子等活性物质调控下，将分泌大量细胞外基质，导致肾间质纤维化，致成慢性 AAN。

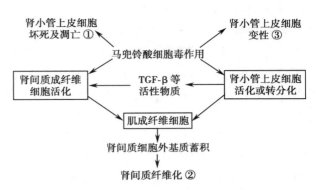

图 6-2-2 马兜铃酸肾病发病机制假说
①急性马兜铃酸肾病；②慢性马兜铃酸肾病；③肾小管功能障碍型马兜铃酸肾病

（三）肾血管内皮细胞

因为急性 AAN 能见到肾脏小动脉内皮细胞肿胀，慢性 AAN 又能见到小动脉壁增厚及管腔狭窄，因此我们推测在 AA 作用下肾脏血管内皮细胞也可能参与 AAN 发病。由于无法获得纯培养的肾脏小动脉内皮细胞，我们只能用人脐静脉内皮细胞进行初步实验，发现在 AA 刺激下，此内皮细胞能分泌 TGF-β1、PAI-1 及血小板反应蛋白 -1（TSP-1，能激活 TGF-β1，并能刺激血管平滑肌细胞增殖）。如果将来用肾脏小动脉内皮细胞做实验也能获得同样结果，那么即可推断这些活性物质能参与慢性 AAN 小动脉病变。

（四）肾小管周围毛细血管

利用大鼠进行动物实验发现，在慢性 AAN 进展过程中，肾小管周围毛细血管（PTC）将发生明显变化，管腔缩小变形，直至消失。与对照组比较，慢性 AAN 大鼠的 PTC 密度显著下降，肾间质血小板反应因子 1（TSP-1）、肾小管低氧诱导因子 1α 及肾间质 I 型胶原表达显著增强，提示 TSP-1 在 PTC 消失中可能具有重要作用，而 PTC 消失可导致缺血、缺氧加重肾间质纤维化。

三、致癌机制

由于慢性 AAN 患者及动物都极易发生泌尿系统肿瘤，所以在此有必要也简单讨论一下 AA 的致癌机制。现在认为的可能机制如下：①AA 能导致细胞 DNA 损害，并可能由此导致基因突变，诱发癌症。Schmeiser 等已在 AA 饲喂大鼠发生的肿瘤组织中，发现 c-Ha-ras、c-Ki-ras 及 c-N-ras 癌基因的 61 位密码子发生 AT→TA 颠换里突变（transversion mutation）（CAA 变为 CTA），推测此突变可诱发癌症。Cosyns 等在慢性 CAA 患者发生的泌尿道移行细胞癌及尿路上皮不典型病变（urothelial atypia）中，发现抑癌基因 p53 蛋白过度表达，提示 *p53* 基因突变，也可能参与癌症发生。②AA 与 DNA 形成 AA-DNA 加合物致癌。在 AA 灌胃大鼠的致癌靶组织前胃、肾和膀胱组织中和慢性 AAN 并发泌尿系统癌症患者的肾、输尿管组织中均已发现此 AA-DNA 加合物，高度提示它可能致癌。当然 AA 的致癌机制可能不仅于此，尚需继续深入研究。

四、对未来研究的思索

AA 及 AL 对肾脏具有细胞毒作用，由此引起 AAN。但是，目前绝大多数研究都集中在 AA 对肾小管上皮细胞的作用及对肾间质成纤维细胞的作用上，尽管这两种细胞在 AAN 发病机制中处于中心地位，但是在对 AAN 患者的肾脏进行病理检查时，我们还常见肾脏小动脉病变，及高度可疑的肾小球病变（详见前述），因此，今后继续深入研究时，肾脏细胞种类应该扩展，只有这样才能更全面了解 AA 及 AL 的肾脏致病作用。

此外，国内、外已有研究显示 AA 进入细胞的机制及其后细胞内信号转导途径。国外和国内研究均发现 AA 通过细胞表面的有机阴离子转运蛋白 1（OAT1）和 3（OAT3）转运入肾小管上皮细胞，在胞内能够活化丝裂原活化蛋白激酶（MAPK）信号通路的支通路（MEKK4-MKK4/MKK7-JNK），并通过活化 JNK 进一步活化核转录因子 AP-1，而启动 TGF-β1 的转录和表达。这些研究仅仅是个开始，还需继续深入探讨。

另外，AA-DNA 加合物除能致癌外，在 AAN 发病中是否确有致病作用？也应研究。

第三节　防治策略及展望

AAN 应该重在防，避免发生，因为一旦发生、尤其已发展成慢性 AAN 时治疗十分困难。下面将对 AAN 的预防、治疗及预后作一简介。

一、马兜铃酸肾病的预防

为有效预防 AAN 发生，必须政府及医药界共同努力。

（一）禁用或限用含 AA 中药

国内导致慢性 AAN 的最常见含 AA 中药是关木通（aristolochiamanshuriensis）及青木香（aristolochia debilis），前者可能与患者广泛服用龙胆泻肝丸相关，后者可能与患者广泛服用冠心苏合丸相关；而国外比利时引起慢性 AAN 的含 AA 中药是广防己（aristolochiafangchi），与较多肥胖女性服用含广防己的减肥药相关。所以，国家食品药品监督管理局于 2003 年 4 月发布《国家药品监督管理局关于取消关木通药用标准的通知》（国药监注［2003］121 号）取消了关木通的药用标准，2004 年 8 月发布《国家食品药品监督管理局关于加强广防己等 6 种药材及其制剂监督管理的通知》（国食药监注［2004］379 号）取消了广防己及青木香的药用标准，这对减少 AAN 发病十分重要。

国家药监局在停止上面 3 种中药的药用标准时，也宣布了它们的替代药，如用木通（木通科）替代关木通（国药监注［2003］121 号），用防己（防己科植物粉防己）替代广防己（国食药监注［2004］379 号），以土木香（菊科植物土木香）替代青木香（国食药监注［2004］379 号）。但是，正如上文所述及专家考证，替代品与被替代品并不属于同科植物，仅命名上有相似之处，它们药理作用就会一样吗？在宣布替代前，国家药监局能组织有关专家进行古文献考证、基础研究（化学成分及药理毒理比较）、动物实验及临床观察，在证据基础上决策。实际上，在国家药监局做出上述替代决定后，一些专家已对关木通的替代药、广防己的替代药及青木香的替代药提出了异议，这些异议应引起充分重视。国家相关部门去组织上述考证、研究、实验和观察十分必要。

另外，虽然导致 AAN 的最常见三种中药已被停用，但是还有数十种含 AA 成分的中药仍在准许使用中，西方国家对此处理简单，比如美国食品药品管理局在 2000 年发布了两个有关含 AA 成分植物做药用或食品添加剂用的通告，要求生产厂家确保药品及食品不含 AA 成分，并严禁含 AA 成分的上述产品进入美国。但是，作为中药发源地的中国我们不能这样简单决策，国家应该组织有关力量，对尚在准许应用的含 AA 中药进行认真研究和甄别，AA 含量高、用药范围窄、未进入国家药典的某些药物如朱砂莲，应该继续下令取消药用标准；而 AA 含量低、用药范围广的药典收录药物，可以在严格控制适应证、限制用量和用药时间前提下，继续作为临床用药。

（二）对含 AA 中药进行炮制或药物配伍减毒

1. 炮制减毒　有毒中药通过炮制减少毒性，这在祖国医学中相当普遍，近年不少学者已对含 AA 中药进行了这方面研究。文献报道，关木通经炮制后 AA-I 含量减少（炒焦减少 67.5%，姜制减少 56.9%，醋制减少 42.3%，碱-醋制减少 80% 以上）；马兜铃经炮制后 AA 及 AA-I 含量也减少（蜜炙后 AA 减少 42.1%，AA-I 减少52.8%）。但是，这些论著都没有研究药物炮制减毒后，药效有否减少，但这也同等重要。

2. 药物配伍减毒　这也是祖国医学减少有毒中药的另一方法，近年对含 AA 中药也进行了不少研究。文献报道，关木通与下列中药配伍能减少 AA 含量：与炮附子配伍减少 AA 含量 30%；与生地、当归、丹皮、大黄、熟地配伍可分别减少 AA 含量 91.1%、90.7%、90.2%、89.0%、85.1%；与竹叶配伍能减少 AA 含量 62%。另外，关木通与下列中药配伍也能减少 AA-I 含量：与生地、大黄、当归、甘草配伍可分别减少 AA-I 含量 56.6%、56.5%、34.0%、33.0%。但是，各家报道的实验结果仍存在矛盾，如有报道与附子配伍或与生地配伍 AA 含量不减、反而略增；而且，同样没有检测配伍减毒后，药效有无减少仍需深入研究。

（三）应用含 AA 中药必须严格辩证论治

辩证论治是中医治疗的根本法则，不少学者认为不遵守辩证论治法则，滥用含 AA 中药是致成 AAN 的一个重要原因。含 AA 中药常为苦寒之药，若患者本为虚寒之病，再服用含 AA 药物即像"雪上加霜"，很易出现毒副作用。而且在应用含 AA 药物时，必须严控用量，尤其较长期服用者。这都必须注意。

（四）对有效预防 AAN 的思考

1. 加强对中药的法制管理　欲有效预防 AAN 发生，国家职能部门必须加强对中药的法制管理。根据 2001 年修订的《中华人民共和国药品管理法》，2003 年我国已取消了地方审批中成药权利，并取消了地方药品标准，这在中药管理上

无疑是一个重大进步，对提高中药疗效、减少毒副作用肯定会做出重要贡献。但是，在中药法制管理上还有许多事情亟须去做，例如，我国中成药往往不写出全部组方药物，这就埋藏了极大毒副作用隐患；中成药说明书书写过简，对毒副作用介绍十分不够，甚至不写，都需要完善。

就市场上仍准许流通的含 AA 中药的管理，国家食品药品监督管理局在 2004 年 8 月下文（国食药监注［2004］379 号）明确规定："处方中含有马兜铃、寻骨风、天仙藤和朱砂莲的中药制剂生产单位必须于 2004 年 9 月 30 日前在药品标签和说明书的【注意事项】项下统一增加以下内容：（1）本品含 ××× 药材，该药材含马兜铃酸，马兜铃酸可引起肾损害等不良反应。（2）本品为处方药，必须凭医师处方购买，在医师指导下使用，并定期检查肾功能，如发现肾功能异常应立即停药。（3）儿童及老年人慎用，孕妇、婴幼儿及肾功能不全者禁用。对于原药品标签和说明书中没有标注【注意事项】项的，应增加【注意事项】项及上述内容，未按规定加注上述内容的，一律依法查处"。国家药监局应严格检查执行情况。笔者在国家取消关木通药用标准后，仍然见过服关木通导致 AAN 的新发病例。

2. 加强对中药科学研究　许多药学界专家明确指出"中药材品种繁多，地方习用品种交叉混淆，同物异名，同名异物等现象普遍存在"，正因为如此，像木通、防己及木香类药材实际"自古混用到今"。这种混乱局面，已十分影响中药走向世界，因此加强中药科学研究，统一药材分类和鉴定标准，加强市场管理，已十分迫切。只有这样才能有效减少中药毒副作用，包括减少 AAN 发生。

二、马兜铃酸肾病的治疗

对 AAN，尤其对慢性 AAN 目前尚缺乏有效治疗方案，目前一些有关治疗方法的报道主要来自实验室基础研究、动物模型实验及样本数较小试验时间较短的临床观察，尚无具有足够说服力的循证医学证据。可以考虑的治疗方法如下：

（一）祛除致病因素

这对于急性 AAN 很重要。如果在服用大量

含 AA 药物后 4h 内就诊,应该给患者及时洗胃及导泻,以减少 AA 消化道吸收。对于就诊较晚的患者,能否用血液净化技术来清除体内 AA 呢?这并无临床应用报道。用关木通或广防己给大鼠灌胃进行药代动力学研究发现,进入体内的 AA 很快就从血液循环消失(详见前述),所以运用血液透析清除血中 AA 恐难奏效。那么,能否用血浆置换疗法来清除循环中已与血浆蛋白结合的 AA 呢?这取决于 AA 的血浆蛋白结合率。在研究 AA 体内药代动力学的论著中,有关 AA 血浆蛋白结合率的报道很少,笔者仅查获 1 篇资料,该资料报道灌胃后半小时 AA 血浆蛋白结合率为 14.6%±4.5%,10 天时为 68.9%±10.3%,如此推理血浆置换有可能清除掉部分与血浆蛋白结合的 AA。但是临床实际应用时,对急性 AAN 患者病情减轻有无帮助尚需验证。

对于慢性 AAN 及肾小管功能障碍型 AAN 患者应及时停服、并永不再服含 AA 中药。

（二）药物治疗

1. 类固醇激素 激素具有强大的抑制细胞因子(如 TGFβ1 等)作用,能发挥抗纤维化效应,所以应该应用于 AAN 治疗。20 世纪 90 年代中期 Vanherweghem 等曾给 12 例血清肌酐为(247.53±17.68)μmol/L 的慢性 AAN 患者予泼尼松龙治疗,观察一年,治疗组血清肌酐显著低于未治疗组,进入透析人数显著减少。我们现在在临床上已对慢性 AAN 患者应用泼尼松(或泼尼松龙)治疗,确有类似效果。但是,在具体应用上还有不少问题有待摸索总结,包括适应证及禁忌证(特别是血清肌酐高于多少就不宜用激素治疗并未澄清,我们现在是以 265μmol/L 划界,高于此值不用,但是这仅是临床经验,缺乏循证医学证据),以及治疗方案(始量多大、如何减量、维持多久)。

2. 血管紧张素转换酶抑制剂(ACEI)和/或血管紧张素 AT1 受体阻断剂(ARB) 从理论上讲,这两类药能够通过拮抗血管紧张素Ⅱ而减少肾组织细胞外基质蓄积(减少生成并增加降解),所以我们已用它来拮抗 AA 所致肾间质纤维化。我们曾在大鼠慢性 AAN 模型上进行过实验,证实 ARB 类药缬沙坦确能减少大鼠肾间质胶原Ⅰ蓄积及纤维化,且此疗效可能是通过抑制 TGF-β1、CTGF(促细胞外基质合成因子)和 PAI-1、TIMP-1(拮抗细胞外基质降解因子)的表达(包括 mRNA 和蛋白质表达)而实现。目前,临床上已经应用 ACEI 和/或 ARB 治疗 AAN,但是至今尚无大规模前瞻、随机、对照临床试验对其进行疗效验证。

3. 中药 许多中药及方剂对器官组织纤维化具有明显拮抗作用,因此应用中药治疗 AAN 具有良好前景。近年报道的有关中药中,下述药物资料较充分:①冬虫夏草单方(如百令胶囊等)及复方制剂(复方制剂"益肾软坚散"含虫草菌丝、丹参、炙鳖甲、生黄芪、全当归等八味中药),已对它们进行了较详尽的细胞生物学研究、动物模型研究及初步临床观察。②丹参,已初步进行了细胞生物学研究及动物模型研究。③甘草酸,已初步进行了细胞生物学研究、动物模型研究及临床观察。④银杏叶提取物,已初步进行了动物模型研究及临床观察。⑤当归黄芪合剂,已进行细胞生物学研究。⑥人参,已进行动物模型研究。总之,还应继续开发治疗 AAN 的中药,并严格验证。

4. 对药物治疗 AAN 的思考 慢性 AAN 患者已出现肾间质纤维化,为延缓病变发展,给予上述各种抗纤维化药物治疗很有必要。肾小管功能障碍型 AAN 及急性 AAN 并无或无明显肾间质纤维化,仍有必要给予上述药物(包括激素)治疗。正如前文所述,急性 AA 中毒导致的急性肾小管坏死,与缺血或肾毒性西药导致的急性肾小管坏死很不一样,疾病恢复很慢,较易转换成慢性 AAN;而部分肾小管功能障碍型 AAN,也易进展成慢性 AAN。所以,早期给予上述各种抗纤维化药物(包括激素)治疗,防止它们慢性化转换很有必要。

（三）肾功能不全非透析治疗

当慢性 AAN 患者出现肾功能不全时,即应予非透析保守治疗,包括①延缓肾损害进展:予低蛋白饮食(可配合服用复方 α 酮酸制剂);控制高血压(应将血压降达 130/80mmHg 以下,常需 3~4 种降压药物联合应用);服用 ACEI 和/或 ARB(无高血压也应服用,但是肾功能不全严重时要警惕诱发高钾血症);②排除代谢废物:服用大黄制剂从肠道排除毒素,减轻氮质血症;③治疗并发症:用基因重组人促红细胞生成素及铁剂治疗肾性贫血,使血红蛋白升达 110~120g/L;用活性维生素 D_3(骨化三醇)治疗甲状旁腺功能亢进症,预防肾性骨病;④维护水、电解质及酸碱平衡。

(四)肾脏替代治疗

急性 AAN 患者的透析指征与一般急性肾衰竭相同,在非高分解代谢情况下达到如下指标之一即应透析(血液透析或腹膜透析):①无尿或少尿超过 2 天;②血清肌酐 >442μmol/L(5mg/dl);③血尿素氮 >21mmol/L(60mg/dl);④二氧化碳结合力 <13mmol/L;⑤血清钾 >6.5mmol/L;⑥有肺水肿或脑水肿先兆;⑦尿毒症症状极重。

慢性 AAN 患者的肾脏替代治疗指征同其他肾病导致的终末期肾衰竭一样,当血清肌酐 ≥707μmol/L 和/或肌酐清除率 ≤10ml/min 时即应开始维持性透析(包括血液透析及腹膜透析)或肾移植。正如前述,慢性 AAN 并发泌尿系统癌症的概率很高,故有学者主张做肾移植同时要预防性切除患者双侧肾脏及输尿管,但是这种手术创伤大,会增加患者痛苦和风险,国内尚未接受这一方案。不过保留患者肾脏及输尿管,确实存在术后出现癌症可能,Yuan 等报道 17 例行肾移植术的 AAN 患者中,泌尿系肿瘤的发生率高达 52.9%,此现象必须引起警惕。我们已见过几例这样的患者,必须警惕。

(五)其他治疗

慢性 AAN 患者并发泌尿系统癌症时,要尽快手术根治。肾小管功能障碍型 AAN 患者出现肾小管性酸中毒和/或范可尼综合征时,也应相应处理。远端肾小管性酸中毒常需服枸橼酸合剂(枸橼酸 100g,枸橼酸钾 100g,加水至 1 000ml)纠正酸中毒及补钾;近端肾小管性酸中毒还常需加服碳酸氢钠(用量要大 6~12g/d)。范可尼综合征出现严重低磷血症时,可补充中性磷酸盐及活性维生素 D_3(骨化三醇)。

三、马兜铃酸肾病的预后

急性 AAN 所致急性肾衰竭患者,停服含 AA 中药,用透析维持生命,并服用抗纤维化药物治疗后,部分患者能缓慢恢复正常。有一例年轻女性患者,仅服中药煎剂一付,内含关木通 15g,服后即恶心、呕吐,而后血清肌酐迅速上升至 360μmol/L,肾穿刺病理检查诊断急性肾小管坏死。此例患者病情较轻,未予透析,也未服激素,仅对症处理,14 个月后肾功能才恢复正常。AA 导致的急性肾小管坏死恢复较慢的机制不明,不过可能与肾小管基底膜损害严重(裸露、断裂)及肾小管上皮细胞 DNA 受损相关。部分重症急性 AAN 患者,尽管积极治疗也无法恢复,而转换成慢性 AAN。

尽管停服含 AA 药物,但慢性 AAN 仍是一个进展性疾病,且不可逆转。给予上述各种抗纤维化药物治疗,仅能在一定程度上延缓疾病进展。一般而言,其肾损害进展速度远比肾血管性疾病(高血压肾硬化症,或肾动脉粥样硬化所致缺血性肾脏病)快,也比多数肾小球疾病快,尤其服用含 AA 药物较频繁、体内药物累积量较大者(如比利时妇女服减肥药),AAN 进展更快。最终进入终末期肾衰竭,需要进行肾脏替代治疗。另外,慢性 AAN 患者的泌尿系统癌症发生率高,必须注意。

肾小管功能障碍型 AAN 常不稳定,部分患者治疗后可以逐渐恢复正常,部分患者却治疗无效转入慢性 AAN,逐渐进展至终末期肾衰竭。我们 2001 年报道此型 AAN 8 例,其中 2 例治疗 3~6 个月后病情完全缓解,1 例虽经积极治疗(包括应用激素)也未显效,半年后进入终末期肾衰竭。复习患者治疗前肾穿刺标本,发现前者肾间质主要为轻度水肿,灶状纤维化不明显,而后者肾间质已有灶状纤维化,预后不同是否与此相关尚需积累病例进一步观察。

(芮宏亮)

参 考 文 献

1. Cosyns JP. Aristolochic acid and "Chinese herb nephropathy". A review of evidence to data. Drug Safety, 2003, 26(1):33-48.

2. 陈文,谌贻璞,李安,等. 马兜铃酸肾病的临床及病理表现. 中华医学杂志, 2001, 81(18):1101-1105.

3. Luciano RL, Perazella MA. Aristolochic acid nephropathy:

epidemiology, clinical presentation, and treatment. Drug Saf, 2015, 38（1）: 55–64.

4. Grollman AP, Shibutani S, Moriya M, et al. Aristolocshic acid and the etiology of endemic（Balkan）nephropathy. PNAS, 2007, 104（29）: 12129–12134.

5. Zhang HM, Zhao XH, Sun ZH, et al. Recognition of the toxicity of aristolochic acid. J Clin Pharm Ther, 2019, 44（2）: 157–162.

6. 吴松寒 . 木通所致急性肾功能衰竭 2 例报告 . 江苏中医, 1964, 10: 12–14.

7. Vanherweghem JL, Depierreux M, Tielemans C, et al. Rapidly progressive interstitial renal fibrosis in young women: association with slimming regimen including Chinese herbs. Lancet, 1993, 341（8842）: 387–391.

8. Yang JD, Hainaut P, Gores GJ, et al. A global view of hepatocellular carcinoma: trends, risk, prevention and management. Nat Rev Gastroenterol Hepatol, 2019, 16（10）: 589–604.

9. Jadot I, Declèves AE, Nortier J, et al. An Integrated View of Aristolochic Acid Nephropathy: Update of the Literature. Int J Mol Sci, 2017, 8（2）: 297.

10. Nortier JL, Martinez MC, Schmeiser HH, et al. Urothelial carcinoma associated with the use of a Chinese herb（Aristolochiafangchi）. N Engl J Med, 2000, 342（23）: 1686–1692.

11. Michl J, Ingrouille MJ, Simmonds MS, et al. Naturally occurring aristolochic acid analogues and their toxicities. Nat Prod Rep, 2014, 31（5）: 676–693.

12. Arlt VM, Alunni–Perret V, Quatrehomme G, et al. Aristolochic acid（AA）–DNA adduct as marker of AA exposure and risk factor for AA nephropathy–associated cancer. Int J Cancer, 2004, 111: 977–980.

13. Gillerot G, Jadoul M, Arlt VM, et al. Aristolochic acid nephropathy in a Chinese patient: time to abandon the term "Chinese herbs nephropathy"?. Am J Kidney Dis, 2001, 38（5）: E26.

14. Jelaković B, Dika Ž, Arlt VM, et al. Balkan Endemic Nephropathy and the Causative Role of Aristolochic Acid. Semin Nephrol, 2019, 39（3）: 284–296.

15. 季文萱, 刘密新, 杨成对, 等 . 马兜铃酸 – 脱氧鸟苷酸加合物合成及质谱分析研究 . 药学学报, 2008, 43（3）: 295–298.

16. Liu YH. Epithelial to mesenchymal transition in renal fibrogenesis: pathologic significance, molecular mechanism, and therapeutic intervention. J Am Soc Nephrol, 2004, 15: 1–12.

17. 高艳丽, 谌贻璞, 董鸿瑞, 等 . 慢性马兜铃酸肾病肾间质纤维化发病机制的初步探讨 . 中华肾脏病杂志, 2005, 21（1）: 31–35.

18. 张聪, 谌贻璞, 杨彦芳, 等 . 益肾软坚散拮抗慢性马兜铃酸肾病大鼠模型肾间质纤维化的作用 . 中国中西医结合杂志, 2005, 25（8）: 714–718.

19. 张嬿, 唐功耀, 芮宏亮, 等 . 虫草菌液拮抗马兜铃酸对人近端肾小管上皮细胞的作用 . 中华肾脏病杂志, 2006, 22（8）: 472–476.

20. 朱运锋, 谌贻璞, 芮宏亮, 等 . 虫草菌粉对慢性马兜铃酸肾病大鼠模型肾间质纤维化的保护作用 . 中华医学杂志, 2007, 87（38）: 2667–2671.

21. 李晓玫, 杨莉, 于洋, 等 . 木通所致肾小管间质肾病及其临床病理特点分析 . 中华内科杂志, 2001, 40（10）: 681–687.

22. 王艳艳, 谌贻璞, 唐功耀 . 马兜铃酸对人脐静脉内皮细胞作用的研究 . 中华肾脏病杂志, 2007, 23（10）: 652–656.

23. 李彪, 唐嘉薇, 蔡少青, 等 . 黄芪当归合剂抑制马兜铃酸 I 导致的肾小管上皮细胞损伤 . 北京大学学报: 医学版, 2006, 38（4）: 381–384.

24. Yang L, Su T, Li XM, et al. Aristolochic acid nephropathy: variation in presentation and prognosis. Nephrol Dial Transplant, 2012, 27（1）: 292–298.

25. Zeng Y, Yang X, Wang J, et al. Aristolochic acid I induced autophagy extenuates cell apoptosis via ERK 1/2 pathway in renal tubular epithelial cells. PLoS One, 2012, 7（1）: e30312.

26. Yang CC, Wu CT, Chen LP, et al. Autophagy induction promotes aristolochic acid–I–induced renal injury in vivo and in vitro. Toxicology, 2013, 312: 63–73.

27. Zeng Y, Li S, Wu J, et al. Autophagy inhibitors promoted aristolochic acid I induced renal tubular epithelial cell apoptosis via mitochondrial pathway but alleviated nonapoptotic cell death in mouse acute aritolochic acid nephropathy model. Apoptosis, 2014, 19（8）: 1215–1224.

28. Xue X, Gong LK, Maeda K, et al. Critical role of organic anion transporters 1 and 3 in kidney accumulation and toxicity of aristolochic acid I. Mol Pharm, 2011, 8（6）: 2183–2192.

29. Rui HL, Wang YY, Cheng H, et al. JNK–dependent AP–1 activation is required for aristolochic acid–induced TGF–β1 synthesis in human renal proximal epithelial cells. Am J Physiol Renal Physiol, 2012, 302（12）: F1569–1575.

第七篇　肿瘤相关性肾损害

第一章 血液系统恶性疾病肾损害

血液系统恶性疾病是起源于不同造血细胞系的一类异质性疾病,包括白血病、淋巴瘤、浆细胞病、骨髓增生异常综合征、骨髓增殖性肿瘤等,是分别来源于骨髓和淋巴系细胞等的恶性肿瘤。其中多发性骨髓瘤(multiple myeloma, MM)、白血病和淋巴瘤容易累及肾脏。MM 以浆细胞肿瘤性增殖,并产生过量的单克隆免疫球蛋白或其片段为特征,肾损害在 MM 患者中相对常见,所致肾损害包括管型肾病、肾淀粉样变性、轻链或重链沉积病等多种类型(详见第四篇第一章)。白血病及淋巴瘤肾损害有肿瘤直接浸润、代谢异常及治疗相关等相同的发病机制,同时还具有各自的特点,并且在肾脏病理、临床表现等方面也有其各自的特殊性。

第一节 白血病肾损害

白血病是由于造血系统中某一系列细胞的异常肿瘤性增生,并在骨髓、肝、脾、淋巴结等各脏器广泛浸润,外周血中白细胞有质和量的异常,红细胞和血小板数量减少,从而导致贫血、出血和感染等临床表现的造血系统恶性肿瘤性疾病。本病为青少年时期发病率和死亡率最高的恶性肿瘤之一。白血病细胞进入血流浸润破坏其他组织和器官,可产生各器官受损的相应表现。白血病可引起肾损害,多为白血病细胞的直接浸润或代谢产物致肾损伤,也可通过免疫反应、电解质紊乱等机制损伤肾脏。

一、发病机制

(一)直接浸润

白血病细胞常直接浸润肾脏,其浸润部位包括肾实质、肾血管、肾周围组织及泌尿道。肾浸润的发生率高可能与胚胎期肾脏亦属造血组织有关。不同类型白血病肾脏浸润的发生率有所

不同,以慢性淋巴细胞白血病最常见。随着治疗的改进,近年急性白血病的肾脏浸润发生率已明显减少,而慢性白血病的肾脏浸润发生率无明显变化。

(二)免疫反应

恶性肿瘤患者可出现由免疫机制所致肾小球疾病,有些学者又称之为副肿瘤性肾小球病(paraneoplastic glomerulopathy)。可能的机制包括:

(1)冷球蛋白血症肾损害:慢性淋巴细胞白血病的肿瘤细胞可分泌大量的多克隆免疫球蛋白而形成冷球蛋白血症,冷球蛋白沉积肾脏而导致肾损害。常见的光镜病理表现为膜增生性肾炎。

(2)非冷球蛋白性的特殊蛋白沉积性肾损害:肿瘤细胞产生单克隆的免疫球蛋白轻链,后者沉积在肾脏导致轻链沉积病以及肾脏淀粉样变性;少数患者可发生免疫触须样肾小球病,表现为肾小球内微管样结构物质沉积,肾小管基底膜无轻链沉积。

(3)细胞免疫致病:慢性淋巴细胞白血病可出现 T 辅助细胞 /T 抑制细胞比例异常,导致 T 细胞免疫功能紊乱,并可释放多种细胞因子导致肾小球通透性增加,引起蛋白尿,甚至肾病综合征。

(4)感染:某些病毒感染可能通过不同机制同时导致肾损害和白血病。例如,丙型肝炎病毒感染可以刺激 B 淋巴细胞单克隆增殖而诱发 B 细胞性慢性淋巴细胞性白血病(chronic lymphocytic leukaemia, CLL)或非霍奇金淋巴瘤,同时也可导致膜增生性肾炎或膜性肾病。

(三)代谢异常

白血病患者的核蛋白代谢加速,尿酸生成增加,可在化疗前或化疗过程中出现高尿酸血症,当肾脏不能清除过多尿酸时,尿酸即可于肾远曲小管、集合管、肾盂、肾盏中形成结晶沉淀和尿酸盐结石,引起急性高尿酸血症肾病、慢性高尿酸

血症肾病以及尿路结石。另外,肿瘤溶解综合征(tumor lysis syndrome,TLS)是指化疗时肿瘤细胞大量崩解,大量细胞内代谢产物迅速进入血液循环,引起三高一低,即高尿酸血症、高钾血症、高磷血症、低钙血症的代谢紊乱综合征。多发生于增殖速度快,并对化疗敏感的肿瘤患者,常见于高白细胞性白血病、非霍奇金淋巴瘤(Burkitt淋巴瘤)。其发生率为 1.1%~6.0%,病死率却高达 36%,多发生于化疗 1~3d。随着在抗肿瘤治疗过程中抑制尿酸合成药物的常规预防性使用,因高尿酸血症导致的肾损害发生率已较前减少。

(四)电解质紊乱

少数白血病患者可出现高钙血症,其发生的原因可能是由于白血病细胞浸润骨骼引起骨质破坏,或肿瘤细胞旁分泌甲状旁腺激素相关蛋白(PTHrP),导致过多钙释放进入血液循环所致。持续长期高钙血症可导致高钙血症性肾病。

急性白血病患者体内钾含量明显低于正常人,其可能的机制包括:①呕吐所致氢离子丢失以及代谢性碱中毒,会加重肾脏钾的丢失;②药物治疗(例如氨基苷类、两性霉素等)会通过直接损伤肾小管或肾小管钾离子通道等机制造成肾性失钾;③代谢旺盛的肿瘤细胞通过激活 Na^+-K^+-ATP 酶,增加钾离子的摄取;④在急性粒细胞白血病中,通过副肿瘤机制活化肾素 – 血管紧张素 – 醛固酮系统,增加钾离子的排出。长期低钾血症可以导致肾小管损害。

(五)治疗相关

1. 化疗药物引起的肾损伤(详见本篇第三章)

2. 分化综合征 出现于 2%~27% 经视黄酸(又称维甲酸)治疗的急性早幼粒白血病患者中,急性肾损伤(acute kidney injury,AKI)发生率严重者可高达 50%。

3. 植入综合征 植入综合征(engraftment syndrome,ES)是造血干细胞移植后中性粒细胞恢复早期,部分患者出现发热、皮疹、非心源性的肺水肿、多器官功能衰竭等临床症状的统称。多见于骨髓移植后的恢复期,AKI 发生率为 20%。

4. 血栓性微血管病 常发生于骨髓移植后 44~121d。

(六)其他因素

1. 因摄入不足、呕吐、腹泻等所致有效循环血量不足可引起肾前性 AKI。

2. 嗜血细胞综合征常引起急性肾小管坏死。

3. 溶菌酶是储存于巨噬细胞和单核细胞内的阳离子蛋白酶,机体感染时可以释放至细胞外以溶解细菌细胞壁。在单核细胞和粒 – 单核细胞白血病中,肿瘤细胞的克隆性增生可产生大量溶菌酶入血,经肾小球自由滤过并被近端肾小管重吸收而造成肾小管受损,表现为低血钾、酸中毒、碱性尿、肾性糖尿,甚至出现肾病水平蛋白尿(实为溶菌酶蛋白),甚至引起急性肾小管坏死。针对原发病的治疗可以降低溶菌酶的水平。

二、肾脏病理

(一)肾组织浸润表现

肾重量明显增加,肾脏表面有时可见出血。病理改变分为两型:①弥漫浸润型。肾大,颜色变白,切面上髓放线纹理不清,镜下肾单位被浸润肿瘤细胞分成间隔。见于急、慢性白血病。②结节型。可见数毫米到数厘米大小不等的结节,急性白血病者病变可分布于皮质和髓质,慢性白血病者的病变多分布于皮质和皮髓质交界处。

(二)肾小球病

本病常见于慢性淋巴细胞白血病,最常见的病理类型为膜增生性肾炎,其次为膜性肾病,也可表现微小病变肾病、局灶性节段性肾小球硬化、ANCA 相关性新月体性肾炎,少数患者可表现为轻链沉积病、免疫触须样肾小球病和肾脏淀粉样变性等特殊蛋白沉积病。

(三)尿酸肾病的表现

某些患者肾小管、肾盏、肾盂有尿酸结晶沉积,甚至形成尿酸结石,同时发现肾小管扩张及损害等梗阻性肾病组织学改变。肾间质呈间质性肾炎改变。

(四)高钙血症性肾病的表现

主要病变在肾小管及肾间质,可见到肾小管上皮细胞变性、坏死、脱落、萎缩,肾间质可有水肿,灶状或弥漫纤维化。肾小管上皮细胞及肾间质内可见到钙颗粒沉积。

(五)慢性低钾性肾病的表现

近曲小管内大的空泡变性。同时低钾肾病会

合并各种类型的肾小管间质肾病。

（六）药物治疗相关肾损害表现

传统化疗药物肾脏毒性以急性肾小管损伤和坏死为主；靶向药物的肾脏损伤以血栓性微血管病和局灶性节段性肾小球肾炎最常见。

三、临床表现

（一）白血病肾脏浸润表现

白血病肾脏浸润相当常见，但绝大多数患者无症状，部分患者可出现镜下血尿、白细胞尿等尿化验异常。极少数患者可出现双肾明显肿大、急性肾损伤，经过化疗后，肾功能可恢复正常。

（二）梗阻性肾病

为白血病的主要表现，大多由尿酸结晶或结石引起，少数由氨甲蝶呤治疗所致。依据尿酸沉积部位不同，可分为肾内梗阻性和肾外梗阻性尿酸肾病。肾内梗阻性肾病主要由急性白血病、尤其是急性淋巴细胞白血病引起，血尿酸显著升高，尿酸快速沉积于肾小管所致。而慢性白血病，血尿酸轻度缓慢升高，尿酸逐渐沉积于尿路，形成结石并引起肾外梗阻，长期可产生肾外梗阻性肾病。上述两型可同时并存，肾脏常增大。尿酸肾病常出现腰痛，多为单侧性，有时伴肾绞痛。尿检可见镜下血尿，有时呈肉眼血尿，尿中可检出大量尿酸，有时可有尿酸结石排出。部分患者可出现少尿或无尿型急性肾损伤。

（三）肾小球疾病表现

约50%的患者肾脏病和白血病表现同时出现，少数患者以肾脏病为首发表现而就诊。85%的患者表现为肾病综合征，1/3的患者可有不同程度的肾衰竭表现。经过有效的化疗后，多数患者的肾脏表现可获完全缓解。

（四）肾小管-间质病变表现

少数患者可以肾小管损伤及间质病变为突出表现。临床表现为多尿、肾性糖尿、碱性尿，偶表现为肾性尿崩症。

（五）急性肾损伤

AKI在白血病患者中常见，由于低灌注、TLS、噬血细胞综合征、恶性细胞直接浸润等发病机制，临床上可表现为肾前性、肾性及肾后性急性肾损伤。

（六）慢性肾衰竭

极少数患者由于治疗效果不佳或治疗不及时，肾脏病变可缓慢进展成慢性肾衰竭。

四、诊断

白血病肾损害的诊断，须满足如下3个标准：①肾脏病表现出现在白血病确诊之前、同时或之后；②肾脏病表现随着白血病的缓解而缓解；白血病复发后肾脏病再次出现或加重；③冷球蛋白血症阳性或有M带。

白血病引起肾脏浸润非常常见，但多数无临床表现，故在白血病的诊治过程中应密切观察，一旦出现尿异常（蛋白尿、血尿、肾性糖尿、尿溶菌酶升高等）、肾区疼痛或肿块时，及时行肾脏超声检查有助于确诊，必要时可行肾活检。

急性白血病以AKI起病的患者，在没有外周血表现时，诊断较困难，需要与引起肾衰竭的相关病因相鉴别。因此对于不明原因出现肾肿大、肾功能不全的患者，应给予更多的关注，必要时行骨髓穿刺检查以排除急性白血病。

五、治疗与预防

（一）白血病的治疗

根据白血病的类型采用不同的化疗方案（可参阅血液病专业书籍），由于同时存在多系统的病变和影响疗效预后的多种因素，通常需与血液病专科医师共同协商后制定合理治疗方案。随着白血病治疗缓解，肾脏病可相应好转。发生肾衰竭者，可考虑肾脏替代治疗。

（二）防止尿酸肾病

首先避免脱水及酸性尿等诱发尿酸沉积因素。化疗前至少3天开始用别嘌呤醇等药物抑制尿酸合成，控制血尿酸和尿尿酸在正常范围，化疗期间应补充液体、碱化尿液。对于原发病要采用预处理缓慢降低肿瘤负荷，预防TLS的发生，待肾脏功能好转后可进一步行标准化疗、骨髓移植等治疗。如果上述预防治疗不能阻止肾功恶化，或有明显的水过载，或有高血钾、高血磷、高血尿酸和低血钙，则需要血液透析。

第二节　淋巴瘤肾损害

淋巴瘤是一组以淋巴细胞或组织细胞在淋巴结或其他淋巴组织中异常增生为特征的恶性肿瘤,其亚型众多,具有高度异质性。淋巴瘤可累及多个系统,累及肾脏时可引起肾脏病表现。随着基因表达分析和二代测序技术的不断发展,大量与淋巴瘤密切相关的独特生物学标记被研究及发掘出来,提供了淋巴瘤诊断与预后的新标记。因此,2016 年 WHO 再次修订了淋巴瘤分类,对于淋巴瘤发生及早期阶段病变的诊断和处理方式、某些类型的诊断标准以及与临床诊疗密切相关的分子、遗传学等方面均做出扩充、更新和细化,并提出一些新的概念。

本节主要依据既往理论和文献对淋巴瘤肾损害进行介绍。需要指出的是,目前针对新分类的淋巴瘤相关肾损害报道较少,有待肾内科及血液科医生共同努力,积累淋巴瘤肾损害相关病例,加深对疾病的认识与理解。

一、发病机制

（一）T 淋巴细胞功能缺陷

霍奇金淋巴瘤（Hodgkin's lymphoma,HL）患者的 Th 淋巴细胞分化异常,表现为 Th2 淋巴细胞增多,而 Th1 淋巴细胞减少,因此可出现 Th1 细胞介导的迟发型细胞免疫功能缺陷,可能通过 IL-13、NF-κB 等多种细胞因子的作用导致肾小球通透性增加,进而引起蛋白尿,甚至肾病综合征。另外一个机制可能与近端信号蛋白 c-mip 有关。c-mip 在 HL 患者足细胞中表达升高,降低 nephrin 磷酸化水平,导致足细胞骨架失去正常的结构、足突融合。淋巴瘤细胞表达血管内皮生长因子（vascular endothelial growth factor,VEGF）等细胞因子,与局灶性节段性肾小球硬化的发生有关。

（二）冷球蛋白血症肾损害

非霍奇金淋巴瘤（non-Hodgkin's lymphoma,N-HL）的相关肾小球病的发病机制可能与 HL 有所不同,N-HL 可通过肿瘤细胞分泌大量免疫球蛋白而引起冷球蛋白血症导致肾损害,部分患者可能同时合并丙肝病毒感染。

（三）非冷球蛋白性的特殊蛋白沉积性肾损害

肿瘤细胞可产生单克隆的免疫球蛋白轻链,后者沉积在肾脏导致淀粉样变性以及轻链沉积病等。

二、肾脏病理

（一）淋巴瘤肾脏浸润

89% 的病例为淋巴瘤直接浸润肾脏,其余为肾周围淋巴瘤累及肾脏。74% 的病例表现为双侧肾脏浸润,肾脏重量增加。肉眼观察 61% 的病例可见多发性结节,7% 可见单发性结节,少数表现为肾脏弥漫性肿大或外观正常;显微镜下瘤细胞于肾间质呈弥漫性浸润,引起肾实质变性、坏死和萎缩;亦可见瘤细胞呈局灶或弥漫性于肾小球内浸润。

（二）肾小球疾病

1. HL 最常见的病理类型为肾小球微小病变,其次为肾脏淀粉样变性,亦可出现局灶性节段性肾小球硬化、膜性肾病、膜增生性肾炎以及新月体性肾炎。需要指出的是,多数 HL 合并肾脏淀粉样变性的病例是在 20 世纪 70 年代以前报道的,近年来,由于现代有效治疗可使多数 HL 患者快速缓解,因而使得本病合并淀粉样变性的病例明显减少。

2. N-HL 最常见的病理类型为膜增生性肾炎,其次为肾小球微小病变,尚可表现为膜性肾病、新月体性肾炎、肾脏淀粉样变性以及轻链沉积病。

三、临床表现

（一）肾脏淋巴瘤浸润的表现

淋巴瘤肾脏浸润很常见,但是生前仅有 23% 的患者出现临床表现,44% 的患者在肾脏淋巴瘤浸润确诊同时或之后不久就有肾外淋巴瘤浸润表现,常见的临床表现包括肾区肿物、高血压、氮质血症和肉眼血尿,少数病例由于肾外淋巴瘤浸润或巨大肾脏肿物压迫肾盂、输尿管可造成输尿管扩张和肾盂积水等表现。根据病理表现将肾脏淋巴瘤分为肾间质浸润型和肾小球浸润型,80% 为肾间质浸润型。两种类型的临床表现有所不同,在有临床表现的肾间质浸润型患者中,87% 表现为急性肾衰竭，95%的患者肾脏明显增大，一般不出现大量蛋白尿；而在肾小球浸润型的患者，45%表现急性肾衰竭，多数患者肾脏大小正常，50%可出现肾病范围的蛋白尿。

（二）肾小球疾病的临床表现

微小病变多数在发现淋巴瘤早期出现，约40%发生于淋巴瘤确诊之前，其中50%~100%表现为肾病综合征，常表现为激素抵抗型或激素依赖型肾病综合征。当微小病变患者表现为糖皮质激素抵抗或依赖时，需要排查淋巴瘤的可能。肾病综合征常随淋巴瘤的恶化或缓解而相应加剧或好转。约40%患者出现肾功能不全。部分患者可出现血尿、高血压、水肿等肾炎综合征的表现。

（三）急性肾损伤

淋巴瘤也是引起急性肾损伤的常见肿瘤之一，由低灌注、肿瘤的肾脏浸润、肾脏梗阻及治疗因素等相关发病机制引起，临床上可表现为肾前性、肾性及肾后性急性肾损伤。

四、诊断

（一）淋巴瘤肾脏浸润的诊断线索

淋巴瘤肾脏浸润生前诊断率约为14%，为提高对其的诊断率，临床遇以下几种情况时应考虑肾脏浸润：①肾脏病表现合并浅表淋巴结肿大者或淋巴瘤者；②肾脏进行性肿大合并急性肾衰竭者；③不明原因的急性间质性肾炎患者；④不明原因的毛细血管内增生性病变者。若经肾活检在肾小球或肾间质找到淋巴瘤细胞，则可确诊。

（二）淋巴瘤相关性肾小球疾病的诊断线索

以下情况需考虑患者是否存在淋巴瘤相关性肾小球疾病的可能：①肾脏病表现合并浅表淋巴结肿大者或淋巴瘤者；②中年以上患者初次发生肾病综合征；③难治性肾小球微小病变肾病。若确诊本病须满足如下两条标准：①淋巴瘤合并肾病综合征；②肾病综合征能随淋巴瘤恶化或缓解而相应地加重或缓解。

五、治疗

治疗淋巴瘤肾损害的原则是治疗淋巴瘤为主，治疗肾脏病为辅。化疗作为淋巴瘤治疗的基石，目前还不能被代替。化疗基础上增加靶向治疗药物可以进一步提高疗效。甚至在一些惰性淋巴瘤中已经开始探索无化疗的治疗模式，有可能降低治疗毒性并提高疗效。免疫治疗方面的突破性进展，给淋巴瘤患者带来新的希望。不同于常规放化疗以直接杀灭肿瘤细胞为主要作用机制，免疫治疗通过激发或阻断特异性的免疫反应通路，以提高免疫细胞活性，增强抗瘤效应。近年来，随着医药科学技术的发展，淋巴瘤领域全面进入了精准及免疫治疗时代，靶向免疫治疗在淋巴瘤中展现出良好的疗效和治疗前景，为更多淋巴瘤患者带来生存获益。对于淋巴瘤肾损害的患者，肾内科医师需要配合血液病专科医师制定合理治疗方案，治疗淋巴瘤，保护肾脏。

（姚 丽）

参 考 文 献

1. 王海燕等. 肾脏病学［M］. 3版. 北京：人民卫生出版社，2008.
2. Cheng Y, Nie S, Li L, et al. Epidemiology and outcomes of acute kidney injury in hospitalized cancer patients in China. Int J Cancer, 2019, 144（11）：2644-2650.
3. Canet E, Vincent F, Darmon M, et al. Acute kidney injury in hematological patients. Curr Opin Crit Care, 2015, 21（6）：549-558.
4. Rosner MH, Perazella MA. Acute Kidney Injury in Patients with Cancer. New England Journal of Medicine, 2017, 376（18）：1770-1781.
5. Strati P, Nasr SH, Leung N, et al. Renal complications in chronic lymphocytic leukemia and monoclonal B-cell lymphocytosis：the Mayo Clinic experience. Haematologica, 2015, 100（9）：1180-1188.
6. Kipps TJ, Stevenson FK, Wu CJ, et al. Chronic lymphocytic leukaemia. Nat Rev Dis Primers, 2017, 3：16096.
7. Wanchoo R, Bernabe Ramirez C, Barrientos J, et al. Renal involvement in chronic lymphocytic leukemia. Clin Kidney J, 2018, 11（5）：670-680.
8. Jiang M, Bennani NN, Feldman AL. Lymphoma

classification update: T-cell lymphomas, Hodgkin lymphomas, and histiocytic/dendritic cell neoplasms. Expert Rev Hematol, 2017, 10 (3): 239–249.

9. Luciano RL, Brewster UC. Kidney involvement in leukemia and lymphoma. Adv Chronic Kidney Dis, 2014, 21 (1): 27–35.

10. Arber DA, Orazi A, Hasserjian R, et al. The 2016 revision to the World Health Organization classification of myeloid neoplasms and acute leukemia. Blood, 2016, 127 (20): 2391–2405.

第二章　实体肿瘤肾损害

第一节　概述——概念演变史

实体肿瘤肾损害包括肿瘤直接侵犯肾脏所致的肾损害、免疫机制所致的肾损害和高尿酸血症及高钙血症等肿瘤代谢异常所引起的肾损害。狭义的实体肿瘤肾损害系指由免疫机制所致肾损害，又称为副肿瘤性肾小球病或肿瘤相关性肾小球损伤。由于检测偏差、人口统计学差异以及免疫抑制剂的使用等，实体肿瘤肾损害的流行病学报道较少，个别报道显示，其发病率最低为 1.5%，最高达 20.5%。

1922 年 Galloway 首次报道了肾外肿瘤与肾病综合征的关系，此后实体肿瘤伴发肾损害的报道日渐增多。目前已经发现实体肿瘤可以通过多种途径损害肾脏，而肿瘤相关的肾脏并发症已成为决定患者预后的重要因素之一。

可以引起肾损害的实体肿瘤较多，肺癌、乳腺癌、胃癌是引起肾损害的常见实体恶性肿瘤，而直肠、胰腺、头颈部、胆道、肝脏肿瘤等相对少见。良性肿瘤引起肾损害的较少见，曾报道的有：子宫肌瘤、血管瘤、神经纤维瘤、肝细胞腺瘤、良性卵巢肿瘤、嗜铬细胞瘤等。

近年来"肿瘤肾脏病学"的概念逐渐进入我们的视野。不仅是因为肿瘤的发生发展和治疗过程常伴随着肾脏损伤，还因为慢性肾脏病患者，尤其是透析、肾移植患者的肿瘤发生风险增加（肾移植受者肿瘤风险增加 3~4 倍，透析患者风险增加 10%~80%），且生存率明显降低（血液透析患者诊断恶性肿瘤后 1 年存活率仅为 60% 左右）。因此，准确评估、及时诊断和整体治疗观对患者的预后至关重要。

第二节　发病机制——不断探索

慢性肾脏病与肿瘤互为因果，肿瘤本身及其治疗方式均可引起慢性肾脏病，而慢性肾脏病也是肿瘤发生的危险因素。实体肿瘤肾损害的发病机制还不十分明确，目前认为由以下几种机制所致：

一、肿瘤细胞直接浸润和影响

肾脏原位肿瘤如肾细胞癌在各种因素作用下（有效肾单位减少、残余肾单位高滤过、肾脏血管缺血时间太长、癌细胞直接浸润等），会导致肾脏损伤；肿瘤细胞直接浸润肾实质或通过血行、淋巴途径转移至肾脏实质或肾盂、输尿管导致损害；通过肾血管癌栓的形成以及腹腔盆腔转移病灶压迫肾血管引起肾缺血性损害；盆腔肿瘤或泌尿系肿瘤可能压迫输尿管，导致梗阻性肾损害。

二、肿瘤释放抗原物质

肿瘤释放的抗原物质激活、产生相应抗体，导致免疫复合物沉积，发生免疫复合物性肾小球肾炎。其具体机制包括：①肿瘤相关性抗原－抗体复合物介导的肾小球病变：肿瘤相关性抗原［如癌胚抗原（CEA）］刺激宿主产生抗肿瘤抗体，抗原抗体形成可溶性复合物，沉积于肾小球，然后激活补体系统而致病。②病毒抗原－抗体复合物介导的肾小球病变：肾病和肿瘤分别是由某些病毒慢性感染通过不同机制所致。乙肝病毒、巨细胞病毒、EB 病毒、HIV、丙肝病毒、细小病毒 B19 等病毒慢性感染具有致癌作用，同时也可作为病毒抗原形成抗原－抗体复合物在肾小球沉积而致病。某些肿瘤相关性肾病患者的恶性肿瘤在肾病确诊之后的 1~5 年确诊，而这些患者在确诊肾病的同时并未发现有任何肿瘤的证据,推测这些患者与此有关。③非肿瘤性自身抗原致病:Higgins报道播散型燕麦细胞癌并发肾病综合征患者的血清中检出抗核抗体。在肾小球的基底膜内及上皮下发现 IgG、C3 沉积,沉积物经 DNA 特异染色呈阳性反应。同时在肿瘤的坏死区及癌转移部位,也显示细胞外局限性的 DNA 阳性,表明坏死肿瘤产生大量 DNA,使体内产生抗 DNA 抗体并形成免疫复合物,引起肾损害。④ANCA 相关性血管炎:有报道显示肺癌、泌尿系肿瘤和结肠癌等可伴发 ANCA 相关性血管炎表现。但是其机制还不清楚。

三、肿瘤代谢产物所致的肾损害

1. 高钙血症 10%~20% 的恶性肿瘤可伴高钙血症,以乳腺癌为甚。持续的血钙升高引起尿钙增加,钙在肾小管上皮细胞以及肾小管基底膜周围沉积,引起炎症细胞浸润,肾小管坏死及肾间质纤维化。

2. 高尿酸血症 大量肿瘤细胞坏死引起核酸释放增加,血尿酸生成增加,导致肾损害。此类损伤多存在于血液系统肿瘤,在实体肿瘤中较少见。

3. 低钾血症 下丘脑 – 垂体微腺瘤、肾上腺皮质腺瘤、异源促肾上腺皮质激素综合征可伴促肾上腺皮质激素、肾素、醛固酮分泌增多,尿排钾增多,可致低钾血症。持续性低钾血症可致肾小管上皮细胞空泡变性和肾间质损害。

4. 低钠血症 某些肿瘤,如肺癌、胰腺癌、胸腺瘤、前列腺癌等,可合成和分泌异源性及类抗利尿激素多肽,或某些化疗药也可刺激中枢抗利尿激素的分泌,从而引起水潴留及低钠血症,一般补钠难以纠正。低钾或低钠血症等电解质紊乱会加重肾脏代谢负担,干扰肾小管的浓缩或稀释功能,继发肾损害。

四、其他因素

①肿瘤药物治疗导致的肾损伤,不同药物所致肾脏损伤机制不同,其具体机制及发病详见相关章节。②肾脏肿瘤的外科治疗,导致肾单位的减少,导致肾脏损伤。③肿瘤检查过程中如对比剂的使用等导致肾脏损伤,常表现为急性肾损伤。

④肿瘤晚期全身衰竭,有效血容量急剧下降,影响肾脏灌注,容易导致急性肾损伤。

此外,慢性肾脏病患者,尤其是肾移植、血液透析患者恶性肿瘤的发生率明显增加,其可能的机制有:①慢性肾脏病患者免疫抑制剂治疗,导致免疫监视功能低下,感染致癌性病毒的概率增高,恶性肿瘤风险增加;②免疫抑制剂的治疗可导致免疫表型发生改变,肿瘤风险增加;③致癌的尿毒症毒素(如亚硝基二甲胺)蓄积;④抗氧化防御机制受损、维生素 D 缺乏、红细胞生成素的应用以及透析膜的生物不相容性等,均可导致慢性肾脏病患者免疫监视功能低下,肿瘤风险增加。此类患者伴发的肿瘤以肾癌、膀胱癌、尿道上皮恶性肿瘤、甲状腺癌以及其他内分泌腺体肿瘤多见。

第三节 临床表现与病理特点—— 临床表现多样,病理变化复杂

一、临床表现

实体肿瘤肾损害临床表现出现的时间与基础肿瘤出现的时间前后不定。大部分患者肾损害与肿瘤同时被发现,两者在 12 个月之内相继发现者占 40%~50%。少部分患者肾损害在肿瘤确诊之前数年就出现,从肾损害到肿瘤被发现,最长的时间间隔可达 10 年,部分患者肾损害在肿瘤确诊之后出现。实体肿瘤肾损害的临床表现因发病机制不同及肿瘤类型不同而有所区别,急性肾损伤是实体肿瘤肾损害较常见的类型。

1. 肿瘤直接转移至肾脏 临床表现多被原发肿瘤所掩盖,有时表现为不同程度的血尿、蛋白尿、反复的尿路感染、肾区的疼痛不适等。

2. 肾病综合征、肾炎综合征 多数患者呈现大量蛋白尿和 / 或肾病综合征表现,可有镜下血尿和轻度肾功能减退,严重肾衰竭者少见。

3. 梗阻性肾病 多由肾内梗阻(如急性尿酸性肾病)、盆腔肿瘤、腹腔盆腔转移病灶及泌尿系肿瘤压迫输尿管引起,临床表现为急性或慢性的梗阻性肾损害。此外,手术损伤及并发症的出现也是引起梗阻性肾损害的原因。肾内梗阻

B 超、膀胱镜及逆行造影可无梗阻表现。肾外梗阻可有少尿与多尿交替、尿闭、肾绞痛等表现，B 超等可发现有肾盂积水的梗阻表现。

4. 肾小管间质病变 多饮、多尿、夜尿增多，反复尿路感染。尿比重降低、肾小管性蛋白尿（尿 RBP、NAG 等）升高。也可表现为近端或远端肾小管性酸中毒、肾性尿崩症等。

5. 其他 部分肿瘤可侵犯血管产生血栓或栓塞（癌栓）等并发症，表现为腰背剧痛、下肢水肿、肾血管性高血压及肾梗死等表现。

二、病理特点

肾损害的病理类型因基础肿瘤的类型不同而有所区别。一般分为以下几种：

1. 直接浸润肾脏 肺癌在实体肿瘤中最易转移至肾脏，其次为胃癌和乳腺癌。肿瘤细胞直接浸润肾实质或通过血行、淋巴途径转移至肾脏实质或肾盂、输尿管；通过肾血管癌栓的形成以及腹腔盆腔转移病灶压迫肾血管引起肾缺血性损害；盆腔肿瘤或泌尿系肿瘤可能压迫输尿管，导致梗阻性肾损害。

2. 膜性肾病（MN） MN 是实体肿瘤肾损害中最常见的病理类型。44%~69% 实体肿瘤肾损害的病理类型是膜性肾病。肺癌、胃肠道肿瘤、乳腺癌、卵巢癌、肾癌、胰腺癌、前列腺癌和睾丸精原细胞瘤等均可引起膜性肾病，其中以前两者最为常见，且均为活动性癌。与特发性膜性肾病相比，实体肿瘤激发的膜性肾病以 50 岁以上男性多见，所有患者均表现为肾病综合征；40%~45% 的患者肾损害在肿瘤确诊之前出现，40% 患者肾脏病和肿瘤同时发生或确诊，绝大多数患者两种病的发生间隔在 12 个月之内。肾脏病的症状随肿瘤的有效治疗而缓解，随着肿瘤的复发而加重。

3. IgA 肾病 最早报道 IgA 肾病与呼吸道实体瘤、颊黏膜和鼻咽部肿瘤有关。随后报道的副肿瘤性 IgA 肾病主要为肾细胞癌患者。多数患者临床表现轻微，表现为无症状性蛋白尿和 / 或血尿，约半数患者在术后 2~3 个月化验异常可消失。过敏性紫癜导致肾损害也常表现为 IgA 肾病，有报道称与实体瘤（最常见的肺癌）有关，但是其详细资料有限。

4. 微小病变肾病 实体肿瘤引起微小病变者较少见，所有研究均仅限于个案报道。肺癌、卵巢癌、乳腺癌、肾癌、消化道肿瘤及恶性间皮瘤可引起微小病变肾病。临床表现为肾病综合征，多数患者肾功能正常，与原发性微小病变的主要不同点是多数患者发病年龄均超过 65 岁。肿瘤切除常常可以缓解肾病。有报道称，血管内皮生长因子（VEGF）在肿瘤相关的微小病变肾病高表达，但仍需进一步证实。

5. 新月体性肾炎 7%~9% 的新月体性肾炎可能为实体肿瘤肾损害，尤其是肾细胞癌、胃癌和肺癌。肿瘤导致 ANCA 相关性血管炎和急进性肾小球肾炎的发病机制尚不清楚，其临床和病理表现与特发性新月体肾炎相似，部分患者可出现 ANCA 相关性血管炎的相应表现，若及时采取有效的治疗，约半数患者的肾脏病可获缓解。

6. 其他少见的病理类型 副肿瘤性膜增生性肾炎较少见，可能与肺癌、肾癌和胃癌有关。临床检查丙型肝炎病毒（HCV）和冷球蛋白检测均为阴性，对肿瘤切除的效果较好。

继发性肾脏淀粉样变是非常少见的实体肿瘤肾损害的病理表现，有报道称大约 3% 的肾细胞癌中发现 AA 型淀粉样变性。在继发性肾脏淀粉样变中，25%~33% 是肾细胞癌，其病理生理学可能与慢性炎症的肾肿瘤细胞过度分泌 IL-6 有关。肾病的缓解可以通过肾切除术来实现。

血栓性微血管病包括血栓性血小板减少性紫癜（TTP）和溶血性尿毒综合征（HUS），可发生于黏液性癌，主要为胃癌、肺癌和乳腺癌。癌性血栓性微血管病变诊断通常很困难，可能需要骨髓活检；ADAMTS13 活性基本正常，对血浆置换治疗反应差，可作为鉴别癌性血栓性微血管病的重要线索。该病预后较差，在血栓性微血管病变诊断时，肿瘤可广泛播散。

7. 肾小管间质病变 部分电解质紊乱的患者可出现小管间质病变。

第四节 诊断——艰难前行

一、诊断标准

确诊实体肿瘤肾损害，须满足以下 3 个标准：①手术彻底切除肿瘤或化疗，肿瘤完全缓解后，肾脏病的临床与病理表现亦获缓解;和/或②肿瘤复发后肾脏病再次出现或加重;和/或③肾组织上检查肿瘤抗原和/或抗体阳性。

二、早期诊断及筛查

对于肿瘤患者,肾功能与其生存率密切相关,应尽早发现肿瘤相关肾损害,尽早发现肾功能、蛋白尿等异常,并对相关指标进行动态观察。若肿瘤得到有效治疗而蛋白尿得不到改善时,应考虑进行肾穿刺活检。肾病患者临床出现以下情形之一者,应仔细除外实体肿瘤肾损害:①50岁以上肾病患者;②临床有浅表淋巴结肿大或胸(腹)腔淋巴结肿大者;③水肿合并体重下降、1年内久治不愈的咳嗽、咳痰、排便习惯的改变者;④体检发现有肿物者;⑤膜性肾病且抗血清磷脂酶 A_2 受体(phospholipase A_2 receptor,PLA$_2$R)抗体阴性;⑥经常规治疗后蛋白尿始终不能缓解的患者,尤其是存在贫血或低蛋白血症且难以纠正者;⑦肿瘤标记物筛查有异常;⑧肾组织中存在大于8个炎性细胞/肾小球:有研究显示以肾小球内8个炎症细胞浸润作为截点值区分肿瘤相关性 MN 和特发性膜性肾病(IMN)的诊断阈值,特异性为75%,敏感性为92%;⑨经历长期免疫抑制的患者,如果年龄在50~60岁之间,每5年接受一次癌症全面筛查;如果年龄更大,每3年接受一次筛查。

抗 PLA$_2$R 抗体是特发性膜性肾病(IMN)的特异性抗体。多数恶性肿瘤相关性膜性肾病患者 PLA$_2$R 抗体阴性。近年发现在少数肿瘤相关性膜性肾病患者中该抗体亦有一定的检出率,因此其意义仍需进一步观察。肿瘤相关膜性肾病组织病理特点与 IMN 并无明显差异,但肾小球 IgG 亚型的沉积以 IgG1 和 IgG2 亚型为主,不同于 IMN 肾小球以 IgG4 沉积为主。

第五节　治疗——重在肿瘤

治疗实体肿瘤肾损害应该采取治疗肿瘤为主,治疗肾脏病为辅的原则,但应注意预防肿瘤治疗过程中的肾损害。治疗包括以下几个方面:

1. 积极治疗原发肿瘤,有效地消除肿瘤病灶,可以使肾损害得到改善。

2. 对于呈肾病综合征表现患者,可参考肾病综合征的相应治疗措施;对于表现肾衰竭者,可给予相应保护肾功能、适时安排肾脏替代治疗措施。多数患者在肿瘤治愈或缓解后,肾脏表现可逐渐消失或好转。

3. 在治疗肿瘤的前、中、后,应检查尿常规、肾功能等,注意观察尿量,以了解肾损害情况;治疗过程中要注意避免化疗、对比剂等对肾脏的损伤;尽量选择肾毒性小的药物,注意药物的剂量,化疗及使用对比剂时充分水化、碱化尿液等;应加强营养支持,控制血压、体温;预防并控制感染;已经发生 AKI 者,尽早行肾脏替代治疗。需要提出的是血液透析对于对比剂肾病是一种简单有效的治疗方式,但无预防作用,不建议进行预防性血液透析。

4. 解除因泌尿系本身及周围肿瘤导致的梗阻因素,维持尿路通畅,经皮肾造瘘或支架植入术是主要的治疗手段,而梗阻的严重程度和持续时间决定了其恢复情况。

5. 规范选择肾脏肿瘤的手术方式,积极防治肿瘤溶解综合征。

6. 肿瘤相关的新月体肾炎,如无禁忌证,应立即用类固醇和环磷酰胺治疗肾病,以防止肾脏不可逆损害。癌症相关血栓性微血管病变,不推荐血浆置换疗法。

第六节　预后——不容乐观

肿瘤相关性肾损害的预后一方面取决于基础肿瘤的恶性程度及肾损害的严重程度,另一方面取决于早期诊断和积极治疗干预。因此,早期诊断及积极治疗至关重要。肾损伤的防治策略有:①发现并纠正可疑的危险因素;②选择敏感性标志物利于早期发现肾损伤,尤其是急性肾损伤;③规范检查中对比剂的使用;④解除存在的梗阻因素;⑤规范选择肾脏肿瘤手术方式;⑥积极治疗原发病;⑦积极治疗溶瘤综合征;⑧预防药物性急性肾损伤的发生。

第七节　进　展

随着全球科学技术的发展,新型肿瘤诊断及治疗技术不断出现,为实体肿瘤肾损害的早期诊断及预防提供可能。实体肿瘤肾损害的发病机制还不十分明确，利用蛋白质组学或其他方法在血液、尿液或肾活检样本中识别相关生物标志物的研究对于促进该病的早期诊断至关重要的。

（李荣山）

参 考 文 献

1. 王海燕. 肾脏病学. 3版. 北京：人民卫生出版社，2008.

2. Pani A, Porta C, Cosmai L, et al. Glomerular diseases and cancer: evaluation of underlying malignancy. J Nephrol, 2016, 29（2）：143-152.

3. 刘志红, 肿瘤肾脏病学：推动医学的交叉融合发展. 中华医学杂志, 2019, 99（10）：721-724.

4. 陈大进, 陈江华. 关注肾移植术后肿瘤的发生、诊断和个体化治疗. 中华医学杂志, 2019, 99（10）：725-728.

5. 杨圆圆, 刘章锁. 关注肿瘤相关的急性肾损伤. 中华医学杂志, 2019, 99（10）：731-735.

6. 陈莎莎, 王莉. 重视血液透析患者恶性肿瘤的筛查. 中华医学杂志, 2019, 99（10）：736-738.

7. 贺忆培, 倪兆慧. 肿瘤患者伴发急性肾损伤的研究进展. 中国血液净化, 2017, 16（1）：4-7.

8. Wągrowska-Danilewicz M, Danilewicz M. Nephrotic syndrome and neoplasia: our experience and review of the literature. Pol J Pathol, 2011, 62（1）：12-18.

9. Lien YH, Lai LW. Pathogenesis, diagnosis and management of paraneoplastic glomerulonephritis. Nat Rev Nephrol, 2011, 7（2）：85-95.

10. Lam AQ, Humphreys BD. Onco-nephrology: AKI in the cancer patient. Clin J Am Soc Nephrol, 2012, 7（10）：1692-1700.

第三章　肿瘤药物相关肾损害

第一节　肿瘤药物相关肾损害的概述和流行病学

一、肿瘤药物相关肾损害的概述

抗肿瘤药物是恶性肿瘤治疗的主要手段之一。近年来,随着医学、药学和相关学科的发展,抗肿瘤药物正从传统的细胞毒性药物向新型的靶向药物发展。但是在恶性肿瘤化疗过程中,抗肿瘤药的毒性作用仍是限制其应用的主要因素。肾脏作为主要的药物排泄器官,容易受到抗肿瘤药物的损害。患者在应用抗肿瘤药物的过程中,可因抗肿瘤药物导致的急性或慢性肾损害而影响生存质量和存活率。因此,充分了解抗肿瘤药物的肾毒性特征,对于预防或减少肿瘤化疗过程中肾损害的发生有重要意义。

常见具有肾毒性的抗肿瘤药物见表 7-3-1:

表 7-3-1　常见具有肾毒性的抗肿瘤药物

铂类	顺铂、卡铂、奥沙利铂等
烷化剂	环磷酰胺、异环磷酰胺、卡莫司汀、链脲菌素等
抗代谢类	氨甲蝶呤、5-氟尿嘧啶、吉西他滨、阿糖胞苷、阿扎胞苷等
抗生素类	丝裂霉素、普卡霉素等
分子靶向药物	靶向血管内皮生长因子的药物:贝伐珠单抗、舒尼替尼和索拉非尼;酪氨酸激酶抑制剂:伊马替尼等
肿瘤免疫疗法	干扰素-α、白细胞介素-2、免疫检查点抑制剂、嵌合抗原受体 T 细胞疗法

二、肿瘤药物相关肾损害的流行病学

目前并没有很好的抗肿瘤药物肾损害的大样本研究,但从其他研究可以得到一些信息。

研究表明,肿瘤患者合并慢性肾脏病的比例较正常人升高。IRMA-1 研究纳入了法国 15 个中心 4 684 例肿瘤患者,发现 72% 的患者 SCr>110μmol/L, GC 公式得出 57.4% 的患者肾小球滤过率下降,MDRD 公式得到 52.9% 的患者肾小球滤过率下降。对 7 181 个化疗处方,75 种抗肿瘤药物的使用情况分析,其中 53.4% 的药物具有肾毒性,81% 的患者接受了至少一种具有肾毒性的抗肿瘤药物。BIRMA 研究纳入比利时的 1 281 例肿瘤患者,发现 14.9% 的患者 SCr>1.2mg/dl（106μmol/L）,64% 的患者出现轻度肾小球滤过率下降[<90ml/（min·1.73m²）]。

另外,急性肾损伤（acute kindey injury, AKI）是肿瘤疾病中一个常见的并发症,尤其是血液肿瘤、多发性骨髓瘤和泌尿系肿瘤等。国外 1 项研究显示肿瘤患者 1 年内发生 AKI 的概率为 17.5%,其中 5.1% 的患者在 1 年内进展到终末期肾病。Salahudeen 等人在 2006 年对安德森癌症中心（美国得克萨斯州）3 558 患者为期 3 个月的研究中发现 AKI 的发生率为 12%。肿瘤患者发生 AKI 后的近期和远期预后均较差,死亡风险明显增加,据统计发生 AKI 后需要肾脏替代治疗的肿瘤患者死亡率高达 85%。在多变量分析中,发现糖尿病、化疗、静脉注射造影剂和使用抗生素可预测 AKI 的发展。亚洲国家中肿瘤相关 AKI 的流行病学数据较少,一项纳入全国 25 家医院 136 756 名成人肿瘤患者的研究结果显示,AKI 的总发病率为 7.5%,其中 1.6% 为社区获得性 AKI,5.9% 为医院获得性 AKI。AKI 发病率高的三大肿瘤类型为膀胱肿瘤,白血病和淋巴瘤。社区获

得性和医院获得性 AKI 的风险因素相似,包括老龄、基线血清肌酐增加、休克和尿路梗阻。AKI 的院内死亡率明显高于没有发生 AKI 的肿瘤患者(12.0% vs 0.9%)。在对混杂因素进行调整后,AKI 与院内死亡风险的升高,住院时间的延长和住院费用的增加有关。临床医师应积极预防肿瘤患者 AKI 的发生,尽可能早期诊断和合理治疗,改善患者的预后。

第二节 肿瘤药物相关肾损害的发病机制

一、肿瘤药物相关肾损害的发病机制

肿瘤药物可通过不同机制造成肾损害。①药物的直接作用:分为肾前性肾损害、肾性损害、膀胱损害,与剂量相关。肾前性肾损害,如阿霉素引起的心源性损害导致肾灌注不足,白细胞介素 –2 引起低血压、有效循环血容量减少;肾性损害是指直接对肾脏作用。大多数抗肿瘤药物从肾脏排泄,在肾脏内的浓度高,容易造成肾小管、肾小球和肾血管损伤。如阿霉素引起肾小球性损害,出现蛋白尿而引起肾病综合征;顺铂、氨甲蝶呤、亚硝基脲引起肾小管 – 间质性损害;丝裂霉素、长春新碱、顺铂等引起血管性损害,如血栓性微血管病改变。膀胱损害可以由环磷酰胺、异环磷酰胺等药物引起。②药物引起免疫反应导致肾损伤,包括全身过敏反应或局部抗原抗体复合物形成,产生蛋白尿、肾病综合征。与药物剂量无关,有时小剂量或一次用药后即可发生。③药物引起肿瘤细胞急剧破坏导致肿瘤溶解综合征,即对抗肿瘤药敏感的肿瘤如恶性淋巴瘤和白血病化疗过程中,由于肿瘤细胞快速破坏,细胞核内核酸大量释放,导致高尿酸血症、高黄嘌呤血症、高磷血症和高钾血症,并进而引起急性肾损伤的一组代谢紊乱综合征。④抗肿瘤治疗并发症所致肾损害。如抗肿瘤治疗引起严重胃肠道反应导致血容量不足,或白细胞减少引起感染导致低血压或感染性休克,这些都可导致肾前性急性肾损伤。

肿瘤药物引起肾损害而产生的临床表现主要有肾小管功能异常、肾内梗阻、急性和慢性肾功能衰竭、血栓性微血管病等。肾毒性最早症状可为蛋白尿和管型尿,继而可发生氮质血症、肾功能减退,严重时可出现急性肾损伤和尿毒症等。

二、肿瘤药物相关肾损害的危险因素

肿瘤药物的肾毒性程度受药物和机体两方面因素影响。肿瘤药物的肾毒性多呈剂量依赖性,小剂量单次使用肾毒性很小;大剂量或多次应用的肾毒性加大,如顺铂单剂 <50mg/m^2 时肾毒性并不常见。当几种抗肿瘤药物联合使用时肾毒性作用显著增加。药物的作用机制与肾损害密切相关:细胞特异性弱的肿瘤药物,如作用机制为影响细胞核酸的代谢、影响细胞 DNA 合成或破坏 DNA 结构(如铂类、烷化剂、抗代谢药、抗肿瘤抗生素等),对全身增生活跃的细胞如肾小管上皮细胞有广泛影响,易诱导肾损害。而干扰蛋白质合成的抗肿瘤药物如紫杉醇、长春新碱,以及作用靶点较窄的抗肿瘤药物如利妥昔单抗、曲妥珠单抗等对肾脏的毒性较小。肿瘤药物的药代动力学特点也与肾毒性有关,经过肾排泄或在肾脏组织中浓度较高者,容易引起肾毒性。比如顺铂在肾脏的浓度明显高于其他器官,尤其是近端小管 S3 段,因此顺铂的肾毒性较大。

肿瘤患者常存在多种易感因素加重抗肿瘤药物的肾毒性,这些易感因素包括①容量不足:肿瘤患者可因恶心呕吐、腹泻造成细胞外液容量不足,或因腹膜炎、肠梗阻、肿瘤性胸水等造成有效循环容量不足,合并存在的肝胆疾病和心力衰竭也可加重药物的肾毒性。用于止痛或退热的环氧化酶抑制剂能破坏肾脏对容量不足的反应能力。因此,在使用具有肾毒性的抗肿瘤药物之前需恢复循环稳定,停用影响肾灌注的药物。②已经存在肾实质性疾病或肾功能损害。此外,如实质性肿瘤、多发性骨髓瘤和肿瘤并发的副蛋白血症(如巨球蛋白血症、冷球蛋白血症)均可导致肾小球病变和肾功能不全。因此,在化疗实施前应全面评价肾实质损害和肾功能状态。③水电解质紊乱:肿瘤患者常并发多种电解质紊乱,如低钠血症、低钾血症、高钙血症和低磷血症等。④尿路梗阻：膀胱、前列腺和盆腔肿瘤浸润或压迫等导致输尿管梗阻和膀胱流出梗阻造成梗阻性肾病。尿路梗阻的症状隐匿，如果不行尿路系统的影像学检查，容易漏诊。⑤合并肾毒性或影响肾血流动力学的药物：如氨基糖苷类抗生素、造影剂等。⑥全身合并症：高龄、心衰、高血压、糖尿病、贫血等。

因此，在肿瘤患者实施化疗前，应全面评估患者的肾损害、容量和电解质平衡和其他肾毒性药物的治疗情况，尽量控制可能产生肾损害的药物。如果已经存在不可逆的肾损害，应尽量选用肾毒性小的化疗药物，同时严格控制药物剂量。

第三节　常见肿瘤药物相关肾损害的特点及防治

一、金属铂类化合物

金属铂类化合物包括顺铂、卡铂、奥沙利铂等，均为细胞周期非特异性药物，主要是破坏增殖细胞的 DNA 结构。顺铂及其代谢产物主要从肾脏排泄，在肾脏的浓度最高，肾小管上皮细胞内的药物浓度为细胞外液的 5 倍以上，因而顺铂的肾毒性最大，而卡铂和奥沙利铂的肾毒性较小。毒性机制包括线粒体凋亡通路活化、活性氧及肿瘤坏死因子 α 增加等。顺铂的肾毒性主要为 AKI 和肾小管功能损害。AKI 多发生在用药后 3~5d，多为非少尿型，肾脏病理改变为急性肾小管坏死，可见肾小管上皮细胞刷状缘脱落、坏死、变性或肾间质水肿。肾功能通常在停药后 2~4 周恢复正常，但严重的急性肾小管坏死或反复多次顺铂化疗可导致慢性肾衰竭。肾小管功能损害严重，表现为肾小管性蛋白尿、尿酶和视黄醇结合蛋白升高、肾性糖尿。少数接受大剂量顺铂者，尿电解质（钠、镁、磷等）可大量丢失，造成低钠血症、低镁血症，其中低镁血症更常见，发生率可达 50%，肾功能正常患者也可发生低镁血症。顺铂肾毒性呈剂量相关性。单次剂量 <50mg/m² 很少导致急性肾损伤，常规剂量（50~100mg/m²）时即使出现肾功能不全，也极少需行肾脏替代治疗。当剂量 >100mg/m² 时随着剂量增加，肾毒性相应增加。

单疗程顺铂肾毒性的发生率为 25%~30%，多疗程时可达 50%~75%。顺铂与具有肾毒性药物联用时，患者肾毒性的发生风险明显增加。因此顺铂在使用时，避免与异环磷酰胺、氨甲蝶呤、氟尿嘧啶、氨基糖苷类抗生素、两性霉素 B 等联用。

预防或减轻顺铂肾毒性通常的措施：①充分水化，在输注顺铂前 12~24h 进行扩容，顺铂给药时应加入等渗盐水中缓慢输注 3h，之后继续输注等渗盐水持续 24h，维持尿量在 100ml/h 以上。顺铂剂量 >100~200mg/m² 时加用小剂量呋塞米，以增加尿钠排泄；②减少顺铂剂量和延长给药时间，顺铂的剂量一般不超过 120mg/m²，否则即使采取利尿措施，也难于避免肾毒性的发生；③将顺铂加入高张盐中输注，既不改变顺铂的药代动力学，又增加了顺铂的耐受性；④同时应用自由基清除剂硫代硫酸钠和谷胱甘肽等；⑤尽量避免两种有肾毒性的化疗药物联合应用。对有发生肾毒性的高危患者应选择肾毒性较低的新型铂类化合物如卡铂。此外，可使用氨磷汀（Amifostine）减轻其肾毒性。氨磷汀是一种有机硫化磷酸化合物，是唯一被美国食品与药物管理局批准用于减少顺铂等化疗药物肾毒性的药物。氨磷汀是一种前体药物，本身并无细胞保护作用，经碱性磷酸酶催化产生活性代谢产物，后者可清除抗肿瘤药代谢过程中产生的自由基，促进 DNA 修复，从而起到解毒作用。

二、烷化剂

氮芥类：环磷酰胺（Cyclophosphamide，CTX）、异环磷酰胺可引起出血性膀胱炎和膀胱慢性纤维化。出血性膀胱炎的发生与代谢产物丙烯醛从尿中排出有关，发生率和严重程度与剂量相关，大剂量间歇用药易产生。临床表现为尿频及排尿困难等尿道刺激症状，继而 7%~53% 的患者出现镜下血尿，0.6%~15% 的患者出现肉眼血尿。异环磷酰胺引起出血性膀胱炎的发生率较 CTX 高，且较严重。大剂量 CTX 也可致肾小管损伤，通过影响肾小球滤过率或因其结晶堵塞远端肾小管，造成肾内梗阻病变，甚至发生急性肾损伤。异环磷酰胺的代谢产物氯乙醛，可导致谷胱甘肽和巯基化合物耗竭而产生损害，在近曲小管尤为明显。异环磷酰胺肾损伤的危险因素包括先前顺铂治疗、

累积剂量 $>90g/m^2$ 及原有慢性肾脏病。水化及美司钠可用于预防出血性膀胱炎，但不会对治疗肾毒性有显著效果。动物实验发现辛伐他汀的抗氧化作用可能预防异环磷酰胺的肾毒性。

亚硝基脲类包括卡莫司汀、洛莫司汀、司莫司汀、尼莫司汀、雷莫司汀、链脲菌素、司莫司汀、氯乙亚硝胺等，具有高度脂溶性和穿透能力，主要用于治疗脑部肿瘤、淋巴瘤和多发性骨髓瘤，该类药物均经肾脏排泄，具有肾毒性和肝毒性。卡莫司汀 $150\sim200mg/m^2$ 剂量即有肾毒性，可引起氮质血症，也可引起延迟性肾毒性，严重时可引起肾功能衰竭。更大剂量卡莫司汀可产生肝毒性和肺纤维化。链脲菌素的肾毒性与累积剂量相关，当链脲菌素累积剂量 $>4.0g/m^2$ 时约有 75% 患者可出现肾损害，以近端肾小管功能障碍为主，表现为范可尼综合征，出现近端肾小管性酸中毒、糖尿、氨基酸尿，重者可导致急性肾小管坏死临床表现为急性肾损伤；链脲菌素还可导致肾小球病变，引起蛋白尿或肾病综合征。一旦出现蛋白尿或肾小管功能异常，应暂停链脲菌素治疗，待肾损伤恢复后再谨慎使用；并发肾功能衰竭者应终止链脲菌素治疗。其他几种亚硝基脲类药物如果反复多次使用，累积剂量过大（如司莫司汀 $>1.4g/m^2$、卡莫司汀 $>1.25g/m^2$）可导致慢性肾功能衰竭，且发生率较高，病理改变为慢性间质性肾炎和肾小球硬化。

三、抗代谢药物

1. **氨甲蝶呤（Methotrexate, MTX）**　氨甲蝶呤，是二氢叶酸还原酶抑制剂，在乳腺癌、卵巢癌、淋巴瘤和白血病中被广泛应用。MTX 及其代谢产物 7- 羟基氨甲蝶呤大部分从尿排出，其溶解度和尿液 pH 有关，尤其容易在酸性环境中形成结晶，可沉淀于远端肾小管，堵塞肾小管、肾盂，引起肾内梗阻导致 AKI。氨甲蝶呤肾毒性表现为非少尿型 AKI，并且常与其他终末器官效应有关。另外，MTX 的肾毒性还可能与它的直接肾小管毒性作用相关。低剂量 MTX（$0.5\sim1g/m^2$）肾毒性很小，但大剂量 MTX（$1.0g\sim1.5g/m^2$）时可引发 AKI。血容量不足时，MTX 更易导致 AKI。与链脲菌素、非甾体抗炎药和丙卡巴肼联合应用时，MTX 的肾毒性增加。MTX 并发 AKI 后，其排泄减慢导致血药浓度增高，可能增加它对其他脏器的毒性作用。

大剂量使用 MTX 后应静脉输液进行水化数天，保持尿量 $>100ml/h$ 以及碱化尿液（尿 pH>7.0）可减轻 MTX 的肾毒性。甲酰四氢叶酸钙（calcium folinate, CF）作为 MTX 中毒时的解救药，其机制在于直接提供叶酸在体内的活化形式，具有"解救"过量的叶酸拮抗物在体内的毒性反应，有利于胸腺嘧啶核苷酸、DNA、RNA 以及蛋白质合成。CF 可限制氨甲蝶呤对正常细胞的损害程度，通过相互间竞争作用，并能逆转氨甲蝶呤对骨髓和胃肠黏膜反应，但对已存在的氨甲蝶呤神经毒性则无影响。一般采用剂量按体表面积为 $9\sim15mg/m^2$，每 $6\sim8h$ 一次，持续 2d，直至氨甲蝶呤血清浓度在 $5\times10^{-8}mol/L$ 以下。虽然氨甲蝶呤具有广泛大量分布及透析后反跳现象，但有病例报道将血液透析滤过与血液灌注联合治疗，患者预后良好。

2. **5- 氟尿嘧啶（5-Fluorouracil, 5-FU）**　5-FU 在体内转变为 5- 氟尿嘧啶脱氧核苷，可阻断尿嘧啶脱氧核苷转变为胸腺嘧啶脱氧核苷，影响 DNA 合成。单独应用一般不出现肾损害，当与其他肾毒性药物如丝裂霉素、顺铂等合用时可出现肾损害。肾脏病理改变为肾小动脉纤维素样坏死、动脉内膜增厚、肾小管萎缩和肾脏间质纤维化。临床表现为急性肾损伤或微血管病溶血性贫血。

3. **吉西他滨**　吉西他滨是一种新型细胞周期特异性胞嘧啶衍生物，主要作用于肿瘤细胞（S 期细胞）DNA 合成期，也可以阻止肿瘤细胞从 G1 期进入 S 期。临床主要用于治疗非小细胞肺癌、胰腺癌、膀胱癌、乳腺癌及其他实体瘤。吉西他滨治疗后约有 50% 出现少量蛋白尿和镜下血尿，但极少出现临床症状。偶见血栓性微血管病，血清肌酐与尿素氮升高。对已有肾功能损害的患者，吉西他滨应慎用，避免与其他肾毒性抗药物合用。

4. **阿糖胞苷**　阿糖胞苷为嘧啶类抗代谢药物，通过抑制 DNA 聚合酶抑制 DNA 合成，属于作用于细胞周期 S 期的特异性药物，主要治疗急性白血病和非霍奇金淋巴瘤。体内在脱氨基酶的作用下转变成无毒性阿糖尿嘧啶，从尿液中排泄。半数以上患者使用本品后出现血清肌酐倍增或内生肌酐清除率下降 50%，病理改变为肾间质水肿、肾小管扩张及肾小管上皮细胞扁平。

5. 阿扎胞苷 阿扎胞苷为胞嘧啶核苷类药物,能直接掺入 DNA 中,抑制 DNA 和 RNA 合成,主要用于治疗难治性急性非淋巴细胞性白血病。单独应用阿扎胞苷不出现肾损害,与其他药物联用可出现肾毒性损害,主要为肾小管重吸收功能异常,表现为肾性糖尿、磷酸盐尿、多尿、肾小管性酸中毒和氮质血症,停药后多可恢复。

四、抗生素类

以丝裂霉素为代表,常与 5-FU 联合应用,治疗泌尿生殖系统肿瘤。丝裂霉素的肾毒性最大,可导致急性肾小管坏死和血栓性微血管病,临床表现为 AKI 和溶血尿毒综合征。在治疗 5~12 个月后 2%~10% 患者可发生溶血尿毒综合征,病理改变特征为肾小球毛细血管袢和入球小动脉内可见纤维素沉积,或纤维素样坏死。当累积剂量达 30~50mg/m^2,如果出现贫血、血小板减少时应检查外周血红细胞碎片;累积剂量超过 60mg 后更易发生溶血尿毒综合征。对于丝裂霉素导致的溶血尿毒综合征,血浆置换或免疫抑制剂治疗通常无效,据报道免疫吸附可逆转肾功能。

多柔比星(阿霉素)大鼠肾病模型是公认的肾小球足细胞病模型之一,但多柔比星肾损害临床报道甚少。光辉霉素广泛应用于治疗恶性肿瘤伴高钙血症,单次应用一般不产生肾毒性,但如多次重复使用,可导致急性肾小管坏死,发生率可高达 40%。

五、分子靶向药物

1. 靶向血管内皮生长因子(vascular endothelial growth factor, VEGF)的药物 众所周知,实体肿瘤的特征是生长迅速,血供丰富。因此通过阻断血供来治疗实体肿瘤是一种可行的疗法。抗血管生成主要的靶点是 VEGF、VEGF 受体(VEGFR)及其下游途径。FDA 目前批准的药物主要有 VEGF 拮抗剂如贝伐珠单抗,多靶点酪氨酸激酶抑制剂(tyrosine kinase inhibitor, TKI)靶向作用于 VEGFR1、VEGFR2 和 VEGFR3 如舒尼替尼和索拉非尼等。抗血管生成疗法已经成为转移性肾细胞癌的首选疗法。在其他一些转移、复发难治性肿瘤中,抗血管生成药物也发挥着重要的作用。

VEGF 拮抗剂可导致高血压、蛋白尿和血栓性微血管病。该药通过阻断一氧化氮、调节内皮素、减少毛细血管血供等机制导致高血压。19%~24% 的患者接受这些药物治疗后会出现高血压。通常在数天或数月后出现高血压,停药后迅速恢复。血压升高者提示 VEGF 阻断有效,预示抗肿瘤疗效较好。因此单纯高血压时无需停药,只需服药控制好血压。但是 VEGF 也是肾小球滤过屏障的关键分子,正常情况下肾小球足细胞表达 VEGF,后者作用于内皮细胞,维护肾小球滤过屏障。动物实验表明,阻断 VEGF 后可导致内皮细胞损伤,激活凝血途径,导致肾小球滤过屏障受损,出现蛋白尿和血栓性微血管病。老年患者、容量不足、长时间、大剂量用药、既往有慢性肾病、合并其他肾毒性药物时,肾损害发生率更高。

贝伐珠单抗是抗 VEGF 单克隆抗体,通过抑制 VEGF 的生物学活性,包括内皮细胞促有丝分裂活性、血管通透性增加活性和促血管生成活性等,达到抗肿瘤的作用。用贝伐珠单抗治疗后,21%~64% 患者呈现蛋白尿,包括 1%~2% 大量蛋白尿。另外。它还可能导致急性肾损伤或血栓性微血管病。舒尼替尼是一种口服酪氨酸激酶抑制剂,能靶向地作用于 VEGF 受体及其他几种生长因子受体。在 Ⅱ、Ⅲ 期临床试验中即已观察到 18%~28% 的患者出现高血压,12%~17.6% 的患者血清肌酐增高,提示其存在肾毒性。另外曾有舒尼替尼引发血栓性微血管病的个例报道。索拉非尼是一种口服多激酶抑制剂,能直接抑制 VEGFR2、VEGFR3 和血小板衍生生长因子受体 β。它的出现是肾癌治疗领域中的一大进展。药代动力学显示索拉非尼主要是以原形物(占总剂量 51%)和代谢产物方式随粪便排泄,有部分葡萄糖苷酸代谢产物(占总剂量 19%)随尿液排泄。使用索拉非尼治疗的患者 43%~75% 出现高血压,41% 出现蛋白尿,17.9% 出现血清肌酐增高。另外,还有索拉非尼引起低磷血症、低钙血症或低钠血症的报道,提示索拉非尼导致肾小管受损。此外,它可以应用于剂量调整后肾功能不全的患者治疗中,参考剂量要根据肌酐清除率的水平而定。

因此,使用 VEGF 拮抗剂需定期检查尿常规、血压和肾功能。如出现蛋白尿需减量,出现肾病综合征或者肾功能不全者需及时停药。

2. 表皮生长因子受体(epithelial growth factor receptor, EGFR) 抑制剂　EGFR 单克隆抗体包括西妥昔单抗、曲妥珠单抗和帕尼单抗,小分子 EGFR 抑制剂包括吉非替尼和厄洛替尼。EGFR 抑制剂常导致低镁血症和低钾血症。镁重吸收主要在远曲小管,表达在远端肾小管基膜上的 EGFR 可以依赖 TRPM6 通道介导镁重吸收。抗 EGFR 抗体阻断 EGF 和其受体的结合,从而减少 TRPM6 通道对镁的重吸收,导致低镁血症。与小分子抑制剂相比,抗 EGFR 单克隆抗体诱导的低镁血症更为常见。出现低镁血症说明 EGFR 阻断有效,预示更好的抗肿瘤疗效,但患者需要及时补镁,否则可出现乏力、肌痛等不适。因此使用这些药物的患者应当每 2~4 周复查血镁血钾浓度,必要时补充镁和钾。

使用 EGFR 抑制剂患者发生蛋白尿和肾功能不全的比例较低。西妥昔单抗属于嵌合型 IgG1 单克隆抗体,MABEL 研究统计 1 147 例病例的常见治疗相关的不良反应是皮疹、腹泻等,没有观察到西妥昔单抗对肾脏系统的损害。曲妥珠单抗是一种人源化单克隆抗体,作用于人类表皮生长因子受体 2 的细胞膜外部分,此抗体属 IgG1 型。联合曲妥珠单抗方案被广泛应用于人类表皮生长因子受体 2 阳性的转移性乳腺癌患者。一项对 70 例晚期乳腺癌患者的长期临床研究显示与曲妥珠单抗联合化疗安全性好,严重不良反应极少,肾损害罕见。厄洛替尼是一种表皮生长因子受体酪氨酸激酶拮抗剂,通过抑制酪氨酸激酶的活化及自动磷酸化,进而抑制 EGFR 介导的信号转导。厄洛替尼不良反应主要是皮疹和腹泻,临床试验中无患者出现药源性肾损害。有研究表明,患者罕有伴随肾衰竭的严重脱水发生,主要是在接受同步化疗的患者中出现,如发生肾衰竭应对患者进行严密的肾功能及血电解质的监测。

3. 其他　伊马替尼是一种酪氨酸激酶抑制剂,能较强地抑制 ABL 酪氨酸激酶,从而治疗慢性粒细胞性白血病等肿瘤。已有报道它能诱发急性肾小管坏死、范可尼综合征及血栓性微血管病。

六、肿瘤免疫疗法

肿瘤免疫疗法是指利用药物介导免疫识别肿瘤细胞并进行攻击。主要包括:干扰素 -α、白细胞介素 -2、免疫检查点抑制剂、嵌合抗原受体 T 细胞(chimeric antigen receptor T-Cell immunotherapy, CAR-T)疗法

1. 干扰素(interferon, IFN)-α　接受 IFN-α 治疗的肿瘤患者可能出现以足细胞损伤为表现的局灶性节段性肾小球硬化、微小病变以及以血管内皮损伤为表现的血栓性微血管病。出现局灶性节段性肾小球硬化的患者一般对停药和激素治疗反应较差,出现微小病变的患者则对停药和激素更有效。血栓性微血管病一般出现在接受大约 35 个月的 IFN-α 治疗后,伴随严重的 AKI 和高死亡率,及时停药是预后的关键。

2. 白介素(interleukin, IL)-2　高剂量的 IL-2 造成细胞因子介导的毛细血管渗漏综合征,导致血管内容量、第三间室液体减少和肾毒性。由于毛细血管渗漏导致肾前性的氮质血症,造成肾前性 AKI。另外,严重的低血压也会造成缺血性急性肾小管损伤,形成肾性 AKI。同时 IL-2 也可能导致细胞因子介导的免疫性肾脏损伤。因此,接受高剂量 IL-2 疗法的患者应监测肾功能和尿量。虽然在多数情况下,停止使用 IL-2 后 AKI 会缓解,但是如果已经造成内在肾脏损伤,肾功能恢复可能比较缓慢。

3. 免疫检查点抑制剂　免疫检查点抑制剂的出现为癌症治疗带来了革命性变化。虽然传统化疗药仍然是治疗大多数癌症的一线选择,但免疫治疗正成为晚期癌症的新型标准治疗方法。该类药物靶向作用于细胞表面检查点蛋白,通过自身免疫系统发现和破坏癌细胞,可有效治疗多种化疗难治性恶性肿瘤。程序性细胞死亡受体 -1(programmed death-1, PD-1)和细胞毒性 T 淋巴细胞相关抗原 -4(cytotoxic T lymphocyte associated antigen-4, CTLA-4)通路是两个治疗性单克隆抗体的靶点。这两种靶向治疗药物在实体器官肿瘤和血液系统肿瘤中已被广泛应用。但临床应用过程中可能会出现免疫相关肾脏损

伤,主要表现为急性肾小管间质性肾炎,且约 1/4 具有肉芽肿,较为少见的病变包括免疫复合物性肾小球肾炎(狼疮样肾小球肾炎),微小病变、局灶性节段性肾小球硬化、膜性肾病和血栓性微血管病。

一项分析了 48 个有关 PD-1 抑制剂的荟萃分析提示:总体的 AKI 发生率为 2.1%、电解质异常的发生率为 0.6%~1.3%。AKI 常在接受免疫检查点抑制剂治疗 3~12 个月内出现。因此,在接受治疗后的基线、3 个月、12 个月以及随后的每年均需要进行血肌酐、尿液分析等肾脏损伤检测。

根据肾脏损伤的程度,对免疫检查点抑制剂相关性 AKI 进行评估。如果患者是 1 期的 AKI,需要评估可逆性原因,如容量减少、尿路阻塞和药物相关性 AKI。对于 2~3 期的 AKI 伴或不伴蛋白尿患者,咨询肾病医师评估 AKI 的原因和是否需要肾活检。常见的检测包括肾脏超声、尿液分析、尿液镜检和尿白蛋白肌酐比。

如果尿液镜检有无菌性脓尿和白细胞管型,提示炎症性肾脏损伤。然而,由于血液和尿液检测对急性间质性肾炎缺乏特异性和敏感性,如果对 AKI 的原因不明确时,建议进行肾活检明确病变类型。

肾脏活检具有指导治疗意义,因为免疫检查点抑制剂介导的急性间质性肾炎通常对停药和糖皮质激素治疗敏感,其他如急性肾小管损伤、血栓性微血管病和局灶性节段性肾小球硬化等其他肾脏病变一般对停药和激素治疗不敏感。这将减少糖皮质激素治疗产生的副作用,如高血压、水肿、高血糖等。如果 AKI 不是因为免疫检查点抑制剂治疗所致,可能可以继续免疫检查点抑制剂治疗。

如果发现急性间质性肾炎,需要及时审查患者的用药,停止使用那些已知导致急性间质性肾炎的用药。如果 AKI 没有严重到需要透析的程度或者经过糖皮质激素治疗 AKI 后肾功能恢复,免疫检查点抑制剂疗法可能可以停药后重新使用。但是,即使换用其他种类的免疫检查点抑制剂,很少不重新发生 AKI。只有经过肿瘤科和肾病科医生与患者讨论,明确免疫检查点抑制剂使用的风险和获益后,才可重新使用免疫检查点抑制剂。

制剂。

4. 嵌合抗原受体 T 细胞疗法 CAR-T 疗法的肾毒性包括:①急性肾损伤,损伤机制包括细胞因子释放综合征伴毛细血管渗漏和低血压、急性心功能不全伴低心输出量和低血压、噬血细胞性淋巴组织细胞增生症伴炎症、由于发热、恶心呕吐和腹泻等导致血容量不足;②肿瘤溶解综合征;③电解质异常(低钾血症、低磷血症和低钠血症)。

CAR-T 疗法出现并发症的风险可根据肿瘤负荷和期待的肿瘤应答来预测。预防包括治疗前使用化疗降低肿瘤负荷,使用糖皮质激素减少炎症反应,液体复苏和升压药物保持血流动力学稳定和肾脏灌注。对于重度细胞因子释放综合征和儿茶酚胺依赖性低血压性休克,可用托珠单抗(单克隆抗 IL-6 受体抗体)改善血压和减少多脏器衰竭。此外,对托珠单抗只是部分起效或者反复出现相关症状患者可以使用糖皮质激素。

第四节 肾功能损害时肿瘤药物剂量的调整

为了尽可能减少化疗药物对肾脏的损害,化疗前需检测肾功能。肾小球滤过率可反映肾功能情况,若肾小球滤过率降低,表示肾脏对药物的清除能力减弱。经肾排泄的药物,如博来霉素、顺铂、环磷酰胺、氨甲蝶呤等,在体内的半衰期延长,消除减慢,毒性增加。另外,随着年龄的增长,肾功能减退,但同时由于肌肉萎缩,血清肌酐值不能作为肾功能和用药的指标。因此,在已有肾小球滤过率降低的患者和老年人应予以减量,防止肾毒性反应发生。

临床上对经肾代谢药物剂量的调整一般通过以下步骤进行:首先,需要了解拟使用药物的药代动力学情况;其次,要评估患者的肾功能和全身营养状况;最后,根据肾功能状况决定用药剂量和方法,如减少剂量、延长给药间隔或两者兼之。肾功状态异常时,抗肿瘤药物剂量调整方法如下,以供参考,当肾功严重异常时,建议立即停药。常见肾毒性药物的剂量调整方案见表 7-3-2。

表 7-3-2　肿瘤治疗中常见肾毒性药物的剂量调整

抗肿瘤药物	肾功能状态	剂量调整方式
阿法替尼（Afatinib）	GFR 15~29ml/min	30mg/次，1次/d
博来霉素（Bleomycin）	GFR 20~50ml/min	无需调整剂量
	GFR 10~20ml/min	75% 正常剂量
	GFR <10ml/min	50% 正常剂量
硼替佐米（Bortezomib）	GFR<20ml/min	考虑减量
卡培他滨（Capecitabine）	Ccr 30~50ml/min	减量至常规剂量的 75%
	Ccr<30ml/min	永久停药
卡铂（Carboplatin）	GFR 10~50ml/min	减量至常规剂量的 50%
	GFR <10ml/min	减量至常规剂量的 25%
顺铂（Cisplatin）	GFR 10~50ml/min	减量至常规剂量的 75%
	GFR <10ml/min	减量至常规剂量的 50%
环磷酰胺（Cyclophosphamide）	GFR 10~50ml/min	减量至常规剂量的 75%
	GFR <10ml/min	减量至常规剂量的 50%
阿糖胞苷（Cytarabine）	高剂量阿糖胞苷剂量调整（1~3g/m^2）	
	GFR 46~60ml/min	减量至常规剂量的 60%
	GFR 31~45ml/min	减量至常规剂量的 50%
	GFR <30ml/min	停止使用
柔红霉素（Daunorubicin）	血肌酐 105~265μmol/L	减量至常规剂量的 75%
	血肌酐 >265μmol/L	减量至常规剂量的 50%
依托泊苷（Etoposide）	GFR 10~50ml/min	减量至常规剂量的 75%
	GFR<15ml/min	减量至常规剂量的 50%
氟达拉滨（Fludarabine）	Ccr 30~70ml/min	减量至常规剂量的 50%
	Ccr<30ml/min	停止使用
羟基脲（Hydroxyurea）	Ccr>60ml/min	减量至常规剂量的 85%
	Ccr 45~60ml/min	减量至常规剂量的 80%
	Ccr 30~45ml/min	减量至常规剂量的 75%
	Ccr 10~30ml/min	减量至常规剂量的 50%
	Ccr<10ml/min	减量至常规剂量的 20%
美法仑（Melphalan）	GFR 10~50ml/min	减量至常规剂量 75%
	GFR <10ml/min	减量至常规剂量的 50%
氨甲蝶呤（Methotrexate）	GFR 10~50ml/min	减量至常规剂量的 50%
	GFR <10ml/min	停止使用
丝裂霉素 C（Mitomycin C）	GFR <10ml/min	减量至常规剂量的 75%
奥拉帕尼（Olaparib）	Ccr 31~50ml/min	300mg/次，2次/d
奥沙利铂（Oxaliplatin）	Ccr 30~80ml/min	无需调整剂量
	Ccr<30ml/min	起始剂量减少至 65mg/m^2
培美曲塞（Pemetrexed）	Ccr<45ml/min	停止使用
雷替曲塞（Raltitrexed）	Ccr 25~54ml/min	减量至常规剂量的 50%
	Ccr<25ml/min	停止使用

注：GFR. glomerular filtration rate，肾小球滤过率；Ccr. creatinine clearance，肌酐清除率。

总之,肿瘤患者在化疗前必须正确评估患者的肾损害情况及其他加重化疗药物肾毒性的因素(如容量不足、电解质紊乱等);应合理选用化疗药物及严格控制累积剂量;化疗前后充分水化;避免合用其他肾毒性大的药物可有效防止或减轻化疗药物对肾脏的损害。在化疗期间应严密监测肾小管功能、尿蛋白和血清肌酐,以尽早发现肾损害,一旦出现化疗药物肾毒性应暂停或终止化疗,既往发生过化疗药物导致肾损害者应酌情减量或变换方案。另外还需加强对肿瘤化疗患者的长期随访。

（徐 钢）

参 考 文 献

1. Rosner MH, Perazella MA. Acute Kidney Injury in Patients with Cancer. N Engl J Med, 2017, 376(18): 1770-1781.
2. Howard SC, Jones DP, Pui CH. The tumor lysis syndrome. N Engl J Med, 2011, 364(19): 1844-1854.
3. Cheng Y, Nie S, Li L, et al. Epidemiology and outcomes of acute kidney injury in hospitalized cancer patients in China. Int J Cancer, 2019, 144(11): 2644-2650.

第八篇　妊娠与肾脏病

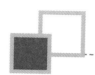

第一章　妊娠相关急性肾损伤

妊娠相关急性肾损伤（pregnancy-related acute kidney injury，Pr-AKI）是由多种病因导致的孕产妇并发症之一，严重影响母体和胎儿的健康，甚至危及生命。近年随着围产期医学的进步，全球 Pr-AKI 的发生率已普遍下降，但在中低收入国家仍然是影响孕产妇并发症和死亡率的一个重要因素。如何降低 Pr-AKI 发生，提高母婴存活，改善妊娠结局，仍然是目前最重要的公共卫生健康问题之一。

第一节　流行病学——发生率降低，仍值得关注

由于 Pr-AKI 定义的不同，以及各国和各地区人群和医疗保健的差异，中低收入国家 Pr-AKI 发生率更高。据报道，2016 年全球妊娠相关 AKI 发生率为 1%，其中中低收入国家的为 3.1%，高收入国家仅 0.3%。我国 Pr-AKI 的发生率为 0.20%~1.84%，80% 发生在缺乏产前保健的农村地区。此外，随着堕胎合法化和产前保健的改善，Pr-AKI 的发生率较前明显下降，在高收入国家已从 20 世纪 60 年代的 1/300 次妊娠下降到 20 世纪 90 年代的 1/20 000~1/5 000 次妊娠。在中低收入国家，如印度，也从 20 世纪 80 年代的 15% 下降到 21 世纪初的 1.5%，其中有 30% 的患者病情严重，需要肾脏替代治疗。近年来，部分欧美文献提示 Pr-AKI 的发生率有升高趋势，可能与肥胖、高血压、糖尿病及高龄孕妇的增加相关，围生期保健有待改善。

第二节　诊断——尚无定论，尚需研究

一、正常妊娠肾脏生理变化

正常妊娠时，肾脏会发生一系列的生理变化，了解这些变化有助于 Pr-AKI 的诊断。妊娠期，肾脏体积增大，肾血流量和肾小球滤过率（GFR）显著增加，至妊娠中期达到高峰（增加 50% 以上），体内的代谢产物排出较前增加，血清肌酐（SCr）、尿素氮和尿酸的水平低于非妊娠期。因而，对于妊娠期女性，即便 SCr 水平在正常范围，其肾功能可能已经出现一定损害。妊娠期 GFR 升高、肾小球基底膜改变和近端肾小管重吸收减少，尿蛋白排泄也逐渐增加（<300mg/24h 为正常）。对于已患有慢性肾脏病（CKD）的孕妇，孕期尿蛋白增加并不一定提示病情加重了。

二、妊娠相关急性肾损伤的定义

急性肾损伤（AKI）是指由各种原因引起的肾功能在短时间内（几小时至几周）快速下降而出现血清尿素氮、SCr 水平升高和尿量减少。GFR 是评价肾功能的最好指标。目前临床常用的 Cockcroft-Gault、MDRD 或 CKD-EPI 公式估算妊娠期 GFR 都不准确。研究显示 Cockcroft-Gault 公式高估，而 MDRD、CKD-EPI 公式则低估了孕妇的 GFR。据报道，CKD-EPI 公式低估妊娠晚期 GFR 高达 40ml/（min·1.73m^2）。24 小时尿肌酐清除率是目前评估妊娠期 GFR 的"金标准"。由于妊娠期 GFR 的生理性变化，SCr 的正常妊娠期变化，不同种族妊娠期间 SCr 的正常范围也未标准化，文献中缺乏统一的 Pr-AKI 诊断

标准。

KDIGO 指南的 AKI 诊断标准在非妊娠期人群已充分验证,获得了国际公认,但在妊娠期女性没有验证。在当前 Pr-AKI 定义缺乏,尚需要研究的情况下,Pr-AKI 的诊断可以参考 KDIGO 的 AKI 诊断标准。KDIGO 的 AKI 诊断是基于 SCr 和 / 或尿量的变化。必须指出的是除了慢性肾脏病患者外,孕妇大多缺乏妊娠前的基线 SCr 水平,而正常妊娠期生理性变化,使 SCr 水平下降,因此妊娠期间 SCr 的动态变化对判断 Pr-AKI 更有价值。妊娠期间的某些变化,如发生子痫前期时,全身小血管痉挛,肾血流量减少,以及疼痛或手术后阶段,观察到的少尿常被作为肾脏的正常反应。但是,任何情况下,无尿都是不正常的,需要紧急处理。妊娠期要谨慎地观察 SCr 和尿量的变化,尽早明确 AKI 的发生,积极治疗逆转病情,避免发展到透析阶段。

第三节 病因学——病因复杂,需仔细鉴别

一、病因

Pr-AKI 的病因与非妊娠期患者一样,可分为肾前性、肾性和肾后性(表 8-1-1)。引起 Pr-AKI 的肾前性病因主要是出血和脓毒症;肾性病因主

包括子痫前期 /HELLP 综合征、妊娠期急性脂肪肝、血栓性血小板减少性紫癜(TTP)和非典型溶血性尿毒综合征(aHUS)等。结石或肿瘤导致的肾后性 AKI 少见。妊娠期肾脏疾病本身引起的 AKI 罕见,但仍需与 Pr-AKI 鉴别。

Pr-AKI 可发生于妊娠的各个时期,但有两个发病高峰:一是在妊娠早期,主要由感染性流产引起;二是在妊娠晚期或分娩前后,主要由产科并发症导致。大约 75% 的 Pr-AKI 发生在妊娠晚期和产后早期。

二、病理生理

肾前性 Pr-AKI 病因中绝对或相对的血容量不足引起肾脏灌注减少,导致肾脏缺血,通常会随着缺血严重程度不断增加,表现为三种不同的状态。中度肾缺血引起的 AKI 早期,病情轻,若肾脏灌注恢复,肾功能可逆转;肾脏缺血长时间存在,就可发展为急性肾小管损伤,但也是可逆的,因为这个阶段损伤仅限于代谢活跃的肾小管细胞;最后是肾皮质坏死(renal cortical necrosis,RCN),此阶段严重的肾缺血导致内皮细胞损伤,继发性纤维蛋白沉积,最终肾皮质肾小球和肾小管崩解。肾功能损伤是不可逆转的,但由于受损的区域往往是不完全的,也可以有一定程度的恢复。在发展中国家,脓毒性流产,胎盘早剥和弥散性血管内凝血等产科并发症是 RCN 的主要原因。近年来自印度的研究显示 RCN 在

表 8-1-1 妊娠常见相关急性肾损伤的病因

	妊娠早期	妊娠后期
肾前性	1. 出血(流产,异位妊娠) 2. 脓毒症及感染性休克(流产、妊娠残留产物、肾盂肾炎) 3. 妊娠剧吐	1. 产科出血:产前(前置胎盘、胎盘早剥、胎盘植入)、产后(子宫收缩乏力、创伤、子宫破裂) 2. 脓毒症(肾盂肾炎、绒毛膜羊膜炎、产褥期脓毒症)
肾性		1. 子痫前期 2. HELLP 综合征 3. 妊娠期急性脂肪肝 4. 血小板减少性紫癜(TTP) 5. 非典型溶血性尿毒综合征(aHUS)
肾后性		1. 梗阻(妊娠子宫、肿块,如宫颈癌、肾结石) 2. 手术(输尿管损伤)

注:HELLP 综合征.溶血,肝酶升高和血小板减少综合征。

Pr-AKI 的发病率呈下降趋势,从 1984—1994 年的 4.7% 下降至 1995—2005 年的 0.5%。脓毒症时释放细胞因子改变血管的通透性,肾有效血流量减少导致肾前性 AKI。越来越多的研究显示脓毒症具有直接的肾毒性作用,可导致肾实质损伤。

暴露于相同的肾脏灌注不足的情况下时,孕妇较非孕妇更容易发生 AKI。因为在妊娠时,许多肾脏的保护机制(如前列环素产生增加以增加肾血流量)已经被最大程度地激活了,因而在出现肾脏缺血时易出现失代偿。不过孕妇的优势是大多都很年轻,既往肾脏健康,有利于 AKI 的恢复。

三、病理

Pr-AKI 最常见的病理改变是急性肾小管坏死,其病理和临床表现与非妊娠期相似。肾皮质坏死在妊娠期较非妊娠期更多见。发生肾皮质坏死时,肾脏明显肿大,光镜下可见双侧肾脏皮质弥漫坏死,也可见不同程度的灶状坏死,病变累及肾小球、肾小管和肾间质。Pr-AKI 在病理上还可表现为血栓性微血管病,可见内皮细胞肿胀,内皮下间隙增宽,可伴有纤维素样坏死和微血栓形成等。

第四节 诊治路径——重在临床评估,必要时肾活检

大多数情况下,妊娠期间发生的 AKI 通过适当的病史、体格检查和实验室检查都可明确病因,不需要肾活检(图 8-1-1)。

一、病史

明确是否有引起 AKI 的诱因,如严重脱水、感染性流产、胎盘早剥、前置胎盘、死胎、产后大出血及肾毒性药物的使用等病史;询问有无全身多系统的症状,排除系统性疾病。

二、血液检查

进行血清尿素、SCr、电解质、酸碱平衡、全血细胞计数和肝功能检查,强调动态监测 SCr 的变化,及早发现 AKI。通常 SCr>1mg/dl,或在 48h 内增加 0.5mg/dl,提示肾功能损伤,应该进一步检查。

三、尿液检查

1. 尿量测定 少尿或无尿可能是 AKI 最早出现的症状,也是判断 AKI 病情分期的重要标

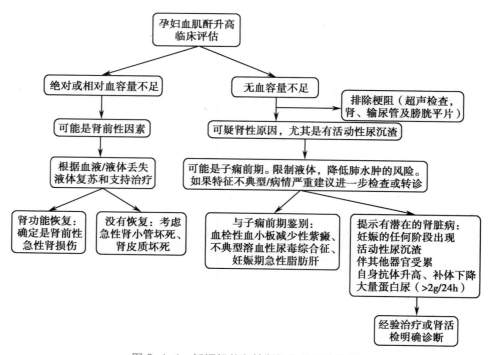

图 8-1-1 妊娠相关急性肾损伤的诊治路径

准。任何出现无尿时，都要排除肾后性因素（如排除泌尿道梗阻）。对于病情危重的患者，建议留置膀胱导尿管，有利于监测液体的出入量，对患者进行液体复苏。

2. **尿蛋白定量**　通过白蛋白肌酐比值（ACR）检测或收集 24h 尿液测定尿蛋白定量，对原发性肾小球肾炎和重度子痫前期的诊断具有鉴别作用。妊娠期间因肾脏分泌尿蛋白增加，妊娠晚期尿蛋白定量可升高至 180~250mg/24h，但目前认为 300mg/24h 以下都属于正常范围。

3. **尿液性质**　尿液性质分析有助于鉴别 AKI 的病因。肾前性主要因血容量下降引起，伴有尿量减少，尿色深，尿比重 >1.020，尿渗透压 >400mmol/L，尿钠 <20mmol/L，镜检阴性。肾性则尿量减少而色淡，比重 <1.05，尿渗透压 <350mmol/L，尿钠 >40mmol/L，镜检有细胞管型时提示肾小球病变，镜检见肾小管上皮细胞管型为急性肾小管坏死。无尿而尿检无特殊者可能为肾后性梗阻所致。

四、肾脏 B 超

肾脏 B 超是排除泌尿道梗阻的重要检查，但需要注意的是由于子宫生长压迫骨盆边缘的输尿管和黄体酮水平升高引起平滑肌松弛而导致高达 90% 的孕妇会出现生理性肾积水，一般右侧较左侧突出，是一种正常的妊娠现象。发生 AKI 时肾脏体积会增大，若双侧肾脏缩小则提示可能存在慢性肾脏病。

经过上述临床评估，大多 Pr-AKI 的病因可明确，其中以子痫前期、产科出血和脓毒症的特征最为突出。但既往有慢性肾脏病的患者 Pr-AKI 的病因鉴别较难，尤其难以与子痫前期鉴别。还有一些少见的病因，如新发的肾脏疾病、妊娠急性脂肪肝（AFLP）和血栓性微血管病（TMAs）也可以表现为蛋白尿、肾功能损害和不同程度的高血压，鉴别也比较困难。妊娠期特有的 Pr-AKI 病因包括子痫前期 /HELLP、TTP、aHUS 和 AFLP 的鉴别见表 8-1-2。

五、肾活检

只有病情严重的 AKI，且无法明确诊断，推荐肾活检。通过肾活检可以在组织学上发现子痫前期以外的其他疾病，可以确定哪些患者可以在不分娩的情况下进行治疗。解读肾活检结果时应该注意肾脏正常的妊娠期变化。若条件允许，可待分娩后考行肾活检。妊娠晚期行肾活检，风险较大，因此禁忌肾活检。研究显示分娩后肾活检并发症的风险是 1%，而妊娠期间肾活检并发症的风险是 7%，其中大出血的风险为 2%，尤其是在妊娠中期进行的肾活检。

表 8-1-2　妊娠特有的妊娠相关急性肾损伤病因的鉴别

	子痫前期 /HELLP	TTP	aHUS	AFLP
起病时间	通常在妊娠晚期	妊娠中晚期	大多在产后	大多临近生产
关键的临床特征	高血压、蛋白尿	神经症状，发热和紫癜	严重的肾脏损伤	恶心、呕吐和不适
关键的实验室特征	血小板减少，轻度溶血，肝酶升高	严重溶血、血小板减少；存在 vWF 多聚体；ADAMTS13 活性严重下降（<10%）	严重溶血、血小板减少	低血糖、凝血障碍（INR 升高）和肝转氨酶升高
肾脏损伤	轻 / 中度	轻 / 中度	严重	中度
产后肾脏恢复	好，分娩后几天到一周内就能恢复	差，恢复的机会很小	差，恢复的机会很小	好，分娩后几天到一周内就能恢复
关键的治疗原则	分娩、控制高血压	血浆置换，激素 + 免疫抑制剂	Eculizumab 抑制补体通路	分娩、支持治疗

注：HELLP. 溶血、肝酶升高和血小板减少；TTP. 血栓性血小板减少性紫癜；aHUS. 非典型溶血性尿毒综合征；AFLP. 妊娠期急性脂肪肝；vWF. 血管性血友病因子。

第五节 治疗与预后——
标本兼治,预后不一

Pr-AKI 的治疗需要多学科协作,包括妇产科、肾内科和 ICU 等,病情严重的患者需要专人护理,并在多学科合作模式下进行重症监护治疗。

一、肾功能支持措施

1. **尽早开始治疗病因** 肾前性 AKI 如出血或脓毒症导致的,应及时液体复苏及治疗感染性疾病以减轻肾脏的损伤,防止从肾前性 AKI 过渡到肾实质性 AKI。避免使用肾毒性药物,常为非甾体抗炎药、氨基糖苷类抗生素和放射性造影剂。肾后性 AKI,首要是及时解除梗阻,与泌尿科医生讨论,必要时放置输尿管支架或行肾造瘘术。

2. **液体复苏** 静脉输血或输液以维持或恢复肾脏的灌注,防止低血容量,维持血压,保证子宫胎盘充足的灌注和胎儿的健康。液体复苏的过程一定要注意体液平衡,少尿患者输液过多有体液超负荷的风险。在仅通过体格检查评估孕妇血管内容量有困难的时候,建议使用有创血流动力学监测。

低血容量引起的 AKI 和急性肾小管损伤或肾皮质坏死的治疗方法不同,临床医生必须仔细区分。低血容量导致少尿时,应根据失血或失水、血压、心率以及必要时监测的连续中心静脉压进行液体复苏,确保血容量恢复到正常。但是,在急性肾小管损伤或肾皮质坏死时存在液体超负荷的风险。重度子痫前期时,尿量减少而容量状态不确定时,可初始补充不超过 250ml 的晶体,避免含钾液体,观察确定无肺充血后,可再重复补液一次。若病情仍无改善或加重时,进一步评估容量状态。急性肾小管损伤,出现持续少尿,血清尿素和 SCr 水平升高时,必须限制液体。对于体温正常的孕妇,可补充前一日尿量加 500ml 的液体,以维持容量平衡。密切监测血生化,维持酸碱电解质平衡,警惕出现高钾。急性肾小管损伤逐渐恢复,进入多尿期后,仍需严密监护,监测电解质,直到肾功能恢复正常。

二、肾脏替代治疗

Pr-AKI 患者肾脏替代治疗的适应证与一般人群相似,包括尿毒症症状(脑病、心包炎或神经病)、容量超负荷、高钾血症和 / 或代谢性酸中毒合并心力衰竭。但是目前关于 Pr-AKI 肾脏替代治疗的文献很少,主要是借鉴慢性肾脏病孕妇的肾脏替代治疗方案。①GFR<20ml/(min·1.73m^2)时,建议尽早开始肾脏替代治疗可能对胎儿有利。②间歇性血液透析是大多数患者的首选透析模式。腹膜透析也是常选择的透析模式,主要风险是腹膜炎,可导致早产和胎膜早破。妊娠期随着子宫的增大,也不必要从腹膜透析过渡到血液透析。在重症监护室采取连续性肾脏替代治疗(CRRT)具有持续容量控制和避免间歇性血液透析固有的血流动力学不稳定性的优势,可能对妊娠有益。③增加透析剂量,每日透析,每周透析时间 20h 以上,保持透析充分性,达到透析前尿素氮 <15mmol/L,以降低尿毒症对胎儿的不利影响如羊水过多和早产,并最大限度地降低血液透析的血流动力学波动。④普通肝素和低分子肝素不通过胎盘屏障,妊娠期均可安全使用。

三、治疗妊娠特有的疾病

1. **子痫前期(PE)/HELLP 综合征** 与正常妊娠相比,PE 患者的肾血流量和肾小球滤过率降低 30%~40%,但很少发生 Pr-AKI,重度 PE 患者 AKI 的发生率约 1%。PE 或子痫导致的 AKI 占所有 Pr-AKI 的 15%~20%。AKI 多发生于产前,但也有报道产后早期发生,早发型(<32 周妊娠)PE 或子痫发生 AKI 的风险高。AKI 最常发生于胎盘早剥、弥散性血管内凝血(DIC)、脓毒症、产后出血或胎儿宫内死亡等 PE 并发症。HELLP 综合征孕妇 AKI 的发生率为 3%~15%,占所有 Pr-AKI 的 40%,其中由 HELLP 综合征导致的重症 Pr-AKI 的比例高达 60%,10%~46% 急性期患者需要肾脏替代治疗。

重症 PE/HELLP 综合征的治疗取决于病情的严重程度、胎龄和胎儿的健康状况。妊娠 24 周前的重症 PE/HELLP 综合征,建议终止妊娠,因为继续妊娠对胎儿无益,只会增加孕妇严重并发症的风险。妊娠 24~32 周间,可以期待治疗。

妊娠≥32周,首选分娩。但是若出现孕妇病情恶化,子痫或胎儿健康损害的迹象,都应该快速分娩,不需要考虑胎龄。

硫酸镁是治疗子痫的药物,需要注意的是镁是通过肾脏清除的,对于中重度 Pr-AKI 孕妇硫酸镁治疗存在镁中毒的风险。对于中度肾功能损害的孕妇,建议使用标准负荷剂量的硫酸镁并减少维持剂量,同时监测血清镁离子浓度和观察有无低血压、低反射和嗜睡等毒性反应。对于需要肾脏替代治疗的严重肾功能损害患者,建议降低硫酸镁负荷剂量,在密切监测血清镁离子浓度的基础上谨慎用药。

PE/HELLP 综合征导致的 AKI,即使病情严重需要肾脏替代治疗,在分娩后大多(93%~100%)肾功能恢复。<10% 伴有肾脏病或高血压病史的孕妇可能会进展为 CKD。产后 6 个月时,95% 以上的子痫前期继发的蛋白尿缓解。若产后持续蛋白尿不缓解,应转诊到肾脏科,必要时行肾活检明确。

2. 妊娠期急性脂肪肝(AFLP)　AFLP 是一种罕见的妊娠晚期严重并发症,发生率为1/7 000~1/20 000 次妊娠,起病急骤,病情凶险,常造成多器官损伤,母婴死亡率分别为 2% 和 10%。50%~75% 的 AFLP 会出现不同程度的 AKI,大多较轻,为非少尿型,不需要肾脏替代治疗。AFLP 引起 AKI 有多种原因,包括低血容量,同时存在的子痫前期、肝功能衰竭、凝血功能障碍和腹腔出血。AFLP 与子痫前期 /HELLP 鉴别常比较困难,其中 20%~40% 的 AFLP 患者会同时诊断为子痫前期 /HELLP。高血压和蛋白尿是子痫前期 /HELLP 的典型表现,也见于 70% 的 AFLP 患者。但这些疾病的初始处理都是相同的,即积极的支持治疗,尽早分娩。分娩后,短期肾脏预后良好,大多肝脏功能也可恢复,但肾脏远期预后还不明确,严重病例也有报道予血浆置换和肝移植治疗。

3. 妊娠相关血栓性微血管病　血栓性微血管病包括血栓性血小板减少性紫癜(TTP)和非典型溶血性尿毒综合征(aHUS),共同特征是器官微血管的纤维蛋白和 / 或血小板血栓形成,使小动脉和毛细血管的广泛闭塞,导致红细胞破坏和血小板减少,多器官损害。血栓性微血管病主要发生于妊娠的中晚期,一旦发生会导致很高的孕妇和胎儿死亡率。

TTP 的发生主要与 ADAMTS-13 缺乏或活性不足有关。妊娠本身是一种促凝状态,在 ADAMTS-13 缺乏的情况下,可以诱发 TTP。因此 TTP 的治疗需要血浆置换清除体内的 ADAMTS-13 抗体和新鲜血浆补充体内缺乏的 ADAMTS-13,使用激素及免疫抑制剂。

aHUS 是由于补体的替代途径过度激活所导致。补体调节蛋白如补体因子 H、补体因子 I、C3、膜辅助蛋白基因的突变自身抗体产生,可导致补体替代途径不受抑制的激活。欧洲一项大型研究显示 87 例妊娠相关 aHUS,56% 存在补体基因新的或罕见的突变,最常见的是补体因子 H 和补体因子 I 基因突变。与基因突变的孕妇比较,发生基因突变的 aHUS 孕妇无起病时需要肾脏替代治疗(81% vs 58%)、进展至终末期肾病(64% vs 36%)和病情复发的风险都更高(38% vs 16%),孕妇妊娠结局也更差,子痫前期发生率(7.7% vs 0%)、胎儿死亡率(4.8% vs 0%)显著增高。新发的 aHUS 与 TTP 很难鉴别,而基因检测的周期通常较长。因此与 TTP 类似,经验性血浆置换是 aHUS 的基础治疗。血浆置换可以清除针对补体途径的自身抗体,新鲜血浆可以补充缺陷的基因产物。但是这种方法的疗效并不确切,仅 50% 的患者有效。Eculizumab 是一种人源化的单克隆抗 C5 抗体,与 C5 具有很高的亲和力,可以抑制 C5 的裂解和膜攻击复合物的生成。一项 22 例妊娠相关 aHUS 患者,其中 10 例接受了 Eculizumab 治疗的患者均获得了良好的临床反应。在新生儿的脐带或血液样本中都没有检测到 Eculizumab,因此,在妊娠期使用 Eculizumab 是安全的。但是目前 Eculizumab 的使用经验仍然有限,对有妊娠相关 aHUS 病史的患者再次妊娠是否需要预防使用等问题,都需要进一步研究。

四、妊娠相关急性肾损伤的预后

由于对 Pr-AKI 的定义缺乏共识,现有研究多为回顾性小样本,关于 Pr-AKI 预后的准确估计有限。最近对 11 项研究,纳入包括中国在内的 5 个国家约 6 000 次妊娠的荟萃分析显示,发生 Pr-AKI 的孕产妇死亡风险(OR 值 4.5)更高,死胎及胎儿围产期死亡风险更高（OR 值 3.39），ICU入住时间更长（平均相差 2.13 天），新生儿出生体重较轻（平均相差 740g），分娩时胎龄更小（平均相差 0.7 周），剖宫产率高（OR 值 1.49）。

肾脏预后方面，大多 Pr-AKI 是可以逆转的，但与 AKI 的病因有关。妊娠相关血栓性微血管病患者进展至 CKD 的风险高，部分患者需要肾脏替代治疗。越来越多的研究显示，Pr-AKI 患者远期 CKD 的风险增加。

（胡伟新 吴 燕）

参 考 文 献

1. 黎磊石, 刘志红. 中国肾脏病学. 北京: 人民军医出版社, 2008.
2. 王海燕. 肾脏病学. 3 版. 北京: 人民卫生出版社, 2008.
3. 谌贻璞. 肾内科学. 2 版. 北京: 人民卫生出版社, 2008.
4. Richard JJ. comprehensive clinical nephrology. 5th ed. Canada: Saunders, an imprint of Elsevier Inc, 2015.
5. Hall DR, Conti-Ramsden F. Acute kidney injury in pregnancy including renal disease diagnosed in pregnancy. BestPract Res Clin ObstetGynaecol, 2018, S1521-6934 (18): 30166-30164.
6. Prakash J, Ganiger VC. Acute kidney injury in pregnancy-specific disorders. Indian J Nephrol 2017, 27 (4): 258-270.
7. Rao S, Jim B. Acute Kidney Injury in Pregnancy: The Changing Landscape for the 21st Century. Kidney Int Rep, 2018, 3 (2): 247-257.

第二章　慢性肾脏病患者的妊娠问题

妊娠是育龄期女性面临的独特挑战,尤其对于慢性肾脏病(CKD)患者。随着医学的进步,慢性肾脏病(CKD)女性妊娠率增加,总体胎儿活产率增加。但是 CKD 妊娠的风险仍较高,即使是轻微的肾脏疾病,妊娠期母亲和胎儿的风险都会增加,肾功能越差,妊娠风险越高,肾脏科医师需要评估 CKD 患者妊娠的风险、确定最安全的妊娠时机、使用妊娠期安全的药物稳定患者病情、妊娠期严密监测早期发现孕妇和胎儿并发症,以期改善 CKD 患者的妊娠结局。

第一节　慢性肾脏病患者妊娠结局和风险评估

一、CKD 患者妊娠结局

(一)CKD 早期

1. **妊娠对肾功能的影响**　CKD 早期孕妇妊娠肾损害进展的总体风险低,但仍存在不同程度的肾功能损伤加重。SCr<130μmol/L 的孕妇,GFR 下降的风险不到 10%,合并高血压时进入终末期肾病(ESRD)的风险增加。

2. **妊娠结局**　即使是 CKD 早期,随着 eGFR 的下降,尤其是伴有高血压时,不良妊娠结局的风险显著增加。CKD 1 期是早产、小胎龄儿(small for gestational age infant,SGA)和新生儿入住重症监护(NICU)率复合终点不良妊娠结局的独立风险因素。

(二)CKD 中晚期

1. **妊娠对肾功能的影响**　CKD 中晚期患者妊娠肾功能损害进展风险高。中重度肾功能不全(SCr>125μmol/L)的孕妇,近一半患者在妊娠期或产后 6 周内肾功能损害加重,其中四分之一的患者在产后 6 个月内进展至终末期肾病(ESRD)。

2. **妊娠结局**　CKD 中晚期孕妇妊娠结局差,包括子痫前期(PE)、剖宫产、早产、SGA 及需要 NICU 治疗,随着 eGFR 的下降和尿蛋白量增多,胎儿胎龄和出生时体重也逐步下降。

(三)透析患者

1. **妊娠率**　透析患者生育能力下降,极少有妊娠的。但近年随着血液透析(HD)方案的改善,HD 患者妊娠率在逐步上升,至 2008 年增加到 3.3 次妊娠/(1 000 人·年)。强化 HD,毒素清除率显著提高,妊娠率可提高到 15%~20%。腹膜透析患者妊娠率更低,仅为 HD 的一半。

2. **妊娠结局**　血尿素氮水平与胎儿死亡率、胎儿出生体重和胎龄直接相关。妊娠结局与透析强度呈现剂量效应,强化 HD 患者妊娠风险仍然很高。母体的风险包括高血压程度加重、PE、宫颈功能不全及输血量增加,胎儿风险包括宫内生长迟缓(IUGR)早产和 SGA。

(四)肾移植受者

1. **妊娠对移植肾的影响**　肾移植患者总体妊娠率很低,仅 2.07 次妊娠/(1 000 人·年)。大部分研究显示肾移植孕妇较非妊娠患者远期移植肾功能无显著差异,但也有报道妊娠后移植肾功能恶化。

2. **妊娠结局**　肾移植孕妇不良妊娠结局的风险较健康人群高。妊娠胎儿丢失率达 45%,PE 的发生率高达 24%~36%。妊娠前血肌酐值 >150μmol/L,伴高血压和糖尿病都是肾移植受者不良妊娠结局的风险因素。美国移植学会推荐移植后至少 1 年,并满足以下标准可考虑妊娠:1 年内无移植排斥反应;肾功能良好且稳定(血肌酐值 <133μmol/L);无或微量蛋白尿;无致胎儿毒性的急性感染;未使用致畸的免疫抑制剂。

二、CKD 患者妊娠风险评估

CKD 患者的肾功能状况（CKD 分期）、是否合并高血压和蛋白尿较 CKD 病因对妊娠结局的影响更大，血压越难控制、CKD 越晚期的患者妊娠，发生不良妊娠结局的风险越大。而在 CKD 病因中，狼疮肾炎（LN）和糖尿病肾病等系统性疾病的影响最为显著。

（一）CKD 分期

肾功能是影响妊娠结局的关键因素。随着 CKD 的进展，肾功能损害加重的风险（CKD 进展或开始透析）、新发高血压、蛋白尿新发或倍增，剖宫产、早产、SGA 及 NICU 率均逐步升高。即使是 CKD 1 期也是早产、SGA 和 NICU 治疗等不良妊娠结局的独立危险因素。

（二）高血压

CKD 患者高血压发生率较普通人群明显升高，CKD 患者妊娠后高血压发生率进一步增加，CKD 1 期患者新发高血压率约 7.9%，而 CKD 4~5 期新发高血压率高达 50%。CKD 合并高血压患者并发 PE、肾功能恶化、死胎、SGA 及早产率较 CKD 同期血压正常者明显增高。若血压不易控制或需要多种降压药物才可控制时，PE 的发生率进一步增加。

（三）蛋白尿

大量蛋白尿是 CKD 进展的独立危险因素，但与高血压和 CKD 分期相比，蛋白尿对妊娠结局的影响最小。CKD 患者妊娠可加重蛋白尿，CKD 1 期约 20% 的患者出现蛋白尿倍增，而 CKD 3 期以上蛋白尿倍增者高达 70%~80%。

因此，CKD 早期（CKD 1~2 期）孕妇，仅有轻微肾损害，妊娠前肾功能正常，血压正常，无或微量蛋白尿时，肾损害进展风险低，妊娠结局较好，但是妊娠并发症仍高于普通人群。CKD 中晚期（CKD 3~5 期）患者妊娠出现肾功能下降和不良妊娠结局的风险明显升高。

三、CKD 患者妊娠时机

鉴于以上对 CKD 患者妊娠风险评估，推荐 CKD 早期血压控制正常、尿蛋白定量 <1g/24h 的患者可考虑妊娠，但仍需认识到妊娠的风险。

以下 CKD 患者不推荐妊娠：

1. CKD 3~5 期患者。

2. 高血压难以控制的患者，建议暂缓妊娠，直至血压控制正常后。

3. 伴有蛋白尿的患者，建议暂缓妊娠，直至治疗控制尿蛋白定量 <1g/24h 至少 6 个月。

4. 活动性 LN 增加肾病复发、早产和 PE 的风险，不推荐妊娠，建议暂缓妊娠，直至疾病治疗达完全缓解状态或病情稳定接近完全缓解状态至少 6 个月。

5. 伴中重度肾功能损害的糖尿病肾病患者妊娠后出现不可逆肾功能下降及进展到肾病范围蛋白尿风险高，不推荐妊娠。

6. LN 和糖尿病肾病等系统性疾病的肾外疾病不适合妊娠的评估见相关指南。

以上情况 CKD 患者如仍有强烈妊娠意愿，需要肾脏病医师和高危妊娠产科医师的密切随访及 NICU 支持治疗。

鉴于透析患者的生育能力下降，且即使强化透析患者妊娠风险仍然很高。出现病理妊娠后，药物或手术终止妊娠时孕妇大出血等风险明显增加。同时由于国内透析条件的限制，因此，不推荐血液透析和腹膜透析患者妊娠。肾移植受者在医师的指导下，依据病情及治疗情况，择期妊娠。

第二节 慢性肾脏病
患者妊娠管理

为使 CKD 孕妇获得更好的结局，需要多学科共同支持，加强 CKD 妊娠管理，包括妊娠前管理、妊娠期管理、分娩期管理和产后管理，强调 CKD 原发疾病和高血压的控制及相关并发症的处理。

一、妊娠前管理

CKD 女性患者在尝试受孕前 3~6 个月应采用妊娠期安全的免疫抑制剂获得疾病的缓解；疾病缓解前要严格避孕，避孕措施只推荐含孕激素的制剂；对于育龄期女性，尽量避免使用对生育能力有影响的药物。

（一）避孕

所有 CKD 女性患者在疾病缓解前均要严格避孕。避孕措施推荐含孕激素的制剂，包括只含孕酮的片剂、肌内注射剂和宫内节育装置。而含雌激素的制剂，有增加血栓发生和加重高血压的风险，因此伴高血压、血管疾病、大量蛋白尿或吸烟的女性都应避免使用，尤其是患有血管疾病者禁用。通常单独的工具避孕达不到严格避孕效果，应配合其他措施共同使用。

（二）生育能力

原发疾病和治疗药物都影响患者的生育能力。肾功能损害加重，体内激素水平异常，不孕率增加；药物不良反应、疲劳、抑郁症和使用免疫抑制剂都可导致性功能障碍，生育能力下降。

环磷酰胺直接造成卵巢损伤，口服给药较静脉给药对闭经的影响更持久。雷公藤可造成育龄期女性生殖功能低下，严重者可致卵巢功能衰退。因此，尽量避免在育龄期女性使用环磷酰胺及雷公藤制剂，可选择其他合适的药物如吗替麦考酚酯、钙调蛋白抑制剂、硫唑嘌呤和利妥昔单抗治疗 LN、肾病综合征和血管炎等免疫性肾小球疾病。辅助生殖技术有增加 CKD 女性妊娠的可能性，但目前尚无研究来指导临床实践。

（三）疾病优化管理

任何活动性肾脏疾病都有可能导致不良妊娠结局，推荐至少在尝试受孕前 3~6 个月采用妊娠期安全的免疫抑制剂以获得疾病缓解。对无需使用免疫抑制剂的患者，肾素血管紧张素系统（RAS）抑制剂是主要的减少蛋白尿的药物，推荐 RAS 抑制剂使用直至尝试受孕。

二、妊娠期管理

CKD 患者的妊娠期管理包括孕期饮食管理、药物管理、血压管理、肾小球疾病的诊断治疗、PE 的预防和诊断处理以及妊娠期的随访（表 8-2-1）。

表 8-2-1 慢性肾脏病患者妊娠期管理

项目	管理内容
血压管理	● 使用妊娠安全的降压药物加强血压控制（表 8-2-2） ● 目标血压 130~140/80~90mmHg ● 妊娠早期使用家庭自测血压计，并记录血压 ● 每次随访时记录血压
药物	● 免疫抑制剂及慢性肾脏病相关药物选择及调整 ● 叶酸 5mg/d ● 低剂量阿司匹林（50~100mg/d），可维持至孕 28 周 ● 监测并补充钙剂 ● 肾病综合征或高危血栓患者，推荐使用低分子肝素预防血栓
实验室检查	● 肾功能：血清肌酐、尿素、肌酐清除率和蛋白尿，根据肾脏病的严重程度和进展，至少每月检测 1 次 ● 记录基础尿酸、肝酶、血小板计数和尿蛋白水平，有助于妊娠后怀疑子痫前期时的鉴别诊断 ● 糖耐量试验，尤其是服用激素或钙调蛋白抑制剂的孕妇
胎儿监测	● 生物物理学评分 ● 评估胎儿生长发育情况 ● 评估胎盘功能（妊娠早期每月，妊娠中期每 2 周，妊娠晚期每周）
分娩	● 如果病情加重危及胎儿或孕妇时，及时终止妊娠 ● 必要时给予间断氧疗 ● 预期 <34 周分娩前，给予糖皮质激素促胎肺成熟 ● 若病情稳定，无产科剖宫产指征，尽可能采取阴道分娩 ● 必要时可给予氢化可的松应激剂量

注：1mmHg=0.133kPa。

表 8-2-2 慢性肾脏病患者妊娠的药物管理

药物	通过胎盘	致畸作用	影响胎儿/新生儿	妊娠期安全性	哺乳安全性
降压药物					
甲基多巴	√	×	×	首选,母体有不良反应时限制使用(如嗜睡)	√
β-受体拮抗剂	√	×	部分研究显示胎儿生长受限;妊娠早期使用阿替洛儿导致胎儿心动过缓	首选拉贝洛尔	母乳分泌,但无不良反应报道
钙通道阻滞药(如硝苯地平、氨氯地平)	√	×	×	二线药物,常与甲基多巴和拉贝洛尔联合	母乳分泌(<5%治疗剂量),但无不良反应报道
呋塞米或氢氯噻嗪	√	×	引起胎儿利尿	理论上可导致血管内容量减少,减少胎盘灌注,可在液体过剩时谨慎使用,或控制难治性高血压	母亲会出现烦渴;大剂量可抑制泌乳
肼屈嗪	√	×	×	常与交感神经阻滞药联合预防反射性心动过速	母乳分泌,但无不良反应报道
ACEI/ARB	√	致畸包括羊水过少,新生儿无尿和肾功能不全,四肢挛缩,颜面骨畸形,肺发育不全,动脉导管未闭	长期应用,由于肾乳头萎缩和肾髓质浓度梯度形成障碍可导致肾功能不全,尿浓缩能力损伤	×(受孕前停用)	依那普利、卡托普利、喹那普利在母乳中少量分泌,无不良反应报道
免疫抑制剂					
泼尼松	有限	可能增加唇腭裂	少(大剂量可导致白内障,感染和肾上腺功能不全)	母体副作用包括骨量丢失和骨坏死、妊娠期糖尿病、高血压、白内障、肾上腺功能不全	√(剂量>60mg/d 不建议母乳喂养)
硫唑嘌呤	√	偶有先天畸形	新生儿暂时的免疫改变	√	√
他克莫司/环孢素	√	×	低钾和肾功能不全	√(常需增加剂量)	√ 母体体重校正剂量的0.23%~0.50%分泌到母乳中
吗替麦考酚酯	√	先天畸形率22.9%,包括唇腭裂,缺少耳道,器官间距过远,小耳畸形,小指短指畸形,四肢异常,脚趾甲发育不全	×	×(受孕前停用)	×
环磷酰胺	√	√	染色体异常和白细胞减少	×(受孕前停用)	×

续表

药物	通过胎盘	致畸作用	影响胎儿/新生儿	妊娠期安全性	哺乳安全性
其他药物					
重组红细胞生成素	×	无报道	无报道	√ 根据需要增加剂量,可能引起血压升高	可能安全,蛋白质可能在婴儿胃肠道破坏
静脉铁剂	√	无报道	无报道	√	可能安全
碳酸氢钠	√	无报道	无报道	√	可能安全
钙结合剂(碳酸钙)	√	无报道	无报道	√	可能安全
非钙结合剂(司维拉姆和碳酸镧)	NA	动物研究注意到可减少成骨或成骨不规则	NA	× (受孕前停用)	×
拟钙剂(西那卡塞)	NA	动物研究显示低风险	NA	高钙者可继续使用	×

注:ACEI. 血管紧张素转化酶抑制剂;ARB. 血管紧张素受体拮抗剂;√. 是;×. 否;NA. 未知。

(一)饮食管理

所有阶段的 CKD 及肾移植孕妇妊娠早期能量摄入为 35kcal/(kg·d)(1kcal=4.184kJ),孕中晚期在原基础上增加 300kcal/d。CKD 1~3 期、4~5 期和透析孕妇蛋白质摄入分别为 0.8g/(kg·d)、0.6g/(kg·d)和 1.2~1.3g/(kg·d),并在此基础上每天都再增加 10g 蛋白质,可以根据理想体重每天补充酮酸 0.63g/8~10kg,这有利于减少 SGA 的出生。

(二)药物管理

CKD 患者常用的药物为免疫抑制剂,降压药及纠正贫血,酸中毒及钙磷代谢紊乱等药物(表 8-2-2)。

1. 免疫抑制剂 推荐的妊娠期安全使用的免疫抑制剂包括糖皮质激素、羟氯喹、硫唑嘌呤和钙调蛋白抑制剂,利妥昔单抗仅作为妊娠早期治疗的最后手段,但都仅在可能的利益大于对胎儿潜在的危险时使用。环磷酰胺、吗替麦考酚酯、来氟米特和氨甲蝶呤有致畸作用,妊娠期禁止使用,应至少在受孕前 3~6 个月停用。

(1)糖皮质激素:妊娠期应根据肾脏病情况,尽可能减少糖皮质激素的剂量,在疾病严重活动时,也可以使用大剂量甲泼尼龙冲击治疗。糖皮质激素可以选择泼尼松或泼尼松龙,不建议使用含氟的激素,只有在妊娠晚期促胎肺成熟时才使用含氟的糖皮质激素如地塞米松或倍他米松。仅约母体剂量 10% 的泼尼松可通过胎盘进入胎儿体内,因此泼尼松总体对胎儿是安全的,但大剂量泼尼松可能与胎膜早破相关。糖皮质激素其他的副作用与非妊娠患者相似。

(2)羟氯喹:羟氯喹无致畸形作用。妊娠期应继续或开始使用以维持肾脏疾病缓解或控制肾外狼疮活动,停用羟氯喹,会导致妊娠期狼疮复发的风险增加。

(3)硫唑嘌呤:硫唑嘌呤是妊娠期常用的维持疾病缓解药物。动物实验报道硫唑嘌呤有致畸作用,但因人类胎儿肝脏缺乏将硫唑嘌呤代谢为活化产物 6-巯基嘌呤的次黄嘌呤核苷酸焦磷酸化酶,因此不会导致胎儿畸形。肾移植受者在妊娠期间给予硫唑嘌呤治疗后,新生儿先天畸形率与一般人群无差异,也说明硫唑嘌呤无致畸作用。

(4)钙调蛋白抑制剂:移植受者的研究显示钙调蛋白抑制剂(如环孢素或他克莫司)不增加致畸风险,妊娠期可以安全使用。妊娠期由于环孢素和他克莫司分布容积的变化及肝脏代谢增加,自妊娠中期开始,药物剂量需逐渐增加至妊娠前的 20%~25%。同时为减少药物的副作用,注意个体差异,使用有效的最低剂量,为降低潜在的药物毒性,需谨慎滴定药物浓度,维持药物浓度在低治疗窗,且需在产后快速减量至妊娠前剂量。

(5)环磷酰胺和吗替麦考酚酯:环磷酰胺和吗替麦考酚酯有致畸作用,妊娠期间避免使用。妊娠早期应用环磷酰胺,会导致胎儿颅盖骨、耳和头面部结构、肢体和内脏器官异常及发育迟缓,妊娠晚期应用会导致 FGR、造血抑制和神经损伤。妊娠早期应用吗替麦考酚酯,流产率高,且会导致胎儿发生较大的先天缺陷,包括唇腭裂、小耳畸形伴外耳道闭锁和小颌畸形等。

(6)利妥昔单抗:利妥昔单抗可通过胎盘,导致新生儿发生 B 细胞耗竭,自妊娠中期至足月,发生率和严重程度逐渐增加。因此,建议利妥昔单抗仅作为妊娠早期治疗的最后手段,但是胎儿宫内暴露于利妥昔单抗对免疫系统发育的影响尚不确定。

2. 降压药(见血压管理)

3. CKD 患者其他常用药物 中晚期 CKD 孕妇可能面临包括贫血、酸中毒、高磷血症和骨病等并发症。妊娠期促红细胞生成素(EPO)相对缺乏,同时存在妊娠相关的炎症因子导致 EPO 抵抗,CKD 孕妇可发生严重贫血,影响胎盘和胎儿的生长。建议维持 CKD 孕妇血红蛋白 100g/L,使用 EPO 及口服铁剂纠正贫血是安全的,通常剂量需要增加,但静脉铁剂是妊娠期 B 类用药。妊娠期女性血 pH 值偏碱性,除非出现严重酸中毒,CKD 孕妇一般不需要补充碳酸氢盐。关于治疗钙磷平衡及继发甲状腺功能亢进症常用药物的妊娠安全性研究有限,均定为 C 类。妊娠期可以用碳酸钙,但目前尚无司维拉姆、碳酸镧或拟钙剂等妊娠期使用的相关研究。妊娠期降糖药物的使用参见美国糖尿病学会(American Diabetes Association, ADA)指南。

(三)血压管理

妊娠期目标血压 130~140/80~90mmHg(1mmHg=0.133kPa),避免过度降压导致胎盘灌注不足而影响胎儿生长发育。妊娠期安全的降压药物包括甲基多巴、拉贝洛尔和长效硝苯地平。

1. 降压目标 妊娠期血压应维持在 130~140/80~90mmHg,注意血压平稳下降,降压幅度不能太大,以平均动脉压(MAP)的 10%~25% 为宜,争取 24~48h 达到稳定,避免过度降压导致胎盘灌注不足而影响胎儿生长发育。

2. 降压药物 妊娠期安全的降压药物包括甲基多巴、拉贝洛尔和长效硝苯地平。其他 β- 受体拮抗剂(如美托洛尔)和钙通道阻滞剂(如尼莫地平和尼卡地平)仅在孕妇不能耐受上述推荐更安全的降压药时替代使用。利尿剂可导致血液浓缩、有效循环血量减少和高凝倾向,因此仅当孕妇出现全身水肿、肺水肿、脑水肿、肾功能不全、急性心功能衰竭等情况时,才可酌情使用呋塞米等快速利尿剂。螺内酯可通过胎盘,对胎儿产生抗雄性激素作用,妊娠期应避免应用。RAS 抑制剂可导致心脏和肾脏缺陷,包括房间隔缺损、室间隔缺损、肺动脉瓣狭窄、动脉导管未闭和肾发育不全,及羊水过少的相关并发症(肢体挛缩、肺发育不全和颅面骨畸形),因此妊娠期绝对禁止使用。

(四)妊娠期肾小球疾病的诊断和治疗

1. 诊断 妊娠期肾小球疾病的诊断类似于非妊娠期(图 8-2-1),包括详细的尿检和相关的血清学检查。妊娠期肾活检不绝对禁忌,肾活检适应证包括妊娠期突然恶化的肾功能、新发的肾病综合征及可疑肾小球疾病,但仅在必须依靠肾活检结果指导治疗才考虑。妊娠早或中期充分控制血压后肾活检是相对安全的。妊娠 30 周后肾活检诊断的风险大于获益,建议推迟至产后 4~6 周后行肾活检,此时可能合并存在的内皮增生完全消失。血清学检查可以协助诊断特发性膜性肾病、狼疮和血管炎。

2. 治疗 妊娠期肾病综合征的症状严重,诊断明确后应及时开始免疫抑制治疗。除妊娠期安全的免疫抑制剂外,病情需要时可以选择静脉甲基泼尼松龙冲击和血浆置换治疗。对症治疗包括穿弹力袜和避免长期站立。严重肾病的孕妇可使用袢利尿剂和输注白蛋白支持治疗。重度低蛋白血症(白蛋白 <25g/L)加重妊娠的高凝状态,增加静脉血栓栓塞事件发生的风险。建议伴有大量蛋白尿和血白蛋白 <20g/L 的患者应该在整个妊娠期间预防血栓,非严重肾病综合征伴其他风险因素如肥胖、不动、膜性肾病或血管炎也要考虑抗凝,可选择皮下注射低分子肝素抗凝。预期分娩时通常停止预防血栓,但产后血栓风险尤其高,应尽可能继续抗凝至少持续至产后 6 周。

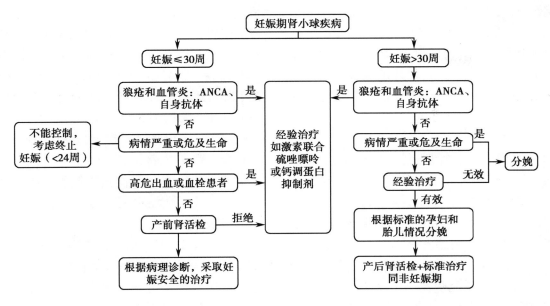

图 8-2-1　妊娠期肾小球疾病的诊断和治疗

（五）子痫前期的预防、诊断与处理

1. **预防**　CKD 孕妇发生 PE 的风险明显高于一般人群。所有患 CKD 孕妇都要预防 PE，小剂量的阿司匹林和补钙治疗可减少 PE 的发生。

2. **诊断**　CKD 和 PE 都可以表现为高血压、蛋白尿、水肿及其他全身症状，鉴别诊断比较困难。目前 PE 仍然依靠临床诊断，肾脏病和产科医生合作评估孕妇、胎盘和胎儿参数，伴有肾小球疾病的孕妇血压或蛋白尿加重，胎儿生长发育不良或减慢伴胎盘异常有助于子痫前期的诊断。循环可溶性 fms 样酪氨酸激酶（sFlt1）和胎盘生长因子（PLGF）水平有望成为预测子痫前期风险的生物标志物，也可辅助伴肾小球疾病孕妇子痫前期的诊断。

3. **治疗**　尽早终止妊娠仍然是子痫前期安全治疗的基本原则。硫酸镁可用于预防子痫，但肾功能不全者慎用。具体治疗可参见妊娠期高血压疾病诊治指南。

（六）妊娠期随访

妊娠期需要肾脏科和产科医师合作，密切随访，以发现疾病活动及产科并发症（表 8-2-1、表 8-2-2）。肾脏科至少 4~6 周随访 1 次，根据肾脏病的严重程度和进展，可以增加监测频率。随访时需要监测血压（建议家庭自测血压并记录）、肾功能（包括 SCr、尿素和肌酐清除率）、血尿酸、24h 尿蛋白定量、尿红细胞计数、中段尿培养（尤其是既往有肾盂肾炎的患者）、血糖（必要时糖耐量试验，尤其是服用激素或钙调蛋白抑制剂的孕妇）。记录基础尿酸、肝酶、血小板计数和尿蛋白水平，有助于妊娠后怀疑 PE 的鉴别诊断。对于系统性疾病如 LN 和血管炎等需每次随访监测相关的免疫学参数。基线及每 10~12 周，监测营养参数，包括铁、叶酸、维生素 D、维生素 B₁₂、白蛋白和总蛋白。同时 CKD 孕妇应按产科医师要求定期于产科规律随访。

三、分娩期管理

（一）终止妊娠的指征

CKD 患者妊娠 32 周前孕妇或胎儿情况出现严重恶化，或妊娠 32 周后孕妇或胎儿情况出现不太严重的恶化均应终止妊娠。此外，出现典型的 PE 或 HELLP 综合征，孕妇情况逐渐恶化，包括严重且不能控制高血压，肾病综合征伴迅速增加的蛋白尿和 / 或 SCr 迅速增加。胎儿情况逐渐恶化，包括任何孕周的胎心率异常，≥32 周超声多普勒检查脐动脉舒张期血流缺失，孕晚期超过两周胎儿没有生长。出现上述情况，均应常规应用足疗程的地塞米松促胎肺成熟。分娩发动前或分娩过程中胎儿出现异常情况，或引产过程中出现不利情况或引产失败均应以剖宫产结束分娩。新生儿出生体重 <1 500g，孕周 <34 周，出生 5min Apgar 评分 <7，需要插管的新生儿均应转

入 NICU。

（二）分娩方式

如病情稳定，无产科剖宫产指征，可考虑经阴道试产；但如果病情加重，估计不能短时间内阴道分娩时，可适当放宽剖宫产的指征。

四、产后管理

CKD 患者的产后管理包括监测肾脏疾病活动情况，监测血压、尿检和肾功能等；对服用钙调蛋白抑制剂的患者，注意监测药物浓度；血栓高危患者，必要时继续预防血栓至产后 6 周；鼓励患者母乳喂养；给予情感支持，以防产后抑郁症。

鼓励 CKD 患者使用最小剂量的妊娠期安全使用的药物，进行母乳喂养。仅很少剂量的泼尼松、硫唑嘌呤和他克莫司可分泌至母乳中，环孢素几乎在母乳中检测不到，因此这些药物哺乳期可继续使用。由于产后母体生理的变化，钙调蛋白抑制剂的药物浓度会升高，要尽早重新评估并调整剂量，避免对母体和可能对婴儿造成肾毒性。在疾病明显活动需要使用吗替麦考酚酯或环磷酰胺时，不能母乳喂养。大分子单克隆抗体不进入母乳，产后活动性肾炎可选择利妥昔单抗治疗。关于降压药物，甲基多巴、拉贝洛尔和长效硝苯地平最常用。利尿剂的脱水作用可能阻碍泌乳，通常应避免。多个 RAS 抑制剂包括依那普利、卡托普利和喹那普利，都不能在母乳中检测到，产后应尽早开始使用 RAS 抑制剂降低蛋白尿。患者经历了风险很大的妊娠，要注意产后情绪变化，以防产后抑郁症。

总之，CKD 各个阶段妊娠都充满挑战性，即使在 CKD 早期妊娠并发症都较普通人群更常见，随着 CKD 分期的进展，妊娠导致肾功能下降和不良妊娠结局的风险逐渐增加。CKD 患者妊娠尚需要肾脏病医师和产科医师的共同指导及密切合作进一步研究，以改善 CKD 妊娠结局。

（唐 政 吴 燕 陈樱花）

参 考 文 献

1. Piccoli GB, Cabiddu G, Attini R, et al. Risk of Adverse Pregnancy Outcomes in Women with CKD. J Am Soc Nephrol, 2015, 26（8）: 2011–2022.

2. Hladunewich MA, Hou S, Odutayo A, et al. Intensive hemodialysis associates with improved pregnancy outcomes: a Canadian and United States cohort comparison. J Am Soc Nephrol, 2014, 25（5）: 1103–1109.

3. Levidiotis V, Chang S, McDonald S. Pregnancy and maternal outcomes among kidney transplant recipients. J Am Soc Nephrol, 2009, 20（11）: 2433–2440.

4. McKay DB, Josephson MA, Armenti VT, et al. Reproduction and transplantation: report on the AST Consensus Conference on Reproductive Issues and Transplantation. Am J Transplant, 2005, 5（7）: 1592–1599.

5. Piccoli GB, Cabiddu G, Attini R, et al. Risk of Adverse Pregnancy Outcomes in Women with CKD. J Am Soc Nephrol, 2015, 26（8）: 2011–2022.

6. Piccoli GB, Cabiddu G, Attini R, et al. Hypertension in CKD Pregnancy: a Question of Cause and Effect（Cause or Effect? This Is the Question）. Curr Hypertens Rep, 2016, 18（5）: 35.

7. Piccoli GB, Cabiddu G, Attini R, et al. Pregnancy in Chronic Kidney Disease: questions and answers in a changing panorama. Best Pract Res Clin Obstet Gynaecol, 2015, 29（5）: 625–642.

8. Lidegaard Ø, Løkkegaard E, Jensen A, et al. Thrombotic stroke and myocardial infarction with hormonal contraception. N Engl J Med, 2012, 366（24）: 2257–2266.

9. Bailie GR, Elder SJ, Mason NA, et al. Sexual dysfunction in dialysis patients treated with antihypertensive or antidepressive medications: results from the DOPPS. Nephrol Dial Transplant, 2007, 22（4）: 1163–1170.

10. Cabiddu G, Castellino S, Gernone G, et al. A best practice position statement on pregnancy in chronic kidney disease: the Italian Study Group on Kidney and Pregnancy. J Nephrol, 2016, 29（3）: 277–303.

11. Diav-Citrin O, Shechtman S, Halberstadt Y, et al. Pregnancy outcome after in utero exposure to angiotensin converting enzyme inhibitors or angiotensin receptor blockers. Reprod Toxicol, 2011, 31（4）: 540–545.

12. Piccoli GB, Leone F, Attini R, et al. Association of low-protein supplemented diets with fetal growth in pregnant women with CKD. Clin J Am Soc Nephrol, 2014, 9（5）: 864–873.

13. Coscia LA, Constantinescu S, Moritz MJ, et al. Report from the National Transplantation Pregnancy Registry（NTPR）: outcomes of pregnancy after transplantation. Clin Transpl, 2010: 65-85.

14. Kim H, Jeong JC, Yang J, et al. The optimal therapy of calcineurin inhibitors for pregnancy in kidney transplantation. Clin Transplant, 2015, 29（2）: 142-148.

15. Chakravarty EF, Murray ER, Kelman A, et al. Pregnancy outcomes after maternal exposure to rituximab. Blood, 2011, 117（5）: 1499-1506.

16. Kamel H, Navi BB, Sriram N, et al. Risk of a thrombotic event after the 6-week postpartum period. N Engl J Med, 2014, 370（14）: 1307-1315.

17. Zhang JJ, Ma XX, Hao L, et al. A Systematic Review and Meta-Analysis of Outcomes of Pregnancy in CKD and CKD Outcomes in Pregnancy. Clin J Am Soc Nephrol, 2015, 10（11）: 1964-1978.

18. Piccoli GB, Gaglioti P, Attini R, et al. Pre-eclampsia or chronic kidney disease? The flow hypothesis. Nephrol Dial Transplant, 2013, 28（5）: 1199-1206.

19. Piccoli GB, Attini R, Vasario E, et al. Pregnancy and chronic kidney disease: a challenge in all CKD stages. Clin J Am Soc Nephrol, 2010, 5（5）: 844-855.

20. Beardmore KS, Morris JM, Gallery ED. Excretion of antihypertensive medication into human breast milk: a systematic review. Hypertens Pregnancy, 2002, 21（1）: 85-95.

21. 吴燕, 陈樱花, 刘志红. 慢性肾脏病患者妊娠管理指南. 中华内科杂志, 2107, 97: 3604-3611.

第九篇　遗传性肾脏病

第一章　奥尔波特综合征

奥尔波特综合征（Alport syndrome）又称遗传性肾炎（hereditary nephritis），是最常见的遗传性肾脏病之一。该病临床主要表现为血尿和进行性肾功能减退，常伴有感音神经性耳聋和眼部异常。当前研究已经证实 Alport 综合征是因编码Ⅳ型胶原不同 α 链的基因突变所致，导致构成组织基底膜的主要成分Ⅳ型胶原 α 链异常或缺陷，致使组织基底膜的结构和功能异常而发生多种临床症状和体征。Alport 综合征最初由 Guthrie 于 1902年提及，他描述了几例家族性特发性血尿患者并认为是来自母亲的遗传；1927 年 Alport 首次提出"综合征"的概念，认为血尿和神经性耳聋有关联，并发现该病的严重程度和性别有关；1954 年 Sohar 首次描述了眼部的异常；1961 年 Williamson 提议将临床上表现为血尿、耳聋，又具有明显的遗传倾向、自然病程有显著的性别差异的疾病命名为 Alport 综合征。

Alport 综合征作为一个疾病的命名已逾90 年，但近 20 多年来的研究进展才使我们对该病自身特点有了更加深入的理解，并因此引发了我们对肾小球基底膜结构和功能、对肾脏疾病某些特殊表型与基因型关系、对肾小球疾病进展机制等方面更多的思考与探究。因此，本章着重阐述研究进展、相关思考及存在的问题。

第一节　诊断、鉴别诊断及思考

一、Alport 综合征的临床及肾脏病理表现

（一）临床表现

Alport 综合征主要表现为血尿，随着疾病进展临床表现为血尿和蛋白尿，后者甚至可以达到大量蛋白尿水平；进行性肾功能减退；部分患者伴有感音神经性耳聋以及眼部异常。Alport 综合征为遗传性疾病，因此在谈及该病临床表现时，务必注意到遗传型，因为不同遗传型的患者临床表现可能不同。Alport 综合征存在三种遗传方式，即：X 连锁显性遗传（X-linked dominant, XLAS）占 80%~85%，常染色体隐性遗传（autosomal recessive, ARAS）约占 15%，此外还有非常少见的常染色体显性遗传（autosomal dominant, ADAS）。

血尿是 Alport 综合征最常见的临床表现，为肾小球源性血尿。蛋白尿在小儿或疾病早期不出现或极微量，但随年龄增长而出现，甚至发展至大量蛋白尿。同样高血压的发生率和严重性也随年龄而增加。

X 连锁遗传型 Alport 综合征男性患者肾脏预后极差，几乎全部将发展至终末期肾病（ESRD）。但各家系中男性患者出现肾衰竭的年龄不同，因而有些研究者根据家系中男性发生 ESRD 的年龄将 Alport 综合征家系分为青少年型（31 岁前发生）和成年型（31 岁以后）。部分 X 连锁遗传型 Alport 综合征女性患者也会出现肾衰竭，至 40 岁大约 12%、60 岁以上 30%~40% 患者出现肾衰竭。总体来说，X 连锁遗传型 Alport 综合征女性患者临床表型较男性患者轻且差异很大，其可能机制与 X 染色体失活有关。许多常染色体隐性遗传型的患者于青春期出现肾衰竭，30 岁前几乎所有患者均出现肾衰竭。常染色体显性遗传型的患者临床表现相对轻些。

Alport 综合征可伴有感音神经性耳聋，听力障碍发生于耳蜗部位。听力下降为进行性，甚至影响日常的对话交流。X 连锁遗传型 Alport 综合征中男性发生感音神经性耳聋较女性多，而且发生的年龄较女性早。而常染色体隐性遗传型

Alport 综合征约 2/3 的患者于 20 岁前即表现出感音神经性耳聋。

对 Alport 综合征具有诊断意义的眼部病变为：前圆锥形晶状体（anterior lenticonus）、黄斑周围点状和斑点状视网膜病变（perimacular dot and fleck retinopathy）及视网膜赤道部视网膜病变（midperipheral retinophty）。前圆锥形晶状体表现为晶状体中央部位突向前囊，患者可表现为病理性近视，甚至导致前极性白内障或前囊自发穿孔。前圆锥形晶状体并非出生时即有，多在 20~30 岁时出现。确认前圆锥形晶状体常需借助眼科裂隙灯检查。60%~70% X 连锁遗传型男性、10% X 连锁遗传型女性以及约 70% 的常染色体隐性遗传型 Alport 综合征患者出现前圆锥形晶状体病变。黄斑周围点状和斑点状视网膜病变和视网膜赤道部视网膜病变表现为暗淡、甚至苍白的斑点状病灶，最好用视网膜摄像的方法观察，这种病变常不影响视力，但病变会伴随肾功能的减退而进展。大约 70% X 连锁遗传型男性、10% X 连锁遗传型女性及约 70% 的常染色体隐性遗传型 Alport 综合征患者伴有这种视网膜病变，而且视网膜病变常与耳聋和前圆锥形晶状体同在，但视网膜病变发生常较前圆锥形晶状体早。

此外，还有少数 Alport 综合征伴发弥漫性平滑肌瘤（diffuse leiomyomatosis），肿瘤常位于食管、气管和女性生殖道（如阴蒂、大阴唇及子宫等），并因此出现相应的症状，如吞咽困难、呼吸困难等。

（二）肾脏病理表现

Alport 综合征患者肾脏组织在光镜下无特殊意义的病理变化。一般 5 岁前的 Alport 综合征患者，其肾组织病理显示肾单位和血管正常或基本正常，可能发现的唯一异常是 5%~30% 表浅肾小球为"婴儿样"肾小球，即肾小球毛细血管丛被体积较大的立方形、染色较深的上皮细胞覆盖，而毛细血管腔较小；或仅见肾间质泡沫细胞。5~10 岁的 Alport 综合征患者肾组织标本大多表现为轻微病变，可见肾小球系膜及毛细血管壁损伤，包括节段或弥漫性系膜细胞增生、系膜基质增多，毛细血管壁增厚。晚期可见肾小球球性硬化，肾小管基底膜增厚、肾小管萎缩或扩张，肾间质纤维化等，并常见肾间质泡沫细胞。

常规免疫荧光学检查 Alport 综合征患者肾脏组织无特异性变化，有时甚至完全阴性。

Alport 综合征特征性的病理改变只有在电子显微镜下才可以看到，典型病变为肾小球基底膜出现广泛的增厚、变薄以及致密层分裂，呈"虫蚀状""篮网状"改变。肾小球基底膜超微结构最突出的异常是致密层不规则的外观，其范围既可以累及所有的毛细血管袢或毛细血管袢内所有的区域，也可以仅累及部分毛细血管袢或毛细血管袢内的部分区域。Alport 综合征肾小球基底膜致密层可增厚至 1 200nm（正常为 100~350nm），并有不规则的内、外轮廓线；由于基底膜致密层断裂，电镜下还可见到基底膜中有一些"电子致密颗粒"（直径为 20~90nm），其性质不十分清楚，可能是被破坏的致密层"残迹"，也有人认为可能缘自变性的脏层上皮细胞。肾小球基底膜弥漫性变薄（可薄至 100nm 以下）常见于年幼患儿、女性患者或疾病早期，偶尔见于成年的男性患者。

二、Alport 综合征诊断、鉴别诊断及思考

目前认为确诊 Alport 综合征主要依赖：①肾活检电镜下肾小球基底膜超微病理的典型改变；或②组织（皮肤以及肾小球）基底膜Ⅳ型胶原α链异常表达；或③COL4A3-6 基因突变。但是上述诊断"金标准"或"最确切"诊断证据在临床实践应用时仍会存在一定局限性。由于该病兼具临床综合征、遗传性疾病、基底膜病变的特性，因此在临床实践中该病诊断以及鉴别诊断可以从以下几个"层面"或"角度"考虑。

（一）临床综合征

当患者出现典型的临床症状，如血尿或血尿合并蛋白尿，伴有耳聋、眼部异常，考虑 Alport 综合征的诊断并不困难。然而临床实践中常会遇到许多不典型病例，此时需要注意已有研究提供的 Alport 综合征临床表现的相关数据，综合分析临床症状出现的年龄特点、发生的比率以及发现异常需要的检查技术方法等，以做出正确判断。①并不是所有 Alport 综合征均以血尿为主要表现而就诊。有些 Alport 综合征患者就诊时表现为

肾病综合征,血尿并不突出,诊断时可能会误诊为原发性肾病综合征,并予以足量糖皮质激素治疗。②Alport 综合征仅部分患者表现耳聋。确定是否伴有耳聋务必进行纯音测听,不可仅是"询问";另外,Alport 综合征出现的感音神经性耳聋有进行性发展的特点,这一点有别于耳毒性药物所致的听力损伤。③部分 Alport 综合征患者出现的眼部异常是有诊断价值的,但需借助眼裂隙灯(诊断前圆锥形晶状体)和眼底照相术检查确诊。

(二)家族史

家族史对于遗传性疾病的确诊、患者预后估计以及病患家庭遗传咨询十分重要。收集家族史除了详尽询问并绘制系谱图,对于考虑可能为 Alport 综合征的家系,要尽量对先证者父母、乃至全家系成员进行晨尿检查。另外需要注意 Alport 综合征存在新发突变(de novo,有时也称作"从头突变"),即这部分患者没有血尿、肾功能衰竭等肾脏病家族史。在 Alport 综合征中新发突变的比例约 10% 以上。

(三)肾脏病理

如前所述,肾活检组织电镜下肾小球基底膜超微病理典型病变是诊断 Alport 综合征的"金标准"。但是在疾病早期或小年龄患儿、X 连锁遗传型女性患者基底膜往往呈现弥漫或节段性变薄(可薄至 100nm 以下),此时需要与薄基底膜肾病鉴别。近年有研究认为,常染色体隐性遗传型 Alport 综合征先证者父母,或该类遗传型致病基因携带者肾小球基底膜表现为弥漫性变薄。由此引发进一步的思考:Alport 综合征和薄基底膜肾病的关系是什么?是一类疾病,不同基因型;抑或,由于不同基因型,因此导致两种临床、病理以及预后各异的疾病?因此有学者提出依据基因型对 Alport 综合征进行新的分型,但新的分型尚未广泛用于临床诊断。

另外,Alport 综合征基底膜病变导致疾病进行性发展、直至达到 ESRD 和/或肾脏纤维化的分子机制是什么?基底膜病变的分子基础是什么?基底膜变薄是否仅因为缺少了Ⅳ型胶原 α3~5 链?基底膜增厚又是哪些细胞外基质分子异常增多?尽管有少量研究提示增厚的 Alport 综合征基底膜主要为Ⅳ胶原 α1/2 链、整合素分子

等,但目前并未完全澄清。

Alport 综合征肾活检组织免疫荧光学检测多为阴性,这对确诊价值不大,但有助于鉴别诊断,尤其与 IgA 肾病的鉴别诊断。

(四)检测组织基底膜Ⅳ型胶原 α 链表达

应用抗Ⅳ型胶原不同 α 链的单克隆抗体,在肾活检以及简单易行的皮肤活检组织进行免疫荧光学检查,可用于诊断 X 连锁遗传型 Alport 综合征的患者,也有助于筛查基因携带者,因为 X 连锁遗传型 Alport 综合征女性携带者的基底膜(皮肤或肾脏)与抗Ⅳ型胶原 α5 链的抗体的反应为间断阳性,即"镶嵌状"(mosaic pattern),这可能缘于女性为杂合的 COL4A5 基因突变。另外,抗Ⅳ型胶原不同 α 链单克隆抗体与肾小球基底膜的反应结果还可用于鉴定 Alport 综合征的常染色体隐性遗传型(表 9-1-1)。

值得注意的是:①若抗 α5(Ⅳ)单抗在皮肤基底膜染色为阴性或间断阳性,可以确诊为 X 连锁遗传型 Alport 综合征;②由于某些通过基因检测确诊的 X 连锁遗传型 Alport 综合征患者,可有基底膜 α5(Ⅳ)链的正常表达[抗 α5(Ⅳ)单抗染色阳性],因而基底膜与抗Ⅳ型胶原 α5 链抗体反应呈阳性时(大约 30%),并不能除外 Alport 综合征的诊断;③无症状的基因携带者,通常皮肤的免疫荧光学检查正常。

(五)基因检测

检测 Alport 综合征致病基因是确诊、确定遗传性、携带者的有力手段,更是产前基因诊断的必备检查。X 连锁遗传型 Alport 综合征因 COL4A5 基因突变或 COL4A5 和 COL4A6 两个基因突变所致。常染色体隐性遗传型 Alport 综合征因 COL4A3 或 COL4A4 基因突变所致。常染色体显性遗传型 Alport 综合征非常少见,目前研究提示该型 Alport 综合征存在 COL4A3 或 COL4A4 基因的突变。Ⅳ型胶原不同 α 链编码基因的染色体定位、基因大小等信息见表 9-1-2。

分析外周血基因组 DNA 确定 COL4A5 突变的经典方法应用最多、应用时间最长,所采用的技术不断改进,包括限制性片段长度多态性(restriction fragment length polymorphisms,RFLP)、聚合酶链反应 – 变性梯度凝胶电泳(polymerase chain reaction-denaturing gradient gel

表 9-1-1　Alport 综合征患者组织基底膜中Ⅳ型胶原 α 链表达特点

分类	抗原	肾小球基底膜	肾小囊	远曲小管基底膜	皮肤基底膜
正常情况	抗 α3（Ⅳ）单抗	阳性	正常无表达	阳性	正常无表达
	抗 α4（Ⅳ）单抗	阳性	正常无表达	阳性	正常无表达
	抗 α5（Ⅳ）单抗	阳性	阳性	阳性	阳性
XL Alport 综合征男性	抗 α3（Ⅳ）单抗	阴性	正常无表达	阴性	正常无表达
	抗 α4（Ⅳ）单抗	阴性	正常无表达	阴性	正常无表达
	抗 α5（Ⅳ）单抗	阴性	阴性	阴性	阴性
XL Alport 综合征女性	抗 α3（Ⅳ）单抗	间断阳性	正常无表达	间断阳性	正常无表达
	抗 α4（Ⅳ）单抗	间断阳性	正常无表达	间断阳性	正常无表达
	抗 α5（Ⅳ）单抗	间断阳性	间断阳性	间断阳性	间断阳性
AR Alport 综合征	抗 α3（Ⅳ）单抗	阴性	正常无表达	阴性	正常无表达
	抗 α4（Ⅳ）单抗	阴性	正常无表达	阴性	正常无表达
	抗 α5（Ⅳ）单抗	阴性	阳性	阳性	阳性

表 9-1-2　Ⅳ型胶原 α 链不同编码基因的主要特征

	COL4A1	*COL4A2*	*COL4A3*	*COL4A4*	*COL4A5*	*COL4A6*
染色体位点	13q34	13q34	2q36.3	2q36.3	Xq22.3	Xq22.3
基因大小 /bp	158 148	205 744	150 227	159 352	257 622	283 866
外显子数目	52	48	52	47	51	45
mRNA 大小 /bp	6 511	6 276	8 096	7 844	6 445	6 689

electrophoresis，PCR–DGGE）、单链构象多态性（single strand conformation polymorphism，PCR–SSCP）和逐个扩增 *COL4A5* 基因 51 个外显子并直接测序法。研究显示，在培养的皮肤成纤维细胞中也存在 α1（Ⅳ）、α5（Ⅳ）和 α6（Ⅳ）的转录产物。因此国内研究者成功地应用从皮肤成纤维细胞或外周血淋巴细胞中提取的 RNA 及 RT-PCR 技术，对 X 连锁遗传型 Alport 综合征患者进行基因诊断，与以前报道的各种 *COL4A5* 基因检测方法相比，该方法具有突变检测率较高、稳定可信、简便省力、有更大的可行性和实用性。近 5 年以来，二代测序技术和全外显子测序技术已广泛应用于临床遗传性疾病的诊断，进一步提高了 Alport 综合征早期诊断的能力。但随着大量新的基因变异的检出，其致病性的判断是临床医生和科研人员面对的又一挑战。

第二节　发病机制研究现状、存在问题

一、基底膜中Ⅳ型胶原网状结构

　　Ⅳ型胶原是一种主要分布于基底膜的细胞外基质蛋白成分。作为胶原家族的一个成员，Ⅳ型胶原分子同样是由三条 α 链相互缠绕而形成的三股螺旋结构的分子。现已证实参与Ⅳ型胶原分子结构的 α 链至少有 6 种，分别命名为 α1（Ⅳ）至 α6（Ⅳ）链。

　　研究证实每一种 α（Ⅳ）链的分子量为（170~185）kDa，含有三个不同的结构域：含 14~23 个氨基酸的氨基端非胶原区（7S），含大量甘氨酸（glysine，Gly）–X–Y 重复结构的胶原区（X、Y 代表其他氨基酸），以及含约 230

个氨基酸残基的羧基端非胶原区,称 NC1 区(noncollagenous domain)。7S 区含半胱氨酸较多,认为半胱氨酸间二硫键的形成有助于 4 个三股螺旋分子在氨基端的交联结合。胶原区的一个显著特征为 Gly-X-Y 重复序列被 21~26 个非胶原片段分隔,这些非胶原片段可增加Ⅳ型胶原的可塑性。NC1 区呈球形,含有的 12 个半胱氨酸残基,对链内或链间二硫键的形成具有重要作用。以 α5(Ⅳ)链为例,全长含 1 685 个氨基酸残基,包括 26 个氨基酸残基的信号肽,14 个氨基酸残基的氨基端非胶原区,1 430 个氨基酸残基的的胶原区,以及 229 个氨基酸残基的羧基端 NC1 区。其中胶原区的 Gly-X-Y 重复序列被 22 个非胶原片段所分隔。构成Ⅳ型胶原分子的相关的三条 α 链的羧基端 NC1 区通过二硫键结合,进而胶原区缠绕、折叠成三股螺旋状并延续至氨基端,从而形成Ⅳ型胶原分子。每一个Ⅳ型胶原分子的 NC1 区将与另一个Ⅳ型胶原分子的 NC1 区作用而形成二聚体,同时氨基端与另外三个胶原分子的氨基端经共价作用而形成四聚体。此外,每一个Ⅳ型胶原分子的羧基端还可与其他Ⅳ型胶原分子的胶原区的不同部位经侧方交联而结合。这些分子间的作用将使Ⅳ型胶原分子构成多边形网状结构的Ⅳ型胶原网,承载其他基质糖蛋白的沉积以及细胞的结合。

二、COL4An 突变以及与表型关系的探讨

近年来,随着基因诊断技术的推广,表型和基因型资料不断积累,尤其一些 Alport 综合征相对大宗病例的报道,有助于提高对基因型和表型相关性的认识。有研究认为具有 COL4A5 基因大片段重组突变和导致蛋白截短小突变的男性患者 90% 在 30 岁前出现 ESRD,而具有错义突变和剪切突变的男性患者 30 岁前出现 ESRD 的比例分别是 50% 和 70%;具有错义突变的男性患者在 30 岁前出现耳聋和眼部异常的比例都是 60%,其他突变的患者在 30 岁前出现耳聋和眼部异常的比例都是 90%。此外,出现移植后抗肾小球基底膜(GBM)肾炎的 3 例患者都是 COL4A5 基因大片段重组突变。

关于女性 X 连锁遗传型 Alport 综合征患者基因型与表型关系的报道较少。2003 年来自欧洲的报道分析了 195 个 X 连锁遗传型 Alport 综合征家系的 323 例女性携带者,发现 95.5% 女性携带者具有镜下血尿,75% 具有蛋白尿,28% 在 20 岁前出现耳聋,15% 存在眼部异常,12% 出现慢性肾衰竭。另外错义突变进展至 ESRD 的速度最慢,但与其他突变相比无统计学差异。研究还提示合并耳聋的女性携带者进展至 ESRD 的风险大于不合并耳聋的。国内学者针对女性 X 连锁遗传型 Alport 综合征临床表型和 X 染色体失活的关系进行了研究,发现女性患者临床表型与外周血中 X 染色体失活比例呈负相关,即尿蛋白重的,外周血中致病等位基因所在 X 染色体失活比例均值低;相反蛋白尿轻者,外周血中致病等位基因所在 X 染色体失活比例均值高。研究还发现女性患者临床表型与皮肤成纤维细胞中 X 染色体失活比例无相关性。这一研究结果有望用于预测 X 连锁遗传型 Alport 综合征女性患者疾病预后。但是,如何克服 X 染色体随机失活在不同个体的不同组织、不同年龄的差异,仍是待研究的课题。

此外,Ⅳ型胶原 α 链基因突变导致相应编码蛋白部分或全部缺失,国内研究者应用圆二色谱技术,发现Ⅳ型胶原 α5 链分子胶原结构域甘氨酸的某些替代突变,将导致Ⅳ型胶原 α5 链二级结构异常;而这种二级结构的变化比甘氨酸替代突变的类型更与临床表型严重程度相关。但是,如何将这一研究结果"转化"到临床应用中,即建立简便易行的检测Ⅳ型胶原 α 链二级结构的方法,仍有待于进一步研究。

三、Alport 综合征进展机制的研究

Alport 综合征为进行性的肾脏疾病,即所有 X 连锁遗传型男性、少数 X 连锁遗传型女性以及所有常染色体隐性遗传型患者终将进展至 ESRD,肾脏病理表现为肾小球硬化及肾间质纤维化。近年国内外有关 Alport 综合征自然病史的研究均显示,患者在疾病进展过程中除血尿外,将逐渐出现蛋白尿,然后肾功能减退。国外应用 Alport 综合征动物模型的分析也显示了同样的临床发展过程以及肾脏病理进展特征。那么,由于Ⅳ型胶原 α 链编码基因突变导致肾小球基底膜异常的 Alport 综合征,疾病进展的分子机制是什

么？与其他肾脏疾病进展机制有哪些异同？尽管国内外目前的研究尚不能完全澄清这些问题，但我们可以试图从以下几方面进行思考：

1. 已有研究显示，Alport 综合征疾病进展过程中，肾脏病理除特征性的基底膜病变，肾小球也会出现局灶性节段性硬化，肾小管－间质出现纤维化。进一步检测发现，转化生长因子-β（TGF-β）等与肾脏疾病进展密切相关的分子在肾组织的表达增高。提示尽管 Alport 综合征的病因明确，即编码Ⅳ型胶原 α 链的基因突变，但疾病进展的分子机制与其他肾脏疾病雷同，可能不同病因的肾脏疾病在进入到硬化／纤维化的"轨道"后，存在"殊途同归"的分子机制。

2. Alport 综合征病因明确，相对单一，即编码Ⅳ型胶原 α3~6 链的基因突变。由于Ⅳ型胶原分子是组成肾小球基底膜的主要蛋白成分，因此突变引起的组织形态学病变主要表现在肾小球基底膜；此外，α3（Ⅳ）~α5（Ⅳ）链选择性地分布于眼部的晶状体囊、角膜后弹力层（Descemet 膜）、玻璃膜（Bruch 膜）、内界膜，以及耳部的耳蜗螺旋缘、螺旋凸、内沟、外沟、血管纹和基膜中，因此 Alport 综合征出现相应的眼部和听力异常。那么基底膜，或者具体地讲肾小球基底膜的病变如何引发肾脏病持续进展、直至出现 ESRD？是基底膜病变直接引起蛋白尿，然后持续和不断加重的蛋白尿导致肾脏疾病进展？抑或基底膜病变导致足细胞异常，然后引起蛋白尿，并"触发"肾脏疾病进展的"殊途同归"的机制？国内外科学家在患者和动物模型的研究显示，Alport 综合征的肾脏首先表现了肾小球足细胞足突异常，因此患者或模型动物会先出现微量蛋白尿，然后逐渐发展成蛋白尿、甚至大量蛋白尿。这些研究结果提示，Alport 综合征的基底膜病变很可能首先损伤了足细胞／足细胞足突。2017 年，研究发现 Alport 综合征患者尿液和肾组织活检标本中足细胞丢失较正常对照人群显著升高，随着疾病进展，足细胞丢失也越来越重，并且较蛋白尿和血肌酐等常用指标能更敏感、优先地反映 Alport 综合征肾功能变化情况。2018 年新的研究发现 Alport 综合征患儿与相同年龄的正常儿童对比，尿表皮生长因子（epidermal growth factor，EGF）下降更明显，而且在 Alport 综合征患儿尿 EGF 水平越低的患儿

CKD 进展的风险越高。

3. 基底膜异常如何导致足细胞／足细胞足突的异常远未澄清，也是值得进一步研究的课题和难题。理解足细胞足突"附着"在基底膜的分子机制有助于这一难题的解决。当然Ⅳ型胶原 α 链、尤其 α3（Ⅳ）~α5（Ⅳ）链对于足细胞足突的"附着"有哪些特殊贡献，以及用什么研究技术手段深入探讨相关问题等，都将成为该课题研究的"障碍"和难点。

4. 研究 Alport 综合征进展的分子机制有重要意义。①Alport 综合征病因明确、相对单一，从研究的角度考虑 Alport 综合征不失为探讨肾脏病进展分子机制的良好"模型"。②通过研究 Alport 综合征进展的分子机制，有望发现、确定一些重要和特异的生物标志物，用以预测 Alport 综合征进展速度，评价干预治疗疗效，甚至发现新的 Alport 综合征治疗的分子靶点。

第三节　治疗进展及思索

迄今尚无治愈 Alport 综合征的药物或治疗方案。尽管下面会论及延缓 Alport 综合征肾脏病进展的药物干预，但目前并不能完全阻止疾病进展。Alport 综合征患者进展至 ESRD 者，肾移植是有效的治疗措施之一。Alport 综合征患者肾移植后移植肾会发生"移植后抗 GBM 肾炎"，即患者体内产生针对移植的正常肾脏基底膜的抗体，因而发生抗 GBM 肾炎，由此导致移植失败，发生率 3%~5%，且大多数（约 75%）均在肾移植后一年内发生；再移植可再次发生抗 GBM 肾炎。目前研究认为 Alport 综合征肾移植后产生的抗 GBM 抗体是针对移植肾基底膜Ⅳ型胶原 α5、α3 和 α4 各链 NC1 区的同种抗体，以 α5 链最常见，α3 链次之，其中基因缺失较点突变更易诱导同种抗体的产生。

同种肾移植是开展较早和例数最多的器官移植，目前技术已成熟。Alport 综合征时的肾移植与其他疾病时的肾移植基本相似，但有以下几个特殊问题：①关于供体的选择。除了常规供体以外，杂合的 COL4A5 基因女性携带者如患儿的母亲，如果临床表现没有蛋白尿、高血压、肾功能减退和耳聋，可以作为供肾者，但不作为第一选择。

而男性 Alport 综合征不能作为供肾者，因为他们可能处于肾脏疾病的进展期，移植肾脏的存活期下降。②Alport 患者肾移植的效果与其他疾病患者的肾移植效果相似甚至更优。③移植后有发生抗 GBM 肾炎的可能，因此移植后应密切追踪血清抗 GMB 抗体、尿常规及肾功能至少一年。

一、Alport 综合征治疗的国际专家共识

2012 年来自美国、中国、法国、德国以及加拿大的专家共同研讨发表了 Alport 综合征治疗的专家共识 / 建议。该专家共识的目的旨在提出用于延缓 Alport 综合征肾脏病进展的相对标准化的用药建议。建议中提及的主要药物为一线用药血管紧张素转化酶抑制剂（ACEI）和二线用药血管紧张素受体拮抗剂（ARB）及醛固酮抑制剂螺内酯，螺内酯可直接用作二线药物，或用于 ARB 治疗无效时的替代药物。建议认为少部分患者联合应用 ACEI 及螺内酯控制尿蛋白程度比 ACEI 联用 ARB 强，当然这些药物的联合治疗都应警惕诱发高钾血症。该建议还提出开始干预用药的指征：①具有微量白蛋白尿的男性患儿，家族中有 30 岁前进入 ESRD 的患者或有严重 COL4A5 突变（无义、缺失、剪接突变），即可开始干预治疗。②具有蛋白尿的所有患儿均建议干预治疗。目前较大宗的关于应用 ACEI 和 / 或 ARB 干预 Alport 综合征疾病进展的研究报道显示，经干预可以使 Alport 综合征患者延缓 13 年开始肾透析。2018 年中国 Alport 综合征诊断和治疗专家共识也已经发表，为临床中 Alport 综合征的诊断和治疗提供了参考依据。

二、治疗存在的问题

除前述药物干预及出现 ESRD 后肾移植治疗外，不少研究者始终在探索新的治疗手段，但仍然存在许多问题，因此尚未应用于患者。

（一）基因治疗

理论上对 Alport 综合征进行基因治疗是可行的。首先，Alport 综合征只影响肾脏，肾外表现一般不致命且并非所有患者都有肾外表现；其次，肾血管系统利于基因转移；再次，Ⅳ型胶原更新速度相对较慢；最后，近年来的研究成果已经确定了各种遗传型 Alport 综合征的突变基因，为其

基因治疗奠定了一定基础。但是，目前基因治疗仍存在一系列问题，如基因转染效率不高、靶基因的导入途径、导入时间 / 时机的选择、体内生存时间、病毒等载体的安全性以及靶基因导入后的调控等问题都未能很好解决，因此 Alport 综合征的基因治疗用于临床治疗尚路途遥远。

（二）干细胞治疗

骨髓干细胞由于具有多向分化的可塑性而备受重视，用于多种疾病的治疗。初步研究显示骨髓干细胞在体外可向足细胞系分化，特别是在接触Ⅳ型胶原基质的情况下，能表达足细胞分子如 synaptopodin、肌球蛋白ⅡA（myosinⅡA）、α- 辅肌动蛋白（α-actinin）、肌动蛋白（actin）和 CD2 相关蛋白（CD2AP），但是这种分化不完全，并没有 podocin、Ⅳ型胶原 α3~α5 链蛋白的表达，CD2AP 不是分布在细胞的周围而是持续在胞质呈点状聚积。骨髓移植能改善 col4a3（-/-）小鼠（常染色体隐性 Alport 模型）的肾功能，可能的机制之一为移植后生成了基因功能正常的足细胞。此外，有研究者观察到应用羊水干细胞可以延缓 Alport 综合征小鼠肾间质纤维化和肾小球硬化的进展，延长动物生存期。干细胞移植为 Alport 综合征的治疗提供了新的方向，但临床应用也为时尚早，仍需进一步研究。

（三）抗 αvβ-6 整合素抗体

整合素（integrin）是由 α 和 β 两个亚单位构成的异源双聚体。现已发现 α 和 β 亚单位均有多种异构体，相互搭配可组成十几种整合素分子。国外学者研究发现 αvβ-6 整合素主要表达于 Alport 综合征小鼠肾脏的皮质小管上皮细胞且和纤维化的程度正相关，给予 αvβ-6 整合素单克隆抗体治疗能抑制活化的成纤维细胞的聚集和间质胶原的沉积，基因敲除的 αvβ-6 整合素缺陷 Alport 综合征小鼠肾脏纤维化同样被抑制，纤维化相关的因子和炎症介质表达均明显下降，进一步研究发现这种作用和 TGF-β 有关。提示 αvβ-6 整合素可望作为肾脏纤维化的一个新的治疗靶点，但这需要进一步研究证实。

三、今后发展趋势

综合分析当前国内外关于 Alport 综合征的研究进展，在治疗方面经过努力有可能取得进步、甚

至突破。今后应努力开展如下工作：①进行国际性多中心、前瞻性药物临床试验。由于 Alport 综合征相对于其他原发或继发性肾脏疾病而言，属于罕见或少见病，因此疗效评价更需要多中心研究，以获得科学、客观的疗效证据。②针对研究肾脏疾病进展/纤维化机制中发现的分子靶点进行特异治疗。目前已经确定众多在肾脏纤维化中发挥重要作用的分子，应用拮抗分子、特异抗体等手段阻断或中和这些分子的作用，将是很有希望阻断肾脏病进展的分子靶点。以病因明确、相对单一的 Alport 综合征作为首选疾病进行试验，已经受到越来越多研究者的"青睐"。③随着生物学技术、细胞生物学技术以及分子生物学技术的发展和不断完善，以及生命科学、临床医学与其他学科的跨学科合作，一些新兴的治疗领域，例如基因治疗，干细胞治疗等，可能会从攻克技术屏障的角度取得令人瞩目的进展。

（丁 洁）

参 考 文 献

1. Flinter F. Alport's syndrome. J Med Genet, 1997, 34, 326–330.

2. Al-Mahmood AM, Al-Swailem SA, Al-Khalaf A, et al. Progressive posterior lenticonus in a patient with alport syndrome. Middle East Afr J Ophthalmol, 2010, 17（4）：379–381.

3. Artuso R, Fallerini C, Dosa L, et al. Advances in Alport syndrome diagnosis using next-generation sequencing. Eur J Hum Genet, 2012, 20（1）：50–57.

4. Gross O, Kashtan CE, Rheault MN, et al. Advances and unmet needs in genetic, basic and clinical science in Alport syndrome：report from the 2015 International Workshop on Alport Syndrome. Nephrol Dial Transplant, 2017, 32, 916–924.

5. Gross O, Licht C, Anders HJ, et al. Early angiotensin-converting enzyme inhibition in Alport syndrome delays renal failure and improves life expectancy. Kidney Int, 2012, 81（5）：494–501.

6. Kashtan CE, Ding J, Gregory M, et al. Clinical practice recommendations for the treatment of Alport syndrome：a statement of the Alport Syndrome Research Collaborative. Pediatr Nephrol, 2013, 28（1）：5–11.

7. Li JG, Ding J, Wang F, et al. Drugs controlling proteinuria of patients with Alport syndrome. World J Pediatr, 2009, 5（4）：308–311.

8. Savige J, Gregory M, Gross O, et al. Expert guidelines for the management of Alport syndrome and thin basement membrane nephropathy. J Am Soc Nephrol, 2013, 24（3）：364–375.

9. Temme J, Kramer A, Jager KJ, et al. Outcomes of male patients with Alport syndrome undergoing renal replacement therapy. Clin J Am Soc Nephrol, 2012, 7（12）：1969–1976.

10. Wang F, Ding J, Guo S, et al. Phenotypic and genotypic features of Alport syndrome in Chinese children. Pediatr Nephrol, 2002, 17（12）：1013–1020.

11. Wang F, Wang Y, Ding J, et al. Detection of mutations in the COL4A5 gene by analyzing cDNA of skin fibroblasts. Kidney Int, 2005, 67（4）：1268–1274.

12. Wang YF, Ding J, Wang F, et al. Effect of glycine substitutions on alpha5（Ⅳ）chain structure and structure-phenotype correlations in Alport syndrome. Biochem Biophys Res Commun, 2004, 316（4）：1143–1149.

13. Zhang H, Ding J, Wang F, et al. Prenatal diagnosis and genetic counseling of a Chinese Alport syndrome kindred. Genet Test, 2008, 12（1）：1–7.

14. Zhang Y, Wang F, Ding J, et al. Genotype-phenotype correlations in 17 Chinese patients with autosomal recessive Alport syndrome. Am J Med Genet A, 2012, 158A（9）：2188–2193.

15. Li B, Zhang Y, Wang F, et al. Urinary epidermal growth factor as a prognostic marker for the progression of Alport syndrome in children. Pediatr Nephrol, 2018, 33（10）：1731–1739.

16. Ding F, Wickman L, Wang SQ, et al. Accelerated podocyte detachment and progressive podocyte loss from glomeruli with age in Alport Syndrome. Kidney Int, 2017, 92（6）：1515–1525.

17. Alport 综合征诊疗共识专家组. Alport 综合征诊断和治疗专家推荐意见. 中华肾脏病杂志, 2018, 34（3）：227–231.

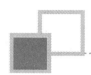

第二章 多囊肾病

多囊肾病（polycystic kidney disease，PKD）是指双肾多个小管节段或肾小球囊进行性扩张，形成多个液性囊肿，最终导致不同程度肾功能损害的一类遗传性肾病。多囊肾病根据遗传方式不同可分为常染色体显性多囊肾病（autosomal dominant polycystic kidney disease，ADPKD）和常染色体隐性多囊肾病（autosomal recessive polycystic kidney disease，ARPKD）两种。ARPKD是一种罕见病，发病率仅为 1/20 000。缺陷基因通过突变携带者遗传，只有在父母双亲同为杂合子情况下，子代纯合子发病概率才能达到 25%。由于患者多在婴幼儿期夭折，所以不会将致病基因遗传给后代。ADPKD 比 ARPKD 常见，故本章主要介绍 ADPKD。

第一节 致病基因及其发病机制

常染色体显性多囊肾病（ADPKD）是人类最常见的单基因遗传性肾病，发病率为 1/1 000~1/400，主要病理特征是双肾广泛形成囊肿，囊肿进行性长大，最终破坏肾脏的结构和功能，导致肾衰竭。50%ADPKD 患者在 60 岁时进入终末期肾病（end stage renal disease ESRD），占第四位病因（5%~10%）。该病家系代代发病，子代发病概率为 50%，是一类严重危害人类健康的疾病。

一、分子遗传学

引起 ADPKD 的两个主要致病基因分别于 1994 年和 1996 年被克隆，按照发现先后命名为 *PKD1* 和 *PKD2*。*PKD1* 位于第 16 染色体短臂（16p13.3）上，基因长度 52kb，有 46 个外显子，mRNA 为 14kb。*PKD2* 位于第 4 染色体长臂（4q22-23）上，基因长度 68kb，有 15 个外显子，mRNA 约 2.9kb。*PKD1* 和 *PKD2* 的蛋白表达产物分别称为多囊蛋白 -1（polycystin-1，PC-1）和多囊蛋白 -2（polycystin-2，PC-2）。PC-1 是一种细胞膜上的糖蛋白，由 4 302 个氨基酸组成，相对分子质量约 46 万道尔顿，主要分布于肾小管上皮细胞的腔膜侧、细胞连接和基底膜局灶黏附部位，参与细胞 - 细胞，细胞 - 细胞外基质相互作用。PC-2 也是一种膜蛋白，由 968 个氨基酸组成，相对分子质量 11 万，在细胞膜上分布部位与 PC-1 相似，此外，还分布在内质网膜上，主要作为钙通道参与信号通路调节。*PKD1* 突变导致的 ADPKD 患者占 85%，而其余大多为 *PKD2* 突变所致。少部分 ADPKD 家系未检出 *PKD1* 和 *PKD2* 突变，由此推测可能存在第三个致病基因（*PKD3*）。虽然 *PKD2* 突变引起的多囊肾病与 *PKD1* 突变所致的临床表型略有不同，但两者导致的病理改变相似，表明两者存在共同致病机制。生物结构学研究表明，PC-1 与 PC-2 形成独特的 1:3 复合体（图 9-2-1），二者在没有蛋白 C 端卷曲螺旋结构域的情况下仍能形成复合体，PC1 的 S6 穿膜螺旋上有许多带正电的氨基酸，指向通道中心空腔，堵住了类似钙通道的中心孔道路径。*PKD1* 或 *PKD2* 基因突变可引起 PC1-PC2 复合体结构和功能异常，进而导致肾小管细胞内信号转导异常，细胞极性发生改变，分泌液体增加，形成肾囊肿。

迄今报道，*PKD1* 和 *PKD2* 基因突变形式分别超过 1 300 种和 200 种，包括错义突变、无义突变、剪切异常、缺失、插入和重复等（梅奥多囊肾数据库，PKDB）。*PKD1* 基因突变形式与 ADPKD 预后密切相关，与非截短突变患者相比，截短突变患者进展到 ESRD 风险增加 2.7 倍。与 *PKD1* 相比，*PKD2* 突变患者疾病进程更为缓慢，进入 ESRD 的中位年龄晚 20~25 岁。

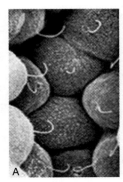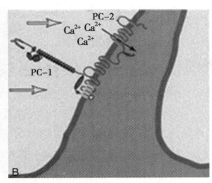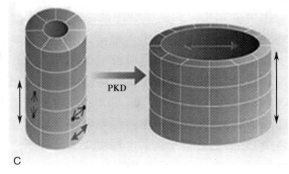

图 9-2-1　常染色体显性多囊肾病纤毛致病学说

A. 肾小管细胞初级纤毛伸入管腔直接感受尿流刺激；B. 初级纤毛是多囊蛋白复合体发挥功能的主要部位，尿流刺激 PC-1 胞外段将感受的机械信号传递给 PC-2，引起钙通道开放 Ca^{2+} 内流增加；C. 正常钙内流信号调控肾小管细胞分裂极性、管腔直径和分化状态，多囊肾病（PKD）时细胞分裂极性由沿管轴方向变为垂直于管轴方向，肾小管进行性扩张形成囊肿

10%ADPKD 家系未检出 PKD1 和 PKD2 突变，由此推测可能存在其他致病基因。在 9 个多囊肾病合并多囊肝家系中发现了一种新致病基因 GANAB，该基因编码葡糖苷酶 Ⅱ 的 α 亚基，在内质网中参与 N- 连接糖基化，主要控制跨膜和分泌蛋白的折叠，成熟和转运。GANAB 突变可影响 PC-1 的成熟和转运，进而引起肾囊肿的形成和长大。此外，在 7 个伴 ADPKD 非典型表现的家族中发现一个新基因 DNAJB11，该基因产物是内质网中最丰富的辅因子之一，伴侣蛋白结合免疫球蛋白（BiP；或称 HSPA5 和 GRP78），是一种热休克蛋白伴侣蛋白，负责在内质网中控制跨膜和分泌蛋白的折叠和合成。DNAJB11 同样也可影响 PC-1 的成熟和转运，进而导致肾或肝囊肿发生。

二、发病机制

（一）"二次打击"学说

病理显微解剖结果表明，ADPKD 时只有 <1% 的肾小管发生囊肿。每个肾囊肿衬里上皮细胞由单个细胞增殖而成，均为单克隆，而且存在体细胞突变。如果 ADPKD 患者所有肾组织都遗传了相同的突变基因，为什么只在局部形成囊肿呢？ Qian 等 1996 年提出了体细胞等位基因突变学说，即"二次打击"（two-hit）学说。该学说认为多囊肾病小管上皮细胞遗传了父代的 PKD 基因突变（生殖突变），基因型为杂合子，此时并不引起多囊肾病，只有在感染、中毒等后天因素作用下，杂合子等位基因也发生了突变（体细胞突变），即"二次打击"，丢失了正常单倍体，个体才

发生多囊肾病。转基因小鼠模型为"二次打击"学说提供了直接证据。定向突变 PKD1 或 PKD2 等位基因的小鼠在子宫内就出现了肾囊肿，而杂合子转基因小鼠在出生后数月才出现肾囊肿。

根据"二次打击"学说，第二次基因突变发生的时间和部位决定肾囊肿发生的时间和部位。PKD1 因分子大、结构复杂较 PKD2 更易于发生突变，因此 PKD1 突变导致的多囊肾病发病率高，起病早。除了单一的 PKD1 或 PKD2 二次突变外，也有可能 PKD1 和 PKD2 同时突变，这一现象称为"交叉杂合性"（trans-heterozygous），即在生殖细胞 PKD1 突变基础上发生了体细胞 PKD2 的突变或单一个体同时发生 PKD1 和 PKD2 的突变。这种交叉杂合性突变较单一基因突变的病情更重。

在"二次打击"学说基础上，Takakura 及 Happé 等近年提出了"三次打击"学说。研究发现，缺血再灌注损伤、肾毒性药物可明显加重多囊肾病动物模型囊肿表型，表明基因突变基础上急性肾损伤也是导致肾囊肿发生发展的重要因素。

（二）纤毛在多囊肾病发病中的作用

1999 年，Barr 等首先在秀丽隐杆线虫纤毛中发现了与 PC-1、PC-2 高度同源的几种蛋白（Lov-1，Pkd2，OSM-5）。Pazour 等 2000 年报道 Tg737 突变的小鼠除了初级纤毛显著短于正常外，还出现类似于多囊肾病的肾囊肿表型。Tg737 基因完全缺失的小鼠出生后不久即死于多囊肾病。此后研究证实 PC-1、PC-2、Tg737 编码的 IFT88 蛋白均表达于肾小管上皮细胞的初级纤毛。2003 年

Lin 等利用 KIF3A（驱动蛋白 –Ⅱ 亚单位）基因敲除小鼠进一步证实纤毛装配缺陷可导致多囊肾病。由此可见，初级纤毛在维持肾脏形态和功能中确实起着关键作用，初级纤毛的结构功能异常可导致多囊肾病。Nauli 提出可能的发病机制是 PC–l 胞外段可充当感受器，感知小管内尿液流动造成的纤毛弯曲，并可通过纤毛上多囊蛋白复合体中 PC–2 钙通道产生一个短暂微量的 Ca^{2+} 内流信号，后者进一步激活细胞质中内质网释放 Ca^{2+}，以 Ca^{2+} 为第二信号调节细胞各种功能，包括基因表达、生长发育、分化和凋亡等。当基因突变引起多囊蛋白结构功能异常时，PC–1 不能感知细胞外尿流的变化和 / 或 PC–2 不能将机械信号转化为化学信号，小管细胞的生长发育、分化和凋亡发生异常，出现肾小管上皮细胞异常增生、囊腔内液体异常积聚及细胞外基质异常重建，从而导致小管局部膨胀和囊肿的形成。

综上，多囊肾病分子发病机制及病理生理改变可归纳为图 9-2-2。囊肿基因在毒素、感染等环境因素作用下，发生"二次打击"，使多囊蛋白复合体功能丧失，引起细胞周期调控和细胞内代谢异常，上皮细胞增殖，形成微小息肉，阻塞肾小管腔，液体积聚。基底膜成分异常，顺应性差，易扩张形成囊肿。细胞极性改变，使 Na^+–K^+–ATP 酶异位于小管细胞腔膜面，不断向囊腔内分泌液体。囊液中含有囊肿衬里上皮细胞分泌的促分裂因子，与肾小管腔膜面错位的受体结合，形成自分泌、旁分泌环，刺激囊肿持续增大。

三、研究展望

除了以上几种已经为大家广泛接受的分子发病学说，还有一些研究也对 ADPKD 的发病机制做出了补充。首先，国外学者证实多囊肾病的很多临床表型是由于单倍体功能不全（遗传或胚胎期突变）引起的。Dorein 等在 pkd1 基因敲除的嵌合子小鼠发现正常 PC-1 数量不足可引起肾囊肿的发生。Qian 等在 pkd2[+/–] 小鼠中发现心血管系统死亡率增加，提示 PC-2 在维持心血管系统稳定性中发挥重要作用，PC-2 数量不足可导致某些肾外表现的发生。其次，"PC-1 剪切学说"也进一步丰富了多囊蛋白复合体的调控机制。Qian 等研究表明 PC-1 可在 G 蛋白偶联受体蛋白酶解位点（GPS）发生剪切，该过程依赖于卵胶受体同源区（REJ）的正常结构并对于 PC-1 正常生物学效应具有重要意义。采用转基因方法建立的 REJ 区突变的"knock in"小鼠纯合子出生即发生多囊肾，并且在 3 个月内死于肾衰竭。Chauvet 等证实 PC-1 可发生细胞膜上的蛋白酶解（regulated intramembrane proteolysis，RIP）释放出其羧基端尾部直接进入细胞核激活 AP-1 信号通路。但目前这些 PC-1 剪切过程障碍或过度活化，如何启动下游细胞生物学行为的异常，诱发囊肿的发生和发展，还有待进一步研究。此外，近年新报道的可引起 ADPKD 的基因 *GANAB* 和 *DNAJB11* 表

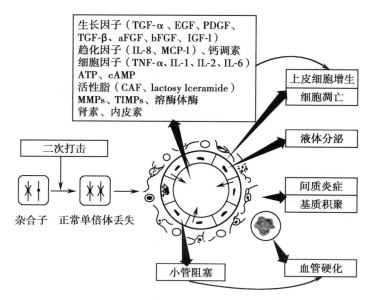

图 9-2-2 常染色体显性多囊肾病的分子发病机制

明,影响 PC-1、PC-2 膜蛋白的折叠、成熟和运输的新机制也参与肝肾囊肿的发生,目前已发现参与该过程的一组基因及其编码蛋白失活可出现多囊肾(肝)病临床表现。针对该机制的深入研究,可能会转化为一种以恢复 PC-1、PC-2 蛋白正常折叠、增加其在细胞膜和纤毛中表达为目标的新型治疗策略。

总之,ADPKD 分子发病机制非常复杂,二次打击和纤毛致病学说并不足以解释所有现象。PC-1、PC-2 以及其他一些肾囊肿性疾病致病基因编码的蛋白产物虽然定位于纤毛,但对纤毛结构的影响不尽相同,并且此类蛋白在细胞其他部位同样广泛分布,参与细胞－细胞、细胞－基质之间的相互作用,这些部位的功能缺陷也可能参与了肾囊肿生成。此外,ADPKD 患者之间存在较大的表现型差异似乎也难以用单一的纤毛致病学说来解释。因此,目前多数学者认为纤毛学说不是导致肾囊肿性疾病的唯一途径,纤毛外机制同样参与了肾囊肿的发生发展。肾脏纤毛研究只是为我们研究 ADPKD 的发病机制打开了一扇窗户,如何尽快地阐明细胞内钙增加与下游信号通路、靶基因蛋白表达乃至细胞生物学行为的关系是我们面临的巨大挑战。ADPKD 的分子发病机制仍然需要更加深入的研究。

第二节　临床表现及诊断技术进展

ADPKD 是一种临床表现轻重不一的疾病,诊断主要依赖于家族遗传史和影像学检查。无家族遗传史或影像学检查与其他肾囊肿性疾病鉴别困难时,可采用分子诊断技术进行诊断或鉴别诊断。分子诊断技术还可用于产前诊断和囊肿前诊断。

一、临床表现

ADPKD 是一种累及多个器官的全身性疾病,其临床表现包括肾脏表现、肾外表现及并发症。表 9-2-1 列出了 ADPKD 的主要临床表现及其发生率。

表 9-2-1　ADPKD 主要临床表现及发生率

表现			发生率
肾脏表现	解剖学	肾囊肿	100%
		肾腺瘤	21%
		囊肿钙化	常见
	功能	肾浓缩功能下降	所有成人患者均可发生
		尿枸橼酸盐排泌减少	67%
		尿酸化功能受损	未知
激素改变		肾素合成增加	几乎所有高血压成人患者
		维持促红素生成	几乎所有 ESRD 成人患者
合并症		高血压	80%ESRD 患者
		血尿	50%
		肾衰竭	60 岁时 50%
		尿路结石	20%
		感染	常见
肾外表现	胃肠道	结肠憩室	20%~50%ESRD 成人患者
		肝囊肿	>50%
		胰腺囊肿	10%
		先天性肝脏纤维化	罕见
		胆管癌	罕见
	心血管	心脏瓣膜异常	25%
		心包渗出	35%
		颅内动脉瘤	5%~10%
		主动脉瘤	未知
	生殖系统	精囊囊肿	40%
		卵巢囊肿	未知
		睾丸囊肿	未知
		子宫内膜囊肿	未知
	其他	腹股沟疝	45% 肾脏替代治疗患者
		蛛网膜囊肿	8%~12%
		脑脊膜囊肿	1.7%
		脾脏囊肿	罕见
		遗传性感音性耳聋	罕见

（一）肾脏表现

1. **肾脏结构**　异常肾脏结构改变主要指肾囊肿的形成。肾脏皮质、髓质存在多个液性囊肿，直径从数毫米至数厘米不等，囊肿的大小、数目随病程进展而逐渐增加。囊液黄色澄清，创伤或合并感染时可为巧克力色。随着囊肿的不断增多、增大，肾脏体积也逐渐增大；双侧肾脏大小可不对称。肾脏体积与肾功能成反比关系，男性患者肾功能受损程度较肾脏同样增大的女性患者更为严重。

2. **腹部肿块**　当肾脏增大到一定程度，即可在腹部扪及。双侧可触及者为 50%~80%，单侧可触及者为 15%~30%。触诊肾脏质地较坚实，表面可呈结节状，随呼吸移动，合并感染时可有压痛。

3. **疼痛**　背部或肋腹部疼痛是 ADPKD 最常见早期症状之一，见于 60% 患者，发生频率随年龄及囊肿增大而增加，女性更为常见。性质可为钝痛、胀痛、刀割样或针刺样，可向上腹部、耻骨上放射。急性疼痛或疼痛突然加剧常提示囊肿破裂出血，结石或血块引起的尿路梗阻（伴明显绞痛）或合并感染（常伴发热）。慢性疼痛为增大的肾脏或囊肿牵拉肾包膜、肾蒂，压迫邻近器官或间质炎症引起。巨大肝囊肿也可引起右肋下疼痛。

4. **出血**　30%~50% 患者有肉眼血尿或镜下血尿。多为自发性，也可发生于剧烈运动或创伤后。引起血尿的原因有囊肿壁血管破裂、结石、感染或癌变等。研究发现，血尿发生频率随高血压程度加重、囊肿的增大而增加，且与肾功能恶化速度成正比，一般血尿均有自限性。外伤性囊肿破裂引起的肾周出血较为少见，CT 有助于诊断。

5. **感染**　泌尿道和囊肿感染是多囊肾病患者发热的首要病因，女性较男性多见，主要表现为膀胱炎、肾盂肾炎、囊肿感染和肾周脓肿。致病菌多为大肠埃希菌，克雷伯杆菌，金黄色葡萄球菌和其他肠球菌，逆行感染为主要途径。

6. **结石**　20%ADPKD 患者合并肾结石，其中大多数结石成分是尿酸和 / 或草酸钙。尿 pH、枸橼酸盐浓度降低可诱发结石。

7. **蛋白尿**　见于 14%~34% 非尿毒症患者，在合并肾衰竭患者中达 80%，男性多于女性。一般为持续性，定量多小于 1g/24h。大量蛋白尿患者较无蛋白尿或轻度蛋白尿患者平均动脉压高、肾脏体积大、肌酐清除率低、病程进展快。因此蛋白尿被认为是促进肾功能恶化的一个重要的危险因素，应予积极有效的治疗。其他尿检异常有尿中常见白细胞，但尿培养多为阴性。60% 患者尿中可见脂质体。

8. **贫血**　未发展至终末期肾病（ESRD）的 ADPKD 患者通常无贫血。有持续性血尿的患者可有轻度贫血。另有 5% 患者因缺血刺激肾间质细胞产生促红细胞生成素增加而引起红细胞增多症。当病程进展至 ESRD 阶段，ADPKD 患者较其他病因引起的肾衰竭患者贫血出现晚且程度轻。

9. **高血压**　是 ADPKD 最常见的早期表现之一，见于 30% 儿童患者、60% 合并肾功能不全的患者，在 ESRD 患者中高达 80%。血压的高低与肾脏大小、囊肿多少成正比，随年龄增大不断上升。高血压是促进肾功能恶化的危险因素之一。据报道，合并高血压的 ADPKD 患者肾功能失代偿的平均年龄为 47 岁，而血压正常患者为 66 岁。因此，早期监测、治疗高血压，对 ADPKD 患者保护肾功能、改善预后至关重要。

10. **慢性肾衰竭**　为 ADPKD 的主要死亡原因。其发病年龄从 2~80 岁不等，60 岁以上的 ADPKD 患者 50% 进入 ESRD。一旦肾小球滤过率低于 50ml/min，其下降速度每年为 5.0~6.4ml/min，从肾功能受损发展到 ESRD 时间约为 10 年，其中存在较大的个体差异。早期肾功能损害表现为肾脏浓缩功能下降。肾功能正常的成年 ADPKD 患者最大尿渗透压较其正常家庭成员最大尿渗透压降低 16%，并随年龄增长逐渐下降。

（二）肾外表现

ADPKD 除影响肾脏外，还累及消化系统、心血管系统、中枢神经系统以及生殖系统等多个器官，因此 ADPKD 实际是一种全身性疾病。ADPKD 肾外病变可分为囊性和非囊性两种。囊肿可累及肝、胰、脾、卵巢、蛛网膜及松果体等器官，其中以肝囊肿发生率最高。肝囊肿随年龄增大而逐渐增多，20~29 岁 ADPKD 患者中仅 10%

有肝囊肿,而60岁患者肝囊肿发生率可达75%。肝囊肿的发生可能与雌激素有关,所以女性患者肝囊肿通常多于男性患者,而且随妊娠次数的增加而加重。肝囊肿极少影响肝功能,也没有明显症状,但囊肿体积过大可引起疼痛、囊肿内出血及感染,肿瘤较少见。

非囊性病变包括心脏瓣膜异常、结肠憩室、颅内动脉瘤等。二尖瓣脱垂见于25%ADPKD患者,可出现心悸和胸痛,无症状心包渗出见于40%ADPKD患者。主动脉瓣和二尖瓣、三尖瓣可出现黏液瘤性变导致的瓣环扩张、关闭不全,说明存在胶原及基质代谢紊乱。合并结肠憩室的患者结肠穿孔的发生率明显高于其他ADPKD患者。在ADPKD肾外表现中颅内动脉瘤危害最大,是导致患者早期死亡的主要病因之一。颅内动脉瘤家族史阴性者发生率5%,家族史阳性患者发生率高达22%,平均发生率8%。多数患者无症状,少数患者出现血管痉挛性头痛,随着动脉瘤增大、动脉瘤破裂危险增加。

(三)ADPKD临床表型的异质性

ADPKD临床表型的异质性不仅仅表现在携带两种不同致病基因突变的患者间,同一基因不同突变的家系乃至同家系患者间往往也存在明显的表现型差异,这种广泛存在的表型差异是基因突变、修饰基因和环境因素共同作用的结果。

ADPKD临床表型的异质性突出表现在进展至肾衰竭的速度快慢不一,目前已知的影响因素包括遗传性和非遗传性因素:

(1)基因型:*PKD1*突变引起的ADPKD患者发生ESRD较*PKD2*突变引起的ADPKD患者早10~20年;*PKD1*基因截短突变的患者与非截短突变患者相比,进展到ESRD的风险增加2.74倍。

(2)性别:女性患者肾衰竭发病时间一般比男性患者晚5年,但合并多囊肝时发病提前。

(3)发病时间:发病早的患者预后不良,30岁前临床诊断的患者较30岁后诊断者更早进入ESRD。

(4)高血压:合并高血压的患者肾功能恶化较血压正常者早19年,可能与高血压促进肾血管硬化及肾间质纤维化有关。

(5)蛋白尿:合并微量白蛋白尿和临床蛋白尿的患者预后差。

(6)血尿:早期且频发肉眼血尿的患者肾功能受损较重。

(7)肾脏体积:总肾体积与囊肿总体积呈正相关,肾囊肿较多、较大的患者总肾体积增大,肾功能也差。

(8)肾血流量:早期肾脏血流量下降是快速进展型肾病的预测因素。

(9)妊娠:目前尚无资料证实妊娠会加速ADPKD病程,但妊娠≥3次以上合并高血压的女性患者通常预后不良,25%ADPKD女性在妊娠过程中新发高血压或原有高血压加重,故控制妊娠次数能改善女性患者预后。

(10)低出生体重:出生时体重较低患者较早进展至ESRD。(图9-2-3)

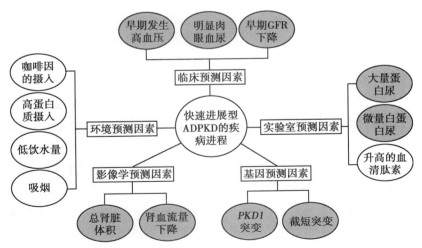

图9-2-3 ADPKD患者肾病进程的预测因素
灰色部分代表最重要的预测因素

二、诊断与鉴别诊断

ADPKD 诊断主要依靠临床症状及家族史,大多数患者在 30 岁以后出现明显的临床症状后就诊,才诊断为 ADPKD。30 岁以上成人诊断时首选 B 超,小于 30 岁可疑患者可选用 CT、MRI,如结果仍不明确,可采用分子诊断。近年来,随着影像学技术发展和 ADPKD 分子遗传学技术的进步,对 ADPKD 的诊断已达到症状前和产前诊断水平。

(一)诊断标准

ADPKD 诊断标准分为主要诊断标准和次要诊断标准,见表 9-2-2。只要符合主要诊断标准和任意一项次要诊断标准就可诊断 ADPKD。

表 9-2-2 临床诊断标准

主要诊断标准	肾皮、髓质布满多个液性囊肿
	明确的 ADPKD 家族史
次要诊断标准	多囊肝
	肾功能不全
	腹部疝
	心脏瓣膜异常
	胰腺囊肿
	颅内动脉瘤
	精囊囊肿

(二)诊断方法

1. 询问家族史、症状和体检 据长征医院资料显示,我国 75% 患者有明确的家族史,25% 患者无 ADPKD 家族遗传史,确诊需作影像学检查和分子诊断。

2. 影像学检查

(1)超声检查:超声检查具有敏感度高,无放射性、无创性,经济、简便等优点,是 ADPKD 首选诊断方法。因此,也常作为产前诊断和对 ADPKD 患者直系亲属的检查方法。

对于有家族史但未知基因型的成人患者,Ravine 等于 1994 年提出以下 B 超诊断标准:30 岁以下患者单侧或双侧有两个囊肿;30~59 岁患者双侧肾脏囊肿至少各 2 个;60 岁以上患者双侧肾脏囊肿至少各 4 个。此标准对 PKD1 突变患者诊断敏感性 97%,特异性 90%。而对小于

30 岁的 PKD2 突变患者假阴性率则高达 24%。Pei 等于 2008 年修订成人 ADPKD 诊断标准:15~39 岁患者单侧或双侧肾脏至少有 3 个囊肿,40~69 岁患者双侧肾囊肿至少各 2 个;60 岁以上患者双侧肾囊肿至少各 4 个;40 岁以上患者双侧肾脏少于 2 个囊肿可排除诊断。该标准降低了假阳性率,具有更好的诊断特异性。超声诊断方法简便易行,但缺点是受仪器和人为影响;儿童患者具有较高的假阳性和假阴性;PKD2 突变家系成员诊断敏感性和阴性预测值明显低于 PKD1 突变家系。因此,在一些特殊人群结合分子诊断技术可更好地提高诊断正确率。

在无家族史但临床拟诊的患者尚缺乏国际公认的超声诊断标准,一般认为双侧肾脏增大伴多发性囊肿(每侧 ≥ 10 个)且排除其他肾囊肿性疾病则支持 ADPKD 诊断。如果同时具有其他 ADPKD 肾外表现,如肝囊肿等,肾脏诊断标准可适当放宽,对其父母和/或祖父母进行超声筛查及基因检测将有助于建立明确的诊断。

ADPKD 超声声像图的三个主要表现是肾体积明显增大,肾内无数个大小不等的囊肿和肾实质回声增强。囊肿内出血时声像图变化较多,囊肿低回声或回声不均匀,形态多变,后方回声增强不明显;囊肿钙化声像图:前方囊肿回声增强、增宽,后方囊壁及其回声不增强,甚或减弱,囊内无回声。

(2)计算机断层摄影(CT):两侧肾脏增大,整个肾实质充满大小不等之囊肿,CT 值为 8~20Hu 之间。多囊肾边缘清楚,囊肿间隔厚薄不一,互不相通,肾盂受压变形。同时可见伴发的肝胰等部位多发囊肿,增强后囊肿间隔强化明显。如囊肿内容不均一,囊壁不规则增厚则提示囊肿伴发感染。

(3)磁共振成像(MRI):表现为双侧肾脏体积增大呈分叶状。囊肿信号可能不一致,多呈长 T_1 和长 T_2 信号,也有短 T_1、T_2 信号,可能系囊内出血或含有较多蛋白所致。MRI 对发现肾脏较小囊肿更为敏感(超声和 MRI 可检出囊肿直径分别为 0.5~1cm 和 0.3cm),可增加肾脏囊肿检出率。MRI 技术的广泛应用把囊肿诊断和肾功能、病程监测有机结合起来。美国多囊肾病影像学诊断协助组开展的一项多中心临床研究(CRISP)应用

MRI 评价 ADPKD 患者总肾脏体积（TKV）及总囊肿体积（TCV），诊断可信度分别达到 99.9% 和 89.2%，重复性好，较估算肾小球滤过率（eGFR）更早期反映 ADPKD 进展。上海长征医院建立的我国汉族人群 ADPKD 研究队列采用 MRI 长期随访肾脏体积变化，发现我国 ADPKD 患者在 19~40 岁年 TKV 增长率为 5.2%，31~40 岁 TKV 增长最快，eGFR 在 51~60 岁下降达高峰，且 TKV 与血尿、高血压和肾衰竭发生密切相关，能直接反映疾病的病程进展。此外，通过 MRI 方法计算囊肿与正常肾组织截面积比值以及肝脏、肾脏体积能够客观地量化 ADPKD 进展速度，为观察药物疗效提供重要评价指标。

3. 分子诊断　在以下情况时考虑行基因诊断：肾脏影像学检查结果不明确；无家族史散发性多囊肾病；非典型多囊肾病，如早期和严重的多囊肾、明显不对称的多囊肾病、无明显肾脏增大却出现肾衰竭及非常轻微的多囊肾和生殖咨询。儿童肾囊肿患者常合并其他罕见遗传病，应用分子诊断可帮助鉴别及确诊。

（三）鉴别诊断

1. 与非遗传性囊性肾病鉴别

（1）多囊性肾发育不良：多囊性肾发育不良是婴儿最常见的肾囊性疾病。双侧病变的婴儿不能存活，存活者多为单侧病变。与 ADPKD 的鉴别通常较易，发育不良的一侧肾脏布满囊肿，无泌尿功能，对侧肾脏无囊肿，常代偿性肥大或因输尿管梗阻而出现肾盂积水。

（2）髓质海绵肾（MSK）：髓质集合管扩张形成囊肿，伴髓质钙质沉积、肾结石，排泄性尿路造影的典型表现为肾盏前有刷状条纹或小囊肿，可与 ADPKD 鉴别。

（3）单纯性肾囊肿（SRC）：单纯性肾囊肿的发病率随年龄增加而上升。与 ADPKD 的鉴别要点包括：无家族史，肾脏体积正常，典型肾囊肿为单腔，位于皮质，囊肿周围通常无小囊肿分布，无肝囊肿等肾外表现。一般无症状，呈良性经过，通常不需要治疗。

（4）获得性肾囊肿（ACKD）：获得性肾囊肿见于肾衰竭长期血透患者，透析时间 10 年以上者 90% 并发肾囊肿，无家族史，一般患者无临床症状。需警惕获得性肾囊肿并发恶性肿瘤。

2. 与遗传性囊性肾病鉴别

（1）常染色体隐性多囊肾病（ARPKD）：一般发病较早，多在婴幼儿期发病，合并先天性肝纤维化，导致门脉高压、胆道发育不全等。发生于成人时，临床上与 ADPKD 很难鉴别，可行肝脏超声、肝活检鉴别，突变基因检测可确定诊断。

（2）髓质囊性肾病（MCKD）综合征：包括家族性肾消耗病（FN）和髓质囊性病（MCD）。较为少见。前者呈常染色体隐性遗传，儿童期发病，表现为慢性肾小管间质性肾炎和缓慢进展的肾功能损害，并在青少年期或 20 岁前后进展为 ESRD。后者多发生于成人，呈常染色体显性遗传，现改称为常染色体显性小管间质性肾病（autosomal dominant tubulointerstitial kidney disease，ADTKD），表现为缓慢进展的小管萎缩，间质纤维化，常伴有高尿酸血症、痛风、与肾损害程度不平行的贫血、肝损害及糖尿病。两者肾囊肿均分布于髓质或皮髓交界处，肾脏体积不增大，甚至缩小。超声、CT 有助于诊断。

（3）结节性硬化症（TSC）：常染色体显性遗传性疾病，致病基因有 *TSC1* 和 *TSC2*。除双肾和肝囊肿外，还出现皮肤及中枢神经系统损害，如血管平滑肌脂肪瘤、恶性上皮样血管平滑肌脂肪瘤、面部血管纤维瘤和色素减退斑等。临床表现为惊厥，反应迟钝，可与 ADPKD 鉴别。

（4）von Hippel-Lindau 病（VHL 病）：常染色体显性遗传病，双肾多发囊肿。VHL 病常伴肾脏实体瘤（如肾细胞癌、嗜铬细胞瘤）、视神经和中枢神经肿瘤，可与 ADPKD 鉴别。不伴实体瘤的 VHL 病与 ADPKD 相似，需要检测突变基因进行鉴别。

三、病程监测及预后评估方法

1. 身高矫正的肾脏总体积　肾脏总体积（total kidney volume，TKV）年增长率可用来监测和评估 ADPKD 进展。MRI 的 T_2 加权成像技术测量最大肾脏长度、宽度、厚度，计算 TKV（ml）= $\pi/6 \times$ 长度 $\times$ 宽度 $\times$ 厚度（mm）；再用身高（m）校正，得出身高矫正的肾脏总体积（hight regulated TKV，HtTKV）。

根据 ADPKD 影像学特点，可将 ADPKD 分为两类（梅奥分型，表 9-2-3），其中 1 类为 ADPKD

典型影像学表现,约占全部病例95%;2类为非典型影像学表现,约占全部病例5%。利用htTKV可将1类患者疾病进展分为1A、1B、1C、1D及1E 5个亚类,各级所对应的TKV预估年增长率分别为<1.5%、1.5%≤htTKV<3%、3%≤htTKV<4.5%、

4.5%≤htTKV<6%、≥6%。2类非典型影像学表现包括2A和2B两个亚类。1A和2类患者疾病进展较慢;1B亚类患者应在2~3年后再测定TKV以评估疾病进展;1C、1D和1E的患者,疾病进展较快。

表 9-2-3 ADPKD 梅奥分型

分类	亚类	描述
典型	1A	双肾囊肿弥漫分布,不同程度取代肾组织。囊肿对TKV影响较一致
	1B	
	1C	
	1D	
	1E	
非典型	2A	单侧分布:肾囊肿仅弥漫分布于单侧肾脏,肾脏体积明显增大。对侧肾脏体积正常,无或仅有1~2个囊肿
		节段分布:肾囊肿位于单侧或双侧肾脏的一极,其余肾组织正常
		非对称分布:肾囊肿弥漫分布于一侧体积明显增大的肾脏,对侧肾脏囊肿数量少(3~9个),囊肿体积不超过30%TKV
		不匀称分布:双肾囊肿弥漫性分布,不典型囊肿取代少部分肾组织,囊肿数≤5个,但囊肿体积≥50%TKV
	2B	单肾获得性萎缩:囊肿弥漫分布于单侧肾脏,肾体积中重度增大,对侧肾脏获得性萎缩
		双肾萎缩:肾功能受损,血清肌酐≥133μmol/L(1.5mg/dl)而双肾无明显增大(肾脏平均长径<14.5cm,囊肿替代正常肾组织,肾实质萎缩)

2. PRO-PKD 评分 该评分系统(表 9-2-4)根据患者的临床特征和基因突变类型预测多囊肾病的预后。根据得分,将患者进展至 ESRD 的风险分为低(0~3分)、中(4~6分)、高(7~9分)三组,其发生 ESRD 的平均年龄为 70.6、56.9 和 49 岁。

表 9-2-4 ADPKD 预后的 PRO-PKD 评分系统

	特征	分值
临床特征	男性	1
	35 岁前出现高血压	2
	35 岁前出现第一次泌尿系统事件(肉眼血尿、腰痛或囊肿感染)	2
基因型	*PKD2* 突变	0
	PKD1 非截短突变	2
	PKD1 截短突变	4

四、现有诊断手段的局限性及发展前景

1. 诊断手段的局限性 首先,早年广泛应用的 ADPKD 超声诊断标准并未将患者的表型差异考虑在内,此标准对 *PKD1* 突变患者诊断敏感性 97%,特异性 90%。而对小于 30 岁的 *PKD2* 突变患者假阴性率则高达 24%。因此该标准目前仅用于已知 *PKD1* 突变家系成员,未知基因突变或已知 *PKD2* 突变则推荐采用新的超声诊断标准,但新标准对于 *PKD2* 突变患者仍然具有较低的敏感性和较高的假阴性率。尽管运用 CT 及 MRI 等技术可明显提高肾囊肿的检出率,但价格昂贵,目前的诊断标准仍在摸索验证中。

此外,对影像学检查无法确诊的多囊肾病患者,分子诊断是一个非常重要的手段。但 ADPKD 致病基因 *PKD1* 无突变热点且具有结构复杂性,*PKD1* 基因 5' 端 1~33 外显子区域内存在 6 个同源性在 98% 以上的假基因,外显子 1 区域内

GC 占比高（>85%），内含子 21 区域内还有一段较长的多聚嘧啶序列，使 *PKD1* 极易发生不均衡重排及基因转换，造成检测困难。尽管随着长链 PCR 技术改进和二代测序应用，ADPKD 患者中 *PKD1/2* 致病基因突变报道检出率已达到 90%。但各检测中心采取的方法均不尽相同，国际上尚无标准化的检测流程，这也在一定程度影响了检测的可靠性，制约其临床应用和推广。

2. 症状前诊断的临床价值 症状前诊断目的是在 ADPKD 患者直系亲属（高危人群）尚无临床表现时，确定其是否同样患此类疾病。影像学监测和分子诊断技术的发展使得 ADPKD 的早期诊断成为可能。但是，长期以来，由于临床上缺乏 ADPKD 特异性治疗药物和干预措施，因此很多家系成员包括一些学者都对症状前诊断的价值存在质疑。而且症状前诊断给未来的 ADPKD 患者确实会带来很多负面影响如巨大的精神压力及就业、保险的限制等，这些客观存在的社会问题也是广大医务工作者所不能忽视的。

3. 发展前景 现有诊断手段局限性对广大医务工作者提出了更高的要求，除了对现有诊断手段需要进行革新优化，努力提高诊断水平外，我们还可以从以下几个方面完善 ADPKD 的诊断体系。首先，采用较为敏感的影像学检查方法如 MRI 用于早期筛查，开展大样本多中心研究积累临床资料，制定出更为科学完善的影像学标准。其次，对多囊肾病的家系进行规律随访，建立数据库收集遗传资料和样本，同时也为家系成员提供遗传咨询和生活指导。详尽的家系遗传资料和良好的慢性疾病管理可提升早期诊断率。此外，将现有诊断方法联合起来，如影像学检查及分子诊断相结合，可大大提高无家族史、非典型患者诊断准确率。最后，运用现代分子生物学和生物信息学技术寻找新的诊断及监测指标。蛋白质组学和代谢组学技术的发展可以为我们发现 ADPKD 患者与正常人血清或尿液之间大量的差异信息，从中筛选出一种或一组能够用于早期诊断的生物标记物开展临床检测，较传统方法更加简便易行，具有很好的应用前景。

第三节 常染色体显性多囊肾病产前诊断的策略

一、产前诊断技术在 ADPKD 中的应用

目前对于 ADPKD 的产前诊断方法主要依赖于影像学及分子诊断。影像学方法无创简便，可长期随访，妊娠中后期诊断价值较高。分子诊断可早期明确诊断，但属有创性检查，需要在妊娠 18~20 周通过羊膜穿刺术获得羊水、胚胎绒毛膜细胞或取胎儿脐静脉血细胞标本。

1. 影像学方法 ADPKD 是一类延迟显性的疾病，很多患者成年后才出现肾囊肿，因此对于携带 ADPKD 致病基因的胎儿来说，大多数在妊娠期间不出现肾脏结构的改变，产前 B 超检查无法诊断。但由于 ADPKD 是一类高度异质性的疾病，亦有少数患者在胎儿期出现肾囊肿，并在妊娠中晚期为 B 超发现。

2. 分子诊断

（1）基因连锁分析：基因连锁分析方法就是选择那些与 ADPKD 致病基因紧密连锁、杂合性强，具有高度多态性的标记进行检测，以判断患者是否携带致病基因。最早用于 ADPKD 的基因标记方法为限制长度多态性连锁分析（RFLP）。此后，微卫星连锁分析方法逐渐替代 RFLP。微卫星 DNA（microsatellite DNA）是指人类基因组中普遍存在着 2~6 个碱基对（bp）的短串联重复序列（short tandem repeat，STR），它们在同一家系中具有高度多态性和遗传保守性。相比于 RFLP，微卫星连锁分析具有杂合性更高，可靠性强的优点。无论是限制长度多态性连锁分析还是微卫星连锁分析，都需要提供足够的家系成员和父母 DNA 样本进行遗传标记的信息分析，从中选择合适的遗传标记才能保证结果的可靠性。

（2）基因突变的直接检测：近年来主要利用长链 PCR 和二代测序技术进行 *PKD* 基因突变位点检测，检测出的突变位点均需利用 Sanger 测序来进一步验证突变位点的真实性。对于 *PKD* 基因突变位点检测阴性样本，应进行多重连接探针扩增技术（multiplex ligation-dependent probe amplification, MLPA）检测，以明确是否存在大片段重复/缺失突变。对于检测出的突变位点，进行家系位点验证，以进一步明确致病性。ADPKD分子诊断方法的建立和完善大大推动了产前诊断临床应用。目前产前诊断已经提前至胚胎植入前遗传学检测技术（preimplantation genetic test, PGT），即将遗传检测与辅助生殖相结合，通过体外受精、培养，对体外形成的胚胎进行基因检测和信息学分析，挑选不携带致病基因、基因组拷贝数正常的胚胎移植入母体内，获得健康的婴儿，阻断致病基因遗传给子代。

二、产前诊断的伦理问题

ADPKD产前诊断发展并不仅仅受到检测技术手段的制约，事实上在伦理方面也面临挑战，比如对妊娠32周以上已有生存能力的胎儿实施流产是否符合人道主义精神；对基因诊断确诊为携带ADPKD突变基因但无明显肾脏形态改变的胎儿终止妊娠是否符合伦理学原则；以及产前诊断使胎儿一出生就在就业、教育、保险等方面处于不利地位等诸多问题，均有待医学伦理学工作者加以阐明。

三、展望

ADPKD产前诊断作为一项新兴技术，对于优生优育、提高人口素质具有重要的价值。ADPKD家系成员的后代，产前分子诊断不应作为一项常规检查。对于影像学检查发现的异常患儿，应积极建议父母进行分子诊断，以期为决定胎儿的去留提供重要信息。无肾脏形态改变及其他系统缺陷的患儿被分子诊断为ADPKD致病基因携带者也不是临床终止妊娠的指征。但在以下几种情况应建议孕妇终止妊娠：①合并多种畸形或累及重要器官的畸形；②肾功能严重受损，胎儿尿量减少，超声表现为羊水减少，且膀胱不充盈；③合并严重肺部发育不良出生后恐难存活者。

采用PGT技术阻断ADPKD遗传也存在一定缺陷。首先，该方法只能排除家系中明确的致病突变基因遗传，无法避免PKD基因自发突变致病。其次，尽管现有基因检测技术快速发展，但仍有约10%ADPKD患者及家系无法检出明确致病基因突变，也不能实施PGT阻断疾病遗传；最后，

患者实施辅助生殖技术的成功率也受很多因素影响。因此，应充分告知患病父母，是否选择利用PGT阻断ADPKD遗传，由其自行决定。

总之，ADPKD产前诊断具有良好的临床应用前景，现代分子诊断技术和遗传伦理学的进步必将引领其进入一个更加广阔的发展空间。

第四节 药物治疗多囊肾病多中心临床研究结果的评价

多囊肾病至今尚无特效的治疗药物。目前主要治疗措施仍是控制并发症，延缓疾病进展。众多研究者一直致力于针对多囊肾病的核心分子发病机制如细胞增殖、囊液分泌和钙内流下降等，寻找延缓其进展的新型治疗药物。近年来随着MRI监测囊肿体积技术的广泛应用，在评价药物疗效方面取得了相当可喜的进步，已公布多项关于潜在治疗药物疗效评价的多中心临床研究报告。

一、抗利尿激素V2受体（VPV2R）拮抗剂

抗利尿激素与肾脏集合管主细胞基底膜上的VPV2R结合后，使细胞内cAMP浓度升高。cAMP激活促进囊肿上皮细胞增殖和囊液分泌是多囊肾病病理生理过程中的核心环节。近年来，国际上多个临床随机对照研究表明，精氨酸血管升压素V2受体拮抗剂托伐普坦（Tolvaptan）能有效抑制ADPKD患者肾囊肿生长，延缓肾功能恶化。但需根据疾病进展情况分别对待，梅奥分型1A患者不推荐使用托伐普坦治疗；推荐1B患者暂不予以治疗，应在2~3年后再评估TKV，确定疾病进展情况；进展较快的1C、1D和1E患者使用托伐普坦进行治疗。对于2型患者，《托伐普坦治疗快速进展型ADPKD的临床实践指南》未给出意见。给予ADPKD患者托伐普坦治疗前，要结合患者年龄、eGFR以及对药物的耐受性，充分评估治疗的获益及危害（表9-2-5）。托伐普坦治疗的主要获益是可延缓肾功能进展，从而推迟进入肾脏替代治疗的时间1.5~7.3年。使用托伐普坦治疗，每年可延缓eGFR下降$1ml/(min \cdot 1.73m^2)$，且治疗效果具有持续性和累加性。托伐普坦治疗

表 9-2-5 托伐普坦治疗 ADPKD 的获益及不良反应

获益	不良反应
1. 延缓 TKV 增长	1. 多尿、尿频、夜尿、口渴、疲劳
2. 延缓 eGFR 下降	2. 尿酸升高（很少导致痛风发作）
3. 可能推迟进入 RRT 时间	3. 与其他药物（CYP3A 抑制剂）相互作用
4. 减少疼痛、出血、结石和尿路感染事件发生	4. 肝酶升高；存在严重肝细胞毒性风险；需频繁监测肝功能
5. 轻度降低血压	5. 治疗花费高

的主要副作用是因利水而导致的一系列症状，如多尿、尿频、夜尿、口渴、疲劳等。托伐普坦治疗的主要不良反应是药物导致的特异性肝细胞损伤。托伐普坦治疗发生转氨酶升高大于正常上限 3 倍的事件发生率为 4.4%，停药 1~4 个月后可缓解。所有使用托伐普坦治疗的 ADPKD 患者需监测肝功能。为持续抑制血管升压素在肾脏的活性，同时避免产生夜尿过多的副作用，分两次服用托伐普坦，早晨服用一次，间隔 8 小时后，再服用一次。托伐普坦起始剂量是 45/15mg（早晨 45mg，下午 15mg），随后根据耐受情况逐步追加到 60/30mg 或 90/30mg。

二、生长抑素及其类似物

生长抑素及其类似物能抑制腺苷酸环化酶、下调 cAMP，从而抑制囊液分泌，对肝肾囊肿增大均有抑制作用。3 项小型安慰剂对照的 RCT 研究均显示生长抑素类似物如兰瑞肽和奥曲肽可减缓肾脏体积增长，保护肾功能。但这 3 项试验随访时间短、纳入的病例数相对较少。

三、哺乳动物雷帕霉素靶蛋白（mTOR）抑制剂

多囊蛋白结构和功能异常所致的肾小管上皮细胞纤毛功能改变可直接激活 mTOR 信号通路。突变的 PC-1 能通过 mTOR 介导的 S6 激酶活化，导致 ADPKD 患者的囊肿衬里细胞异常增殖，并抑制细胞凋亡。目前已有多项研究表明，mTOR 抑制剂西罗莫司（雷帕霉素）和依维莫司在多种

PKD 动物模型中体现出抑制囊肿上皮细胞增殖、抗血管生成及抗纤维化作用。在临床研究方面，国际上有多个中心进行了雷帕霉素临床试验，其中 SIRENA 研究证实 6 个月的雷帕霉素治疗具有抑制 PKD 患者囊肿生长的作用。2010 年 6 月 NEJM 杂志同时发布了 2 个关于 mTOR 抑制剂的多中心临床研究报告。一项研究表明在早期 ADPKD 患者中，18 个月的西罗莫司治疗不能阻止多囊肾的生长，两组间的 eGFR 无统计学差异，且西罗莫司组患者的尿白蛋白排泄率增高。另一项临床研究表明经 2 年治疗后发现，依维莫司能减少 ADPKD 患者的肾脏总体积，但不能延缓肾病进展。

四、血管紧张素转换酶抑制剂（ACEI）和血管紧张素 Ⅱ 受体拮抗剂（ARB）

ADPKD 患者常有高血压，其发生机制是肾囊肿压迫肾内血管，引起局部缺血，激活肾素 - 血管紧张素 - 醛固酮系统（RAAS）。因此，药物治疗高血压首选 ACEI 和 ARB。Ecder 等在小样本临床实验中发现依那普利和氨氯地平可减缓 ADPKD 患者肾功能下降速度。HALT 试验结果显示将目标血压降至 95/60~110/75mmHg 较 120/70~130/80mmHg 更加延缓 CKD1~2 期 ADPKD 患者肾囊脏体积增长，降低尿蛋白排泄，但对 eGFR 下降无影响，严格控制血压对 CKD3 期 ADPKD 患者以及 ACEI、ARB 联合用药较单用 ACEI 均没有更多临床获益。

五、酪氨酸激酶抑制剂

EGF-TGF-α-EGFR 轴异常在多囊肾病发病机制中具有重要作用，多囊肾组织中 EGFR 不仅表达增加，而且定位也由原先的分布于基底膜侧向管腔侧转移，这种管腔侧 EGFR 表达是功能性的能够传递促有丝分裂原信号。小分子酪氨酸激酶抑制物（tyrosine kinase inhibitor, TKI）能有效阻断该异常信号转导途径，动物实验表明其可抑制 Han:SPRD 大鼠和 bpk 小鼠多囊肾病发展。博舒替尼是一种口服的酪氨酸激酶抑制剂，2017 年 JASN 杂志发表的一项 Ⅱ 期随机、安慰剂对照临床研究观察了该药治疗 ADPKD 的安全性和有效性。与安慰剂相比，博舒替尼使肾脏体积增大

至少下降了 66%（62.7ml vs 168.1ml，p=0.01），但对每年 eGFR 下降速率无影响。胃肠道反应和肝毒性是其主要副作用。

六、治疗研究展望

除以上几类药物之外，目前还有多种候选药物正在开展临床疗效评价。

（一）水化治疗

增加摄水量有利于延缓 PKD 进展，摄水量增加 3.5 倍可下调血管升压素 2 型受体表达，减少 cAMP 活化，抑制 MAPK 通路，抑制细胞增殖和凋亡。高质量桶装水可作为水化治疗首选。推荐液体摄入量 >3L/d，但水化治疗究竟要达到多大量才能达到延缓肾囊肿长大、保护肾功能的目标，目前仍缺乏足够的临床证据。

（二）雷公藤内酯醇

Leuenroth 等发现，雷公藤内酯醇（Triptolide，TL）可通过促进 PC-2 介导的细胞内钙离子释放和促进 p21 表达，从而发挥抑制细胞增殖作用，此过程不依赖 PC-1 的表达。在多囊肾小鼠上进行了 TL 的药效学研究，发现 TL 具有抑制肾脏新囊肿形成的作用，但对已形成囊肿的增大无明显作用，提示早期治疗疗效较好。TL 能否在临床上抑制囊肿的发生发展和保护肾功能还需进一步研究，加以证实。

（三）mTOR 抑制剂的再评价

尽管 mTOR 抑制剂治疗多囊肾病的国际多中心临床研究结果令人失望，但此前报道有效的临床研究表明 mTOR 抑制剂的疗效仍值得再评价。选择囊肿发展快速的特定人群，更早的用药，更长的随访时间，更高的剂量以及观察不同人种的多囊肾病患者对治疗的反应，可能会带来不同的结论。

（四）其他

目前还有一些在 ADPKD 动物模型中验证有效的治疗药物，正在开展临床研究，包括 AMP 激活蛋白激酶激动剂二甲双胍、烟酰胺（维生素 B_3）、葡萄糖神经酰胺合成酶抑制剂（Venglustat），过氧化物酶体增殖物活化受体激动剂吡格列酮等，希望未来能够为 ADPKD 患者提供更多的治疗选择。

综上，多囊肾病的基因治疗目前还不是一种现实可行的方法，尽管多种针对 ADPKD 干预靶点的药物已在动物实验中证实可延缓疾病进展，但有些临床研究结果与动物实验不尽相同。因此，这些新型药物的治疗有效性需要通过高质量随机对照临床研究加以评价。近年来发布的多项重要 RCT 研究表明，尽管无法治愈 ADPKD，但通过药物延缓 ADPKD 进展是现实可行的，但每一类药物均需要寻找适用人群，适当剂量和时机，最佳安全性、耐受性及价格效益比。需要指出的是，由于 ADPKD 的分子发病机制及调控非常复杂，很多机制尚未阐明，因此针对多个发病环节研发不同药物联合应用不仅可增强疗效，而且可减少不良反应，可能具有更广阔的应用前景。

（戴　兵　梅长林）

参 考 文 献

1. The European Polycystic Kidney Disease Consortium. The polycystic kidney disease 1 gene encodes a 14 kb transcript and lies within a duplicated region on chromosome 16. Cell, 1994, 77（6）: 881-894.
2. Mochizuki T, Wu G, Hayashi T, et al. PKD2, a gene for polycystic kidney disease that encodes an integral membrane protein. Science, 1996, 272（5266）: 1339-1342
3. Cornec-Le Gall E, Alam A, Perrone RD. Autosomal dominant polycystic kidney disease. Lancet, 2019, 393（10174）: 919-935.
4. Porath B, Gainullin VG, Cornec-Le Gall E, et al. Mutations in GANAB, encoding the glucosidase iialpha subunit, cause autosomal-dominant polycystic kidney and liver disease. Am J Hum Genet, 2016, 98（6）: 1193-1207.
5. Cornec-Le Gall E, Olson RJ, Besse W, et al. Monoallelic Mutations to DNAJB11 Cause Atypical Autosomal-Dominant Polycystic Kidney Disease. Am J Hum Genet, 2018, 102（5）: 832-844.
6. Qian F, Watnick TJ, Onuchic LF, et al. The molecular basis of focal cyst formation in human autosomal dominant polycystic kidney disease type I. Cell, 1996, 87（6）: 979-987.

7. Wu G, D'Agati V, Cai Y, et al. Somatic inactivation of Pkd2 results in polycystic kidney disease. Cell, 1998, 93 (2): 177-188.

8. Qian, F, Germino FJ, Cai Y, et al. PKD1 interacts with PKD2 through a probable coiled-coil domain. Nature Genetics, 1997, 16 (2): 179-183.

9. Takakura A, Contrino L, Zhou X, et al. Renal injury is a third hit promoting rapid development of adult polycystic kidney disease. Hum Mol Genet, 2009, 18 (14): 2523-2531.

10. Happé H, Leonhard WN, van der Wal A, et al. Toxic tubular injury in kidneys from Pkd1-deletion mice accelerates cystogenesis accompanied by dysregulated planar cell polarity and canonical Wnt signaling pathways. Hum Mol Genet, 2009, 18 (14): 2532-2542.

11. Rule AD, Torres VE, Chapman AB, et al. CRISP Consortium. Comparison of methods for determining renal function decline in early autosomal dominant polycystic kidney disease: the consortium of radiologic imaging studies of polycystic kidney disease cohort. J Am Soc Nephrol, 2006, 17 (3): 854-862.

12. Gattone VH 2nd, Wang X, Harris PC, et al. Inhibition of renal cystic disease development and progression by a vasopressin V2 receptor antagonist. Nat Med, 2003, 9 (10): 1323-1326.

13. Shillingford JM, Murcia NS, Larson CH, et al. The mTOR pathway is regulated by polycystin-1, and its inhibition reverses renal cystogenesis in polycystic kidney disease. Proc Natl Acad Sci U S A, 2006, 103 (14): 5466-5471.

14. Zhou C, Mei C, Xue C. Preimplantation Genetic Diagnosis of Autosomal Dominant Polycystic Kidney Disease Applied in China. Am J Kidney Dis, 2018, 72 (5): 767.

15. Ravine D, Gibson RN, Walker RG, et al. Evaluation of ultrasonographic diagnostic criteria for autosomal dominant polycystic kidney disease 1. Lancet, 1994, 343 (8901): 824-827.

16. Pei Y, Obaji J, Dupuis A, et al. Unified criteria for ultrasonographic diagnosis of ADPKD. J Am Soc Nephrol, 2009, 20 (1): 205-212.

17. Cornec-Le Gall E, Torres VE, Harris PC. Genetic Complexity of Autosomal Dominant Polycystic Kidney and Liver Diseases. J Am Soc Nephrol, 2018, 29 (1): 13-23.

18. Irazabal MV, Rangel LJ, Bergstralh EJ, et al. Imaging classification of autosomal dominant polycystic kidney disease: a simple model for selecting patients for clinical trials. J Am Soc Nephrol, 2015, 26 (1): 160-172.

19. Cornec-Le Gall E, Audrezet MP, Rousseau A, et al. The PROPKD Score: A New Algorithm to Predict Renal Survival in Autosomal Dominant Polycystic Kidney Disease. J Am Soc Nephrol, 2016, 27 (3): 942-951.

20. Lanktree MB, Chapman AB. New treatment paradigms for ADPKD: moving towards precision medicine. Nat Rev Nephrol, 2017, 13 (12): 750-768.

21. Torres VE, Chapman AB, Devuyst O, et al. Tolvaptan in Patients with Autosomal Dominant Polycystic Kidney Disease. N Engl J Med, 2012, 367 (25): 2407-2418.

22. Wüthrich RP, Mei C. Aquaretic Treatment in Polycystic Kidney Disease. N Engl J Med, 2012, 367 (25): 2440-2442.

23. Torres VE, Chapman AB, Devuyst O, et al. Tolvaptan in Later-Stage Autosomal Dominant Polycystic Kidney Disease. N Engl J Med, 2017, 377 (20): 1930-1942.

24. Chebib FT, Perrone RD, Chapman AB, et al. A Practical Guide for Treatment of Rapidly Progressive ADPKD with Tolvaptan. J Am Soc Nephrol, 2018, 29 (10): 2458-2470.

25. Hogan MC, Masyuk TV, Page LJ, et al. Randomized clinical trial of long-acting somatostatin for autosomal dominant polycystic kidney and liver disease. J Am Soc Nephrol, 2010, 21 (6): 1052-1061.

26. Meijer E, Visser FW, van Aerts RMM, et al. Effect of Lanreotide on Kidney Function in Patients With Autosomal Dominant Polycystic Kidney Disease: The DIPAK 1 Randomized Clinical Trial. JAMA, 2018, 320 (19): 2010-2019.

27. Perico N, Ruggenenti P, Perna A, et al. Octreotide-LAR in later-stage autosomal dominant polycystic kidney disease (ALADIN 2): A randomized, double-blind, placebo-controlled, multicenter trial. PLoS Med, 2019, 16 (4): e1002777.

28. Wang CJ, Creed C, Winklhofer FT, et al. Water prescription in autosomal dominant polycystic kidney disease: a pilot study. Clin J Am Soc Nephrol, 2011, 6 (1): 192-197.

29. Serra AL, Poster D, Kistler AD, et al. Sirolimus and kidney growth in autosomal dominant polycystic kidney disease. N Engl J Med, 2010, 363 (9): 820-829.

30. Walz G, Budde K, Mannaa M, et al. Everolimus in patients with autosomal dominant polycystic kidney disease. N Engl J Med, 2010, 363 (9): 830-840.

31. Schrier RW, Abebe KZ, Perrone RD, et al. Blood Pressure in Early Autosomal Dominant Polycystic Kidney Disease. N Engl J Med, 2014, 371 (24): 2255-2266.

32. Torres VE, Abebe KZ, Chapman AB, et al. Angiotensin Blockade in Late Autosomal Dominant Polycystic Kidney Disease. N Engl J Med, 2014, 371 (24): 2267-2276.

33. Leuenroth SJ, Bencivenga N, Igarashi P, et al. Triptolide reduces cystogenesis in a model of ADPKD. J Am Soc

Nephrol, 2008, 19（9）: 1659-1662.

34. Chapman AB, Torres VE, Perrone RD, et al. The HALT polycystic kidney disease trials: design and implementation. Clin J Am Soc Nephrol, 2010, 5（1）: 102-109.

35. Tesar V, Ciechanowski K, Pei Y, et al. Bosutinib versus Placebo for Autosomal Dominant Polycystic Kidney Disease. J Am Soc Nephrol, 2017, 28（11）: 3404-3413.

36. Cadnapaphornchai MA, George DM, McFann K, et al. Effect of pravastatin on total kidney volume, left ventricular mass index, and microalbuminuria in pediatric autosomal dominant polycystic kidney disease. Clin J Am Soc Nephrol, 2014, 9（5）: 889-896.

37. Chapman AB, Devuyst O, Eckardt KU, et al. Autosomal-dominant polycystic kidney disease（ADPKD）: executive summary from a Kidney Disease: Improving Global Outcomes（KDIGO）Controversies Conference. Kidney Int, 2015, 88（1）: 17-27.

38. Eckardt KU, Alper SL, Antignac C, et al. Autosomal dominant tubulointerstitial kidney disease: diagnosis, classification, and management--A KDIGO consensus report. Kidney Int, 2015, 88（4）: 676-683.

39. 常染色体显性多囊肾病临床实践指南专家委员会. 中国常染色体显性多囊肾病临床实践指南（第二版）. 临床肾脏病杂志, 2019, 19（4）: 227-235.

40. Kipp KR, Kruger SL, Schimmel MF, et al. Comparison of folate-conjugated rapamycin versus unconjugated rapamycin in an orthologous mouse model of polycystic kidney disease. Am J Physiol Renal Physiol, 2018, 315（2）: F395-F405.

41. Takiar V, Nishio S, Seo-Mayer P, et al. Activating AMP-activated protein kinase（AMPK）slows renal cystogenesis. Proc Natl Acad Sci U S A, 2011, 108（6）: 2462-2467.

42. Seliger SL, Abebe KZ, Hallows KR, et al. A Randomized Clinical Trial of Metformin to Treat Autosomal Dominant Polycystic Kidney Disease. Am J Nephrol, 2018, 47（5）: 352-360.

43. Zhou X, Fan LX, Sweeney WE, et al. Sirtuin 1 inhibition delays cyst formation in autosomal-dominant polycystic kidney disease. J Clin Invest, 2013, 123（7）: 3084-3098.

44. Natoli TA, Smith LA, Rogers KA, et al. Inhibition of glucosylceramide accumulation results in effective blockade of polycystic kidney disease in mouse models. Nat Med, 2010, 16（7）: 788-792.

第十篇 肾小管及肾间质疾病

第一章 肾小管性酸中毒

肾小管性酸中毒（renal tubular acidosis，RTA）的定义于 1951 年被提出，1958 年上海瑞金医院董德长等在国内首次报道 RTA，1967 年 Soriano 等提出远端及近端肾小管性酸中毒两个类型，瑞金医院 1984 年陈庆荣等在国内首次报道了 Ⅳ 型 RTA。

第一节 概念、分类及发病机制研究进展

一、肾小管性酸中毒的概念与分类

肾小管性酸中毒（renal tubular acidosis，RTA）是由于各种病因导致肾脏酸化功能障碍引起的以阴离子间隙（AG）正常的高氯性代谢性酸中毒为特点的临床综合征，可因远端肾小管泌 H^+ 功能障碍所致，也可因近端肾小管对 HCO_3^- 重吸收障碍所致，或者两者皆有。其临床特征为高氯性代谢性酸中毒，水、电解质紊乱，可有低钾血症或高钾血症、低钠血症、低钙血症及多尿、多饮、肾性佝偻病或骨软化症、肾结石等表现。

RTA 有很多分类方法，例如根据病变部位分为近端 RTA 及远端 RTA；根据血钾浓度分为高血钾型 RTA 及低血钾型 RTA；根据病因分为原发性 RTA 和继发性 RTA，原发性 RTA 多与遗传有关，为肾小管先天性功能缺陷，继发性 RTA 多与某些累及肾小管间质的疾病相关。

按部位和机制临床上分为四型：远端肾小管性酸中毒（Ⅰ型，即 distal renal tubular acidosis，dRTA），近端肾小管性酸中毒（Ⅱ型，即 proximal renal tubular acidosis，pRTA），混合型肾小管性酸中毒（Ⅲ型 RTA），高血钾型肾小管性酸中毒（Ⅳ型 RTA）。部分 RTA 患者虽已有肾小管酸化功能障碍，但是临床尚无酸中毒表现，它们被称为不完全性 RTA。

二、肾小管性酸中毒的病因与发病机制研究进展

（一）肾小管在维持机体酸碱平衡中的作用

远端肾小管的泌氢功能主要是由 A 型闰细胞完成的。在 A 型闰细胞内，CO_2 在碳酸酐酶 Ⅱ 的作用下与 H_2O 结合，生成 H_2CO_3，而后 H_2CO_3 解离生成 H^+ 和 HCO_3^-。H^+ 由位于闰细胞管腔侧膜的 H^+-ATP 酶转运至小管腔，同时 HCO_3^- 由位于基底膜的 Cl^-/HCO_3^- 转运体 AE1（anion exchanger 1）转运回血液。泌入管腔后的 H^+ 与管腔中的磷酸盐和 NH_3 结合；与磷酸氢根（HPO_4^{2-}）结合为磷酸二氢根（$H_2PO_4^-$）；近端小管分泌的 NH_4^+ 在髓袢升支粗段重吸收后进入髓质间质，之后分解为 NH_3，NH_3 弥散进入集合管管腔，H^+ 在集合管管腔与 NH_3 结合为 NH_4^+。NH_4^+ 被主动重吸收后解离成为 H^+ 和 NH_3，H^+ 可以作为 H^+-ATP 酶的底物，而 NH_3 可弥散进入管腔。远端肾单位 H^+ 分泌的异常可以同时导致尿液酸化程度降低，NH_4^+ 分泌减少。在管腔液与管周液间不能产生与维持一个大的氢离子梯度（正常时 H^+ 浓度差可达 1 000 以上），在酸中毒时却不能酸化尿液，尿 pH>5.5，净酸排量下降。

正常情况下，近端肾小管能重吸收 80% 肾小球滤过的 HCO_3^-，剩余的 20% 将通过髓袢、远端肾小管及集合管进一步重吸收。此过程依靠刷状缘膜的 Na^+-H^+ 交换体、基底膜的 Na^+-HCO_3^- 协同转运体和刷状缘膜上及细胞内的碳酸酐酶协同作用来完成。抑制近端小管钠的转运或肾小管液无钠，都能使近端肾小管对 HCO_3^- 的重吸收减少约 80%。

（二）肾小管性酸中毒的病因及发病机制进展

1. 远端肾小管性酸中毒　dRTA 根据病因分为原发性和继发性：原发性为远端肾小管先天性功能缺陷，常与遗传有关；继发性可见于多种疾病，其中以干燥综合征、系统性红斑狼疮等自身免疫性疾病、肝炎病毒感染和肾盂肾炎较为多见，此外马兜铃酸为代表的肾毒性药物也是引起继发性 RTA 的重要原因。

遗传性肾小管性酸中毒以往未受到重视，随着分子生物学理论和技术的发展，多种与 dRTA 相关的基因及其突变被陆续报道。目前已明确的遗传性 dRTA 的致病基因有：①*SLC4A1* 基因，编码 Cl^-–HCO_3^- 交换体（即 kAE1），其突变可引起 dRTA，多数表现为常染色体显性遗传，少数亦表现为常染色体隐性遗传；该基因突变同时可引起遗传性球形红细胞增多症。②*ATP6V1B1* 和 *ATP6V0A4* 基因，分别编码 H^+–ATP 酶的 B1 和 a4 亚单位，其突变除能导致常染色体隐性遗传 dRTA，还可导致感音神经性耳聋。

2. 近端肾小管性酸中毒　根据病因可分为原发性和继发性。原发性者为遗传性近端肾小管功能障碍，多为常染色体隐性遗传，与基底侧的 Na–HCO_3^- 协同转运蛋白（NBCe1）的突变相关。继发性者见于各种获得性肾小管间质病变，最常见的病因为药物性，如乙酰唑胺、异环磷酰胺、丙戊酸、抗逆转录病毒药物（如阿德福韦、替诺福韦）等，其他病因有：①系统性遗传性疾病如 Lowe 综合征，糖原累积症，Wilson's 病，Dent's 病等；②获得性疾病如重金属中毒，维生素 D 缺乏，多发性骨髓瘤及淀粉样变等。但继发性 pRTA 多合并 Fanconi 综合征，单纯表现继发性 pRTA 的少见，常为碳酸酐酶抑制剂所致。

pRTA 由近端肾小管重吸收 HCO_3^- 功能障碍导致。主要机制有：①肾小管上皮细胞管腔侧 Na^+–H^+ 交换障碍，从而影响近端肾小管对 HCO_3^- 的重吸收；②肾小管上皮细胞基底侧 Na^+–HCO_3^- 协同转运（从胞内转运入血）障碍；③碳酸酐酶活性异常；④近端小管复合性转运功能缺陷。

3. 混合性肾小管性酸中毒　混合性肾小管性酸中毒的特点是同时存在 Ⅰ 型和 Ⅱ 型 RTA。因此其高血氯性代谢性酸中毒明显，尿中同时存在 HCO_3^- 的大量丢失和铵排出减少。症状较严重。可以由碳酸酐酶 Ⅱ 突变导致，为常染色体隐性遗传。

4. Ⅳ型肾小管性酸中毒　Ⅳ 型 RTA 是由于醛固酮分泌绝对不足或相对减少（肾小管对醛固酮反应减弱），导致集合管排出 H^+ 及 K^+ 同时减少从而发生高血钾和高氯性 AG 正常的代谢性酸中毒。

根据发病机制可分为：

（1）醛固酮分泌绝对不足：①低醛固酮低肾素性：多见于糖尿病，以及可导致间质性肾病的多种疾病，如淀粉样变，单克隆免疫球蛋白增多，非甾体抗炎药导致的间质性肾病等；②低醛固酮血症，肾素可正常或升高：见于肿瘤、外科手术及出血引起的肾上腺损伤，原发性慢性肾上腺皮质功能减退症［又称艾迪生病（Addison disease）］，21-羟化酶缺乏，3β-羟类固醇脱氢酶缺乏 ACEI/ARB 治疗后等。

（2）醛固酮分泌相对不足：多见于遗传性 Ⅳ 型 RTA，药物性因素（如安体舒通、环孢素等），某些肾小管–间质疾病（如梗阻性肾病、肾移植排异、镰刀细胞贫血肾病等）。

Ⅳ 型 RTA 根据病因可分为先天性和继发性。先天遗传性 Ⅳ 型 RTA 较少见，又分为 2 型：

（1）假性醛固酮减少症 Ⅰ 型：主要表现为肾素醛固酮系统的激活，同时伴有高血钾和酸中毒，又包括 2 种类型：①常染色体隐性遗传疾病，是由于编码 ENaC（epithelial sodium channel）蛋白的基因发生突变使 ENaC 失功能导致的，表型通常较重。②常染色体显性遗传性疾病，是由于盐皮质激素受体基因 *NR3C2* 异常导致的，通常表型较轻。

（2）假性醛固酮减少症 Ⅱ 型：又称为 Gordon 综合征，是由编码 WNK（with no lysine kinase）激酶的基因突变所导致。

第二节　临床表现和诊断

一、Ⅰ型（低钾性远端）肾小管性酸中毒

（一）临床表现

1. 一般表现　代谢性酸中毒和血钾降低可

以使 dRTA 患者出现多种临床表现。最常见的临床表现包括乏力,夜尿增多,软瘫和多饮多尿。低血钾可致乏力、软瘫、心律失常,严重者可致呼吸困难和呼吸肌麻痹。

2. 肾脏受累的表现 dRTA 长期低血钾可导致低钾性肾病,以尿浓缩功能障碍为主要特征,表现为夜尿增多,个别患者可出现肾性尿崩症。dRTA 时肾小管对钙离子重吸收减少,从而出现高尿钙,容易形成肾结石和肾钙化。

3. 骨骼系统表现 酸中毒时肾小管对钙离子重吸收减少,患者出现高尿钙,低血钙,继发甲状旁腺功能亢进,导致高尿磷,低血磷。故 dRTA 患者长期的慢性代谢性酸中毒及钙磷代谢紊乱可以累及骨骼系统。儿童可表现为生长发育迟缓,佝偻病;成人可以表现为骨痛,骨骼畸形,骨软化或骨质疏松。

(二)实验室检查

尿常规、血尿同步测电解质、尿酸化功能试验、影像学检查、阴离子间隙计算、氯化铵负荷试验。

(三)诊断

根据患者病史、临床表现、相关肾小管功能及尿酸化功能检查即可诊断 dRTA,排除其他引起低钾血症的疾病及继发性因素。

1. AG 正常的高氯性代谢性酸中毒。

2. 可伴有低钾血症(血 K^+ <3.5mmol/L)及高尿钾(当血 K^+ <3.5mmol/L 时,尿 K^+ >25mmol/L)。

3. 即使在严重酸中毒时,尿 pH 也不会低于 5.5(尿 pH>5.5)。

4. 尿总酸(TA)和 NH_4^+ 显著降低(尿 TA< 10mmol/L, NH_4^+ <25mmol/L)。

5. 动脉血 pH 正常,怀疑有不完全性 dRTA 作氯化铵负荷试验(酸负荷试验,有肝病时改为氯化钙负荷试验),如血 pH 和二氧化碳结合力明显下降,而尿 pH>5.5 为阳性,有助于 dRTA 的诊断。

二、Ⅱ型(近端)肾小管性酸中毒

(一)临床表现

pRTA 主要表现为 AG 正常的高血氯性代谢性酸中毒。

1. 低钾血症 由于尿钾排出增加,故低血钾症常常见,伴有多尿,烦渴,多饮等。

2. 长期慢性高血氯 性代谢性酸中毒,可导致小儿营养不良与生长发育迟缓,成人可表现为骨密度降低。

3. 与 dRTA 不同,由于远端小管酸化功能正常,pRTA 患者的尿 pH 可以维持正常,甚至在严重代谢性酸中毒的情况下,尿 pH 可降至 5.5 以下。

4. 继发性 pRTA 的患者多数还可合并 Fanconi 综合征的表现,如肾性糖尿,肾性氨基酸尿等。由于 pRTA 患者无高尿钙,因此肾结石或者肾钙化的发生率低。

(二)诊断

出现 AG 正常的高血氯性代谢性酸中毒、低钾血症,化验尿液 HCO_3^- 增多,可滴定酸和 NH_4^+ 正常,尿 pH 常 <5.5,Ⅱ 型 RTA 诊断即成立。如果同时出现范可尼综合征(肾性糖尿、氨基酸尿及磷酸盐尿),则更支持诊断。

对不完全性 Ⅱ 型 RTA 应做碳酸氢盐重吸收试验,给予碳酸氢钠后患者尿 HCO_3^- 排泄分数 >15% 即可诊断(详见后叙)。

三、Ⅲ型(混合型)肾小管性酸中毒

Ⅲ 型 RTA 较少见。它兼有 Ⅰ 型及 Ⅱ 型 RTA 的表现,被认为是 Ⅰ 型及 Ⅱ 型的混合型,但是也有学者认为它不是一个独立的类型,而是 Ⅰ 型或 Ⅱ 型中的一个亚型。Ⅲ 型 RTA 的远端肾小管酸化功能障碍比 Ⅰ 型还重,而且尿排出 HCO_3^- 也多,故其酸中毒程度常比单纯 Ⅰ 型或 Ⅱ 型都重,并发症也较多。

四、Ⅳ型(高钾性远端)肾小管性酸中毒

(一)临床表现及辅助检查

与其他类型 RTA 相比,Ⅳ 型 RTA 临床表现常不明显,偶可有肌肉乏力或心律失常表现,往往通过实验室检查被发现。多见于某些轻、中度肾功能不全的肾脏病患者(以糖尿病肾病、梗阻性肾病及慢性间质性肾炎最常见),特别在糖尿病患者中尤其要注意高血钾的表现。先天性假性醛固酮减少症 Ⅰ 型主要表现为低血压,低血钠和高血钾,其中 *NR3C2* 基因突变所致者临床表现通常较 *EnaC* 突变所致者轻。先天性假性醛固酮减

少症Ⅱ型，又称为 Gordon 综合征，其临床表现与 Gitelman 综合征呈"镜像"表现，即表现为高血钾高血氯性代谢性酸中毒，合并血压升高。

主要的实验室检查异常为：①AG 正常的高氯性代谢性酸中毒；②高钾血症：Ⅳ型 RTA 患者的代谢性酸中毒及高血钾严重程度通常与肾功能不全严重度不成比例，提示它们并非主要由肾功能不全引起；③血清醛固酮水平减低或正常醛固酮分泌减少引起的Ⅳ型 RTA 患者血清醛固酮水平将减低，而肾小管对醛固酮反应减弱者血清醛固酮水平可正常。

（二）诊断

AG 正常的高氯性代谢性酸中毒及高钾血症，可合并轻、中度肾功能不全，患者血清醛固酮水平降低或正常。遗传性Ⅳ型 RTA 可以通过基因筛查明确诊断。

第三节　常用诊断试验

一、不完全性Ⅰ型肾小管性酸中毒的诊断试验

疑诊不完全性Ⅰ型 RTA 时，应选择进行下述试验帮助确诊。

（一）氯化铵负荷试验

氯化铵负荷试验又称为酸负荷试验，是诊断不完全性Ⅰ型 RTA 的最常用方法。试验前两天应停服碱性药物，检查方法包括：

1. **三日法**　氯化铵 $0.1g/(kg \cdot d)$，分 3 次口服，连续 3 天，第三天服完药后每隔 1h 收集尿液 1 次，共 5 次，若血 pH 和二氧化碳结合力下降，而尿 pH>5.5 为阳性，有助于 dRTA 的诊断。

2. **一日法**　氯化铵 $0.1g/(kg \cdot d)$ 在 3~5h 内服完，之后每小时收集尿液 1 次，共 5 次，若血 pH 和二氧化碳结合力下降，而尿 pH>5.5 为阳性，有助于 dRTA 的诊断。对有肝病或患者不能耐受氯化铵如出现恶心、呕吐时，可改服氯化钙，试验方法与氯化铵相同。

（二）尿及血二氧化碳分压测定

1. **碳酸氢钠负荷试验**　试验前 3 天应停服碱性药物。试验时静脉滴注 7.5% 碳酸氢钠，2~3ml/min，并每 15~30 分钟直立排尿 1 次，测尿 pH 及尿二氧化碳分压（PCO_2），当连续 3 次尿 pH>7.8 时，在两次排尿中间抽血测血 PCO_2。正常人尿 PCO_2 会比血 PCO_2 高 2.66~3.99kPa（20~30mmHg），而Ⅰ型 RTA 泌 H^+ 障碍患者此差值小于 2.66kPa（20mmHg）。碳酸氢钠碱化尿液时，远端肾小管排泌的 H^+ 与管腔中的 HCO_3^- 反应生成 H_2CO_3。由于远端肾小管缺乏碳酸酐酶，不能使 H_2CO_3 脱水形成 CO_2，逸入胞内，H_2CO_3 需随尿流至较远部位特别是到达肾盂后，才能分解成 CO_2 及 H_2O，此处 CO_2 不能被细胞吸收，所以尿 PCO_2 会明显升高。Ⅰ型 RTA 患者远端肾小管泌 H^+ 障碍时，管腔内 H^+ 减少，生成的 H_2CO_3 也少，故尿 PCO_2 不升高。

2. **中性磷酸盐负荷试验**　试验时先静脉滴注 0.9mol/L 的 $NaHCO_3$，保持尿 pH 于 6.8 左右。然后以 1~1.5ml/min 的速度静脉滴入 0.2mol/L 中性磷酸盐溶液，持续 1~2h。在开始静脉滴注后第 2h、3h、4h 分别留取血及尿标本检测 PCO_2。当尿磷酸盐浓度超过 20mmol/L 时，正常人尿 PCO_2 会比血 PCO_2 高 3.33kPa（25mmHg）或更多，而Ⅰ型 RTA 泌 H^+ 障碍者此差值 <3.33kPa（25mmHg）。在中性磷酸盐负荷后，大量 HPO_4^- 到达远端肾小管，与 H^+ 结合生成 $H_2PO_4^-$，后者再与 HCO_3^- 反应生成 CO_2，使尿 PCO_2 升高。Ⅰ型 RTA 患者远端肾小管泌 H^+ 障碍时，$H_2PO_4^-$ 生成少，故尿 PCO_2 不会升高。Ⅱ型 RTA 由于难吸收负离子，阻止了 H^+ 回扩散，使尿中 PCO_2 升高。此试验意义与碳酸氢钠负荷试验相似，对确诊泌 H^+ 障碍的不完全性Ⅰ型 RTA 有意义。

二、不完全性Ⅱ型肾小管性酸中毒的诊断试验

可做碳酸氢盐重吸收试验，方法如下：①口服法：给酸中毒患者口服 $NaHCO_3$，从 1mmol/(kg · d) 开始，逐渐增加剂量，直至 10mmol/(kg · d)，当酸中毒被纠正后，同时测血和尿的 HCO_3^- 及肌酐，按公式计算尿 HCO_3^- 排泄分数。②静脉滴入法：给酸中毒患者静脉点滴 500~700mmol/L 浓度的 $NaHCO_3$，速度 4ml/min，每隔 30~60min 收集尿标本 1 次，间隔中间收集血标本，而后检测血和尿的 HCO_3^- 及肌酐，计算尿 HCO_3^- 排泄分数。正常者此排泄分数为零；Ⅱ型 RTA>15%。

第四节 治疗措施

首先积极明确病因,治疗原发病。停用致病药物,停止接触毒物等。针对各型 RTA 本身应予如下治疗:

一、Ⅰ型肾小管性酸中毒

1. dRTA 多以低血钾为首要表现,因 dRTA 患者多伴有高血氯,口服补钾应使用枸橼酸钾,严重低钾者可静脉补钾。

2. 推荐使用枸橼酸合剂(含枸橼酸、枸橼酸钠及枸橼酸钾)纠正酸中毒。酸中毒严重时或无法获得枸橼酸合剂情况下也可使用口服碳酸氢钠纠正代谢性酸中毒,严重时可静脉滴注碳酸氢钠。需注意纠正酸中毒过程中,可能会加重低钾血症。

3. 肾结石及骨病的治疗 口服枸橼酸合剂可以增加钙在尿液中的溶解度,从而预防肾结石及肾钙化。使用中性磷酸盐合剂纠正低血磷。对于已发生骨病的患者可以谨慎使用钙剂(推荐使用枸橼酸钙)及骨化三醇治疗,同时密切监测血钙,避免因药物过量引起高钙血症。

二、Ⅱ型肾小管性酸中毒

1. 纠正酸中毒与电解质紊乱 口服碳酸氢钠进行碱替代治疗,必要时可静脉使用碳酸氢钠。可加用噻嗪类利尿剂通过加少细胞外液容量来减少近端小管 HCO_3^- 的重吸收,但碳酸氢钠与噻嗪类利尿剂合用可能会加重低血钾,因此必须严密监测血钾。口服补钾应使用枸橼酸钾,严重低钾者可静脉补钾。

2. 继发性 pRTA 患者应首先进行病因治疗碳酸酐酶抑制剂所致 pRTA 通常较轻且为可逆性。有肾功能损害的患者使用碳酸酐酶抑制剂需谨慎,因其可导致严重的代谢性酸中毒。

三、Ⅲ型肾小管性酸中毒

Ⅲ型肾小管性酸中毒的特点是同时存在Ⅰ型和Ⅱ型 RTA。因此其高血氯性代谢性酸中毒明显,尿中同时存在 HCO_3^- 的大量丢失和铵排出减少。症状较严重。可以由碳酸酐酶Ⅱ突变导致,为常染色体隐性遗传,除Ⅲ型 RTA 外还表现为脑钙化,智力发育障碍和骨质疏松。治疗主要为对症治疗,参照Ⅰ型和Ⅱ型 RTA。

四、Ⅳ型肾小管性酸中毒

此型 RTA 治疗除纠正酸中毒与以上各型相同外,其他治疗存在极大差异。

1. 纠正酸中毒 应服用碳酸氢钠,纠正酸中毒也将有助于降低高血钾。

2. 降低高血钾 应进低钾饮食,口服离子交换树脂聚磺苯乙烯(sodium styrenesulfonate)促粪钾排泄,并口服袢利尿剂呋塞米促尿钾排泄。一旦出现严重高血钾(>6.5mmol/L)应及时进行透析治疗。

3. 盐皮质激素治疗 因绝对或相对醛固酮缺乏的存在,盐皮质激素的治疗理论上是可行的,但是很多可Ⅳ型 RTA 患者同时合并高血压和心功能不全。因此对于无严重高血压及心功能不全的患者,可以给予口服 9α-氟氢可的松(fludrocortisone),低醛固酮血症患者每日服 0.1mg,而肾小管对醛固酮反应减弱者应每日服 0.3~0.5mg。服用氟氢可的松时,常配合服用呋塞米以减少其水钠潴留副作用。

4. 噻嗪类利尿剂对 Gordon 综合征患者有效。

(陈楠 任红)

第二章 急性肾小管间质肾炎

第一节 病因及概况

急性肾小管间质性肾炎（acute tubulointerstitial nephritis，ATIN）是由多种病因引起、发病机制各异、以肾小管间质病变为主的一组疾病，肾脏病理以肾间质炎性细胞浸润、间质水肿，肾小管损伤为基本特征，临床表现为急性肾损伤、蛋白尿、血尿，部分患者可有发热、皮疹等全身变态反应性表现。

急性肾小管间质性肾炎是临床上导致急性肾损伤的常见原因之一。文献报道：在肾活检患者中，ATIN占到了1%~3%，在因急性肾损伤接受肾活检的患者中，ATIN检出率为15%~27%。北京大学第一医院肾活检资料显示，在不明原因的急性肾衰肾活检患者中，ATIN检出率为12.5%~17.4%；来自澳大利亚的数据显示，ATIN的发病率逐年上升，特别是在青年女性中这种趋势更为明显。刘志红院士研究小组对2003—2014年国家肾脏病临床医学研究中心肾活检注册登记系统中的40 759例肾活检患者进行分析，结果显示：最常见的肾小管间质疾病为急性间质性肾炎（45.21%），其次是急性肾小管坏死（29.46%），慢性间质性肾炎（20.13%）和马兜铃酸肾病（3.05%）。

导致急性肾小管间质性肾炎的原因很多，按病因主要可以分为药物损伤、感染介导、免疫紊乱及遗传等。近代由于疫苗及新药问世，特别是抗生素，许多感染都已能有效预防和/或迅速控制，所以感染相关性ATIN患病率已显著下降。而药物因素已成为ATIN的首要病因，其中抗生素、质子泵抑制剂和非甾体抗炎药是临床中导致ATIN最常见的原因。（表10-2-1、表10-2-2）

表10-2-1 临床可引起急性肾小管间质肾炎的常见药物

药物种类	药物名称
微生物药物	磺胺类、青霉素类、头孢类、大环内酯类、喹诺酮类、抗结核药物等
非甾体抗炎药	阿司匹林、布洛芬、吲哚美辛、双氯芬酸、保泰松、萘普生等
质子泵抑制剂	奥美拉唑、西咪替丁、雷尼替丁、法莫替丁等
止痛剂	安乃近、氨基比林、安替比林等
利尿剂	呋塞米，依他尼酸，噻嗪类，氯噻酮，氨苯蝶啶等
其他	别嘌醇、硫唑嘌呤、卡托普利、卡马西平、苯妥英钠等

表10-2-2 可引起急性肾小管间质性肾炎的微生物

微生物种类	微生物名称
细菌	军团菌属、布氏杆菌属、白喉杆菌、葡萄球菌、链球菌属、结核分枝杆菌等
病毒	巨细胞病毒、EB病毒、汉坦病毒、乙肝病毒、腮腺炎病毒、麻疹病毒、多瘤病毒、人免疫缺陷病毒等
其他微生物	弓形虫、立克次体、支原体、衣原体及真菌等

第二节 发病机制

一、药物过敏性ATIN

免疫反应是导致药物相关性ATIN的主要发病机制。大多数研究显示本病主要由细胞免疫引起，但是也有研究在少数病例的肾活检标本中见到抗肾小管基底膜（TBM）抗体沉积，提示体液免疫也可能参与致病。所以不同患者及不同药物的发病机制可能有所不同。

急性肾小管间质性肾炎的免疫反应包括抗原特异性和非抗原特异性反应两条途径。药物可以通过以下机制导致急性肾小管间质性肾炎：①作为半抗原和肾小管基底膜的正常组分结合介导免疫反应；同时，也可以通过分子模拟机制模拟内源性抗原，诱导免疫反应；②作为外来抗原直接种植在肾小管或间质中；③诱导机体产生抗体，形成循环免疫复合物沉积在肾间质。此外，间质中激活的巨噬细胞可以通过非抗原特异性的免疫反应，释放蛋白溶解酶、活性氧、活性氮物质等损伤肾小管基底膜，加重疾病的进展。

肾间质细胞浸润或免疫复合物形成可触发一系列免疫反应，包括补体活化、细胞因子释放。这些细胞因子和黏附分子可直接参与或通过细胞或体液免疫介导和加重对肾间质的损伤，在病程的发生和演变过程中起重要作用。

二、感染相关性 ATIN

广义上的感染相关性 ATIN 包括病原微生物直接侵袭肾实质导致的急性肾盂肾炎和感染诱发免疫反应导致的 ATIN。后者是由各种病原体导致的全身感染引起免疫反应导致的急性肾小管间质性肾炎，也是本章节讨论的内容。

这部分患者肾组织中很少能检出病原微生物，免疫荧光检查阴性，肾间质中有大量淋巴细胞和单核细胞浸润，免疫组化显示肾间质中浸润的淋巴细胞主要是 T 细胞。故一般认为，感染相关性 ATIN 主要是由细胞免疫反应致病。

三、特发性急性肾小管间质性肾炎

特发性急性肾小管间质性肾炎肾损害多表现为非少尿型急性肾损伤，肾脏病理以急性间质性肾炎为特征表现，其临床一般需除外其他病因。

肾小管间质性肾炎-眼色素膜炎综合征（tubulointerstitial nephritis uveitis syndrome, TINU）是其一种特殊类型，因这类患者往往合并眼色素膜炎而得名。TINU 最早于 1975 年由 Dobrin 等学者首先描述并定义。由于其发病率低，全球尚无大规模的流行病学研究。其病因目前尚未明确，多数研究认为其发病可能与自身免疫反应密切相关，体液免疫及细胞免疫均可能参与其病理损伤过程。有病例报告显示 TINU 可伴发自身免疫性甲状腺病、类风湿关节炎及间质性肺炎等自身免疫性疾病。近年来有文献报告单卵双生兄弟或同胞姐妹共患 TINU，提示本病发生可能有遗传因素参与。

第三节 临床表现

一、药物相关性 ATIN

药物是引起急性间质性肾炎的常见原因，其中尤以抗生素（尤其是青霉素类、头孢类、磺胺类及利福平等）及 NSAIDs 最为常见。在发达国家，70% 以上的 ATIN 是由药物导致。药物相关性 ATIN 的绝大多数患者病前均有明确的药物应用史，时间 1 天 ~2 个月不等，多数在 2~3 周内出现症状。因药物种类不同其临床表现可以不同。多数患者表现为轻重程度不等的少尿型或非少尿型急性肾损伤；尿常规表现为少量蛋白尿，蛋白定量一般不超过 1g/d，少数因 NSAIDs 所致的 ATIN 可呈现肾病综合征表现。多数患者伴有镜下血尿，少数患者可出现肉眼血尿。尿常规中白细胞增多，可出现无症状性脓尿。

德国数据显示，NSAIDs 相关肾病占全部终末期肾病的 16%~18%。NSAIDs 是西方国家导致急性肾小管间质性肾炎（ATIN）的重要病因，占 37%~44%。NSAIDs 引起的 ATIN 常于用药数天至数月后发生，可伴有皮疹、发热、淋巴结肿大等全身过敏反应，实验室检查显示无菌性白细胞尿、血尿、蛋白尿和肾性糖尿。重度患者可出现肾小球滤过率下降，发生急性肾损伤，部分患者伴有肾小管功能障碍，如电解质酸碱平衡紊乱，出现肾小管性酸中毒和贫血等。与药物过敏所致 AIN 相比，NSAIDs 诱导的 AIN 具有一定特点：①病与用药的间隔较长，可长达数月；②全身过敏表现较少见，可无嗜酸性粒细胞增多等表现；③部分患者可出现肾病综合征范围的大量蛋白尿。

随着质子泵抑制剂使用的增加，近年人们认

识到其肾毒性并不少见。1992 年 Ruffenach 等人首先报道了奥美拉唑引起急性间质性肾炎。此后相关研究时有报道。2014 年苏格兰的数据显示，73% 的 ATIN 是药物所致，在导致急性肾小管间质性肾炎的常见药物中，质子泵抑制剂仅次于抗生素，因此质子泵抑制剂导致的急性间质性肾炎近年来日益受到大家关注。由于该药较少出现过敏反应，临床中对于老年、合并肾功能不全患者服用 PPI 时，应注意监测肾功能。

二、感染相关性 ATIN

感染相关性 ATIN 临床表现取决于致病病原体。患者常首先出现与感染相关的全身表现，而后才呈现尿化验异常、急性肾损伤及肾小管功能异常。患者可出现全身感染中毒症状，如发热、寒战、恶心、呕吐等，肾脏受累表现主要为单侧或者双侧腰痛、可表现为少尿或非少尿型急性肾损伤。严重者可出现多脏器功能障碍。

三、肾小管间质性肾炎 - 眼色素膜炎综合征

由于 TINU 综合征发病率低，临床漏诊率高，目前缺乏大规模的流行病学研究。TINU 综合征可发生于各个年龄段，常发生于青少年，女性居多。患者多有非特异的全身前驱表现，如疲倦、乏力、发热、恶心、厌食、纳差，体重减轻、腰痛、关节痛等；部分患者有肾小管功能受损表现如夜尿增多等；眼部则有眼红、眼痛、视力下降、视物模糊、畏光等症状。少部分患者有恶心呕吐、腰腹疼痛、关节痛、眼胀、流泪等症状。多数患者病前先出现乏力纳差等非特异症状，而后出现肾损害（尿化验异常、急性肾衰竭及肾小管功能异常）及眼色素膜炎（虹膜睫状体炎或全色素膜炎）。少数患者眼色素膜炎出现在肾损害之前，多数同时出现，部分患者眼色素膜炎出现在肾损害之后（数周 - 数月）。肾脏受累表现为轻至中度蛋白尿，尿沉渣偶见红细胞、白细胞及颗粒管型。部分患者可合并肾小管功能异常表现，如肾性糖尿、低比重尿、肾小管性酸中毒和贫血等。患者常伴随出现血沉增快、血清 C 反应蛋白及 γ 球蛋白增高，需要除外继发性肾小管间质性肾炎。

第四节　实验室检查及肾脏病理

一、实验室检查

1. **尿液检查**　尿常规常表现为轻度蛋白尿（<1~2g/d，以小分子性蛋白尿为主），镜下血尿，部分患者可出现肉眼血尿，无菌性白细胞尿（早期尚能见嗜酸性粒细胞尿），以及管型尿（包括白细胞管型）。尿糖升高常常是提示诊断的重要指标。

瑞特染色（Wright staining）或 Hansel 氏染色，嗜酸性粒细胞计数大于尿白细胞总数的 1% 即有诊断意义。

2. **血常规**　病因不同血常规有不同表现：感染相关患者，常常有血 WBC 升高；30%~60% 的药物过敏性 ATIN 患者，外周血嗜酸性粒细胞增多；偶尔出现轻度贫血。

3. **肾小管损伤指标及肾小管功能检查**　患者尿 N- 乙酰 -β- 氨基葡萄糖苷酶（NAG）、γ- 谷氨酰转肽酶（γ-GT）及亮氨酸氨基肽酶（LAP）增多，提示肾小管上皮细胞损伤。尿 β_2 微球蛋白、α_1 微球蛋白、视黄醇结合蛋白及溶菌酶常增多，提示近端肾小管重吸收功能障碍；尿比重和尿渗透压减低，提示远端肾小管浓缩功能减退。部分患者会出现肾性尿糖、氨基酸尿及低渗透压尿，甚至范可尼综合征（Fanconi syndrome，呈现肾性糖尿、氨基酸尿及磷酸盐尿等），以及肾小管性酸中毒。少数患者可出现尿钠排泄分数降低。

近年，一些能反映早期急性肾损害的尿生物标记物检验已开始应用于临床，这对早期发现及诊断 ATIN 很有帮助，例如尿中性粒细胞明胶酶相关脂质运载蛋白（neutrophil gelatinase-associated lipocalin, NAGL）检验，尿肾脏损伤分子 -1（kidney injury molecule-1, KIM-1）检验，及尿白介素 -18（interliukini18, IL-18）检验等。

4. **肾功能检查**　患者可出现轻重不一的肾功能损伤，可表现为少尿或非少尿型急性肾衰竭。生化检查提示血肌酐及尿素氮将迅速升高，血清胱抑素 C 水平也升高，肾小球滤过率下降。

5. **其他检验**　对怀疑药物诱发抗 TBM 抗体的患者，应进行血清抗 TBM 抗体检测。

6. **影像学表现**　超声等影像学检查显示

ATIN 患者的肾脏体积正常或增大,若能除外淀粉样变肾病及糖尿病肾病,肾脏体积增大对提示急性肾衰竭很有意义。

小样本病例报告,88%AIN 患者肾脏摄取镓–67 的核素扫描为阳性,94% 的急性肾小管坏死患者则呈阴性,因此认为镓–67 核素扫描有助 ATIN 诊断。但是,在此后的研究中发现镓–67 核素扫描诊断 ATIN 的敏感性及特异性均不高。因此,镓–67 同位素扫描并不是理想的 ATIN 检测指标,目前临床上很少应用。也有小样本研究显示 ^{99m}Tc–DMSA 肾静态显像有助于 ATIN 的诊断。

二、肾脏病理表现

1. 光学显微镜检查 ATIN 的病理特点主要是肾间质炎细胞浸润、间质水肿,肾小球及血管病变大多轻微。无论药物过敏性 ATIN、感染相关性 ATIN 或 TINU 综合征,肾间质中弥漫性或多灶状浸润的炎细胞均以淋巴细胞及单核细胞为主,常伴不同程度的嗜酸性粒细胞,药物过敏性 ATIN 尤为明显,感染所致的 ATIN 其间质中性粒细胞多见。可见肾小管炎(炎细胞趋化至肾小管周围,并侵入肾小管壁及管腔。病变之初主要位于皮髓交界处。在部分药物过敏性 ATIN 及 TINU 综合征患者的肾间质中,还可见肉芽肿样病变,这些肉芽肿往往为非坏死性肉芽肿,数量不多,可见少数多核巨细胞。肾小管上皮细胞常呈不同程度的退行性变,可见刷状缘脱落,细胞扁平,甚至出现灶状上皮细胞坏死及再生。肾小球及肾血管正常。

特发性急性间质性肾炎常可见间质水肿伴有大量单核细胞,以 CD4$^+$T 细胞为主的淋巴细胞浸润,偶见嗜酸细胞浸润。肾间质可有非干酪样肉芽肿形成。肾小管有不同程度的退行性病变,可有肾小管坏死。肾小球病变较轻,多数正常或轻度系膜增生。

2. 免疫荧光检查 大多数病例免疫荧光检查呈阴性。但是药物(如甲氧西林、NSAIDs、苯妥英钠、别嘌醇等)诱发抗 TBM 抗体致病者,能在 TBM 上见到 IgG 及 C3 呈线样沉积。

3. 电子显微镜检查 无特殊诊断意义。NSAIDs 引起 ATIN 同时可伴随出现肾小球微小病变,此时可见肾小球足细胞足突广泛融合。

第五节 诊断与鉴别诊断

一、诊断

ATIN 确诊需要依靠肾组织病理检查,但是在此基础上还必须结合临床表现才能进行准确分类。

1. 药物过敏性 ATIN 临床若有明确用药史,典型药物过敏表现(药疹、药物热、血嗜酸性粒细胞增多等),尿检异常(轻度蛋白尿、血尿、无菌性白细胞尿及管型尿),短期内出现急性肾衰竭及肾小管功能损害(肾性糖尿及低渗透压尿等),一般认为临床即可诊断药物过敏性 ATIN。如果上述表现不典型,尤其是无全身药物过敏表现,则必须进行肾穿刺病理检查才能确诊。

2. 感染相关性 ATIN 临床表现为急性肾衰竭,而近期若有明确感染史,而后出现肾脏受损表现(轻度尿检异常、急性肾衰竭及肾小管功能损害)即应考虑感染相关性 ATIN 可能,应及时进行肾活检病理检查确诊。临床怀疑感染相关性 AIN 者应尽快进行可疑病原体的查找。

3. TINU 综合征 临床上在出现肾损害表现基础上,先后或同时出现了眼色素膜炎(虹膜睫状体炎或全色素膜炎),且无其他病因可寻,即应高度考虑本病,应及时做肾活检病理检查确诊,同时除外系统性疾病。

二、鉴别诊断

1. 急性肾小管坏死 急性肾小管坏死应与药物过敏性 ATIN 鉴别,尤其是无全身药物过敏表现的 ATIN。两者临床有相似表现:如均有用药史,尿常规表现为轻度蛋白尿,少许红、白细胞及管型,都可出现少尿性或非少尿性急性肾衰竭。但是,急性肾小管坏死具有明确的肾毒性药物用药史,发病与用药剂量及时间相关,临床常常无药物过敏表现;尿检验无或仅有少许白细胞,无嗜酸性粒细胞。上述临床实验室表现有助于我们初步鉴别。此外,正如前述,有学者认为镓–68 同位素扫描对两者鉴别也有意义,而肾活检病理检查可以明确将两者区分。

2. IgG4 相关性 TIN 这是近年才认识的一

种自身免疫性疾病。此病能累及多个器官系统，被称为IgG4相关性疾病。IgG4相关疾病（IgG4-RD）的肾脏受累统称为IgG4相关性肾病，可表现为间质性肾炎、肾小球性病变、腹膜后纤维化、肾脏炎性假瘤、慢性硬化性肾盂炎等，其中以IgG4相关间质性肾炎（IgG4-TIN）最为常见，其次为IgG4相关膜性肾病。IgG4-TIN可有少量至中等量蛋白尿，偶有镜下血尿，肾小管功能检查可见尿N-乙酰-β-D-葡萄糖苷酶、尿视黄醇结合蛋白、尿IL-18等升高，肾功能损害较常见。典型的病理表现为肾间质大量浆细胞及淋巴细胞浸润、席纹状或鸟眼样纤维化（详见下一章节）。

3. 急性或急进性肾小球肾炎　急性或急进性肾小球肾炎临床常表现为大量尿蛋白、水肿、高血压，尿常规检查有形成分较多，肾性糖尿、低渗透压尿等肾小管功能损害较少见。临床表现及用药史有助于诊断，但常需肾活检明确。

第六节　治　疗

治疗原则为尽快去除病因同时原发病的治疗，支持治疗以防治并发症及促进肾功能恢复。

一、去除病因

早期诊断，去除病因是治疗的关键。对药物过敏性ATIN患者及时停用致敏药物，对感染相关性ATIN患者有效控制感染，都是治疗的关键。许多患者在去除上述病因后病情可自行好转，轻者甚至可以完全恢复。

二、糖皮质激素治疗

一些小样本的非随机对照临床试验结果显示，糖皮质激素治疗药物过敏性ATIN疗效明显，与单纯停用致敏药物比较，激素治疗有助于肾功能的恢复。但是，也有一些小型临床试验却未观察到相同的结果，认为与单纯停用致敏药物相比疗效无异。由于缺乏高质量大样本的前瞻随机对照临床试验证据，故激素在急性肾小管间质肾炎中的疗效仍需要进一步的临床验证。

一般认为：对药物过敏性ATIN患者用激素治疗的指征为：①ATIN病情严重，如肾功能急剧恶化需要透析治疗，和/或病理检查肾间质炎症严重或肉芽肿形成；②停用致敏药后数日肾功能无明显改善者；③肾活检间质水肿，弥漫炎细胞浸润尤其是伴大量嗜酸性细胞浸润。若治疗时机过晚，病理检查发现肾间质明显纤维化时，不建议应用激素治疗。

目前激素治疗药物相关的急性肾小管间质性肾炎无指南推荐意见或建议。国内不少单位主张泼尼松起始剂量宜小，30~40mg/d即可，用药4~6周逐渐减停。用药时间不宜过长。

感染相关性ATIN治疗原则为积极抗感染及支持治疗。一般不建议应用激素，尤其在感染未被充分控制时。但是，某些感染相关性ATIN病情极重，感染控制后ATIN恢复十分缓慢，很可能遗留下慢性肾衰竭。有研究显示对这类患者应用了激素治疗，并发现其中部分病例确能有促进疾病缓解和减少慢性化结局的疗效，所以有学者认为，在特定条件下，感染相关性ATIN在感染控制后仍可考虑激素治疗。

TINU综合征患者的治疗因缺乏循证医学的证据尚无规范化的指南。因其系免疫反应所致，故激素治疗有效。目前文献常见的治疗方案初期可给予口服糖皮质激素，剂量20~80mg/d，4~7周逐渐减量，重症患者可给予激素冲击治疗（0.5g/d，共3天），之后改为口服激素维持。

三、免疫抑制剂治疗

药物过敏性ATIN一般不需要使用免疫抑制剂治疗。但是，也有报道认为，若激素治疗2周无效时，仍可考虑加用免疫抑制剂如环磷酰胺或吗替麦考酚酯。环磷酰胺的常用量为1~2mg/（kg·d），一般仅用4~6周，不宜过长；而文献报道的吗替麦考酚酯用量为0.5~1.0g，每日2次，应该服用多久，尚无统一意见。

另外，当药物诱发抗TBM抗体致病时，除需用激素及免疫抑制剂积极治疗外，必要时还要配合血浆置换治疗。

四、透析治疗

当ATIN患者出现急性肾损伤达到透析指征时：如容量超负荷，毒素水平过高，或为临床用药创造治疗条件，就应及时进行透析，以清除代谢废物，纠正水电解质及酸碱平衡紊乱，维持生命，赢得治疗时间。

近年来也有人尝试用抗胸腺细胞球蛋白治疗药物导致的ATIN，其主要机制是ATG可引起外周血淋巴细胞耗竭。

第七节 预 后

多数药物相关性急性肾小管间质性肾炎预后良好。文献报道：40%~60%的药物过敏性ATIN患者因诊断延误、治疗不及时等导致肾功能延迟恢复，最终发展为慢性肾脏病。

影响药物相关性ATIN预后的因素如下：

1. **停药是否及时** 这是影响疾病预后的关键因素。

2. **年龄** 老年患者，特别是合并高血压、糖尿病、基础肾脏病患者预后较差。

3. **病理检查** 肾间质纤维化程度重者、出现上皮样细胞肉芽肿者预后差。

4. 起病时血清肌酐峰值高低与疾病预后无关，但是肾功能衰竭持续时间长者预后不佳。感染相关性ATIN的预后与感染是否被及时有效控制及肾损害严重程度密切相关。而TINU综合征从总体上讲预后较好，不过疾病（尤其眼色素膜炎）较易复发。

多数感染相关性ATIN经及时、积极治疗预后良好。

肾小管间质性肾炎–眼色素膜炎综合征患者经免疫抑制及支持治疗，大多数预后良好，尤以儿童为著。部分成人对激素治疗反应不佳，或肾脏病及眼色素膜炎反复复发，少数人可迁延发展为终末期肾病。

第八节 思考及期望

影响药物过敏性ATIN预后的首要因素在于是否及时停用致敏药物，停药不及时的患者往往预后差。为此早期识别此病从而及时停用致敏药非常重要。对所有用药后出现急性肾衰竭及尿检异常（轻度蛋白尿，伴或不伴血尿及无菌性白细胞尿）的患者，均应及时做肾活检病理检查，这对于临床无全身过敏表现的ATIN患者尤为重要。

来自北京大学第一医院针对我国ATIN患者的病因、长期肾脏结局和影响因素进行的一项前瞻性队列研究结果显示：药物诱导的ATIN比例有所下降，自身免疫性ATIN有所升高。肾活检之后6个月时，药物诱导的ATIN患者肾脏预后最好。研究表明ATIN是远比我们之前的认识要复杂的一组疾病。潜在的自身免疫相关的本质可以在ATIN发生的数月或数年后才有明显表现。因此，重视ATIN患者早期诊断，寻找确切病因，对改善ATIN患者生存质量和预后具有极其重要的意义。

（陈孟华）

参 考 文 献

1. 黎磊石,刘志红. 中国肾脏病学. 北京：人民军医出版社,2008.
2. 王海燕. 肾脏病学. 第3版. 北京：人民卫生出版社,1987.
3. Kelly C J, Neilson E G. Tubulointerstitial Diseases//Taal MW, Chertow GM, Marsden PA, et al. Brenner& Rector's The Kidney. 9th ed. Philadelphia：Saunders, 2012：1340–1343.
4. Baker R J, Pusey C D. The changing profile of acute tubulointerstitial nephritis. Nephrol Dial Transplant, 2004, 19（1）：8–11.
5. Sampathkumar K, Ramalingam R, Prabakar A, et al. Acute interstitial nephritis due to proton pump inhibitors. Indian J Nephrol, 2013, 23（4）：304–307.
6. 章倩莹,陈楠. 急性间质性肾炎的病因发病机制及其诊治进展. 中国实用内科杂志, 2006, 3：476–478.
7. Raissian Y, Nasr S H, Larsen C P, et al. Diagnosis of IgG4-related tubulointerstitial nephritis. J Am Soc Nephrol, 2011, 22：1343–1352.
8. Gonzalez E, Gutierrez E, Galeano C, et al. Early steroid treatment improves the recovery of renal function in patients with drug-induced acute interstitial nephritis. Kidney Int, 2008, 73：940–946.
9. Akimoto T, Horikoshi R, Muto S, et al. Low-dose corticosteroid and gallium-67 scintigraphy and acute interstitial nephritis. Saudi J Kidney Dis Transpl, 2014, 25

（4）：864-868.

10. Jin-Hua H, Hui-Xian Z, Min-Lin Z, et al. Changes in the Spectrum of Kidney Diseases：An Analysis of 40, 759 Biopsy-Proven Cases from 2003 to 2014 in China. Kidney Dis, 2018, 4：10-19.

11. 黄隽文, 杨莉, 刘章锁. 中国肾小管间质肾炎-葡萄膜炎综合征的疾病特征及研究现况. 临床肾脏病杂志, 2017, 17（7）：447-448.

12. Tiffany S, Jordan W, Serge J, et al. Severe Acute Interstitial Nephritis：Response to Therapy With Antithymocyte Globulin. Kidney Int Rep, 2017, 2（2）：138-141.

13. Donghwan Y, Myoung-j J, Jung N A, et al. Effect of steroids and relevant cytokine analysis in acute tubulointerstitial nephritis. BMC Nephrol, 2019, 20：88.

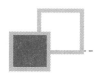

第三章　IgG4 相关性肾小管间质肾炎

第一节　IgG4 相关性疾病的概念变迁

一、不同系统器官相同本质疾病的统一认识

免疫球蛋白 G4（IgG4）相关性疾病（immunoglobulin G4-related disease，IgG4-RD）是一组逐渐被广泛认识的疾病。这个貌似新兴的疾病，其实早在 19 世纪就有散在报道，但由于此类疾病在不同器官、系统的表现大相径庭，故而一直没有得到统一的认识。随着医学研究对于 AIP 认识的加深，2001 年日本学者在 AIP 患者中发现血清 IgG4 水平升高，2003 年 IgG4-RD 的概念首次被提出。此后，IgG4 与其他各个组织器官的关系逐渐突出，最终汇总为一类发病机制类似的疾病，即 IgG4-RD。

二、IgG4-RD 相关术语

（一）IgG4-RD

这一统一的术语正式被广为接受源于 2010 年这类疾病的认识统一。在此之前，这类疾病曾经先后/同时使用过的名称包括：IgG4 相关性系统性疾病、IgG4 相关性硬化病、IgG4 相关性系统性硬化病、IgG4 相关性自身免疫性疾病、IgG4 阳性多器官淋巴细胞增生性综合征、高 IgG4 疾病、系统性 IgG4 相关性浆细胞综合征、系统性 IgG4 相关性硬化综合征、多灶性纤维硬化、多灶性特发性纤维硬化等。这些命名体现出了人们对于这类疾病的认识过程，更加反映出此类疾病的共同特征，即这是一组具有类似血清学表现与组织病理表现的自身免疫性炎症疾病，相似的血清学特点为血清 IgG 水平、IgG4 水平升高；组织病理特点为淋巴浆细胞浸润与纤维化。

在统一使用"IgG4 相关"的命名之前，某些特定器官在此类疾病中受累也曾有特殊的名称，如 Mikulicz 病（涎腺及泪腺炎）、Kuttner 瘤（颌下腺炎）、Riedel 甲状腺炎、Ormond 病（腹膜后纤维化）、肥厚性硬脑膜炎、硬化性胰腺炎、硬化性肠系膜炎、纤维化纵隔炎、低补体性肾小管间质性肾炎、炎性主动脉瘤、主动脉及动脉周围炎、嗜酸性血管中心性纤维化（眼眶及上呼吸道受累）、炎性假瘤（眶周、肺脏、肾脏等）、多灶性纤维硬化（眶周、甲状腺、后腹膜、纵隔及其他组织器官）。

上述命名的历史变革，见证了 IgG4-RD 逐渐被认识的过程，使得原本分散在各个器官系统中、被认为不相关的疾病间建立了本质的联系。目前认为，IgG4-RD 是一种免疫相关的、慢性、复发性炎症状态，是以受累器官组织中淋巴细胞及 IgG4 分泌浆细胞浸润伴随席纹状纤维化、且对激素治疗反应较好为特征的一组的临床综合征。

然而，不同器官受累的 IgG4-RD 病变造成的相应临床表现大相径庭，如果均仅仅简单冠以统一的"IgG4-RD"的诊断，容易在临床以及研究中造成混乱。为此，推荐临床上不同的受累器官，给予相应具体的命名及诊断，如 IgG4 相关性泪腺炎、IgG4 相关性肝病、IgG4 相关硬化性胆管炎、IgG4 相关性肾病等。

（二）IgG4 相关性肾病

肾脏受累在 IgG4-RD 中占有重要比重，其有多种形式的临床表现，值得引起更多的关注。

狭义 IgG4 相关性肾病（IgG4-RKD）定义为 IgG4-TIN 与 IgG4-MN。广义 IgG4-RKD 泛指 IgG4-RD 中的各种肾脏表现，包括肾实质改变及肾盂改变；肾间质受累的同时，肾小球受累还可表现为其他非特异肾小球疾病形式。

由于 IgG4-RKD 包含的肾脏改变多样，目前 IgG4-RKD 在 IgG4-RD 中总的占比在不同队列间报道比例相差较大，2.8%~44%（表 10-3-1）。这种发病比例上的差别与人种、诊断手段、诊断标准等有关。以 IgG4-TIN 作为 IgG4-RKD 最主要的病理表现，不同文献中报道的 IgG4-RD 中，15%~24.6% 患者可存在肾小管间质受累表现。我国较大样本量相关队列的临床数据来自北京协和医院，根据 2011 年至 2013 年北京协和医院诊断的 118 例 IgG4-RD 患者的临床资料回顾性分析，肾脏小管间质损伤的比例高达 24.6%。在 7%~8% 的肾活检证实的 IgG4-TIN 中可发现 IgG4-MN，但 IgG4-MN 的人群发病率及在 IgG4-RD 中的占比尚不明确。其他表现形式的 IgG4-RKD 的具体发病率，如腹膜后纤维化及 IgG4 相关前列腺炎造成肾后性梗阻而间接导致肾功能受损等，虽然临床并不少见，但其发病率无具体数据可寻。

表 10-3-1　国内外 IgG4-RD 各个系统受累器官比例比较

研究队列	法国 / 受累人数（所占比例）	美国 / 受累人数（所占比例）	日本 / 受累人数（所占比例）	意大利 / 受累人数（所占比例）	中国 / 受累人数（所占比例）
队列人数	25	125	235	41	346
淋巴结	19（76.0）	34（27.2）	34（14.0）		195（56.4）
颌下腺		35（28.0）		8（19.5）	182（52.6）
泪腺 / 眶周		28（22.4）	53（23.0）		161（46.5）
胰腺	13（52.0）	24（19.2）	142（60.0）	17（41.5）	133（38.4）
肺	8（32.0）	22（17.6）	13（5.5）		97（28.0）
胆道	8（32.0）	12（9.6）	13（5.5）		88（25.4）
鼻窦		5（4.0）			81（23.4）
腹膜后	8（32.0）	23（18.4）	4（1.7）	8（19.5）	69（19.9）
腮腺		21（16.8）	34（14.5）		75（21.7）
前列腺		4（3.2）			48（20.9）
大动脉	6（24.0）	14（11.2）	4（1.7）	4（9.8）	33（9.5）
肾脏	11（44.0）	15（2.8）	54（23.0）		24（6.9）

注：空白表示无数据。

三、IgG4 相关性疾病的免疫发病机制

（一）IgG4 与体液免疫

血清 IgG4 水平增高与受累组织中 IgG4 阳性的浆细胞增多是 IgG4-RD 的标志性改变，但这些循环和组织中显著增多的 IgG4 分子是否是 IgG4-RD 中的致病因子，目前仍存在争议。

人类 IgG 存在 1~4 四种亚型，其中 IgG4 分子是在健康人外周血中浓度最低的 IgG 亚类。IgG4 分子铰链区与其他亚型 IgG 分子不同，铰链区"脯氨酸突变为丝氨酸"造成的特殊氨基酸基序，造成铰链区两个重链分子间的二硫键不稳定，使得不同 IgG4 分子间可进行半分子交换（Fab 臂互换），形成具不对称分子（图 10-3-1）。

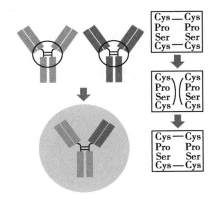

图 10-3-1　IgG4 分子独特的分子结构
IgG4 重链 Fab 交换的分子基础；Cys：半胱氨酸，Pro：脯氨酸，Ser：丝氨酸

IgG4 分子随机 Fab 臂互换后，具有 2 种不同抗原表位。这种"异质"二价体结构导致 IgG4 分子在生物学特性上相当于单价体抗体，其对于 Fc 段受体及 C1q 结合力弱，因而不具备激活下游补体、抗体依赖的细胞介导的细胞毒性作用。因此，IgG4 分子一直被认为是一种终止免疫活化反应的抗炎分子。

在 IgG4-RD 的发病机制中，目前并不认为 IgG4 及体液免疫是致病的始动因素，而更加可能是疾病的后果之一，或者可能是机体为了终止过度的免疫反应做出的免疫调节。在 IgG4-TIN 和 AIP 患者中，补体 C3 确实可同时出现降低；在 IgG4-TIN 患者的 TBM 中也可观察到 IgG4 免疫复合物以及 C3 沉积；这提示 IgG4 可能在特定器官的发病中起作用。此外，2010 年 Khosroshahi 等在 4 例难治性 IgG4-RD 患者中试验性应用利妥昔单抗，取得了良好的治疗和维持效果；随后 Carruthers 等通过 30 例 IgG4-RD 患者的前瞻性开放临床研究证实了利妥昔单抗对于 IgG4-RD 患者的治疗效果与传统的免疫抑制治疗类似，甚至可作为初治方案。B 细胞清除疗法对于 IgG4-RD 的良好治疗效果强烈提示 B 细胞及下游的 IgG4 分子，可能参与了疾病的发生发展。关于 IgG4 分子在 IgG4RD 中的作用无法定论，仍需进一步研究。

（二）细胞免疫的作用

IgG4-RD 的组织损伤和纤维化是多种免疫细胞共同参与的结果，目前致病网络尚未得到完整揭示（图 10-3-2）。辅助性 T 细胞 2（helper T cell 2，Th2）和调节性 T 细胞（regulatory T cell，Treg），目前被认是 IgG4-RD 的重要致病细胞，可促进 B 细胞转化及组织纤维化。2007 年，有学者在原发性硬化性胆管炎与原发性胆汁性肝硬化患者对比研究中发现，IgG4-RD 患者的外周血中 Th2 相关细胞因子，如 IL-4、IL-5 及 IL-13，表达明显增高，而 Treg 相关因子，如 IL-10、TGF-β，亦呈明显高表达；同时组织中 IL-4、IL-10 也大量表达。此后，2010 年在 IgG4-TIN 患者肾组织中及 2012 年 Mikulicz 病患者的涎腺组织中，均发现 IL-4、IL-10 及 TGF-β mRNA 水平增高。2012 年，有研究发现 Mikulicz 病患者泪腺组织中 IL-21 的 mRNA 水平显著升高，且 IL-21 水平与组织中 IgG4/IgG 比例正相关，继而提出了滤泡辅助性 T 细胞（follicular helper T cell，Tfh）可能参与 B 细胞转化。

除 Th2/Treg 之外，Tfh2 与 CD4+ 细胞毒 T 细胞（cytotoxic T lymphocyte，CTL）是近年新发现的可反映 IgG4-RD 疾病组织损伤及治疗效果的重要因子。近年，Pillai 等发现 IgG4-RD 的外周血和受累组织中均存在可表达 INF-γ、颗粒酶 A 和 TGF-β1 的特殊 CD4+ 效应记忆细胞毒 T 细胞，并造成组织损伤及纤维化，因此 CTL 可能是造成 IgG4-RD 器官损伤的原因之一。

2014 年有研究报道，在 84 例临床活动的 IgG4-RD 患者 PBMC 中，通过流式细胞学检测到显著升高的单克隆 CD19+CD27+CD38hi 浆母细胞，在治疗后此类浆母细胞水平显著减低，并与疾病缓解程度呈正相关。其后续研究显示，应用利妥昔单抗清除可转化为浆母细胞的 B 细胞，取得了良好的治疗效果。2017 年，北京协和医院 Lin 等同样在 42 例 IgG4-RD 患者 PBMC 中通过流式细胞术提出 CD19+CD24-CD38hi 高表达的浆母细胞/浆细胞是血液循环中产生 IgG4 的主要细胞，并且是协助疾病诊断、反应治疗效果的良好指标。因此，血液循环中产 IgG4 的浆母细胞，目前也被认为是 IgG4-RD 诊断与疾病活动度的良好标志物之一。CD4 阳性的 Th2、Treg、Tfh2 及浆细胞样树突状细胞（plasmacytoid dentric cell，pDC）均参与了该 B 细胞向产 IgG4 的浆母细胞的过程。此外，IgG4-RD 患者外周血中 BAFF 及增殖诱导配体（a proliferation-inducing ligand，APRIL）明显升高，提示其参也与了 IgG4-RD 的 B 细胞转化。M2 巨噬细胞和滤泡树突状细胞（follicular dentritic cells，FDC）亦可能参与了疾病的进展。

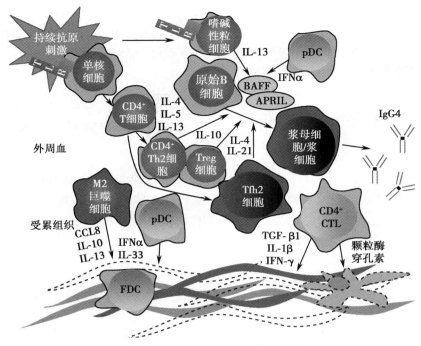

图 10-3-2 IgG4-RD 发病机制

第二节 IgG4 相关性肾炎的临床表现

IgG4-RKD 常见于老年、男性,北京协和医院统计患者平均年龄为 59~63.7 岁,男性占比为 66%~87%。患者常常表现为多系统及器官受累(可同时,也可先后出现),但也可表现为肾脏单独受累。2012 年北京协和医院 IgG4 相关泌尿系统损害的病例回顾发现,IgG4-RKD 患者多合并其他器官受累,平均受累器官数(4.38±1.55)个,肾脏以外的常见受累器官依次为淋巴结(58.3%)、涎腺(50%)、腹膜后(45.8%)、胰腺(41.7%)、泪腺(37.5%)等,在 2015 年扩大样本量后再次统计,肾外器官受累的排序及比例与前相似。日本数据与我国相仿,95.7% 的 IgG4-RKD 患者合并其他器官损伤,其中涎腺、淋巴结、胰腺、泪腺及肺脏等为常见受累器官。

IgG4-RKD 的肾脏表现多样,就诊的主诉多不具特异性,如"水肿、夜尿增多、尿中泡沫增多,或者仅为发现尿常规异常、肌酐升高或影像学异常"。根据不同临床表现的特点,可归纳为 5 类:

一、IgG4-TIN

此类型为 IgG4-RKD 的肾实质损害基本类型,其他类型的肾脏实质损害均为在此型基础上出现的其他表现。患者常为亚急性表现,无明显的起病过程,早期往往没有突出的临床表现,可能仅表现为夜尿增多。无明显尿量减少,水肿不突出,血压无明显升高。患者常因 IgG4-RD 其他器官受累就诊时,发现尿检异常或血肌酐升高,进一步病理证实诊断。肾外的非特异性表现可能为乏力、体重下降等;回顾病程,常可发现既往合并过敏性疾病病史,如湿疹、过敏性鼻炎、过敏性哮喘等。

实验室检查:血常规可发现部分患者有贫血,可能存在嗜酸性粒细胞比例升高。尿检提示少至中度蛋白尿,部分可合并镜下血尿。此外,尿 β2 微球蛋白、N-乙酰-β-D-氨基葡萄糖苷酶等肾小管损伤指标可升高。血生化检查可发现患者存在血肌酐升高。血清 IgG 与 IgG4 均明显升高,伴或不伴血清 IgE 升高;低补体血症及 CRP、ESR 等炎症指标升高亦较为常见。患者可伴有抗核抗体和类风湿因子低滴度阳性,但抗 dsDNA、抗 Sm、抗 ENA、狼疮抗凝物、ANCA、冷球蛋白、M 蛋白等均为阴性。

二、IgG4-MN

IgG4-MN 很少单独诊断，常与 IgG4-TIN 同时存在。患者临床可出现肾病综合征表现或仅表现为不同程度的蛋白尿，与特发性 MN 相比，常伴随肾功能改变，血 PLA$_2$R 抗体为阴性。此类患者对于免疫抑制治疗反应往往优于原发性膜性肾病。

由于原发性膜性肾病中，沉积在 GBM 的 IgG 也是以 IgG4 亚型为主，故而，在 IgG4-TIN 或肾外 IgG4-RD 表现不明确时，诊断此类需尤其谨慎。原发膜性肾病相关抗原-抗体，如血清 PLA$_2$R 抗体及组织 PLA$_2$R 抗原有助于鉴别诊断。

三、肾后梗阻型

患者可表现为腰痛、排尿困难或尿量突然减少，影像学检查可发现肾盂、输尿管扩张。进一步寻找肾后梗阻原因可发现 IgG4 相关的腹膜后纤维化、前列腺增生或输尿管炎性假瘤、硬化性肾盂炎等。

此类患者通过积极的原发病治疗，可迅速改善肾功能，部分患者需解除肾后梗阻，肾功能可得到进一步的改善。

四、急性肾功衰竭型

肾功能受损在 IgG4 相关性疾病并不少见，可表现为急性、亚急性和慢性肾功能损伤。由于发病隐匿，不能从病史长短时间判断慢性性质，从而耽误甚至放弃治疗。IgG4-TIN 与肾后梗阻型患者均可出现急性衰竭表现，如未得到及时诊断与积极治疗，则可发展成慢性肾功能不全甚至肾功能衰竭。早期识别、早期治疗对于该类型 IgG4-RKD 患者日后转归至关重要。由于各型肾脏表现可重叠出现，尤其是存在梗阻性病损解除梗阻后患者肾功能仍未能恢复，应当想到合并 TIN 可能，此时应尽早开始免疫抑制治疗。

五、临床寂静型

临床上有时可见 AIP 等 IgG4-RD 患者，行腹部影像学评估时意外发现肾脏灶性病变，而肾功能、尿液检查均无异常提示。此类观察，可继续肾外器官治疗方案，如肾外器官治疗已经结束，可定期复查肾功能与尿液检查。

第三节　IgG4 相关性肾炎的肾脏病理表现——特殊的 TIN

与经典的 IgG4-RD 基本病理表现一致，IgG4-TIN 患者肾脏的突出表现为间质淋巴浆细胞浸润伴特征性席纹状纤维化。与其他 IgG4-RD 不同的是，阻塞性静脉炎在肾脏受累中相对少见。

一、光学显微镜表现

（一）肾间质炎症表现

肾间质单个核细胞浸润，可表现为灶性或弥漫性病变，浸润的淋巴浆细胞以 T 淋巴细胞和浆细胞为主，伴散在的 B 细胞，这些淋巴浆细胞 IgG 与 IgG4 染色呈现阳性，且 IgG4/IgG 阳性细胞比例 >40%。此外，还可见嗜酸性粒细胞的浸润；部分患者急性小管炎表现，肾小管上皮细胞间可见淋巴细胞浸润。若患者就诊时疾病已趋于慢性表现，则可见肾小管结构破坏明显、不同程度的肾小管萎缩变性及肾小管基底膜增厚（图 10-3-3，见文末彩插）。

若肾间质出现中性粒细胞浸润、肉芽肿形成和坏死性血管炎等表现，可基本排除 IgG4-RKD 的可能性。

（二）肾间质纤维化改变

IgG4-RKD 的纤维化以席纹状排列为特征性。纤维化程度与病程有关，疾病急性期以炎症细胞为主、伴少量纤维化，而随着慢性化程度增加则以席纹状纤维化逐渐突显。

（三）合并肾小球改变

IgG4-TIN 最常见合并的肾小球受累表现为膜性肾病改变，其光镜表现与原发性膜性肾病类似。此外，合并轻度系膜细胞增生、IgA 肾病/紫癜性肾小球肾炎、FSGS 样改变以及内皮细胞增生也在临床中偶见。

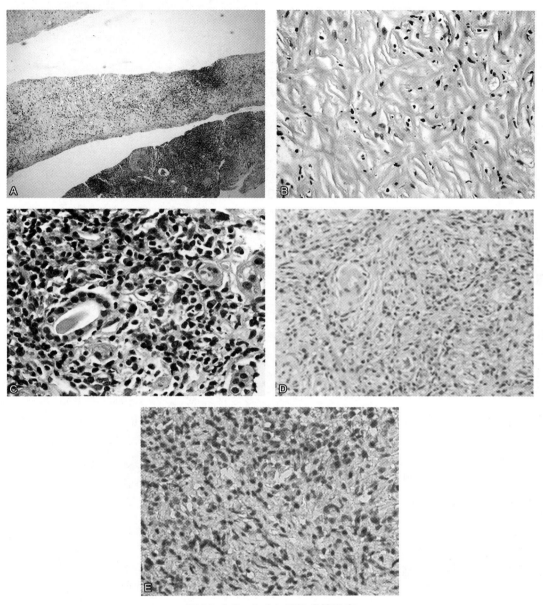

图 10-3-3　IgG4-TIN 光镜改变

A. 低倍镜可见病变灶性分布,肾间质大量炎症细胞浸润及纤维化改变;B. 席纹状(或称鸟眼状)纤维化改变;C. 肾间质浸润细胞以淋巴 – 浆细胞为主;D. 肾间质散在嗜酸性粒细胞浸润;E. IgG4 免疫组化染色提示浸润淋巴 – 浆细胞染色阳性

二、免疫荧光表现

IgG4-TIN 患者免疫荧多呈阴性,偶有患者肾小管基底膜局灶 IgG、C3 沉积。

若同时合并膜性肾病(IgG4-MN),在免疫荧光中可见肾小球血管袢及系膜区可观察到 IgG、C3 颗粒状沉积,IgG 亚类染色提示沉淀的

IgG 以 IgG4 为主;但 PLA2R 抗原组织染色阴性。

三、电子显微镜表现

IgG4-TIN 在电镜下可观察到弥漫的淋巴、单核细胞浸润(图 10-3-4A);合并膜性肾病(IgG4-MN)者,肾小球基底膜处可见电子致密物沉积(图 10-3-4B)。

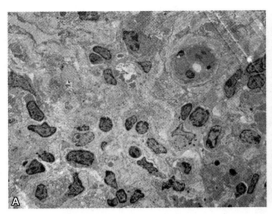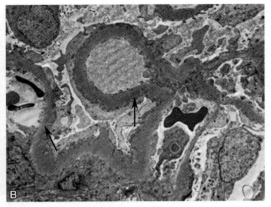

图 10-3-4 IgG4-TIN 电镜表现

A. IgG4-TIN 间质中密集淋巴、单核细胞浸润；B. IgG4-MN 广泛肾小球基底膜增生伴钉突形成，大量电子致密物沉积（箭头）

四、IgG4-TIN 病理诊断标准

病理改变对于 IgG4-RD 的诊断至关重要，对于有仍存在肾活检条件的患者应当尽量取得肾脏标本以获得最直接及肯定的证据。2011 年日本学者制定了较为完善的 IgG4-TIN 诊断标准（表 10-3-2）。单纯满足肾脏的组织病理诊断标准，尚不能确诊 IgG4-TIN，还需满足影像学、血清学的改变或同时合并 IgG4-RD 的而其他器官受累。此外，还需在满足上述所有诊断标准前，除外其他可完全模拟 IgG4RD 的疾病，如 ANCA 相关小血管炎、血液系统肿瘤等。

表 10-3-2 Raissian 等提出的 IgG4 相关小管间质性肾炎诊断标准（2011）

诊断类别	描述
组织病理学	光镜下：肾小管间质性肾炎，浆细胞浸润最集中区域 IgG4 阳性浆细胞 >10 个 / HPF（主要诊断标准）；免疫荧光、免疫组化和 / 或电镜下观察到小管基底膜附近存在免疫复合物沉积（支持性诊断标准）
影像学	增强 CT 肾脏皮质低密度结节状或楔形损伤，或存在弥漫性补丁状损伤；或肾脏显著增大
血清学	血 IgG4 或总 IgG 水平升高
其他组织器官受累	包括自身免疫性胰腺炎、硬化性胆管炎、任何组织中出现炎性团块、涎腺炎、炎性腹主动脉瘤、肺脏受累、腹膜后纤维化等

注：诊断 IgG4-TIN 需要满足组织病理学中浆细胞广泛浸润的小管间质性肾炎，以及影像学、血清学或其他组织器官受累中至少一条标准。HPF：高倍视野。

第四节 IgG4 相关性肾病影像学特点

鉴于不同的 IgG4-RKD 诊断标准均参考肾脏影像学改变，影像学是 IgG4-RKD 诊断的重要标准之一。肾脏可在超声或 CT 平扫上无特殊，或表现为肾脏弥漫增大、不均匀病灶或肿瘤样包块，常需与肿瘤、感染性疾病鉴别。

用于 IgG4-RKD 诊断的主要影像学手段为增强 CT 与核磁。

一、CT 检查

平扫 CT 常常不能发现病灶或仅见肾周索条影。增强 CT 时可发现经典的肾脏受损表现，包括：双侧肾脏弥漫增大、单个或多个低密度病灶（图 10-3-5A、B），低密度损伤部位多集中于肾皮质区域，可表现为边界清晰或模糊的圆形病灶或楔形病灶；弥漫性、补丁状病灶。增强 CT 对于肾脏软组织结构及占位性质明确都更有意义（图 10-3-5C、D），但由于患者就诊时多常常伴随肾功能不全，限制了增强 CT 在此类患者中的应用。

二、核磁检查

核磁作为无创性影像学诊断方式，对于出现肾功能不全的 IgG4-RKD 患者的诊治具有重要意义。经典的 MRI 表现为双侧肾实质多发的 T_2 相低信号、DWI 高信号病变（图 10-3-5C、D），动态增强则主要表现为动脉期低信号改变。其中 DWI 对于病变具有最高的敏感性。

三、其他影像学检查

1. 超声检查　在 IgG4-RKD 无特征性提示，部分患者可见肾脏体积增大、弥漫病变、肾盂增宽等。鉴于其无创性及方便性，主要用于肾后梗阻表变的早期发现。

2. PET-CT 检查　IgG4-RKD 患者可出现肾脏多发 SUV 值升高病灶或弥漫代谢增高，这对于脏器受累的早期诊断及疾病复发的监测均有重要价值。

3. 镓柠檬酸核素肾扫描　可发现 IgG4-RKD 患者肾脏的异常灶状浓集。

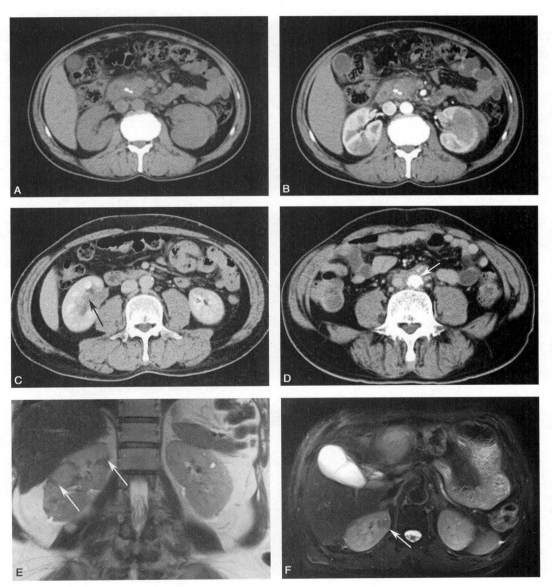

图 10-3-5　IgG4-RKD 影像学改变

A. 肾脏 CT 平扫仅见左肾包膜局部增厚；B. 同一患者肾脏增强 CT 后左肾见典型补丁状低密度病灶，对侧肾脏也可见低密度楔形病灶；C. 增强 CT 门脉期可见右侧肾盂占位；D. 增强 CT 显示包绕腹主动脉的腹膜后纤维化组织（箭）；E. T_2WI 肾实质楔形低信号病灶（箭）；F. T_2WI 抑脂相肾实质楔形低信号病灶（箭）

四、鉴别诊断

影像学异常,需与肾梗死、肾盂肾炎、恶性肿瘤、淋巴瘤等疾病的可能。肾梗死,在 CT 上多表现为大范围、边界清晰的楔形低密度灶,增强扫描无强化。而肾盂肾炎多表现为多发、边界不清的类圆形或楔形病灶,增强后呈低密度,周围多有液体密度或脓肿形成。以单发病灶为表现的 IgG4-RKD 在 CT 上难以与肾癌或尿道上皮癌进行鉴别,此时需结合肾外脏器受累(如胰腺、胆道、涎腺、泪腺等)表现。恶性肿瘤肾脏转移的 CT 多表现也为双侧肾脏的多发低密度病灶,单凭影像难以与 IgG4-RKD 进行鉴别,是否存在原发病灶(肺癌、乳腺癌、结肠癌等)是鉴别诊断的重要依据。肾淋巴瘤,常表现为双侧多发的肾实质或肾盂周围占位,但淋巴瘤占位体积相对较大,同时多合并腹膜后淋巴结肿大。

第五节 IgG4 相关性 肾病诊断标准

IgG4-RKD 的诊断标准是在 IgG4-RD 的基础上建立的,虽然有据可循但仍需改进。前述的 IgG4-TIN 诊断标准(表 10-3-2)更加关注肾脏病理间质性炎症的特点。但由于 IgG4-RKD 的临床特点,患者就医时常已经错失肾活检机会。对于获得肾脏组织证据困难的病例,可以结合典型的血清及尿液改变、肾脏影像学改变以及其他器官确切的 IgG4-RD 组织学改变而诊断。为此,日本肾脏病学会-肾脏病理标准化主诊断委员会-"IgG4-RKD"工作组提出的一套更加细化、复杂的 IgG4-RKD 诊断标准(图 10-3-6、表 10-3-3),为临床上无法取得肾脏病理的患者诊断提供了诊断路径。

Raissian IgG4-TIN 标准较为简洁、临床实施相对容易,日本"IgG4-RKD"工作组的 IgG4-RKD 诊断标准较为全面。两套诊断标准均需要

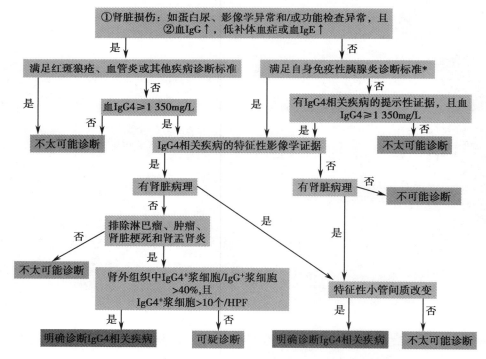

图 10-3-6 日本"IgG4-RKD"工作组提出的 IgG4 相关性肾病诊断流程图

* 自身免疫性胰腺炎的诊断标准分别为①Okazaki 标准:胰腺影像学特征性病变,高血丙种球蛋白、IgG、IgG4 或 ANA 或 RF 阳性,以及胰管周围席纹状纤维化及淋巴浆细胞浸润,以及②Mayo 标准:特征性病理表现,CT 特征性影像表现及血 IgG4 水平升高,以及对糖皮质激素反应良好

表 10-3-3　IgG4 相关性肾病诊断标准

诊断标准
①肾脏受损临床表现，如异常尿检结果或尿标记物结果异常，或肾功能受损，同时伴有血 IgG 水平升高，低补体血症或血 IgE 水平升高
②异常肾脏影像学表现：a. 增强 CT 显示多个低密度病灶；b. 肾脏弥漫性增大；c. 肾脏孤立性少血供占位；d. 肾盂壁肥厚性损伤，且无肾盂表面的不规则病变
③血 IgG4 ≥ 1 350mg/L
④肾脏组织病理学表现：a. 显著淋巴浆细胞浸润，IgG4 阳性浆细胞 >10 个 /HPF，且 IgG 阳性 /IgG4 阳性浆细胞 >40%；b. 淋巴细胞巢或浆细胞巢周围有特征性纤维化
⑤肾外组织的组织病理学表现：显著淋巴浆细胞浸润，IgG4 阳性浆细胞 >10 个 /HPF，且 IgG 阳性 /IgG4 阳性浆细胞 >40%
明确诊断：①＋③＋④（a,b）或②＋③＋④（a,b）或②＋③＋⑤或①＋③＋④（a）＋⑤   很可能诊断：①＋④（a,b）或②＋④（a,b）或②＋⑤或③＋④（a,b）   可能诊断：①＋③或②＋③或①＋④（a）或②＋④（a）

* 临床表现和组织病理学应除外以下疾病：Wegner 肉芽肿、Churg-Strauss 综合征、髓外浆细胞瘤；影像学应除外以下疾病：恶性淋巴瘤、泌尿系恶性肿瘤、肾梗死和肾盂肾炎；罕见情况下 Wegener 肉芽肿、结节病和恶性肿瘤转移灶也可能有类似影像学表现

从血清学、组织病理学、影像学检查以及肾外器官受累情况多方面考虑。同时，上述诊断标准还存在一些缺陷：①2 套诊断标准的肾脏指标均以 IgG4-TIN 为病理诊断依据，对 IgG4 相关肾小球损伤关注不够；②血 IgG4 ≥ 1 350mg/L 作为诊断界值的特异性不佳，而提升 IgG4 界值可能导致敏感性降低；③对于肾功能改变的关注度不足；④在使用 Raissian 标准时，即使完全符合上述诊断标准，在明确诊断前，仍需首先排除多种临床表现相似的特殊疾病，如 Wegner 肉芽肿、Churg-Strauss 综合征、髓外浆细胞瘤、淋巴瘤等。

第六节　IgG4 相关性间质性肾炎及相关肾损害治疗与展望

由于 IgG4-RKD 临床表现隐匿，对于诊断明确的 IgG4-RD 的患者，均应进行肾脏方面的评估，包括尿液检查、肾功能、泌尿系统影像学。鉴于 IgG4-RD 的多器官受累特征，以及各个器官的发病具有时空异质性，故而对于目前并未发现存在肾脏受累的患者，仍需定期尿液检查、评价肾功能及其变化。

与 IgG4-RD 类似，IgG4-RKD 对糖皮质激素免疫抑制治疗反应较好，早期诊断、早期治疗对于改善患者预后意义重大。IgG4-RKD 患者肾功能损伤可逆性强，对于基础肌酐水平不详、发现时即使已经处于肾功能不全甚至替代治疗的患者，亦不可轻易放弃或单纯进行替代支持治疗。根据我们的经验，此类患者在保证安全的前提下，给予恰当免疫抑制治疗，部分患者仍有脱离透析的可能。

目前常用的 IgG4-RKD 治疗方案多为借鉴 AIP 的治疗方案。糖皮质激素是治疗一线用药。诱导缓解阶段常以泼尼松 / 泼尼松龙 0.6~1.0mg/（kg·d）（每日最小剂量为 20mg/d）起始治疗。文献报道治疗两周后每 1~2 周减量 5~10mg，至 5~10mg/d 维持 6 个月减停。另一种方案为泼尼松 / 泼尼松龙 40mg/d 治疗 4 周后每周减量 5mg。根据中国研究数据建议，患者激素用量和剂量调整，需要根据患者具体临床表现、血 IgG4 水平以及影像学表现来确定，减量速度可每 2 周减 5mg，也可 2~3 个月减 5mg；诱导缓解阶段糖皮质激素减量不宜过快。有对照研究表明，92% 的患者在单独糖皮质激素治疗后 3 年内复发，故推荐延长低剂量激素维持时间以保证总疗程 3 年以上。

对于糖皮质激素难治或复发的患者，以及难以耐受糖皮质激素副作用的患者，加用免疫抑制剂亦是可选择的治疗方案，常用的免疫抑制剂为硫唑嘌呤、霉酚酸酯等（表 10-3-4）。根据我国的经验，与单独应用糖皮质激素相比，糖皮质激

表 10-3-4 IgG4 相关疾病复发
患者推荐药物与剂量

	推荐剂量	治疗疗程
环磷酰胺	50~100mg, 1 次 /d	3~6 个月
硫唑嘌呤	2.0~2.5mg/(kg·d), 1 次 /d	12~18 个月
霉酚酸酯	750~1 000mg, 1 次 /d	12~18 个月

素联合环磷酰胺(50~100mg/d, 维持 3 个月, 后减至 50mg/d 或隔日使用, 总剂量 6~12g)可能降低 IgG4-RD 的复发率、延长疾病复发时间, 同时获得更高的完全缓解率; 而对于受累器官超过 6 个以及肾小球、小管均有受累的患者, 糖皮质激素联合环磷酰胺作为初始治疗可能会有更大临床获益。

对于无法耐受较大剂量糖皮质激素的患者, 利妥昔单抗可作为诱导缓解的二线药物。此外, 对于激素治疗后反复复发的 IgG4-TIN 患者, 使用利妥昔单抗可改善临床症状及影像学表现、降低血总 IgG 及 IgG4 水平, 减少激素剂量与疗程。

由于 IgG4-RD 的致病机制仍处于不断探索的过程中, 目前仍认为其是一类固有免疫和细胞免疫共同参与的免疫性疾病。利妥昔单抗在 IgG4-RD 疾病治疗的良好效果已经证实了生物制剂在系统性免疫疾病、肾脏疾病治疗中的良好前景。鉴于 T 淋巴细胞在疾病发病中的地位, 针对 T 细胞(Treg, CTL 及 Tfh 等)靶向治疗亦可能成为未来 IgG4-RD/RKD 的治疗新方向。

（ 郑 可　李雪梅 ）

参 考 文 献

1. Kamisawa T, Funata N, Hayashi Y, et al. A new clinicopathological entity of IgG4-related autoimmune disease. J Gastroenterol, 2003, 38(10): 982-984.

2. Stone J H, Khosroshahi A, Deshpande V, et al. Recommendations for the nomenclature of IgG4-related disease and its individual organ system manifestations. Arthritis Rheum, 2012, 64(10): 3061. 3067.

3. Takahashi H, Yamamoto M, Suzuki C, et al. The birthday of a new syndrome: IgG4-related diseases constitute a clinical entity. Autoimmun Rev, 2010, 9(9): 591-594.

4. Mahajan VS, Mattoo H, Deshpande V, et al. IgG4-related disease. Annu Rev Pathol Mech Dis, 2014, 9: 315-347.

5. Iaccarino L, Talarico R, Scirè CA, et al. IgG4-related diseases: state of the art on clinical practice guidelines. RMD Open, 2019, 4: e000787.

6. Saeki T, Nishi S, Imai N, et al. Clinicopathological characteristics of patients with IgG4-related tubulointerstitial nephritis. Kidney Int, 2010, 78(10): 1016-1023.

7. Zheng K, Teng F, Li X M. Immunoglobulin G4-related kidney disease: Pathogenesis, diagnosis, and treatment. Chronic Dis Transl Med, 2017, 3(3): 138-147.

8. Lin W, Lu S, Chen H, et al. Clinical characteristics of immunoglobulin G4-related disease: a prospective study of 118 Chinese patients. Rheumatology (Oxford), 2015, 54 (11): 1982-1990.

9. Raissian Y, Nasr S H, Larsen CP, et al. Diagnosis of IgG4-related tubulointerstitial nephritis. , 2011, 22(7): 1343-1352.

10. Aalberse R C, Schuurman J. IgG4 breaking the rules. Immunology, 2002, 105(1): 9-19.

11. Khosroshahi A, Bloch D B, Deshpande V, et al. Rituximab therapy leads to rapid decline of serum IgG4 levels and prompt clinical improvement in IgG4-related systemic disease. Arthritis and rheumatism, 2010, 62 (6): 1755-1762.

12. Carruthers M N, Topazian M D, Khosroshahi A, et al. Rituximab for IgG4-related disease: a prospective, open-label trial. Annals of the rheumatic diseases, 2015, 74(6): 1171-1177.

13. Zen Y, Fujii T, Harada K, et al. Th2 and regulatory immune reactions are increased in immunoglobin G4-related sclerosing pancreatitis and cholangitis. Hepatology (Baltimore, Md), 2007, 45(6): 1538-1546.

14. Nakashima H, Miyake K, Moriyama M, et al. An amplification of IL-10 and TGF-beta in patients with IgG4-related tubulointerstitial nephritis. Clinical nephrology, 2010, 73(5): 385-391.

15. Tanaka A, Moriyama M, Nakashima H, et al. Th2 and regulatory immune reactions contribute to IgG4 production and the initiation of Mikulicz disease. Arthritis and rheumatism, 2012, 64(1): 254-263.

16. Maehara T, Moriyama M, Nakashima H, et al. Interleukin-21 contributes to germinal centre formation and immunoglobulin G4 production in IgG4-related dacryoadenitis and sialoadenitis, so-called Mikulicz's disease. Annals of the rheumatic diseases, 2012, 71

（12）：2011-2019.

17. Mattoo H，Mahajan VS，Maehara T，et al. Clonal expansion of CD4（+）cytotoxic T lymphocytes in patients with IgG4-related disease. J Allergy Clin Immunol，2016，138（3）：825-838.

18. Maehara T，Mattoo H，Ohta M，et al. Lesional CD4[+] IFN-γ+cytotoxic T lymphocytes in IgG4-related dacryoadenitis and sialoadenitis. Ann Rheum Dis，2017，76（2）：377-385.

19. Mattoo H，Mahajan V S，Della-Torre E，et al. De novo oligoclonal expansions of circulating plasmablasts in active and relapsing IgG4-related disease. The Journal of allergy and clinical immunology，2014，134（3）：679-687.

20. Wallace Z S，Mattoo H，Carruthers M，et al. Plasmablasts as a biomarker for IgG4-related disease，independent of serum IgG4 concentrations. Annals of the rheumatic diseases，2015，74（1）：190-195.

21. Lin W，Zhang P，Chen H，et al. Circulating plasmablasts/plasma cells：a potential biomarker for IgG4-related disease. Arthritis research & therapy，2017，19（1）：25.

22. Kiyama K，Kawabata D，Hosono Y，et al. Serum BAFF and APRIL levels in patients with IgG4-related disease and their clinical significance. Arthritis research & therapy，2012，14（2）：R86.

23. 郑可，李雪梅，蔡建芳，等. IgG4 相关性疾病泌尿系统损害分析. 中华肾脏病杂志，2012，28（12）：937-942.

24. 郑可，李雪梅，蔡建芳，等. IgG4 相关系统性疾病八例临床分析. 中华医学杂志，2012，92（42）：2988-2991.

25. 陈罡，郑可，叶文玲，等. IgG4 相关性疾病泌尿系统损害的临床特点分析. 中华肾脏病杂志，2015，31（1）：7-12.

26. Raissian Y，Nasr S H，Larsen C P，et al. Diagnosis of IgG4-related tubulointerstitial nephritis. Journal of the American Society of Nephrology：J Am Soc Nephro，2011，22（7）：1343-1352.

27. Kim B，Kim J H，Byun J H，et al. IgG4-related kidney disease：MRI findings with emphasis on the usefulness of diffusion-weighted imaging. European journal of radiology，2014，83（7）：1057-1062.

28. Seo N，Kim J H，Byun J H，et al. Immunoglobulin G4-Related Kidney Disease：A Comprehensive Pictorial Review of the Imaging Spectrum，Mimickers，and Clinicopathological Characteristics. Korean journal of radiology，2015，16（5）：1056-1067.

29. Kawano M，Saeki T，Nakashima H，et al. Proposal for diagnostic criteria for IgG4-related kidney disease. Clinical and experimental nephrology，2011，15（5）：615-626.

30. Okazaki K，Chari S T，Frulloni L，et al. International consensus for the treatment of autoimmune pancreatitis. Pancreatology：official journal of the International Association of Pancreatology（IAP），2017，17（1）：1-6.

31. Kamisawa T，Shimosegawa T，Okazaki K，et al. Standard steroid treatment for autoimmune pancreatitis. Gut，2009，58（11）：1504-1507.

32. Yunyun F，Yu C，Panpan Z，et al. Efficacy of Cyclophosphamide treatment for immunoglobulin G4-related disease with addition of glucocorticoids. Scientific reports，2017，7（1）：6195.

第十一篇　血栓性微血管病

第一章 溶血性尿毒症综合征

第一节 发病机制研究现状

溶血性尿毒症综合征（hemolytic uremic syndrome，HUS）属于经典的血栓性微血管病（thrombotic microangiopathy，TMA）之一，最早于1955年由Gasser等人报道，临床上主要表现为微血管性溶血性贫血、血小板减少及急性肾损伤三联征。HUS主要发生于儿童，常与产志贺毒素（Shiga toxin，Stx）的细菌感染有关。Stx-HUA的典型临床特征于1962年首先报道，占儿童HUS病例85%~95%。病因涉及病原体侵袭、基因异常及药物损害等多种因素。目前对其发病机制的研究主要涉及以下几个方面：

一、细菌感染

（一）大肠埃希菌（产志贺毒素菌株）

腹泻相关型HUS（D+HUS）由产志贺毒素的细菌引起，主要是大肠埃希菌O157：H7（60%）或其他产Stx的细菌（40%）。志贺毒素分为两种，即志贺毒素性1（Stx1）（以O157：H7为主）和志贺毒素性2（Stx2）（如2011年在欧洲引起流行性HUS的O104：H4）。上述细菌通过粪口途径引起肠道感染，疾病的暴发可由污染的水、牛肉制品、蔬菜和其他食物引起。临床表现为腹泻。细菌黏附在肠道黏膜表面，分泌Stx，后者一旦通过损伤肠黏膜进入血液循环，可以迅速与血液循环中的中性粒细胞结合，到达靶器官，由于肾脏肾小球内皮细胞可高表达Stx受体，故肾脏受累常较突出。Stx引起血管内皮细胞损伤是D+HUS发病的中心环节，其具体机制：Stx由1个亚单位A以及5个亚单位B组成。亚单位A与细菌的细胞毒作用相关，其解离后从高尔基体转移到内质网并进一步剪切为亚单位A1和A2；亚单位A1通过与60s的核糖体亚单位结合而抑制蛋白质合成从而发挥其细胞毒效应。亚单位B可以与细胞膜上特异的N-酯酰鞘氨醇三己糖（globotriaosylceramide，Gb3，或称为CD77）糖脂受体相结合。该毒素与细胞膜受体结合后可以进入细胞内，使细胞表达各种炎性因子如白介素-1（IL-1）和肿瘤坏死因子-α（TNF-α）。这些因子可以上调内皮细胞的糖鞘脂Gb3受体，从而使内皮细胞更易与Stx结合。随后发生的不同靶器官的微血管损伤则引起不同的临床表现：与肠道黏膜血管网内皮细胞结合则引起出血性结肠炎；与血管内皮细胞结合则引起溶血及血小板减少；与肾脏微血管内皮细胞结合则引起急性肾损伤，也可与肾脏系膜细胞、上皮细胞（足细胞和小管细胞）结合造成细胞损伤。内皮细胞损伤后，内皮下基质暴露，凝血系统及补体系统被激活，进一步造成炎症反应、血小板黏附聚集及纤维素沉积。红细胞通过受损的毛细血管时易发生机械损伤，进而发生溶血。同时，受损的内皮细胞由于失去正常的抗凝功能，最终导致微血栓的形成。

（二）侵袭性肺炎链球菌

侵袭性肺炎链球菌相关的HUS发病主要原因为Thomsen-Friedenreich抗原（TF抗原）的暴露。在生理状态下，TF抗原存在于人体红细胞、血小板及肾小球内皮细胞的表面，并被N-乙酰神经氨酸覆盖。患者感染了产神经氨酸酶（neuraminidase）的肺炎链球菌，细菌分泌的神经氨酸酶可以分解细胞表面的N-乙酰神经氨酸，使TF抗原暴露。TF抗原暴露后，机体可产生针对TF抗原的自身抗体，引发免疫反应，造成红细胞、血小板及肾小球内皮细胞的损伤，最终导致HUS的发生。

二、旁路途径中补体调节因子异常

补体系统是人类天然免疫系统的重要组成成分,是受调节的信号和放大效应的级联网络,涉及 >30% 血浆蛋白和细胞表面结合蛋白。关键的生理作用是补体活化后可刺激炎症反应,识别、调理并清除外源微生物、机体凋亡组织及免疫复合物。同时,机体还存在抑制补体活化的调节因子,以避免补体过度激活而导致对机体自身的损伤。如果补体调节因子的功能出现异常,则会导致相关疾病。在生理情况下,血管内皮细胞可通过多种补体调节因子避免补体介导的损伤,如 H 因子(CFH)、I 因子(CFI)和细胞表面蛋白,如膜辅助蛋白(MCP)、血栓调节蛋白(thrombomodulin, TM)等。当这些因子出现异常(如基因突变或机体产生针对补体调节蛋白的自身抗体)或补体活化分子(如 B 因子或 C3)基因突变后功能增强(即不再受补体调节蛋白的调节作用)时,均可引起补体在内皮细胞表面出现过度激活,引起内皮细胞损伤,从而导致 HUS。由于肾脏对补体活化异常敏感,故此类患者肾脏受累突出。以下就常见补体调节因子或相关因子功能异常所致 HUS 的机制作一详述。

(一)H 因子

H 因子(CFH)是血清中浓度最高的补体调节蛋白之一,由 20 个独立的、能折叠的结构域组成,这些结构域称为一致重复短结构域(SCRs)。CFH 基因位于 1q32,是 1 213 个氨基酸残基组成的 150kDa 的糖蛋白,主要由肝脏合成,肾脏的系膜细胞、足细胞、血小板、外周血单个核细胞、视网膜色素上皮细胞、神经胶质细胞、成纤维细胞、内皮细胞等也有部分表达。CFH 能够与多个配体如 C3b、肝素、C- 反应蛋白(CRP)等相互作用,提示 CFH 功能的复杂性。目前已知 CFH 有 3 个与 C3b 结合的位点,分别位于 SCR 1~4、11~14 和 19~20;3 个与肝素结合的位点,分别位于 SCR 7、13 和 20;3 个与 CRP 结合的位点,分别位于 7~8、11~13 和 16~20。CFH 在补体旁路途径活化的早期起着重要的调节作用,一方面可以作为 I 因子(CFI)的辅助因子降解 C3b,转化成 iC3b;另一方面可以通过与 B 因子的裂解产物

Bb 竞争性结合 C3b 使 C3 转化酶生成减少,同时加速已形成的 C3 转化酶的降解。在非典型的溶血性尿毒症综合征(aHUS)患者中 30%~50% 存在 CFH 水平降低或缺如,目前认为主要原因包括:CFH 基因纯合 / 杂合缺陷或存在抗 CFH 的自身抗体。纯合突变时血清 CFH 缺乏,通常在正常水平的 10% 以下,患者可表现为散发 aHUS 或有家族史,通常在婴幼儿期发病。杂合突变的患者血清补体水平正常或接近正常,CFH 水平为正常水平的 50% 左右。CFH 的基因突变主要发生于 SCR19~20,多为单个氨基酸的突变,使 CFH 与相应配体及内皮细胞的结合能力下降,从而引起临床病变。另外,6%~10% 的 aHUS 患者中存在 CFH 的自身抗体。目前认为抗 CFH 自身抗体的主要结合位点也在 SCR 19~20,可能通过降低 CFH 与 C3b、肝素及与细胞结合的能力而致病。

(二)I 因子

CFI 是另一种由肝脏合成的补体调节因子,由一条重链与一条轻链组成,主要在循环(液相)中发挥作用。其生物学功能是通过降解 C3b 及 C4b 而抑制 C3 转化酶的形成,从而抑制补体的激活。CFI 生物学功能的发挥依赖于与其他辅助因子如 CFH、C4 结合蛋白(C4BP)及 MCP 的相互作用。编码 CFI 的基因位于染色体 4q25。CFI 基因缺陷外显率较低,故大多为散发病例而非家族遗传。CFI 基因缺陷时,补体活化不受控制,其结果类似于 CFH 基因缺陷,最终会导致 TMA 的发生。

(三)膜辅助蛋白

膜辅助蛋白(MCP)又称 CD46,是一类广泛表达于细胞表面的跨膜补体调节因子。除红细胞外,MCP 几乎表达于体内的所有细胞。其生物学功能为辅助 CFI,降解沉积于细胞表面的 C3b 和 C4b。其编码基因毗邻 CFH 编码基因,基本结构单位也为 SCR 结构域。与 CFH 基因突变相似,MCP 基因缺陷可导致其表达量减少、与 C3b 的结合能力降低及 CFI 辅助活性降低,引起补体在细胞表面的过度激活从而致病。MCP 基因缺陷以常染色体显性遗传或常染色体隐性遗传方式遗传。但单纯 MCP 基因缺陷并不一定致病,携带 MCP 基因缺陷者病情也较轻,这可能与其他因素

的参与有关。

（四）B 因子

B 因子（CFB）是补体旁路激活途径的固有成分之一，具有旁路途径转化酶的酶切位点。aHUS 患者中 B 因子基因突变的报道较少。CFB 突变可增加 C3bB 的合成或使 C3bB 不易被促衰变因子或 CFH 降解，故可使酶活性增强，使更多补体成分沉积于肾小球内皮细胞而致病。

（五）其他补体相关因子

血栓调节蛋白（thrombomodulin，TM）的基因缺陷可引发 aHUS。TM 是一种普遍存在于内皮细胞表面的糖蛋白，具有抗凝、抗炎和细胞保护等多种作用。其可在补体辅助因子（CFH 和 C4BP）存在的条件下辅助 CFI 降解 C3b；可激活羧肽酶原 B，加速 C3a 和 C5a 的降解；可激活蛋白 C，从而发挥其抗凝及促纤溶的作用。若 TM 基因缺陷，可影响其与配体的结合，从而影响其对补体的调节功能而导致血栓形成。

展望：虽然目前 HUS 的诊断水平有了较大提高，但发病机制仍有待进一步阐明。部分患者可能多种机制并存，如部分 D+HUS 患者，尚存在补体功能的缺陷；部分 aHUS 患者，存在两种以上明确的补体调节蛋白功能缺陷；部分药物诱导的 aHUS 患者，还同时存在 ADAMT13 或补体 CFH 的功能异常等。HUS 的机制研究应从环境（包括病原体）、基因及有关成分的生物学功能改变等多方面研究补体系统激活失调。

第二节 分 类

根据病因学及临床特征等的不同，可将 HUS 分为两大类：一类是典型 HUS，也称腹泻相关型 HUS（D+HUS），占 73%~83%，表现为伴血便样腹泻的 HUS 综合征，与产志贺毒素的细菌相关；另一类为不典型溶血性尿毒症综合征（aHUS），也称无腹泻的 HUS（D−HUS），与补体系统活化和调节的缺陷有关。近年来也有学者提出应根据不同的发病机制对 HUS 进行分类，如病因明确者如细菌感染、补体系统异常等及与具体疾病相关者如肿瘤、移植、妊娠、自身免疫病所致等，可能更有助

于临床的诊治。表 11-1-1 是 TMA 分类的总汇，也同样适用于 HUS 的分类。

表 11-1-1　血栓性微血管病（TMA）的病因

1. STEC-HUS：产自大肠埃希菌（STEC）和其他细菌的志贺毒素
2. 肺炎球菌 HUS（尤其儿童）
3. TTP：获得性或先天性 ADAMTS13 缺乏
4. aHUS：遗传性或获得性补体异常
5. TMA 相关病症
   感染：病毒（HIV、HCV、CMV、EBV、HSV、H1N1 甲流病毒、细小病毒）、细菌或真菌感染
   妊娠和产后
   恶性高血压
   自身免疫疾病：系统性红斑狼疮、硬皮病、抗磷脂综合征（APS）包括恶性 APS（CAPS）
   DIC
   移植：实体器官和造血干细胞
   药物：钙调神经蛋白酶抑制剂、奎宁、氯吡格雷等
   恶性肿瘤（实体器官和造血系统）及放、化疗
   胰腺炎
   代谢紊乱（主要是婴儿）：维生素 B_{12} 缺乏、蛋氨酸合成酶缺乏症、辅酶 Q 缺乏症
   肾小球疾病（IgA 肾病，ANCA 相关性血管炎，C3 肾小球病）

第三节 疾 病 表 现

一、临床表现

HUS 主要表现为微血管性溶血性贫血、血小板减少和急性肾损伤，肾脏受累常较为严重，而不同类型的 HUS 各具特点。

（一）D+HUS

D+HUS 多见于儿童，常先有前驱腹泻症状，后发生急性肾损伤。目前文献报道，其总体发病率为每年 2.1 人/10 万人，小于 5 岁的儿童发病率最高达每年 6.1 人/10 万人，而 50~59 岁成人发病率最低，为每年 0.5 人/10 万人。

1. 前驱症状　近 90% 患者有前驱症状，食用污染食物后数天，大多为"胃肠炎"表现，如腹痛、腹泻、呕吐及纳差，伴中度发热。腹泻严重者可为脓血便，类似溃疡性结肠炎，少数病例以"呼吸道感染"为前驱症状。前驱期可持续数天至数

周,其后常有一段无症状间歇期。

2. **贫血及血小板减少** 常在前驱期后 5~10d 突然发病,少数也可在数周后发病,以微血管性溶血所致贫血及血小板减少所致出血为突出表现。患者常表现为面色苍白、黄疸(15%~30%)、皮肤黏膜出血(皮肤出血点、瘀斑、甚至血肿)、呕血、便血及血尿,部分重症患者还可出现贫血相关性心力衰竭。患者肝脾常增大。

3. **急性肾衰竭** 与贫血几乎同时发生。患者肾功能急剧恶化、水电解质平衡紊乱和酸中毒,严重时进展至少尿或无尿;常伴发高血压。

此外,部分患者还可以出现中枢神经系统症状,如头痛、嗜睡、性格异常、抽搐、昏迷及共济失调等。肾外表现还包括心血管受累(如心梗、充血性心衰和扩张性心肌病)、肺出血、肠道坏死和穿孔、胰腺炎及其导致的糖尿病、胆囊炎。

(二)aHUS

aHUS,又称补体介导 TMA。与 D+HUS 相比,aHUS 患者更好发于成人。虽无腹泻症状,但也常伴其他胃肠道表现。患者迅速出现少尿或无尿性急性肾衰竭及恶性高血压,其中约 50% 患者可进展至终末期肾病(ESRD)。儿童 aHUS 为产神经氨酸酶肺炎链球菌感染相关的 HUS,临床可表现为肺炎和脑脊髓膜炎,严重者发生呼吸窘迫综合征和败血症。应注意的是该组患者的临床表现常可因血浆疗法而加重,需要警惕。

随着现代遗传学及免疫学技术的发展,近年在 aHUS 中又分出一个亚类,名为 DEAP-HUS(deficient for CFHR proteins and factor H autoantibody positive),该类患者存在 CFH 相关蛋白 1 和 3 基因的缺失并存在血清抗 CFH 的自身抗体,好发于年轻人,男女比例相近,可有较为突出的非腹泻的胃肠道症状。

二、实验室检查

微血管性溶血性贫血和血小板减少是 HUS 实验室检查的标志性特点,特别是后者即使在正常范围,若呈进行性下降趋势,临床意义也很大。HUS 患者贫血一般较为严重,为微血管性溶血性贫血,外周血涂片可见到破碎红细胞(>2%)。而发生微血管病性溶血时,血管内溶血的指标如血清乳酸脱氢酶(LDH)上升、血和尿游离血红蛋白升高及血清结合珠蛋白降低等,以及血管内、外溶血共有的表现如血清总胆红素、间接胆红素和外周血网织红细胞升高等。抗人球蛋白试验(Coombs' test)阴性,但在系统性红斑狼疮和侵袭性肺炎链球菌感染引起的 HUS 中可能阳性。需要特别指出的有以下两点:①外周血涂片寻找破碎红细胞的比例非常重要,正常范围 <0.5%,若处于 0.5%~2% 则要高度怀疑微血管性溶血,如 >2% 则基本可以确诊。但由于该检查的准确性较大程度依赖于实验室技术人员的检测水平,故各个实验室的可靠性差异较大。为此,国际血液病破碎红细胞标准化工作组(The Schistocyte Working Group of the International Council for Standardization in Haematology, ICSH)于 2012 年制定了关于判断外周血破碎红细胞的标准诊断流程,可供参考。②LDH 升高对发现 HUS 最敏感,但特异性不强,其升高并非仅见于 HUS,在一些其他疾病如心肌梗死、横纹肌溶解综合征、肿瘤及重症感染时也可以见到,故需要结合患者实际状态进行判断。

D+HUS 常有外周血白细胞数升高伴核左移,但 aHUS 则白细胞数多正常。多数患者的凝血酶原时间(PT)、部分凝血活酶时间(APTT)、V 因子、Ⅷ因子和纤维蛋白原都在正常范围。部分患者存在纤维蛋白降解产物升高和凝血酶时间(TT)异常。

HUS 患者肾脏受累的临床表现与其肾脏病理受损的部位有关,如累及肾小球时,则突出表现为血尿、蛋白尿,严重时出现大量蛋白尿及血肌酐升高;如以肾血管受累为主,则尿中的有形成分变化不明显,临床上多表现为恶性高血压及血肌酐升高等。严重的血小板减少可导致均一型红细胞血尿。

其他实验室检查包括:大便培养(大肠埃希菌或志贺痢疾杆菌);Stx 检测,需在"急性肠炎期"检测,或通过聚合酶链式反应(PCR)检测 Stx 的基因;痰培养;血浆补体成分及调节因子水平的测定(包括 C3、C4、CFB、CFH、CFI、外周血单核细胞表面 MCP 的表达)、补体基因筛查等,但部分检查步骤较为复杂,价格昂贵,尚不能广泛应用于临床。

三、肾脏病理表现

肾活检组织病理在明确 TMA 诊断、协助提示病因、与其他疾病鉴别、指导治疗及判断预后有很大帮助。导致 TMA 的中心环节是血管内皮细胞损伤，从而出现了一系列病变。

（一）肾小球

1. 光镜检查 急性期肾小球病理表现为：依据肾小动脉的损伤程度，可见程度不等的毛细血管袢缺血性皱缩；肾小球毛细血管内皮细胞增生、肿胀；节段性毛细血管腔内微血栓形成；因基底膜内疏松层增宽而出现基底膜不规则增厚，并可出现假双轨征；因节段性系膜溶解，可出现毛细血管瘤样扩张；在病变慢性期可出现系膜基质增多导致系膜增宽，系膜细胞增生可不同程度的插入基底膜，毛细血管内皮细胞和系膜细胞产生的基底膜样物质导致肾小球毛细血管袢双轨征样改变。在 HUS 的终末期，肾小球硬化和缺血性硬化，部分呈现膜增殖性肾炎样改变。

2. 免疫荧光检查 对 HUS 病变无决定性诊断价值，有时在肾小球内出现非特异性 IgM 弱阳性，纤维蛋白强弱不等的阳性，有微血栓形成时更明显。

3. 电镜检查 对 HUS 病变的诊断，有一定意义。急性期最常见的病变是肾小球毛细血管基底膜内疏松层增宽，内皮细胞肿胀，有时可见血栓形成。

（二）肾脏小动脉

光镜下，急性期小动脉的病变在 D-HUS 患者中更常见。在疾病早期，肾脏小动脉表现为内皮细胞肿胀，内膜水肿，进而黏液变性，节段性血栓形成。慢性期随着疾病进展，受累小动脉内膜进一步增厚，纤维和胶原纤维增生，以血管腔为中心呈同心圆状排列，或称葱皮状增生。形成的血栓逐渐机化。免疫荧光检查对小动脉病变无决定意义，特别是慢性期。电镜下，急性期小动脉内皮细胞的病变和肾小球内皮细胞病变类似，急性期血管基底膜内疏松层增宽。慢性期可见内膜胶原纤维增生。

（三）肾小管和肾间质

HUS 的肾小管和肾间质病理改变均为肾血管和肾小球病变的继发性病变。肾小管上皮细胞不同程度的刷状缘脱落、萎缩，肾间质水肿、轻重不等的淋巴和单核细胞浸润及肾间质纤维化。

第四节 诊 断

一、临床症状

1. 儿童常见 HUS，成人常见 TTP。
2. 神经系统症状：头痛、嗜睡、意识模糊、局灶性神经损害、抽搐、昏迷。
3. 贫血、出血症状：紫癜、黏膜出血、月经增多等。
4. 肾功能损害症状（主要是 HUS）：血尿、蛋白尿、急性肾功能衰竭。
5. 胃肠道、上呼吸道或其他前驱感染症状。
6. 非特异症状：发热、乏力、苍白、肌痛、关节痛。

二、实验室检查

1. **常规检查** 血常规［血小板重度减少（$10\sim30\times10^9$/L）和贫血 Hb（$80\sim100$g/L）］、尿常规、粪常规、肝功、肾功、感染筛查等；
2. **外周血涂片**（破碎红细胞 >1%）、网织红细胞计数（升高）、骨髓巨细胞（减少）、凝血功能（正常）、Coombs 试验（阴性，在 SLE 或侵袭性肺炎链球菌感染引起 HUS 中可阳性）、其他溶血筛查（非结合胆红素升高、LDH 升高、网织红细胞计数、血清结合珠蛋白、血病尿游离血红蛋白）。

图 11-1-1 是对临床疑诊 TMA（其中包括 HUS 和 TTP）患者的诊断流程模式图。

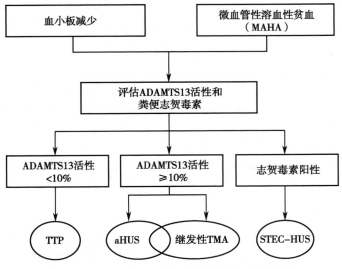

图 11-1-1 TMA（包括 HUS 和 TTP）诊断流程

第五节 治疗及预后

经典大肠埃希菌感染引起的 D+HUS 的治疗通常遵循急性肾损伤的治疗原则，即以支持治疗为主，最大限度地降低急性期的死亡率，如针对容量负荷重、电解质紊乱及氮质血症等及时进行肾脏替代治疗。其他支持治疗主要包括输注悬浮红细胞、血小板（Hb<60g/L 是输注悬浮红细胞的指征；在有活动性出血或拟进行有创检查时可输注血小板）。近期研究表明应用促红细胞生成素治疗可能可减少悬浮红细胞的输注量。对于应用抗生素目前尚存在争议，而止泻药物可能会增加中毒性巨结肠的可能，应慎用。目前研究中的新型治疗药物包括针对细菌黏附素、Stx 和其他蛋白抗原的活疫苗，高亲和力的口服毒素受体类似物、表达受体的益生菌、中和毒素的单克隆抗体及针对 Stx 介导的内皮损伤和组织损伤下游效应的小分子生物制剂等。该类疾病患者多数预后较好，肾功能可以完全恢复，仅少数发展至 ESRD。

补体调节因子基因突变引起的 aHUS 治疗首选血浆置换（但 MCP 基因突变者无效）及定期输注血浆治疗；如因抗补体调节蛋白抗体引起的 aHUS 可选择血浆置换、糖皮质激素和免疫抑制剂治疗，如上述治疗效果差，可考虑使用抗 CD20 单克隆抗体（利妥昔单抗，Rituximab）及抗 C5 单克隆抗体（依库珠单抗，Eculizumab）。血浆疗法虽可暂时维持血液学检测指标的正常水平，但无法治疗潜在的病因，故近年来生物制剂，特别是抗 C5 单抗的使用逐渐受到关注。抗 C5 单抗自 2007 年成功在全球 40 多个国家批准用于治疗阵发性睡眠性血红蛋白尿后，现已被美国和欧盟地区批准用于 aHUS 的治疗，特别适用于儿童、血浆置换无效或依赖、肾移植后预防或治疗复发、预后较差的 aHUS 患者。2013 年法国巴黎第五大学和 Necker 医院的 Legendre 博士等人开展了两项前瞻性 2 期试验，纳入年龄大于 12 岁的 aHUS 患者，受试者接受了为期 26 周的抗 C5 单抗的治疗和长期随访。抗 C5 单抗治疗后，患者血小板计数增加，80% 的患者维持在无 TMA 事件的状态。抗 C5 单抗治疗与所有次要终点的显著改善相关，肾小球滤过率表现为持续性、时间依赖性的增加。研究认为抗 C5 单抗可抑制补体介导的 TMA，并可使得 aHUS 患者出现时间依赖性的、显著的肾功能改善。虽然抗 C5 单抗前景看好，但其费用极为昂贵。aHUS 患者预后多较差，3 年内约 53% 的患者死亡或发展至 ESRD。其中 CFH、C3 和 CFB 基因突变者预后最差，肾移植后复发率很高；MCP 基因突变者预后最好，可自发缓解，理论上肾移植后无复发；CFI 基因突变者预后居中。

（王伟铭）

参 考 文 献

1. Ruggenenti P, Noris M, Remuzzi G. Thrombotic micro-angiopathy, hemolytic uremic syndrome, and thrombotic thrombocytopenic purpura. Kidney Int, 2001, 60（3）: 831-846.

2. Psotka M A, Obata F, Kolling G L, et al. Shiga toxin 2 targets the murine renal collecting duct epithelium. Infect Immun, 2009, 77（3）: 959-969.

3. Copelovitch L, Kaplan BS. Streptococcus pneumoniae-associated hemolytic uremic syndrome. Pediatr Nephrol, 2008, 23（11）: 1951-1956.

4. Dragon-Durey M-A, Loirat C, Cloarec S, et al. Anti-factor H Autoantibodies Associated with Atypical Hemolytic Uremic Syndrome. J Am Soc Nephrol, 2005, 16（2）: 555-563.

5. Estaller C, Weiss E H, Schwaeble W, et al. Human complement factor H: two factor H proteins are derived from alternatively spliced transcripts. Eur J Immunol, 1991, 21（3）: 799-802.

6. Lee B H, Kwak S H, Shin JI, et al. Atypical hemolytic uremic syndrome associated with complement factor H autoantibodies and CFHR1/CFHR3 deficiency. Pediatr Res, 2009, 66（3）: 336-340.

7. Ferreira V P, Herbert A P, Cortés C, et al. The binding of factor H to a complex of physiological polyanions and C3b on cells is impaired in atypical hemolytic uremic syndrome. J Immunol, 2009, 182（11）: 7009-7018.

8. Rodríguez de Córdoba S, Esparza-Gordillo J, Goicoechea de Jorge E, et al. The human complement factor H: functional roles, genetic variations and disease associations. Mol Immunol, 2004, 41（4）: 355-367.

9. Noris M, Remuzzi G. Atypical hemolytic-uremic syndrome. N Engl J Med, 2009, 361（17）: 1676-1687.

10. Dragon-Durey M-A, Frémeaux-Bacchi V, Loirat C, et al. Heterozygous and homozygous factor H deficiencies associated with hemolytic uremic syndrome or membranoproliferative glomerulonephritis: report and genetic analysis of 16 cases. J Am Soc Nephrol, 2004, 15（3）: 787-795.

11. de Jorge E G, Harris C L, Esparza-Gordillo J, et al. Gain-of-function mutations in complement factor B are associated with atypical hemolytic uremic syndrome. Proc Natl Acad Sci U S A, 2007, 104（1）: 240-245.

12. Delvaeye M, Noris M, De Vriese A, et al. Thrombomodulin mutations in atypical hemolytic-uremic syndrome. N Engl J Med, 2009, 361（4）: 345-357.

13. Lapeyraque A-L, Malina M, Fremeaux-Bacchi V, et al. Eculizumab in severe Shiga-toxin-associated HUS. N Engl J Med, 2011, 364（26）: 2561-2563.

14. Bresin E, Rurali E, Caprioli J, et al. Combined complement Gene Mutations in Atypical Hemolytic Uremic Syndrome Influence Clinical Phenotype. J Am Soc Nephrol, 2013, 24（3）: 475-486.

15. Chapin J, Eyler S, Smith R, et al. Complement factor H mutations are present in ADAMTS13-deficient, ticlopidine-associated thrombotic microangiopathies. Blood, 2013, 121（19）: 4012-4013.

16. Zheng X L, Sadler J E. Pathogenesis of thrombotic microangiopathies. Annu Rev Pathol, 2008, 3: 249-277.

17. Besbas N, Karpman D, Landau D, et al. A classification of hemolytic uremic syndrome and thrombotic thrombocytopenic purpura and related disorders. Kidney Int, 2006, 70: 423-431.

18. Mayer S A, Aledort L M. Thrombotic microangiopathy: differential diagnosis, pathophysiology and therapeutic strategies. Mt Sinai J Med, 2005, 72（3）: 166-175.

19. Scheiring J, Andreoli S P, Zimmerhackl L B. Treatment and outcome of Shiga-toxin-associated hemolytic uremic syndrome（HUS）. Pediatr Nephrol, 2008, 23（10）: 1749-1760.

20. Taylor C M, Machin S, Wigmore S J, et al. Clinical practice guidelines for the management of atypical haemolyticuraemic syndrome in the United Kingdom. Br J Haematol, 2010, 148（1）: 37-47.

21. Zini G, d'Onofrio G, Briggs C, et al. International Council for Standardization in Haematology（ICSH）ICSH recommendations for identification, diagnostic value, and quantitation of schistocytes. Int J Lab Hematol, 2012, 34（2）: 107-116.

22. Skerka C, Zipfel P F, Muller D, et al. The autoimmune disease DEAP-hemolytic uremic syndrome. Semin Thromb Hemost, 2010, 36（6）: 625-632.

23. Morel-Maroger L, Kanfer A, Solez K, et al. Prognostic importance of vascular lesions in acute renal failure with microangiopathic hemolytic anemia（hemolytic-uremic syndrome）: clinicopathologic study in 20 adults. Kidney Int, 1979, 15（5）: 548-558.

24. Tsai H-M, Chandler W L, Sarode R, et al. von Willebrand factor and von Willebrand factor-cleaving metalloprotease activity in Escherichia coli O157: H7-associated

hemolytic uremic syndrome. Pediatr Res, 2001, 49 (5) : 653–659.

25. Serna IV A, Boedeker E C. Pathogenesis and treatment of Shiga toxin–producing Escherichia coli infections. CurrOpin Gastroenterol, 2008, 24 (1): 38–47.

26. Skerka C, Józsi M, Zipfel P F, et al. Autoantibodies in haemolyticuraemic syndrome (HUS). Thromb Haemost, 2009, 101 (2): 227–232.

27. KöseO, Zimmerhackl L–B, Jungraithmayr T, et al. New treatment options for atypical hemolytic uremic syndrome with the complement inhibitor eculizumab. Semin Thromb Hemost, 2010, 36 (6): 669–672.

28. Legendre C M, Licht C, Muus P, et al. Terminal complement inhibitor eculizumab in atypical hemolytic–uremic syndrome. N Engl J Med, 2013, 368 (23): 2169–2181.

29. Gavriilaki E, Anagnostopoulos A, Mastellos D C. Complement in Thrombotic Microangiopathies : Unraveling Ariadne's Thread Into the Labyrinth of Complement Therapeutics. Front Immunol, 2019, 27; 10: 337.

30. Bayer G, von Tokarski F, Thoreau B, et al. Etiology and Outcomes of Thrombotic Microangiopathies. Clin J Am Soc Nephrol, 2019, 14 (4): 557–566.

31. Cody E M, Dixon B P. Hemolytic Uremic Syndrome. Pediatr Clin North Am, 2019, 66 (1): 235–246.

32. Masias C, Cataland S R. The role of ADAMTS13 testing in the diagnosis and management of thrombotic microangiopathies and thrombosis. Blood, 2018, 132 (9): 903–910.

33. Dixon B P, Gruppo R A. Atypical Hemolytic Uremic Syndrome. Pediatr Clin North Am, 2018, 65 (3): 509–525.

34. Fox L C, Cohney S J, Kausman J Y, et al. Consensus opinion on diagnosis and management of thrombotic microangiopathy in Australia and New Zealand. Intern Med J, 2018, 48 (6): 624–636.

35. Kappler S, Ronan–Bentle S, Graham A. Thrombotic Microangiopathies (TTP, HUS, HELLP). Hematol Oncol Clin North Am, 2017, 31 (6): 1081–1103.

第二章　血栓性血小板减少性紫癜

血栓性血小板减少性紫癜（thrombotic thrombocytopenic purpura，TTP）作为一种系统性疾病，属于经典的血栓性微血管病之一，发病率2~5/（百万人·年），最早于1924年由Eli Moschcowitz报道，主要表现为血小板减少、微血管性溶血、神经系统症状、急性肾损伤及发热五联征。在TMA的范义内TTP与HUS密切相关和重叠，未治的TTP死亡率高达90%。目前对其发病机制的研究主要涉及von Willebrand因子（vWF）及其剪切酶ADAMTS13功能的异常。

第一节　发病机制研究现状

一、von Willebrand因子

（一）命名

vWF的命名最早可以追溯到1924年，Erik von Willebrand医生接诊并记录了一例凝血功能严重紊乱的5岁女性患儿，之后该患儿的凝血功能紊乱证实为黏附聚集血小板的因子功能缺陷所致，而后这种因子被命名为vWF，即为血管性血友病因子。

（二）结构、合成与分泌

vWF基因定位于12号染色体短臂末端（12p12-pter），全长178kb，包括52个外显子和51个内含子，转录9kb的mRNA，编码2 813个氨基酸组成的前体蛋白。vWF是一种大分子黏附糖蛋白，单体分子量250kDa，在内皮细胞、巨核细胞及血小板中合成。vWF在细胞内质网中合成后，通过分子C端形成二硫键聚合成二聚体，转运至高尔基体后，进一步聚合成多聚体，并进行糖基化修饰，修饰完成后一部分持续分泌至血浆，一部分以超大vWF多聚体（UL-vWF）的形式贮存于内皮细胞的Weibel-Palade小体以及巨核细胞或血小板的α颗粒中。当内皮细胞受损、血小板黏附于内皮时，可分泌大量UL-vWF。UL-vWF首先呈线样黏附于内皮细胞表面，在血流剪切力的作用下，被vWF的剪切酶——含1型凝血酶敏感蛋白模体的解整合素样金属蛋白酶-13（a disintegrin and metalloprotease with thrombospondin type 1 motif number 13，ADAMTS13）自Tyr1605-Met1606处切割成分子量（500~20 000）kDa的多聚体。vWF通常以多聚体的形式在血浆中存在，其多聚化程度对于维持vWF的正常生物学活性具有重要意义。成熟的vWF上有与凝血Ⅷ因子、内皮下胶原、血小板糖蛋白Ibα（GPIα）、整合素αⅡbβⅢ的结合位点，这些结合位点是vWF发挥生物学功能的基础。另外，vWF单体上含有12个N连接糖基化位点和10个O连接糖基化位点，糖基化对于vWF的合成和分泌具有重要的意义。

（三）生物学功能

1. 介导血小板的黏附与聚集，促进血小板血栓形成　vWF是参与人体内止血与血栓形成中的主要蛋白之一。在正常血液循环中，vWF以多聚体的形式存在，与血小板GPIα的结合位点封闭，但与内皮下胶原的结合位点始终暴露。当血管内皮受到损伤，内皮下胶原暴露，包括vWF在内的各种黏附分子会在损伤部位聚集，vWF多聚体黏附于胶原，在血流剪切力的作用下其分子结构展开，GPIα结合位点暴露，使血小板停留并黏附于损伤局部的内皮下。vWF与GPIα的结合还可以导致血小板与vWF结合的其他位点（如GPⅡb/Ⅲa）大量活化，形成二者相互结合的正反馈，从而在血管损伤局部逐渐形成血小板一级止血。如vWF基因突变则导致其含量不足，或结构松散更易被ADAMTS13水解，进一步会出现生理性止血功能不全，引起血管性血友病。vWF多聚化程度越高，其黏附血小板和促进血栓形成的功

能越强,这可能是由于以多聚体形式存在的 vWF 含有更多配体结合位点、在血流剪切力的作用下更容易发生形态学改变所致。当血管损伤时,血流中的血小板自身难以抗拒血流剪切力的作用而停留于血管损伤局部,vWF 为血小板的黏附聚集提供了介质,使生理性止血过程得以顺利进行。然而,若该反应不能得到有效的生理调控,血小板会不断聚集,血管损伤局部便会形成血栓而非生理性止血。ADAMTS13 便是终止生理止血过程中重要的裂解酶。

2. 作为Ⅷ因子的载体并稳定Ⅷ因子　Ⅷ因子是内源性凝血途径中重要的凝血因子之一,其主要的生理功能是作为Ⅸa 因子的辅助因子加速Ⅹ因子的激活,构成内源性凝血级联反应中的一环。血浆中的 vWF 与Ⅷ因子以非共价键的形式结合,形成复合物,可稳定Ⅷ因子,延长Ⅷ因子半衰期。在生理性止血过程中,血小板血栓形成的同时,内外源性凝血系统同时被激活,最终形成牢固的次级止血。

二、ADAMTS13

(一)发现和命名

ADAMTS13 又称为 vWF 裂解酶,是 ADAMTS 家族成员之一。1982 年 Moake 等在慢性复发性 TTP 患者血液循环中发现 UL-vWF,第一次提出患者血浆中可能缺乏降解 vWF 的蛋白酶的假设。1996 年,发现 ADAMTS13 为 vWF 的特异性水解酶。

(二)生物合成与结构

ADAMTS13 主要在肝星状细胞中合成,在血管内皮细胞、巨核细胞或血小板中也有合成,在肾脏足细胞中有微量表达。肾小管上皮细胞及内皮细胞亦可合成释放有活性的 ADAMTS13,调节局部的凝血功能。ADAMTS13 其生理血浆浓度为 0.5~1.0μg/ml,分子量由于糖基化水平不同,在(170~195)kDa 之间。ADAMTS13 由 1 427 个氨基酸组成,人类 ADAMTS13 基因位于 9q34,模板 DNA 全长 37kb。ADAMTS13 含多个结构区,其结构自 N 端到 C 端依次为:金属蛋白酶结构域,解整合素样结构域,凝血酶敏感蛋白酶-1 重复序列,富含半胱氨酸结构域,间隔区,七个附加的凝血酶敏感蛋白 1 重复序列及两个 CUB 结构域。其中,解整合素样结构域用于剪切多聚及 UL-vWF,其余结构域用于黏附固定 vWF。

(三)生物学功能

ADAMTS13 主要的生物学功能为裂解 vWF。在体内,血管损伤时血浆中 vWF 首先通过 A3 区结合到内皮细胞受损后暴露下的内皮下胶原,在血流剪切力作用下 vWF 多聚体的折叠结构打开,暴露出 A2 区 ADAMTS13 的裂解位点,ADAMTS13 通过补体结合区(CUB 结构域)与 vWF 的 A3 区结合,作用于 vWFA2 区 842 酪氨酸 843 蛋氨酸间的肽键,将 vWF 多聚体裂解为大小不等的小分子肽段,在生理状态下调控 vWF 的结构与功能。ADAMTS13 可作用于刚从细胞中分泌的 UL-vWF,防止 UL-vWF 网罗血小板形成病理性血栓。在血管损伤局部,ADAMTS13 剪切 vWF,防止在生理性止血过程中血管损伤局部形成血栓。ADAMTS13 的生物学功能依赖二价阳离子如:锌离子(Zn^{2+}),钙离子(Ca^{2+}),钡离子(Ba^{2+})等的参与。

(四)vWF、ADAMTS13 与 TTP

TTP 分为遗传性 TTP 和获得性 TTP。近年来 TTP 的病因与发病机制已逐步被阐明。

遗传性 TTP 也称 Upshaw-Schulman 综合征或慢性复发性 TTP,其发病机制是编码 ADAMTS13 的基因发生突变,导致 ADAMTS13 合成、分泌或活性异常,使 ADAMTS13 裂解 vWF 多聚体的能力减低,当血管内皮细胞受到刺激时释放大量的 UL-VWF 多聚体,在微小血管内 UL-vWF 可网罗血浆中的血小板从而导致富含血小板的微血栓形成。目前文献报道的导致遗传性 TTP 的 ADAMTS13 基因突变有 70 余种,约 60% 为错义突变,13% 为无义突变,13% 为缺失突变,还有一小部分为插入突变或剪辑错误突变。患者发病年龄不一,发作时间可从新生儿到成年以后,部分可能并不发病,具体的发作诱因可能与环境刺激(如感染、腹泻、外伤、手术及妊娠等)有关,但机制尚未完全明确。亦有人提出,遗传性 TTP 表现为不完全的外显性,动物实验证实存在对 ADAMTS13 基因缺陷敏感的修饰性基因,两者的共同作用导致了 TTP 的发生。遗传性 TTP 对血浆输注或血浆置换治疗敏感。

获得性 TTP,又称自身免疫性 TTP 或获得性

ADAMTS13 缺陷,存在针对 ADAMTS13 的自身抗体,或抑制其功能或增加其清除。获得性 TTP 根据有无原发病分为特发性 TTP 和继发性 TTP。

特发性 TTP 的发病机制多数为机体产生抗 ADAMTS13 自身抗体,导致 ADAMTS13 活性丧失。抗 ADAMTS13 自身抗体直接结合于 ADAMTS13 酶活性区域,抑制其活性,或形成循环免疫复合物加速 ADAMTS13 从血液循环中的清除。研究发现富含半胱氨酸域/间隔区为抗体所识别的主要靶位,多数患者体内同时检测到针对不同功能域的多个抗体。抗 ADAMTS13 自身抗体主要是 IgG 型,也有 IgA 和 IgM 型的报道,但后两者的临床意义尚不明确。对其 IgG 亚型的分布研究发现约 90% 的患者为 IgG4 亚型,52% 的患者为 IgG1 亚型,50% 的患者为 IgG2 亚型,33% 的患者为 IgG3 亚型,IgG4 亚型可以单独或与其他亚型同时出现,IgG4 与 IgG1 浓度呈负相关,IgG4 浓度越高提示 TTP 越容易复发,认为 IgG 亚型可作为预测疾病复发的指标,但这一结论尚未得到公认。

继发性 TTP 多与感染、药物、肿瘤、妊娠、自身免疫性疾病和造血干细胞移植等原因有关。如人类免疫缺陷病毒(HIV)感染可以诱发 TTP,这可能与免疫调节紊乱、病毒本身损伤血管内皮细胞、细胞因子失调等多种因素有关,HIV 诱发的 TTP 患者血浆 ADAMTS13 活性下降,并可以出现抗 ADAMTS13 抗体,抗病毒及血浆置换是有效的治疗方法,但其预后主要取决于艾滋病的严重程度而非 TTP 本身。抗血小板药物氯吡格雷和噻氯匹定均可引起继发性 TTP,这类患者血浆 ADAMTS13 活性往往下降,可以出现抗 ADAMTS13 抗体,血浆置换疗效好,疾病缓解后 ADAMTS13 活性能够恢复正常。骨髓移植引发 TTP 的机制与移植前后放化疗药物损伤血管内皮细胞及移植物抗宿主病等因素有关,这类患者血浆 ADAMTS13 的活性正常,vWF 多聚体结构正常,可能与 vWF 的大量释放超过了 ADAMTS13 的降解能力有关,故血浆置换对移植相关性 TTP 的疗效较差。在妊娠、恶性肿瘤以及自身免疫性疾病时,vWF 的含量可持续升高,可能诱发 TTP。由此,vWF 与其剪切酶 ADMTS13 的功能失调是导致 TTP 的重要因素。

近年亦有学者提出,在 TTP 患者中因严重的 ADMTS13 的缺乏而导致大量血小板血栓的产生,这可能引起补体的激活。Ruiz-Torre 等的研究中包括 4 名先天性和 4 名获得性 ADAMTS13 严重缺乏的患者,发现每一亚组均有两名患者在疾病急性阶段血清呈现了低水平的 C3。与健康对照组比较,急性 TTP 出现更多 C3 和末端补体复合体(C5b-9)在微血管内皮细胞的沉积,而 C4 的沉积无差异,提示补体旁路途径的选择性激活。Réti 等的研究提示在急性 TTP 患者的血清 C3a 与可溶性末端补体复合体(sC5b-9)的水平与健康对照组比较是升高的,在血浆置换后下降,缓解期则正常。Chapi 等报道了一例获得性严重 ADMTS13 缺乏患者,皮肤活检提示在内皮细胞有 C3d、C4d 和 C5b-9 的沉积。以上均提示在 TTP 的发病中有补体激活的参与,但如何被激活,其机制目前尚不清楚。

(五)ADAMST13 的监测在 TTP 诊断中的意义

由于 ADAMTS13 在 TTP 的发病中占有重要地位,其相关检测在 TTP 的临床诊断、治疗及预后判断中十分重要。目前 ADMTS13 的实验室检测方法主要涉及以下几方面:

1. ADAMTS13 的活性测定 作为血浆中裂解 vWF 的主要蛋白酶,ADAMTS13 的活性可以直接反映其功能状态。检测其活性的实验基本原理如下:血浆 ADAMTS13 在尿素或盐酸胍等变性剂的作用下,裂解作为底物的 vWF 分子,通过一系列方法对裂解后的 vWF 片段大小或数量检测,间接计算 ADAMTS13 活性,如:十二烷基磺酸钠(SDS)琼脂糖凝胶电泳,十二烷基磺酸钠聚丙烯酰胺(SDS-PAGE)凝胶电泳,放射自显影检测,胶原结合酶联免疫吸附试验测定,瑞斯托霉素辅因子检测,荧光共振能量转移(FRET)等。vWF 可采用血浆内纯化或者重组等来源。目前,使用患者内源性 vWF 的胶原结合试验由于耗时较短,应用最为广泛。ADAMTS13 活性严重下降的 TTP 患者疾病复发风险更高(约 30%),而不伴有 ADAMTS13 活性严重下降者则疾病复发风险较低(约 9%)。

2. ADAMTS13 功能性抑制物测定和抗 ADAMTS13 抗体检测 中和性抗体测定经典方法为将经热灭活的患者血浆与正常血浆以不同

比例混合,间接测定中和抗体的效价,这种方法又称为 ADAMTS13 功能性抑制物的测定。非中和抗体检测可用酶联免疫吸附试验(ELISA)或免疫印迹法(Western blotting)进行测定,根据检测目的,可检测 IgG、IgA、IgM 等不同类型,也可以检测 IgG 亚型。ADAMTS13 抗体的检测结果可进一步预测 TTP 患者的预后情况。研究表明,抗体阳性患者有更高的疾病复发风险,高滴度的抗 ADAMTS13 抗体往往预示患者对血浆置换治疗反应不良、疾病难治或早期死亡风险较高等。

3. ADAMTS13 的基因分析　对疑诊为遗传性 TTP 的患者可进行基因分析,主要利用聚合酶链反应(PCR)后测序的方法。用 PCR 方法扩增所有的外显子以及内含子 – 外显子结合区,然后进行 DNA 测序以确定基因变异。目前,已报道了超过 70 个突变和 30 个单核苷酸多态性位点。其中,大多数功能性的突变或单核苷酸多态性位点通过影响 ADAMTS13 的分泌功能致病,极个别变化直接影响了其水解功能,如:P475S 和 Q449X。法国 TTP 登记数据显示,在成人发病的 TTP 中近 3% 的患者确定存在 *ADAMTS13* 的基因突变,所有这些患者发病与第一次妊娠有关。

综上所述,血管壁发生损伤时,血小板黏附于损伤局部是生理性止血的关键环节,vWF 介导血小板黏附与聚集,在生理性止血过程中起着启动和加速的作用,而 ADAMTS13 作为 vWF 的裂解酶,维持着止血与血栓形成间的生理性平衡。作为生理性止血过程中的两个重要的因子,vWF 与 ADAMTS13 间的功能失调在 TTP 的发病机制中占有重要的地位。ADAMTS13 相关指标的实验室检测,在 TTP 的诊断、治疗和判断预后中非常重要,故建立快速可靠的实验室检测方法,是临床分析的需要。

第二节　临 床 表 现

一、临床表现

TTP 临床上少见,但起病急骤,进展迅速,先兆起病似"流感"样,临床上 TTP 以 30~40 岁女性患者多见,男女发病率比 1:2~3,主要表现为:

1. **发热**　不常见,仅见于约 24% 患者;可见于病程的不同时期,热型无规律,其原因不明,可能与下列因素有关:溶血产物的释放;下丘脑体温调节功能紊乱;组织坏死;抗原抗体反应使巨噬细胞及粒细胞受损,并释放出内源性致热原。

2. **贫血**　红细胞受机械性损伤而破碎引起的微血管病性溶血,出现不同程度的贫血、溶血性黄疸、"黑色"尿或脾肿大。

3. **血小板减少**　血小板消耗性减少引起皮肤、黏膜和内脏的广泛出血,表现为瘀斑,瘀点,紫癜或其他形式的出血,严重者可有颅内出血。

4. **肾损伤**　肾血管广泛受累可导致肾损害,表现为蛋白尿、镜下血尿和管型尿。重者可发生急性肾衰竭,少尿或无尿。

5. **神经精神症状**　表现多样,初期多为一过性,但可反复发作。患者可有程度不同的意识障碍和紊乱,头痛、眩晕、惊厥、言语不清、知觉障碍、精神错乱、嗜睡甚至昏迷。部分患者可出现脑神经麻痹、轻瘫或偏瘫,考虑可能与脑内微循环中血栓的不断形成有关,但一般可在 48h 内缓解。

以上五项临床表现,称为 TTP"五联征"。有时还伴有其他器官受累表现,如心脏、肺、腹腔内脏器微血管受累,均可引起相应的症状。心脏受累,表现为心肌酶升高、心肌低灌注 / 梗死样心电图,或心律失常,心衰等。胃肠道症状常见(35%~40%),包括恶心、呕吐、腹痛或腹泻等。

二、实验室检查

(一)血常规检查

血红蛋白轻度下降,伴网织红细胞增高;血小板计数会出现不同程度的减少,常达 10×10^9~50×10^9/L 水平;白细胞通常正常;外周血涂片中可见破碎红细胞(>2%)、幼稚红细胞及巨大血小板。

(二)出凝血功能检查

出血时间延长、血块收缩不良、血清纤维蛋白原正常或轻度增高及 D- 二聚体增高。

(三)溶血指标

血清乳酸脱氢酶(LDH)增高,并与临床病情相关;游离血红蛋白增加;结合珠蛋白减少;以间接胆红素升高为主的高胆红素血症、尿胆原增多;抗人球蛋白(Coombs)试验阴性;血红蛋白尿。

（四）骨髓象

表现为增生性骨髓象，粒细胞系统正常，红细胞系统增生，巨核细胞正常或增生，呈成熟障碍。

（五）尿常规与肾功能

TTP 患者肾脏受累的实验室检查异常与其肾脏病理受累的部位有关。肾小球受累时呈现变形红细胞血尿及蛋白尿，严重时出现大量蛋白尿及血肌酐升高；若以肾血管受累为主，则尿中的有形成分不明显，临床上常出现恶性高血压及血肌酐升高。严重的血小板减少可导致非变形红细胞血尿。

（六）病因学检查

1. ADAMTS13 活性分析　在正常人群中血浆 ADAMTS13 的活性为 50%~78%；遗传性 TTP 患者血浆 ADAMTS13 缺乏或活性严重降低（<5%）；继发性 TTP 患者血浆 ADAMTS13 活性可正常或轻度降低（<50%）。

2. 抗 ADAMTS13 自身抗体检测　44%~94% 的获得性 TTP 患者血浆中可检测到抑制血浆 ADAMTS13 活性的 IgG 型自身抗体。

（七）其他检查

冠状血管网血栓形成时可出现血肌钙蛋白水平升高；针对潜在疾病的检查包括甲状腺功能检查、HIV 筛查、甲肝、乙肝和丙肝筛查、脂酶、自身免疫筛查指标、粪便培养等。

三、肾脏病理学检查

TTP 以毛细血管和小动脉中不常见的、大的富含 vWF 多聚体和血细胞的血栓为特征。病理上可见内皮损伤，活动病变部位内皮细胞肿胀和系膜溶解，慢性病变部位见基底膜双轨样改变。

第三节　诊断及体会

遗传性 TTP 的诊断：ADAMTS13 的缺乏、无 ADAMTS13 自身抗体抑制物，确诊需要证实存在 *ADAMTS13* 突变。疾病的严重程度可能与 ADAMTS13 突变有关，但临床表现同样受环境因素的影响。

获得性 TTP：临床特征各异，诊断标准包括微血管病性溶血性贫血（microangiopathic hemolytic anemia，MAHA）和血小板减少，而无其他明显的病因。ADAMTS13 水平 <10% 正常活性。

临床预测评分：评估 TMA 患者的主要目的是确定是否需要马上开始血浆置换治疗。考虑到 TTP 的少见、临床表现多样性，大多医院 ADAMTS13 活性检测不能快速检测，因此，建立了一些用于评估 ADAMTS13 缺陷严重程度的临床预测评分，如 PLASMIC 评分将患者分为低风险（0~4）、中风险（5）和高风险（6~7）三个类别。

目前，临床医师对于 TTP 的临床表现尚缺乏全面了解，片面强调现病史及局部症状、体征，忽视必要的病因学检查，且不能全面综合分析检查结果，是导致该病误诊和死亡的一个原因。接诊医师有时仅满足于对某一症状的发现，询问病史不全面，体检不详细，或仅针对本专科进行相关检查，而不能发现其他的阳性体征，对疾病的诊断缺乏纵观全过程的意识。该病初始症状多不典型，患者可因不同的首发症状而就诊于临床各科，首诊时入住血液科的患者并不多，很多患者初始分别就诊于神经内科、肾内科、消化科或急诊科等。如部分入院时初步诊断为特发性血小板减少性紫癜的患者，接诊医师只是注意到血小板计数的减少，而没有将其与贫血结合起来，究其原因，对同时引起血小板计数减少和贫血的疾病认识不够，尤其是对于患者血小板计数下降，有医师在第一时间即给予输注血小板治疗，从而可能加重血小板聚集和微血管血栓，使病情恶化。对有头痛、恶心、呕吐、肢体瘫痪或失语等临床表现，易误诊为脑炎、脑梗死。

临床上具有典型"五联征"表现的 TTP 患者容易确诊，但相对一部分患者中，此"五联征"并不典型：在发病早期或其他症状还没有出现时，血清 LDH 的水平就已经明显上升，这对于早期 TTP 的诊断具有重要价值；对于血小板计数减少的患者，应同时观察血涂片并进行骨髓检查，畸形和破碎红细胞数量增多是提示微血管病性溶血的有力佐证，具有较高的诊断价值。故在 TTP 的诊断过程中不应过于强调"五联征"的特异性，在临床中，如出现血小板计数减少、贫血、发热、神经精神症状、肾功能损害等不能单纯以原发病解释的症状时，应高度警惕 TTP 的可能，第一时间进行外周血涂片检查和 LDH 检查，综合分析实验室检查结果，进一步检测血浆 ADAMTS13 活性将有助于与其他疾病的鉴别。

临床上有下列情况者应警惕 TTP 的可能性,需仔细进行排查:①怀疑弥散性血管内溶血(DIC)而实验室检查显示凝血酶原时间(PT)、部分活化凝血活酶时间(APTT)、纤维蛋白原和纤维蛋白降解产物(FDP)正常,3P 试验阴性者。②怀疑血小板减少性紫癜,但合并不能以出血解释的神经系统症状者。③怀疑 Evans's 综合征(呈现原发性血小板减少性紫癜及自身免疫性溶血性贫血),但血涂片显示较多破碎红细胞(>2%)、Coombs 试验阴性者。④有神经系统症状,但合并贫血、血小板减少者。⑤怀疑系统性红斑狼疮的血液和神经系统改变,而狼疮自身抗体系列等免疫指标检查阴性者。⑥有突发神经系统症状伴贫血、出血倾向者等。

第四节　治疗与预后

一、治疗

(一)血浆置换

血浆置换为治疗 TTP 患者首选的方法,改善患者预后,存活率从 10% 的提高到 80%~90%。血浆置换的机制是纠正 ADAMTS13 的缺乏或不足,去除导致内皮细胞损伤和血小板聚集的不利因子(UL-vWF 多聚体、免疫复合物等)和致病性自身抗体。血浆置换的原则是:早期、足量、优质、联合,只要患者有明显的血小板减少与微血管性溶血性贫血,不能用其他的疾病解释时,即可开始使用。在开始治疗的前两天,每天置换 1.5 个血浆容量(约 60ml/kg),以后每天置换 1 个血浆容量(约 40ml/kg)直至血小板计数正常和溶血消失。如治疗有效(一般在 1~2 周内)则血清 LDH 水平下降,血小板增高,神经系统症状改善。通常在血清 LDH 水平下降至 400U/L,血小板 $>150 \times 10^9$/L,维持 2~3d 后,即可停止血浆置换。血浆置换疗法中不应用冷沉淀物,以免大量 vWF 因子触发血管内血小板聚集而加重疾病。

先天性 ADAMTS13 缺乏患者对血浆置换治疗通常反应快,血小板在数日内恢复正常。继发性 TMA(如移植相关 TMA,某些药物或感染诱导的 TMA)患者对血浆置换反应差。

(二)血浆输注

对于无条件进行血浆置换者或为遗传性 TTP 患者,可行血浆输注以补充 ADAMTS13。因血浆输注可使患者的 ADAMTS13 水平一过性上升,故也可视为一种替代疗法。慢性复发性 TTP 或维持性血液透析血小板持续减少的 TTP 患者,每 2~3 周预防性的输注血浆可以缓解症状及预防严重并发症。其他可维持正常或轻度异常的血小板计数的患者,仅需在病情急性加重时输注血浆,推荐剂量为 20~40ml/kg 体重,并注意输入液体量的平衡,尤其是肾病和心衰患者需防止液体过负荷。单纯血浆输注的疗效不如血浆置换,多与糖皮质激素、免疫抑制剂、静脉输注免疫球蛋白等联合使用。对于自身免疫性 TTP,对血浆输注治疗反应差。

(三)糖皮质激素及免疫抑制剂

获得性 TTP 被认为是一种自身免疫病,因此提出免疫调节疗法。但大部分学者认为,单独使用这类药物对 TTP 患者的治疗效果并不满意,多推荐在血浆置换治疗的同时配合糖皮质激素和/或免疫抑制剂:起始量多为泼尼松 60~80mg/d,必要时可增至 100~200mg/d;也有学者推荐甲泼尼松(200mg/d)或地塞米松(10~15mg/d)静脉输注 3~5d 后过渡至泼尼松 1.0mg/(kg·d),但疗程尚不详;糖皮质激素的应用可减少血浆置换的次数及降低血浆置换并发症的发生率。免疫抑制剂主要适用于难治和复发性 TTP 患者,常用的药物有长春新碱、环孢素、环磷酰胺、硫唑嘌呤等,但这些免疫抑制剂的应用均为 off-label,且仅基于个例报道。长春新碱能够改变血小板膜蛋白受体,阻止 vWF 多聚体与血小板的结合,抑制血小板聚集,另外它还有免疫调节作用,防止体内 IgG 型抗体对内皮细胞的损伤,故较为常用,剂量为每周静脉注射 1 次,每次 1~2mg,连用 4 周。

(四)脾切除

本法去除了扣押和破坏血小板和红细胞的场所,也去除了 vWF 片段产生的部位,对部分难治 TTP 患者有效。

(五)输注血小板

输注血小板可能加重血小板聚集和微血管血栓,使病情恶化,故除非出现致命性出血或颅内出血,在 TTP 患者中血小板输注是禁忌的。

（六）新型疗法

1. 利妥昔单抗 为针对B淋巴细胞表面CD20的单克隆抗体，用于免疫介导的TTP治疗。理论上讲，利妥昔单抗可以清除产生抗ADAMTS13抑制性抗体的B细胞，及递呈抗原至活化T细胞的B细胞。在应用利妥昔单抗治疗后，1~3周内95%患者出现完全的临床和实验室反应；外周血中B细胞需6~12个月才逐渐恢复，其作用通常可持续2年以上。有研究发现利妥昔单抗可用于治疗难治性或多次复发的TTP患者，使ADAMTS13活性升高或抗ADAMTS13的抗体滴度下降，但应用利妥昔单抗尚不能使病情长期缓解。大多数报道所推荐的剂量为每周375mg/m²，疗程为2~8周。但需权衡利妥昔单抗的副作用和患者的获益。

2. 补充ADAMTS13 给予患者补充源自血浆纯化的ADAMTS13，或克隆ADAMTS13基因获得的功能性ADAMTS13重组蛋白。对于遗传性TTP患者，采用重组ADAMTS13进行替代治疗应该具有较好的前景，目前临床试验正在进行中。

3. Anti-VWF制剂: LX-0081（Caplacizumab）一种二价纳米抗体，与vWF的A1结构域特异性结合，亲和力高。A1结构域是血小板受体GP Ⅰb/ Ⅸ的生理学配体。因此，Caplacizumab可与血小板竞争结合，抑制血小板聚集和激活，但不影响胶原结合或ADAMTS13对vWF的作用。两项治疗急性自身免疫性TTP的临床试验证明可缩短血小板恢复至正常的时间、减少器官损伤和降低死亡率。

（七）其他治疗

当溶血导致严重贫血时，可输注红细胞；存在严重器官损伤患者需监护治疗。对于恶性肿瘤诱导的TTP，对血浆置换治疗疗效差，需直接针对潜在的肿瘤治疗。

二、预后

急性TTP患者在20世纪60年代死亡率近100%，死亡原因以中枢神经系统出血或血栓性病变为主，其次为肾衰竭。随着诊断水平提高、支持治疗的改进和及时应用血浆疗法，目前该病生存率已达90%。另外，随着急性TTP患者生存率的提高及随访时间的延长，有学者发现部分患者可以在病情完全缓解后复发，但需与急性TTP未达到完全缓解而再次发作相鉴别，后者多与停止治疗过早有关。复发性TTP常在首次发作完全缓解4周以后出现，少数可在数月或数年后出现，虽然每次发作经适时治疗常有效，且部分患者还有自发缓解趋势，但是复发性TTP患者的长期预后仍较差。ADAMTS13活性的水平是目前一个比较理想的判断预后的指标，如果患者在病情缓解时ADAMTS13活性仍然低下，60%患者将复发；若病情缓解时ADAMTS13活性正常，则复发率仅为19%。继发性TTP患者的预后通常与其原发病控制与否有关。

（王伟铭）

参 考 文 献

1. Ginsburg D, Handin RI, Bonthron DT, et al. Human von Willebrand facto（rvWF）: isolation of complementary DNA（cDNA）clones and chromosomal localization. Science, 1985, 228（4706）: 1401-1406.

2. Sporn L, Chavin S, Marder V, et al. Biosynthesis of von Willebrand protein by human megakaryocytes. J Clin Invest, 1985, 76（3）: 1102-1106.

3. Wagner DD, Saffaripour S, Bonfanti R, et al. Induction of specific storage organelles by von Willebrand factor propolypeptide. Cell, 1991, 64（2）: 403-413.

4. Sadler JE. von Willebrand factor. J Biol Chem, 1991, 266（34）: 22777-22780.

5. McKinnon TA, Goode EC, Birdsey GM, et al. Specific N-linked glycosylation sites modulate synthesis and secretion of von Willebrand factor. Blood, 2010, 116（4）: 640-648.

6. Siediecki C, Lestini B, Kottke-Marchant K, et al. Shear-dependent changes in the three-dimensional structure of human von Willebrand factor. Blood, 1996, 88（8）: 2939-2950.

7. Tsai H-M, Sussman Ⅱ, Ginsburg D, et al. Proteolytic cleavage of recombinant type 2A von Willebrand factor mutants R834W and R834Q: inhibition by doxycycline and by monoclonal antibody VP-1. Blood, 1997, 89（6）: 1954-1962.

8. Sadler JE. Biochemistry and genetics of von Willebrand

factor. Annu Rev Biochem, 1998, 67（1）: 395-424.

9. Moake JL, Rudy CK, Troll JH, et al. Unusually large plasma factor Ⅷ: von Willebrand factor multimers in chronic relapsing thrombotic thrombocytopenic purpura. N Engl J Med, 1982, 307（23）: 1432-1435.

10. Tsai H-M. Physiologic cleavage of von Willebrand factor by a plasma protease is dependent on its conformation and requires calcium ion. Blood, 1996, 87（10）: 4235-4244.

11. Manea M, Kristoffersson A, Schneppenheim R, et al. Podocytes expressADAMTS13in normal renal cortex and in patients with thrombotic thrombocytopenic purpura. Br J Haematol, 2007, 138（5）: 651-662.

12. Zheng X, Chung D, Takayama TK, et al. Structure of von Willebrand factor-cleaving protease（ADAMTS13）, a metalloprotease involved in thrombotic thrombocytopenic purpura. J Biol Chem, 2001, 276（44）: 41059-41063.

13. Fujikawa K, Suzuki H, McMullen B, et al. Purification of human von Willebrand factor-cleaving protease and its identification as a new member of the metalloproteinase family. Blood, 2001, 98（6）: 1662-1666.

14. Westrick R, Ginsburg D. Modifier genes for disorders of thrombosis and hemostasis. J ThrombHaemost, 2009, 7（Suppl 1）: 132-135.

15. Tsai H-M, Lian EC-Y. Antibodies to von Willebrand factor-cleaving protease in acute thrombotic thrombocytopenic purpura. N Engl J Med, 1998, 339（22）: 1585-1594.

16. Rieger M, Mannucci PM, Hovinga JAK, et al. ADAMTS13autoantibodies in patients with thrombotic microangiopathies and other immunomediated diseases. Blood, 2005, 106（4）: 1262-1267.

17. Ferrari S, Mudde G, Rieger M, et al. IgG subclass distribution of anti-ADAMTS13 antibodies in patients with acquired thrombotic thrombocytopenic purpura. J Thromb Haemost, 2009, 7（10）: 1703-1710.

18. Leaf AN, Laubenstein LJ, Raphael B, et al. Thrombotic thrombocytopenic purpura associated with human immunodeficiency virus type 1（HIV-1）infection. Ann Intern Med, 1988, 109（3）: 194-197.

19. Pisoni R, Ruggenenti P, Remuzzi G. Drug-induced thrombotic microangiopathy. Drug Saf, 2001, 24（7）: 491-501.

20. Moake JL, Byrnes JJ. Thrombotic microangiopathies associated with drugs and bone marrow transplantation. Hematol Oncol Clin North Am, 1996, 10（2）: 485-497.

21. Fontana S, Gerritsen H, Hovinga JK, et al. Microangiopathic haemolyticanaemia in metastasizing malignant tumours is not associated with a severe deficiency of the von Willebrand

factor-cleaving protease. Br J Haematol, 2001, 113（1）: 100-102.

22. Ruiz-Torres MP, Casiraghi F, Galbusera M, et al. Complement activation: the missing link between ADAMTS-13 deficiency and microvascular thrombosis of thrombotic microangiopathies. J Thromb Haemost, 2005, 93（3）: 443-452.

23. Reti M, Farkas P, Csuka D, et al. Complement activation in thrombotic thrombocytopenic purpura. J Thromb Haemost, 2012, 10（5）: 791-798.

24. Chapin J, Weksler B, Magro C, et al. Eculizumab in the treatment of refractory idiopathic thrombotic thrombocytopenic purpura. Br J Haematol, 2012, 157（6）: 772-774.

25. Zheng XL, Kaufman RM, Goodnough LT, et al. Effect of plasma exchange on plasma ADAMTS13 metalloprotease activity, inhibitor level, and clinical outcome in patients with idiopathic and nonidiopathic thrombotic thrombocytopenic purpura. Blood, 2004, 103（11）: 4043-4049.

26. B!hm M, Betz C, Miesbach W, et al. The course of ADAMTS-13 activity and inhibitor titre in the treatment of thrombotic thrombocytopenic purpura with plasma exchange and vincristine. Br J Haematol, 2005, 129（5）: 644-652.

27. Mori Y, Wada H, Gabazza EC, et al. Predicting response to plasma exchange in patients with thrombotic thrombocytopenic purpura with measurement of vWF-cleaving proteaseactivity. Transfusion, 2002, 42（5）: 572-580.

28. Tseng SC, Kimchi-Sarfaty C. SNPs in ADAMTS13. Pharmacogenomics, 2011, 12（8）: 1147-1160.

29. Kokame K, Matsumoto M, Soejima K, et al. Mutations and common polymorphisms inADAMTS13gene responsible for von Willebrand factor-cleaving protease activity. Proc Natl AcadSci USA, 2002, 99（18）: 11902-11907.

30. 化范例, 蔡则骧. 血栓性血小板减少性紫癜和溶血尿毒综合征 // 林果为. 实用内科学. 第13版. 北京: 人民卫生出版社, 2009: 2595.

31. Marie S, Beverley J H, Sylvia B, et al. Guidelines on the diagnosis and management of thrombotic thrombocytopenic purpura and other thrombotic microangiopathies. Br J Haematol, 2012, 158（3）: 323-335.

32. 王彩霞, 刘圳奋, 王丽红. 血栓性血小板减少性紫癜误诊分析及防范措施. 中国医师进修, 2012, 35（16）: 69-71.

33. 中华医学会血液学分会血栓与止血学组. 血栓性血小板减少性紫癜诊断与治疗中国专家共识（2012年版）. 中华血液学杂志, 2012, 33（11）: 983-984.

34. Bresin E, Gastoldi S, Daina E, et al. Rituximab as pre-emptive treatment in patients with thrombotic thrombocytopenic purpura and evidence of anti-ADAMTS13 autoantibodies. J Thromb Haemost, 2009, 101: 233-238.

35. Coppo P, Cuker A, George JN. Thrombotic thrombocytopenic purpura: Toward targeted therapy and precision medicine. Res Pract Thromb Haemost, 2018, 3 (1): 26-37.

36. Scully M, Cataland SR, Peyvandi F, et al. Caplacizumab treatment for acquired thrombotic thrombocytopenic purpura. N Engl J Med, 2019, 380 (4): 335-346.

37. George JN. TTP: long-term outcomes following recovery. Hematology Am Soc Hematol Educ Program, 2018, 2018 (1): 548-552.

38. Dane K, Chaturvedi S. Beyond plasma exchange: novel therapies forthromboticthrombocytopenic purpura. Hematology Am Soc Hematol Educ Program, 2018, 2018 (1): 539-547.

39. Chiasakul T, Cuker A. Clinical and laboratory diagnosis of TTP: an integrated approach. Hematology Am Soc Hematol Educ Program, 2018, 2018 (1): 530-538.

40. Tang N, Wang X, Li D, et al. Validation of the PLASMIC score, a clinical prediction tool for thrombotic thrombocytopenic purpura diagnosis, in Chinese patients. Thromb Res, 2018, 172: 9-13.

41. Joly BS, Boisseau P, Roose E, et al. ADAMTS13Gene Mutations Influence ADAMTS13Conformation and Disease Age-Onset in the French Cohort of Upshaw-Schulman Syndrome. Thromb Haemost, 2018, 118 (11): 1902-1917.

42. Knöbl P. Thrombotic thrombocytopenic purpura. Memo, 2018, 11 (3): 220-226.

43. Jestin M, Benhamou Y, Schelpe AS, et al. Preemptive rituximab prevents long-term relapses in immune-mediated thrombotic thrombocytopenic purpura. Blood, 2018, 132 (20): 2143-2153.

第三章 恶性高血压肾损伤

恶性高血压（malignant hypertension，MHT）的传统定义为：血压迅速升高（舒张压≥130mmHg），合并眼底出血和/或渗出（高血压视网膜Ⅲ级病变），和/或双侧视盘水肿（Ⅳ级病变）。以后的研究发现迅速升高的严重高血压，除了可引起眼底Ⅲ~Ⅳ级病变外，还可导致脑、肾、心等多器官急性损伤，而且其预后与这些器官损伤密切相关。因此有学者提出恶性高血压的定义应为急性升高的严重高血压，伴终末器官（眼底、脑、肾、心等）在短期内出现损伤或损伤加重。鉴于恶性高血压属于急诊，如不积极治疗，病情快速发展，最终可因肾衰竭、心力衰竭、脑水肿及脑出血等原因死亡。因此有学者将该类情况命名为高血压急症（hypertension emergency），并已获得广泛采用，包括欧洲高血压学会（ESC/ESH）和美国高血压学会（ASH）。本章节仍然沿用"恶性高血压"。有学者将有血压显著升高（SBP>180mmHg，DBP>120mmHg），但并未出现靶器官损伤的情况称为高血压亚急症（hypertension urgency）。

恶性高血压在1928年首先提出，当时约80%的患者在2年内死亡。其死亡率与恶性肿瘤相似，因此称为"恶性"高血压。近年随着有效降压药物的广泛应用，早发现、有效治疗，使其预后已显著改善，死亡率已经低于10%。

恶性高血压在总人群中的发病率为每百万人口每年1~5，在高血压人群中，恶性高血压的发病率为1%~4%。其发病率在不同地区也各不相同。恶性高血压可发生在有高血压病史，或无高血压病史患者；可发生在原发性高血压，也可发生在任何继发性高血压。IgA肾病并发高血压是导致恶性高血压的常见原因。

恶性高血压患者血压往往高于180/120mmHg，但某些情况下，低于该水平的血压也可导致恶性高血压。慢性高血压患者，由于小动脉壁肥厚，可以阻止突然升高的动脉压传递到靶器官，在某种程度上有一定的保护作用。然而在新发高血压患者，引起恶性高血压的动脉压可以比慢性高血压低。

63%~90%恶性高血压患者有肾脏损伤。

第一节 恶性高血压的易感因素及发病机制

一、恶性高血压的易感因素

恶性高血压发生的危险因素：①高血压病患者血压控制不佳、停药、依从性差，是恶性高血压发生最重要的危险因素；②男性，男性与女性之比为2~3.8:1；③肾血管性疾病，包括自体肾或移植肾的肾动脉狭窄；④内分泌疾病，如嗜铬细胞瘤；⑤其他伴血栓性微血管病（TMA）的疾病，如硬皮病及系统性硬化，抗磷脂抗体综合征及先兆子痫等；⑥毒品使用，特别是亚甲二氧甲基苯丙胺（ecstasy，俗称"摇头丸"）及可卡因（cocaine）易诱发MHT，此外，苯丙胺（amphetamine）、甲基苯丙胺（methamphetamine，俗称"冰毒"）及麦角酸二乙基酰胺（lysergide，简称LSD）也能致使恶性高血压发生。

二、恶性高血压的发病机制研究

恶性高血压时，血压快速升高的机制，以及快速升高的血压导致靶器官突然受损的机制不完全清楚。正常情况下，器官灌注压存在自身调节，因此动脉压在一定范围内波动，器官的血流保持稳定。任何原因导致血压快速升高时，阻力血管收缩，以避免器官内血压过高导致器官损伤，但阻力血管收缩使血压进一步升高，形成恶性循环。当高血压严重到一定程度,超过自身调节的范围,使远端的小动脉和毛细血管压力迅速升高,导致血管内皮细胞损伤。血管内皮受损将激活血小板和凝血系统,血管内皮的受损也使血浆成分(包括类纤维素样物质)进入血管壁,导致血栓形成,纤维素样坏死,血管腔变窄或梗阻,最终导致组织缺氧等改变。除上述严重高血压引起的机械刺激外,血管活性物质在恶性高血压血管损伤的发生中也起重要作用。恶性高血压患者,肾脏血管损伤引起的肾脏缺氧,以及快速升高的血压引起压力性利尿导致容量不足,都可激活肾素血管紧张素系统。动物实验显示,肾素血管紧张素抑制显著改善小动脉的纤维素样坏死。提示恶性高血压时,肾素血管紧张素参与小动脉的损伤。另外肾素血管紧张素的激活也可引起低钾血症和代谢性碱中毒。

血压升高的速度是影响终末器官损伤程度的重要因素。慢性高血压可导致自身调节的血压阈值上调,在某种程度上,可对血压升高引起的终末器官损伤有一定保护作用。而无高血压史的患者(如妊娠后期的先兆子痫、子痫),血压快速升高则更容易导致终末器官的损伤。另外,在降压治疗时,过快降压使血压低于自身调节的低压阈值时,将导致器官灌注不足。

第二节 恶性高血压肾损害的病理、临床表现及诊断

一、肾脏病理表现

在原发性高血压基础上发生的恶性高血压出现急性肾衰竭时,肾脏体积可增大或正常,而在慢性肾实质性疾病慢性肾功能不全基础上发生的恶性高血压,肾脏体积常正常或缩小。恶性高血压肾损伤特征性病理变化主要包括:增生性小动脉硬化、血栓性微血管病样改变、小血管壁纤维素样坏死。

(一)肾脏血管病变

恶性高血压肾损害时常出现典型小动脉病变,表现为纤维素样坏死和增生性小动脉硬化。纤维素样坏死常见于入球小动脉和肾小球。肾小球毛细血管襻纤维素样坏死,常为节段性,多见于血管极,可伴新月体。增生性小动脉硬化,常见于入球小动脉和叶间动脉,可表现为:黏蛋白型改变(由酸性黏多糖类物质如硫酸软骨素及透明质酸构成)及洋葱皮样改变(由拉长的肌内膜细胞与结缔组织纤维呈同心圆状层包绕而成)。如此导致小动脉壁高度增厚,管腔狭窄乃至闭塞。肾小球慢性病变有双轨征,毛细血管襻塌陷,壁皱缩。

(二)肾小管间质病变

恶性高血压患者的肾小管可出现局灶肾小管坏死,上皮细胞脱落、再生及肾小管萎缩;肾间质可出现不同程度的水肿、炎细胞浸润及纤维化等。有时可见小范围皮质坏死。

二、临床表现

恶性高血压患者男多于女,尽管各种年龄均可发病,但中青年患者多见。恶性高血压起病急,常以头痛或视力下降作为首发症状,测血压常>180/120mmHg。

恶性高血压可累及全身多个器官系统:

(一)肾脏表现

文献报道 63%~90% 恶性高血压患者会累及肾脏,临床出现不同程度的蛋白尿(很少出现大量蛋白尿)、镜下血尿,并偶见无菌性白细胞尿。患者就诊时可有不同程度的肾功能损害,有报道约 32% 的患者以急性肾损伤为首诊表现;及时、有效、正确地控制血压可使肾功能恢复或脱离透析。控制血压也是防止肾功能进行恶化的重要措施。

(二)血栓性微血管病

20%~40% 的恶性高血压患者可有血栓性微血管病(thrombotic microangiopathy,TMA)表现。血管内皮损伤可激活血小板和凝血系统,导致小血管血栓性栓塞,血管纤维素样坏死,从而引起血小板消耗、产生破碎红细胞、远端组织缺氧等临床表现。肾脏小动脉栓塞进一步激活肾素血管紧张素系统,除了对血管的作用外,与低钾血症等表现有关。

(三)眼底视网膜病变

即高血压视网膜病变 Keith-Wagener 分级Ⅲ级(视网膜水出血和渗出)或Ⅳ级(视神经盘水肿)。值得注意的是,不是所有恶性高血压患者就诊时

都有恶性视网膜病变（Ⅲ~Ⅳ级），特别是在发病初期，因此需定期复查。

（四）中枢神经病变

患者常觉头晕、头痛，可出现一过性脑缺血、高血压脑病、脑出血或蛛网膜下腔出血。恶性高血压患者血压很高时，脑血管自主调节机制受损，小动脉收缩与舒张失调，血脑屏障破坏，血管通透性增加，致使血浆外渗出现脑水肿，即形成高血压脑病。临床上出现头痛、喷射性呕吐、烦躁、兴奋、癫痫发作及嗜睡昏迷。

（五）心脏病变

可导致左心室急性压力过度负荷，从而诱发急性左心衰竭（临床呈现急性肺水肿）或急性心肌梗死。与良性高血压所致心脏病变不同，恶性高血压导致急性左心衰竭时，不一定存在左心室壁肥厚。

三、诊断及鉴别诊断

（一）诊断

恶性高血压必须同时具备如下两条才能诊断：①严重高血压（≥180/120mmHg），虽然恶性高血压大多都发生在血压≥180/120mmHg，但血压未达到该值不能排除诊断；②新出现或加重的视网膜、心、脑、肾等终末器官损伤。因此，对严重高血压患者，需对眼底视网膜、心血管系统、神经精神系统、肾脏进行评估，包括症状、体征、实验室检查和辅助检查。

恶性高血压可以发生在原发性高血压或继发性高血压，后者包括肾性高血压（肾实质病变）、内分泌疾病（醛固酮增多症、嗜铬细胞瘤、库欣综合征、肾素瘤等）、肾血管病变、药物等。因此需进行相应检查对高血压的原因进行评估和诊断。

恶性高血压伴肾损伤一般不需进行肾活检，但如诊断不明确时，在血压控制后可进行肾活检，以帮助诊断和鉴别诊断。

（二）恶性高血压伴肾损伤的鉴别诊断

1. **急进性肾小球肾炎（RPGN）** 各种原因引起的急进性肾炎有快速下降的肾功能，也可伴有高血压。可根据病史、临床表现、高血压的严重程度、相应的实验室检查等进行鉴别。肾活检对急进性肾炎的诊断有帮助。

2. **血栓性微血管病** 恶性高血压可导致血栓性微血管病。而血栓性血小板减少性紫癜（TTP）时也可伴高血压。与TTP相比，恶性高血压导致的血栓性微血管病患者常有更为严重的高血压，更为严重的肾功能损伤，血小板减少相对较轻，无严重ADAMTS-13缺乏（活性<10%提示TTP）。恶性高血压患者对控制血压治疗有较好治疗反应，包括症状和血小板计数不同程度的恢复。

第三节　恶性高血压及其肾损害的预防及治疗

一、恶性高血压及其肾损害的治疗

（一）恶性高血压治疗的一般原则

恶性高血压一旦确诊就应尽快开始治疗，控制高血压。初始治疗应用静脉降压药，并监控血压以及终末器官损伤的变化。一般选择起效快、短效静脉降压药物，便于调控。过快、大幅度降压，特别是当血压低于自身调节下限阈值时，将导致器官血供不足，加重器官损伤。因此基本原则为在第一个小时内，平均动脉压下降10%~20%，第一天下降25%左右。一般第一天血压降至<160/110mmHg。如病情稳定，数天内可将血压降至<140/90mmHg，并改为口服降压药。

在有严重高血压，但没有终末器官损伤的患者，降压速度不宜过快，以免导致器官供血不足。

降压速度与目标值以及药物选择根据不同终末器官的损伤有所区别。在缺血性脑卒中患者，特别是不进行溶栓的患者，降压应慎重。对有主动脉夹层患者，需快速将收缩压降至100~120mmHg。

在恶性高血压肾损伤患者，开始降压后，肾功能可能会有一定程度的进一步下降，以后肾脏功能缓慢恢复，肾功能恢复一般需要数月时间。

（二）常用静脉降压药物

1. **硝普钠（sodium nitroprusside）** 起效快，可在1min内起效。停药后，作用10min内消失。因此易于调控，但也容易导致血压大幅度变化，需持续监测。硝普钠在体内可被代谢为氰化物，水平过高时对机体产生毒性作用。硝普钠产生氰化物毒性作用的危险因素包括：连续使用超过24~48h、肾功能受损、剂量过大。怀孕妇女不使用硝普钠。肾功能不全患者也尽量避免使用。

2. **尼卡地平（Nicardipine）**　为二氢嘧啶类钙通道阻滞剂，有较好的安全性和降压效果。尼卡地平起效较慢，血清清除半衰期较长（3~6h）。

3. **丁酸氯维地平（Clevidipine）**　为超短效二氢嘧啶类钙通道阻滞剂。丁酸氯维地平可被血清中酯酶水解，血清清除半衰期为5~15min。丁酸氯维地平在严重主动脉狭窄时可能导致严重低血压，因此为禁忌。由于丁酸氯维地平为脂质乳剂并含有大豆和蛋类成分，因此有脂质紊乱和对大豆和鸡蛋过敏的患者禁用。

4. **菲诺多泮（Fenoldopan）**　为外周多巴胺-1受体激动剂。菲诺多泮在降压的同时，可维持或增加肾脏的血流。在有青光眼的患者需慎用。

5. **拉贝洛尔（Labetalol）**　为α、β肾上腺素受体拮抗剂。拉贝洛尔起效快（5min以内）。拉贝洛尔不增加心率，在冠状动脉病变患者比较安全。然而在哮喘，慢性阻塞性肺病，心衰，心动过缓，1度以上传导阻滞的患者应避免使用。

二、恶性高血压的预防

高血压患者依从性差，包括停药，服用不规律是导致恶性高血压的重要危险因素，因此增强依从性、积极控制血压是预防恶性高血压的重要因素。

三、恶性高血压及其肾损害的预后

在19世纪20~40年代，恶性高血压的结局很差，2年死亡率达80%。由于早期诊断和及时治疗，以及现代强效抗高血压药物的应用，恶性高血压患者的肾脏存活率及患者生存率已获得显著改善，5年生存率已经超过90%。然而恶性高血压患者的全因死亡率以及慢性肾损伤发生率明显高于一般高血压患者。部分患者可发展至终末期肾病。研究显示，肾功能衰竭是恶性高血压患者死亡的最重要原因。在随访过程中，严格控制血压明显改善恶性高血压患者的远期生存率。

（郝传明）

第十二篇　肾脏与高血压

第一章　肾实质性高血压

肾实质性高血压（renal parenchymal hypertension）是由各种肾实质病变引起的高血压。2018 年欧洲高血压协会 / 欧洲心脏病协会（ESH/ESC）数据显示：肾实质疾病占高血压病因的 2%~10%，在 40 岁以下继发性高血压中居首位，且合并慢性肾脏病（CKD）的高血压患者其难治性高血压、隐匿性高血压和夜间血压升高更常见，更易合并相关靶器官损害。2012 年我国 CKD 流行病学调查资料显示：肾小球滤过率（GFR）<60ml/（min·1.73m²）的患者 60.5% 伴有高血压，有白蛋白尿的患者 61.2% 具有高血压。

肾实质性高血压易引起严重心、脑血管并发症。文献报道，CKD 合并高血压患者的心血管不良事件发生率为 40.6%，而正常血压的 CKD 患者心血管不良事件发生率仅为 13.3%。Keith 等长期随访研究也显示 CKD 患者死亡事件主要与心血管并发症相关，仅少部分进展至终末期肾病（ESRD），故高血压在 CKD 患者心血管并发症中无疑扮演着重要角色。另外，肾实质性高血压也能促进 CKD 进展，导致 ESRD。所以，肾实质性高血压应早期实施干预，将血压控制达标，保护心脑肾靶器官。

第一节　病因及发病机制研究概况

一、病因

肾实质性高血压在不同 CKD 中发病率有所不同。一般来说，肾小球疾病及多囊肾高血压发病率高于慢性间质性肾炎；而在肾小球疾病中，病理呈增殖性和 / 或硬化性病变者高血压发病率较高，临床上肾功能损害重者高血压发病率较高（表 12-1-1）。

表 12-1-1　常见引起肾实质性高血压的疾病

单侧肾脏疾病	反流性肾病	20%~50%
	慢性肾盂肾炎	10%~30%
	肾盂积水	10%~20%
	单侧肾不发育	50%
	单侧肾切除术后	14%
	肾捐献术后	16%
双侧肾脏疾病		
原发性肾小球疾病	毛细血管内增生性肾炎	80%
	新月体肾炎	60%~70%
	局灶性节段性肾小球硬化	60%~80%
	膜增生性肾炎	70%~75%
	膜性肾病	50%~60%
	系膜增生性肾炎	40%~45%
	IgA 肾病	40%
	微小病变	20%~30%
继发性肾小球疾病	糖尿病肾病	70%~75%
	狼疮肾炎	Ⅳ、Ⅵ型常见
	慢性间质性肾炎	50%~60%
	成人型多囊肾	70%
	溶血性尿毒症综合征	70%
	硬皮病肾损害	常见
终末期肾脏病	慢性肾衰竭	80%~90%
肾移植后		第一年 50%~60%

二、发病机制

（一）细胞外液过多

透析前患者因 GFR 下降，存在显著的水钠潴留，细胞外液增加，从而引起高血压。多项研究发现，在大多数接受维持性血液透析患者中，细胞外液增多是引起高血压的重要原因。调整透析超滤量来控制细胞外液容量以及限制膳食中钠摄入量可以控制血压。容量超负荷常见于腹膜透析治疗，系残余肾功能丧失，腹膜超滤失败，及患者依从性差而造成，当这些患者从腹膜透析改为血液透析时，随着多余容量的清除，体重和血压在 3 个月内会显著下降。

（二）肾素 – 血管紧张素 – 醛固酮系统活化

肾实质病变时缺血可激活肾素 – 血管紧张素 – 醛固酮系统（RAAS）系统，造成循环 RAAS 活化，肾脏局部 RAAS 以及醛固酮活化。血管紧张素 Ⅱ（AngⅡ）不仅与血管壁上 AT_1 受体（AT_1R）结合发挥缩血管作用，还能与近端、远端肾小管及集合管上 AT_1R 结合，增加钠离子（Na^+）重吸收，从而增加血容量，加重高血压。

（三）交感神经系统活化

交感神经系统活化在肾实质性高血压发病中起着重要作用。肾实质病变时，肾交感神经活化。激活的交感神经系统释放去甲肾上腺素等介质，刺激血管收缩，增加血管阻力；并可直接增加肾小管对钠重吸收，增加血容量，加重高血压。

（四）内皮素合成增加

内皮素是 1988 年分离得到的一个血管活性肽，它能通过自分泌、旁分泌或内分泌作用参与肾实质性高血压形成。肾实质疾病时，内皮素水平可升高，进而与血管平滑肌上 A 型受体（ETAR）结合，导致肾及外周血管收缩，增加血管阻力，造成肾实质性高血压。

（五）内源性类洋地黄物质

1980 年 Curber 等报道盐负荷狗血浆提取物能抑制钠泵，并能与地高辛抗体发生交叉反应，因此该因子被称之为内源性类洋地黄物质，实际上就是内源性哇巴因。肾实质疾病导致水钠潴留，细胞外容量膨胀时，能反馈刺激下丘脑组织释放哇巴因。循环中增多的哇巴因抑制血管平滑肌细胞钠泵，使细胞内外 Na^+/K^+ 交换减少，细胞内 Na^+ 浓度增高，Na^+ 依赖性钙离子（Ca^{2+}）流出减弱，细胞内 Ca^{2+} 浓度增高，刺激血管平滑肌收缩，增加血管阻力，诱发高血压。

（六）一氧化氮生成减少

内皮细胞中的氧化亚氮合成酶（NOS）能催化 L- 精氨酸生成一氧化氮（NO）。NO 可拮抗血管收缩因子，舒张血管平滑肌，减少外周血管阻力；NO 还参与肾脏压力 – 排钠（pressure-natriuresis）效应，减少肾小管 Na^+、水重吸收，降低血容量。而肾实质性病变导致血管内皮受损，NOS 活性降低，NO 产生减少，引起血管收缩及水钠潴留，发生高血压。

（七）花生四烯酸代谢紊乱

前列腺素控制血压主要部位在阻力性小动脉和肾脏。前列腺素 E2（PGE2）和前列环素（PGI2）能舒张小动脉，降低周围血管阻力，从而降低血压；PGE2 能与髓袢升支粗段上的受体 EP3 结合，抑制 Na^+ 重吸收，PGI2 也具有类似作用，故能减少水钠潴留，降低血压。肾实质性疾病时花生四烯酸代谢紊乱，PGE2 及 PEI2 生成减少，从而引起高血压。

第二节　诊断与鉴别诊断要点

一、血压测量

准确测量血压对于高血压的诊断、治疗意义重大，血压测量方式有诊室血压（OBP）、家庭自测血压（HBP）、24h 动态血压监测（ABPM）。高血压的诊断及分级一直沿用 OBP 测量，ESH/ESC 制定的《2013 年动脉高血压管理指南》强调诊室外血压监测（HBP 和 ABPM）的重要性。相较于 OBP，HBP 更能反映患者真实血压情况，避免白大褂高血压等效应。自 20 世纪 80 年代 ABPM 开始被应用于临床以来，为临床医生提供了平均血压、血压昼夜节律、血压变异度（BPV）、动态动脉僵硬度（AASI）等资料，有助于鉴别白大褂高血压、隐匿性高血压、阵发性高血压、顽固性高血压、夜间高血压、高血压晨峰及降压药物导致的低血压等，为临床诊断血压异常、判断高血压程度、指导合理降压治疗及判断治疗疗效提供了更为科学的依据。若与颈动脉内 – 中膜厚度（IMT）及脉搏波传导速度（PWV）等检查结合，还能有效评估血管病变情况，为靶器官损害提供预警作用。所以，目前临床上提倡"三位一体"的血压测量方式，即OBP、HBP及ABPM联合评估CKD患者血压状态。2018年ESH/ESC动脉高血压管理指南就有关诊室和诊室外高血压做出了不同的分类定义，见表12-1-2。

表 12-1-2 2018 年 ESH/ESC 高血压指南诊室和诊室外高血压定义

类别		收缩压 / mmHg		舒张压 / mmHg
诊室血压		≥140	和 / 或	≥90
动态血压	日间（或清醒状态）	≥135	和 / 或	≥85
	夜间（或睡眠状态）	≥120	和 / 或	≥70
	24h	≥130	和 / 或	≥80
家庭血压		≥135	和 / 或	≥85

二、高血压分级

2018年《中国高血压防治指南》、2018年ESH/ESC《动脉高血压管理指南》及2017年美国心脏学会（AHA）与美国心脏病学学会（ACC）联合制定的高血压指南中高血压定义和分级标准分别见表12-1-3~表12-1-5。中国和欧洲指南的主要区别在血压"正常"与"正常高限"的划分上，而美国指南则修改了高血压的定义和分级。目前国内主要应用2018年的中国高血压分级标准。

表 12-1-3 2018 年中国高血压防治指南标准

类别	收缩压 / mmHg		舒张压 / mmHg
正常	<120	和	<80
正常高限	120~139	和 / 或	80~89
高血压	≥140	和 / 或	≥90
1 级高血压	140~159	和 / 或	90~99
2 级高血压	160~179	和 / 或	100~109
3 级高血压	≥180	和 / 或	≥110
单纯收缩期 高血压	≥140	和	<90

注：表中血压为诊室血压，若收缩压和舒张压分属不同等级则以较高等级为准。

表 12-1-4 2018 年 ESH/ESC 高血压管理指南标准

类别	收缩压 / mmHg		舒张压 / mmHg
最优	<120	和	<80
正常	120~129	和 / 或	80~84
正常高限	130~139	和 / 或	85~89
高血压 1 级	140~159	和 / 或	90~99
高血压 2 级	160~179	和 / 或	100~109
高血压 3 级	≥180	和 / 或	≥110
单纯收缩期 高血压	≥140	和	<90

注：表中血压为诊室血压。

表 12-1-5 2017 年 AHA 高血压管理指南标准

类别		收缩压 / mmHg		舒张压 / mmHg
正常		<120	和	<80
血压升高		120~129	和	<80
高血压	1 级高血压	130~139	或	80~89
	2 级高血压	≥140	和 / 或	≥90

注：表中血压为诊室血压。

肾实质疾病患者伴有高血压，在除外原发性及其他继发性高血压后，即可诊断肾实质高血压。

三、鉴别诊断

肾实质性高血压具有如下特点：①易进展为恶性高血压，血压迅速升高，舒张压超过17.3kPa（130mmHg），伴眼底出血、渗出和/或视盘水肿。②心血管并发症发生率高。美国肾脏病数据系统（USRDS）报告CKD患者的心血管疾病（CVD）患病率高于非CKD患者，且随着CKD分期递增，CKD中CVD患病率亦显著增加。③加速肾损害进展及肾衰竭。肾实质疾病时肾小球入球小动脉呈舒张状态，系统高血压易传入肾小球，引起肾小球内高压力、高灌注及高滤过（即"三高"），加速残存肾小球硬化；长期高血压亦会导致肾小动脉硬化，小动脉管壁增厚，管腔变窄，进一步加重肾小球缺血，最终导致肾小球硬化。肾实质性高血压患者病情较重，预后差。

肾实质性高血压应与如下疾病鉴别：

（一）高血压性肾硬化症

肾实质性高血压与高血压性肾硬化症的鉴别

中病史资料很重要,是高血压在先还是肾脏病在先对鉴别诊断起关键作用。高血压性肾硬化症诊断要点包括:①中年以上多见,可有高血压家族史;②出现肾损害以前,已有 10 年左右持续性高血压;③病情进展缓慢,肾小管功能损害(尿浓缩功能减退,夜尿增多)早于肾小球损害;④尿改变轻微(尿蛋白少,尿镜检有形成分少);⑤常伴随高血压视网膜病变,及心、脑血管并发症。临床诊断困难时可行肾穿刺病理检查鉴别。高血压性肾硬化症的主要病理变化为肾小动脉硬化(弓状动脉及小叶间动脉肌内膜增厚及入球小动脉玻璃样变)及肾小球缺血性皱缩及硬化,与肾实质病变病理改变有明显区别。

(二)肾血管性高血压

绝大多数肾血管性高血压系由肾动脉粥样硬化狭窄引起,它可同时导致患侧肾脏缺血性肾病及对侧肾脏高血压肾硬化症,从而出现肾功能损害。肾血管性高血压常有如下特点可助鉴别:①由肾动脉粥样硬化引起者,多发生于老年人及绝经期后妇女,常伴心、脑及外周动脉粥样硬化表现;②血压较高,若不使用血管紧张素转化酶抑制剂(ACEI)或血管紧张素 AT_1 受体拮抗剂(ARB),血压常难控制,而 ACEI 或 ARB 用量稍大又易造成血压剧降,出现急性肾损害;③出现缺血性肾损害时,其表现与高血压肾硬化症相似,尿改变轻微,肾小管功能损害早于肾小球损害,进展较缓慢;④由于两侧肾动脉病变常轻重不一,影像学检查双肾大小及核素检查双肾肾功能常不一致;⑤上腹部和/或腰背部有时可闻及血管杂音。根据临床表现以及肾动脉血管超声初筛怀疑有肾动脉狭窄,可行肾动脉 CTA 或非增强 MRA 进一步筛查,高度疑诊时可行选择性肾动脉造影确诊。

(三)其他继发性高血压

包括各种内分泌疾病导致的高血压,例如皮质醇增多症、嗜铬细胞瘤及原发性醛固酮增多症等,它们都有各自的内分泌疾病表现,而无肾损害,鉴别并不困难。

另外,也需与主动脉缩窄鉴别,它或为先天性,或由多发性大动脉炎引起,较少见。临床特点表现为上肢血压高而下肢血压不高或降低;腹主动脉、股动脉和其他下肢动脉搏动减弱或不能触及;肩胛间区、胸骨旁、腋部可有侧支循环的动脉搏动、杂音和震颤。主动脉血管造影可以确诊。

第三节　治　疗

积极治疗肾实质性高血压对于减少心脑血管并发症、延缓肾功能损害进展以及降低死亡率具有重要意义。一体化的治疗不仅包括生活方式的干预,更要注重降压药物的选择、联用,以期达到血压靶目标。

一、降压目标值——变迁及思考

(一)CKD 高血压的降压目标值

肾实质性高血压的降压目的在于降低尿蛋白排泄、延缓肾功能损害进展及预防心血管事件发生,最终降低全因死亡率,这就必须降压达标。不同指南对 CKD 高血压降压目标值的推荐并不一样,而且在不断调整。最初的降压目标值主要来自于 1997 年美国"肾脏病膳食改良研究"(MDRD 研究)获得的结果,该研究显示:尿蛋白 >1g/d 的 CKD 患者,宜将血压控制在 16.63/9.98kPa(125/75mmHg)以下;而尿蛋白 <1g/d 的患者,宜将血压控制在 17.29/10.64kPa(130/80mmHg)以下。这一目标值已被写入世界卫生组织及国际高血压联盟(WHO/ISH)1999 年制定的高血压指南。

但是,2003 年美国高血压国家联合委员会公布的第 7 次报告(JNC7)并没有根据患者尿蛋白量进行分层,而将高血压的降压目标统一定为 17.29/10.64kPa(130/80mmHg)以下;2004 年美国肾脏基金会(NKF)所属"肾脏病预后质量倡议"组织(K/DOQI)发布的 CKD 高血压指南,也推荐糖尿病及非糖尿病的 CKD 高血压患者应将血压降到 17.29/10.64kPa(130/80mmHg)以下;2007 年 ESH/ESC 高血压指南也推荐,伴有脑卒中、心肌梗死、糖尿病、肾功能不全或蛋白尿的高危/极高危高血压患者应将血压降至 17.29/10.64kPa(130/80mmHg)以下。这些指南都没有再推荐把血压降达 16.63/9.98kPa(125/75mmHg)以下。

2012 年国际"改善全球肾脏病预后"组织(KDIGO)制定的 CKD 高血压指南建议,对于糖尿病及非糖尿病的 CKD 患者,尿白蛋白排

泄率 <30mg/d 时,降压目标值为 18.62/11.97kPa（140/90mmHg）以下;而尿白蛋白排泄率 ≥30mg/d 时,降压目标值为 17.29/10.64kPa（130/80mmHg）以下。2013 年的 ESH/ESC 高血压指南推荐,CKD、糖尿病、心脑血管疾病患者的降压目标值均为 18.62/11.97kPa（140/90mmHg）以下,不过当 CKD 患者出现明显蛋白尿时仍宜将收缩压降至 17.29kPa（130mmHg）以下。2014 年美国的 JNC8 认为没有证据显示将 CKD 高血压降到 17.29kPa（130mmHg）以下会比降到 18.62/11.97kPa（140/90mmHg）以下更加获益,因此该指南就只推荐将 CKD 高血压降达 18.62/11.97kPa（140/90mmHg）以下。2017 年 AHA 高血压指南建议 CKD 高血压应降至 17.29/10.64kPa（130/80mmHg）以下。2018 年中国高血压防治指南建议,合并 CKD 的高血压患者无白蛋白尿时血压可控至 18.62/11.97kPa（140/90mmHg）以下,有白蛋白尿者需将血压控制至 17.29/10.64kPa（130/80mmHg）以下。2018 年 ESH/ESC 高血压指南推荐在所有 CKD 患者中首先将血压降至 18.62/11.97kPa（140/90mmHg）以下,若治疗可耐受则在大多数患者中血压需降至 17.29/10.64kPa（130/80mmHg）以下。

上述各家指南的建议都可供我们临床实践参考,但是 2012 年 KDIGO 在 CKD 高血压指南中提出的降压目标值可能对我们临床实践的参考意义更大。

（二）CKD 高血压老年患者的降压目标值

针对老年高血压患者血压波动大,"晨峰"现象多,易出现直立性低血压,并常伴发冠心病、心力衰竭和脑血管疾病等特点,指南均强调老年人的降压目标值不能与年轻人相同。但是目前并没有针对 CKD 高血压老年患者降压目标值的循证研究,所以只能从一般老年高血压患者降压目标值的研究获得启示。

2008 年日本进行的一项关于老年患者血压控制靶目标值的随机对照试验（JATOS 研究）发现:降压目标值控制在 18.09~18.22kPa（136~137mmHg）之间的患者与控制于 18.89~19.29kPa（142~145mmHg）的患者比较并无更多收益。2009 年 ESH/ESC 指南再评价指出,将老年高血压患者的降压目标值定为收缩压降至 18.62kPa（140mmHg）以下,并没有循证医学依据。

2008 年国际多中心 HYVET 研究显示,年龄 ≥80 岁的老年高血压患者将血压控制达 19.95/10.64kPa（150/80mmHg）水平就能获益。2010 年中国高血压指南建议,65 岁以上的老年患者宜将收缩压控制至 19.95kPa（150mmHg）以下,若能耐受还可以进一步降低,达 18.62kPa（140mmHg）以下,但是大于 80 岁的患者将血压降达 18.62kPa（140mmHg）以下能否更多获益尚不清楚。2013 年 ESH/ESC 高血压指南内容与我国指南推荐收缩压 ≥21.28kPa（160mmHg）的老年患者应予治疗,并将收缩压降到 18.62~19.95kPa（140~150mmHg）水平,而年龄小于 80 岁且能很好耐受的患者还可考虑将血压降至 18.62kPa（140mmHg）以下。2014 年美国 JNC8 指南推荐 ≥60 岁的一般高血压患者应将血压降至 19.95/11.97kPa（150/90mmHg）以下。2017 年 AHA 指南推荐对于 ≥65 岁并伴有多种合并症且预期寿命有限者,降压目标可根据临床情况、患者意愿和基于团队的方法进行风险 / 获益评估后做出决定。2018 年 ESH/ESC 高血压指南建议对于老年（>65 岁）高血压患者收缩压降至 17.29~18.62kPa（130~140mmHg）,舒张压降到 10.64kPa（80mmHg）以下。2018 中国高血压防治指南建议对于老年患者需根据合并症的严重程度,对治疗耐受性及坚持治疗的可能因素进行评估,综合决定患者降压目标。对于老年高血压患者,所有指南都强调个体化制定治疗方案及降压目标非常重要,降压不宜过快,尽量避免将血压降得过低或诱发直立性低血压,以免诱发严重心,脑血管事件。

2018 年《中国高血压防治指南》及 2018 年 ESH/ESC 高血压指南建议的降压目标值可能对于临床更有参考价值。

（三）过度降压与 J 形曲线现象

1987 年 Cruickshank 等提出高血压患者在降压治疗中可能出现 J 形曲线现象,即随着血压下降患者心血管疾病死亡率也下降,但是血压降到一定程度后若继续降低,则心血管疾病死亡率反而会上升。J 形曲线的观点在理论上应能成立,但是多年来在积极倡导和鼓励降压治疗的背景下并未被充分重视。ESH/ESC 指南对 J 形曲线阐述最多,但是在他们不同时期的指南所表明的观点仍有所差异。2007 年 ESH/ESC 指南阐述:

某些事后分析（post-hoc analysis）怀疑血压下降程度与患者死亡率之间存在 J 形曲线，此 J 形曲线现象仅发生在血压下降至远低于目标值时。2009 年 ESH/ESC 指南再评述对此作了更清楚的阐述：基于某些临床试验及事后分析，过度积极降压似乎已有所收敛，目前尽管证据尚弱，但已有试验提示当血压降达 15.96~16.63/9.31~9.98kPa（120~125/70~75mmHg）以下时，已很难进一步获得器官保护效益，却可能诱发 J 形曲线现象。可是 2013 与 2018 年 ESH/ESC 公布的指南在阐述 J 形曲线现象上，观点似乎没有 2009 年那么明朗。两份指南均认为，从病理生理角度 J 形曲线现象可能存在，但是欲用临床试验去提供证据却相当困难。迄今的临床试验有的支持，有的否定 J 形曲线现象，而且各试验获得的曲线"低谷值"（血压低于此值危险即开始增加）更是差别甚大。因此，指南提出在 J 形曲线现象上，是否可能患者的基础危险因素比过度降压更重要？今后需要设计更为合理的试验去进行进一步研究。

不同的高危患者对降压的耐受性确实可能不同。已有临床试验显示，冠心病患者若将血压降达 9.31~7.98kPa（70~60mmHg）以下有可能增加心肌梗死及全因死亡的风险；而慢性脑卒中患者并无证据显示将收缩压降达 17.29~15.96kPa（130~120mmHg）以下能更多获益。在临床治疗 CKD 合并心、脑血管病变的高血压患者时，上述资料可供参考。

二、降血压药物合理选择——应关注的几个问题

（一）第一线降压药物

1999 年以前的高血压治疗指南均推荐 ACEI、ARB、钙通道阻滞剂（CCB）、β 受体拮抗剂、α 受体拮抗剂及利尿剂等 6 种药物作为降压治疗的第一线用药。2003 年后，ESH/ESC 高血压治疗指南及美国 JINC7 只推荐 ACEI、ARB、CCB、β 受体拮抗剂及利尿剂等 5 种药物作为第一线用药；而 2006 年英国国家卫生与临床优化研究院（NICE）制定的高血压指南及 2014 年美国的 JNC8 却只推荐 ACEI、ARB、CCB 及利尿剂 4 种药物作为第一线用药。

美国 JNC8 不再推荐 α 受体拮抗剂作为第一线降压药物的主要原因是，ALHHAT 研究显示与利尿剂相比，α 受体拮抗剂治疗组患者发生脑卒中及复合心血管疾病的风险显著增加；不再推荐 β 受体拮抗剂作为第一线降压药物的主要原因是，LIFE 研究显示与 ARB 相比，β 受体拮抗剂治疗组患者达到心血管病死亡、脑卒中及心肌梗死原发复合终点的比例显著增高。

但是，要强调的是未被推荐作为第一线降压药的药物，临床仍然可使用，在第一线药物联合治疗效果不佳时，可配合第一线降压药应用。

（二）降压药物的联合应用

由于肾实质性高血压降压达标比较困难，因此联合用药相较于单一用药显然更受推崇。Corrao 等的调查表明，与单一用药相比，联合用药血压控制好，心血管事件发生率低、不良反应少，并且患者的失随访率也显著下降。因此，2007 年 ESH/ESC 高血压指南推荐，对于较重（≥2 级）的高血压患者或合并心脑血管疾病、肾脏病或糖尿病的高危和极高危患者，从治疗开始即采用药物联合治疗。2014 年美国 JNC8 虽然没有推荐在治疗之初联合用药，但是对药物联合治疗的重要性仍十分强调。

那么应该如何进行药物联合治疗呢？两药或多药联用时，作用机制应具有互补性，降压效应能叠加，而且不良反应能抵消或减轻。近年国内、外高血压指南在治疗 CKD 高血压时，都一致推荐 ACEI 或 ARB 作为联合用药的基石药物，这与它们有显著的器官保护效应相关。指南还推荐 ACEI 或 ARB 应首先与利尿剂和 / 或 CCB 联合治疗，疗效不佳时再加用其他降压药物。ACEI 或 ARB 与噻嗪类利尿剂联用时，后者激活 RAAS 的不良效应能被 ACEI 或 ARB 抵消，而利尿剂排钠又能增强 ACEI 或 ARB 的降压疗效；ACEI 或 ARB 与双氢吡啶类 CCB 联用时，前者通过拮抗血管紧张素 I 作用扩张血管，后者通过阻滞血管平滑肌细胞的钙离子流入使血管扩张，两药协同能显著增强降压疗效。

但是，利尿剂与 β 受体拮抗剂联合应用有增加新发糖尿病可能，必须警惕。另外，2013 年 ESH/ESC 高血压指南及 2014 年美国 JNC8 都已明确提出不主张 ACEI 与 ARB 联合应用，如此联用虽可能增强降低尿蛋白效果，但会引起急性肾

损伤等严重副作用。

（三）肾功能不全对降压药物药代动力学的影响

凡是经肾脏排泄为主的降压药物均需参考肾功能状态调整用药，包括减少每次剂量或延长给药时间。具体应用时可以查阅药物学或肾脏病学的相关书籍或手册，这里拟对这4种第一线降压药的用药调整作一简述：

（1）ACEI类：仅福辛普利是经肝肾双通道排泄，而且肾功能损害时，肝脏排泄会代偿性增多，所以只有 GFR ≤10ml/min 时才需适当减量，而其他所有 ACEI 都是以肾脏排泄为主，它们都需要在肾功能损害的较早时期减量。

（2）ARB类：都是经肝肾双通道排泄，且以肝脏排泄为主，故肾功能损害时无需调节用药。

（3）CCB类：均以肾外清除为主，肾功能损害时无需调节用药。

（4）利尿剂：当血清肌酐（SCr）≥159μmol/L（1.8mg/dl）时，噻嗪类利尿剂即失去利尿作用，其利尿作用减弱；但噻嗪类利尿剂直接参与肾脏、内皮、血管反应，减少外周血管抵抗从而扩张小血管；间接通过对心排量快速下降的慢反馈减少外周血管抵抗，可降低高血压患者的心因死亡率，同时增加其他降压药物的效用；故噻嗪类利尿剂随着 GFR 下降其利尿之外的血管内皮保护作用愈发显著。而氯噻酮是以肾脏排泄为主，肾损害早期即应延长给药时间，GFR ≤50ml/min 时即应停用。

不能应用上述利尿剂时可改用小剂量袢利尿剂。

（四）血液净化对于降压药物药代动力学的影响

肾脏病进行血液净化治疗时许多药物的药代动力学也会发生改变，因此用药需要调整，尤其是能被血液净化清除的药物，需要在血液净化结束后补充给药，否则会显著降低药物疗效。

一般而言，药物能否被血液净化清除取决于如下因素：

（1）药物蛋白结合率：药物的分子量较小（一般小于 500Da，很少大于 1 500Da），故游离状态很容易被血液净化清除，但是当它们与分子量较大的血浆蛋白结合后，则很难被清除，因此药物的蛋白结合率是决定其能否被血液净化清除的最重要因素。

（2）药物的表观分布容积（Vd）：代表药物在体内组织分布的广泛程度。不同个体间 Vd 存在差异，Vd ≤1L/kg 时药物易被清除，而 ≥2L/kg 时则清除困难。蛋白结合率低的高 Vd 药物，仍能被血液透析清除，使透析后血药浓度明显下降；但是在两次透析间期，组织中的高浓度药物又会迅速进入血液，致使血药浓度迅速回升。

（3）血液净化治疗方式：高通量膜及延长透析时间会增强药物清除；连续性肾脏替代治疗（CRRT）对高 Vd 药物的清除效力远较一般透析高。

这里拟对血液净化治疗清除几种常用降压药的情况作一简述：

（1）ACEI类：仅贝那普利及福辛普利的蛋白结合率高（均达 95%）不被血液透析清除，无需透析后追加给药，而其他 ACEI 均能被透析清除，需要透析后追加给药。

（2）ARB类：蛋白结合率均高（厄贝沙坦 90%，缬沙坦 94%~97%，氯沙坦、替米沙坦、奥美沙坦及坎地沙坦均高达 99%），不能被血液透析清除，无需透析后追加给药。

（3）CCB类：蛋白结合率也均很高（氨氯地平 95%，硝苯地平 97%，贝尼地平 >98%，非洛地平 99%），不能被血液透析清除，无需透析后追加给药。

三、维持性血液透析患者的降压治疗——问题与思考

高血压在维持性透析患者中发生率高达 80%~90%，而且是脑血管疾病、冠心病及充血性心力衰竭的重要危险因素，与疾病不良结局密切相关，因此需要予以治疗。但是，近年一些大样本的临床研究结果却显示，不是血压较高，而是血压较低，与血液透析患者的不良结局相关，为此已有学者提出血透高血压患者进行降压治疗到底是有利还是有害的质疑，这说明血液透析患者的高血压治疗，与非透析患者不同，有其特殊性，需要深入研究。

目前至少有如下问题值得考虑：①血液透析患者的血压判断应以 OBP 还是应以 ABPM 为

准？血液透析患者透析前后的血压波动常较大，若测量 OBP，那又应以透析前还是透析后血压为准？到目前为止，仅某些临床研究是用 ABPM 来观察透析患者的血压变化，而临床上仍在用 OBP 测量血压，既然透析前后血压波动较大，那么透析前后的血压都应关注。②有临床观察显示，血液透析患者透析前低收缩压及透析后高舒张压能显著增加死亡率，如果这观察正确，那么血液透析患者透析前应避免过度降压（部分患者需在透析前暂停降压药），而透析后应努力避免高舒张压发生（掌握好脱水程度，透后追加降压药物等）。③血液透析患者透析前后的血压应控制到什么程度？这很重要，过高或过低都对靶器官不利，这目标值尚待确定。目前某些研究推荐透析前血压宜降至 <18.62/11.97kPa（140/90mmHg），透析后血压宜降至 <17.29/10.64kPa（130/80mmHg），可供参考。④控制透析患者的高血压同样需要综合治疗，包括改变生活方式、实施透析及服用降压药等。但是需要强调的是，透析干体重达标是有效降压的基础，超滤脱水达到干体重能使 85%~90% 患者的高血压得到控制。不过某些透析患者的降压效果会延迟出现，在脱水至干体重后不能及时见效，需要数周至数月高血压才能被有效控制。⑤应注意透析对降压药物的清除（详见前述），能被清除的降压药一定要在透析后追加给药，否则也可导致透析后血压增高。

2012 年 KDIGO 发布的 CKD 高血压指南，仍没有对血液透析患者的高血压治疗提出建议。指南解释这是因为许多问题目前尚未明确，例如血透患者的血压应如何测量、血压高低与不良结局到底存在什么联系、相互牵连的影响血压的各种复杂因素又在如何起作用等。所以 KDIGO 工作组认为目前对血透患者的高血压治疗提出指南性意见尚为时过早。由此看来，对维持性血透患者进行合理的降压治疗，还有许多问题需探索。

四、肾脏去神经支配术——现状与前景

经导管去肾脏交感神经术（catheter-based renal denervation）可作为顽固性高血压治疗的一种备选治疗策略，适用于在生活方式调整和药物治疗后未达到降压目标的耐药性高血压患者。2013 年欧洲心血管学会（ESC）制定的经导管去肾神经支配术专家共识认为满足如下标准的患者适宜接受此治疗：①诊室血压 ≥21.28kPa（160mmHg）[糖尿病患者标准为 ≥19.95kPa（150mmHg）]；②调整生活方式及足量使用 3 种或更多抗高血压药物（包括利尿剂）治疗无效；③已排除继发性高血压；④通过动态血压检测已排除假性顽固性高血压；⑤GFR ≥45ml/（min·1.73m^2）；⑥无肾极动脉（指不经肾门而入肾实质的动脉，又称副动脉），无肾动脉狭窄，无肾动脉重建史。肾脏去神经支配术可能通过降低外周阻力、减少肾素释放以及改善水钠潴留而达到降压目的，在治疗顽固性高血压方面有良好应用前景。

CKD 可引起交感神经活化，而交感神经活化又在 CKD 进展中具有重要作用，因此肾脏去神经支配术对 CKD 高血压治疗可能具有一定益处。尽管目前已有应用此治疗的初步研究，但是其确切疗效及安全性仍需更大样本临床试验验证。目前，2018 年 ESC 指南不推荐将肾脏去神经支配术用于高血压患者的常规治疗中。

第四节　治疗观点演变给予的启示

CKD 高血压的治疗目的是延缓肾损害进展，减小心血管并发症，降低全因死亡率，但是如何治疗才能更好地达到这目的呢？医学界一直在不断探索，许多治疗观点也在不断变化。例如，降压目标值从降得越低可能越好的认识，转变到重视 J 型曲线现象，推荐的具体目标值也有所回升；第一线降压药物从推荐 6 种，逐渐减少到推荐 5 种或 4 种；药物联合治疗从不很重视，到重视，再到强调；ACEI 与 ARB 联合治疗，从鼓励探索，到"不推荐"，到明确提出应"避免"等。而且，在不同指南中许多观点也并未统一。例如，降压目标值到底应定为多少？像 2014 年美国 JNC8 建议那样，CKD 高血压的降压目标值与一般人群相同，都为 18.62/11.97kPa（140/90mmHg）以下，这合适吗？又如，2006 年英国 NICE 高血压指南及 2014 年美国 JNC8 都已不再推荐 β 受体拮抗剂作为第一线降压药，但是 ESH/ESC 从 2003—2018 年多次修订指南，却一直保留 β 受体拮抗剂作为

第一线降压药,谁更合理? 再如,关于降压药联合治疗,ESH/ESC 似乎"最积极",在 2007 年指南中推荐高危、极高危的高血压患者从治疗开始即联合用药,而 2014 年美国 JNC8 同样重视药物联合治疗,但是并没有强调要从治疗开始即实施,谁的建议更值得参考? 要想判断这些指南内容"谁是谁非"或"孰优孰劣",还有待今后更多临床实践验证。

上述治疗观点的衍变,对我们如何看待和应用指南有什么启示呢? 至少有以下几点:①知识需不断更新,认识要不断深化,绝不能用一成不变、固定静止的观点去看待指南,要时时关注新指南及其推荐内容的变化;②虽然许多指南是在分析循证医学证据基础上制定的,具有较好的客观性,但是循证医学试验本身即不可能完全客观,它会由于研究设计、对象选择、统计方法等方面原因产生"研究偏倚",这就决定指南又会具有局限性;③由于指南内容不包括未经循证医学验证的临床经验,这就会使一些尚未被验证或无条件进行验证的经验被忽略。所以,我们在临床实践中,绝不能教条地死搬硬套指南内容,一定要既重视指南精神,又重视临床实际,对具体问题进行具体分析,个体化地对 CKD 高血压患者实施治疗。

（张 文）

参 考 文 献

1. Kearney PM, Whelton M, Reynolds K, et al. Global burden of hypertension: analysis of world wide data. Lancet, 2005, 365(9455): 217-223.

2. 中国高血压防治指南修订委员会. 中国高血压防治指南. 2011,中华心血管杂志, 2011, 39(7): 579-616.

3. James PA, Oparil S, Carter BE, et al. 2014 evidence-based guideline for the management of high blood pressure in adults: report from the panel members appointed to the Eighth Joint National Committee(JNC 8)JAMA, 2014, 311(5): 507-520.

4. Stevens PE, Levin A. Evaluation and management of chronic kidney disease: synopsis of the kidney disease: improving global outcomes 2012 clinical practice guideline. Ann Intern Med, 2013, 158(11): 825-830.

5. Coresh J, Astor BC, Greene T, et al. Prevalence of chronic kidney disease and decreased kidney function in the adult US population: Third National Health and Nutrition Examination Survey. Am J Kidney Dis, 2003, 41(1): 1-12.

6. Zhang LX, Wang F, Wang L, et al. Prevalence of chronic kidney disease in China: across-sectional survey. Lancet, 2012, 379(9818): 815-822.

7. 中国医院协会血液净化中心管理分会血液透析登记组我国面临快速增长的终末期肾病治疗负担中国血液净化, 2010, 9(1): 47-49.

8. Mancia G, De Backer G. Dominiczak A, et al. 2007 ESH-ESC Practice Guidelines for the Management of Arterial Hypertension: ESH-ESC Task Force on the Management of Arterial Hypertension. J Hypertens, 2007, 25(9): 1751-1762.

9. Smith MC LA, Rahman M. Hypertension Associated with Renal Parenchymal Disease//Schrier RW. Diseases of the Kidney and Urinary Tract, 8th ed. Vol II Philadelphia: Lippincott Williams&Wilkins, 2007: 1239-1272.

10. Bluemfeld JD LF, Laragh JH. Primary and Secondary Hypertension//Taal MW, Chertow GM, Marsden PA, et al. Brenner and Rector's The Kidney. 9th ed. Philadelphia: Saunders, 2012: 1671-1735.

11. Mancia G, Fagard R, Narkiewicz K, et al 2013 ESH/ESC Guidelines for the management of arterial hypertension: The Task Force for the management of arterial hypertension of the European Society of Hypertension (ESH) and of the European Society of Cardiology(ESC). J Hypertens, 2013, 31(7): 1281-1357.

12. Poulter NR, Wedel H, Dahlof B. et al Role of blood pressure and other variables in the differential cardiovascular event rates noted in the Anglo-Scandinavian Cardiac Outcomes Trial-Blood Pressure Lowering Arm (ASCOT-BPLA). Lancet, 2005, 366(9489): 907-913.

13. Dahlof B, Sever PS, Poulter NR, et al. Prevention of cardiovascular events with an antihypertensive regimen of amlodipine adding perindopril as required versus atenolol adding bendroflumethiazide as required, in the Anglo-Scandinavian Cardiac Outcomes Trial-Blood Pressure Lowering Arm (ASCOT-BPLA): a multicentre randomised controlled trial. Lancet, 2005, 366(9489): 895-906.

14. Levey AS, Greene T, Beck GJ, et al. Dietary protein restriction and the progression of chronic renal disease: what have all of the results of the MIDRD study shown?

Modification of Diet in Renal Disease Study group. J Am Soc Nephrol, 1999, 10（11）: 2426–2439.

15. National Kidney Foundation K DOQI clinical practice guidelines for chronic kidney disease: evaluation, classification, and stratification. Am J Kidney Dis, 2002, 39 2 Suppl1）: S1–266.

16. Chobanian AV, Bakris GL, Black HR. et al. The Seventh Report of the Joint National Committee on Prevention, Detection, Evaluation, and Treatment of High Blood Pressure: the JNC 7 report. JAMA, 2003, 289（19）: 2560–2572.

17. Kidney Disease: Improving Global Outcomes（KDIGO）Blood Pressure Work Group. KDIGO clinical practice guideline for the management of blood pressure in chronic kidney disease. Kidney Int Suppl, 2012, 2（5）: 337–414.

18. Ogihzrna T, Saruta T, Rakugi H, et al Target blood pressure for treatment of isolated systolic hypertension in the elderly: valsartan in elderly isolated systolic hypertension study. Hypertension, 2010, 56（2）: 196–202.

19. Bangalore S, Messerli FH, Wun CC, et al J-curve revisited: An analysis of blood pressure and cardiovascular events in the Treating to New Targets（TNT）Trial. Eur Heart J, 2010, 313）: 2897–2908.

20. Norris KC, Greene T, Kopple J, et al. Baseline predictors of renal disease progression in the African American Study of Hypertension and Kidney Disease. J Am Soc Nephrol, 2006, 17（10）: 2928–2936.

21. Lewis EJ, Hunsicker LG, Clarke WR. et al. Renoprotective effect of the angiotensin-receptor antagonist irbesartan in patients with nephropathy due to type 2 diabetes. N Engl J Med, 2001, 345（12）: 851–860.

22. Mann JF, Schmieder RE, McQueen M, et al. Renal outcomes with telmisartan, ramipril, or both, in people at high vascular risk（the ONTARGET study）: a multicentre, randomised, double-blind, controlled trial. Lancet, 2008, 372（9638）: 547–553.

23. Randomised placebo-controlled trial of effect of ramipril on decline in glomerular filtration rate and risk of terminal renal failure in proteinuric, non-diabetic nephropathy. The GISEN Group（Gruppo Italiano di Studi Epidemiologici in Nefrologia）. Lancet, 1997, 349（9069）: 1857–1863.

24. Parving HH, Persson F, Lewis JB, et al. Aliskiren combined with losartan in type 2 diabetes and nephropathy. N Engl J Med, 2008, 358（23）: 2433–2446.

25. Parving HH, Brenner BM, McMurray JJ, et al. Cardiorenal end points in a trial of aliskiren for type 2 diabetes. N Engl J Med, 2012, 367（23）: 2204–2213.

26. Bakris GL, Weir MR, Secic M, et al. Differential effects of calcium antagonist subclasses on markers of nephropathy progression. Kidney Int, 2004, 65（6）: 1991–2002.

27. Bakris GL, Hart P, Ritz E. Beta blockers in the management of chronic kidney disease, Kidney Int, 2006, 70（11）: 1905–1913.

28. Corrao G, Nicotra F, Parodi A, et al. Cardiovascular protection by initial and subsequent combination of antihypertensive drugs in daily life practice Hypertension, 2011, 58（4）: 566–572.

29. Wald DS, Law M, Morris JK, et al. Combination therapy versus monotherapy in reducing blood pressure: meta-analysis on 11, 000 participants from 42 trials. Am J Med, 2009, 122（3）: 290–300.

30. Mahfoud F, Luscher TF, Andersson B, et al. Expert consensus document from the European Society of Cardiology on catheter-based renal denervation. Eur Heart J, 2013, 34（28）: 2149–2157.

31. Gosain P, Garimella PS, Hart PD, et al. Renal sympathetic denervation for treatment of resistant hypertension: a systematic review. J Clin Hypertens（Greenwich）, 2013, 15（1）: 75–84.

32. Agarwal R, Sinha AD. Cardiovascular protection with antihypertensive drugs in dialysis patients: systematic review and meta-analysis. Hypertension, 2009, 53（5）: 860–866.

33. Goldsmith DJ, Covic AC. Meta-analysis of the effects of treating blood pressure on cardiovascular outcomes of dialysis patients. Hypertension, 2009, 54（1）: e6, e7.

34. 2018 Practice Guidelines for the management of arterial hypertension of the European Society of Hypertension and the European Society of Cardiology: ESH/ESC Task Force for the Management of Arterial Hypertension: Erratum. J Hypertens, 2019, 37（2）: 456.

35. Whelton PK, Carey RM, Aronow WS, et al. 2017ACC/AHA/AAPA/ABC/ACPM/AGS/APhA/ASH/ASPC/NMA/PCNA Guideline for the Prevention, Detection, Evaluation, and Management of High Blood Pressure in Adults: Executive Summary: A Report of the American College of Cardiology/American Heart Association Task Force on Clinical Practice Guidelines. Circulation, 2018, 138（17）: e426–e483.

36. Schmieder RE, Mahfoud F, Azizi M, et al. European Society of Hypertension position paper on renal denervation 2018. J Hypertens, 2018, 36（10）: 2042–2048.

37. 中国高血压防治指南修订委员会. 中国高血压防治指南 2018 年修订版. 心脑血管病防治, 2019, 19（1）: 1–44.

第二章　肾血管性高血压及缺血性肾病

第一节　基本概念——
逐步认识，逐渐重视

一、历史回顾

肾脏是调节血压的重要脏器之一，肾血管性疾病是继发性高血压中研究较为深入的一种。1898 年，Tigerstedt 和 Bergman 从肾脏中分离提取了具有升压作用的肾素，认识到肾脏是"升压"器官。但当医生试图通过单侧肾切除来治疗高血压时，却疗效甚微。20 世纪 80~90 年代，血管紧张素转换酶抑制剂（angiotensin-converting enzyme inhibitors, ACEI）和血管紧张素受体拮抗剂（angiotensin receptor blockers, ARB）广泛应用，患者的血压和肾脏病进展得到了有效控制；同时，腔内血管技术的快速发展，使过去无法手术干预者获得了血管重建的机会。此后，如何合理选择干预措施，尽可能延缓肾功能损害进展成为新的挑战。

二、肾血管性高血压及缺血性肾脏病的定义

肾血管性高血压（renovascular hypertension, RVH）是各种病因引起肾动脉狭窄（renal artery stenosis, RAS）进而发生的继发性高血压，病变可累及肾动脉入口、主干或其主要分支。缺血性肾脏病（ischemic nephropathy, IN）是由于肾动脉狭窄或闭塞导致肾脏缺血，引起肾小球缺血性硬化及继发肾间质纤维化、肾功能恶化的一种疾病。RVH 与 IN 可并存或独立存在，前者强调高血压，后者强调肾功能异常，二者共同的病理生理学基础是肾动脉狭窄或闭塞导致的肾脏缺血缺氧。广义的缺血性肾病还包括原发性高血压等导致肾小球动脉硬化、肾组织缺血而引起的肾小球缺血性硬化及肾功能恶化。本章所述仅涉及肾动脉狭窄导致的缺血性肾病。

三、肾血管性高血压及缺血性肾脏病的病因和流行病学特征

RAS 占高血压人群的 1%~3%，在继发性高血压人群中约占 20%。在老年人群中，RAS 更加常见。65 岁以上高血压患者中约 6.8% 合并 RAS，77 岁以上老年人群中，男性 RAS 患病率为 9.1%，女性为 5.5%。

RVH 及 IN 按病因分为动脉粥样硬化性和非动脉粥样硬化性。大多数 RAS 由动脉粥样硬化所致。非动脉粥样硬化性 RAS 包括：大动脉炎、纤维肌性发育不良（fibromuscular dysplasia, FMD）、血栓、栓塞、主动脉夹层累及肾动脉、外伤、先天性肾动脉发育异常、结节性多动脉炎、白塞综合征、放射治疗后瘢痕、周围组织肿瘤以及束带压迫等，其中以大动脉炎和 FMD 最为常见。RAS 按肾脏受累情况分为单侧 RAS 和双侧 RAS（表 12-2-1）。

表 12-2-1　肾动脉狭窄病因分类

单侧肾动脉狭窄	双侧肾动脉狭窄
● 单侧动脉粥样硬化性肾动脉狭窄	● 功能性孤立肾发生狭窄
● 单侧纤维肌性发育不良	● 双侧肾动脉狭窄
● 肾动脉瘤	● 腹主动脉缩窄
● 动脉血栓	● 系统性血管炎（大动脉炎、多动脉炎）
● 动静脉内瘘（先天性/创伤性）	● 动脉粥样硬化性疾病
● 节段性动脉闭塞（创伤后性）	● 主动脉腔内支架置入术引起的血管闭塞
● 肾动脉受外在压迫（嗜铬细胞瘤）	
● 肾脏受压迫（转移瘤）	

在西方国家,动脉粥样硬化性肾动脉狭窄（atherosclerotic renal artery stenosis,ARAS）是RVH及IN的首要病因（85%~90%）,其次是肾动脉纤维肌性发育不良（约10%）,大动脉炎罕见。在我国,早期流行病学资料显示RVH及IN的首位病因是大动脉炎（40%~50%）,其次为纤维肌性发育不良（约20%）。随着人口老龄化加重和人类寿命延长,我国ARAS发病率不断攀升,ARAS已成为RVH的首位病因（71.1%~81.5%）。

第二节　病理生理学机制——
透过现象,紧抓本质

一、肾动脉狭窄

肾动脉狭窄达到一定程度时,肾脏灌注下降,肾组织缺血缺氧,同时触发以肾素释放为代表的反馈调节系统,通过多种途径升高动脉压,以改善肾脏灌注。此时肾脏相对正常的灌注压是以全身的高动脉压状态为前提的,长期的高动脉压状态将进一步促进肾动脉狭窄的进展,从而形成肾动脉狭窄－血压升高－肾动脉狭窄的恶性循环。轻度肾动脉狭窄并不足以引发血流动力学改变和临床症状,当狭窄程度达到70%~80%时,方可表现出血流动力学的异常;狭窄导致主动脉和肾后动脉至少10~20mmHg的压力梯度时,才能触发肾素的释放。

二、肾脏灌注降低后的自适应机制

基础状态下,由于活跃的滤过功能,肾血流量是所有器官中最高的。肾脏灌注受损的情况下,肾脏血流将重新分布。履行滤过和溶质转运功能的肾皮质获得更多的氧供,髓质则在极低氧供下工作,因此,髓质对肾脏灌注的变化更为敏感。

肾脏氧供的不足可使肾小管发生萎缩,早期萎缩是可逆的,并且保持一定肾小管上皮细胞的再生能力。但如果持续缺氧,则出现肾小球缺血性皱缩、体积减小,皱缩的肾小球附近的肾小管结构消失并伴有炎性细胞的浸润。

三、再灌注损伤

肾脏功能能否恢复取决于再灌注的充分性、再灌注损伤的程度和持续时间。再灌注导致的氧自由基释放、氧化应激和一氧化氮缺乏是再灌注损伤的主要机制,抗氧化剂和活性氧代谢物清除剂或可改善再灌注损伤。缺血再灌注损伤模型肾脏中,近端肾小管损伤最重,可见到急性肾小管坏死和肾小管腔的阻塞。一氧化氮在肾脏缺血再灌注损伤中有双刃剑样的作用,一方面可能引发脂质过氧化加重损伤,另一方面却通过减轻肾脏局部炎症而改善肾功能。

第三节　临床特征及诊断——
系统评估,全面诊断

一、肾血管性高血压及缺血性肾脏病的临床特征

RAS是RVH及IN病基本病变,当出现以下症状时,应考虑是否存在RAS:

1. 30岁前新发的高血压
2. 55岁后新发的、与慢性肾脏病（chronic kidney disease,CKD）和心衰相关的重度高血压
3. 高血压合并腹部杂音
4. 既往控制良好的血压出现快速、持续性升高
5. 顽固性高血压（排除其他继发类型;联合包括利尿剂和盐皮质激素受体拮抗剂在内的四类降压药,足量应用后血压仍不达标者）
6. 高血压危象（急性肾衰竭、急性心力衰竭、高血压脑病、3~4级高血压视网膜病变）
7. 应用肾素－血管紧张素－醛固酮系统（renin-angiotensin-aldosterone system,RAAS）拮抗剂后出现肾功能恶化
8. 不能解释的肾脏萎缩或双肾体积差异（双肾长径差>1.5cm）,不能解释的肾衰竭
9. 一过性肺水肿

二、肾动脉狭窄的诊断

RAS的完整诊断应当包括病因诊断、解剖诊断和病理生理诊断,以便对患者提供全面的评估,

为后续治疗方案的制定提供依据。

根据 2017 年欧洲心脏病协会（European Society of Cardiology, ESC）和欧洲血管外科学会（European Society for Vascular Surgery, ESVS）联合制定的外周动脉疾病诊断和治疗指南，不论是否合并血流动力学的改变和肾脏功能的变化，当肾动脉狭窄程度 ≥60% 时，即考虑为肾动脉狭窄。2017 年《肾动脉狭窄的诊断和处理中国专家共识》中，将肾动脉主干及 / 或其分支直径减少 ≥50%，狭窄两端收缩压差 ≥20mmHg 或平均压差 ≥10mmHg 者定义为肾动脉狭窄。

（一）肾动脉狭窄的病因诊断

导致 RAS 最常见的三种病因为：动脉粥样硬化、大血管炎和纤维肌性发育不良。

动脉粥样硬化是导致 RVH 及 IN 的第一位病因。ARAS 多见于 50 岁以上人群，常累及肾动脉的起始部及近 1/3 段；约 50% 累及双侧肾动脉；约 2/3 形成偏心性斑块，其余为环状斑块，造成管腔狭窄。大多数（80%~85%）肾动脉粥样硬化是全身动脉粥样硬化的一部分，仅 15%~20% 局限在肾动脉。

ARAS 的诊断标准：至少具有 1 项动脉粥样硬化的危险因素（肥胖、糖尿病、高脂血症、年龄 >40 岁、长期吸烟）；至少具有 2 项动脉粥样硬化的影像学表现（肾动脉锥形狭窄或闭塞，偏心性狭窄，不规则斑块，钙化，主要累及肾动脉近段及开口；腹部其他血管动脉粥样硬化的表现）。

大动脉炎是一种原因不明的自身免疫性疾病，常见于亚洲人种的育龄期女性，也可见于男性及其他年龄段人群。主要累及主动脉及其主要分支，肺动脉也可受累。病变的炎性改变累及动脉壁全层，中层受累最为严重。动脉壁呈弥漫性不规则增厚及纤维化改变。血管造影以多发性狭窄为主，少数可伴节段性扩张或动脉瘤，亦能有血栓形成。临床上既可导致 RVH，又能导致 IN。

大动脉炎的诊断多采用 1990 年美国风湿病学会（American College of Rheumatology, ACR）的分类标准和 2006 年欧洲抗风湿病联盟（European League Against Rheumatism, EULAR）、欧洲儿科风湿病协会（Pediatric Rheumatology European Society, PReS）和儿童风湿病国际试验组织（Pediatric Rheumatology International Trials Organization, PRINTO）的适用于 18 岁以下的儿童的 EULAR/PReS/PRINTO 标准。2011 年中华医学会风湿病学分会制定的中国的《大动脉炎诊断及治疗指南》主要参考 ACR 的分类标准。

ACR 分类标准包括：①发病年龄 ≤40 岁；②患肢间歇性运动乏力；③一侧或双侧肱动脉搏动减弱；④双上肢收缩压差 >10mmHg；⑤锁骨下动脉或主动脉杂音；⑥造影提示主动脉及一级分支或上下肢近端的大动脉狭窄或闭塞，病变常为局灶或节段性，且不是由动脉粥样硬化、纤维肌性发育不良或其他原因引起。符合上述 6 项中的 3 项者可诊断本病。该标准诊断的敏感性和特异性分别为 90.5% 和 97.8%，简洁实用，易于推广使用。

EULAR/PReS/PRINTO 诊断标准包括 1 项必要条件：由非纤维肌性结构发育不良所致的血管影像学检查异常，常规造影或 CTA、MRA 提示主动脉及其主要分支或者肺动脉扩张 / 动脉瘤、狭窄、闭塞或者动脉壁增厚，可呈局限性或者节段性；5 项次要条件：①脉搏消失或跛行，肢体动脉脉搏消失、减弱或者不对称，跛行表现为肢体活动后肌肉疼痛不适；②血压不一致，双上肢或双下肢收缩压差别 >10mmHg；③血管杂音，大动脉处闻及杂音或触及震颤；④高血压；⑤急性期反应物异常，血沉 >20mm/1h 或 C 反应蛋白升高。满足必要条件和 1 项次要条件即可诊断，敏感性和特异性分别为 100% 和 99.9%。

FMD 性 RAS：FMD 分为原发性、节段性、非动脉粥样硬化性、非炎症性的动脉壁肌性病变所导致的体循环中动脉狭窄，好发于肾动脉，也可累及颈动脉、椎动脉、锁骨下动脉、肠系膜动脉、髂动脉等。一般青少年开始出现症状，多见于育龄女性。肾动脉 FMD 病理上按动脉壁受累的范围分为中膜型、内膜型和全层型。影像上分为多灶型（串珠样）、单灶型（长度 <1cm）和管型（长度 >1cm）。病变大多位于肾动脉主干中远段，可累及一级分支，单侧者以右侧多见。青少年患者（多数 <40 岁）发现上述肾动脉受累的影像学改变，排除动脉粥样硬化、肾动脉痉挛、大动脉炎或其他血管炎，可诊断肾动脉 FMD。纤维肌性发育不良一般仅导致 RVH，严重的内膜纤维增生才可

能诱发 IN。

（二）肾动脉狭窄的解剖诊断

RAS 的解剖诊断可阐明狭窄的解剖特征，有助于血管重建方法的选择。RAS 解剖诊断的常用方法有双功超声（duplex ultrasonography，DUS）、计算机断层血管成像（computed tomography angiography，CTA）、磁共振血管成像（magnetic resonance angiography，MRA）和数字减影血管成像（digital subtraction angiography，DSA）。根据肾脏动脉影像学估测的管腔大小和导管检测的腹主动脉和肾后动脉的压力梯度或肾动脉和肾后压力比值，肾动脉狭窄的严重程度分为轻度、中度和重度（表 12-2-2）。

表 12-2-2　肾动脉狭窄严重程度的评估

血管成像狭窄比例	体格检查	严重程度
<50%	无	轻度
50% ≤ · <70%	无	中度
	导管测量静息平均压力梯度 >10mmHg	重度
	导管测量收缩期压力梯度 >20mmHg	重度
	肾动脉和肾后压力比值 ≤ 0.8	重度
≥70%	无	重度

（三）肾动脉狭窄的病理生理诊断

RAS 的病理生理诊断和肾脏功能评估（表 12-2-3）是决定能否进行血管重建的重要依据。肾动脉狭窄到达一定程度后才可能引起显著的肾血流量下降，并影响肾灌注压和肾小球滤过率（glomerular filtration rate，GFR），触发病理生理进程，临床上主要表现为肾血管性高血压和缺血性肾病。双侧 RAS 常伴有肾功能恶化，单侧 RAS 仅导致患侧缺血性肾病，由于健侧代偿，往往不伴有血肌酐（serumcreatinine，SCr）异常升高。但如果肾功能下降程度与狭窄程度不匹配，则应寻找 RAS 以外导致肾功能恶化的其他病理生理改变。

三、肾动脉狭窄的诊断技术

当患者临床疑诊 RAS 时，除进行体格检查，排除其他继发性高血压，还应采用以下手段明确诊断。

（一）DUS

DUS 安全、快捷、价廉，为非侵入性检查，并且可动态监测病变进展，已普遍应用于 RAS 的一线筛选。DUS 主要借助以下标准间接判断是否存在肾动脉狭窄：狭窄处收缩期峰值流速 >180cm/s，肾动脉与肾动脉水平处腹主动脉收缩期峰值流速比值 ≥3.5；狭窄后加速时间 >0.07s 和收缩早期加速度 <300cm/s，肾动脉主干与段动脉阻力指数之差 >0.15。肾动脉主干狭窄处的收缩期峰值血流速度诊断 RAS 的敏感性为 85%，特异性为 92%。肾段动脉阻力指数有预测疗效的价值，介入术前阻力指数大于 0.80 时，术后肾功能改善及高血压控制可能性低。

（二）CTA

高分辨率的 CTA 可清晰显示肾动脉主干及一、二级分支管腔、管壁、肾实质及肾动脉支架，也可显示动脉管壁钙化、夹层、斑块及出血，并根据肾实质显影时间及程度对肾功能进行大致评估。肾动脉 CTA 可作为无创评价 RAS 的"金标准"，敏感性为 64%~100%，特异性为 94%~97%。相较 DSA，CTA 能发现 DSA 可能低估或难以发现的狭窄病变，如：偏心性狭窄、开口起源于腹主动脉前后，前后位投照时病变部位难以充分暴露的狭窄。但也存在不足：X 线辐射剂量较大；对钙化和支架内狭窄细节评价有限；对比剂可能产生过敏反应和肾毒性；严重心功能不全或主动脉瓣反流患者，流经肾动脉的对比剂很慢或不均匀，可导致假阳性；与 DSA 相比，对狭窄程度有高估现象。

（三）MRA

MRA 包括应用对比剂增强 MRA（contrast-enhanced MRA，CE-MRA）及非对比剂增强 MRA。MRA 无电离辐射，可测量肾动脉血流、肾脏灌注，大致评估肾功能，是较好的无创诊断方法。三维 CE-MRA 的血管成像效果更好，与 DSA 相似。MRA 诊断 RAS 的特异性、敏感性与 CTA 相似。MRA 也存在不足：CE-MRA 空间分辨率低，段动脉及其以下动脉显示不够清楚；严重心功能不全、肾功能不全或主动脉瓣反流患者，也可导致假阳性或高估狭窄程度；无法观察严重钙化和肾动脉支架再狭窄病变；含钆对比剂有可能导致肾功能不全者肾源性系统性纤维化。近年有流入

表 12-2-3　肾功能狭窄的肾脏功能评估

方法	原理	作用/优点	不足
RAAS 激活评估			
外周血浆肾素活性测定	反映循环 RAAS 激活情况	测定体循环 RAAS 激活情况	预测肾血管性高血压的准确性低,影响因素多
分肾静脉肾素活性测定	比较双侧肾素释放	判断患肾肾素释放水平,预测血管重建疗效	有创,预测疗效准确性中等
卡托普利继发同位素肾显像	卡托普利诱发患肾 GFR 下降	判断患肾 RAAS 激活,预测血管重建疗效	已发生肾功能不全者不可靠
肾功能评估			
血肌酐测定	测定整体肾功能	随时可查,便宜	非特异性,无法测定分肾功能
尿液分析	检测尿液成分	随时可查,便宜,反映肾小管和肾小球的损伤程度	非特异性,影响因素多,无法判断分肾情况
估测肾小球滤过率	估算整体肾功能	推算,近似 GFR	无法估测分肾功能
分肾肾小球滤过率测定	测定分肾 GFR	测定狭窄对 GFR 的影响,能较好预测血管重建疗效,直观	无法判断患肾肾小球存活情况
肾脏/血管形态学评估			
双功能超声检查	观察肾脏大小、形状、皮质厚度、缺血区,测量血流量	随时可查,便宜,无需对比剂,可大致推测肾动脉血流量、肾脏灌注	无法测量患肾 GFR 值
CTA/MRA	观察肾脏大小、形状、皮质厚度、缺血区,估测灌注程度	可大致推测肾脏灌注情况	无法测量患肾 GFR 值,需要对比剂
血流动力学评估			
血流储备分数	压力导丝同时测量跨狭窄收缩压比值	反映患肾血流储备和狭窄程度,可较好的预测血管重建疗效	有创,影响因素多
肾动脉阻力指数	肾内段动脉舒张末血流速/收缩期峰期血流速	无创,反映肾小球血管阻力,可预测血管重建疗效	非特异性,预测准确性有限

反转恢复序列非对比增强 MRA(inflow-sensitive inversion recovery,IFIR-MRA)用于临床,对肾动脉选择性成像,与 CE-MRA 相比,无需对比剂,检查过程无需屏气,适用于老年及体弱患者。缺点是成像受血流量影响大,成像过程受肠道干扰大,易高估狭窄程度。

(四)经皮肾动脉造影术或 DSA

经皮肾动脉造影术或 DSA 是诊断肾动脉解剖狭窄的"金标准",可多部位投照,提供病变的分布、狭窄程度、解剖特征等直观影像,对钙化病变、支架再狭窄、肾内分支动脉狭窄等均有较好的分辨率。该检查有创、放射线剂量较大、对比剂有肾脏毒性,若仅用于诊断,并不由于 CTA。因此主要用于计划同期行肾动脉介入治疗的患者。

以上 4 种为临床中诊断 RAS 最常用的影像学技术,各有优缺点(表 12-2-4)。2017 年 ESC/ESVS《外周动脉疾病诊断与管理指南》中就这 4 种诊断技术的临床应用做出了循证医学推荐(表 12-2-5)。

表 12-2-4 常用 RAS 影像学诊断技术比较

方法	原理	优点	缺点
DUS	显示肾动脉、测量血流速度及波形	无创,无放射性,便宜,普遍开展,无肾毒性	依赖操作者技术,影响因素多,敏感性欠佳
CTA	显示肾动脉及腹主动脉	无创,图像质量好且不受支架影响,可看清分支	放射线机量较大,对比剂有肾毒性,钙化影响图像
MRA	显示肾动脉及腹主动脉	无创,无放射性,图像质量好,无肾毒性	严重钙化和金属架置入后有伪影,难以看清分支血管,高估狭窄程度
DSA	显示肾动脉及腹主动脉	图像质量好,可看清分支,钙化和支架不影响图像	有创,放射线剂量较大,对比剂有肾毒性

表 12-2-5 RAS 诊断技术推荐

推荐	分类	分级
推荐应用 DUS 为一线筛查手段,CTA(eGFR≥60ml/min·1.73m²)和 MRA(eGFR≥30ml/min·1.73m²)诊断 RAS	I	B
临床高度疑诊且无创检查无法判断的 RAS 可用 DSA 明确诊断	Ⅱb	C
不建议用肾脏闪烁显像,ACEI 激发前后血浆肾素水平检测和静脉肾素水平检测筛查 ARAS	Ⅲ	C

第四节 防治结合,改善预后

RVH 及 IR 针对病因不同,有不同的防治策略,核心目标为有效控制血压,延缓肾功能进展。ARAS 的防治除后期的肾动脉血管重建外,前期通过生活方式干预动脉粥样硬化发生发展的危险因素;药物治疗,合理管理血压和血脂,延缓 RAS 进展更为重要。大动脉炎和 FMD 性 RAS 则主要为病因治疗、对症治疗和后期的血管重建为主。

一、生活方式的干预

生活方式的干预是 RAS 患者血压和血脂管理的重要一环,有助于延缓 RAS 的进程。各国已经发表的关于血压管理、血脂管理、外周动脉疾病治疗的指南中,都要求患者从戒烟、限酒(男性不超过 14 单位/周,女性不超过 8 单位/周,避免一次性大量饮酒,1 单位=125ml 红酒或 250ml 啤酒)、低盐摄入(<5g/d)、健康饮食、适当体育运动、控制体重和腰围(男性 <94mm,女性 <80cm,体重指数维持在 20~25kg/m²)等多个方面调整生活方式。

二、药物治疗

RVH 和 IN 的最佳药物治疗方案包括抗高血压治疗、调脂治疗和抗血小板治疗。

(一)抗高血压治疗

抗高血压在 RVH 药物治疗中最为重要,但尚无指南给出 RVH 的降压目标,临床中参考 CKD 的高血压指南来指导治疗。2017 年美国心脏病学会(American College of Cardiology,ACC)/美国心脏协会(American Heart Association,AHA)发表的成人高血压预防、检测、评估、管理指南和 2018 年欧洲心脏病协会(European Society of Cardiology,ESC)/欧洲高血压协会(European Society of Hypertension,ESH)发表的动脉高血压管理指南都提出了包括 CKD 患者在内的降压目标(表 12-2-6)。

治疗 RVH 的降压药物与肾实质性高血压的药物相同,但在用药原则上有较大差异。

ACEI/ARB:为治疗肾实质性高血压的基石药物,却有可能使单功能肾或双侧 RAS 患者的肾功能恶化,因此用于 RVH 治疗需谨慎。ACEI/ARB 可用于单侧 RAS,单功能肾或双

表 12-2-6　ESC/ESH 和 ACC/AHA 高血压指南的血压靶目标值推荐

2017 年 ACC/AHA 成人高血压预防、检测、评估、管理指南							
总体目标 / mmHg	≥60 岁 / mmHg	<60 岁 / mmHg	合并 CKD/ mmHg	合并糖尿病 / mmHg	合并稳定性冠心病 /mmHg	合并心力衰竭 /mmHg	合并脑卒中（非急性期）/ mmHg
<130/80	<130/80	<130/80	<130/80	<130/80	<130/80	<130/80	<130/80

2018 年 ESC/ESH 动脉高血压管理指南						
年龄 / 岁	收缩压治疗目标范围 /mmHg					舒张压治疗目标 /mmHg
	高血压	合并糖尿病	合并 CKD	合并 CAD	合并卒中 /TIA	
18~65	130~120	130~120	<140~130	130~120	130~120	<80~70
65~79	<140~130	<140~130	<140~130	<140~130	<140~130	<80~70
≥80	<140~130	<140~130	<140~130	<140~130	<140~130	<80~70

侧 RAS 慎用。使用时须密切监测尿量和肾功能，如服药后尿量锐减或 SCr 快速上升（超过 0.5mg/dl 或基线的 30%），表明发生了急性肾损伤，应立刻减量或停药，查找并纠正可能导致肾功能恶化的潜在因素，密切观察肾功能的恢复情况。

钙通道阻滞剂（calcium channel blockers，CCB）广泛应用于 RVH 的治疗，当 ACEI/ARB 使用禁忌时，CCB 仍可应用。β 受体拮抗剂能通过阻断肾上腺素能受体而抑制肾素释放，在一定程度上降低血浆肾素活性，从而用于单侧 RAS 的 RVH 治疗。利尿剂用于治疗双侧 RAS 或单功能肾 RAS 时，能通过减少血容量而降低血压，但用于治疗单侧 RAS 时，需注意勿因血容量减少而激活肾素 - 血管紧张素系统，加重高血压。

2017 年 ESC/ESVS 发布的《外周动脉疾病诊断与治疗指南》中就肾动脉狭窄的最佳药物治疗进行了明确的循证医学推荐（表 12-2-7）。

表 12-2-7　RAS 药物治疗策略推荐

推荐	分类	分级
推荐应用 ACEI/ARB 用于单侧肾动脉狭窄的治疗	I	B
推荐应用 CCB、β 受体拮抗剂和利尿剂治疗肾动脉狭窄相关的高血压	I	C
如果耐受性良好，ACEI/ARB 可用于双侧肾动脉狭窄和单功能肾脏肾动脉狭窄的治疗	IIb	B

（二）调脂治疗

血脂异常与动脉粥样硬化性心血管疾病的发生发展密切相关，调脂治疗可减少 65 岁以上 RAS 患者的心血管事件的发生。2016 年欧洲心脏病协会（European Society of Cardiology，ESC）/ 欧洲粥样硬化协会（European Atherosclerosis Society，EAS）血脂异常管理指南中，将 CKD4~5 期、维持透析和合并肾动脉粥样硬化的患者列为系统性冠脉评估的极高危人群，将 CKD3 期患者列为高危人群，要求将低密度脂蛋白 - 胆固醇（low-density lipoprotein-cholesterol，LDL-C）降至 1.8mmol/L（极高危）或 2.6mmol/L（高危）以下，且降幅至少为 50%。《中国成人血脂异常防治指南（2016 年修订版）》指出，在可耐受的前提下，推荐 CKD 患者接受他汀类治疗。治疗目标：轻、中度 CKD 患者 LDL-C<2.6mmol/L，非高密度脂蛋白 - 胆固醇（high-density lipoprotein-cholesterol，HDL-C）<3.4mmol/L；重度 CKD、CKD 合并高血压或糖尿病患者 LDL-C<1.8mmol/L，非 -HDL-C<2.6mmol/L。终末期肾病和血透患者，需仔细评估降胆固醇治疗的风险和获益，个体化药物选择和 LDL-C 目标。

（三）抗血小板治疗

抗血小板治疗是 ARAS 中最佳药物治疗方案中很重要的一环，但目前没有 RAS 患者应用抗血小板治疗的指南推荐。抗血小板治疗的方案需综合评估利弊，个体化用药。支架置入血管重建后患者抗血小板治疗可参照下肢动脉狭窄的患者。

三、肾动脉的血管重建

RAS 血管重建的主要目标是控制高血压,预防高血压所致的并发症,改善肾功能。次要目标是减少降压药的应用,使慢性心力衰竭或心肌病患者可更安全的使用 ACEI/ARB。

RAS 血管重建的临床指征包括:严重高血压(持续Ⅱ~Ⅲ级)、恶性高血压、难治性高血压、高血压恶化或药物治疗不耐受;单功能肾或双侧 RAS 合并肾功能不全或肾功能快速恶化;一过性肺水肿;不稳定性心绞痛。一般认为肾动脉狭窄 50% 是血管重建的最低阈值,>70% 是较有力的解剖学指征。肾动脉狭窄 50%~70% 的患者,如存在明确的血流动力学依据(跨病变收缩压差 >20mmHg 或平均压差 >10mmHg),也可考虑血管重建。当出现以下 1 种或多种情况时更支持血管重建:患肾 GFR 或血流量较健侧下降 25%以上;患侧肾静脉肾素较健侧升高 2 倍以上;卡托普利激发的同位素肾显像阳性;肾脏体积缩小(长径 >8cm)。2017 年 ESC/ESVS 发布的外周动脉疾病的诊断与治疗指南对 RAS 血管重建术的应用做出了推荐(表 12-2-8)。

表 12-2-8　RAS 血管重建术的推荐

推荐	分类	分级
不推荐 ARAS 患者常规接受血管重建	Ⅲ	A
FMD 相关性 RAS 出现高血压和 / 或肾功能受损的表现,应考虑球囊血管成形后补救性支架置入	Ⅱa	B
RAS 患者出现不能解释的充血性心力衰竭复发和突然出现的肺水肿,应考虑球囊成形术,伴或不伴支架置入	Ⅱb	C
如果患者符合血管重建的适应证,经腔内血管重建失败且肾动脉解剖结构复杂或开放性主动脉手术期间者,应考虑外科手术进行血管重建	Ⅱa	B

出现以下情况时提示肾功能严重受损,血管重建很可能难以改善患肾功能,应视为相对禁忌证:患肾长径≤7cm;SCr≥3.0mg/dl;患肾 GFR≤10ml/(min·1.73m^2);肾内动脉阻力指数≥0.8;超声、CTA 或 MRA 显示肾实质有大片无灌注区。

肾动脉血管重建策略的制定应个体化,系统评估病因、解剖和病理生理,包括预期寿命、合并症、血压控制难易及患肾功能是否可逆等,预估风险 / 获益,选择相应的治疗策略。狭窄程度较轻或能被降压药物有效控制的 RVH,可暂不行此治疗;而 IN 病期过晚,预计血管重建已不能改善肾功能者,也不应行血管重建。

一般选择经皮介入治疗,主要包括经皮球囊血管成形术(percutaneous transluminal angioplasty,PTA)和支架置入术作为肾动脉血管重建的首选方法,血管外科开放手术仅适用于病变不宜行介入治疗、病变肾动脉附近腹主动脉需要外科重建、介入治疗失败补救治疗、对比剂严重过敏和服用抗血小板药物有禁忌者。

RAS 患肾切除术目前已很少实施,指征一般要满足以下 4 点:患肾动脉病变广泛而严重,尤其远段分支受累,无法实施血管重建;健肾无明显病变,肾功能良好或基本可代偿;患肾无滤过功能[GFR≤10ml/(min·1.73m^2)],但分泌大量肾素,导致严重高血压;无法耐受降压药物、降压疗效不佳或准备妊娠不宜服用降压药。

(一)ARAS 的介入治疗

肾动脉介入治疗能否保护肾功能、有效降低血压和减少心血管事件仍存较大争议。ASTRAL 和 CORAL 等研究显示介入治疗与单纯药物治疗疗效接近,2017 年 ESC/ESVS 指南不推荐 ARAS 患者常规接受血管重建。

目前认为,以控制高血压为目的的肾动脉支架置入术,入选患者需满足 2 点:RAS≥70%,且狭窄与高血压存在因果关系;顽固性高血压或不用降压药高血压达Ⅲ级水平。ARAS 患者要获得满意的血管重建和减少再狭窄率应使用支架置入,置入术后 10%~20% 的患者会出现支架内再狭窄,药物涂层支架可能会促使再狭窄的发生。对于小部分不适合支架置入的病变仍可采用球囊扩张术治疗,单纯球囊扩张效果欠佳者,可考虑药物涂层球囊。

(二)FMD 性 RAS 的介入治疗

FMD 性 RAS 如果肾动脉狭窄≥50%,伴有持续Ⅱ级或以上高血压,依赖降压药,应该接受肾动脉血管重建。一般首选 PTA,成功率超过 90%。PTA 后如果发生严重夹层或二次再狭窄,建议支架置入；PTA 不能充分扩张的病变，不建议应用切割球囊，以免血管破裂或假性动脉瘤形成，推荐外科手术处理。

（三）大动脉炎性 RAS 的介入治疗

大动脉炎性 RAS 在疾病活动期不宜实施介入手术，血沉降至正常后 2 个月方可考虑。推荐首选 PTA，成功率为 70%~90%，高血压也可随之改善。PTA 未成功者可考虑行支架置入术或加用切割球囊扩张。选择性支架置入术与单纯球囊扩张在血压控制、肾功能改善方面差异不大，但支架置入两年初次通畅率更低；闭塞率及再次介入干预率更高。因此，大动脉炎性 RAS 选择性支架置入应谨慎实施，严格把握手术指征。

（四）肾血管重建疗效判断

1. **解剖评价有效** PTA 后病变肾动脉直径残余狭窄 <50%，或支架术后残余狭窄 <30%。

2. **血流动力学评价有效** 狭窄前后跨病变压差收缩压 <20mmHg，平均压 <10mmHg。

3. **临床评价有效（疗效至少维持 6 个月）**

（1）血压标准

1）治愈：不用降压药，血压 <140/90mmHg。

2）改善：保持手术前的降压药，或减少降压药种类和剂量后，血压较术前下降 >10%。

3）无效：血压无变化或下降但未达到上述目标。

（2）肾功能标准：GFR 提高、稳定或下降速度明显减慢，其他参考指标包括 SCr、胱抑素、24h 尿蛋白定量下降。

（3）心血管结局标准：心脑血管事件风险下降。

（五）RAS 血管重建术后随访

根据患者的病情，通常 1~2 个月随诊 1 次，监测血压、肾功能的变化。每 6~12 个月行肾脏与肾动脉 B 超检查，了解肾脏的大小及血流情况，必要时同位素检查了解分肾功能。如术后血压先明显下降，随访中又回升至术前水平，则提示再狭窄，需血管造影复查。

（刘章锁）

参 考 文 献

1. 诸骏仁，高润霖，赵水平，等 . 中国成人血脂异常防治指南（2016 年修订版）. 中国循环杂志，2016，31（10）：937-953.

2. 中国医师协会肾脏内科医师分会 . 中国肾性高血压管理指南 2016（简版）. 中华医学杂志，2017，97（20）：1547-1555.

3. 中国医疗保健国际交流促进会血管疾病高血压分会专家共识起草组 . 肾动脉狭窄的诊断和处理中国专家共识 . 中国循环杂志，2017，32（9）：835-844.

4. CECIL RLF, GOLDMAN L, SCHAFER AI. Goldman's Cecil Medicine, Single Volume, 24th Ed. Elsevier Health Sciences, 2012.

5. HARRISON TR, KASPER DL, FAUCI AS. Harrison's Principles of Internal Medicine 19th Ed. McGraw: Hill Access Medicine, 2015.

6. SKORECKI K, CHERTOW GM, MARSDEN PA, et al. Brenner and Rector's The Kidney, 2-Set Volume, 10th Ed. Elsevier Health Sciences, 2015.

7. CATAPANO AL, GRAHAM I, DEBACKER G, et al. 2016 ESC/EAS Guidelines for the Management of Dyslipidaemias. Eur Heart J, 2016, 37（39）: 2999-3058.

8. PIEPOLI MF, HOES AW, AGEWALL S, et al. 2016 European Guidelines on cardiovascular disease prevention in clinical practice: The Sixth Joint Task Force of the European Society of Cardiology and Other Societies on Cardiovascular Disease Prevention in Clinical Practice (constituted by representatives of 10 societies and by invited experts) Developed with the special contribution of the European Association for Cardiovascular Prevention & Rehabilitation (EACPR). Eur Heart J, 2016, 37（29）: 2315-2381.

9. LAWALL H, HUPPERT P, ESPINOLA-KLEIN C, et al. German guideline on the diagnosis and treatment of peripheral artery disease – a comprehensive update 2016. Vasa, 2017, 46（2）: 79-86.

10. PIEPOLI MF, HOES AW, AGEWALL S, et al. 2016 European guidelines on cardiovascular disease prevention in clinical practice. The Sixth Joint Task Force of the European Society of Cardiology and Other Societies on Cardiovascular Disease Prevention in Clinical Practice (constituted by representati. International Journal of Behavioral Medicine, 2017, 69（10）: 547-612.

11. ABOYANS V, RICCO JB, BARTELINK MEL, et al. 2017 ESC Guidelines on the Diagnosis and Treatment

of Peripheral Arterial Diseases, in collaboration with the European Society for Vascular Surgery（ESVS）: Document covering atherosclerotic disease of extracranial carotid and vertebral, mesenteric, renal, upper and lower extremity arteries Endorsed by: the European Stroke Organization（ESO）The Task Force for the Diagnosis and Treatment of Peripheral Arterial Diseases of the European Society of Cardiology（ESC）and of the European Society for Vascular Surgery（ESVS）. Eur Heart J, 2018, 39（9）: 763-816.

12. WHELTON PK, CAREY RM, ARONOW WS, et al. 2017 ACC/AHA/AAPA/ABC/ACPM/AGS/APhA/ASH/ASPC/NMA/PCNA Guideline for the Prevention, Detection, Evaluation, and Management of High Blood Pressure in Adults: A Report of the American College of Cardiology/American Heart Association Task Force on Clinical Practice Guidelines. Hypertension, 2018, 71（6）: e13-e115.

13. WILLIAMS B, MANCIA G, SPIERING W, et al. 2018 ESC/ESH Guidelines for the management of arterial hypertension. Eur Heart J, 2018, 39（33）: 3021-3104.

第三章　良性高血压肾硬化症

第一节　流行病学概况

高血压和肾脏之间的联系非常紧密。一方面,肾脏通过分泌肾素及调节体液参与血压的形成,一旦这种调节失衡将导致高血压发生;另一方面肾脏也是高血压损害的重要靶器官之一。高血压和肾损害互为因果,互相促进,存在恶性循环。目前高血压肾损害分为良性高血压肾硬化症(benign hypertensive nephrosclerosis)和恶性高血压肾硬化症(malignant hypertensive nephrosclerosis),临床上的绝大多数高血压肾损害是良性高血压肾硬化症,本章拟对其作一讨论。

一、高血压的流行病学状况

高血压是最常见的心血管病,是全球范围内的重大公共卫生问题。最新流调显示,25 岁以上的人群中有 40% 患有高血压,全世界约有 14 亿高血压患者。不同国家、不同时期的高血压流行病学资料不同,近年,随着大规模的流行病学研究的深入开展,相关资料在不断涌现。

（一）美国的高血压流行病学概况

2003 年美国公布的"预防、检测、评估及治疗高血压全国联合委员会第七次报告(JNC7)显示,美国高血压患者 5 000 万人,高血压患者的知晓率为 70%,治疗率 59%,控制率 34%。

美国疾病控制及预防中心(CDC)2011 年公布的美国国家健康和营养监测调查(NHANES)结果显示:2005—2008 年美国 18 岁以上成人高血压的患病率为 30.9%,患者的治疗率为 70%,控制率为 46%。

该中心 2013 年公布的行为危险因素监视系统(BRFSS)资料显示,2005—2009 年,美国几乎所有的州高血压患病率都在增加,全国高血压患病率已从 25.8% 上升到了 28.3%。但是,美国各州之间高血压患病率及治疗率并不平衡。据 2009 年资料,高血压患病率从明尼苏达州的 20.9% 到密西西比州的 35.9%,治疗率从加利福尼亚州的 52.3% 到田纳西州的 74.1%,存在较大差异。

2018 年美国心脏病学会(ACC)和美国心脏协会(AHA)发布的《2017 年美国新版高血压指南》指出,按照 JNC7 的高血压诊断标准,美国 20 岁及以上的人群高血压患病率已经达到 32%。

尽管不同机构统计高血压患病率不尽相同,但是可以看出 1/4~1/3 的美国成年人罹患高血压,患病率仍在增加,但是美国高血压患者的治疗率及控制率均较高。

（二）欧洲的高血压流行病学概况

2018 年欧洲高血压学会及欧洲心血管学会(ESH/ESC)制定的《欧洲高血压管理指南》指出,在欧洲一般人群中,高血压发生率是 30%~45%,且随年龄增加而增加。

（三）我国的高血压流行病学概况

从 20 世纪 50 年代起,我国进行过五次全国大型抽样流行病学调查,其结果见表 12-3-1。

表 12-3-1　我国人群高血压患病率的流行病学调查结果

流行病学调查时间	流调对象	高血压诊断标准	患病率
1958—1959	≥15 岁以上人群,抽查 50 万	标准不一致	5.1%
1979—1980	≥15 岁以上人群,抽查 400 万	≥140/91mmHg	7.73%
1991	≥15 岁以上人群,抽查 90 万	≥140/91mmHg	13.58%
2002	≥18 岁以上人群,抽查 27 万	≥140/91mmHg	18.8%
2012—2015	≥18 岁以上人群,抽查 45 万	≥140/91mmHg	23.2%

后两次流调显示,高血压患者知晓率分别为30.2%及46.9%,治疗率分别为24.7%及40.7%,控制率分别为6.1%及15.3%。

上述流调资料显示,尽管我国高血压的患病率还低于欧美国家,但是在逐年增长;我国高血压患者的知晓率、治疗率及控制率虽然一直在增长,但是与美国有很大差距。为此,我国高血压的防治工作尚任重道远。

二、良性高血压肾硬化症的流行病学资料

人群中的良性高血压肾硬化症患病率尚无流调资料,目前只能根据终末期肾病患者中良性高血压肾硬化症所占比例,从侧面反映它的患病率变化。在欧美国家的透析患者中,良性高血压肾硬化症所占比例约为25%,是导致终末期肾病的第二位疾病,仅次于糖尿病肾病。

在我国导致终末期肾病的疾病中,良性高血压肾硬化症是第三位疾病,次于原发性肾小球肾炎及糖尿病肾病。但是,其所占比例一直在逐步增长。1999年中华医学会肾脏病学分会的调查资料显示,在透析患者中其所占比例9.6%;而2008年中国医院协会血液净化中心管理分会组织的调查显示,其所占比例已升高至13%。北京大学第一医院收集了2010—2015年878家三级医院住院患者的资料,发现CKD患者中高血压肾病从2010年的11.5%增加到2015年的15.9%;同样,来自南京关于肾活检证实的肾脏疾病的疾病谱分析显示高血压肾病比例逐年增加,从1979—2002年的1.86%增加到2003—2014年的4.99%。

从世界各国及我国的情况看,人群中高血压患病率持续增长,作为高血压并发症之一的良性高血压肾硬化症也一定会逐年增多,对此需有充分认识。

第二节　临床病理表现、疾病诊断及思考的问题

一、临床表现

本病多见于50岁以上的中老年患者,男性多于女性,有长期缓慢的高血压病史。临床症状比病理改变出现晚,往往高血压持续10年以上才逐渐出现。常首先出现远端肾小管功能受损表现,而后出现肾小球功能受损。

肾小管较肾小球对缺血敏感,故远端肾小管浓缩功能障碍常最早出现,包括夜尿增多(夜间尿量超过白天尿量),尿比重及尿渗透压降低。随着时间的推移,肾小球缺血性病变发生后,可出现蛋白尿,多为轻度蛋白尿,部分血压较高的患者可为中度蛋白尿。尿液显微镜检查无或可见少量变形红细胞及颗粒管型。后期出现肾小球滤过功能损害,最初肾小球滤过率(GFR)降低,而后失代偿血清肌酐(SCr)升高,并逐渐进展至终末期肾病。与此同时,高血压的其他靶器官损害(左室肥厚、心力衰竭、脑卒中)也常同时发生。

二、病理表现

早期肾脏体积大小正常,晚期肾脏体积缩小,表面呈细颗粒状,称颗粒性萎缩肾。良性高血压持续存在5~10年即可能出现肾脏病理改变,开始时是肾脏小动脉病变,继之出现缺血性肾实质损害。①肾脏小动脉硬化:主要侵犯肾小球前的小动脉,包括入球小动脉玻璃样变和小叶间动脉及弓状动脉中膜增厚。光镜下可见入球小动脉壁有均质性的嗜伊红透明样物质沉积,血管腔变窄。电镜检查显示均质的电子致密物先沉积于内皮下,然后扩展至血管壁全层,其中偶含脂质。免疫荧光检查发现此透明物质含有血浆蛋白成分如免疫球蛋白(IgM)和补体(C1q和C3),组织化学染色提示主要是糖蛋白和胶原基质组成。小叶间动脉及弓状动脉中膜平滑肌细胞肥大、增生,并伴不同程度的内膜纤维化。以上两种病变均导致小动脉壁硬化增厚,管腔狭窄,肾供血减少,进而继发缺血性肾实质损害。②肾实质损害:随着小动脉病变进展,肾小球将出现缺血性皱缩(毛细血管基底膜皱缩,管腔尚保持开放),继之出现缺血性硬化(基底膜严重皱缩,毛细血管腔全部塌陷)。肾小管及肾间质也将出现缺血性病变,包括肾小管萎缩及基底膜增厚皱缩,肾间质纤维化及少量单个核细胞浸润。

在部分肾小球缺血硬化荒废时,健存的肾小球会代偿性地增强代谢废物排出,此时这些残存

肾小球就会出现"三高"（高压、高灌注及高滤过）及肥大，并最终进展成局灶性节段性肾小球硬化。

三、诊断和鉴别诊断

（一）诊断

良性高血压肾硬化症的诊断往往滞后，症状不典型或不明显，或被其他并发症的表现所掩盖，因此很容易漏诊及误诊。目前尚无统一的诊断标准，临床诊断主要基于病史、临床表现及实验室检查而做出。本病具有如下特点：①有明确和持续的高血压病史，并排除了继发性高血压，病程常在10年以上；②肾小管功能损害早于肾小球功能损害，患者常先出现夜尿增多、尿浓缩功能减退，而后才出现 GFR 下降及 SCr 增高；③尿改变轻微，患者仅出现轻至中度蛋白尿，少量红细胞及管型尿；④肾功能损害进展缓慢，贫血出现相对较晚；⑤常伴有高血压的其他脏器损害，如心室肥厚、高血压视网膜病变等。有上述临床及实验室表现特点，并能排除其他各种原、继发性肾脏病时，即能进行临床诊断。

（二）鉴别诊断

1. **肾实质性高血压** 慢性肾脏病引起的高血压（简称肾实质高血压）在临床上需与良性高血压肾硬化症鉴别，对于肾小球肾炎病史不清的患者鉴别有时会有一定困难。表 12-3-2 已罗列了两者临床实验室表现的鉴别要点，可供参考。鉴别困难时应行肾穿刺病理检查。良性高血压性肾硬化症的特点是，小动脉病变（入球小动脉玻璃样变，小叶间动脉及弓状动脉中膜增厚）明显，肾小球为继发性缺血皱缩及硬化，而肾实质性高血压则主要表现各种慢性肾脏病病理改变，合并或不合并高血压小动脉病变。

2. **肾动脉粥样硬化** 肾动脉粥样硬化常发生于肾动脉主干起始部或近段，导致肾动脉狭窄，进而诱发肾血管性高血压和/或缺血性肾病。缺血性肾病的临床及实验室表现与良性高血压性肾硬化症十分相似，且有时两病共存，鉴别较困难。两病的鉴别要点如下：①良性高血压肾硬化症的临床表现常在患高血压10年左右才出现，而缺血性肾病无此规律；②缺血性肾病常伴全身动脉粥样硬化表现（如冠心病，脑卒中，外周动脉粥样

表 12-3-2 良性高血压肾硬化症与肾实质性高血压的鉴别要点

	良性高血压肾硬化症	肾实质性高血压
年龄	40~60 岁多见	20~30 岁多见
高血压家族史	常有	常无
肾炎病史	无	有
高血压与尿异常关系	高血压在先	尿异常在先
水肿	无	多见
尿化验	轻至中度蛋白尿，不伴或伴少量变形红细胞尿及管型尿	尿蛋白常较多，可出现大量蛋白尿，常伴不同程度的变形红细胞尿及管型尿
肾功能损害	肾小管浓缩功能损害常在先，而肾小球功能损害在后	肾小球功能损害常先于肾小管功能损害
眼底改变	高血压眼底改变（小动脉硬化为主）	肾炎眼底改变（渗出性病变为主）
肾性贫血	出现较晚，较轻	较明显
病变进展	相对缓慢	相对较快

硬化），而良性高血压肾硬化症未必如此；③超声检查测量肾脏大小及核素检查测量分肾 GFR，缺血性肾病患者常两肾不对称（因为肾动脉粥样硬化症常两侧轻重不一），而良性高血压肾硬化症两肾一致；④缺血性肾病患者腹部有时可闻及收缩期或双期杂音，而良性高血压肾硬化症无此杂音；⑤缺血性肾病可伴反复发作的急性肺水肿，而良性高血压肾硬化症少见；⑥选择性肾动脉造影能证实肾动脉狭窄存在，而良性高血压肾硬化症无肾动脉狭窄；

四、在疾病诊断上思考的问题

（一）微量白蛋白尿有何意义？

高血压患者出现微量白蛋白尿有何临床意义？尿微量白蛋白对于高血压肾损伤引起的肾小球早期损害有重要的诊断价值，目前普遍认为它的出现代表全身内皮系统功能的受损，是高血压患者心脑血管预后不良的标志之一。但目前发现这种微量白蛋白尿（30~300mg/d）的出现与高

血压病史长短无关,而与血压高低相关。某些高血压患者即使病史很短,但是在血压明显升高时即能出现微量白蛋白尿,而血压控制后即消失,故不少学者认为这种微量白蛋白尿,并不反映肾小球缺血性病变,可能与肾小球内血流动力学变化(系统高血压传入肾小球致球内压及滤过膜通透性增高)及血管内皮功能损害相关。因此,仅据此表现不足以早期诊断高血压肾小球硬化症。

(二)能出现大量蛋白尿吗?

高血压肾损害患者有无可能出现大量蛋白尿? 正如前述,高血压肾硬化症本身不会出现大量蛋白尿,一般为轻、中度蛋白尿。但是,随着肾损害进展,残存肾单位越来越少,残存肾小球在"三高"血流动力学作用下,可能继发出现局灶性节段性肾小球硬化,此时临床即能出现大量蛋白尿($>3.5g/d$)。不过,具体诊断时需要与特发性局灶性节段性肾小球硬化继发高血压相鉴别。

(三)肾穿刺病理检查十分必要

由于良性高血压肾硬化症缺乏统一的临床诊断标准,所以仅凭临床及实验室检查作诊断,很容易出现误、漏诊。对于病史不清者,尤易将慢性肾脏病继发高血压误诊为本病。因此,加强肾穿刺病理检查对提高良性高血压肾硬化症诊断水平十分必要。

第三节　发病机制的研究现状

良性高血压肾硬化症的发病机制,主要与高血压引起的肾脏血流动力学变化及血管重塑(vascular remodeling)相关,但是近年来认为还有血流动力学以外的因素参与,它们包括遗传因素、代谢因素等。

一、肾脏血流动力学变化与血管重塑

高血压时肾脏血流动力学的变化会引起肾脏小动脉功能和结构的改变,称为血管重塑。高血压时肾脏小动脉功能的改变,主要表现为对缩血管物质反应性增强,此反应性增强的机制比较复杂,但是血管内皮功能受损占有重要地位。这样就造成了肾血管阻力(RVR)增高及肾血浆流量(RPF)降低,但是病初肾小球滤过分数(FF)增加,GFR仍维持正常。

高血压持续作用即可导致肾脏小动脉(主要在小叶间动脉及弓状动脉)结构改变,即中膜平滑肌细胞肥大、增生。这是循环中许多活性物质(如多种生长因子)作用的结果,也是血管内皮合成及分泌活性物质失衡的结果。例如合成及分泌内皮素1(ET-1)增多及合成及分泌一氧化氮(NO)减少。肾脏小动脉壁增厚,管腔变窄,血管顺应性降低,就会进一步降低RPF,最终致GFR下降。

并非肾脏所有小动脉都发生上述肥厚性重塑,及由此造成低灌注及缺血性肾实质损害。实际上,肾脏还有另一部分小动脉,并不出现肥厚性重塑,反而呈现代偿性高灌注,其供血的肾小球也会从肥大逐渐转变成局灶性节段性硬化。

二、肾素－血管紧张素系统

在上述肾脏血流动力学变化及小动脉病变发生中,循环及肾脏局部的肾素血管紧张素系统(RAS)都在发挥重要作用。AngⅡ能直接与肾脏小动脉平滑肌细胞上的AT_1受体结合,刺激血管平滑肌收缩,也能通过激活交感神经而促进血管平滑肌收缩,致RVR增加;AngⅡ能直接作用于血管平滑肌细胞,也能通过生长因子而作用于血管平滑肌细胞,促进细胞肥大及增生,参与小动脉重塑。AngⅡ还能通过醛固酮作用于远端肾小管增加钠重吸收,增高血容量,加重高血压。已有学者采用AngⅡ微量灌注法,成功地诱导出了良性高血压肾硬化症动物模型;而且临床上应用血管紧张素转换酶抑制剂(ACEI)或血管紧张素AT_1受体阻断剂(ARB)能有效防止或延缓良性高血压肾硬化症发生。这些事实都更加肯定了AngⅡ的致病作用。

总之,高血压时肾血流动力学改变导致的RAS异常在高血压性肾损害中占举足轻重的地位,包括血流动力学效应及非血流动力学效应,其血流动力学效应是肾损害的根本因素,而非血流动力学的作用仍有待于进一步探讨。

三、交感神经系统

与AngⅡ相似,交感神经系统在高血压的缩血管反应上也具有重要作用。高血压患者从中枢到动脉壁上的交感肾上腺素系统功能都亢进,其

神经递质儿茶酚胺合成及释放增加，通过与血管平滑肌上的肾上腺素能 α_1 受体结合，导致肾脏小动脉收缩，增加 RVR，影响血管重塑。另外，交感神经还能通过释放儿茶酚胺作用于近端肾小管，增加钠重吸收，扩增血容量，加重高血压。

四、血管内皮功能损害

血管内皮细胞能合成及分泌许多血管活性物质，它们在维持血管张力及通透性等血管功能上极其重要，而且它们对调控血管平滑肌肥大及增生也具有作用。在高血压负荷压力作用下，血管内皮细胞最先受到影响，出现血管舒缩物质、促生长因子异常，引起血管反应性异常、血管舒缩功能失衡和血液凝血功能障碍等一系列病理生理改变，进而导致肾损害。其中一氧化氮（NO）、内皮素（ET）和局部 RAS 最为重要。

由于血管内皮细胞功能受损，加之高血压患者血浆内源性 NO 合成酶抑制物（如不对称性二甲基精氨酸）增多，因此血管内皮细胞合成血管舒张因子 NO 减少；而另一方面，在高血压作用下，血管内皮细胞合成血管收缩因子 ET-1、Ang II 等将增加。前者减少及后者增多，将致使二者间动态平衡失衡，引起血管收缩反应增强，RVR 增加，并刺激血管平滑肌细胞的肥大及增生，影响血管重塑。

五、代谢因素

21 世纪初，国际上一些著名肾脏病学家对高血压肾硬化症发病主要由肾脏血流动力学变化引起的观点提出了异议。美国肾脏病理学家 Fogo 等对非洲裔美国人高血压肾硬化症进行了临床病理分析，她们并没有发现高血压的严重程度与小动脉壁增厚相关，也没有发现小动脉壁增厚与肾小球硬化相关，因此她们推论本病还存在肾脏血流动力学变化以外的致病因素。澳大利亚著名肾脏病学家 Kincaid-Smish 更明确提出了自己的假说，她认为在高血压肾硬化症进展过程中，肥胖和胰岛素抵抗可能比血压起更大作用，即代谢因素参与致病。

上述观点应予重视，从理论上讲，高胰岛素血症能激活交感神经系统和 RAS，导致血管内皮损伤；胰岛素抵抗能引起出球小动脉收缩导致肾小

球"三高"，它们都能参与血管及肾小球损害。但是，代谢因素在良性高血压肾硬化症的整个发病机制中，到底占多重要地位？尚待研究。

六、盐的负荷

肾脏是调节机体水盐代谢的重要器官，当肾小球出现高灌注和压力增高时损害肾脏排泌钠的能力，因此压力－尿钠排泌曲线发生改变，容易出现钠的潴留。研究显示，许多高血压患者都是钠敏感的，且钠敏感高血压患者的肾损害出现的早，程度较重。肾损害表现为尿微量白蛋白排泄率增加，钠清除率降低和肾血流动力学呈低肾血流量、高滤过状态。

七、种族、遗传因素

"非洲裔美国人肾脏病（AASK）研究"和动物实验均显示遗传因素在高血压肾损害中可能具有作用。与高加索人相比，非裔美国人出现高血压引起 ESRD 的危险性增加 8 倍；有高血压肾硬化症家族史的高血压患者比无家族史者更易出现肾损害。这些资料都支持遗传因素参与致病。

学者们一直在应用各种研究方法去努力寻找与高血压肾损害相关的基因位点。有研究者应用生物信息学分析技术确定高血压肾病的差别表达基因（DEGs）主要与类固醇激素反应和细胞外基质相关，应用蛋白－蛋白相互作用（PPI）网络分析确定了多个新的枢纽基因，并证实 DUSP1、TIMP1、FOS 和 JUN 基因在高血压肾病发病机制中起重要作用。

第四节　预防及治疗策略

高血压肾硬化症的防治包括：高血压患者如何治疗预防肾损害发生，及已发生高血压肾硬化症的患者如何治疗延缓肾损害进展，本节将前者称作"预防"，后者称为"治疗"，分别予以叙述。当然，在此整个过程都需要兼顾高血压心脑血管并发症的防治，以最终提高患者生存率及生活质量。

一、预防

良性高血压肾硬化症是高血压的肾脏并发

症,所以早期进行降压治疗,并将血压降达目标值是防止其发生的关键。在预防良性高血压肾硬化症上,有如下几个问题需要澄清,现作一简述。

(一)何时开始对血压进行干预治疗

80年代初,美国进行了高血压多重危险因素干预试验(MRFIT),试验结果表明:血压正常偏高的个体,发生终末期肾病的风险性较正常血压个体高两倍,而按当时的高血压分级标准,高血压3级(180~209/110~119mmHg)或4级[>27.93/15.96kPa(210/120mmHg)]患者,发生终末期肾病的风险较正常血压个体高12倍。随着血压增高,高血压患者发生终末期肾病的风险呈指数上升。因此,为有效地防止高血压肾损害发生,就应从血压正常偏高时开始干预治疗,包括非药物治疗,如减肥、戒烟、限制食盐 <6g/d、限量饮酒、适当增加体力活动及保持乐观情绪等。

(二)高血压应该降低到什么水平

既往各国指南均一致推荐,对于没有高血压并发症的非老年患者,应将血压降到140/90mmHg以下,老年患者只宜降达150/90mmg以下(有的指南认为,80岁以下老人若能耐受也可降至140/90mmHg以下,而80岁以上老人一般不降达140/90mmHg以下)。

AHA/ACC 2017美国高血压指南中指出,对于没有高血压并发症的非老年患者,应将血压降到130/80mmHg以下,但若有多种疾病并存和预期寿命有限的 >65岁老年患者,可根据临床情况决定降压治疗和目标值。

新的2018 ESC/ESH欧洲高血压、加拿大、韩国、日本和拉丁美洲高血压指南对于普通人群的第一靶目标均维持在 <140/90mmHg,若为高危人群则期望能降至 <130/80mmHg。

有些指南还指出,对于易发生高血压肾损害的人群如黑种人的高血压可以降得比上述目标值低。

(三)如何选用降压药物

高血压患者的肾脏小动脉常处于收缩状态,肾血管阻力增高,而肾脏小动脉的持续收缩正是导致良性高血压肾硬化症发生的重要原因。因此,为预防良性高血压肾硬化症发生,即应选用能扩张肾脏小动脉,明显减低肾血管阻力的药物。

临床上现在作为一线降压药的 ACEI、ARB及钙通道阻滞剂(CCB),以及非一线降压药物 α 受体拮抗剂、β 受体拮抗剂、中枢降压药及血管扩张剂均能减少肾血管阻力。而一线降压药利尿药可能具有双向作用,用药早期由于利尿排钠,循环容量下降,肾血管可能会发生收缩,但是,长期治疗后肾血管阻力仍将下降。因此,上述各种降压药临床均可选用。

(四)降压药物如何联合应用

为了有效降低血压,临床上常需要联合用药,这已被各国指南一致推荐。是开始用单药治疗,效果差再联合用药?还是高血压治疗之初就联合治疗?要依据临床实际情况(血压高低,有无并发症,及患者耐受情况等)来个体化地决定。

联合用药的原则是:药物作用机制互补,联合治疗能增强疗效和/或减少副作用。2018年ESH/ESC制定的《欧洲高血压管理指南》表明,ACEI、ARB、β 受体拮抗剂、钙通道阻滞剂(CCB)、利尿剂(噻嗪类或噻嗪样)仍是高血压治疗基本药物,联合治疗可作为初始治疗方式;新指南推荐联合肾素 - 血管紧张素 - 醛固酮系统(RAAS)阻滞剂 +CCB或利尿剂,在特定情况下,可联合使用 β 受体拮抗剂,如心绞痛、心梗后、心衰或需要控制心率时。β 受体拮抗剂＋利尿剂联合治疗可能增加新发糖尿病,这必须注意。

单片复方制剂在国内、外指南中都受到推荐,它能提高患者依从性,减少药品费用,从而提高治疗疗效。

(五)新治疗药物及方法有哪些

这里只准备介绍3个新治疗药物及疗法,它们的疗效(尤其是远期疗效)及副作用仍需继续观察。

1. 直接肾素抑制剂 第一个口服非肽类直接肾素抑制剂阿利吉仑(Aliskiren)于2007年被美国食品及药品管理局(FDA)批准上市,应用于高血压治疗。此药能结合到肾素分子的活性位点上,竞争性阻止血管紧张素原与此活性位点结合,从而阻断肾素裂解血管紧张素原,发挥抑制肾素活性作用。此药抑制肾素活性作用强,能阻断肾素70%以上的催化活性。

阿利吉仑药物半衰期长达31~41h,每日给药1次,即能24h有效控制血压,包括清晨血压。从2005年起,已有应用阿利吉仑治疗高血压及保护靶器官的临床试验报道,已初步显示了它的良好疗效。但是该药的远期疗效及副作用,包括与其他 RAS 阻断剂联合治疗时的疗效及副作用尚需继续观察。

2. 高血压疫苗（hypertension vaccine） 此疫苗为治疗性疫苗,能刺激机体持续产生中和抗体而发挥治疗作用,迄今研发的高血压疫苗作用位点在肾素、Ang I、Ang II 或 AT$_1$ 受体。

瑞士 Ang II 疫苗 CYT006-AngQb 已于 2007 年完成了 IIa 期临床试验,结果显示此疫苗对轻中度高血压患者具有良好降压疗效,并能很好控制晨峰。注射 3 次疫苗后,抗体半衰期即能长达 17 周,所以每年只需注射此疫苗 3~4 次,就能维持 1 年的降压效果。

此外,还研发出 Ang I 疫苗（如疫苗 PMD3117）及 AT$_1$ 受体疫苗（如疫苗 ATR12181）,它们都需要进行或进一步进行临床试验,来对疗效及不良反应进行验证。高血压疫苗最终能否应用于临床,将取决它们上市前各期临床试验的结果,最后结果可能还需数年才能知晓。

3. 肾交感神经射频消融术 肾交感神经的过度激活,对于高血压的发生及维持具有重要作用。肾交感神经可以分为传出及传入纤维两部分。传出纤维过度激活,能通过神经递质儿茶酚胺,导致肾脏小动脉平滑肌收缩,增加 RVR,减少 RPF,并激活 RAS;儿茶酚胺还能作用于近端肾小管上皮,增加钠重吸收,扩张血容量。如此即能从阻力及容量两方面导致血压升高。传入纤维的过度激活,能激活中枢神经系统,增加垂体血管升压素分泌,增高血压。所以从理论上讲,肾交感神经射频消融术通过去交感神经化机制,能够有效降压。

肾交感神经的传出纤维及传入纤维均分布于肾动脉外膜。通过经皮股动脉途径插入相关设备,对双侧肾动脉进行消融治疗,射频能量通过内膜及中膜到达外膜,损毁外膜上交感神经纤维,发挥治疗作用。2009 年 Krum 等报道的 HTN-1 研究结果,及 2010 年 Esler 等报道的 HTN-2 研究结果都十分令人鼓舞,显示此疗法对治疗高血压,包括顽固性高血压具有良好应用前景。

鉴于交感神经能够再生修复,此射频消融疗法的长期疗效如何？另外,射频消融有可能造成肾动脉局部损害,它能否促进粥样硬化及狭窄发生？这一些必须关注的问题,都需要更大样本、更长时间的治疗观察才能澄清。

二、治疗

如果良性高血压肾硬化症已经发生,此时的治疗目标是:保护残留肾单位,延缓肾损害进展;保护心脑血管,预防心脑血管意外。所以,此时的治疗原则及药物应用应与慢性肾脏病高血压治疗相同,可参阅相关章节。若良性高血压肾硬化症已进展至肾功能不全,则按肾功能不全处理,请参阅相关章节;若已进入终末期肾衰竭,则应进行血液净化治疗（血液透析或腹膜透析）或肾移植治疗,请参阅相关章节。此处只准备对常用降压药物作一简要讨论。

（一）血管紧张素转化酶抑制剂及血管紧张素 AT$_1$ 受体拮抗剂

ACEI 能抑制 Ang II 生成,ARB 能阻断 Ang II 与 AT$_1$ 受体结合,从而发挥降压及器官保护效应。对肾脏保护效应而言,它们具有降压依赖性及非降压依赖性两方面保护作用,能减少尿蛋白排泄,延缓肾损害进展,这已被大量大规模临床试验证实。因此,现在一致认为 ACEI/ARB 应是治疗合并肾损害的高血压的基石药物,应该首选应用。

应用过程应注意以下几点:①从小剂量开始应用,逐渐加量,以免血压过低及引起急性肾损害。这对老年患者用药尤为重要。②服药期间需密切监测 SCr,如果 SCr 水平不变或升高 <30% 属于正常,不需要停药;如果 SCr 水平升高 ≥30%,则应停药,并寻找导致 SCr 升高的原因。SCr 升高常由肾有效血容量不足引起（如肾病综合征,收缩性心力衰竭,与非甾体抗炎药或钙调神经磷酸酶抑制剂合用,肾动脉狭窄等）,如果此血容量不足能纠正,SCr 恢复达原有水平,则可再用 ACEI/ARB。③肾功能不全患者服药期间应密切监测血钾水平,如果血钾水平 >5.5mmol/L,即应减或停药。④孕妇禁用,以免影响胎儿发育。⑤ACEI 可引起干咳,并偶尔出现药疹及血管神经性水肿,应予注意。另外,应用 ACEI/ARB 时应该限盐或并用利尿剂,减少钠摄入或利钠能显著提高 ACEI/ARB 降压疗效。

各国高血压指南均一致推荐，ACEI 及 ARB 作为治疗合并肾损害的高血压的一线降压药，并推荐 ACEI/ARB 与 CCB 和 / 或利尿剂联合治疗，以提高降压疗效及减少副作用，但是不推荐 ACEI 与 ARB 联合治疗，二者联用不能增加降压疗效，反能增加严重不良反应（如急性肾损害及高钾血症等）。

（二）钙通道阻滞剂

CCB 能阻断血管平滑肌上钙通道，扩张血管，降低血压。此类药包括二氢吡啶 CCB 及非二氢吡啶 CCB，在降压治疗上后者较少应用。CCB 降压作用强，且降压效果不受钠入量影响。二氢吡啶 CCB 扩张入球小动脉作用强于扩张出球小动脉，因此对于血压正常个体它有可能增加球内"三高"，但是对于高血压患者来讲情况却不一样，应用 CCB 降低系统高血压而引起的球内"三高"降低，已远能抵消上述局部血流动力学作用，所以应用 CCB 治疗合并肾损害的高血压患者，它仍能发挥明显的肾脏保护效应。

二氢吡啶 CCB 副作用较轻，可见心跳加快，脚踝部水肿，偶见牙龈增生。非二氢吡啶 CCB 需注意心肌抑制作用，传导阻滞及心力衰竭患者禁用。

指南均推荐 CCB 作为治疗合并肾损害的高血压的一线降压药，并推荐 CCB 与 ACEI、ARB 和 / 或利尿剂联合应用，能增强降压疗效，并减少副作用。

（三）利尿剂

应用于降压治疗的利尿剂主要是氢氯噻嗪，氯噻酮及吲达帕胺也有时应用。利尿剂能通过利钠排水，降低容量负荷而降低血压。利尿药对肾血管可能具有双向作用。应用初期，循环容量下降，肾灌注减少，可致肾血管收缩，RVR 增加；而长期应用时，其排钠作用能使血管平滑肌内 Na^+ 浓度下降，通过 Na^+-Ca^{2+} 交换，致使胞内 Ca^{2+} 减少，从而降低肾血管收缩反应性，降低 RVR。

应用噻嗪类利尿剂的注意事项有：①可能增高血尿酸、血糖及血脂，痛风患者禁用。②需要监测血钾，避免出现低钾血症。基于上面两点理由，噻嗪类利尿剂只宜小剂量使用（如氢氯噻嗪 6.25~25mg/d）。③SCr>159~177μmol/L（1.8~2.0mg/dl）时，噻嗪类利尿剂将失去利尿效应，此时宜改用袢利尿剂。

指南均推荐利尿剂作为治疗合并肾损害的高血压的一线降压药，并推荐利尿剂与 CCB、ACEI 或 ARB 联合应用，能够增强降压疗效，减少副作用。

（四）β 受体拮抗剂

主要通过阻断肾上腺素 β 受体而扩张血管，发挥降压作用。β 受体拮抗剂分为非选择性 β 受体拮抗剂（作用于 β_1 和 β_2 受体，如普萘洛尔等），选择性 β 受体拮抗剂（主要作用于 β_1 受体，如美托洛尔、阿替洛尔及比索洛尔等），兼有 α 和 β 受体阻断作用的新型 β 受体拮抗剂（如拉贝洛尔，卡维地洛及阿罗洛尔）。研究证明，β 受体拮抗剂尤其适用于合并心率快、心力衰竭或心肌梗死的高血压患者，可降低心血管事件，减少死亡率。

应用时的注意事项有：①可能增高血糖及血脂代谢综合征患者禁用；②严重窦性心动过缓，病态窦房综合征，或 Ⅲ 度房室传导阻滞患者禁用；③哮喘患者禁用，慢性阻塞性肺病患者慎用；④长期服用的患者不可突然停药，以防血压反跳性升高。

2006 年英国发表的《成人高血压治疗临床指南（NICE 临床指南）》，2014 年美国公布的"预防、检测、评估与治疗高血压全国联合委员会第八次报告（JNC8）及 2018 年 ESH/ESC 制定的《欧洲高血压管理指南》都不推荐 β 受体拮抗剂作为一线降压药。但是，它们仍可与一线降压药联合应用。

（五）α 受体拮抗剂

通过阻断肾上腺素 α 受体而扩张血管，降低血压。α 受体拮抗剂尤适于合并良性前列腺增生症的高血压患者。

此类药物的主要副作用为直立性低血压，有此病史者禁用，心力衰竭慎用。

2003 年 JNC7 及 2003、2018 年 ESH/ESC 制定的《欧洲高血压管理指南》均不推荐 α 受体拮抗剂作为一线降压药。但是，它们仍能与一线降压药联合应用。

（胡昭 孙妍）

参 考 文 献

1. Perera G A. Hypertensive vascular disease; description and natural history. Journal of Chronic Diseases, 1955, 1 (1): 33–42.

2. Chobanian Aram V, Bakris George L, Black Henry R, et al. Seventh report of the Joint National Committee on Prevention, Detection, Evaluation, and Treatment of High Blood Pressure. Hypertension, 2003, 42: 1206–1252.

3. Okoro C A. Vital signs: prevalence, treatment, and control of hypertension––United States, 1999–2002 and 2005–2008. Mmwr Morbidity & Mortality Weekly Report, 2011, 60 (4): 103–108.

4. Fang J, Ayala C, Loustalot F, et al. Self-Reported Hypertension and Use of Antihypertensive Medication Among Adults – United States, 2005–2009. Mmwr Morb Mortal Wkly Rep, 2013, 62 (13): 237–244.

5. Mancia G, Fagard R, Narkiewicz K, et al. 2013 ESH/ESC Guidelines for the management of arterial hypertension. Esc Congress News, 2013, 22 (4): 880.

6. 肖月, 隋宾艳, 赵琨. 我国终末期肾病现状及透析技术的应用、费用及支付情况分析. 中国卫生政策研究, 2011, 4 (5): 29–33.

7. 中华医学会肾脏病分会透析移植登记工作组. 1999 年度全国透析移植登记报告. 中华肾脏病杂志, 2001 (2): 77–78.

8. 谌贻璞. 肾内科学. 第 2 版. 北京: 人民卫生出版社, 2015.

9. Mills K T, Bundy J D, Kelly T N, et al. Global Disparities of Hypertension Prevalence and Control. Circulation, 2016, 134 (6): 441–450.

10. Campbell N R C, Zhang X H. Hypertension in China: Time to Transition From Knowing the Problem to Implementing the Solution. Circulation, 2018, 137 (22): 23–57.

11. Liu Z H. Nephrology in China. Nature Reviews Nephrology, 2013, 9 (9): 523–528.

12. Wang Z, Chen Z, Zhang L, et al. Status of Hypertension in China: Results from the China Hypertension Survey, 2012–2015. Circulation, 2018, 137 (22): 2344–2356.

13. Aronow Wilbert S, Eighth Joint National Committee guidelines. Future Cardiol, 2014, 10: 461–463.

14. Williams B, Mancia G, Spiering W, et al. 2018 ESC/ESH Guidelines for the management of arterial hypertension. European Heart Journal, 2019, 77 (2): 71.

15. Greenland P, Peterson E. The New 2017 ACC/AHA Guidelines "Up the Pressure" on Diagnosis and Treatment of Hypertension. JAMA, 2017, 318 (21): 2083.

16. Dasgupta I, Porter C, Innes A, et al. "Benign" hypertensive nephrosclerosis. Qjm Monthly Journal of the Association of Physicians, 2007, 100 (2): 113.

17. Kopp J B. Rethinking hypertensive kidney disease: arterionephrosclerosis as a genetic, metabolic, and inflammatory disorder. Current Opinion in Nephrology & Hypertension, 2013, 22 (3): 266–272.

18. Malatino L, Stancanelli B, Giannakakis C, et al. Hypertensive nephrosclerosis: an exhaustive diagnosis?. G Ital Nefrol, 2012, 29 (6): 650–654.

19. Hall J E, Granger J P, do Carmo J M, et al. Hypertension: physiology and pathophysiology. Comprehensive Physiology, 2012, 2 (4): 2393–2442.

20. Stefanadis C, Papademetriou V, Katsiki N, et al. Effects of Hypertension, Diabetes Mellitus, Obesity and Other Factors on Kidney Haemodynamics. Current Vascular Pharmacology, 2014, 12 (3): 537–548.

第十三篇　泌尿系感染

第一章　急性尿路感染

尿路感染（urinary tract infection，UTI），是临床最常见的感染性疾病之一。统计资料显示，在门诊感染性疾病中，UTI 的发病率仅次于呼吸系统感染。女性较易发生，且随着年龄的增长发生率呈上升趋势，约 60% 的女性一生中曾有 UTI 病史，而且其中约 30% 患者呈现反复感染，在生育期和妊娠期妇女发生率更高。目前在 UTI 的诊断及治疗上还存在很多误区，过度的诊断及不恰当的治疗在临床中常见，这不但增加了社会负担，增加了药物相关不良事件的发生，也使抗生素耐药致病菌的比例明显增加。因此，合理的诊断及治疗 UTI 这一看似简单的疾病，非常重要。

第一节　尿路感染的定义及分类

尿路感染是病原微生物（包括细菌、真菌、支原体、衣原体、乃至病毒及寄生虫）侵入尿路黏膜所引起的炎症反应。依据感染上、下尿路、复杂与单纯、急性与慢性进行分类。笔者习惯把这三种分类结合起来，以期对治疗与预后有一个比较好的判断。

一、上尿路感染和下尿路感染

尿路感染的定位对于指导临床治疗和评估患者预后具有非常重要的价值。上尿路感染指感染累及输尿管、肾盂和肾实质，又称肾盂肾炎；而下尿路感染是指感染仅累及尿道和膀胱。需要注意的是，没有任何可靠的定位方法能精确鉴别上、下尿路感染。急性 UTI 病例，医师常常依据临床表现，即有无明显感染中毒症状（如寒战及高热）及体征（如肋脊角叩击痛），来帮助判断上、下尿路感染。

二、复杂性和单纯性尿路感染

尿路感染又可分为复杂性和单纯性两类。若存在尿路解剖异常（如尿路畸形、结石、肿瘤及前列腺肥大等）或功能异常（如膀胱输尿管反流、神经源性膀胱等），近期使用尿路器械或留置导管，存在导致机体抵抗力低下的基础疾病（如糖尿病及使用免疫抑制剂等），即诊断为复杂性 UTI；上述所有情况均不存在时，即诊断单纯性 UTI。对于复杂性 UTI 患者的治疗，一定要设法（包括手术治疗）矫正其复杂易感因素，抗菌药物治疗才能起效。

三、急性和慢性尿路感染

急性 UTI 是指近期病原体侵入尿路引起的急性炎症反应；而慢性 UTI 是指炎症已导致尿路形态（如瘢痕）及功能的永久性损害。急性感染往往需要进行抗病原体治疗，而慢性 UTI 是否需要抗病原体治疗，则需依据患者具体情况来做决定。

临床上还有许多分类的方法，譬如，分为有症状 UTI 和无症状性菌尿，初发 UTI 及再发性感染，社区获得性 UTI 及医院获得性感染等。这些分类方法的多样性正提示了 UTI 问题的复杂性，只有认真考虑到所有情况，才能正确做出疾病诊断及进行治疗。

第二节　急性尿路感染的病原体及发病机制

一、病原体

了解急性 UTI 的病原体，即致病微生物，是进行有效治疗的第一步。急性 UTI 的病原体主要是细菌,占95%以上,以革兰氏阴性杆菌为主,其中大肠埃希菌约占70%。极少数UTI由真菌、衣原体、支原体或病毒等引起。近年来,随着抗生素和免疫抑制剂的广泛应用及人口老龄化,UTI的病原体谱发生了变化,而耐药、甚至多重耐药病原体也呈现明显增加趋势。因此在经验性治疗时,了解你所在地区、医院细菌流行趋势与致病菌对药物的敏感性至关重要。譬如,在我国随着氟喹诺酮类抗生素的广泛使用,绝大多数地区大肠埃希菌对氟喹诺酮类抗生素耐药率超过60%。而美国的耐药率也在不断增加,因此根据美国感染病学会(IDSA)的指南,氟喹诺酮类抗生素已经不建议作为急性非复杂性膀胱炎的一线治疗药物,以防耐药菌株的进一步增加。而一些近些年在临床中使用明显减少的老的抗生素却对尿路感染致病菌,甚至包括产超广谱β-内酰胺酶(ESBL)的大肠埃希菌有较高的敏感性,比如磷霉素和呋喃妥因,它们在下尿路感染治疗中的应用再次受到关注。

在单纯性UTI中,致病菌主要为大肠埃希菌,而复杂性UTI虽然也以大肠埃希菌为主,但肠球菌属、葡萄球菌属、克雷伯杆菌属、假单胞菌属、肠杆菌属的细菌明显增多,且多为耐药菌株。临床特征与不同病原体之间存在某些相关性,比如大肠埃希菌最常见于无症状菌尿、非复杂性UTI或首次发生的UTI;凝固酶阴性葡萄球菌较常见于青年女性;而医院获得性UTI、复杂性UTI、反复再发的UTI和尿路器械检查后发生的UTI,则多为粪链球菌、变性杆菌、克雷伯杆菌和铜绿假单胞菌等,其中铜绿假单胞菌常见于尿路器械检查后,变性杆菌则多见于伴有尿路结石者;金黄色葡萄球菌UTI则常见于败血症等血源性尿路感染;厌氧菌所致的UTI多发生于长期留置导尿管、肾移植以及身体抵抗力极差的患者。95%以上的UTI为单一病原菌所致,混合性细菌UTI较少见,他们多为长期使用抗生素或免疫抑制剂治疗者、长期留置尿管、反复使用尿路器械检查和治疗者。

其他种类病原体所致急性UTI较少见。真菌性UTI的致病真菌多为念珠菌,大多数发生于接受广谱抗生素治疗的留置导尿管的患者,特别是合并糖尿病或给予免疫抑制剂治疗时。沙眼衣原体及支原体所致尿道炎常发生于有不洁性交史的患者。病毒如麻疹病毒、腮腺炎病毒、柯萨奇病毒等也可引起UTI,但临床上十分罕见。

总结以上的情况我们就要思考:①进行有效治疗的基础是什么?②如何合理地选择抗生素?③如何避免微生物耐药菌株产生?

二、发病机制

(一)病原体的侵入途径及致病力

1. 病原体的侵入途径 急性UTI的病原体的主要侵入途径是上行感染,即病原菌由尿道、膀胱、输尿管上行至肾盂引起感染性炎症,该途径占UTI的95%。而继发于败血症或菌血症的血行感染,和由外伤或泌尿系统周围脏器的感染性炎症所引起的直接感染以及经淋巴道感染较少见。

2. 病原体的致病力 细菌可产生一系列促进细菌定植和感染的因子:包括菌毛(fimbria)、铁运载体受体(iron transporter receptor)和细菌毒素等。

(1)菌毛:大肠埃希菌的Ⅰ型菌毛能通过其尖端的黏附素Fim H与尿路上皮表面的甘露糖苷受体结合,黏附并侵入上皮细胞;它还能影响其他毒力因子如P菌毛的表达,增强细菌致病力。而P菌毛能通过其尖端的黏附素PapG识别尿路上皮表面的Gal-Gal受体,与之结合致病。细菌黏附及侵入尿路上皮是其致病的重要一步,如此可刺激上皮细胞产生促炎症介质,引起炎症。

(2)铁运载体受体:细菌依赖铁运载体与铁运载体受体(如IreA,IroN及Iha)系统,来摄取其重要营养元素铁,增强致病力。此外,Iha还能促进大肠埃希菌与膀胱上皮黏附。

(3)细菌毒素:包括α及β溶血素及多种细胞毒性坏死因子,它们能降低机体防御能力,延长细菌存活。

(二)机体的防御机制及易感因素

1. 防御机制 正常情况下机体对细菌入侵尿路有一系列的防卫机制:①尿道口和外阴分布正常菌群,抑制病原菌的生长。②尿液的冲刷作用,通过排尿可清除大约99%侵入尿路的细菌。③膀胱黏膜可分泌有机酸及IgA,并能通过吞噬细胞的吞饮作用杀灭致病微生物,同时膀胱壁的酸性糖胺聚糖作为一种抗黏附因子,阻止细菌的局部黏附。④尿液 pH 低,含高浓度尿素和有机酸,不利于细菌的生长。⑤男性前列腺液具有抗革兰氏阴性肠道细菌的作用。

另外,还有两个具有重要防御功能的蛋白质:

(1)防御素:它是一组阳离子多肽抗生素,存在于尿路上皮细胞、中性粒细胞及单核巨噬细胞中。当尿路暴露于病原体时,产生的阳离子多肽抗生素即可杀灭细菌、真菌和一些有荚膜的病毒。防御素与细菌胞壁上的阴离子磷脂结合,破坏胞膜功能,增加细胞渗透性,导致细菌死亡。它还能诱发肥大细胞脱颗粒反应及增加白介素 –8(IL–8)产生,促进中性粒细胞趋化,增强免疫。

(2)Tamm–Horsfall 蛋白:它由肾小管髓袢升支粗段及远曲小管近段分泌,能与细菌 I 型菌毛黏附素 Fim H 结合形成复合物从尿排出,从而减少细菌黏附,发挥防御效应。另外,Tamm–forsfall 蛋白还能通过 Toll 样受体 4(TLR–4)介导机制活化天然免疫效应,并能与中性粒细胞结合加强其嗜菌效力。

2. 易感因素 某些情况下机体的上述防御功能被破坏,患者即容易出现急性 UTI。常见的易感因素包括:

(1)泌尿道解剖或功能异常:如尿路结石、肿瘤、畸形、膀胱输尿管反流、神经源性膀胱等。据统计,有尿路梗阻者 UTI 的发生率较正常者高 12 倍。

(2)使用尿路器械:任何有创性尿路系统的操作均可增加感染的风险。一次导尿后持续性菌尿的发生率为 1%~2%,而留置导尿管更易发生 UTI。

(3)妊娠:妊娠早期雌激素和黄体酮水平升高使输尿管平滑肌松弛,可引起膀胱输尿管反流;增大的子宫压迫输尿管,可引起尿路梗阻。另外妊娠期间尿液化学成分改变有利于细菌生长,因此妊娠是 UTI 的重要诱因。

(4)机体抵抗力低下:如老年人、罹患糖尿病、接受免疫抑制剂治疗患者。

(5)生殖系统病灶:例如女性存在尿道旁腺炎、外阴炎等妇科炎症时易发生 UTI,而男性的细菌性前列腺炎也是青年男性 UTI 的最常见

原因。

随着研究的深入,近年来遗传因素在 UTI 发病中的作用已受到重视,有研究发现再发性 UTI 的女性患者有明显的家族相关性,而先天性免疫应答因子如 TLR–4、IL–8 受体(CXCR1)的基因多型性也与 UTI 发病相关。目前一级女性亲属(指母亲、姐妹及女儿)有 UTI 病史被认为是女性非复杂性 UTI 的易患因素之一。

(三)炎症反应

炎症是机体对病原体的防御反应,但也同时造成组织损伤。有多种因素参与炎症反应,下面仅简单谈谈中性粒细胞及补体系统的作用。

1. 中性粒细胞的作用 中性粒细胞移行至受感染的黏膜是其与黏膜上皮细胞中的一些小分子蛋白相互作用的结果。细菌激活尿路上皮产生趋化因子,促进中性粒细胞移行至感染部位,参与灭菌。

2. 补体系统的作用 病原的侵入可通过经典激活途径、旁路激活途径及甘露聚糖结合凝集素途径引起补体级联反应。任一途径的激活都形成 C3 和 C5 转化酶和一些生物有效成分包括过敏毒素、调理素及膜攻击复合物(C5b–9)。过敏毒素 C3a、C5a 可趋化并激活中性粒细胞和巨噬细胞,调理素 C3b、C4b 能增强吞噬细胞的吞噬作用,而膜攻击复合体更能穿透细菌胞壁促其死亡。

可见,UTI 是机体与致病病原体之间复杂作用的结果。在进行抗生素治疗之前,一定要深入了解患者的状态。随着研究的深入,我们会找到更加有效的治疗手段。

第三节 急性尿路感染的诊断

对于急性尿路感染的诊断,首先应该判断是否是 UTI,其次应对 UTI 进行定位,然后确定有无易感因素。在诊断 UTI 时需要注意并思考以下问题:

一、判断是否为尿路感染

尿路感染需要综合临床症状、尿常规化验及

尿微生物学检查来诊断,其中证实尿中存在致病微生物最为重要。下面就诊断中的几个问题作一讨论:

(一)尿路刺激征

出现尿路刺激征时需要鉴别是 UTI 还是尿道综合征?文献报道,约 2/3 为 UTI,而 1/3 为尿道综合征。尿道综合征,又称尿频尿急综合征,患者主诉轻重不一的尿频、尿急和尿痛(或尿道烧灼感),但是反复做尿沉渣镜检正常,尿细菌学检查阴性。尿道综合征病因不明,可能与尿道受外用避孕药刺激、性生活导致损伤等相关,部分患者与焦虑、精神紧张状态相关。

(二)尿常规化验

离心后尿沉渣高倍视野镜检白细胞 >5 个即为白细胞尿(或称脓尿),是发现 UTI 的一个简易、敏感检查。反复化验均无白细胞尿应能排除 UTI;但是,出现白细胞尿却不一定都是 UTI,某些肾组织炎症细胞浸润十分明显的疾病如急性或急进性肾小球肾炎、活动性狼疮肾炎、急性间质性肾炎等也会出现尿白细胞增多。

做此检验必须注意:①女性留尿标本前必须清洁外阴,避免因白带等污染出现假阳性;②尿标本放置温度过高或放置时间过长(2~3h 以上),白细胞将被破坏,影响检验结果。

(三)尿细菌学检查

包括下列检查:

1. **清洁尿普通涂片找菌** 清洁后中段晨尿(尿在膀胱停留 4~6h 以上),不沉淀涂片行革兰氏染色镜检,检查 10 个油镜视野,若细菌 >1 个 / 油镜视野,结合临床尿路刺激症状即可确诊。

2. **清洁后中段尿细菌培养** 若菌落数 ≥10^5/ml 可诊断为真性菌尿;若菌落数在 10^4~10^5/ml 间应复查,复查后结果相同时,则需结合临床表现或做膀胱穿刺尿细菌培养来确诊。某些球菌如肠球菌、粪链球菌等,尿中细菌菌落数达 10^3/ml 也有诊断意义。

3. **做膀胱穿刺尿细菌培养** 若阳性,无论菌落数多少即可确诊。

因为尿细菌培养阳性是诊断 UTI 的"金标准",所以,在判读尿细菌培养结果时就要特别注意排除假阳性和假阴性。

什么情况尿细菌培养易出现假阳性结果?主要是收集尿液标本无菌操作不严格,细菌污染。因此无论男女,在留取尿标本之前,都要认真清洗外阴,并使用无刺激性的消毒液如洗必泰等进行消毒。

什么情况尿细菌培养易出现假阴性结果?主要是:①患者在进行细菌培养前已经使用抗生素;②收集尿液标本时消毒液混入到尿液中;③尿液在膀胱内停留时间过短,会显著降低细菌培养阳性率;④大量饮水,尿液被稀释;⑤特殊致病菌如厌氧菌等未做相应特殊培养。

二、进行尿路感染定位

急性 UTI 的定位诊断对于指导临床治疗和评估患者预后具有非常重要的价值。急性下尿路感染患者常出现明显的尿路刺激征(尿频、尿急及尿痛)和下腹部疼痛,并可伴随出现肉眼血尿,患者无发热或仅有低热(一般不超过 38.5℃),查体耻骨上可有压痛,但无肋脊角叩痛,化验末梢血白细胞正常或轻度增高。急性肾盂肾炎患者尿路刺激征常较轻,而全身感染症状重,常出现寒战、高热,体检时常有患肾侧肋脊角叩痛及输尿管走行压痛,末梢血白细胞显著升高,出现核左移。急性上、下尿路感染主要依靠上述临床表现及化验来进行定位诊断及治疗,而不必进行更多检查。

三、确定有无易感因素

对于反复发作的 UTI、难治性 UTI、50 岁之前的男性 UTI 等,均应积极寻找是否存在易感因素,尤其有无复杂因素,并设法纠正。

四、尿路感染的并发症

急性 UTI 一般经积极、有效治疗很少出现并发症,但若治疗不当或存在复杂性 UTI 因素时可能出现并发症。严重并发症有:

(一)肾乳头坏死

肾乳头及其邻近肾髓质的缺血性坏死,常发生于存在糖尿病、尿路梗阻等复杂性 UTI 因素的患者。临床出现寒战、高热、剧烈腰痛和血尿,尿中有坏死组织排出,可阻塞输尿管引起肾绞痛,可并发败血症和急性肾衰竭,静脉肾盂造影可见特征性肾乳头坏死环形征,病理检查显示随尿排出的坏死组织为肾乳头组织。本并发症非常罕见,一旦发生则患者的肾功能乃至生命都会受到威胁。

(二)肾周围脓肿

为急性肾盂肾炎直接扩展至肾周组织引起的化脓性炎症。临床出现持续性高热及明显的患侧腰痛,致腰部活动受限,查体患侧肋脊角明显压痛及叩痛。CT和超声检查能帮助诊断。

(三)败血症

革兰氏阴性杆菌败血症常见于复杂性UTI患者,特别是并发急性肾乳头坏死时,但也偶见于严重的单纯性肾盂肾炎。临床表现为寒战、高热,甚至感染中毒性休克。血培养阳性。

第四节 急性尿路感染的治疗

UTI患病率高,且耐药致病菌比例逐年增加,因此对临床医师提出了更高的挑战。首先应该判断患者是否需要抗生素治疗,避免过度治疗。其次应根据本地的致病菌、抗生素耐药情况以及患者既往病史等进行个体化治疗,另外也强调在考虑抗生素疗效的同时注意其不良反应。不合理抗生素的应用在临床并非少见,甚至有研究报道高达47%,需要引起足够的关注和加强管理。

急性UTI的治疗在于尽快清除病原体、缓解症状、预防和治疗并发症。应遵循以下普遍原则:①对于绝经前女性单纯性下尿路感染患者,可以根据临床症状确定诊断,无需进一步诊断性检查,对于绝经后女性、急性肾盂肾炎或反复发生的UTI,需要在治疗前进行中段尿细菌定量培养。②治疗初可凭经验进行抗菌治疗,获得细菌培养及药敏试验结果后,再根据药敏结果选择抗生素。③抗生素应选择肾毒性小、不良反应少、尿液内有较高浓度者;如果为肾盂肾炎,还需要选择肾组织内能达到较高浓度的抗生素。④应根据尿路感染部位、病情轻重、是否合并复杂因素及有无并发症而合理确定治疗疗程。⑤尽可能寻找及纠正易感因素。⑥抗生素治疗无效时应注意其他病原体(如结核分枝杆菌、厌氧菌等)感染的可能。

一、急性单纯性膀胱炎

急性单纯性膀胱炎的致病菌目前仍以大肠埃希菌为主,但是耐药菌株在逐年增加。

治疗急性单纯性膀胱炎是用单剂短程治疗(3d)或更长疗程治疗存在不同意见。美国密执安大学关于UTI治疗的研究,把单剂治疗到7d或更长时间(2~6周)的治疗均列入了治疗方案中。近年大样本的临床试验资料显示,单剂治疗虽能有效清除膀胱内及尿道的致病菌,但与短程治疗相比,阴道和肠道内的致病菌仍不能有效清除,因此治疗后复发率相对较高。而短程(3d)抗生素治疗与传统的长疗程治疗同样有效,却减少了药物不良反应及治疗花费。为此,现在多提倡实施3d短程治疗。

二、急性单纯性肾盂肾炎

治疗的目的是清除致病菌,防止复发,防止并发症发生。患者在治疗前需要留取尿液标本进行尿细菌定量培养及药敏试验。治疗初应进行经验性抗生素治疗,以静脉给药为主,如果有效,可在热退72h后改口服抗生素继续治疗,完成14d治疗疗程。如果经验用药48~72h仍未见效,则应根据药敏试验调整用药。为什么有时候治疗效果不好呢?除了抗生素的选择是否恰当外,是不是按照药物的药代动力学合理规范用药也是一个重要问题。绝大多数β内酰胺类抗生素都是时间依赖性药物,需要根据药物的半衰期及最低药物浓度(MIC),来选择合适的给药时间间隔与剂量,24h内应分次给药。氟喹诺酮类药物多数属于浓度依赖性药物,如能达到合适的药-时曲线下面积(AUC),可能一天给药一次就行。

在疗程结束时及停药后第2周、6周应分别做尿细菌培养,并进行疗效评定。治愈标准:疗程结束时临床症状消失,尿菌阴转,且在停药后2周、6周复查尿细菌培养仍为阴性。治疗失败标准:疗程结束后尿菌仍阳性,或治疗后尿菌转阴,但在第2、6周复查时再次出现阳性,且为同一菌株。若治疗失败,应参考药敏结果改用其他有效抗生素,治疗4~6周。治疗失败的患者,容易转变成反复再发的UTI患者。

三、无症状性细菌尿

无症状性细菌尿指细菌培养菌落数≥10^5/ml,但患者无任何临床症状和体征。无症状性细菌尿在临床中并不少见,在健康个体发生率为3.5%,但是在老年人群中可高达16%~18%,甚至有报道达50%。目前普遍认为无症状菌尿患者无需治疗,有如下理由:①无症状性细菌尿存在不增加肾脏损伤风险。②治疗不能降低症状性UTI的发生,也与死亡率无关。③细菌的存在可能减少出现症状性再发UTI,而治疗会导致肠道、阴道的正常菌群紊乱,反而增加UTI复发。④治疗使耐药菌株的比例及抗生素不良反应的发生率增加。当然如果出现UTI症状,应立即治疗。笔者肾内科的一位女性患者,几十年前做输卵管结扎时,误扎了输尿管,此后尿中白细胞几乎一直满视野,培养大肠埃希菌经常阳性。因为没有症状并未治疗。但是,对于妊娠期间发生的无症状菌尿、伴有高危因素(如中性粒细胞减少、肾移植等)的无症状性菌尿、以及进行尿路器械操作前后的无症状性菌尿均需要治疗。

第五节 特殊类型的急性尿路感染

一、妊娠期尿路感染

妊娠期容易发生无症状性细菌尿,主要致病菌为大肠埃希菌,如果未及时给予治疗,在妊娠晚期约30%可发生症状性UTI。因此,在妊娠期如果有真性细菌尿,无论有无症状均应及时治疗,不但有利于防止妊娠后期出现症状性UTI,而且有助于减少早产等妊娠并发症的发生。但是目前妊娠期UTI治疗的疗程尚无统一意见,一般认为应该持续用药治疗7d,它较单剂量治疗有更高的治愈率。在抗生素的选择上要考虑对胎儿的影响。所有的抗生素,均没有胎儿用药的临床试验。但是,根据经验及国内外的食品药品管理局(FDA)资料,在妊娠期可选用呋喃妥因、氨苄西林和头孢氨苄,磷霉素也可在妊娠期使用;磺胺类药物在妊娠早期可使用,但是在妊娠晚期,因可诱发新生儿胆红素脑病应避免使用。喹诺酮类药物与四环素可影响胎儿软骨发育,不建议使用。

二、导尿管相关的尿路感染

导尿管的使用是引起医源性UTI的最常见原因。留置尿管的时间是导尿管相关UTI最主要的危险因素,在留置期间细菌尿的发生率以每天3%~10%的速率增长,当留置导尿管1个月时所用患者均存在细菌尿。其他危险因素还包括糖尿病、女性、肾功能不全等。目前认为17%~69%导尿管相关UTI是可以预防的,其中最有效的方法是限制导尿管使用,且尽可能缩短留置时间。其他预防措施包括:插导尿管时严格执行无菌操作;采用无菌封闭导尿系统;选用避孕套式导尿管;保持尿袋位置在膀胱水平以下,保证尿液引流通畅;长期不能自行排尿时,宜改用耻骨上膀胱造瘘排尿。因为大多数导尿管相关性无症状菌尿患者并不进展至症状性UTI,因此目前不主张使用抗生素,但是一旦发展成症状性UTI,仍应按照UTI的处理原则给予抗菌药物治疗。另外在拔除导尿管或更换导尿管之前应给予抗生素预防,可有效减少症状性UTI发生。一些新型导尿管也正在研发中,尚未应用于临床,例如具有抗炎作用的银合金涂层导尿管、抗生素涂层导尿管和可以通过降低摩擦减少尿道损伤的亲水性导尿管等。

三、再发性尿路感染

尿路感染的再发在临床较常见,严重影响患者的生活质量。目前再发性UTI尚无统一定义,更多定义为半年内出现症状性UTI 2次及以上,或者1年内出现3次。尿路感染再发的易感因素包括更年期、性生活、杀精剂的使用等,同时要注意除外复杂性UTI。一些措施可预防UTI再发,比如减少杀精剂的使用、性交后排尿等。若已经采取上述措施仍不能预防再发性UTI,患者可考虑抗生素预防,已有研究证实了预防性使用抗生素可有效减少UTI再发。低剂量长程抑菌疗法可选用下列药物睡前口服:呋喃妥因50mg每日1次;或复方新诺明,每次1片,每周3次;或喹诺酮类抗生素。但是疗程应该多长时间尚未确定,一般可以持续6~12个月。与性生活相关的UTI再发女性患者,可于性交后排尿,并预防性口服抗菌药物,如口服复方新诺明或环丙沙星。而绝经后妇女的再发UTI可考虑阴道内使用雌激素（雌三醇乳膏 0.5mg 每晚 1 次，阴道内使用，连续 2 周，然后每周 2 次连续 8 个月）。因再发 UTI 是持续增加抗生素使用的重要原因，也增加了耐药细菌出现的风险，因此临床中不断尝试其他的非抗生素防治方法，包括中草药制剂，药用植物（比如蔓越莓、肉桂八角等），益生菌，D- 甘露糖，免疫调节剂，疫苗接种等，并且已有一些临床试验证实这些非抗生素方法的有效性，但是目前因缺乏高质量的研究，这些方法尚没有在临床进行推荐。

四、真菌性尿路感染

真菌性 UTI 在健康人及无复杂因素 UTI 中较少见，但在医院内获得性 UTI 中真菌感染的发病率在逐年增加，文献报道现占 10%~15%。致病真菌大多数为念珠菌，而其中白色念珠菌占 50%~70%，光滑念珠菌约占 20%，其次为热带念珠菌、近平滑念珠菌等。大多数真菌性 UTI 发生于接受广谱抗生素治疗的留置导尿管患者，特别是在合并糖尿病或给予糖皮质激素和 / 或免疫抑制剂治疗时。真菌性 UTI 可表现为肾盂肾炎或膀胱炎，并可引发输尿管梗阻（由真菌球移行至输尿管引起）或肾乳头坏死，但是仅 2%~4% 的患者具有临床表现，约 96% 的念珠菌 UTI 患者表现为无症状性菌尿。

念珠菌是正常寄生于外阴或尿道的真菌，因此念珠菌培养阳性可能仅仅提示污染或者尿路定植，而非真菌 UTI。在诊断念珠菌 UTI 时，必须排除可能来自阴道、尿道口和生殖系统的污染，尤其是女性患者。目前尚无较好的方法能鉴别念珠菌尿是污染、定植还是感染。以下情况可考虑为真菌性 UTI：①未留置导尿管的情况下，连续 2 次尿培养提示念珠菌阳性（念珠菌菌落 >10^5/ml）；②直接行导尿留尿标本进行培养，呈念珠菌阳性（念珠菌菌落 >10^5/ml）；③已放置导尿管者，更换导尿管前后 2 次获得尿液培养提示念珠菌阳性（念珠菌菌落 >10^5/ml）。上尿路真菌感染的患者需同时进行真菌血培养。但是，尿念珠菌定量培养的诊断价值存在着争议，因为研究显示，无论是念珠菌 UTI 还是念珠菌尿路定植，它们的菌落计数都存在较大的范围区间。大约 25% 的念珠菌 UTI 患者可同时并存细菌性 UTI。

对于无症状性念珠菌尿患者，不推荐进行常规抗念珠菌治疗，去除诱因常常可以缓解念珠菌尿，包括拔除留置导尿管、解除尿路梗阻、停用抗生素、控制血糖等。Sobel 等的一项前瞻性、多中心、对照研究显示，留置导尿管的无症状性念珠菌尿住院患者，在拔除导尿管后约 41% 患者能自愈，更换导尿管后 20% 患者能自愈。不过更换导尿管常只能短期清除尿中念珠菌，之后复发的可能性很大。对于无症状性念珠菌尿的高危患者（包括中性粒细胞减少症、准备接受泌尿道操作的患者及肾移植患者）及有症状性念珠菌 UTI 患者需给予抗念珠菌治疗。泌尿道操作可能增加念珠菌尿患者发生念珠菌血症的风险，因此在操作前建议给予预防性抗念珠菌治疗。目前常用的抗真菌药物包括唑类抗真菌药（如氟康唑、伊曲康唑、伏立康唑等）、两性霉素 B、氟胞嘧啶和新型抗真菌药棘白菌素（如卡泊芬净、米卡芬净、阿尼芬净等）。在选择药物时不但要考虑药物的敏感性，还要考虑药物在血和尿中浓度以及药物的不良反应。

第六节　思索与展望

感染性疾病曾是人类生存面临的第一大挑战。从 1928 年亚历山大 - 弗莱明（Alexander Fleming）发现青霉素菌产生的青霉素能抑制金黄色葡萄球菌的生长开始，人类逐渐进入了抗生素时代。应用抗生素和合成抗菌药物有效地治愈了各类严重的细菌等微生物感染，也极大地降低了传染病的感染率和病死率。

现在的 UTI 具有临床表现欠典型、病原体复杂、耐药菌株及条件致病菌感染率高等特点，使得 UTI 的诊断和有效防治面临严峻挑战。临床中针对 UTI 过度的诊断和治疗，不合理抗生素的应用并不少见，不但增加社会负担，也增加了耐药致病菌的比例和不良事件的发生，因此各个国家都积极提倡针对 UTI 诊断和治疗进行监管。

在治疗 UTI 的时候，不仅要着眼于如何应用抗菌药物，而且要寻找 UTI 的易感因素及诱因，包括：尿路解剖和功能异常，全身抵抗力及免疫功能低下等。尽可能解除危险因素及诱因在有效治疗 UTI，减少再发极为重要。在药物治疗方面，合理应用抗菌药物,掌握好适应证、剂量及疗程,是提高疗效及减少耐药菌株产生的重要环节。而其他非抗生素治疗方法,包括益生菌、D-甘露糖、免疫调节剂、疫苗接种等也是目前临床关注和尝试的重要内容,期待未来能够为临床提供更优的治疗。

总之,UTI在临床上十分常见。在面对UTI的患者时,要认真思考,全面判断,综合应用治疗手段,以期获得最佳效益。

（李德天 张蓓茹）

参 考 文 献

1. 陈楠. 尿路感染的抗真菌治疗. 中国感染与化疗杂志, 2011, 11（2）: 119-120.

2. 黄锋先, 余学清. 尿路感染 // 王海燕. 肾脏病学. 北京: 人民卫生出版社, 2008: 1246-1272.

3. Beveridgy LA, Davey PG, Phillips G, et al. Optimal management of urinary tract infections in older people. ClinInterv Aging, 2011, 6: 173-180.

4. Chen YH, Ko WC, Hsueh PR. Emerging resistance problems and future perspectives in pharmacotherapy for complicated urinary tract infections. Expert Opin Pharmacother, 2013, 14（5）: 587-596.

5. Smith AL, Brown J, Wyman JF, et al. Treatment and prevention of recurrent lower urinary tract infections in women: a rapid review with practice recommendations. J Urol, 2018, 200（6）: 1174-1191.

6. Gupta K, Hooton TM, Naber KG, et al. International clinical practice guidelines for the treatment of acute uncomplicated cystitis and pyelonephritis in women: A 2010 update by the Infectious Diseases Society of America and the European Society for Microbiology and Infectious Diseases. Clin Infect Dis, 2011, 52（5）: e103-e120.

7. Hollenbach E. To treat or not to treat-critically ill patients with candiduria. Mycoses, 2008, 51（Suppl 2）: 12-24.

8. Hooton TM, Bradley SF, Cardenas DD, et al. Diagnosis, prevention, and treatment of catheter-associated urinary tract infection in adults: 2009 International Clinical Practice Guidelines from the Infectious Diseases Society of America. Clin Infect Dis, 2010, 50（5）: 625-663.

9. Tenke P, Kovacs B, Bjerklund Johansen TE, et al. European and Asian guidelines on management and prevention of catheter-associated urinary tract infections. Int J Antimicrob Agents, 2008, 31Suppl 1: 68-78.

10. Hooton TM. Clinicalpractice. Uncomplicated urinary tract infection. N Engl J Med, 2012, 366（11）: 1028-1037.

11. Lee SJ. Recent advances in managing lower urinary tract infections. F1000 Res, 2018, 21: 7.

12. Malani AN, Kauffman CA. Candida urinary tract infections: treatment options. Expert Rev Anti Infect Ther, 2007, 5（2）: 277-284.

13. Matthews SJ, Lancaster JW. Urinary tract infections in the elderly population. Am J Geriatr Pharmacother, 2011, 9（5）: 286-309.

14. Mishra B, Srivastava S, Singh K, et al. Symptom-based diagnosis of urinary tract infection in women: are we overprescribing antibiotics?. Int J Clin Pract, 2012, 66（5）: 493-498.

15. Nicolle LE. Uncomplicated urinary tract infection in adults including uncomplicated pyelonephritis. Urol Clin North Am, 2008, 35（1）: 1-12.

16. Nicolle LE. Update in adult urinary tract infection. Curr Infect Dis Rep, 2011, 13（6）: 552-560.

17. Alanazi MQ. An evaluation of community-acquired urinary tract infection and appropriateness of treatment in an emergency department in Saudi Arabia. Ther Clin Risk Manag, 2018, 14: 2363-2373.

18. Pfefferkorn U, Lea S, Moldenhauer J, et al. Antibiotic prophylaxis at urinary catheter removal prevents urinary tract infections: a prospective randomized trial. Ann Surg, 2009, 249（4）: 573-575.

19. Kolman KB. Cystitis and pyelonephritis: Diagnosis, treatment, and prevention. Prim Care, 2019, 46（2）: 191-202.

20. Ronald A. The etiology of urinary tract infection traditional and emerging pathogens. Am J Med, 2002, 113（Suppl 1A）: 14S-19S.

21. Schnarr J, SmaillF. Asymptomatic bacteriuria and symptomatic urinary tract infections in pregnancy. Eur J Clin Invest, 2008, 38（S2）: 50-57.

22. Shuman EK, Chenoweth CE. Urinary catheter-associated infections. Infect Dis Clin North Am, 2018, 32（4）: 885-897.

23. Tambyah PA, OonJ. Catheter-associated urinary tract infection. Curr Opin Infect Dis, 2012, 5（4）: 365-370.

24. Widmer M, Gulmezoglu AM, Mignini L, et al. Duration of treatment for asymptomatic bacteriuria during pregnancy. Cochrane Database Syst Rev, 2011, （12）: CD000491.

25. Anders HJ, PatolePS. Toll-like receptors recognize uropathogenic Escherichia coli and trigger inflammation in the urinary tract. Nephrol Dial Transplant, 2005, 20 (8): 1529-1532.

26. Sihra N, Goodman A, Zakri R, et al. Nonantibiotic prevention and management of recurrent urinary tract infection, Nat Rev Urol, 2018, 15 (12): 750-776.

27. Hannan TJ, Hooton TM, Hultgren SJ. Estrogen and recurrent UTI: What are the facts?.Sci Transl Med, 2013, 5 (190): 190fs23.

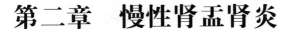

第二章　慢性肾盂肾炎

第一节　慢性肾盂肾炎的
概念及分类

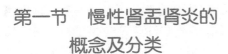

慢性肾盂肾炎（chronic pyelonephritis）临床表现复杂多样，病程迁延反复，还可导致慢性肾衰竭。

慢性肾盂肾炎的定义，存在一定争论，一般认为，诊断慢性肾盂肾炎应具备如下条件：影像学检查发现局灶粗糙的肾皮质瘢痕，伴肾盂、肾盏变形；有慢性间质性肾炎临床及实验室表现；有尿路感染病史和/或尿细菌检验阳性。根据病因不同，慢性肾盂肾炎被分为如下三类：①伴有膀胱输尿管反流（vesicoureteral reflex，VUR）的慢性肾盂肾炎（反流性肾病），占慢性肾盂肾炎的大多数。②伴有尿路梗阻的慢性肾盂肾炎（慢性梗阻性肾盂肾炎）。③病因不明的特发性慢性肾盂肾炎。诊断为慢性肾盂肾炎，建议对于其中伴VUR、尿路梗阻或原发性尿路解剖学异常的患者，应进一步分别进行病因诊断为"反流性肾病""慢性梗阻性肾盂肾炎"或"某种尿路解剖学异常并慢性肾盂肾炎"等。

第二节　病因和发病机制
研究现状及思索

一、病因

尿路感染是慢性肾盂肾炎最常见的病因。细菌、真菌、支原体、衣原体等均可导致尿路感染，革兰氏阴性杆菌是尿路感染最常见的致病菌，其中大肠埃希菌最常见。尿路感染较多见于女性，主要因为女性尿道相对较短，细菌较容易上行。有些患者在儿童时期有急性尿路感染史，经治疗后症状消失，但仍间断有"无症状菌尿"，成人后逐渐进展为慢性肾盂肾炎。有些急性肾盂肾炎治愈后，行尿道器械检查或插导尿管后而再次发生感染。尿路梗阻也是慢性肾盂肾炎的常见的病因（如尿路结石、肿瘤、尿道狭窄、前列腺肥大和女性膀胱颈梗阻等），患者出现尿流不畅，细菌不易排出而大量繁殖，易引起反复尿路感染、肾脏瘢痕形成及肾功能损害。而尿路存在功能缺陷（如VUR）或畸形（如肾脏发育不全、马蹄肾、多囊肾、髓质囊性病及其他肾、肾盂、输尿管畸形等），都易引起慢性肾盂肾炎。另外患者的自身基础疾病也易诱发慢性肾盂肾炎，如糖尿病患者尿中的葡萄糖为细菌提供了营养，其尿路感染若迁延不愈，会逐渐发展成慢性肾盂肾炎。而一旦合并肾乳头坏死，则更容易发展成慢性肾盂肾炎。

二、发病机制

对于慢性肾盂肾炎的发病机制目前尚未完全明了，主要认为与细菌致病能力、机体抵抗力、炎症和免疫反应、尿路解剖及功能异常等方面密切相关。

（一）细菌致病力

目前致肾盂肾炎的细菌最主要为大肠埃希菌，其他常见的致病菌包括铜绿假单胞菌、变形杆菌和肺炎克雷伯杆菌。这些细菌不仅耐药性强，而且具有较强的变异性，抗感染治疗有时不容易将其彻底清除，这是导致尿路感染反复迁延的主要原因之一。

研究表明，细菌表面具有菌毛（fimbria），菌毛尖端存在黏附素（adhesin），能与尿路上皮的特异菌毛受体结合。由 *PapG* 基因编码的 P 型菌毛黏附素 PapG，能与尿道上皮表面的 Gal-Gal 受体特异结合。目前已报道有三种 PapG 黏附素，其中 PapG Ⅱ 与肾盂肾炎的发病关系可能最密切。此外，由 *Fim H* 基因编码的 1 型菌毛黏附素 Fim H，能与尿道上皮表面的甘露糖苷受体特异结合。细菌依靠菌毛黏附素与尿路上皮表面的相应受体结合，黏附于上皮，进而侵入上皮细胞繁殖，是一个重要致病机制。

慢性肾盂肾炎发生也可能与 L 型细菌途径有关。病原微生物由于某些因素的影响，特别是抑制细胞壁合成的抗生素的作用（如青霉素）使得细胞壁部分或全部失去，成为原浆体，即 L 型细菌，又称细胞壁缺陷型细菌。研究表明变形杆菌较大肠埃希菌更易形成 L 型，该细菌在低渗或等渗环境下不易生长，但可在髓质高渗环境长期成活。当环境条件改变对其有利时，它能重新被覆胞壁恢复致病能力，致肾盂肾炎复发，引起慢性肾损伤。近期有研究表明，C5a/C5aR1 信号通路促进了肾小管上皮细胞的糖基化配体表达，促进了大肠埃希菌的黏附能力。

（二）机体抵抗力

尿路黏膜屏障破坏、黏膜免疫功能紊乱是导致慢性肾盂肾炎反复发病的主要原因。人体的泌尿系统尤其是尿路黏膜具有抵抗微生物感染的能力。尿路上皮表面的黏多糖 - 葡胺聚糖层、黏膜上皮分泌的抗菌肽防御素（defensin）、尿中的 IgG、分泌型 IgA 和某些低分子寡糖类物质，均可抵抗细菌侵犯尿路上皮。另外，尿中含量丰富的肾小管髓袢及远曲小管分泌的 Tamm-Horsfall 蛋白也具有重要作用，它能与细菌的 1 型菌毛黏附素 Fim H 结合，从而拮抗其与尿路细胞受体结合，防止细菌黏附。而且 Tamm-Horsfall 蛋白还能通过 Toll 样受体 4 介导机制活化天然免疫效应，发挥保护效应。上述各种黏膜防御机制受损，均会促进慢性肾盂肾炎发生。

同时，由于正常尿液流速的冲刷作用，即使有一定量的细菌侵入，也难以停留，更不会出现集聚和繁殖。但是这些能力一旦被削弱，便可能造成感染的反复发生，而且难以控制，迁延不愈，最终会导致肾脏慢性损害。通常把这些能够削弱尿路抵抗力的因素称为复杂因素，其中以 VUR 和尿路梗阻最为常见。VUR 主要是由于输尿管至膀胱的入口处防止排尿时尿液反流的结构异常所致，严重者可发生反流性肾病，实际上也是一种功能性尿路梗阻，而尿路结石则是引起器质性尿路梗阻的最常见病因。

（三）炎症反应

浸润到肾间质的炎症细胞，及被微生物活化的尿路上皮细胞，均可能通过释放细胞因子造成肾组织损伤，慢性肾盂肾炎的发生和发展亦可能与此有关。释放的白介素 -6（IL-6）能直接参与炎症反应；而白介素 -8（IL-8）是一趋化因子，它能招募多形核白细胞及免疫活性细胞到炎症位点，加重炎症。另外，已有研究发现，炎症过程中浸润到感染部位的多形核白细胞释放活性氧产物，也参与了慢性肾盂肾炎的病变形成。应用抗氧化剂能够有效抑制这种由氧自由基介导的肾小管损伤。

（四）免疫反应

近几年，对慢性肾盂肾炎免疫机制的研究主要集中在以下两方面：①机体针对细菌抗原产生的获得性体液免疫机制在感染转归中的作用。现已明确，获得性体液免疫机制参与了慢性肾盂肾炎的病程，反复尿路感染患者尿中已鉴定出感染微生物抗体，其中以 IgG 和 IgA 为主，循环中淋巴细胞分泌的抗体类型与同时尿液中测得的抗体一致。一方面，针对细菌入侵的体液免疫具有保护作用，有利于清除病原体；另一方面，IgG 抗体可能形成抗原抗体复合物，并能固定补体，从而介导肾脏损伤的进展。②细菌感染后诱导自身免疫产生，这种针对肾组织的自身免疫可能是病原微生物清除后肾损伤持续进展的原因之一。部分患者在急性肾盂肾炎期尿培养可发现致病菌，但在随后的慢性进程中，尿培养却再未发现致病菌，而病程仍逐渐发展为慢性肾盂肾炎。推测感染后机体可能产生了抗大肠埃希杆菌的抗体，而肾脏某些组织与这些细菌有共同抗原性，致病菌消失后，这种抗体继续与肾组织相关抗原发生持续免疫反应，从而引起肾损害。

（五）尿路解剖及功能异常

尿路解剖及功能异常是慢性肾盂肾炎发生的重要机制，如泌尿系结石梗阻、神经源性膀胱、VUR、尿道狭窄等。发生尿路梗阻时，肾小管内的压力明显增加，会促进肾血管收缩及肾脏的炎症反应,若反复发生尿路梗阻,则易导致慢性肾盂肾炎形成,进一步肾功能受损。神经源性膀胱的患者膀胱顺应性下降,膀胱内压力增加,可造成VUR。研究表明,对于第一次发生尿路感染的儿童进行随访,超声发现存在尿路结构或功能异常的患儿,其发生慢性肾盂肾炎的风险明显增高。RIVUR及CUTIE研究发现,VUR严重程度与慢性肾盂肾炎风险增高呈相关性,4级VUR的患儿比4级以下的VUR的患儿肾瘢痕形成风险显著增高,膀胱及肠道功能障碍也是患儿反复尿路感染及肾瘢痕形成的危险因素。膀胱排空及充盈障碍、肠道功能障碍包括便秘、大便失禁等是反复尿路感染发生的危险因素。但只有部分反复尿路感染的患者发展至慢性肾盂肾炎,且预防性使用抗生素并不能减少慢性肾盂肾炎的发生,因此机体对感染的免疫反应可能才是感染造成慢性肾盂肾炎的主要原因。

三、问题与思索

为何有些患者即使反复尿路感染也无肾脏瘢痕形成,而有些患者几次感染就产生肾脏瘢痕?既往观点认为,VUR可使尿路感染反复发生,加之反流压力的作用可导致肾脏瘢痕形成,最终形成慢性肾盂肾炎。根据反流的严重程度分为5级,其中1~2级反流不伴输尿管、肾盂及肾盏的扩张,而3~5级存在扩张性反流。有研究发现,肾脏瘢痕形成与反流程度密切相关,如果反流程度升高1级,那么发生肾瘢痕的危险性就升高3.5倍,因此认为,反流级数越高,VUR合并肾脏瘢痕的危险性就越大。但最近研究显示,肾脏瘢痕的形成可发生于无VUR的尿路感染患者,或无尿路感染的VUR患者,同时无论是尿路感染的复发,还是肾脏瘢痕的进展并不会随着VUR缓解或者手术治疗而好转,因而肾脏瘢痕形成的发生是否确实与反流的严重程度和反流压力的大小有关仍存在争议。目前VUR及其严重程度在肾脏瘢痕形成中的确切机制尚不清楚,但被认为其可能与免疫机制、自由基作用及血管病变等因素相关。单纯使用抗生素常不能有效控制感染,长期反复使用反而可能导致耐药菌株产生及菌群失调,给治疗带来很多困难。近几年研究表明,机体免疫功能低下或免疫功能失衡是尿路感染反复发作的基础,故研究慢性肾盂肾炎的系统免疫和黏膜免疫机制,提高或调节免疫功能,可能为防治该病提供一条新途径。

第三节 疾病表现、诊断及鉴别诊断与思考

一、临床表现

慢性肾盂肾炎的起病隐匿,临床表现较为复杂,全身及泌尿系统表现可不典型。主要有以下两方面:

(1)尿路感染表现及非特异表现:仅少数患者反复出现尿急、尿频、尿痛;多数患者尿路感染的症状并不太明显,仅有轻度尿频、排尿不适、腰痛、无症状细菌尿,或伴乏力、低热、厌食等非特异症状。

(2)肾小管功能受损表现:尿浓缩功能受损,患者呈现夜尿多、低渗和低比重尿;近端肾小管重吸收功能受损,患者呈现肾性糖尿和氨基酸尿等;此外,严重肾小管功能损伤还能引起远、近端肾小管性酸中毒。

虽然上述表现可见于多种肾脏病晚期,但在慢性肾盂肾炎时,肾小管功能损害出现较早且更为突出,可与肾小球功能损害程度不平行。慢性肾盂肾炎急性加重时可出现尿路感染相关症状。复杂性慢性肾盂肾炎易反复发作,病变迁延不愈,并逐渐进展,直至晚期进入慢性肾衰竭。慢性肾盂肾炎也可导致肾实质性高血压的产生。另有少数反流性肾病患者还可出现肾病综合征,肾活检可发现局灶性节段性肾小球硬化。

二、病理表现

慢性肾盂肾炎的病理特点是肾组织活动性炎症与修复、纤维化及瘢痕形成的综合改变。因病情和病程不同,病变可累及一侧或双侧肾脏,双侧肾脏损伤程度可不相同,病变分布也不均匀,呈不规则灶性、多灶性或片状。大体解剖可见肾外表因瘢痕收缩而凹凸不平。肾盂及肾盏扩张变形,肾盂、肾盏黏膜及输尿管管壁增厚,肾皮质及乳头处瘢痕形成。肾髓质变形,皮质与髓质分界不清,严重者肾实质广泛萎缩。光镜下肾间质可见淋巴

细胞、单核细胞浸润，急性发作期还可见中性粒细胞浸润，伴不同程度肾间质纤维化。大量肾小管萎缩和消失，管腔内充以浓稠蛋白管型，有如"甲状腺滤泡"。早期肾小球相对正常或出现球周纤维化及肾小球缺血皱缩，晚期肾小球荒废。

三、实验室检查

（一）尿常规检查

间断出现白细胞尿（离心后尿沉渣高倍视野镜检发现白细胞 >5 个即可诊断），偶尔出现白细胞管型是慢性肾盂肾炎的尿化验表现。慢性肾盂肾炎患者的白细胞尿多间断出现，需反复多次检查新鲜晨尿尿沉渣显微镜检查确认。应留清晨中段尿送检，女性患者留尿前要清洁会阴，避免白带污染导致假性白细胞尿。

（二）尿细菌学检查

慢性肾盂肾炎不一定有尿细菌学检查阳性，急性发作期可有细菌学证据，而慢性期可无细菌学阳性证据。

1. **清洁中段尿普通涂片找菌**　涂片染色或不染色检菌方法简便，阳性率可高达 92.6%，不但可找到细菌，而且还可确定此细菌是杆菌或球菌，革兰氏染色还可区分为阳性菌或阴性菌。检菌阳性常提示患者有活动性慢性肾盂肾炎。

2. **清洁中段尿定量培养**　其临床意义为：尿细菌量 $\geq 10^5/ml$，可诊断为真性细菌尿；$10^4 \sim 10^5/ml$ 为可疑，如同时并有明显症状时，仍有诊断价值，但应复查；$<10^4/ml$ 则感染可能很小，$<10^3/ml$ 则常为污染。对繁殖力低的细菌如肠球菌、粪链球菌等，如尿中细菌数达 $10^3/ml$ 也有诊断意义。需要注意：在抗菌药物治疗期间或停药后不久，或补液导致尿液明显稀释，或尿在膀胱中停留时间过短，或输尿管引流受阻致肾盂尿进入膀胱量过少，或尿液 pH 过低或过高等因素，均可使细菌定量培养呈假阴性。L 型细菌难以培养，需在高渗低琼脂含血清的培养基中生长，一般培养方法可呈阴性。

3. **膀胱穿刺尿细菌培养**　如果连续两次清洁中段尿培养结果可疑，则可以考虑进行膀胱穿刺尿细菌培养。其他适应证还有：①疑为厌氧菌尿路感染；②中段尿培养显示混合感染，高度怀疑结果不可靠时；③临床上高度怀疑尿路感染，但尿液含菌量低；④高度怀疑尿路感染，但无条件作细菌定量培养时。膀胱穿刺尿定性培养阳性即可诊断尿路感染，是诊断的金指标。

（三）亚硝酸盐还原试验

大肠埃希菌等革兰氏阴性细菌含亚硝酸还原酶，可使尿内硝酸盐还原为亚硝酸盐。本试验简便、迅速，可用于基层医疗单位，或标本筛选及普查之用，但需使用清洁中段尿标本检查，阴性结果不能排除泌尿道感染的存在。本试验对大肠埃希杆菌、肺炎克雷伯杆菌、变形杆菌等导致的尿路感染阳性率高；对葡萄球菌、产气杆菌及铜绿假单胞菌等所致感染阳性率较低；而结核分枝杆菌、链球菌、淋病双球菌、肠杆菌属等导致的感染呈阴性。

（四）尿液抗体包裹细菌检查

尿液抗体包裹细菌检查是上、下尿路感染的一种间接定位检查法。侵入肾脏的细菌能诱发机体产生抗体，此抗体能包裹于细菌表面随尿排出，可用直接免疫荧光法进行检测。因此，尿液抗体包裹细菌阳性能提示肾盂肾炎，检出率高达 85% 以上，阴性提示为下尿路感染。需要注意，前列腺炎患者尿液抗体包裹细菌检查也可阳性，需要结合临床资料加以鉴别。

（五）尿 N- 乙酰 -D- 氨基葡萄糖苷酶检查

N- 乙酰 -D- 氨基葡萄糖苷酶（NAG）是一种高分子量的溶酶体水解酶，广泛分布于肾小管上皮细胞的溶酶体中，其中近端小管上皮细胞含量最高，当各种原因导致肾小管损伤时，它能从胞内释放入尿中。研究证实，尿 NAG 在肾盂肾炎时明显升高，而单纯下尿路感染和正常人不升高。

（六）肾功能检查

包括：①肾小球功能检查，如血清肌酐、估算肾小球滤过率（eGFR）、血清胱抑素等；②近端肾小管重吸收功能检查，如尿 α_1- 微球蛋白、β_2- 微球蛋白、视黄醇结合蛋白等；③远端肾小管浓缩功能检查，如禁水 8h 尿渗透压等；④尿酸化功能检查，可发现近端或远端肾小管性酸中毒。复杂性慢性肾盂肾炎可导致肾功能异常，而且肾小管功能损伤常发生在先，并更为突出。

四、其他辅助检查

（一）X线检查

静脉肾盂造影能发现肾脏体积变小，外形不规则，肾乳头收缩，肾盏扩张和变钝。皮质瘢痕常位于肾脏的上、下极。排尿性膀胱尿路造影是检查 VUR 的主要手段。

（二）核素肾静态显像

核素 ^{99}mTc- 二巯丁二酸（^{99}mTc-DMSA）肾静态显像可发现肾内病灶及瘢痕，该法的基本原理是使用可被肾实质浓聚且排泄的放射性显像剂，观察它在肾皮质内的分布来识别瘢痕。肾脏瘢痕的特异性表现是肾皮质收缩和楔形缺损。

（三）超声检查

常发现双肾大小不等及瘢痕形成，并可发现尿路结石及梗阻等表现。对于超声检查在瘢痕诊断中的作用评价不一，Christian 等研究表明相比于 ^{99}mTc-DMSA，单依靠超声检查大约有 11% 的瘢痕会被漏诊，因此仍推荐将 ^{99}mTc-DMSA 作为诊断慢性肾盂肾炎瘢痕的"金标准"；但是 Farhat 等的研究显示采用可透过微循环的超声造影剂，超声在诊断肾脏瘢痕上的敏感性和特异性能分别达到 90% 和 75%，因而认为不再需要进行放射学检查。

（四）膀胱镜检查

可观察输尿管开口位置和形态改变，有助于 VUR 诊断。

（五）其他

对极少数与其他肾脏疾病难以区别的病例，可作 X 射线计算机断层扫描（CT）或磁共振成像（MRI）检查。近年有报道，镓 -68 前列腺特异性膜抗原配体（^{68}Ga-PSMA 配体）正电子发射断层扫描（PET）也能评估肾脏的功能形态，有助于慢性肾盂肾炎的诊断。

五、诊断及鉴别诊断

（一）诊断

目前慢性肾盂肾炎尚无统一的诊断标准，可以参考下列要点进行：

1. **影像学检查**　影像学的异常是诊断慢性肾盂肾炎基本的必要条件，表现为：肾实质变薄及瘢痕形成，肾乳头收缩和肾盏扩张及变钝。因此应结合患者病情进行影像学检查，包括静脉肾盂造影、核素肾静态显像、超声检查，乃至 CT 或 MRI 检查。

2. **肾功能检查**　早期出现远、近端肾小管功能损害是慢性间质性肾炎的重要表现，后期也能导致肾小球功能损伤。

3. **尿路感染病史及尿液细菌检查**　详细询问尿路感染病史及进行尿细菌学检查（涂片检菌及细菌培养）对帮助诊断也很重要。

正如前述，要综合以上 3 方面检查资料来诊断慢性肾盂肾炎。而且，仍必须强调：①不能以反复尿路感染的时间长短作为慢性肾盂肾炎的诊断依据；②要注意对不典型慢性肾盂肾炎（如呈现长期低热及菌尿，乃至无症状性菌尿等）的识别；③对慢性肾盂肾炎患者要检查有无复杂尿路感染因素存在（对反复尿路感染者更应检查，特别是婴儿及儿童要注意有无 VUR）。

（二）鉴别诊断

1. **急性肾盂肾炎**　是由各种病原微生物导致的急性肾盂和肾实质感染，常发生于生育年龄的妇女，临床表现如下：①尿路刺激征及白细胞尿：包括尿频、尿急、尿痛等症状，腰痛及肾区叩击痛，化验尿白细胞增多；②全身症状：出现寒战及高热（常达 38.5℃以上），化验外周血白细胞计数升高及核左移；③可能出现肾小管功能损害，但在感染控制后即明显改善或恢复正常；④与慢性肾盂肾炎最具鉴别意义之处是无肾脏影像学改变。

2. **下尿路感染**　下尿路感染的尿路刺激征（尿频、尿急及尿痛）常十分明显，化验尿中白细胞显著增多，但无管型尿，尿抗体包裹细菌检查阴性，也无肾功能损害，可资鉴别。诊断困难时可行膀胱冲洗灭菌后留尿培养，若膀胱冲洗灭菌 10min 后留取的膀胱尿菌落数极少，则为膀胱炎；如菌落数与灭菌前相似，则为肾盂肾炎。

3. **肾及泌尿道结核**　肾及泌尿道结核患者多有肾外（肺、肠、骨、生殖器等）结核病史或病灶存在，尿路刺激征常非常明显，往往有结核中毒的全身症状（如低热及盗汗），尿常规检查有大量白细胞及红细胞（为均一红细胞形态），尿普通细菌培养阴性，尿结核菌培养阳性。肾盂造影 X 线检查或 CT 检查可有肾及泌尿道结核的典型表现：肾盏破坏，失去杯口形，边缘不规整呈虫蚀样，甚至肾盏口窄变形；输尿管僵直，呈虫蚀样边缘，管腔口窄；有时还可见钙化灶。膀胱镜检查有典型的结核性膀胱炎表现。总之，具有典型尿路感染临床及实验室表现的患者，反复尿细菌培养阴性，抗生素治疗无效时都应该想到肾及泌尿道结核可能，及时进行相应检查以确诊。

4. 非感染性慢性间质性肾炎　此常有长期小量接触肾毒性物质史，例如长期服用含马兜铃酸成分的中草药，及长期服用镇痛药等；临床呈现轻度蛋白尿、肾小管功能损伤（出现早且突出）及肾小球功能损伤（后期出现），常伴肾性贫血。无尿路感染病史及菌尿证据，无慢性肾盂肾炎的典型影像学征象，可资鉴别。若仍难以鉴别，可考虑行肾穿刺病理检查。

5. 尿道综合征　又称尿频排尿困难综合征，多见于中年女性，患者主诉轻重不一的尿频、尿急及尿痛（或尿道烧灼感），但是反复尿化验无白细胞，反复做尿培养等病原微生物（包括细菌、厌氧菌、支原体、衣原体、真菌和结核菌等）检查亦阴性，在排除各种病原体导致的尿路感染后才能确定尿道综合征诊断。这类患者常伴失眠等精神焦虑症状，其症状产生可能与此相关。这类患者常被无经验的医师误诊为不典型慢性肾盂肾炎，而长期盲目应用抗菌药物治疗，这十分不妥。

六、问题与思索

影像学检查对于慢性肾盂肾炎的诊断及进一步治疗计划制定具有重要意义。但是各种影像学检查的敏感性及特异性却存在很大差异：①静脉肾盂造影可以显示肾盂、肾盏、输尿管及肾脏的轮廓，但是可能无法敏感准确地判断肾实质瘢痕，而且不适用于肾功能中度受损的患者。②超声检查可以显示肾脏大小、肾实质瘢痕、肾皮质厚度等，而且能发现尿路结石及梗阻等异常，但是对肾盏显示差。一些新的超声显像技术如组织谐波成像（tissue harmonic imaging）能提高诊断敏感性达到 97%，特异性达到 80%。③核素肾静态显像能清晰显示肾内病灶及瘢痕，但不

能显示肾脏周围组织病变，对于肾脏病变性质的诊断也缺乏特异性，多需要结合其他影像学检查结果综合进行分析。④CT 增强扫描敏感度高，对于病变范围及梗阻等情况显示清楚，但是需要考虑放射线暴露及碘对比剂使用的可能副作用。⑤MRI 也可用于对碘对比剂过敏的患者，但是对于含有气体的感染病灶及钙化灶敏感性欠佳，同时存在费用昂贵和扫描时间长等问题，不作为首选检查。需要综合考虑患者的病情需要及各种影像学检查的优势及不足，来选择合适的影像学检查方法，必要时可做多项检查，然后综合分析。

第四节　慢性肾盂肾炎的治疗——对策及展望

一、一般治疗

注意个人卫生，增强体质，提高机体防御能力。鼓励多饮水、勤排尿。尿路刺激征明显时可给予碳酸氢钠 1g，每日 3 次，碱化尿液，减轻症状。

二、纠正尿路感染的复杂因素

尿路解剖或功能异常，如尿路结石、梗阻、畸形、VUR 等，是导致尿路感染反复并难以控制的原因，它能促进肾损害进展，最终进入慢性肾衰竭。对于尿路先天畸形、尿路结石、肿瘤、前列腺肥大等尿路梗阻疾病，应该积极利用手术或其他手段尽早解除梗阻。但是，VUR 应如何治疗意见尚未统一。一般认为，轻、中度 VUR 的小儿并不需要手术，随年龄增长 VUR 常能自发消失，而重度（3 级以上）VUR 并经常引起感染的患儿，仍宜尽早进行手术治疗纠正反流。对于成年 VUR 患者是否应行手术治疗目前也无定论，不少学者认为 50 岁以下且有严重 VUR 的患者，仍应选择外科纠正反流，不过此手术对延缓肾功能减退的远期疗效如何？尚不清楚。糖尿病也是尿路感染（包括慢性肾盂肾炎）的一个复杂因素，控制血糖水平达标也十分重要。

三、抗感染治疗

急性发作时依据急性肾盂肾炎处理原则治疗（参见第十三篇第一章）。

对于反复发作者，强调治疗前应通过尿细菌培养确定病原菌，以明确是复发或再感染。若治疗菌尿转阴，停药后 6 周内再次出现同一细菌的感染为复发；而再感染是另一新致病菌侵入引起的感染。抗生素的选择可根据病情、尿细菌培养和药物敏感试验结果来选择，宜选最有效且毒性小者。常用药物有头孢菌素类、半合成青霉素类、喹诺酮类、磺胺类等。可采用两种药物联合使用的方法，疗程至少维持 2~3 周。用药 3~5d 后症状无改善，应考虑换用其他抗生素。也可依据药物敏感试验结果，将数种抗生素分为 2~3 组，轮流使用，每组使用 1 个疗程，停药 1 周，再开始下一组药物治疗。对于 1 年内反复发作≥3 次的患者，在急性发作被控制后，继续采用长疗程低剂量抑菌治疗。每晚临睡前排尿后口服复方磺胺甲噁唑 1 片（即复方新诺明，每片含磺胺甲噁唑 400mg 和甲氧苄啶 80mg）或呋喃坦啶 50mg 或低剂量的喹诺酮类药物，常需持续治疗半年或更长时间，以控制复发。约 60% 的患者如此治疗后菌尿可转阴。对仅表现为无症状性菌尿的慢性肾盂肾炎是否需要治疗？目前认为一般患者包括糖尿病及老年患者均不需治疗。美国感染疾病学会（Infectious Diseases Society of America，IDSA）2005 年制定的指南明确指出，具有无症状性菌尿的孕妇需要抗菌治疗，疗程 3~7d，治毕继续追踪尿菌变化。另外，IDSA 指南指出，留置尿路导管的无症状性菌尿在留管期间也无需治疗，但是拔管 48h 后，若菌尿仍持续存在，则可考虑抗菌治疗。

RIVUR 研究表明对于 1~4 级 VUR 的儿童预防性使用抗生素，随访 2 年，并不能降低肾脏瘢痕形成的风险。纳入 7 项 RCT 的荟萃分析也显示预防性使用抗生素并不能减少尿路感染相关肾脏瘢痕形成的风险。因此暂不推荐进行预防性使用抗生素预防慢性肾盂肾炎。

四、肾功能不全的治疗

复杂性慢性肾盂肾炎患者病程晚期会出现慢性肾功能不全，此时延缓肾损害进展的治疗可参阅第十五篇叙述实施。而且，在治疗尿路感染时应禁用肾毒性抗微生物药物。

五、问题与展望

目前临床上仍存在滥用抗菌治疗（如对一般无症状性菌尿，乃至尿道综合征均应用抗菌药物治疗）及过度治疗的情况，这不但容易出现药物副作用，而且更易诱导细菌耐药菌株产生。有资料显示，原本治疗尿路感染疗效很好的喹诺酮类药物，现在细菌对它的耐药率已很高。我国 2006—2007 年度调查，大肠埃希杆菌对左氧氟沙星及环丙沙星的耐药率分别高达 67.2% 及 71.3%，所以抗菌药物的合理使用极其重要。患者用药前应做尿培养及药物敏感试验，在培养结果未出来前，可参考本地区、本医院病原菌流行病学调查及耐药菌监测结果来选择经验用药药物，然后依据尿培养和药敏试验结果来确定最佳治疗药物。不间断地监测细菌菌谱及其耐药性的变化是临床合理用药的基础及最重要环节。对确定为多重耐药的革兰氏阴性菌引起的复杂尿路感染，可选用替莫西林（Temocillin）、头孢替坦（Cefotetan）、哌拉西林（Piperacillin）/他唑巴坦（Tazobactam），或头孢吡肟（Cefepime）联合阿米卡星（Amikacin）治疗，效果差时推荐使用碳青霉烯类抗生素治疗；对碳青霉烯类抗生素耐药者，需使用多黏菌素类抗生素治疗；而全耐药菌株感染，则需使用多黏菌素类抗生素联合碳青霉烯类抗生素或其他抗菌药物治疗。对多重耐药的革兰氏阳性菌引起的复杂尿路感染，需选用达托霉素（Daptomycin）或利奈唑胺（Linezolid）治疗；伴全身严重感染者亦可联用奎奴普汀（Quinupristin）/达福普汀（Dalfopristin）治疗。所以，根据尿液细菌培养及药物敏感试验结果来合理选用抗生素是治疗慢性肾盂肾炎的最重要措施。

（黄锋先）

参 考 文 献

1. 黄锋先,余学清. 慢性肾盂肾炎 // 王海燕. 肾脏病学,第 3 版. 北京:人民卫生出版社,2008. 1280-1283.

2. Nicolli LE. Urinary tract infection in adults//Tall MW, Cherlow GM, Marsden PA, et al. Brenner and Rector's The Kidney, 9th ed. Philadelphia: Saunders, 2012, 1356-1382.

3. Dasaeva LA, Shatokhina IS, Shabalin VN, et al. Current views of etiopathogenetic mechanisms underlying the development of chronic pyelonephritis in subjects of different age. Klin Med, 2012, 90: 19-23.

4. Stein R, Dogan HS, Hoebeke P, et al. Urinary tract infections in children: EAU/ESPU guidelines. Eur Urol, 2015, 67 (3): 546-558.

5. Svensson M, Yadav M, Holmqvist B, et al. Acute pyelonephritis and renal scarring are caused by dysfunctional innate immunity in mCxcr2 heterozygous mice. Kidney Int, 2011, 80 (10): 1064-1072.

6. Spencer JD, Schwaderer AL, Becknell B, et al. The innate immune response during urinary tract infection and pyelonephritis. Pediatr Nephrol, 2014, 29 (7): 1139-1149.

7. Rule AD, Krambeck AE, Lieske JC. Chronic kidney disease in kidney stone formers. Clin J Am Soc Nephrol, 2011, 6 (8): 2069-2075.

8. Wu CQ, Franco I. Management of vesicoureteral reflux in neurogenic bladder. Investig Clin Urol, 2017, 58 (Suppl 1): S54-S58.

9. Shaikh N, Craig JC, Rovers MM, et al. Identification of children and adolescents at risk for renal scarring after a first urinary tract infection: a meta-analysis with individual patient data. JAMA Pediatr, 2014, 168 (10): 893-900.

10. Mattoo TK, Chesney RW, Greenfield SP, et al. Renal Scarring in the Randomized Intervention for Children with Vesicoureteral Reflux (RIVUR) Trial. Clin J Am Soc Nephrol, 2016, 11 (1): 54-61.

11. Keren R, Shaikh N, Pohl H, et al. Risk Factors for Recurrent Urinary Tract Infection and Renal Scarring. Pediatrics, 2015, 136 (1): e13-e21.

12. 邹万忠. 肾活检病理学. 第 4 版. 北京:北京大学医学出版社,2017.

13. 黄锋先,余学清. 尿路感染 // 王海燕. 肾脏病学. 第 3 版. 北京:人民卫生出版社,2008: 1246-1279.

14. 李英. 尿路感染 // 葛均波,徐永建. 内科学. 第 8 版.

北京:人民卫生出版社, 2013. 496-501.

15. 郑智华,余学清. 肾盂肾炎 // 邝贺龄,胡品津. 内科疾病鉴别诊断学. 第 5 版. 北京:人民卫生出版社,2006: 784-788

16. Bazzi C, Petrini C, Rizza V, et al. Urinary N-acetyl-beta-glucosaminidase excretion is a marker of tubular cell dysfunction and a predictor of outcome in primary glomerulonephritis. Nephrol Dial Transplant, 2002, 17 (11): 1890-1896.

17. Ifergan J, Pommier R, Brion MC, et al. Imaging in upper urinary tract infections. DiagnInterv Imaging, 2012, 93: 509-519.

18. Christian MT, McColl JH, MacKenzie JR, et al. Risk assessment of renal cortical scarring with urinary tract infection by clinical features and ultrasonography. Arch Dis Child, 2000, 82 (5): 376-380.

19. Farhat W, Traubici J, Sherman C, et al. Reliability of contrast enhanced sonography with harmonic imaging for detecting early renal scarring in experimental pyelonephritis in a porcinemodel: preliminary results. J Urol, 2002, 168 (3): 1114-1117.

20. Craig WD, Wagner BJ, TravisMD. Pyelonephritis: radiologic-pathologic review. Radiographics, 2008, 28 (1): 255-277.

21. MazzulliT. Diagnosis and management of simple and complicated urinary tract infections (UTIs). Can J Urol, 2012, 19 Suppl 1: 42-48.

22. Sarikaya I, SarikayaA. Current Status of Radionuclide Renal Cortical Imaging in Pyelonephritis. JNucl Med Technol, 2019, 47 (4): 309-312.

23. Cruz J, Figueiredo F, Matos AP, et al. Infectious and Inflammatory Diseases of the Urinary Tract: Role of MR Imaging. Magn Reson Imaging Clin N Am, 2019, 27 (1): 59-75.

24. Kim B, Lim HK, Choi MH, et al. Detection of parenchymal abnormalities in acute pyelonephritis by pulse inversion harmonic imaging with or without microbubble ultrasonographic contrast agent: correlation with computed tomography. J Ultrasound Med, 2001, 20: 5-14.

25. Goldfarb CR, Srivastava NC, Grotas AB, et al. Radionuclide imaging in urology. Urol Clin North Am, 2006, 33: 319-328.

26. 黄锋先,余学清. 反流性肾病 // 王海燕. 肾脏病学. 第 3 版. 北京:人民卫生出版社,2008: 1280-1291.

27. Stansell L, Smith E, Kirsch A. Vesico-ureteral reflux: a critical appraisal. Minerva Pediatr, 2012, 64 (2): 183–195.

28. Gross PA, Patel B. Reducing antibiotic overuse: a call for a national performance measure for not treating asymptomatic bacteriuria. Clin Infect Dis, 2007, 45: 1335–1337.

29. Nicolle LE, Bradley S, Colgan R, et al. Infectious Diseases Society of America guidelines for the diagnosis and treatment of asymptomatic bacteriuria in adults. Clin Infect Dis, 2005, 40: 643–654.

30. Schnarr J, Smaill F. Asymptomatic bacteriuria and symptomatic urinary tract infections in pregnancy. Eur J Clin Invest, 2008, 38 Suppl 2: 50–57.

第十四篇　急性肾损伤

第一章　急性肾损伤概述

第一节　相关定义的更新

一、急性肾损伤定义的演变

急性肾损伤(acute kidney injury, AKI)是指短时间内肾小球滤过功能急性减退的病理生理状态。在使用这一定义之前,有至少三十多种描述肾脏功能在短期内受损的名词,包括广泛使用的急性肾衰竭(acute renal failure, ARF)和急性肾小管坏死(acute tubular necrosis, ATN)。前者侧重病理生理学紊乱,后者则是从病理学角度描述这种状态。

AKI概念的确立经历了5个阶段:①近代医学普遍采用ARF,尤其是第二次世界大战中用于描述挤压综合征。但是,ARF缺乏确切的生化定义。②1999年欧洲放射学会造影剂安全委员会提出了造影剂肾病,其原理与AKI极为接近。③急性透析质量方案开发倡议组(Acute Dialysis Quality Initiative, ADQI)于2004年首次提出AKI定义和分级标准。该分类方法根据血肌酐和尿量的急性改变情况判断AKI,并通过血肌酐和尿量改变的幅度和时间,将AKI由轻到重分为R(risk)、I(injury)、F(failure)、L(loss)和E(end-stage kidney disease)5级,故也被称为RIFLE标准。④在RIFLE标准基础上,急性肾损伤工作组(Acute Kidney Injury Network, AKIN)采用了更敏感的AKIN分类标准。由于RIFLE标准的L和E分级实际上已经属于慢性肾脏病(chronic kidney disease, CKD)范畴,故AKIN标准只分1~3级,分别对应RIFLE标准的R、I和F级。⑤改善全球肾脏病预后组织(Kidney Disease: Improving Global Outcomes, KDIGO)综合了前面的分类方法,于2012年提出了KDIGO标准。符合以下情况之一者可临床诊断AKI:①血肌酐48小时内升高≥0.3mg/dl(≥26.5μmol/L);②血肌酐在7天内较基础值升高≥50%;③尿量<0.5ml/(kg·h),持续≥6小时。AKI的分级标准见表14-1-1。KDIGO对AKI领域的研究按循证医学标准重新进行了分析,因此该标准也是AKI第一个真正意义上的临床指南。从本质上讲,RIFLE、AKIN和KDIGO标准都是根据短时间内血肌酐快速增加和/或尿量减少来判断AKI并分级,原理是一致的。

表 14-1-1　KDIGO AKI 分级标准

分级	血肌酐	尿量
1	基础值的 1.5~1.9 倍,或增高≥0.3mg/dl(≥26.5μmol/L)	<0.5ml/(kg·h),持续 6~12h
2	基础值的 2.0~2.9 倍	<0.5ml/(kg·h),持续≥12h
3	基础值的 3.0 倍,或血肌酐增加至≥4.0mg/dl(353.6μmol/L)或开始肾脏替代治疗,或 <18 岁的患者,eGFR* 下降至 <35ml/(min·1.73m²)	<0.3ml/(kg·h),持续≥24h 或无尿≥12h

注:*estimated glomerular filtration rate,估算的肾小球滤过率。

二、AKI、AKD 和 CKD 的关系

AKI定义最大的优势之一就是有确切的诊断标准,除了血肌酐和尿量的改变幅度,变化的时间也有明确定义。AKI的"急性"指7d以内的血肌酐变化,而CKD指持续3个月或以上的改变,

介于两者之间的为急性肾脏疾病（acute kidney disease，AKD），即肾功能异常持续大于 7d，但 3 个月内恢复。

第二节　定义现有的局限性

从本质上讲，血肌酐是反映肾小球滤过率（glomerular filtration rate，GFR）的生化指标，并不能敏感反映肾脏损伤，尤其是肾小管损伤，其改变滞后于 GFR。

除此之外，基于血肌酐的 AKI 分类方法存在以下缺陷：①血肌酐受容量、肌肉量、饮食等因素的影响，不能完全反映肾功能状态；②尽管尿量评估在一定程度上，弥补了血肌酐的缺陷，但是临床操作上，除了危重症病房，其他病房很难进行准确的尿量评估；③目前的 AKI 诊断需要两次血肌酐检测，检测血肌酐次数过少可导致漏诊；④尽管对于缺失基线血肌酐值者，可以按人群的平均水平假定该对象的 GFR 为 75ml/（min·1.73m^2），根据估算 GFR 公式反推出基线肌酐值，但对于实际 GFR 与平均值相差大的对象，这种方法会带来较大误差；此外，基线血肌酐可有多种判定方法，包括本次血肌酐检测前 3 个月、6 个月、12 个月等时段的血肌酐平均值或最低值，以上哪种取值最优尚无定论；⑤AKI 是由不同病因和不同的发病机制引起的一组临床综合征，血肌酐和尿量是非特异性的指标，对判断病因及机制以及后续的治疗无直接指引作用。

第三节　流行病学和危害

一、流行病学研究方法不一致的现状与困惑

除了重症监护室人群，绝大多数 AKI 流行病学研究均仅根据血肌酐判断 AKI。基线血肌酐标准不统一会导致不同研究 AKI 检出率差异。由于临床上每天检测血肌酐并不现实，因此严格地讲，除了个别前瞻性研究，现有流行病学研究报道的都只是检出率而非真正的发生率。

另外，对于以下患者应用 KDIGO 定义时应谨慎考虑：①进展期 CKD，由于基线血肌酐很高，轻微的 GFR 波动就可能达到 AKI 标准；②极低血肌酐值的个体，即便血肌酐升高符合 AKI 标准，但血肌酐仍在正常参考范围内；③对于截肢或其他原因引起的大块肌肉缺失，可引起"非肾源"血肌酐减少。在研究 AKI 检出率时，有的研究将缺失基线血肌酐或不适合评估 AKI 的个体排除在研究对象之外，也有些研究将这部分病例划分为"非 AKI"。前者可能导致 AKI 检出率偏高，而后一方法则相反。此外，部分研究报道的 AKI 检出率来自高危科室而非总体人群，例如重症监护室、心血管科室、手术后或接受造影剂人群，这也导致报道的 AKI 发生率偏高。

二、急性肾损伤的流行

一项纳入 266 项研究 400 多万患者荟萃分析提示，在全球范围住院人群 AKI 检出率约为 21%。我国一项全国 22 个省（区、市）44 家医院的研究结果显示，符合 KDIGO 扩展标准的 AKI 检出率仅为 2.03%；而另一项 9 家医院的研究中，住院人群的 AKI 检出率为 10.7%。这种报道的差异可能与气候、习俗和地区经济发达水平不同有关，也与研究观察的人群、采用的 AKI 定义、住院患者血肌酐检测次数等情况不同有关。

三、急性肾损伤的危害

AKI 不仅仅是急性损伤，在损伤后肾脏慢性炎症 - 修复可能长期存在，部分患者可能进展到 CKD，甚至进展至终末期肾病（end-stage renal disease，ESRD）。AKI 已经成为引起 CKD 的重要原因之一。

AKI 也不单纯只是肾脏问题。肾脏和心、肺、脑、肠等多个系统和脏器存在交互作用。其中，受影响最大的是心血管系统。心脏 - 肾脏相互影响作用导致的疾病被称为心 - 肾综合征。

尽管 AKI 的净医疗负担还缺乏研究，但与非 AKI 人群比较，AKI 患者的住院医疗费用和死亡率更高。

第四节　临床表现和诊断思路

一、病因分类

AKI 可按病因分为肾前性、肾性和肾后性三类：

肾前性 AKI：又称肾前性氮质血症，由肾脏血流灌注不足引起，是最常见的原因。

肾性 AKI：由各种肾实质病变引起，其中最常见的类型为 ATN，此外还包括肾间质疾病、肾小球疾病和肾脏血管疾病等。

肾后性 AKI：由急性上、下尿路梗阻引起。

二、临床表现

既往常用 ATN 的典型表现来描述 AKI 的临床特征。实际上多数 AKI 单纯表现为血肌酐升高，只有少数出现尿量改变。典型的 ATN 临床表现如下：

1. **起始期**　此期患者肾脏已受到缺血和/或毒素的作用，但是尚未发生器质性病变。若及时去除病因，病变可以逆转；若病因持续作用，就可能出现 GFR 急剧下降，血肌酐上升。

2. **维持期**　此期持续为 7~14d，短至几天，长至 4~6 周。此期患者 GFR 保持在低水平，血肌酐升高。患者可出现少尿（<400ml/d）或无尿（<100ml/d），部分患者可无少尿，一般而言，前者病情较后者重。此期常常伴随全身多系统并发症，包括：①消化系统症状如食欲减退、恶心、呕吐、腹胀、腹泻等，严重者可发生消化道出血；②循环系统多因尿少及补液过度而出现高血压、心力衰竭及肺水肿表现，因毒素、电解质紊乱、贫血及酸中毒作用而出现各种心律失常及心肌病变；③神经系统受累出现意识障碍、躁动、谵妄、抽搐、昏迷等尿毒症脑病症状；④呼吸系统可出现咳嗽、憋气等尿毒症肺炎症状；⑤血液系统可呈现出血倾向及轻度贫血。除以上个别系统并发症外，感染也十分常见。在 AKI 疾病发展过程中还可能出现多脏器衰竭，严重感染及脓毒血症休克等都会显著增加死亡风险。

3. **恢复期**　此期 GFR 逐渐恢复正常或接近正常范围。少尿型患者开始出现尿量增多，与 GFR 相比肾小管的溶质和水重吸收功能恢复较慢，故常出现多尿期，继而逐步恢复正常。肾小管功能常需数月才能完全恢复。部分重症患者最终可能遗留不同程度的肾脏结构和功能损害。

三、鉴别诊断思路与实验室检查

AKI 诊断确定后，首先需鉴别肾前性、肾性或肾后性 AKI。若为肾性 AKI，需进一步鉴别肾小球性、肾血管性、肾小管性或肾间质 AKI，以及少见的肾皮质坏死或肾乳头坏死。除此而外，还需注意是否为 CKD 基础上发生的 AKI。本章节仅对缺血导致的肾前性 AKI 与 ATN 的鉴别进行讨论。尽管两者病因相同，临床表现为 AKI，但是疾病性质及转归存在较大差异，故需早期鉴别。首先可通过尿液诊断指标检验来帮助鉴别（表 14-1-2）。如果尿液诊断指标对于鉴别肾前性 AKI 与 ATN 存在较大的困难时，临床上可采用补液试验和/或呋塞米利尿试验协助诊断。给患者输液和/或注射呋塞米后患者尿量明显增加，则支持肾前性 AKI 诊断，如果尿量无明显变化，则考虑患者已从肾前性 AKI 进展成 ATN。临床上常见的血液检测可能发现的异常还包括轻度贫血、进行性升高的尿素氮及血肌酐、高血钾、酸中毒、低血钙、高血磷等。尿液分析包括蛋白尿、血尿、白细胞尿、嗜酸性粒细胞尿等。尿沉渣、尿比重、尿渗透压、血尿素氮/血肌酐、尿肌酐/血肌酐、尿钠浓

表 14-1-2　鉴别肾前性 AKI 及 ATN 的尿液诊断指标

诊断指标	肾前性氮质血症	缺血性急性肾损伤
尿沉渣	透明管型	棕色颗粒管型
尿比重	>1.018	<1.012
尿渗透压/[mOsm/(kg·d)H₂O]	>500	<250
血尿素氮（mg/dl）/血清肌酐（mg/dl）	>20	<10~15
尿肌酐/血清肌酐	>40	<20
尿钠浓度/(mmol/L)	<10	>20
肾衰指数	<1	>1
钠排泄分数/%	<1	>1

注：肾衰指数 = $\dfrac{尿钠}{尿肌酐/血肌酐}$

钠排泄分数 = $\dfrac{尿钠/血钠}{尿肌酐/血肌酐} \times 100\%$。

度、肾衰指数、钠排泄分数等有助于鉴别肾前性和肾性 AKI。相关影像学检查有 B 超、X 线检查、肾血管造影术、核素扫描显像、CT、MRI 等。近 20 年，有放射性或非放射性标记物测定 GFR、MRI 观察肾脏小血管损伤程度、双光子显微镜观察患者的肾脏组织细胞凋亡及代谢在 AKI 的临床应用相关报道，但往往出于患者病情、费用限制及临床价值考虑，未在实际操作中推广。

四、现状与展望

在现代医学中，AKI 多由多重因素共同导致的。例如，急性冠脉综合征合并心力衰竭的患者，除了肾脏灌注不足的肾前性因素，还可能同时合并造影剂等肾毒性药物暴露；脓毒血症除了导致肾动脉收缩诱导肾脏能量缺失，释放的炎症介质还可以直接导致肾小管上皮细胞毒性损伤。因此，按病理生理学机制个体化描述 AKI 的分类方法更有助于精准治疗，有逐渐取代传统的解剖学分类的趋势。这一思路已成为未来研发新的 AKI 诊断试剂的方向。

敏感性和特异性高的 AKI 的生物标志物是目前研究热点之一。血、尿的中性粒细胞明胶酶相关脂质运载蛋白（neutrophil gelatinase-associated lipocalin，NGAL），联合胰岛素样生长因子 7（insulin like growth factor binding protein 7，IGFBP7）、组织金属蛋白酶抑制剂 2（tissue inhibitor of metalloproteinase 2，TIMP-2），可以更早的识别 AKI。尽管这些生物标志物的临床应用仍然受到限制，它们对患者或是肾脏的结局影响仍不明确，例如何时启动肾脏替代治疗、预测肾脏的预后，但是已被更多的临床医生接受并用于高危住院患者的早期诊断或者联合诊断。

第五节　发病机制研究及热点

一、研究现状

由于肾脏缺血、肾毒性药物、脓毒血症及泌尿系梗阻等病因的不同，AKI 发病的病理生理学机制包括：①血流动力学异常（a. 缺血、缺氧、缺血再灌注损伤；b. 血流再分配）；②肾组织炎症及免疫损伤；③毒素等对肾小管上皮的直接损伤；④肾小管上皮损伤（线粒体功能障碍、肾小管上皮死亡）。尽管不同 AKI 患者的病理生理改变会因病因不同存在差异，但是患者血流动力学的改变、氧化应激损伤和炎症反应等病理生理的变化，最终都会导致肾小管上皮细胞的损伤。肾小管上皮细胞的损伤早期可表现为刷状缘的消失、细胞的脱落，后期则可导致细胞凋亡，甚至是坏死。近年来，关于 AKI 肾小管细胞损伤的研究热点，主要围绕在自噬、凋亡、焦亡、铁死亡、细胞周期的停滞等方面。

二、新机制的探索举例

1. **急性肾小管坏死**　是常见且严重的肾小管损伤形式。既往认为与凋亡不同，细胞坏死是不可调控的。但近年来发现细胞坏死中同样存在一部分是可以调控的，而且这种调控不依赖于 caspase 酶，所以又被称作 caspase 酶非依赖性细胞死亡。坏死性凋亡（necroptosis）是一种重要的细胞可调性坏死，受体相关蛋白 -1（receptor-interacting protein kinase 1，RIP-1）和受体相关蛋白 -3（receptor-interacting protein kinase 3，RIP-3）是坏死性凋亡中 2 种重要的调控蛋白。RIP-1 的抑制剂 Necrostatin-1（Nec-1）可以通过抑制 RIP-1 进而抑制坏死性凋亡的发生。国内学者发现肾小管上皮细胞中可以发生坏死性凋亡，在 HK-2 细胞中也成功建立了坏死性凋亡模型。在缺血再灌注小鼠模型中加入 Nec-1 或敲除 RIP-3 均可以减轻缺血再灌注引起的 AKI，提示坏死性凋亡参与了缺血再灌注引起的 AKI。后续有研究者发现，对顺铂诱导的 AKI 小鼠注射 Nec-1 可以减缓缺血再灌注的损伤。

2. 研究发现在发生 AKI 时，细胞内的 p21 水平明显增加，同时伴有细胞周期的停滞，上调 p21 可以增加细胞周期停滞，进而减轻 AKI。TIMP-2 和 IGFBP7 分别可以诱导 p27 和 p21 的增加，从而使细胞周期停滞于 G1 期。在近年来的临床研究中 TIMP-2 和 IGFBP7 已成为早期诊断 AKI 和预测 AKI 预后非常重要的生物标志物，这些研究同样证实了发生 AKI 时肾小管上皮细胞周期停滞于 G1 期。

第六节 预防与治疗

AKI 防治原则包括：纠正可逆因素，维持电解质、酸碱、体液平衡，保证营养，防治感染；如果存在危及生命的水、电解质、酸碱紊乱，应开始肾脏替代治疗。

一、AKI 一般防治措施

AKI 一般防治措施主要参考 2012 年 KDIGO 指南建议。

1. 针对病因的治疗 AKI 的早期干预有利于预后，因此强调尽快明确病因，并及时纠正。针对肾前性因素，包括扩容、改善心功能、维持血流动力学稳定、保证肾脏灌注等；针对肾性因素，及早终止外部损伤及治疗原发的肾脏疾病；针对肾后性因素，尽快解除尿路的梗阻。

2. 营养管理 在维持内环境稳定的前提下，保证足够的热量摄入，避免高血糖的发生。营养摄入途径首先考虑肠内营养，若病情不允许，则可考虑肠外营养。

根据 KDIGO 的建议，对于危重患者，血糖维持目标为：血浆葡萄糖 110~149mg/dl（6.11~8.27mmol/L）；总能量摄入达到 20~30kcal/（kg·d）；非高分解、不需要透析的 AKI 患者摄入蛋白质 0.8~1.0g/（kg·d），发生 AKI 并行肾脏替代治疗的患者为 1.0~1.5g/（kg·d），行持续肾脏替代治疗（continuous renal replacement therapy，CRRT）及高分解状态的患者为 1.7g/（kg·d）。

3. 药物治疗 尽管 KDIGO 有一些药物的评价，但是事实上未推荐任何可用于预防和治疗 AKI 的药物，包括重组人胰岛素生长因子、N-乙酰半胱氨酸等。对围产期重度缺氧而处于 AKI 高风险的新生儿可考虑给予单剂量茶碱。对于明确肾毒性的药物，如氨基糖苷类及两性霉素 B，应尽量选择可替代药物；在特殊情况下必须使用的，应选择合适的剂量、给药方式，必要时进行药物浓度检测。

4. 关于并发症的处理 除了关注血肌酐情况，需密切检测内环境情况，纠正高钾血症、酸中毒及其他电解质的紊乱。药物处理无效的患者尽早启动肾脏替代治疗。

高钾血症是 AKI 患者主要死亡原因之一。除检测血清钾的水平外，需注意心电图的变化情况。处理高钾血症的措施包括：①暂停一切钾的摄入，包括食物及药物；②10% 葡萄糖酸钙缓慢静脉推注对抗钾的心脏毒性作用；③使用胰岛素及纠正酸中毒，促进钾离子转移至细胞内；④利尿及使用离子交换树脂清除钾离子；⑤效果欠佳，可考虑启动肾脏替代治疗。

5. 肾脏替代治疗 传统 AKI 的肾脏替代治疗方式包括血液透析、腹膜透析。腹膜透析较少用于危急重症患者的抢救。在药物无法纠正的内环境紊乱的患者，需要及时启动肾脏替代治疗，例如严重高钾、酸中毒、水潴留及重要器官功能障碍。另外，由于优化的肾脏替代治疗还可清除炎症介质、有利于营养管理、清除其他体内的毒素等，起到"器官支持"的作用，也可称之为血液净化治疗。在现代危急重症病房，肾脏替代治疗的指征可能相对放宽。但是，肾脏替代治疗的时机及剂量，仍未十分明确。以往有研究表明，接受大剂量 CRRT 治疗的患者预后更好。因此有学者认为在应用 CRRT 治疗脓毒血症 AKI 时，其剂量（即所谓"治疗脓毒血症剂量"）应该高于不伴全身炎症反应的非脓毒性 AKI 剂量，推荐置换剂量或超滤率应至少达到 35ml/（kg·h）。但是近年来，一些大规模临床 RCT 研究并未显示大剂量的强化肾脏支持疗法较常规剂量的肾脏替代治疗更具死亡率改善的优势。故 KDIGO 建议，AKI 患者接受间断或延长肾脏替代治疗时，每周单室尿素清除指数（spKt/V）应达到 3.9，接受 CRRT 时透析液 + 滤出液总量应达到 20~25ml/（kg·h）。考虑到处方剂量与实际剂量的差异，CRRT 处方剂量可适当增加，以 30~35ml/（kg·h）为宜。

尽管腹膜透析在 AKI 的治疗没有得到重视，但是它在 AKI 治疗仍具有一定的优势，包括：简单易行，可在任何地方进行；无需昂贵设备耗材、电力；无需血管通路、抗凝；生物相容性好；为连续性的肾脏替代治疗；费用低；更有利于肾功能恢复。基于以上特点，腹膜透析可能更适用于低收入的国家，例如非洲、东南亚。"Saving Young Lives Program"是其中一个成功的例子。这个计划的结果显示 PD 与血液透析等需要建立体外循环的肾脏替代治疗相比具有同样的效果，而且需要肾脏替代治疗的时间更短。根据患者的实际情况选择最合适的肾脏替代治疗模式是临床医生的重要原则。

二、AKI 防治策略争议与进展

1. 关于水化对预防造影剂肾病的评价 择优选择造影剂的种类及剂量、水化、药物、局部性的缺血预处理、血液净化治疗均可能预防造影剂肾病的发生。

既往认为，水化可以减轻造影剂对肾脏的损伤。但是，近年完成的 AMACING 研究却不支持水化的预防效果。AMACING 研究为一项开放标签的非劣效性研究，研究对象合并 AKI 危险因素，随机分为不接受水化组或静脉水化组。结果不接受水化组的造影剂肾病发生率没有显著高于静脉水化组，且显著降低了医疗成本。但是，AMACING 研究没有控制口服水化等效应，静脉水化过程也没有监测水负荷，两组患者的差异性等因素导致其结果有待商榷。目前，适度水化仍然是预防造影剂肾病的主要措施，特别提倡高危患者使用左室舒张末压、生物电阻抗和 Renal Guard 系统等辅助精准水化的对应措施。

2. 透析启动时机的利与弊 目前的临床实践中，开始肾脏替代治疗的时机主要取决于临床的容量负荷过多以及血生化紊乱（例如氮质血症、高血钾、酸中毒）。对于暂无生命威胁的 AKI 患者，启动透析的时机存在争议。Barbar 等的一项多中心、随机、对照研究，结果提示早期透析与延迟透析的 90 天死亡率无差别。Gaudry 等也同样发现早期透析与延迟透析在 60 天死亡率无差别。然而，Zarbock 等则发现早期透析的死亡率明显低于延迟透析组。这些结果的差异，与患者入组的标准、透析技术的差异有关。

早期肾脏替代治疗的可能益处包括：①有利于纠正内环境紊乱：控制尿毒症和代谢异常、控制容量、纠正电解质及酸碱平衡紊乱、减轻炎症反应/氧化应激；②肾外器官功能保护；③改善临床转归：肾功能恢复率、生存率等。可能的弊端：①深静脉置管相关风险：出血、周围组织损伤、感染等；②体外循环相关风险：低血压、出血、血栓、感染；③耗费额外的医疗资源；④部分患者可能并不需要肾脏替代治疗：伦理学及卫生经济学问题。

尽管部分生物标志物（血、尿 NGAL）可用于 AKI 启动肾脏替代治疗的时机预测，但是临床证据仍不足，限制其广泛的临床应用。因此，需要进一步研究探讨透析启动的时机。

3. 干细胞治疗的忧与喜 AKI 得不到及时有效的处理，可能进展为 CKD，甚至是 ESRD。对于 ESRD 的患者主要的治疗方式是血液透析、腹膜透析、肾脏移植。通过肾脏再生来恢复肾功能是治疗 AKI 及 CKD 的新进展。广义讲，肾脏再生包括肾脏修复和部分或全部肾单位再生。

肾脏再生方面近年来取得较多新进展，包括肾小管细胞、成纤维细胞、内皮细胞、巨噬细胞在肾脏再生；不同来源的干细胞，如骨髓来源的干细胞、脂肪间充质干细胞、胚胎干细胞和诱导多能干细胞也可应用于肾脏再生；内源性或同谱系的重新编程的肾脏祖细胞可能分化成多种类型的肾细胞；血管再生术可以改善缺氧和肾间质纤维化。

虽然在肾脏再生医学方面有许多令人兴奋的进展，但依然存在不少问题。例如存在伦理及取材的问题、增加癌症及畸胎瘤形成的风险问题、免疫排斥反应和组织相容性的问题等。

尽管干细胞在治疗急性肾损害的动物模型中取得了一定的效果，但仍然存在很多问题，如干细胞植入的种类、植入的方法、动物模型以及与疗效的关系等。在人体肾脏病的治疗中，我们更应进一步考虑其有效性和安全性。对机制的深入研究将促进肾脏再生医学的发展，并有助于发现个体化的新生物治疗和基因治疗。

值得注意的是，生物工程肾（bioengineered kidney）将是一个重要的研究领域，它为等待肾移植的 ESRD 患者提供了一种新的选择。先前已经设计出了装备生物工程肾小管血液滤过的设备，可以在尿毒症狗模型中取代部分肾功能，以及在急性肾功能衰竭时暂时的改善肾功能。下一步研究者试图发明一种具有肾脏结构和功能的生物工程化的肾脏，实现灌注、过滤、分泌、吸收和排泄尿液。通过洗脱肾脏固有细胞，保留肾脏胶原骨架，再重新灌注受者自身的干细胞，实现肾脏的重建。此外，3D 打印肾脏也得到了初步的应用成果。这些方法都离不开干细胞，虽然相关研究仍处于初步阶段，但是我们已经看到了希望的曙光。

4. 可穿戴型人工肾的研究进展 随着技术的发展，肾脏替代治疗的设备也不断得到发展。

透析膜吸附技术、纳米技术、细胞培养技术,为ESRD患者的管理提供的新的希望。例如纳米技术可以使我们改进透析膜的特性并设计出新的监测及生物反馈装置。设备的小型化,则引领着可穿戴、可植入设备的发展方向。可穿戴、便携式的新型腹膜透析装置,近年已经进入人体实验阶段。这种穿戴式人工肾使用了新研发的吸附技术,能够实时、有效地替代肾脏排泄废物和毒素。

第七节　预　　后

一、预后相关的危险因素

肾前性AKI若早期诊断和及时纠正肾缺血病因,肾功能常能恢复正常。肾后性AKI如早期诊断和及时解除尿路梗阻,肾功能也大多恢复良好。肾性AKI患者的预后则与基础肾病性质及肾功能损伤严重度相关。原发病为急进性肾小球肾炎或小血管炎的AKI患者,肾功能多不能完全恢复,常常转换为CKD;而诊断和治疗及时的ATN和急性间质性肾炎患者则预后较好,多数患者肾功能能完全或接近完全恢复,仅少数患者(尤其老年重症患者)会遗留不同程度肾功能损害,进展为CKD;造影剂肾病的预后与使用造影剂的次数有关。此外,在CKD基础上发生的AKI,及出现较严重并发症(如多器官衰竭)的AKI患者预后常较差。合并多脏器功能衰竭时,很少单独出现AKI,而其他脏器的损伤和AKI常互为因果,因此很难界定发生的先后顺序,很难评估AKI对患者远期预后的影响。

目前对AKI的预后评估多指患者的短期预后,AKI对患者远期预后的影响还不明确,因此选择合适的远期预后指标,观察终点对评估AKI对患者的影响意义重大。目前的研究明确心脏因素对AKI预后的影响,早期(24h内)心血管、肾以及呼吸功能的改善与患者的存活率密切相关,而肾功能的迅速改善可以作为预后良好的标志。

二、AKI防治体系未来方向与思考

AKI可以发生在临床各个科室,在非肾脏科室的医生由于对AKI的认识不够,导致大量AKI的漏诊。漏诊的直接结果是患者的预后不良。AKI电子预警系统是基于医疗信息系统的普及建立起来的AKI的辅助诊断工具。系统可以通过血肌酐的比对,按照AKI的诊断标准,对患者做出有/无发生AKI的判断,并对发生AKI患者发出预警弹窗。我国一些中心也逐步开展AKI电子预警系统。尽管没有普及,但从目前的结果来看,电子预警系统可以降低AKI的漏诊率,但是尚无足够证据证明电子预警系统可以改善AKI患者的预后,需要进一步对AKI电子预警系统进行改良。

为解决AKI的早期诊断问题,建立AKI预测模型是研究的热点之一。积分模型的建立将有助于及时、有效的评估病情,判断预后。既往使用传统统计学方法建立模型。近年随着信息学的发展,各种大数据挖掘工具也可用于模型的建立。EPaNIC研究在一个多中心的数据库中,应用随机森林机器学习方法建立了一个在线的AKI预测计算器。经过验证,模型对AKI发生风险可以进行有效的预测。值得提出的是,除了传统的指标外,这个模型纳入了NGAL这个被广泛关注的生物标志物。

(梁馨苓)

参 考 文 献

1. Kellum J A, Levin N, Bouman C, et al. Developing a consensus classification system for acute renal failure. Curr Opin Crit Care, 2002, 8 (6): 509–514.

2. Bellomo R, Ronco C, Kellum J A, et al. Acute renal failure–definition, outcome measures, animal models, fluid therapy and information technology needs: the Second International Consensus Conference of the Acute Dialysis Quality Initiative (ADQI) Group. Crit Care, 2004, 8 (4): R204–212.

3. Mehta R L, Kellum J A, Shah S V, et al. Acute Kidney Injury Network: report of an initiative to improve outcomes in acute kidney injury. Crit Care, 2007, 11 (2): R31.

4. Kidney Disease: Improving Global Outcomes (KDIGO) Acute Kidney Injury Work Group. KDIGO Clinical practice

guideline for acute kidney injury. Kidney Int Suppl, 2012, 2: 1-138.

5. Schetz M, Schortgen F. Ten shortcomings of the current definition of AKI. Intensive Care Medicine, 2017, 43 (6): 911-913.

6. Mehta R L, Cerdá J, Burdmann E A, et al. International Society of Nephrology's 0by25 initiative for acute kidney injury (zero preventable deaths by 2025): a human rights case for nephrology. Lancet, 2015, 385 (9987): 2616-2643.

7. Yang L, Xing G, Wang L, et al. Acute kidney injury in China: a cross-sectional survey. Lancet, 2015, 386 (10002): 1465-1471.

8. Xu X, Nie S, Liu Z, et al. Epidemiology and Clinical Correlates of AKI in Chinese Hospitalized Adults. Clin J Am Soc Nephrol, 2015, 10 (9): 1510-1518.

9. Erley C M, Bader B D, Berger E D, et al. Plasma clearance of iodine contrast media as a measure of glomerular filtration rate in critically ill patients. Crit Care Med, 2001, 29 (8): 1544-1550.

10. Pozzi M R, Bertolotto M, Quaia E. Imaging techniques in acute renal failure. Contrib Nephrol, 2001 (132): 76-91.

11. Bonventre J V. The kidney proteome: a hint of things to come. Kidney Int, 2002, 62 (4): 1470-1471.

12. Vandenberghe W, De Loor J, Hoste E A. Diagnosis of cardiac surgery-associated acute kidney injury from functional to damage biomarkers. Curr Opin Anaesthesiol, 2017, 30 (1): 66-75.

13. Koyner J L, Shaw A D, Chawla L S, et al. Tissue Inhibitor Metalloproteinase-2 (TIMP-2) IGF-Binding Protein-7 (IGFBP7) Levels Are Associated with Adverse Long-Term Outcomes in Patients with AKI. J Am Soc Nephrol, 2015, 26 (7): 1747-1754.

14. Liang X L, Chen Y H, Zhang L, et al. Necroptosis, a novel form of caspase-independent cell death, contributes to renal epithelial cell damage in an ATP-depleted renal ischemia model. Mol Med Rep, 2014, 10 (2), 719-724.

15. Linkermann A, Brasen J H, Himmerkus N, et al. Rip1 (receptor-interacting protein kinase 1) mediates necroptosis and contributes to renal ischemia/reperfusion injury. Kidney Int, 2012, 81 (8): 751-761.

16. Linkermann A, Brasen J H, Darding M, et al. Two independent pathways of regulated necrosis mediate ischemia-reperfusion injury. Proc Natl Acad Sci USA, 2013, 110 (29): 12024-12029.

17. Nishioka S, Nakano D, Kitada K, et al. The cyclin-dependent kinase inhibitor p21 is essential for the beneficial effects of renal ischemic preconditioning on renal ischemia/reperfusion injury in mice. Kidney Int,

2014, 85 (4): 871-879.

18. Kashani K, Al-Khafaji A, Ardiles T, et al. Discovery and validation of cell cycle arrest biomarkers in human acute kidney injury. Crit Care, 2013, 17 (1): R25.

19. Bagshaw S M, Darmon M, Ostermann M, et al. Current state of the art for renal replacement therapy in critically ill patients with acute kidney injury. Intensive Care Medicine, 2017, 43 (6): 841-854.

20. Smoyer W E, Finkelstein F O, Mcculloch M I, et al. "Saving Young Lives" with acute kidney injury: the challenge of acute dialysis in low-resource settings. Kidney Int, 2016, 89 (2): 254-256.

21. Nijssen E C, Rennenberg R J, Nelemans P J, et al. Prophylactic hydration to protect renal function from intravascular iodinated contrast material in patients at high risk of contrast-induced nephropathy (AMACING): a prospective, randomised, phase 3, controlled, open-label, non-inferiority trial. Lancet, 2017, 389 (10076): 1312-1322.

22. Brar S S, Aharonian V, Mansukhani P, et al. Haemodynamic-guided fluid administration for the prevention of contrast-induced acute kidney injury: the POSEIDON randomised controlled trial. Lancet, 2014, 383 (9931): 1814-1823.

23. Maioli M, Toso A, Leoncini M, et al. Pre-procedural bioimpedance vectorial analysis of fluid status and prediction of contrast-induced acute kidney injury. J Am Coll Cardiol, 2014, 63 (14): 1387-1394.

24. Putzu A, BoscoloBerto M, Belletti A, et al. Prevention of Contrast-Induced Acute Kidney Injury by Furosemide With Matched Hydration in Patients Undergoing Interventional Procedures: A Systematic Review and Meta-Analysis of Randomized Trials. JACC Cardiovasc Interv, 2017, 10 (4): 355-363.

25. Barbar S D, Clere-Jehl R, Bourredjem A, et al. Timing of Renal-Replacement Therapy in Patients with Acute Kidney Injury and Sepsis. N Engl J Med, 2018, 379 (15), 1431-1442.

26. Gaudry S, Hajage D, Schortgen F, et al. Initiation Strategies for Renal-Replacement Therapy in the Intensive Care Unit. N Engl J Med, 2016, 375 (2): 122-133.

27. Zarbock A, Kellum J A, Schmidt C, et al. Effect of Early vs Delayed Initiation of Renal Replacement Therapy on Mortality in Critically Ill Patients with Acute Kidney Injury: The ELAIN Randomized Clinical Trial. JAMA, 2016, 315 (20): 2190-2199.

28. Klein S J, Brandtner A K, Lehner G F, et al. Biomarkers for prediction of renal replacement therapy in acute

kidney injury: a systematic review and meta-analysis. Intensive Care Medicine, 2018, 44(3): 323–336.

29. Humes H D, Buffington D A, MacKay S M, et al. Replacement of renal function in uremic animals with a tissue-engineered kidney. Nature biotechnology, 1999, 17(5): 451–455.

30. Song J J, Guyette J P, Gilpin S E, et al. Regeneration and experimental orthotopic transplantation of a bioengineered kidney. Nature medicine, 2013, 19(5): 646–651.

31. Salani M, Roy S, Fissell W T. Innovations in Wearable and Implantable Artificial Kidneys. Am J Kidney Dis, 2018, 72(5): 745–751.

32. Wu Y, Chen Y, Li S, et al. Value of electronic alerts for acute kidney injury in high-risk wards: a pilot randomized controlled trial. International Urology and Nephrology, 2018, 50(8): 1483–1488.

33. Wilson F P, Shashaty M, Testani J, et al. Automated, electronic alerts for acute kidney injury: a single-blind, parallel-group, randomised controlled trial. Lancet, 2015, 385(9981): 1966–1974.

34. Flechet M, Guiza F, Schetz M, et al. AKI predictor, an online prognostic calculator for acute kidney injury in adult critically ill patients: development, validation and comparison to serum neutrophil gelatinase-associated lipocalin. Intensive Care Med, 2017, 43(6): 764–773.

第二章　肌红蛋白所致急性肾损伤

肌红蛋白（myoglobin）所致的急性肾损伤是横纹肌溶解症最严重的并发症之一，可危及患者的生命。横纹肌溶解症（rhabdomyolysis）是各种原因导致横纹肌受损，使其细胞内成分快速进入血液所导致的一系列病理生理异常，常出现肌红蛋白尿（myoglobinuria）、电解质紊乱和急性肾损伤（acute kidney injury，AKI）。

在美国，每年因横纹肌溶解症住院的患者约 26 000 例，因横纹肌溶解症导致的 AKI 占所有 AKI 的 5%~10%。横纹肌溶解症患者中，AKI 发生的比例变化较大，为 13%~67%。可能与横纹肌溶解症的严重程度相关，例如地震后挤压综合征（crush syndrome，CS）患者，AKI 发生的比例较高。另外，非创伤性横纹肌溶解症在临床上容易漏诊。

1908 年 Messina 最早报道了西西里岛地震中出现的挤压综合征合并急性肾衰竭（acute renal failure，ARF）病例，其后在第一次世界大战中发现大量被废墟掩埋的战士出现类似的临床表现。1941 年，Bywaters 等报道了爆炸导致的 4 例横纹肌溶解症患者，他们很快出现 ARF，并均在 1 周内死亡。他们进一步研究发现，这类 ARF 的发生是由于肌红蛋白所致。以后陆续报道了不同原因横纹肌溶解症并发 AKI 的病例，证实肌红蛋白是导致这些患者发生 AKI 最主要的原因之一。

肌红蛋白是横纹肌细胞中的重要成分，在一些病理状态下，大量肌红蛋白及其他细胞内成分从横纹肌细胞中释放出来，轻者可仅表现为血清肌酸激酶（creatine kinase，CK）轻度升高，重者除 CK 极度升高外，还常常出现威胁生命的严重并发症如高钾血症、AKI、弥散性血管内凝血（DIC），甚至多器官功能衰竭（MODS）等。

第一节　病因与发病机制的研究现状

一、横纹肌溶解症的常见病因和发病机制

（一）常见病因

导致横纹肌溶解症的原因非常多，可以归为缺氧、物理、化学和生物因素四大类（表 14-2-1）。大型灾难（如地震、飓风、龙卷风、战争、矿难和恐怖袭击等）可导致横纹肌溶解症集中暴发。近年的研究发现遗传因素也是其发病的重要原因之一。过度锻炼是导致横纹肌溶解症的常见原因之一。如最新资料显示，2018 年，美国现役军人中，发生 545 例锻炼导致的横纹肌溶解症，发病率为 42 例 /10 万人年。很多患者有多个因素同时促进横纹肌溶解症发生发展，例如有遗传易感背景的患者剧烈大量锻炼；而有些患者可能没有明确的原因。

（二）发病机制

横纹肌溶解症发生主要是由于肌细胞能量产生和消耗失衡造成。增加肌细胞氧消耗（如剧烈运动、癫痫发作、高热等），减少肌细胞能量生产（如感染、中毒、低钾血症、体温过低、遗传性酶缺陷等），均可能诱导横纹肌溶解症。

骨骼肌由于其多位于机体外周位置，更容易发生缺氧损伤和血管病变。创伤后发生的组织缺血再灌注损伤是引起横纹肌溶解症的重要机制。而肌细胞内钙离子浓度异常增加，是肌细胞损伤的重要环节。横纹肌溶解发生前能量消耗（ATP 产生减少）抑制 Na^+/K^+ATP 酶功能，从而增加细胞内 Na^+；促使 Na^+/Ca^{2+} 交换，增加细胞内 Ca^{2+}；

表 14-2-1 横纹肌溶解症的病因

缺氧	物理	化学	生物
外源性	外源性	外源性	遗传
CO 暴露	挤压伤	酒精	外源性
氰化物暴露	创伤	药物	细菌、病毒、寄生虫性肌炎
内源性	烧伤	毒品	蛇毒
骨筋膜室综合征	电击伤	内源性	蜘蛛咬伤
血管压迫	冻伤	低钾血症	昆虫叮咬（蚂蚁、蜜蜂、胡蜂）
制动	高温伤（热射病）	低/高钠血症	内源性
减肥手术	内源性	低磷血症	皮肌炎，多肌炎
延长外科手术	长期/过度锻炼	低钙血症	内分泌性疾病
镰状细胞贫血病	癫痫发作		肾上腺皮质功能不全
血管栓塞	哮喘持续状态		甲状腺功能减退症
血管炎	严重躁动（震颤性谵妄、精神症）		醛固酮增多症
	抗精神药物恶性症候群		糖尿病酮症酸中毒
	恶性高热		高渗状态

由于能量消耗，Ca^{2+}ATP 酶不能有效泵出细胞内钙，致钙在细胞内集聚；细胞内 Ca^{2+} 增加，激活蛋白酶，如磷脂酶 A2（PLA2），后者可破坏细胞膜的结构，允许更多的 Ca^{2+} 进入。钙超载会导致肌细胞持续收缩，能量耗竭，加速细胞死亡；能活化钙依赖性的中性蛋白酶、核酸酶、磷脂酶等，破坏细胞结构，促使细胞溶解；能破坏线粒体完整性，诱导细胞凋亡导致肌细胞坏死。另外，还可以导致线粒体功能障碍，产生大量氧自由基，通过氧化应激进一步损害肌细胞。同时，被趋化至受损肌肉组织中的中性粒细胞，还能够释放蛋白酶和氧自由基，进一步加重细胞损害。最后，组织缺血也会导致局部 pH（细胞内外）改变，酸中毒会加重组织损伤（图 14-2-1）。

近年的研究表明，遗传因素在横纹肌溶解发病中起重要作用。采用二代测序技术，针对横纹肌溶解症患者进行研究发现，目前有超过 60 个基因变异与横纹肌溶解症和肌病相关。不同基因导致患者对横纹肌溶解症易感或发病的机制不同。这些基因包括：①脂肪酸代谢相关基因，如 ACADS 突变导致短链酰基辅酶 A 脱氢酶缺陷，CPT2 突变导致肉碱棕榈酰转移酶Ⅱ缺乏等；

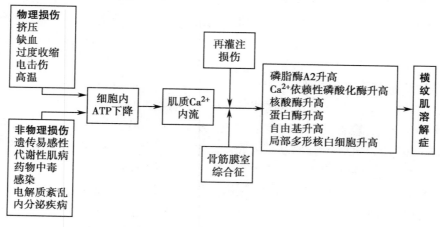

图 14-2-1 横纹肌溶解症发生机制

②糖原代谢相关基因,如 *PGAM2* 突变导致的糖原贮积病 X 型等;③线粒体病相关基因,如 *HADHA* 突变导致的线粒体三功能蛋白缺陷;④嘌呤代谢相关基因,如 *AHCY* 突变致 S- 腺苷同型半胱氨酸水解酶缺乏引起的高甲硫氨酸血症;⑤肌病相关基因,如 *CASQ1* 突变导致的空泡性肌病伴 CASQ1 聚集;⑥与骨骼肌松弛和收缩异常相关的基因,如 *CACNA1S* 突变导致的 5 型恶性高热易感性和低钾周期性瘫痪,*RYR1* 突变导致的 1 型恶性高热易感性和运动性横纹肌溶解症;⑦其他,如 *CYP2C8* 突变可使患者易出现他汀诱导横纹肌溶解。尽管目前发现大量基因突变可能增加患者对横纹肌溶解的风险,但多数基因突变导致其发生的机制仍然不清楚。通过对这些突变进行深入研究,对于阐明横纹肌溶解的发病机制,无疑有巨大帮助。

二、肌红蛋白所致急性肾损伤的机制

(一)肌红蛋白的直接肾脏毒性作用

肌红蛋白由 153 个氨基酸构成,分子量约 17kDa,含有一个亚铁血红素辅基,可结合氧。正常情况下,肌红蛋白的半衰期为 1~3h,血浆中浓度为 0~0.03mg/L,其中 50%~85% 与结合珠蛋白和 α_2- 球蛋白结合,被循环网状内皮细胞清除。大量肌红蛋白释放意味着大量肌肉严重损伤。肌红蛋白在骨骼肌或心肌受损后数分钟到数小时后出现在血液内,但大部分很快被肝脏等降解,小部分被肾小球滤过,在近端肾小管被重吸收。如果原尿中肌红蛋白超过了肾小管重吸收的能力,则它将随尿液排出,形成肌红蛋白尿。

肌红蛋白导致肾单位损伤的机制包括:①大量的肌红蛋白在肾小管内形成管型,阻塞肾小管。患者容量不足会导致肾小球滤液及原尿产生减少,原尿中肌红蛋白浓度增高,易形成管型;患者代谢性酸中毒致尿 pH 下降,酸性环境促使肌红蛋白与 Tamm-Horsfall 蛋白凝固形成管型。②肌红蛋白对肾小管的直接毒性作用。在尿 pH<5.5 的酸性环境及脱水状态下,肌红蛋白可形成高铁血红素,后者对小管上皮细胞有毒性作用。同时,肾小管上皮细胞可吸收肌红蛋白的卟啉和亚铁血红素,导致细胞内铁负荷大量增加,使上皮细胞产生细胞因子和氧自由基,损伤肾小管。③肌红蛋白能够清除一氧化氮(NO),导致 NO 不足,从而引起肾脏血管收缩。如果同时存在容量不足或低血压时,将会加重肾脏缺血,致肾小管损伤。

(二)缺血再灌注损伤

早期,几乎所有横纹肌溶解症的患者都表现为血容量不足,主要由于循环液体丢失、出血、筋膜间隔室内积聚以及 NO 导致的血管扩张。同时患者常常还存在心输出量下降(多见于 CS 患者),多由于高钾血症和低钙血症所致。血容量不足和心输出量下降共同导致肾灌注受损。如果不能早期恢复肾脏灌注,会发生缺血性肾小管坏死。血流重建时的再灌注损伤,在 AKI 的发病机制也起到重要的重要。

(三)其他引起 AKI 发生的机制

肌细胞损伤后,细胞内大量尿酸和磷酸盐释放入血液循环,前者沉积于肾间质并阻塞肾小管,后者与钙结合形成磷酸钙沉积于肾脏,都会导致肾小管损害,诱发及加重 AKI。

从受损肌肉释放的凝血活酶可诱导 DIC,而 DIC 可引发肾小球毛细血管微血栓和 AKI。

他汀类药物所致的横纹肌溶解较少见,临床表现常常较轻。其发生的机制尚不完全情况,目前的证据显示,他汀类药物可诱导患者线粒体功能异常,影响线粒体内呼吸链功能,使 ATP 产生减少,活性氧和氧自由基产生增多;抑制 Akt 信号通路活化,活化 AMPK 激酶;最后使线粒体膜通透性增加,细胞色素 C 等释放入细胞质,诱导细胞凋亡。

第二节　临床病理表现、诊断及鉴别诊断

一、肌肉损伤表现

(一)临床表现

横纹肌溶解症的肌肉损伤表现与损伤部位及程度密切相关。经典"三联征"为肌痛、肌肉乏力、茶色尿。肌肉疼痛、无力、压痛和挛缩是最常见的表现。病变可仅局限于特定的肌肉群,也可以累及全身肌肉。下肢和下背部的肌肉群最常受到损害。肌肉损伤后数小时或数天内,由于局部

液体潴留,可出现局部肿胀。有时肿胀只在静脉补液后出现,因此液体复苏后出现局部肢体肿胀可能是横纹肌溶解症的一个重要线索。局部肌肉症状变异很大,相当多的患者,尤其是非创伤性横纹肌溶解症患者可无肌肉疼痛或无力的主诉。

"第二波症状"可出现在腿部或其他部位肌肉大量坏死的患者,表现为最初的发热、疼痛、肿胀减轻后,从次日或第三天开始,病情再次严重恶化,局部呈现骨筋膜室综合征,这是因为受伤部位的组织出血、渗出,导致间隔室内容物体积增大,压力增加,一旦超过临界压力(>2.66kPa),微循环即被阻断,肌肉和神经出现缺血性坏死。典型者表现为疼痛,压力增加,感觉异常,无脉症,局部麻痹,皮肤苍白(即"6P"症状)。如果患者在受伤第 2~3d 局部出现持续难忍的疼痛,多提示骨筋膜室综合征发生。当出现无脉症时,则意味着不可逆性缺血出现。因此,在无脉症出现前,即应对伤员进行药物或外科干预以降低间隙内压力。临床上需要常规评估创伤肢体的周径变化,有条件可以测定创伤局部的组织内压,有助于诊断。

(二)实验室表现

1. 血清肌酶 血清 CK 升高是肌肉损伤最敏感的指标。肌肉损伤时它会很快升高,12~24h 甚至可高达 100 000IU/L;CK 水平越高通常意味着肌肉损伤越重;而肌肉损伤停止后,CK 又会快速下降,48h 内可下降 50% 以上。如果血清 CK 下降缓慢,提示横纹肌溶解的病因没有去除,肌细胞损伤仍然在继续发生。多数研究及指南的建议以 CK 超过正常上限的 5 倍作为横纹肌溶解症的诊断标准之一。除 CK 外,其他反应肌肉损伤的指标还有乳酸脱氢酶、谷草转氨酶、醛缩酶等。

2. 血清和尿液肌红蛋白 它们在横纹肌溶解症患者中也会明显升高,其水平与肌肉损伤的范围和程度相平行,严重者可以超过 1 000mg/L。尿液试纸隐血检查阳性,而尿沉渣显微镜检查无红细胞,在除外血红蛋白尿后即提示肌红蛋白尿,其诊断横纹肌溶解症的敏感性可达 80%。应该注意的是,尽管肌红蛋白是导致 AKI 的直接原因,但由于其变化迅速,且大部分不经过肾脏排泄,因此尿肌红蛋白水平并不是横纹肌溶解症可靠的诊断和排除指标,尿中肌红蛋白阴性或水平低不能排除横纹肌溶解症的诊断。

(三)病理表现

典型横纹肌溶解症患者有肌肉组织活检,HE 染色可见受损肌肉组织中有大量肌细胞坏死。一些特殊染色还能帮助确定横纹肌溶解症病因,如,肌肉活检标本经 Gomori 三色染色,在光镜下见到异常线粒体聚集的破碎红纤维(ragged-red fibers),即能诊断线粒体肌病。

二、肾脏损伤表现

(一)临床表现

肌红蛋白及某些导致横纹肌溶解症的病因,均可能损伤肾脏。典型的肌红蛋白相关 AKI 可出现尿色、尿量改变及肾功能损害。但患者早期尿色和尿量改变并不意味着一定出现了器质性肾损害。

典型肌红蛋白尿表现为混浊的浓茶色。血浆肌红蛋白超过 5~15mg/L 时会经肾小球滤过到原尿中,如果超过肾小管重吸收能力,即会产生肌红蛋白尿。血浆肌红蛋白水平达到 1 000mg/L 时,则会出现浓茶色肌红蛋白尿。根据尿 pH 不同,肌红蛋白还可以表现为红色、红棕色和棕色。

严重肾损害患者还常常出现少尿或无尿。少尿期长短主要取决于初期肾脏缺血和再灌注严重程度,肌红蛋白升高程度和持续时间,以及肾毒性药物使用剂量和时间等。一些患者少尿仅持续数天,而一些患者可能需要经过透析数周尿量才能恢复。

(二)实验室表现

肌红蛋白导致 AKI 后,患者血清肌酐、胱抑素 C 等反应肾小球滤过功能的指标常明显升高。早期患者尿钠排泄分数(FE_{Na})可 <1%。这是由于这些患者 AKI 发生常有低血容量和肾缺血,导致肾脏低灌注,促使肾小管重吸收钠增多。而急性肾小管坏死发生后,尿钠排泄增加,则 FE_{Na} 升高。同时,一些 AKI 的生物标志物也升高,包括尿 N- 乙酰 -β-D- 葡萄糖苷酶(NAG)、中性粒细胞明胶酶相关脂质运载蛋白(NGAL)、肾脏损伤分子 -1(KIM-1)及白介素 -18(IL-18)等。此外,尿渗透压减低乃至呈现等渗尿,尿沉渣镜检发现脱落的肾小管上皮细胞,也都能提示发生急性肾小管坏死。

（三）肾脏病理表现

病变双肾肿大，皮质增宽，髓质显著充血水肿。光学显微镜检查肾组织主要呈急性肾小管坏死改变。肾小管坏死部位多为髓袢升段、远曲小管及集合管。肾小管上皮细胞崩解脱落，管腔内可见细胞碎片，严重时肾小管基底膜裸露。坏死同时可见上皮细胞再生。肾小管管腔扩张，内含棕红色或棕褐色的肌红蛋白管型，用抗肌红蛋白抗体做免疫组化染色阳性。肾间质弥漫充血水肿，伴灶状单个核细胞浸润。

三、全身表现

全身表现因横纹肌溶解症轻重不同而异，包括全身不适、发热、心动过速、恶心和呕吐等。患者常常表现出明显的电解质紊乱，并出现多种严重的并发症。

（一）电解质和酸碱紊乱

严重的电解质紊乱是肌红蛋白相关 AKI 的重要特点，其发生可早于 AKI 出现。由于肌肉损伤坏死，肌细胞内成分大量释放出来，再加上肾损害，因此非常容易出现严重、复杂的电解质紊乱，包括高钾血症（血钾短时间快速升高）、高磷血症、高镁血症、低钙血症以及高阴离子间隙性代谢性酸中毒。患者同时容易出现高尿酸血症。高钾血症及低钙血症可导致严重的心律失常。这些电解质紊乱变化迅速，常常危及生命，需要紧急处理。

横纹肌溶解症早期由于钙离子内流及钙盐沉积于受损的肌肉组织，患者常出现低钙血症；而疾病恢复时，由于沉积于肌肉组织中的钙盐被吸收、伴随轻度的继发性甲状旁腺功能亢进及 $1,25-(OH)_2-D_3$ 水平增高，血钙恢复正常，甚至可出现高钙血症。

（二）其他严重并发症

横纹肌溶解症的并发症除电解质紊乱外，还可见肝酶升高、贫血、心律不齐甚至心搏骤停等早期并发症，和 AKI、DIC、感染、心力衰竭、MODS、以及心理精神障碍等晚期并发症。创伤性挤压综合征患者最常见的并发症是高钾血症和感染，二者均会增加患者的死亡率。

（三）实验室检查

实验室检查除了上述复杂的电解质和酸碱紊乱外，还可以见贫血、白细胞升高、血小板减少以及各种并发症相关的实验室指标异常等。

四、诊断与鉴别诊断及其存在的问题

（一）诊断与鉴别诊断

患者存在横纹肌溶解症的危险因素（如挤压伤、剧烈运动、严重的脓毒败血症、长期制动、滥用毒品等），临床上出现肌痛、肌肉乏力、茶色尿"三联征"，则应该考虑横纹肌溶解症的可能。如果患者无典型"三联征"，但存在危险因素并有肌肉压痛、高钾血症、高磷血症等表现，也应该考虑横纹肌溶解症的可能。进一步做血清 CK、LDH 等肌酶检测，以及血清和尿液肌红蛋白检测帮助确诊。

横纹肌溶解症诊断成立后，如果患者同时存在 AKI，则要考虑肌红蛋白诱发 AKI。AKI 的诊断和分期可参考 2012 年 KDIGO 制定的标准进行（参见第十四篇第一章）。

对于肌红蛋白导致的 AKI，诊断时需要与其他原因导致的 AKI 鉴别。尤其需要与 AKI 伴有肌肉损伤的疾病相鉴别，特别是一些自身免疫病，例如多发性肌炎、系统性红斑狼疮等。通过仔细的临床和实验室检查，鉴别并不难，若有必要，还可做肾穿刺病理检查进行鉴别。

（二）诊断与鉴别诊断中存在的问题

创伤性横纹肌溶解症由于有创伤史且症状较典型，诊断较容易。而非创伤相关的横纹肌溶解症，常常由于病因不明确或被临床医生忽略，症状（许多患者常常并无明显的肌痛）和体征不典型，临床上常容易误、漏诊，需要非常仔细地检查和分析才能够发现，所以如何对这部分患者进行早期和准确诊断仍然是需要解决的问题。

肌肉损伤的酶学指标对诊断有提示意义，临床可以应用，但酶学指标特异性差，其结果必须要进行综合判断才有意义。血清肌红蛋白增高及出现肌红蛋白尿对诊断很有帮助，但由于血清中肌红蛋白可很快被清除，故这一诊断方法的窗口期很短。如前所述，尿中低水平肌红蛋白或阴性均不能完全排除横纹肌溶解症。因此仍然需要寻找对横纹肌溶解症诊断和预后判断更有帮助的生物标志物。

各种导致肌细胞钠、钙严重失衡的因素都可

能引起横纹肌溶解症，其病因复杂多样。尤其对于病因不明确的横纹肌溶解症，需要仔细寻找可能的病因。这常常给临床工作提出很大的挑战。此外，一定要考虑到遗传因素在其发病中的地位。对于原因不明或青少年发生的横纹肌溶解症，要重视对遗传背景进行检测，目前最好的检测方法仍然是全外显子测序，但对于测序结果的解释仍然是很大的挑战。

目前世界上兴奋剂或毒品滥用，新的品种不断出现，它们常常容易增加横纹肌溶解症的风险或直接导致横纹肌溶解症。但对于兴奋剂或毒品导致的横纹肌溶解症，常常早期容易被患者忽略，且其发病机制还不完全清楚，预防和治疗都存在很大的困难。

第三节 肌红蛋白所致急性肾衰竭的防治对策

一、肌红蛋白所致急性肾衰竭的预防

对有横纹肌溶解症风险的患者，应针对横纹肌溶解症的危险因素或病因，采取相应的预防措施预防横纹肌溶解症发生，并监测血清 CK、血清和尿液肌红蛋白。

已经发生横纹肌溶解症的患者，都是发生 AKI 的高风险个体，应当立即采取措施积极预防 AKI。除了治疗横纹肌溶解症外，其 AKI 预防原则与一般 AKI 相同，即保持肾脏充分灌注，去除导致肾损伤的各种因素（特别是肌红蛋白）等。

早期积极液体复苏可预防患者 AKI 的发生。密切监测尿量，维持尿量 >50ml/h 是预防 CS 相关 AKI 的最好方法。输注等张盐水能够有效补充短暂容量，纠正脱水，缓解高钾血症，预防 AKI；输注 5% 葡萄糖生理盐水还能补充热量；而补充碳酸氢钠，可碱化尿液，防止肾小管中肌红蛋白在酸性环境下凝固沉积，损伤肾小管，也有助于纠正代谢性酸中毒和减轻高钾血症。但如果急性肾小管坏死已经发生，患者出现少尿或无尿，则需要限制液体输入，并进行血液净化。如果已成功预防 AKI，可继续使用补液直至肌红蛋白尿消失。

甘露醇可扩张细胞外液、增加尿量、防止肾小管管型沉积，因而对挤压伤伤员可考虑应用。加入甘露醇也能够降低受伤局部筋膜间隔室内的压力。但需要注意，对尿量 <20ml/h 的患者禁用甘露醇，以防止其肾损害。

对于连续性肾脏替代治疗（CRRT）、袢利尿剂和多巴胺，目前的证据表明它们对于肌红蛋白导致 AKI 的预防无明确的效果。尽管持续血液（透析）滤过可以清除部分肌红蛋白，但相对于其快速产生，这种缓慢的体外清除使其应用受到限制。研究发现 CRRT 并不能非常有效地降低横纹肌溶解症患者的死亡率。

近年来一些新的透析器出现，可能有助于快速清除肌红蛋白，例如高截留量透析，近年有少量个案报道等证实高截留量透析器能够有效地清除肌红蛋白，但会导致白蛋白大量丢失。新的中截留量透析器，可以减少白蛋白丢失，其有效清除分子量范围包括肌红蛋白，理论上可以运用，但还需要相应的临床研究数据证实。

二、肌红蛋白所致急性肾损伤少尿期的保守治疗

多数肌红蛋白所致 AKI 患者可出现少尿或无尿的过程。在少尿期，患者常有明显的水、电解质紊乱和尿毒症症状。同其他原因 AKI 一样，治疗主要包括保守治疗和血液净化治疗，后者在清除尿毒症毒素，维持机体水、电解质和酸碱平衡方面十分有效，有条件应尽早使用（详见第十四篇第一章）。

与一般 AKI 相比，肌红蛋白所致 AKI 更容易出现严重的电解质紊乱，在少尿期尤其突出，需要密切监测并及时处理。必要时可以每日监测两次或两次以血清钾，特别要重视高分解代谢的患者。血钾超过 5.5mmol/L，或虽然 ≤5.5mmol/L 但快速上升时，则开始降钾治疗。如果血钾 >6.5mmol/L，或 ≤6.5mmol/L 但快速上升，或存在高钾临床表现时，开始紧急降钾治疗，其中血液透析是最有效的方法。如果无法进行血液透析（例如地震灾区），腹膜透析也可以选择。然而，即使在已经接受血液透析的患者，威胁生命的高钾血症仍可能发生，需要联合其他降钾措施，甚至 1d 内进行一次或多次血液透析治疗。另外，就快速反弹的高钾血症

而言,应警惕是否存在一些特殊原因,比如骨筋膜室综合征、巨大血肿、严重高分解代谢、酸中毒或使用了保钾药物。

高磷血症是另外一种常见的电解质紊乱。采用限制蛋白质以减轻高磷血症的方法,会增加高分解代谢患者营养不良的风险。磷结合剂可以减少肠道磷的重吸收。然而,含钙的磷结合剂可能增加钙在软组织中沉积的风险。因此,可给予非钙磷结合剂(如碳酸镧或司维拉姆)等减少食物中磷的吸收。如果严重高磷血症,应考虑增加透析频率或延长透析时间。

高阴离子间隙代谢性酸中毒在横纹肌溶解诱导的 AKI 中常见,当血 pH 低于 7.2 时可给予肠外碱性液治疗,但仅作为透析治疗前的临时抢救措施。

肌红蛋白所致 AKI 患者还可以发生其他多种并发症,特别是在少尿期内,包括心力衰竭、DIC、MODS、严重凝血功能障碍、感染及肝功能损害等。积极预防、早期发现及正确合理地治疗这些并发症对改善患者预后也非常重要。

三、肌红蛋白所致急性肾损伤的血液净化治疗

肌红蛋白导致的 AKI 常常严重且进展迅速,血液净化治疗是挽救生命的重要措施,它可以预防或治疗危及生命的水、电解质和酸碱平衡紊乱,清除尿毒症毒素。目前,肌红蛋白所致 AKI 患者开始血液净化治疗的时机和指征并不十分明确。但如果存在危及生命的水、电解质和酸碱紊乱,如严重的高钾血症(血钾 >6.5mmol/L)、肺水肿、尿毒症脑病等即应该紧急实施血液净化治疗。而 CS 患者常常病情十分严重且变化快,可以考虑放宽开始实施血液净化的指征。

所有的血液净化治疗方式(如间歇性血液透析、CRRT、腹膜透析)均可用于肌红蛋白所致 AKI 患者的治疗。不同肾脏替代治疗方式各有优缺点。荟萃分析显示,对危重症 AKI 患者,CRRT 组和间歇性血液透析组比较,患者的预后指标,包括住院死亡率、ICU 死亡率、住院时间以及存活患者肾脏恢复情况相似。考虑到间歇性血液透析的便捷、设备普及等特点,多数情况下,可将其作为血液净化治疗的首选。

四、肌红蛋白所致急性肾损伤多尿期的治疗

肌红蛋白所致 AKI 的恢复阶段常出现多尿,其治疗原则与其他原因 AKI 相同。需要注意的是,对创伤性横纹肌溶解症患者,多尿期时可因为肾脏处理钾的能力不足,仍有高钾血症的风险。因此,在多尿期仍然需要积极监测血清钾等电解质变化。

五、挤压综合征伤员的筋膜切开与截肢

挤压综合征患者,如果筋膜间隔室内压力持续升高,保守治疗不能缓解,甚至危及生命时,需要考虑筋膜切开或截肢。筋膜间隔室内压是唯一决定筋膜切开的客观标准。如压力 >3.99kPa(30mmHg)且在 6h 内无下降趋势,应紧急实施筋膜切开术。另外,如间隔室内压与舒张压差别 <3.99kPa(30mmHg),也应进行筋膜切开术,因为这可能导致严重的灌注障碍。筋膜切开是降低间隔室内压力及治疗间隔室综合征的有效措施。如有明确指征,则尽快进行筋膜切开。但是,筋膜切开可能带来感染、血浆渗漏、出血、长期的感觉或运动异常等严重并发症。感染和出血会增加伤员截肢和死亡的风险。因此,目前认为对这些患者实施筋膜切开应当慎重。

必须严格把握截肢指征。治疗伤肢目的包括挽救生命及恢复或保留其功能。如果受损的肢体已危及患者生命,应截掉受损的肢体,因为我们应当抓住患者生存的机会,而不应当进行希望不大的保留肢体尝试。但是必须严格把握截肢的指征。大多数外科医生认为下列因素提示可能无法成功挽救肢体,可以作为截肢指征的参考:骨缺如、广泛软组织缺失、主要由外周神经损伤导致的远端感觉及运动功能丧失或需要血管重建以恢复血运的大血管损伤。然而,这些症状及表现仅能作为粗略的判断依据,并且有一定争议。是否截肢仍应由现场的专家根据具体情况决定。

截肢手术本身是非常苛刻的干预措施,当试图挽救严重创伤的肢体时应仔细权衡其可能的效益与风险。对有明确指征的患者,最好尽早截肢,因为早期截肢,患者生理及情感上对这种干预的

承受力更好一些。对那些外科手术干预可能危及生命的重症伤员,可用止血带结扎肢体,并用冰进行冷却(生理性截肢),目的是缓解疼痛、预防感染蔓延及毒素扩散。当患者的状况稳定以后,再实施最终的解剖性截肢。

六、肌红蛋白所致急性肾损伤预防和治疗方面的争议

肌红蛋白是横纹肌溶解症导致 AKI 的直接致病原因,因此如何有效地清除血液中过量的肌红蛋白一直是临床医生关注的焦点之一。如前所述,血液滤过均可能清除少部分肌红蛋白,且对死亡率等的效果不肯定,因此其临床价值受限。近年发现高截留量透析可更快清除肌红蛋白,但也容易导致白蛋白等其他多种蛋白丢失,其对预后的影响仍需要临床试验证实。中截留量透析器是否可能带来希望仍然需要进一步研究。

另外,这些患者接受强化每日透析治疗是否比隔日透析治疗的预后更好,目前还不肯定。在一些非肌红蛋白相关 AKI 的临床研究中发现,强化的肾脏替代治疗相比非强化治疗,并没能改善肾脏及患者预后。对于肌红蛋白导致的 AKI 患者,早期强化透析治疗是否可以改善预后和减少并发症,还不清楚,但是至少可以更有效地纠正严重的电解质紊乱,尤其是反复出现高钾血症的患者。

有报道采用一些药物来预防横纹肌溶解导致的 AKI,这些药物包括酮可可碱,超氧化物歧化酶等。有一些证据提示它们可能预防或减轻 AKI,但其有效性并未被严格的大规模临床试验证实,还需要更多临床研究提供证据。

七、横纹肌溶解症患者的预后

横纹肌溶解症患者,如果病情严重或者并发症多,常常预后差。McMahon 及其同事开发一组针对横纹肌溶解症患者发生肾功能衰竭和死亡风险的预测指标(表 14-2-2),最高得分 17.5 分,如果得分 <5 分,则死亡或肾替代治疗的风险低,>10 分则属于高风险。其他与患者死亡风险增加相关的状况包括:肢体缺血(总死亡率 32%),创伤性横纹肌溶解症导致 AKI(20% 死亡率)。其他不良预后因素包括低白蛋白血症,制动超过 12h,液体丢失,及无效透析。

表 14-2-2 横纹肌溶解症患者发生肾功能衰竭和死亡风险的预测指标

	指标	得分
年龄(>50 岁)	50<·≤70	1.5
	70<·≤80	2.5
	>80	3
女性		1
低钙血症(初始值 <1.88mmol/L)		2
血清肌酐升高(初始值 >123.8μmol/L)	123.8~194.5μmol/L	1.5
	>194.5μmol/L	3
高磷血症(初始值 >1.29mmol/L)	1.29~1.74mmol/L	1.5
	>1.74mmol/L	3
初始血清 CK>40 000U/L		2
初始碳酸氢根 <19mmol/L		2
不是癫痫发作、晕厥、运动、他汀类药物或肌炎所致		3

第四节 大型灾难下挤压综合征的防治对策及要点

尽管大型灾难并不常见,但由于其有不可预测性、突发性以及强大的破坏性,常常导致巨大的生命和财产损失。导致这些大型灾难的原因包括天灾(如地震、飓风、泥石流等)和人祸(如战争、交通意外、恐怖活动等)。CS 是大型灾难发生时,除创伤立即死亡外的第二位重要致死原因。而 CS 所致的 AKI 是少数几个威胁生命的可逆性并发症之一。因此,我们需要对大型灾难下 CS 及其导致的 AKI 特点及防治要点有所了解,以便在灾难突发时,能有序和高效地处理这些急症,最大程度地减少死亡率和致残率。

一、大型灾难下挤压综合征的特点

大型灾难发生后,短时间会出现大量的挤压伤患者。这些患者除了挤压伤外,同时还可能有其他一些严重的情况,例如大量出血、休克、意识障碍、其他重要脏器严重创伤等。同时在灾难环境下,许多因素会严重制约对这些患者的有效救治。例如现场医疗救治人员或者经过相关训练的医疗人员缺乏;抢救物品包括仪器,药品,医用耗材等严重不足;灾区能源供应中断,无水电供应;交通受阻,伤员无法及时被转运,且救援人员不

能迅速到达现场；灾区常规维持性血液透析的患者需要继续接受治疗；以及灾区环境和次生灾害威胁伤员和救治人员生命安全等，均会影响对 CS 患者的救治。

二、大型灾难下挤压综合征的防治要点

挤压伤患者不只是有 AKI 的风险，通常还有很多复杂的临床问题，应当快速识别，并根据轻重缓急相应处理。因此需要对挤压伤患者快速检伤分类，检伤分类（triage）是指当同时有多个伤员时，通过快速和准确的评估程序来以确定他们的损伤程度，所需医疗照护的最适宜水平和治疗的先后顺序。大型灾难中，检伤分类对临床干预有指导作用，从而长期挽救最大数量的生命。通过检伤分类，找出可以送回家或到避难所的轻伤患者，余下的伤员被分为三组：需要紧急处理的伤员，可暂缓处理的伤员，已经死亡或即将死亡的伤员。根据不同分类给予相应处理。

（一）灾难现场的处理

在干预之前，应当对干预的地点、类型和范围要有所了解和计划，要熟悉生命支持、挤压伤、补液、横纹肌溶解相关 AKI 的救治知识。医护人员在接近受损的建筑物时，确保自己的人身安全，不建议其参加从部分或完全倒塌的建筑物直接营救伤员的行动，应当把重点放在支持和治疗已经获救的伤员。

接触伤员后，立即开始评估伤员的情况。快速在任一肢体建立较大的静脉通路（哪怕伤员仍然处于废墟之下），即开始快速补充等渗的生理盐水，以维持患者生命体征，防止休克、AKI 和其他危及生命的状况。通过静脉补液和口服聚磺苯乙烯钠（降钾树脂）来预防高钾血症。

（二）入院后的处理

尽快进行"二次筛查"，以诊断和处理那些初筛过程中遗漏的任何损伤，尤其是内脏出血、气道阻塞、心力衰竭等。并治疗这些合并的紧急状况。评估伤员的容量状态，确定补液和类型和量，生理盐水仍然是优先选择。筛查和确诊 CS，并尽快确定血钾水平。如果有高钾血症，立即进行治疗，先采取紧急措施（葡萄糖酸钙、静脉输注葡萄糖－胰岛素液、静脉输注 5% 碳酸氢钠等），然后根据病情采取进一步干预措施（透析和聚磺苯乙烯钠）。发现并处理其他危及生命的电解质和酸碱紊乱。

建议成立一个由经验丰富医生组成的专家组，指导伤员的救治方案，并确定是否需要行筋膜切开与截肢等外科治疗。汶川地震发生后，由四川省卫生厅和卫生部专家组共同提出的集中伤员、集中专家、集中资源、集中救治的"四集中"强化危重伤员救治，取得了很好的效果。

（三）追踪观察伤员病情

对所有伤员，都必须要警惕其发生 CS 和 AKI 的可能。即使轻伤可以回家观察的患者，仍然需要指导他们至少在未来三天每天检查其尿液的颜色和量，如果有迹象提示 CS（如出现浓茶色尿）及 AKI（如尿量明显减少），需立即就医。AKI 主要发生在创伤后 1 周以内，但这些患者还可以出现其他非 CS 相关的 AKI。因此对任何伤员在创伤早期都需要密切观察。

三、大型灾难下挤压综合征防治的后勤保障

灾难发生后早期通常存在救治人员和物质不足，后期又常出现各种无序和混乱状况，均会影响对伤员的救治效率。因此，总体指挥及后勤保障问题对大型灾难后 CS 伤员的救治非常重要。

在组织有效的后勤保障之前，需要快速评估大型灾难的严重程度和范围，估算挤压伤员的数量，以制定有效的救援计划。大型灾难后 CS 发生率受多种因素影响，难以准确估计，但可借鉴既往类似灾难的统计数据来估计，预测出 CS 患者和可能需要透析患者的人数，准备好相应的后勤保障。

需要评估现有的医疗资源，包括人力、物力、能源等。总体规划如何更好利用有限的资源救治 CS 患者，同时向外界提出需要紧急提供的资源类型和数量（包括医护人员、药品、血液制品、仪器设施、能源等），以避免出现过剩和短缺交替发生的情况。

更重要的是，肾脏专业人员应该制定肾脏灾难的应变计划并进行有效地演练，以应对可能突发的灾难。这些计划的内容应当包括肾脏灾难应变团队的组成，区域内肾脏救治机构的信息，大型灾难发生时的应急处理措施，灾难发生后的应对方案等。

（王　莉　李贵森）

参 考 文 献

1. O'connor FG, Deuster PA. Rhabdomyolysis//Goldman L, Schafer AI. Goldman's Cecil Medicine. 24th ed. Philadelphia: Saunders, 2012.701–705

2. Bosch X, Poch E, Grau JM. Rhabdomyolysis and acute kidney injury. N Engl J Med, 2009, 361 (1): 62–72.

3. Zimmerman JL, Shen MC. Rhabdomyolysis. Chest, 2013, 144 (3): 1058–1065.

4. Holt SG, Moore KP. Pathogenesis and treatment of renal dysfunction in rhabdomyolysis. Intensive Care Med, 2001, 27 (5): 803–811.

5. Petejova N, Martinek A. Acute kidney injury due to rhabdomyolysis and renal replacement therapy: a critical review. Crit Care, 2014, 18 (3): 224.

6. He Q, Wang F, Li G, et al. Crush syndrome and acute kidney injury in the Wenchuan Earthquake. J Trauma, 2011, 70 (5): 1213–1217.

7. Vanholder R, Sever MS, Erek E, et al. Rhabdomyolysis. J Am Soc Nephrol, 2000, 11 (8): 1553–1561.

8. Sever MS, Vanholder R, RDRTF of ISN Work Group on Recommendations for the Management of Crush Victims in Mass Disasters. Recommendation for the management of crush victims in mass disasters. Nephrol Dial Transplant, 2012, 27 Suppl1: 1–67.

9. Heard H, Barker J. Recognizing, diagnosing, and treating rhabdomyolysis. JAAPA, 2016, 29 (5): 29–32.

10. 洪大情, 张月, 张萍, 等. 地震相关挤压综合征急性肾损伤患者尿中肾损伤标志物的变化及意义. 肾脏病与透析肾移植杂志, 2009, 18 (4): 334–337.

11. Li GS, Chen XL, Zhang Y, et al. Malnutrition and inflammation in acute kidney injury due to earthquake-related crush syndrome. BMC Nephrol, 2010, 114.

12. Kidney Disease: Improving Global Outcomes (KDIGO) Acute Kidney Injury Work Group. KDIGO Clinical Practice Guideline for Acute Kidney Injury. Kidney int, 2012, Suppl: 21–138.

13. Sever MS, Vanholder R, Lameire N. Management of crush-related injuries after disasters. N Engl J Med, 2006, 354 (10): 1052–1063.

14. Panizo N, Rubio-Navarro A, Amaro-Villalobos JM, et al. Molecular Mechanisms and Novel Therapeutic Approaches to Rhabdomyolysis-Induced Acute Kidney Injury. Kidney Blood Press Res, 2015, 40 (5): 520–532.

15. McMahon GM, Zeng X, Waikar SS. A risk prediction score for kidney failure or mortality in rhabdomyolysis. JAMA Intern Med, 2013, 173 (19): 1821–1828.

16. Better OS, Stein JH. Early management of shock and prophylaxis of acute renal failure in traumatic rhabdomyolysis. N Engl J Med, 1990, 322 (12): 825–829.

17. Chavez LO, Leon M, Einav S, et al. Beyond muscle destruction: a systematic review of rhabdomyolysis for clinical practice. Crit Care, 2016, 20 (1): 135.

18. Slater MS, Mullins RJ. Rhabdomyolysis and myoglobinuric renal failure in trauma and surgical patients: a review. J Am Coll Surg, 1998, 186 (6): 693–716.

19. Ronco C. Extracorporeal therapies in acute rhabdomyolysis and myoglobin clearance. Crit Care, 2005, 9 (2): 141–142.

20. Palevsky PM, Zhang JH, O'Connor TZ, et al. Intensity of renal support in critically ill patients with acute kidney injury. N Engl J Med, 2008, 359 (1): 7–20.

21. Sasser SM, Hunt RC, Sullivent EE, et al. Guidelines for field triage of injured patients. Recommendations of the National Expert Panel on Field Triage. MMWR Recomm Rep, 2009, 58 (RR–1): 1–35.

22. Pepe PE, Kvetan V. Field management and critical care in mass disasters. Crit Care Clin, 1991, 7 (2): 401–420.

23. Schultz CH, Koenig KL, Noji EK. A medical disaster response to reduce immediate mortality after an earthquake. N Engl J Med, 1996, 334 (7): 438–444.

24. 沈骥, 苏林, 李冰, 等. 汶川地震四川省卫生应急救援成效分析. 中国循证医学杂志, 2009, 9 (3): 301–306.

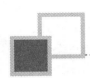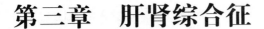

第三章 肝肾综合征

第一节 概　述

肝肾综合征（hepatorenal syndrome，HRS）是重症肝病患者进展至肝功能衰竭时出现的急性肾损伤。临床表现为进行性少尿或无尿、氮质血症、稀释性低钠血症及低尿钠，肾脏无实质性病变。内源性血管活性物质异常和肾脏血流动力学改变是其主要发病机制。能导致 HRS 的肝病包括慢性重症肝病如各种类型的失代偿期肝硬化（特别是肝炎后肝硬化、酒精性肝硬化）及原发性和继发性肝癌，也包括急性重症肝病如重症病毒性肝炎及急性药物肝损害导致的暴发性肝衰竭。据报道，35%~40% 终末期肝病合并腹水患者最终可能发生 HRS，在未经治疗的患者中，Ⅰ型 HRS 的中位生存期为 2 周，Ⅱ型 HRS 的平均生存期为 4~6 个月。目前，肝移植是唯一有效的根治方法。

各种急、慢性重症肝病导致的肝功能衰竭均可引起 HRS。常由下列诱因诱发：①细菌感染：如肠道革兰氏阴性菌导致的自发性腹膜炎，约 20% 的患者在感染时和感染后发生 HRS；②大量放腹水：放腹水量过大（>5L）而未扩容，约 15% 的患者可发生 HRS；③消化道出血：消化道出血的患者若治疗不及时，约 10% 的患者可发生 HRS；另外，过度利尿、外科手术后、腹泻、大量失血导致低血容量休克时也可能导致急性肾小管坏死。HRS 也可在无明显诱因的情况下发生。

50% 的 HRS 患者可存在一个或多个诱发因素，其中最常见的是细菌感染（57%）、消化道出血（36%）及放腹水量过多（7%）。严重的细菌感染，尤其是败血症、自发性细菌性腹膜炎及肺部感染等，不但是 HRS 的诱因，也是其常见并发症及死亡原因。

第二节　发病机制及病理生理改变——迷雾重重

HRS 的发病机制目前还不完全清楚，目前认为是由多种因素共同作用的结果。近年提出了"二次打击"学说，认为门静脉高压和肝功能失代偿作为"第一次打击"，引起全身外周血管扩张，有效循环血容量减少。在此基础上，任何加重血流动力学的诱因（比如上消化道出血、过度利尿、自发性细菌性腹膜炎、大量抽腹水等），即"第二次打击"，可促进 HRS 的形成。其主要发病机制与病理生理改变如下：

1. 内脏血管舒张　内脏血管舒张是 HRS 的关键致病因素之一。由于门静脉高压、肝功能衰竭导致内源性舒血管因子如一氧化氮（NO）、一氧化碳（CO）、胰高血糖素、前列环素等产生增加及肝脏清除能力下降，内脏循环血管扩张，外周血管阻力下降，有效循环血量不足，进而使肾血管收缩，肾脏灌注减少，肾功能下降。此外，肾上腺可能通过影响机体对缩血管物质的反应性来调节血流动力学，并借此间接影响肾脏灌注量和正常功能。

2. 门静脉高压和腹水形成　门静脉高压导致有效循环血量减少，反射性刺激压力感受器，激活肾素－血管紧张素－醛固酮系统（RAAS）、交感神经和抗利尿激素系统，导致肾血管收缩，肾脏的血流量减少，肾功能受损。肝硬化患者腹水会造成腹腔内压不断增加，通过影响静脉回心血量来降低心输出量，或者直接压迫肾实质造成局部缺血，甚至可以压迫肾脏动脉或静脉引起血流障碍，最终影响肾脏的功能。当腹腔内压高于 15mmHg 即可出现少尿；当压力继续升高，超过

30mmHg 时,患者就会表现出无尿等症状。此外,肝硬化时肝血窦内压力升高,通过肝肾反射导致肾血管收缩及肾小球滤过率下降,从而参与 HRS 发病。

3. 心脏功能下降 在肝硬化的早期阶段,心脏通过增加心率及心输出量进行代偿。随着肝硬化的进展,心功能的代偿减弱导致肝硬化心肌病。肝硬化心肌病为 HRS 发生的危险因素,伴有心肌收缩和舒张功能障碍,导致血流动力学不稳定,肾功能的快速衰退,最终发展为 HRS。自发性腹膜炎等诱因可进一步降低心脏功能。因此,临床上 NT-proBNP 的增高一方面反映了患者肝肾功能损害的程度,另一方面作为心功能不全的指标,可以提示患者潜在的心功能下降的可能。

4. 肾脏自身调节功能失常 肾脏血流具有自身调节功能,通常这种功能需在肾脏灌注压超过 9.31~9.98kPa(70~75mmHg)才能实现,若灌注压低于此值,自身调节功能丧失,血流减少,诱发 HRS。

5. 内毒素血症 内毒素是革兰氏阴性杆菌细胞壁的脂多糖成分,是强缩血管物质,内毒素作用于肾脏小动脉,使其强烈收缩,导致肾血流量及肾小球滤过率下降,从而诱发 HRS。此外,内毒素还可引起肾脏交感神经兴奋性增高,激活肾素-血管紧张素系统,提高血管对儿茶酚胺的敏感性,加重肾缺血而参与 HRS 发病。肝硬化晚期或出现门腔静脉分流时,肠道正常菌群或肝硬化并发的其他感染所产生的大量内毒素,通过肝脏或侧支循环进入体循环,引起内毒素血症,进而参与 HRS 发病。

总之,在肝功能衰竭早期,扩血管物质增加,内脏血管扩张,致全身循环容量不足,通过一系列代偿,肾脏灌注尚能维持于正常范围。当肝功能衰竭进入失代偿期,或出现各种诱因时,各种代偿失衡,最终导致肾血管收缩、肾脏灌注及肾小球滤过率下降,诱发 HRS。

第三节 临床表现及分型

一、临床表现

HRS 主要发生在肝硬化晚期,临床首先表现为晚期肝功能衰竭和门静脉高压的症状和体征,包括黄疸、腹水、凝血机制障碍、营养不良及肝性脑病(详见相关章节)。本节主要介绍腹水及肾功能衰竭相关的临床表现。

腹水(ascites)是失代偿期肝硬化患者常见且严重的并发症之一,也是肝硬化自然病程进展的重要标志,一旦出现腹水,1 年病死率约 15%,5 年病死率为 44%~85%。临床根据腹水量、对利尿药物治疗应答反应、肾功能及伴随全身疾病的情况,将腹水分为普通型肝硬化腹水和顽固(难治)型肝硬化腹水。根据 2012 年 AASLD 推荐及 2014 年国内学者报告。顽固型腹水的诊断标准为:

(1)较大剂量利尿药物(螺内酯 160mg/d、呋塞米 80mg/d)治疗至少 1 周或间断治疗性放腹水(每次 4 000~5 000ml)联合白蛋白[20~40g/(次·d)]治疗 2 周腹水无治疗应答反应。

(2)出现难控制的利尿药物相关并发症或不良反应。没有腹水的患者出现急性肾衰竭,应该仔细进行鉴别,尤其注意是否过度利尿导致血容量不足诱发的肾前性氮质血症,不应轻率拟诊 HRS。

功能性肾衰竭是 HRS 的主要表现。临床可出现进行性少尿,血肌酐和尿素氮升高,明显的水钠潴留,体重增加和稀释性低钠血症。低钠血症在 HRS 非常普遍,常出现在 HRS 发生之前,随着肾功能的进展而进一步加重。因此肝硬化和肾衰竭患者,若出现血清钠正常水平时,应高度疑诊 HRS 的正确性,并积极寻找导致肾衰竭的其他原因。高钾血症也很常见,多数患者出现中等程度增高。除非有感染,HRS 患者很少发生严重的代谢性酸中毒。

心脏功能在 HRS 患者受到严重影响,主要表现为循环血管阻力下降及平均动脉压降低。多数患者的心排出量增加,也有少数患者降低。肺水肿在 HRS 中很少见,除非患者接受过度的扩容治疗。

根据 HRS 的临床过程,可分为如下 3 期:

(1)早期(氮质血症前期):肝功能明显异常,且有腹水,但是 SCr 及 BUN 正常,血钠低(<125mmol/L),尿钠低(<10mmol/L),尿量正常或减少,尿比重正常,对利尿剂反应较差。

（2）中期（氮质血症期）：肝功能衰竭、腹水难以控制，出现进行性肾功能异常（SCr 及 BUN升高），血钠 <125mmol/L、尿钠 <10mmol/L、少尿（<400ml/d）或无尿（<100ml/d），尿比重正常或升高，大剂量利尿剂可使尿量保持正常，此期可持续数天至 6 周。

（3）晚期（肾衰竭期）：患者出现少尿，甚至无尿，SCr 及 BUN 明显增高，GFR 显著下降，血压下降。多数患者出现肝性脑病及昏迷。大剂量利尿剂无效，患者仍然少尿或无尿。

二、临床分型

（一）快速进展型（Ⅰ型）

此型患者 SCr 在 2 周内增加 1 倍，可达到 225μmol/L（2.5mg/dl），或肌酐清除率（CCr）锐减至 20ml/min 以下。这一型病情极不稳定，进展迅速，临床重要特征是急性肾衰竭。Ⅰ型 HRS 常因为细菌感染尤其是自发性细菌性腹膜炎、胃肠道出血诱发，容易出现多个脏器的功能衰竭如：心力衰竭、脑病，进一步加剧肝脏损害。该型患者80% 于 2 周内死亡。

（二）缓慢进展型（Ⅱ型）

此型 HRS 病情相对稳定，主要表现为利尿剂抵抗的顽固腹水，肾功能损害进展缓慢，SCr 渐升至 133~221μmol/L（1.5~2.5mg/dl），CCr 渐降至40~20ml/min。此型较Ⅰ型多见，常自发于肝硬化腹水的患者，表现为功能性肾衰竭、顽固性的腹水。也可能在感染、出血等诱因作用下转换成Ⅰ型 HRS。平均存活期 1 年。

第四节　诊断与鉴别诊断——有待进一步优化

一、诊断标准

严重肝病患者出现氮质血症、少尿或无尿、尿液浓缩（尿渗透压大于血渗透压、尿比重大于 1.020）、低血钠（<125mmol/L）、低尿钠（<10mmol/L）、CCr 显著下降、SCr 升高，在排除肾脏本身原有疾病和假性 HRS 后，HRS 的诊断即能成立。1996

年国际腹水俱乐部（IAC）制定了肝硬化的 HRS诊断标准（表 14-3-1），2007 年又进行了重要修订（表 14-3-2）。2015 年，1CA 提出急性肾损伤（acute kidney injury，AKI）的概念及诊断标准（表 14-3-3），在此基础上修订并制定了 HRS-AKI 诊断标准（表 14-3-4），是目前较为认可的诊断标准。

表 14-3-1　肝硬化的肝肾综合征诊断标准（1996 年 IAC 制定）

主要诊断标准
1. 慢性或急性肝脏病伴进行性肝衰竭及门静脉高压
2. SCr 升高 >133μmol/L（1.5mg/dl）或 / 和 CCr<40ml/min
3. 无休克，无细菌感染，近期未使用过肾毒性药物。无消化道液体丢失（反复呕吐或严重腹泻）及肾脏液体丢失（有腹水而无外周水肿的患者利尿后体重减少 >500g/d 达数天，或有外周水肿的患者体重减少 >1 000g/d 达数天）
4. 在停用利尿剂和输注 1.5L 等渗盐水扩容后，肾功能无持续好转。SCr ≥133μmol/L（1.5mg/dl）或 CCr ≤40ml/min
5. 蛋白尿 <500mg/d，超声检查无尿路梗阻及肾实质疾病证据

次要诊断标准
1. 尿量 <500ml/d
2. 尿钠 <10mmol/L
3. 尿渗透压高于血浆渗透压
4. 尿中红细胞 <50 个 / 高倍视野

表 14-3-2　肝硬化肝肾综合征诊断标准（2007 年 IAC 修订）

肝硬化肝肾综合征诊断标准
1. 肝硬化腹水
2. 血肌酐 >133μmol/L（1.5mg/dl）
3. 在停用利尿剂 2d，并输注人血白蛋白 1g/（kg·d），直到最大 100g/d 扩容，肾功能仍无持续性改善（血肌酐≥133μmol/L）
4. 无休克
5. 近期无肾毒性药物使用史
6. 无肾实质疾病，肾实质疾病表现为蛋白尿 >500mg/d，镜下血尿（>50 个红细胞 / 高倍视野）和 / 或肾脏超声异常

表 14-3-3 ICA-AKI 诊断标准与管理的相关定义（2015 年 IAC 制订）

相关概念	定义
基线 SCr	如果能够获取，则以入院前 3 个月以内的血清肌酐（SCr）作为基线 SCr；如近 3 个月以内有多个 SCr，则以离入院时最近的 SCr 作为基线 SCr；如不能获取，则以入院后第一次测定的 SCr 作为基线 SCr
AKI 定义	48h 内 SCr 较基线 SCr 升高≥26.5μmol/L（0.3mg/dl）；或已知或假定 7d 内 SCr 较基线 SCr 升高≥50%
AKI 分期	
1 期	SCr 较基线 SCr 升高≥26.5μmol/L（0.3mg/dl）；或较基线 SCr 升高≥1.5~2.0 倍
2 期	SCr 较基线 SCr 升高 >2.0~3.0 倍
3 期	SCr 较基线 SCr 升高 >3.0 倍；或 SCr≥353.6μmol/L（4.0mg/dl）伴急性升高≥26.5μmol/L（0.3mg/dl）；或开始肾脏替代治疗（RRT）
AKI 进展	
进展	AKI 进展至更高的分期和 / 或需要 RRT
恢复	AKI 恢复至更低的分期
治疗应答	
无应答	AKI 未恢复
部分应答	AKI 的分期下降，SCr 从超出基线值的部分下降≥26.5μmol/L（0.3mg/dl）
完全应答	SCr 恢复，相对于基线值≤26.5μmol/L（0.3mg/dl）

表 14-3-4 肝硬化肝肾综合征诊断标准
（2015 年 IAC 修订）

肝硬化肝肾综合征诊断标准
1. 肝硬化和腹水诊断明确
2. 符合 ICA-AKI 诊断标准（表 14-3-3）
3. 停用利尿剂并输注白蛋白（1g/kg）至少 2d 无效
4. 无休克
5. 目前或近期未使用肾毒性药物（非甾体类抗炎药、氨基糖苷类药物、碘造影剂等）
6. 无器质性肾损伤的体征：无蛋白尿（尿蛋白 <500mg/d）、无微量血尿（≤50 个 RBC/ 高倍视野）、肾脏超声检查正常

急性肾损伤（AKI）的概念于 2005 年 9 月由急性肾损伤网络工作组提出，逐渐取代急性肾衰竭（ARF）的概念，并试图建立统一的 AKI 诊断标准。2012 年改善全球肾脏病预后组织（Kidney Disease Improving Global Outcome, KDIGO）融合前期标准的优缺点，发布了 KDIGO 标准。该标准降低了 AKI 的早期漏诊率，以 SCr 和尿量作为主要标准。

需要指出的是，尿量的敏感性和特异性与利尿剂的应用、容量状态及是否存在尿路梗阻等因素密切相关。肝硬化腹水患者由于使用利尿剂，肾功能损伤严重，此时 GFR 已经明显下降，但尿量却仍正常，甚至增多。因此，将尿量减少作为诊断肝硬化 AKI 的标准颇有争议。2015 年 ICA 提出的肝硬化 AKI 概念、诊断及分期去除了尿量这一指标，同时不再使用 MDRD 公式计算肌酐的基线水平，将 Scr 基线值明确定义为入院前 3 个月内可获得的 Scr 值，若近 3 个月有 1 个以上的 Scr 值，采用接近住院时间的 Scr 值；若无之前的 Scr 值，入院时的 Scr 值可当作基线值。但是 ICA-AKI 标准是否更适合临床应用，尚需进一步临床研究。

血清肌酐是临床常用的肾功能评价指标，但由于多种因素影响，不是肝硬化患者肾功能的一个准确而敏感的标志物。因此，寻找能及时有效地检测肾脏功能损伤的分子标志物，逐渐成为研究热点。胱抑素 C（Cys C）、中性粒细胞明胶酶相关脂质运载蛋白（NGAL）、肾损伤分子 -1（KIM-1）、白介素 -18（IL-18）、肝型脂肪酸结合蛋白（L-FABP）、N- 乙酰 β- 氨基葡萄糖苷酶（NAG）、单核细胞趋化蛋白 -1（MCP-1）、视黄醇结合蛋白（RBP）、β_2- 微球蛋白、微量白蛋白尿等在 AKI 早期诊断中有一定的价值，但其在肝硬化患者中的应用还有待进一步研究。目前仍需加强大样本、多中心的临床研究,以寻求针对肝硬化患者 AKI 早期诊断的特异性生物标志物。

二、鉴别诊断

Ⅰ型 HRS 主要与肾前性氮质血症和急性肾小管坏死(ATN)相鉴别,此外,需与假性肝肾综合征鉴别;Ⅱ型应与肝病合并慢性肾脏病等鉴别。需要注意的是,引起肾前性氮质血症的原因很多时候一样可以导致 HRS 和 ATN。而且,肾前性氮质血症与 HRS 在临床与实验室指标中有很多相似之处,病史对鉴别诊断有一定的帮助。单纯性肾前性氮质血症经补液后肾功能可迅速恢复,HRS 则无效。(表 14-3-5)

表 14-3-5　肝肾综合征与肾前性氮质血症、急性肾小管坏死等病的鉴别

鉴别要点	肝肾综合征	肾前性氮质血症	急性肾小管坏死	肝病合并慢性肾脏病
既往肾病史	无	无	无	有
诱因	大量放腹水、过度利尿、感染、出血等	呕吐、腹泻、过度利尿、放腹水	休克、脱水、毒物肾损害	无
起病方式	急或逐渐出现	急	急	缓慢
腹水	一般都有	无	无	无或有
尿量	少尿	常无少尿	常有少尿	夜尿多
尿钠	<10mmol/L	<20mmol/L	>40mmol/L	—
尿渗透压	>血渗透压	>500mOsm/L	<400mOsm/L	降低
尿比重	>1.020	>1.020	<1.015	降低
尿肌酐/血肌酐	>40:1	>40:1	<20:1	—
尿沉渣	正常	正常	少量蛋白尿、肾小管上皮细胞	蛋白尿、血尿、管型尿
肾功能进展	进行性恶化	恢复或进展为 ATN	积极治疗可以恢复	缓慢进展
对扩容的反应	无反应	好	无反应	无反应
肾脏大小	正常	正常	正常或增大	常缩小
肾脏病理	无特殊	无特殊	急性肾小管坏死	慢性肾脏病的病理改变

1. **肾前性氮质血症**　单纯肾前性氮质血症与 HRS 鉴别要点为:①有无肾前性因素,如胃肠道体液丢失(呕吐、腹泻、胃肠管引流)和肾性体液丢失(如过度利尿);②对试验性补液的反应,单纯肾前性氮质血症补液后肾功能可很快恢复,HRS 则无效。

2. **急性肾小管坏死**　HRS 与急性肾小管坏死在临床表现、实验室检查及治疗和预后方面均有明显不同,鉴别要点见 14-3-5。但是临床上由于这类患者经常利尿剂治疗,尿钠水平、尿钠排泄分数不能反映真实情况,诊断价值下降。

3. **假性肝肾综合征**　某些疾病可引起肝肾两个脏器受损,有学者称之为假性 HRS,以期与真性 HRS 相鉴别。临床常见的疾病有:系统性红斑狼疮、毒(药)物中毒、多囊肾和多囊肝、淀粉样变、子痫、休克、心力衰竭等,根据各自疾病的特点及其特有的临床表现,临床鉴别不难。

4. **肝病合并慢性肾脏病**　患者既往有慢性肾脏病病史,如蛋白尿、血尿、管型尿、水肿、高血压等表现,出现氮质血症时间较长,B 超多显示双肾缩小。上述临床表现与实验室检查有助于与 HRS 的鉴别。

第五节　预防与治疗
——仍需进一步探索

一、预防

HRS 一旦发生,预后凶险。鉴于严重肝病是 HRS 的发病基础,因此治疗肝病及其并发症是治

疗 HRS 的前提和基础。其具体措施包括：①避免使用或慎用潜在肾损害的药物、血管扩张剂和非甾体类抗炎药（NSAIDs）；②患者可能存在低血容量时（如过度利尿、大量过频放腹水、消化道出血、低血压、低血容量等），给予扩充血容量治疗，根据临床判断给予晶体液或白蛋白或全血（针对消化道出血导致的 AKI）；③及时识别和治疗细菌感染（当确诊或高度怀疑合并细菌感染时）；④积极改善肝硬化患者的肝功能。

二、一般治疗

HRS 一般治疗的措施有：监测生命体征；给予高糖、高热量和低蛋白饮食；积极治疗上消化道出血等并发症，维持水、电解质和酸碱平衡，禁用肾毒性药物，积极治疗各种感染。

（一）利尿治疗

HRS 患者利尿治疗的原则为，选择最佳有效剂量、保持出入量平衡、避免过度利尿。应联合使用保钾及排钾利尿剂，即螺内酯联合呋塞米，一般开始使用螺内酯 60mg/d 及呋塞米 20mg/d，逐渐增加至 120mg/d 及 40mg/d，最大可用到螺内酯 400mg/d 及呋塞米 200mg/d，大剂量使用时一定要密切监测血清电解质变化，避免出现电解质紊乱。利尿效果不满意时可配合输注白蛋白。利尿速度不宜过快，过度利尿导致血容量减少时易发生肾前性氮质血症，乃至诱发 HRS。

近年一种新型利尿药——托伐普坦问世，托伐普坦为高选择性的血管升压素 V2 受体拮抗剂，可抑制水的重复吸收，对患者钾浓度影响较小。适用于伴等容性或高容性低钠血症的肝硬化腹水患者，利尿效果好，并能较快地纠正低钠血症。

（二）腹水治疗

治疗目标为腹水消失或基本控制，改善临床症状，提高生活质量，延长生存时间。放腹水应遵守少量多次原则，每次 500ml，每日 2~3 次，可获持久的疗效。大量放腹水（>5L/次），特别是不补充白蛋白或血浆扩容，可诱发肾前性氮质血症，乃至诱发 HRS。因此，放腹水必须给予白蛋白或血浆扩容，一般每放 1 000ml 腹水，输注白蛋白 8g。同时也要小心预防腹膜炎和电解质紊乱发生。腹水超滤浓缩回输可补充人血白蛋白，增加血浆胶体渗透压，增加有效循环容量，对治疗顽固性腹水有一定疗效，是目前消除顽固性腹水的手段之一。

（三）扩容治疗

HRS 患者的有效血容量常不足，扩容治疗可暂时改善肾功能、增加尿量。扩容治疗可用白蛋白、血浆、全血或腹水回输等。在扩容治疗时应注意观察尿量，严重少尿者过度扩容可导致肺水肿、食管下段及胃底曲张静脉破裂出血，应严密观察。白蛋白与上述改善肾脏血流的药物联合应用是治疗 HRS 的基础。

三、药物治疗

HRS 的药物治疗是指改善肾脏血流的血管活性药物，能使内脏血管收缩，但不收缩肾脏血管，与扩容治疗（静脉输注白蛋白）配合应用，能够更好地改善肾脏低灌注及防治 HRS。常用药物包括血管升压素类似物、α 受体激动剂及其他血管活性药物如多巴胺、米索前列醇等。多巴胺目前已不再推荐使用，米索前列醇治疗 HRS，并没有发现肾功能有所改善。

（一）血管升压素类似物

此类药物包括特利加压素（Terlipressin）和精氨酸加压素（Arginine vasopressin），二者均能结合于内脏血管丰富的血管升压素 V1a 受体，使肠系膜等内脏血管收缩而不引起肾血管收缩。

1. 特利加压素　该药为甘氨酰加压素，是血管升压素的衍生物，作用于血管平滑肌细胞的血管升压素 V1a 受体，缩血管作用选择性强，使内脏血流转向体循环，血压升高，进而使肾灌注增加，肾血流量和肾小球滤过率增加。特利加压素用于治疗 I 型及 II 型 HRS 治疗，有效率可达 80%。其应用方案为：初始剂量 0.5~1mg，每 4~6 小时静脉缓慢注射 1 次，或 2mg/d 持续静脉输注；如在治疗的第 3 天 SCr 水平下降 ≤25%，剂量应增加到 2mg/4h 或 12mg/d 持续静脉输注。如果治疗过程中心静脉压不能维持在 10~15cmH_2O，则需要静脉输注白蛋白扩容（初始剂量 1g/kg 应用 2 天，最大剂量可达 100g/d，然后 20~40g/d 维持）。治疗应持续到实验室指标改善，但不能多于 2 周。特利加压素的疗效预测因子是基线 SCr 值、血清胆红素水平及治疗第 3 天的平均动脉压升高程度。SCr<445μmol/L、血清胆

红素≤170μmol/L、治疗第3天平均动脉压升高≥0.67kPa（5mmHg）的患者有可能从特利加压素治疗中获益。对特利加压素不敏感的因素包括高龄、重度肝功能衰竭及未联合应用白蛋白。主要副作用为缺血性并发症，需停药的比例为5%~10%；复发率（如几天内SCr急剧上升）约为20%。对于复发的患者继续应用特利加压素仍然有效。

2. 精氨酸加压素　该药为血管升压素衍生物，对内脏缩血管作用较强，对肾动脉收缩作用不明显。常用剂量为4.5~6U/h，静脉输注持续4小时。副作用为缺血性结肠炎、脾梗死等严重缺血性并发症，需要停药的比例为30%~50%。

（二）α受体激动剂

此类药物包括去甲肾上腺素（Noradrenalin）和米多君（Midodrine），价格便宜，更易获得，因此可成为特利加压素之外的选择。

1. 去甲肾上腺素　该药为α受体肾上腺素能激动剂，对动静脉均有收缩作用。需与白蛋白及呋塞米联合应用。近期研究显示，去甲肾上腺素+白蛋白方案对肝肾综合征患者的临床疗效和安全性与特利加压素+白蛋白方案相当，且费用较低。尽管如此，其确切疗效仍需进一步观察。

2. 米多君　米多君是一种口服α受体肾上腺素能激动剂，对合并HRS的肝硬化腹水患者能改善全身血流动力学，改善肾血流量和肾功能，提高短期生存率。米多君联合奥曲肽（Octreotide）及白蛋白输注可用于治疗Ⅰ型HRS。具体方案是：米多君7.5~12.5mg，每日3次口服；奥曲肽100~200μg，每日3次皮下注射；白蛋白10~20g/d，静脉输注。

四、肾脏替代治疗

肾脏替代治疗（RRT）对于纠正氮质血症、酸中毒、高钾血症和体液过多有一定的疗效。但是HRS患者对肾脏替代治疗的耐受性较差，可发生严重的副作用，如低血压、出血和感染等。肾脏替代治疗的目的在于维持患者生命，以过渡到进行肝移植术或肾功能自发好转。近期研究显示，在接受缩血管药物联合人血白蛋白治疗的1型HRS患者中，进行RRT并不能使患者获益，相反，同时接受RRT的患者住院时间更长。

（一）血液透析及滤过治疗

包括血液透析（HD）、血液滤过（HF）及连续性肾脏替代治疗（CRRT）。对于Ⅰ型HRS，上述治疗能清除体内尿毒症毒素、维持水、电解质及酸碱平衡，从而延长患者寿命，但不能替代肝脏功能，不能增加存活率。CRRT治疗具有血流动力学稳定，可逐步纠正低钠血症、持续清除体内炎症介质等优点，对严重全身水肿患者可优先考虑。

（二）血浆滤过吸附治疗

血浆滤过吸附系统清除毒素的疗效显著，但清除细胞因子的效果欠佳。在HRS治疗中应用仍缺乏有力的循证医学证据。

（三）分子吸附再循环系统治疗

分子吸附再循环系统（molecular absorbent recirculating system，MARS）是一种改良的肾脏替代治疗的方法，即应用含白蛋白的透析液循环和灌注，通过炭和阴离子交换柱，去除血浆中与白蛋白结合的非水溶性毒素（如胆红素、胆汁酸等）。因同时应用血液透析技术，可同时清除水溶性毒素（如肌酐、尿素氮及氨等）。富含毒素的白蛋白透析液经过活性炭及离子交换树脂吸附后，能够获得再生（即将与之结合的毒素清除掉），然后可以再利用。此技术同时具有人工肝及人工肾的功能，能提高HRS患者生存率。该系统1990年由德国Rostock大学的Stange和Mitzner两位学者研制开发，1992年首次应用于肝衰竭患者。我国于2001年开始应用MARS治疗肝衰竭。MARS治疗Ⅰ型HRS效果明显，可显著延长患者的生存时间，但价格昂贵，尚需更大样本病例分析总结，以得出正确可靠的结论。

（四）生物型或组合生物型人工肝治疗

生物型人工肝（bioartificial liver）广义上讲是指一切利用整肝、部分肝或肝细胞来治疗肝衰竭的方法，但是近代此概念基本是指以培养肝细胞为生物材料制作的体外人工肝支持系统。现代的生物型人工肝不仅具有肝脏的特异性解毒功能，而且还具有更多的效能如参与能量代谢，具有生物合成转化功能，分泌促肝细胞生物活性物质等。生物型人工肝具有自动化程度高、操作简单、安全可靠的特点。其缺点为体外培养的异种/异源肝细胞可能引起异体排斥反应；同时体外培养肝细胞替代自然肝脏的能力有限，而且受肝细胞培养技术、大规模生产、保存和运输的限制，使其临床推广受到一定限制。

五、外科治疗

（一）经颈静脉肝内门体静脉分流术（TIPS）

通过颈静脉插入连接门静脉和肝静脉的肝内支架，进行血液分流以降低门脉系统高压。TIPS可治疗门静脉高压症伴上消化道出血或顽固性腹水，用于肝功能储备良好的患者作为过渡性治疗等待肝移植，对肝功能稳定的患者也可以作为长期的治疗措施。术后30%~50%患者可并发肝性脑病，而且还可能发生分流处血栓形成和狭窄。

根据美国肝脏病学会（AASLD）建议，TIPS绝对禁忌证有：右心衰竭、穿刺路径上的肝囊肿、失控的全身炎症或脓毒症、未经治疗的胆管阻塞、严重肺动脉高压（>45mmHg）。相对禁忌证有：肝细胞癌，尤其是位于中心位置的肝癌、堵塞所有的肝静脉、门静脉血栓形成、严重凝血障碍（INR>5）、血小板减少 <20×10^9/L、中度肺动脉高压。

（二）肝移植

迄今为止，肝移植是治愈HRS的唯一方法，肝移植后肝肾综合征可恢复，是有适应证的Ⅰ型患者最佳治疗方法。但是，多数Ⅰ型HRS肝移植后肾脏可遗留轻微损伤，甚至严重的肾衰竭。因此，单独肝移植，还是肝肾联合移植，一直是受关注的问题。此外，由于供体来源紧张，HRS患者等待肝移植的时间很短，目前行肝移植的患者依然较少。

第六节　存在的问题与展望

HRS是重症肝病的严重并发症，其主要病理生理特点是内脏血管床扩张和肾脏血管收缩，可能与血管活性物质异常和交感神经系统兴奋有关，但确切机制尚不清楚。因此，希望广大学者共同探讨下列问题：①及时发现HRS，积极寻找早期诊断的血清学指标，提高HRS早期诊断率；②探讨尿液中各种相关代谢产物的变化有可能为HRS早期诊断提供帮助；③进一步探讨HRS的病理生理机制，研发新的更有效的治疗药物。

HRS的临床表现多种多样，是在肝脏疾病基础上出现新的肾功能异常表现，如能及时发现这些肾功能异常如尿量变化、尿钠变化、血清电解质变化及某些血、尿生物标志物（如血清胱抑素C、尿液肾脏损伤分子-1等）的变化，则可对HRS进行早期诊断，以便及时进行干预，提高患者生存率。

新的AKI诊断标准和管理方案有助于肝硬化AKI和HRS患者的治疗。在今后的临床实践中，应加深对肝硬化AKI的认识，开展前瞻性、大样本的多中心临床研究，以期更好地为肝硬化AKI患者制定个体化防治策略。

（李荣山）

参 考 文 献

1. Wang SB, Wang JH, Chen J, et al. Natural history of liver cirrhosis in south China based ona large cohort study in one center: a follow-up study for up to 5 years in 920 patients. Chin Med J, 2012, 125（12）: 2157-2162.
2. 王海燕. 肾脏病学. 第3版. 北京: 人民卫生出版社, 2008.
3. Acevedo JG, Cramp ME. Hepatorenal syndrome: Update on diagnosis and therapy. World J Hepatol, 2017, 9（6）: 293-299.
4. European Association for the Study of the Liver, Gines P, Angeli P, et al. EASL clinical practice guidelines on the management of ascites, spontaneous bacterial peritonitis, and hepatorenal syndrome in cirrhosis. J Hepatol, 2010, 53: 397-417.
5. Runyon BA. AASLD Practice Guidelines Committee. Management of adult patients with aseites due to cirrhosis: an update. Hepatology, 2009, 49: 2087-2107.
6. 中华医学会肝病学分会, 肝硬化腹水及相关并发症的诊疗指南. 现代医药卫生. 2018, 34（1）: 156-171.
7. Salerno F, Gerbes A, Ginès P, et al. Diagnosis, prevention and treatment of hepatorenal syndrome in cirrhosis. Gut, 2007, 56（9）: 1310-1308.

8. Paolo A, Pere G, Florence W, et al. Diagnosis and management of acute kidney injury in patients with cirrhosis：revised consensus recommendations of the International Club of Ascites. Gut April, 2015, 64（4）：531-537.

9. Denis D, Massimo S, Edmondo F, et al. Morbidity and mortality after transjugular intrahepatic portosystemic shunt placement in patients with cirrhosis. European Journal of Gastroenterology & Hepatology, 2019, 31：626-632.

10. Holger S, Milka M. Transjugular Intrahepatic Portosystemic Shunt（TIPS）：Pathophysiologic Basics, Actual Indications and Results with Review of the Literature. Fortschr Röntgenstr, 2018, 190：701-711.

11. Joseph C, Robert J. L, Haripriya M. Hepatorenal Syndrome：Physiology, Diagnosis and Management. Semin Intervent Radiol. 2018, 35：194-197.

12. Busk TM, Bendtsen F, Møller S. Hepatorenal syndrome in cirrhosis：diagnostic, pathophysiological, and therapeutic aspects. Expert Rev Gastroenterol Hepatol, 2016, 10（10）：1-9.

第四章　心肾综合征

第一节　概念及流行病学状况

2004年美国国家心脏、肺、血液研究所工作组尝试第一次正式定义心肾综合征：肾脏和其他循环器官间相互作用导致的循环容量增加加剧了心力衰竭和疾病进展。直到2008年，在Ronco等发起下，由"急性透析质量倡议"组织（Acute Dialysis Quality Initiative，ADQI）主持，在意大利维琴察召开了首届国际研讨会，才第一次制定出有关CRS定义及分型的共识，此共识已于2010年发表。CRS的定义为：由心或肾中任一器官的急、慢性病变引起另一器官的急、慢性病变，这样的心肾共病即谓CRS。CRS可分为如下5型：Ⅰ型CRS（急性心肾综合征）是指急性心功能恶化导致的肾损害或/和功能异常；Ⅱ型（慢性心肾综合征）为慢性心功能异常导致的肾损害或/和功能异常；Ⅲ型（急性肾心综合征）为急性肾功能恶化导致的心脏损害或/和功能异常；Ⅳ型（慢性肾心综合征）为慢性肾脏病导致的心脏损害或/和功能异常；Ⅴ型（继发性心肾综合征）为系统性疾病同时导致的心及肾损害和/或功能异常。这一共识的目的在于为心肾失调的诊断和治疗提供便捷的临床工具，但在临床实践中，识别导致急性或慢性心肾/肾心综合征的始动因素和继发事件具有挑战性。因此本节以急性CRS（即Ⅰ型）为代表进行阐述。

ADQI共识阐明了可诱发AKI急性心脏事件，即急性失代偿性心力衰竭（ADHF）、急性冠状动脉综合征（ACS）、心源性休克、心脏外科手术和急性。急慢性心脏瓣膜病暂时也归入这一类。由于"AKI"诊断标准不一，文献报道的CRS发病率不一，但大部分还是基于肾功能恶化（worsening renal function，WRF），定义为SCr增加≥26.5μmol/L（0.3mg/dl）。文献综述研究提示CRS1型的发生率为25.4%（KDIGO的AKI标准）和22.5%（WRF标准）。表14-4-1列出了ADHF和ACS患者中AKI发生情况。

表 14-4-1　急性心脏病患者中 AKI 的发生率

心脏疾病	代表性研究	样本例数	研究类型	CRS 发生率
ADHF	OPTIMIZE-HF	20 000	回顾性	17.8%
	Ray	637	前瞻性	38%
	Damman		Meta 分析	32%
ACS	Parikh	14 707	观察性	12.3%

第二节　发病机制研究现状及进展

传统急性心脏衰竭（acute heart failure，AHF）过程中肾脏功能障碍（worsening renal function，WRF）的病理生理学观点认为，ADF引起血压降低和心排血量减少引起肾脏灌注不足是导致WRF的原因，但这一理论只是部分解释了ADHF引起急性肾功能不全的原因。尽管心排出量和肾脏血流量的减少可以通过增加滤过率维持肾小球滤过率，然而，没有任何证据提示大多数ADHF患者有心排出量受损的证据。即使心脏指数（心输出量/体表面积)轻微降低,肾血流量基本不受影响,这要归功于有效的肾自身调节机制。直到平均动脉压降到70mmHg时才会出现肾脏灌注不足。相反,越来越多的证据表明:ADHF过程中的WRF可能与中心静脉淤血和右心房压力增加,肾静脉充盈导致肾小管塌陷和管-球反馈进一步导致钠水潴留有关。急性心肾综合征涉及多种引起肾脏灌注不足或肾静脉过渡充盈的病理生理机制,具体阐述如下:

一、"脑-心-肾轴"神经内分泌调节的激活与失衡

急性心肾综合征引起神经内分泌活化,包括交感神经活化、肾素-血管紧张素系统(RAAS)增加和精氨加压素(AVP)升高,进而引起一氧化氮失调、氧化应激和炎症反应等活动。

下丘脑室旁核(PVN)中的神经元是交感神经中枢,对特定传入刺激的反应(如血容量改变)具有差动性反射输出的整合功能。以静脉充盈为例,血容量增加一方面通过心脏静脉-心房连接处的体积受体使交感神经反射性增加心率,但同时会抑制肾脏交感神经活性,以维持体液平衡。在刺激心房受体时,PVN神经元表现出早期基因激活,激活的PVN神经元可以引起类似的心脏交感神经兴奋和肾移植的差异模式。心脏心房传入可选择性地引起PVN中GABA(抑制性神经递质)神经元抑制PVN向肾交感神经鞘投射含有AVP的神经元。在心力衰竭时,心房反射变得迟钝,有证据表明一氧化氮(NO)合成下调,PVN中的GABA活性降低。RAAS增加和交感神经活化增强水和钠的再吸收,这本是机体维持心脏输出的代偿机制,但是它们的持续过度活化将会损害心及肾脏,促使ACRS发生。血管紧张素Ⅱ(Ang Ⅱ)能收缩肾脏血管,Ang Ⅱ还能刺激内皮细胞释放内皮素-1(ET-1)并导致内皮舒张因子NO失活,它们均能减少肾脏血流及GFR。另外,由下丘脑视上核和室旁核分泌的AVP也会导致心脏衰竭时的肾功能障碍。它通过激活精氨加压素受体2(vasopressin 2, V2)水通道蛋白而导致体液超负荷和低钠血症。除了激活V2水通道外,AVP还被报道激活血管平滑肌中的V1a受体,使冠状动脉收缩,刺激心肌细胞

增殖,导致前负荷和后负荷均增加。肾上腺髓质素(Adrenomedullin)是肾上腺、心脏和肾脏在高容量状态下产生的另一种肽,在生理条件下,它平衡RAAS活性,刺激利尿作用;然而,在病理状态下,它的产生可能会减弱或无效,以抵消静息神经内分泌网络。

二、炎症和氧化应激

神经激素途径常通过炎症和氧化途径导致终末器官的持续损伤。CRS也证明了这一点。Ichiki和同事对HF犬模型的研究发现,即使在HF早期,肾脏内的炎症介质在超微结构和分子水平上的变化与肾功能下降有关。首先,发现远端肾小管细胞空泡变性和纤维化改变增加。其次,还发现RAAS中,肾素在肾皮质内上调最多;在利钠肽系统中,肾皮质c型利钠肽和利钠肽清除受体表达上调。此外,一系列炎症介质参与了结构的变化,包括单核细胞趋化蛋白-1、白细胞介素-1和肿瘤坏死因子-α,引起肾脏纤维化指标升高,特别是转化生长因子和胶原蛋白。最后,有新兴数据揭示心脏和肾脏树突细胞进行"串话"在先天和适应性免疫反应的背景下的心肾综合征中发挥核心作用。

三、中心静脉压升高

肾灌注压依赖平均动脉压与中心静脉压平衡的影响。右心衰、严重的三尖瓣反流伴心房压增高,可导致静脉充血和肾功能持续恶化。Hillege和他的同事研究了1906例慢性心力衰竭(CHF)患者的生存试验。在372名患者的亚组分析中,采用CockroftGault方程计算的肾小球滤过率(GFR)是死亡率最有力的预测因子,其次是纽约心功能分级和血管紧张素转换酶抑制剂的使用。由于入球小动脉收缩、钠离子重吸收和神经内分泌激素的活化引起肾脏自我调节紊乱,如下不良后果:①远端肾小管周围小静脉膨胀,肾小管受压,致肾小囊静水压增高,跨肾小球滤过压减低,GFR下降;②肾小管受压,致肾小管液渗漏至肾间质,肾间质压增高,组织缺血、缺氧;③直接影响肾灌注压,减少肾灌注,肾有效血容量减少。上述因素共同作用可导致肾水钠排泄减少,血清肌酐升高,诱发AKI。

中心静脉压力增加的另一个后果是腹内压升高（IAP），这可能通过降低肾小球的静水压梯度和肾间质压力的增加而损害 GFR，从而导致肾小管塌陷和缺氧状态。IAP 会降低腹部顺应性，导致腹腔内器官受压，因为静脉回流减少和实质充血。此外，IAP 可能会增加中心静脉压力，从而影响肾脏的器官灌注减少。腹腔内高压与肾功能障碍有关，其正常化与肾功能改善有关。

四、肾功能紊乱

肾脏功能障碍不仅仅是因为 GFR 的降低和心功能恶化引起的血流动力学结果。除了循环功能障碍，最近发现肾脏代谢性机制（主要针对3型或4型 CRS）还包括蛋白结合的尿毒症毒素（protein-bound uremic toxins，PBUTs）、代谢性骨病及贫血的影响。

1. PBUTs 对心脏的影响 该组成员主要由吲哚亚群如硫酸吲哚酚（IS）、吲哚 -3- 乙酸（IAA）、苯乙酸、酚亚群如 p 甲苯基硫酸（pCS）、对甲酰葡糖醛酸、同型半胱氨酸、马尿酸、聚酰胺等组成。在 PBUTs 中，IS 和 pCS/p- 酚的心血管及肾脏毒性进行了广泛的研究。IS 和 pCS 的蛋白结合率分别为 93% 和 95%。在健康受试者中，游离 IS 未检出，游离 pCS 浓度接近于零，但是在尿毒症患者中，游离浓度和总浓度都显著增加。值得注意的是，即使去除一小部分 IS，游离 IS 水平也保持不变，这表明 IS- 白蛋白结合在尿毒症中呈饱和状态。临床研究表明，无论是透前 CKD 患者还是透析患者，血清 IS 和 pCS/p- 甲酚水平升高与 CKD 进展、心血管事件和总死亡率有关。高血清中 pCS/p- 甲酚和同型半胱氨酸水平也可同时预测心血管事件。PBUTs 与动脉粥样硬化性和非动脉粥样硬化性血管疾病均有牵连。IS、pCS 和同型半胱氨酸可诱导内皮功能障碍。IS 和同型半胱氨酸促进血管炎症、氧化应激和血管平滑肌细胞增殖。此外，IS 水平升高与血管硬度有关，而 IS 和 pCS 水平均与 CKD 不同分期的血管钙化有关。实验研究表明，IS 和同型半胱氨酸诱导血管平滑肌细胞成骨分化，从而促进血管钙化。

2. FGF-23/Klotho/ 磷酸盐 / 维生素 D/PTH 轴的复杂相互作用 FGF-23 是一种骨源性磷脂激素（30kD 糖蛋白），是一种调节磷酸盐和维生素 D 稳态的重要物质。FGF-23 的分泌是由于饮食中磷酸盐的摄入和活性 1,25- 二羟基维生素 D 水平的增加。FGF-23 的生理功能一般通过激活 FGF 受体 1/-Klotho 复合物来介导。与共受体 Klotho 结合可增强 FGF-23 对 FGF 受体的亲和力。在肾脏中，FGF-23 通过下调依赖钠的磷酸盐共转运体在肾脏中的表达，通过抑制肾近端小管的磷酸盐再吸收，促进了磷酸盐尿失量，并通过抑制肾 1- 羟化酶 CYP27B1 降低了 1,25- 二羟基维生素 D 的生成。在甲状旁腺中，FGF-23 通过 ERK1/2 丝裂原活化蛋白激酶（MAPK）通路抑制 PTH 分泌和 *PTH* 基因表达。无论是实验性 CKD 模型还是 CKD 患者，FGF-23 水平均升高。在一项 3 879 例 CKD 患者的研究中，当肾小球滤过率（eGFR）为 59ml/（min·1.73m²）时，FGF-23 和 PTH 水平显著升高，1,25- 二羟基维生素 D 水平明显降低。而 eGFR 为 49ml/（min·1.73m²）时血清磷酸盐逐渐升高，CKD 晚期 eGFR 为 29ml/（min·1.73m²）时高磷明显。PTH 的增加比 FGF-23 慢的原因可能是 FGF-23 对 PTH 分泌的抑制作用，表明 FGF-23 在 PTH 前升高，很可能是 CKD-MBD 最早的标志物。

目前，CKD 早期 FGF-23 水平早期升高的机制尚不清楚。Klotho 缺乏被认为是 CKD-MBD 进程中 FGF-23 过量的上游步骤。Klotho 表达随着 CKD 的进展而下降，导致 FGF-23 水平的进一步代偿性升高，在没有 Klotho 的情况下，FGF-23 不能发挥抑制磷盐再吸收的作用，从而增强高磷酸盐血症和明显的甲状旁腺功能亢进，这是 CVD 的高风险条件。在早期 CKD 患者中，心力衰竭患者的 FGF-23 水平明显高于非心力衰竭患者。由于其对心血管系统和肾脏的生物毒性，FGF-23 似乎是加速 CKD 和心力衰竭进展以及心肾综合征进展的心肾连接的关键驱动因素之一。实验研究表明 FGF-23 对心脏的直接有害影响包括 LVH、心肌纤维化、心肌机械功能障碍和心律失常。

3. 促红细胞生成素缺陷与贫血 心力衰竭患者的贫血患病率可能超过 37%。心脏富含肌红蛋白，这是一种需要铁的蛋白质，是心肌细胞内氧气运输所必需的。体外研究表明，缺铁性贫血会直接损害心肌细胞的机械功能，而缺铁性贫血会诱导 LVH，其特征是心肌细胞肥大和高细胞率。贫血还可能通过组织缺氧和一氧化氮释放导致周围血管舒张和血压下降，加重心力衰竭。这随后导致肾功能下降，肾血管收缩增加，激活RAAS。反过来，RAAS激活导致液体潴留和释放NT-proBNP由于心肌压力，最终放大进展性肾和心力衰竭。

促红细胞生成素（EPO）合成减少及机体对EPO敏感性减低是心肾综合征贫血的一个重要机制。一些小型临床观察显示，在此情况下应用EPO及铁剂对患者进行治疗，不但能纠正贫血，而且能显著改善心及肾功能。心及肾功能的改善，除与贫血改善相关外，EPO的效益，包括减轻氧化应激反应及减少心肌及肾脏细胞凋亡等。

五、总结及展望

心肾综合征的病理生理学表现为多种血流动力学、"脑-心-肾轴"神经内分泌调节的激活与失衡和炎症的汇合，这些紊乱导致了这种不适应过程的各种临床表型。肾静脉压力升高，心输出量降低伴代偿性肾反应丧失，IAP升高，全身炎症反应是导致失代偿性心力衰竭的主要病理生理通路。结合仔细的临床检查、影像学检查、心脏和肾脏损伤的生物标志物，并在适当时进行侵入性血流动力学监测，将有助于有效地识别和治疗失代偿性心肾综合征。最后，CRS中复杂的心衰连接的病理生理学相互作用强调了多学科临床、教育和研究合作的重要性，以精确和以患者为中心的方式提供最佳治疗。

第三节　急性心肾综合征的临床表现

急性心肾综合征表现为肺或全身充血（或两者兼有）及急性肾损伤。左室压力通常升高，但并不总是与右室压力升高有关。因此，临床表现可能因部位（肺、全身或两者）和充血程度而异。肺水肿的症状包括渐进性劳力性呼吸困难和端坐呼吸，查体可及双肺湿啰音。全身充血会引起严重外周水肿和体重增加，颈静脉怒张常见。若肾功能不全则出现少尿，持续使用利尿剂紧接着出现利尿剂抵抗。

强烈提示急性心力衰竭的症状有：夜间阵发性呼吸困难、出现第三心音、胸部X线片提示肺淤血。无劳力性呼吸困难、无啰音、缺乏心脏肥大的影像学证据则基本可以排除心力衰竭。部分患者可能没有这些典型的临床症状，这意味着诊断急性心力衰竭可能具有挑战性。例如，即使左室压力很高，也不一定有肺水肿，因为慢性心力衰竭时，肺血管会发生重构。肺动脉插管可以显示心脏充盈压力升高并可用于指导治疗，但临床并不实用。因急性心肾综合征的血流动力学紊乱会降低肾灌注，尿钠排泄分数<1%及尿尿素排泄分数<35%通常提示肾前性急性肾损伤。

需注意区分心肾综合征和低血容量肾损伤。顽固性心力衰竭患者通常容量负荷过重，如过度使用利尿剂、腹泻或其他原因时会出现容量不足。虽然在这两种情况下患者的容量状态是相反的，但实际上可能很难区分。在这两种情况下，尿液电解质都可以提示肾前性急性损伤。明确的失水史或利尿剂过量使用史可能有助于确定低血容量，近期体重变化趋势分析对于做出正确的诊断是至关重要的。

将急性心肾综合征误诊为低血容量性急性肾损伤的结果可能是灾难性的。如果错误地判断容量不足是急性肾损伤的原因，补液可进一步恶化心功能和肾功能，并且这可能会加剧已经存在的恶性循环。

第四节　急性心肾综合征的风险评估、生物学标记物及预测模型

对CRS1的风险评估中非常重要的环节是尽早识别具有发生AKI高危风险的患者，对发生AKI者进行早诊断、早治疗，准确判断具有AKI进展高风险以及可能发生不良预后的情况。目前诊断AKI使用的血肌酐是反映肾功能改变的标志物而不是肾损伤标志物，该指标往往在肾实质损伤发生48~72小时后才开始升高，这一点在来自移植肾活检标本的观察中已被证实，故血肌酐在对AKI早期诊断方面明显缺乏敏感性。在ADHF所致的CRS1中，可能由于液体滞留、低蛋

白摄入、肌肉萎缩等原因导致血肌酐水平的变化较慢而不能及时真实地反应肾损伤的进展。某些情况如血液浓缩或 RAAS 阻断剂使用引起的一过性肾功能指标升高并不是发生了真正的肾损伤。由于可操作性原因,大多数关于 AKI 的研究也并没有采用尿量指标作为诊断标准。

近十多年来,国内外学者进行了大量临床观察及研究,探索各种危险因素,构建临床风险预警评分,寻找能预测 CRS 发病风险、进展及预后的新型生物标记物,旨在能尽早预测、诊断及治疗 CRS1,从而降低其对患者预后带来的不良影响。国外创建的预警评分,由于人种及医疗环境差异等因素,不一定能很好地适用于国人。为此,国内学者程虹等基于 CRS 临床危险因素,分别针对 AHF、AMI、心脏手术和冠状动脉造影推导和验证了四种预测 AKI 发生的风险预警评分,四种评分均显示出了足够的识别能力(AUC 均大于等于 0.7)和很好的校准性能($p>0.05$),在国内患者中应用被证实优于既往的 Forman's 风险评分(针对 AHF 相关的 AKI)及 Mehran's 风险评分(针对冠状动脉造影相关的 AKI)。

生物标志物方面,在 CRS1 中研究较多的是肾功能指标 Cys-C 和肾小管损伤指标 NGAL、NAG、KIM-1、IL-18,尤其是 NGAL。但这些标志物对 AKI 诊断及 CRS 预后判断(如进入透析、再入院、死亡)的敏感性和特异性,结论尚具有争议性,截止值也不尽相同,可能与研究人群、心脏疾病类型、基线肾功能、标本留取、检测方法等因素不同以及使用血肌酐作为 AKI 诊断"金标准"有关。如果不考虑检测成本,有研究发现 ADHF 患者中连续检测血清 NGAL 水平能提升其对 AKI 的预测性能,NGAL 从基线到峰值的浓度变化对 AKI 的预测价值(AUC=0.91)明显高于入院单次 NGAL 检测的价值(AUC=0.69)。[TIMP-2]*[IGFBP7]是目前为止唯一被 FDA 批准的 AKI 诊断工具,但在 AHF 相关的 CRS1 患者中还没有多中心、大样本临床研究对其临床实用性进行验证。近期,侯凡凡等报道在 ADHF 患者中,反映肾内 RAS 系统活性的指标即尿液血管紧张素(AGT)在早期预测 AKI 发生方面有较好的性能。入院时具有最高四分位数尿液 AGT 水平(>148μg/g Cr)的患者中,AKI 的发生风险与最低四分位数

组(小于 10μg/gCr)相比增加了 50 倍。对于 AKI 的预测效能,尿 AGT(AUC=0.84)优于尿 NGAL(AUC=0.84)、尿白蛋白/肌酐比值(AUC=0.71)以及临床风险模型(AUC=0.77)。无论是否存在 CKD 病史,尿 AGT 水平与新发 AKI 都具有相关性。 尿 NGAL 在 eGFR 90~120ml/(min·1.73m²)的患者中识别 AKI 的效能最强,但尿 AGT 的预测能力则在 eGFR 小于 60ml/min 的患者中更好。尿液 AGT 的这一特点使它在慢性肾脏病急性发作(A on C)患者中识别 AKI 的发生具有明显优势。同样在 ADHF 患者中,研究者还发现经多因素校正后升高的尿 AGT 水平与 AKI 进展和不良结局(增加住院天数、进入肾脏替代治疗以及全因死亡)有较强的相关性。对于心外科手术相关的 CRS,杨小兵等发现升高的尿 MMP-7 在预测严重 AKI 发生(KDGO2 期或 3 期)及院内不良结局方面(较长的 ICU 停留及住院时长、院内死亡)具有较好的效能,且优于尿 IL-18、AGT、NGAL、尿白蛋白/肌酐比值、[TIMP-2]*[IGFBP7]及临床风险模型。在 CRS 诊疗中应用肾损伤生物标志物,还可以指导临床治疗。例如,ADHF 患者利尿剂使用过量,会导致肾灌注下降,出现血清肌酐升高,这时根据肾损伤生物标志物水平的检测结果,可以判断血肌酐升高的原因是利尿剂引起的血液浓缩抑或肾组织损伤,如是后者,及时减量或停用利尿剂,有望避免肾脏损伤进一步加重。

总之,生物标志物的系统研究将有助于更深入地阐明急性 CRS 的病理过程和内在机制,为以后患者的个体化治疗提供更多理论依据。

正如 ADQI 所强调的一样,相较于单个或单一生物学过程(如细胞周期阻滞)的生物标志物检测,肾损害和肾功能指标的联合应用可能有助于进一步提高 AKI 早期诊断价值,但如何组合还需要更多研究进一步确定。目前有 CysC+KIM-1 或 CysC+NGAL 联合应用诊断 ADHF 相关 CRS 的报道,将二者结合能全面地反映肾脏结构和功能的损伤,诊断价值确实有一定的叠加效应。心肾综合征的病理生理过程复杂,没有进行临床风险分层而仅仅通过生物标志物去判断疾病风险或预后具有不确定性,而结合基础疾病特异性的临床风险因素及生物标志物的预警评分可能具有更好的预测及诊断效能。Li Zhi Zhou 等开发和验证了

一个 ADHF 相关的 CRS 预警评分系统,用来识别血肌酐可检测性变化发生前、具有 AKI 发生极高和极低风险的患者。这个预警评分基于 5 个临床风险因子和 2 个尿液生物标志物,及年龄、性别、有无 CKD 基础、血清白蛋白水平、NT-proBNP、uNGAL 和 uAGT,结果显示出了较好的判别能力。侯凡凡等的其他研究也证实 uAGT、MMP-7 等生物标志物与临床模型结合,较单纯生物标志物指标更有助于筛查急性 CRS 及其进展的最高危患者群。

第五节　急性心肾综合征的治疗

一、药物治疗

利尿剂和血管扩张剂(适于血压正常或增高的心力衰竭患者)仍然是 CRS 初始治疗的主要方法。其他包括神经激素调节(如精氨酸抗利尿激素)、正性肌力治疗(如米力农)、RAAS 阻断剂、盐皮质激素受体拮抗剂、β 受体阻断剂等。本文只对利尿剂治疗作一讨论。

(一)利尿剂的使用

体液潴留和充血是 AHF 的特征,因此利尿剂是 CRS 治疗的基础。袢利尿剂抑制髓袢升支粗段的 Na^+-K^+-$2Cl^-$ 协同转运蛋白,具有强大的利尿作用。袢利尿剂的作用时间很短,静脉注射和口服的作用时间分别为 2~3 小时和 6 小时。呋塞米应用广泛,口服呋塞米有约 50% 的生物利用度,而静脉注射和新型的皮下注射呋塞米确保 100% 的生物利用度。因急性 CRS 患者常呈现消化道血流灌注不足和 / 或黏膜水肿,会影响口服药物吸收,所以此时袢利尿剂多从静脉给药。

既往多使用呋塞米输液泵持续缓慢泵入,泵注前给 1 次负荷量:首先从小壶一次性滴入 20~40mg,然后将余药溶于葡萄糖液中用泵输注,速度为 5~40mg/h(为尽快利尿改善心功能,开始浓度可偏高,而后渐降低),头 6 小时用量一般不超过 80mg,全天总量不超过 200mg。

袢利尿剂对神经激素的激活、肾脏和全身血流动力学有多种作用,容易导致肾脏损伤。有研究评估了不同袢利尿剂剂量方案对 AHF 临床益处及对肾功能的影响。DOSE-AHF 研究比较了不同剂量及不同给药方式 I 型 CRS 发生率的影响,结论是泵入或弹丸式静脉给药,大剂量或小剂量利尿剂组 CRS 的发生率并无显著差异,大剂量组在改善临床症状方面更优异,但肾功能短暂下降的情况更明显。但是对于基础肾功能更差的患者,大剂量间断使用利尿剂是否加重肾功能损伤仍有待研究。

托拉噻米有较长的半衰期,不需要频繁剂量。鉴于托拉噻米具有可预测的口服生物利用度和更长的半衰期,近期的研究提出,与呋塞米相比,托拉噻米对于充血性心力衰竭可能更效减轻水钠潴留。

(二)利尿剂的联合应用

利尿剂抵抗是指足够剂量或增加剂量也无法解除水肿充血症状。增加剂量、频率和联合利尿剂治疗是缓解利尿剂抵抗的方法。联合应用利尿剂是应对利尿剂抵抗最重要的策略。以尿量为导向的利尿疗法已被证明优于标准的利尿剂剂量疗法。如提高剂量不能增加尿量,下一步可能采用利尿剂联合治疗。所需的利尿反应取决于临床情况。

长时间地应用袢利尿剂,未吸收的钠可以被钠-氯共转运体和远端小管上皮细胞钠通道重吸收,利尿效果下降。所以需要联用作用于远端肾单位的噻嗪类利尿药、作用于皮质集合管的保钾利尿药以及作用于近曲小管的碳酸酐酶抑制剂(例如,乙酰唑胺)。最受欢迎的组合是袢利尿剂加噻嗪,美托拉酮由于其低成本和可用性,国外最常使用。氢氯噻嗪在静脉制剂中可用,并且比美托拉酮起效更快。将袢利尿剂与乙酰唑胺联合使用的潜在好处是较低的代谢性碱中毒倾向。

近年,一些新型利尿药也已开始应用于临床,包括抗利尿激素 V2 受体拮抗剂,如托普伐坦(Tolvaptan,促自由水排泄而利尿);腺苷 A1 受体拮抗剂,如那普茶碱(Naxifylline,曾用名 BG9719)及罗咯茶碱(Rolofylline,曾用名 KW3902);此外,临床上现常将基因重组 B 型脑利钠肽,如奈西立肽(Nesiritide)作为血管扩张药应用于心力衰竭治疗,实际上它也有利尿作用。临床医师对上述新药均应密切关注。

二、非药物治疗

包括针对高容量负荷的血液净化治疗,针对严重心力衰竭的主动脉内球囊泵治疗,针对呼吸衰竭的呼吸机辅助通气治疗。对各种治疗无效准备接受心脏外科手术或移植的患者,还能进行临时心肺辅助系统治疗(如体外膜肺氧合器)及心室辅助装置治疗。本文只对血液净化治疗作一简要讨论。

血液净化治疗在解除急性 CRS 患者的高容量负荷上是一重要措施,它不但能通过超滤脱水改善心、肾功能,而且治疗后利尿药抵抗也常能获得改善,使患者对利尿药重新出现效应。血液净化与利尿药治疗不同,它不引起电解质紊乱,也不激活神经激素,优点明显(表 14-4-2)。

表 14-4-2 超滤脱水治疗与袢利尿剂治疗的比较

袢利尿剂治疗	超滤脱水治疗
排出低渗尿液	移出等渗血浆水分
利尿剂抵抗	缺乏用量指南能精确控制液体移出速率及量
电解质紊乱	对血浆电解质浓度无影响
降低肾小球滤过率	改善肾小球滤过率
直接激活神经激素	不直接激活神经激素
无随机对照试验证明治疗安全、有效	有随机对照试验证明治疗安全、有效,且改善预后
其他副作用:光过敏,皮疹,听力减退,骨量丢失	无

(一)血液净化治疗模式

急性 CRS 患者血流动力学不稳定,因此应该选择对患者血流动力学影响小的血液净化模式,这很重要。已应用的模式有:①间歇性超滤(intermittent ultrafiltration, IUF);②缓慢持续超滤(slow continuous ultrafiltration, SCUF),常用连续静-静脉超滤(continuous veno-venous ultrafiltration, CVVU);③连续性血液净化(continuous blood purification, CBP,或称连续性肾脏替代治疗,即(continuous renal replacement treatment, CRRT),常用

持续静-静脉血液滤过(continuous veno-venous hemofiltration, CVVH)或持续静-静脉血液透析滤过(continuous veno-venous hemo, CVVHD)。

目前 SCUF 和 CRRT 仍然是最常用的容量清除方法,SCUF 可作为心功能不全患者的首选方式,Premuzic 等的研究提示,与 CVVH 比较,SCUF组有更多的患者发展成了 CRS。CRRT,特别是连续静-静脉血液滤过(CVVH)通过非特异性体外去除循环细胞因子具有炎症反应调节作用,从而改善心脏功能。这种模式可以清除大量的水分、溶质和炎症介质如心肌抑制因子。CVVH 治疗效果较好与可能与早期启动和更加积极策略有关系。

(二)血液净化治疗的开始时间和剂量

对于血液净化开始的时间的两个争议点:①出现利尿剂抵抗或利尿剂无效;②按照急性肾功能不全(如 AKIN)标准。本身来说,AKI 患者什么时间是血液净化的最佳干预点仍然没有统一意见,反映到 CRS 则情况更加复查。不少学者认为血液净化治疗应该早开始(住院后 24 小时内),如此能早期解除高容量负荷、改善心功能,从而避免严重神经激素紊乱发生,有利于患者康复。Costanzo 等的临床研究中,只要患者符合如下两个条件:①失代偿心力衰竭伴高血容量负荷;②SCr≥1.5mg/dl(221μmol/L)或口服呋塞米 80mg 无效,就在住院 12 小时内开始进行血液净化治疗。结果显示,如此治疗能安全、有效地减轻患者高容量负荷,缩短平均住院天数及减少再住院率。2005 年 Bart 等进行的一个治疗充血性心力衰竭的临床试验(RAPID-CHF 试验)也观察到了类似结果。但是,2012 年 Bart 等进行的另一个治疗 AHF 继发急性 CRS 的多中心临床试验(CARRESS-HF 试验)却显示,在治疗 96 小时后,早期超滤组水肿减轻程度与利尿剂治疗组相似,但是血清肌酐水平却比后者显著增高,在追踪观察的 60 天里超滤组的某些不良反应(导管位点出血,胃肠道出血及感染)也较利尿治疗组多。不过笔者认为,仅根据这一试验就认为早期实施血液净化治疗对 AHF 所致急性 CRS 的肾功能恢复不利,尚为时过早。因为影响血液净化治疗肾脏结局的因素很多,有前叙的血液净化治疗模式,有下文将叙述的血液净化治疗剂量等,因此,

今后还应进行更多的、设计更好的临床研究继续观察。

血液净化的剂量也是目前研究的热点和争论点。反映在 CRS 患者，此处的剂量应包括 2 个方面：

1）单位时间的超滤量：若脱水不够，高容量负荷及心力衰竭不能有效缓解；而脱水过度，又将加重肾缺血及肾损害。必须在这二者间寻获平衡。一般而言，无论用 SCUF 或 CRRT，脱水速度均应掌握在 100~500ml/h 范围，开始时脱水要慢，耐受后逐渐增快。

2）如行 CVVH 或 CVVHDF，还需考虑单位时间治疗剂量：从其他相关指南来看，推荐 25~35ml/（kg·h）。PD 的脱水速度也应掌握在上述范围，但是由于个体间腹膜功能的差异，准确掌握 PD 的脱水速度较难，更需密切观察及不断调整治疗方案。

在脱水过程中，一定要实时监测患者状态，除观察症状及体征外，还需监测血球容积、血压及 CVP 等容量指标。文献报道，若血球容积上升超过基线的 10%、收缩压持续 <11.97kPa（90mmHg）或 CVP 低于正常，即应考虑终止脱水。

2012 年 Ronco 等提出 CRS 患者在进行血液净化治疗时，应密切监测 "5B" 变化，这 "5B" 为：Balance of fluids（液体平衡，观察体液及出入量）、Blood pressure（血压）、Biomarker（生物标记物）、Bioelectrical impedance（生物电阻抗）、Blood volume（血容量），应该根据这 "5B" 检测结果来制定及随时调整超滤脱水治疗方案。

有必要进一步研究超滤在 CRS 中的作用来应对目前临床应用中的挑战。首先，什么时候应该考虑进行超滤？从目前数据看仍不能确定超滤应该在 AHDF 早期进行，还是在利尿剂治疗无效后才进行。其次，液体的最佳清除率仍然未知，特别是在没有能力估计血浆再充盈率的情况下。对于 UF 患者，同时使用利尿剂的问题仍然没有得到解决。最后，前期研究还没有阐明超滤停止和再次恢复治疗的时间点。

三、腹膜透析

腹膜透析（PD）用于 CRS 1 型的理论基础是多方面的。它提供温和的超滤与心肌好坏无关。对血流动力学的影响很小；理论上对神经体液刺激更有利于肾功能的恢复。PD 也允许连续有效的溶质清除，包括钠和钾，允许更好的滴定心力衰竭的药物治疗。

近年来，人们对利用 PD 治疗 AKI 患者产生了浓厚的兴趣。Ponce 等通过仔细规划，设计密封较好的导管规避感染、高剂量透析液控制代谢等，证明了 PD 可以成功地治疗重症患者。一项前瞻性研究，PD 治疗 1 型 CRS，可以较好地控制容量。Shao 等研究了 PD 在难治性充血性心力衰竭 CRS 患者中的作用，证实 PD 可安全有效的应用于这些患者，虽然其在提高远期生存率及左心室质量上无差异，但可明显提高运动耐量。笔者单位主要将 PD 应用于心脏术后出现的急性心肾综合征，可以明显减少 ICU 住院时间、进入 ESRD 的比例和全因死亡率。

由于心脏和肾脏疾病的双重影响，CRS 患者住院率高、死亡率高，应该有跨专业的思维和交流，加深对复杂的心肾交叉对话的理解。深入研究其病理生理机制、探寻特异标记物，早期诊断 CRS、及时进行合理的干预治疗，有助于降低其发病率、死亡率和社会经济负担。

（查　艳）

参 考 文 献

1. Rigas A, Farmakis D, Papingiotis G, et al. Hypothalamic dysfunction in heart failure: pathogenetic mechanisms and therapeutic implications. Heart Fail Rev. 2018, 23（1）: 55-61.
2. Bart B A, Goldsmith S R, Lee K L. Ultrafiltration in Decompensated Heart Failure with Cardiorenal Syndrome. N Engl J Med, 2012, 367: 2296-2304.
3. Binanay C, Califf R M, Hasselblad V, et al. Evaluation study of congestive heart failure and pulmonary artery catheterization effectiveness: the ESCAPE trial. JAMA,

2005, 294: 1625–1633.

4. Chen C, Yang X, Lei Y, et al. Urinary Biomarkers at the Time of AKI Diagnosis as Predictors of Progression of AKI among Patients with Acute Cardiorenal Syndrome. Clin J Am Soc Nephrol, 2016, 11(9): 1536–1544.

5. Cheng H, Chen Y P. Clinical prediction scores for type 1 cardiorenal syndrome derived and validated in chinese cohorts. Cardiorenal Med, 15, 5(1): 12–19.

6. Damman K, Valente M A E, Voors A A, et al. Renal impairment, worsening renal function, and outcome in patients with heart failure: an updated meta-analysis. European Heart Journal, 2014, 35(7): 455–469.

7. Darmon M, Schetz M. What's new in cardiorenal syndrome?. Intensive Care Med. 2018, 44(6): 908–910.

8. DiNicolantonio J J. Should torsemide be the loop diuretic of choice in systolic heart failure? Future Cardiol, 2012, 8: 707–728.

9. Engeln A. Diuretic Strategies in Patients with Acute Decompensated Heart Failure. New England Journal of Medicine, 2011, 364(9): 797–805.

10. Gehlbach B K, Geppert E. The pulmonary manifestations of left heart failure. Chest, 2004; 125: 669–682.

11. House A A, Anand I, Bellomo R, et al. Definition and classification of cardio-renal syndromes: workgroup statements from the 7th ADQI Consensus Conference. Nephrol Dial Transplant, 2010, 25(5): 1416–1420.

12. Kingma J G, Simard D, Rouleau J R, et al. The Physiopathology of Cardiorenal Syndrome: A Review of the Potential Contributions of Inflammation. J Cardiovasc Dev Dis, 2017, 29; 4(4). pii: E21.

13. Lekawanvijit S. Cardiotoxicity of Uremic Toxins: A Driver of Cardiorenal Syndrome. Toxins(Basel), 2018, 10(9). pii: E352.

14. Mortara A, Bonadies M, Mazzetti S, et al. Neutrophil gelatinase-associated lipocalin predicts worsening of renal function in acute heart failure: methodological and clinical issues. J Cardiovasc Med(Hagerstown). 2013, 14: 629–634.

15. Ng T M, Konopka E, Hyderi A F, et al. Comparison of bumetanide-and metolazone-based diuretic regimens to furosemide in acute heart failure. J Cardiovasc Pharmacol Ther, 2013, 18: 345–353.

16. Parikh C R, Coca S G, Wang Y, et al. Long-term prognosis of acute kidney injury after acute myocardial infarction. Archives of Internal Medicine, 2008, 168(9): 987–995.

17. Parikh C R, Mansour S G. Perspective on Clinical Application of Biomarkers in AKI. J Am Soc Nephrol, 2017, 28(6): 1677–1685.

18. Premuzic V, Basic-Jukic N, Jelakovic B, et al. Continuous Veno-Venous Hemofiltration Improves Survival of Patients With Congestive Heart Failure and Cardiorenal Syndrome Compared to Slow Continuous Ultrafiltration. Therapeutic Apheresis and Dialysis, 2017, 21(3): 279–286.

19. Ronco C, Mccullough P, Anker S D, et al. Cardio-renal syndromes: report from the consensus conference of the Acute Dialysis Quality Initiative. European Heart Journal, 2010, 31(6): 703–711.

20. Ronco C, Bellomo R, Homel P, et al. Effects of different doses in continuous veno-venous haemofiltration on outcomes of acute renal failure: a prospective randomised trial. Lancet, 2000, 355: 26–30.

21. Ronco C, Kaushik M, Valle R, et al. Diagnosis and management of fluid overload in heart failure and cardio-renal syndrome: the "5B" approach. Semin Nephrol, 2012, 32(1): 129–141.

22. Roy A K, Gorrian C M, Treacy C, et al. A Comparison of Traditional and Novel Definitions(RIFLE, AKIN, and KDIGO)of Acute Kidney Injury for the Prediction of Outcomes in Acute Decompensated Heart Failure. Cardiorenal medicine, 2013, 3(1). 26–37.

23. Shah S, Pitt B, Brater D C, et al. Sodium and Fluid Excretion With Torsemide in Healthy Subjects is Limited by the Short Duration of Diuretic Action. Journal of the American Heart Association, 2017, 6(10): e006135.

24. Singh R B, Hristova K, Fedacko J, et al Chronic heart failure: a disease of the brain. Heart Fail Rev, 2019, 24(2): 301–307.

25. Vandenberghe W, Gevaert S, Kellum J A, et al. Acute Kidney Injury in Cardiorenal Syndrome Type 1 Patients: A Systematic Review and Meta-Analysis. Cardiorenal Medicine, 2015, 6(2): 116–128.

26. Verbrugge F H, Dupont M, Bertrand P B, et al. Determinants and impact of the natriuretic response to diuretic therapy in heart failure with reduced ejection fraction and volume overload. Acta Cardiol, 2015, 70: 265–373.

27. Wang C S, FitzGerald J M, Schulzer M, et al. Does this dyspneic patient in the emergency department have congestive heart failure?. JAMA, 2005; 294: 1944–1956.

28. Wasilewski M A, Myers V D, Recchia F A, et al. Arginine vasopressin receptor signaling and functional outcomes in heart failure. Cell Signal, 2016, 28(3): 224–233.

29. Yang C H, Chang C H, Chen T H, et al. Combination of Urinary Biomarkers Improves Early Detection of Acute Kidney Injury in Patients With Heart Failure. Circ J, 2016, 80(4): 1017–1023.

30. Yang X, Chen C, Teng S, et al. Urinary Matrix Metalloproteinase-7 Predicts Severe AKI and Poor Outcomes after Cardiac Surgery. J Am Soc Nephrol, 2017, 28 (11): 3373-3382.

31. Yang X, Chen C, Tian J, et al. Urinary Angiotensinogen Level Predicts AKI in Acute Decompensated Heart Failure: A Prospective, Two-Stage Study. J Am Soc Nephrol, 2015, 26 (8): 2032-2041.

32. Zheng H, Patel K P. Integration of renal sensory afferents at the level of the paraventricular nucleus dictating sympathetic outflow. Auton Neurosci, 2017, 204: 57-64.

33. Zhou L Z, Yang X B, Guan Y, et al. Development and Validation of a Risk Score for Prediction of Acute Kidney Injury in Patients With Acute Decompensated Heart Failure: A Prospective Cohort Study in China. J Am Heart Assoc, 2016, 16: 5 (11).

第十五篇　慢性肾衰竭

第一章　延缓慢性肾脏病进展的干预措施

慢性肾脏病（chronic kidney disease，CKD）是严重危害人类健康和生命的常见病。加强 CKD 的防治，已经成为不可忽视的公共卫生问题。近年改进全球肾脏病结局（Kidney Disease：Improving Global Outcomes，KDIGO）工作组对 CKD 分期方法已经做了修订与改进，但在对 CKD 分期系统的认知和实践上，目前都还有不少难点与问题，需继续加以解决。国内外的临床研究表明，认识 CKD 进展的危险因素，探讨 CKD 进展的机制，落实及改进延缓和逆转 CKD 进展的措施，是进一步提高 CKD 防治水平的客观需要。

CKD 防治是一个复杂的系统工程，只有落实早期防治、基础病防治、多因素防治，才能真正达到延缓和逆转 CKD 进展的目标。落实早期防治，就需要积极早期筛查，早期诊断，防止误诊漏诊；坚持基础病防治，主要是指对高血压、糖尿病及肾小球肾炎等疾病的防治；多因素防治，主要是指避免或及时消除 CKD 患者肾单位进行性损害的各种途径，如降低高血压，减轻蛋白尿，控制血糖、血脂及血尿酸等各种代谢紊乱，消除感染性及非感染性炎症等。

由于 CKD 的病程中一直存在着"可逆"与"不可逆"的对立统一，而且早、中期 CKD 病程发展中必然存在各种可逆因素，因此简单化、绝对化地认为 CKD 病程"不可逆"，是不符合客观实际的，具有明显的片面性。只要及时抓住病程中的"可逆"因素，积极有效地采取得力措施不但延缓、而且在一定程度上逆转 CKD 的病程进展是完全可能做到的。

第一节　慢性肾脏病进展的危险与机制

一、促进慢性肾脏病进展的危险因素

从总体上讲，CKD 病情的进展具有"两重性"，有病程进展的"不可逆"一面，也有在某阶段中（主要在早中期）"可逆"的一面。

某些危险因素可能促进 CKD 进展（表 15-1-1）。它们有的为促进 CKD 渐进进展的因素，有的是导致 CKD 急剧恶化的因素，后一危险因素若能控制，它造成的急性肾损害（AKI）常能被遏止，并能不同程度逆转。对这种可逆因素如果缺乏认识，未作及时有效的干预，则恶化的 CKD 病情将难以恢复。

表 15-1-1　慢性肾脏病进展的危险因素

慢性肾脏病进展的危险因素	
可逆因素	高血压、糖尿病、高尿酸血症、高脂血症、肥胖 – 代谢综合征、慢性心功能衰竭、蛋白尿、高蛋白饮食、感染、贫血、药物及毒物、代谢毒素、泌尿系结石和 / 或梗阻
不可逆因素	阳性家族史、老年、性别、先天性及遗传性肾脏病出生时低体重

需要指出的是，在上述危险因素中，所谓"可逆"或"不可逆"因素都是相对的，是人们根据实践经验总结出来的，还需要在今后的实践中进一步补充和完善。举例来说，"可逆因素"中的糖尿病、高血压等因素到了晚期，就都可能转化为"不可逆因素"。限于篇幅，本文仅能对其中部分因素加以简要论述。

CKD 的进展既与本身肾病性质相关，又与某

些共同性的途径有关，主要包括如下几方面：

（一）高血压

高血压本身能导致肾损害，即高血压肾硬化症。文献报告欧美国家 20%~40% 未接受降压治疗的高血压患者可出现微量白蛋白尿，继而出现蛋白尿及肾功能损害；另外，高血压也能促进 CKD 进展，导致肾小球高压力、高灌注及高滤过（"三高"），促进残余肾单位丧失。高血压不仅可引起及加快肾损害进展，而且也能引起心、脑及周围血管等靶器官损害，从总体上影响患者的预后。

（二）糖尿病

据美国糖尿病协会提供的资料显示，1 型糖尿病患者中，80% 呈现持续性微量白蛋白尿，而后发生临床糖尿病肾病，其中 50% 出现肾功能损害；2 型糖尿病患者中，20%~40% 呈现持续性微量白蛋白尿，而后发生临床糖尿病肾病，其中 20% 出现肾功能损害。典型糖尿病肾病同时引起蛋白尿和 GFR 下降，也存在只表现为 GFR 下降而无蛋白尿的类型。需要注意的是糖尿病患者也可能由于某些与糖尿病无关的因素引发肾损害，因此目前对于糖尿病肾病患者是否应做肾活检用于诊断和判断预后仍然存在争议。

（三）蛋白尿

实验研究表明，过多的白蛋白等蛋白质经肾小球滤过过程中及滤过至肾小管被重吸收后，可分别引起肾小球和肾小管损伤，并促进肾小球硬化和肾间质纤维化。其机制可能涉及肾组织多种细胞因子、炎症因子的表达上调。例如，过多蛋白质经过肾小球滤过膜，可通过细胞骨架重构引起足细胞损伤和突触及蛋白（synaptopodin）的丢失，或引起肾小球系膜细胞增殖及硬化性损伤。近端肾小管重吸收过多的蛋白质，能刺激肾小管上皮细胞产生转化生长因子 -β（TGF-β）等细胞因子、单核细胞趋化蛋白 -1（MCP-1）等趋化因子，和氧自由基及补体膜攻击复合物（C5b-9）等有害介质，引起肾间质炎症，并促进间质纤维化。

（四）感染

在大多数发展中国家（包括我国），目前肾小球肾炎仍然是导致终末期肾病（ESRD）的第一位病因。研究表明，某些肾小球肾炎（如最常见的 IgA 肾病）往往与感染（如上呼吸道感染、化脓性扁桃体炎等）有关。某些特殊病原体的感染（如乙型肝炎、丙型肝炎、艾滋病、梅毒、血吸虫病、疟疾、钩体螺旋体病等），常可伴发肾小球肾炎或其他肾疾患。有些病原体（如大肠埃希菌、结核分枝杆菌等）可直接感染膀胱和肾脏引起下、上尿路感染。呼吸系统、循环系统及其他非泌尿系统的感染也可导致肾功能进一步恶化。上述感染的存在，不仅使被感染者易患 CKD，而且往往使 CKD 持续进展。

（五）高蛋白饮食

实验研究和临床研究均表明，高蛋白饮食可增加蛋白尿，引起肾小球高滤过及肾小管高代谢，加重肾组织损伤，它是导致 CKD 逐渐进展的重要因素之一。高蛋白饮食可引起实验动物肾组织内血管紧张素 Ⅱ 及某些生长因子如 TGF-β 及血小板源生长因子（PDGF）的表达的上调，加重肾损害。

（六）高尿酸血症

多年来，人们已经认识到，高尿酸血症与肾脏病关系密切。高尿酸血症可以引起 AKI（急性尿酸性肾病）及 CKD（慢性尿酸性肾病），也能促进原有 CKD 进展，所以是肾功能损害的独立危险因素。实验研究表明，高尿酸可刺激血管内皮细胞、平滑肌细胞及肾小管上皮细胞产生多种有害介质，如肿瘤坏死因子 -α（TNF-α）、白介素 -6（IL-6）及白介素 -18（IL-18）等细胞因子，MCP-1 等趋化因子，NFκB 及 AP-1 等核转录因子等。高尿酸还能抑制血管内皮细胞及平滑肌细胞生成一氧化氮（NO）。从而引起血压升高、加重肾损害，促进肾小球硬化及肾间质纤维化。

（七）高脂血症

高脂血症是促进 CKD 进展的重要因素之一，高胆固醇血症能引起肾小球系膜细胞和内皮细胞损伤；一定浓度的氧化低密度脂蛋白（OX-LDL）可刺激系膜细胞分泌细胞外基质，及诱导肾小球系膜细胞凋亡，引起肾小球损伤。

（八）肥胖

肥胖可引起肥胖相关性肾小球病，包括肥胖相关性肾小球肥大症及肥胖相关性肾小球局灶性节段性硬化；肥胖还能增加 CKD 患者的肾小球高滤过及尿蛋白排泄，促进肾损害进展。

（九）贫血

近年有关研究提示，亚急性或急性贫血可引

起肾组织缺氧,导致急性肾损伤发生,或使实验动物的肾损害进展加快,今后需临床研究进一步证实。贫血导致的慢性肾损害目前尚无有效证据支持。

(十)代谢毒素

实验研究显示,某些尿毒症毒素如晚期糖基化终产物(AGE)等对肾组织具有损害作用,可能是CKD病程进展的因素之一。另外,代谢性酸中毒(H^+过多)可使体内多器官组织(包括肾组织)受损。其肾损害作用的机制之一,是代谢性酸中毒可活化补体形成膜攻击复合物,并能刺激TGF-β分泌增加,引起肾损害。对GFR<45ml/$(min \cdot 1.73m^2)$的CKD患者,应定期进行血气分析,及时发现代谢性酸中毒,并予以纠正。

(十一)药物及毒物

不合理的应用肾毒性药物(如氨基糖苷类抗生素等抗细菌药,两性霉素B等抗真菌药,丝裂霉素等抗肿瘤药,及含马兜铃酸的中草药等)及减少肾血流的药物(如非甾体抗炎药、钙调神经磷酸酶抑制剂等),均可能引起急、慢性肾损伤。此外,某些药物(如非甾体抗炎药、磺胺及抗生素等)能引起过敏反应导致肾损伤,某些药物(如磺胺、氨甲蝶呤及阿昔洛韦结晶,右旋糖酐等胶体液)能堵塞肾小管导致肾损伤。另外,动植物毒素、重金属及有机化合物等毒物也可引起急、慢性肾损害。

二、慢性肾脏病伴发急性肾损伤的危险因素

一般来说,CKD病程的发展是渐进性的,但在某些因素作用下患者肾功能可突然急剧恶化,即在CKD基础上出现AKI,可能威胁患者生命。

据文献报告,CKD患者伴发AKI的情况相当常见,至少出现一次AKI者达30%以上,老年患者更容易发生这种情况,其发生率高达50%或更多。

这些导致AKI的常见危险因素包括:感染,药物肾损害,严重高血压(尤其是恶性高血压),脱水或低血压(导致肾脏血供急剧减少),自身免疫性疾病活动(如系统性红斑狼疮,ANCA相关性小血管炎等疾病活动),高尿酸血症,严重急性心力衰竭,急性尿路梗阻等。

对CKD的病程中出现的AKI,如处理及时,肾功能在一定程度上得以恢复;但若诊治延误,则肾功能损害可能呈不可逆性发展。所以,对上述引起CKD患者伴发AKI的危险因素,临床医生必须特别重视;而且AKI一旦发生需及时发现,并给予恰当处理,以免丧失逆转病程进展的有利时机。

三、慢性肾脏病进展的机制

关于CKD进展机制的研究已取得不少进展,已提出健存肾单位学说、矫枉失衡学说、肾小球高滤过学说、肾小管高代谢学说、脂代谢紊乱学说、尿毒症毒素学说等。近年来关于某些血管活性物质、细胞因子和生长因子在CKD进展中的作用,也有了新认识。下面仅就几个问题作一简要讨论。

(一)肾小球高滤过和肾小管高代谢

有关研究认为,CKD时残余肾单位肾小球出现高压力、高灌注和高滤过状态是导致肾小球硬化和残余肾单位进一步丧失的主要机制之一。由于"三高"的存在,可导致肾小球毛细血管微动脉瘤形成及内皮细胞损伤,促进肾小球系膜细胞增生和系膜基质增加,从而促进肾小球硬化。

肾小管高代谢学说认为,CKD时残余肾单位肾小管代谢亢进是肾小管萎缩、间质纤维化和肾单位进行性损害的重要机制之一。高代谢所致肾小管氧消耗增加和氧自由基产生增多,可致肾小管-间质损害;残余肾单位肾小管中铵的产生显著增加,它能引起补体旁路激活和膜攻击复合物形成,加重肾小管-间质损害。

(二)生长因子、细胞因子和趋化因子

近年研究表明,CKD动物肾组织中某些生长因子如TGF-β、PDGF、碱性成纤维细胞生长因子(βFGF)等,某些细胞因子如白介素-1(IL-1)、TNF-α等,某些趋化因子如MCP-1、RANTES等,以及骨桥素均参与了肾小球和小管-间质的损伤过程。有学者报告,CKD动物肾组织中的上述因子可刺激肾小球系膜增生,促进肾小球内细胞外基质(如胶原Ⅳ、层连蛋白及纤连蛋白)和肾间质细胞外基质(如胶原Ⅰ及Ⅲ)的mRNA及蛋白表达上调,从而导致肾小球硬化及肾间质纤维化。

（三）血管活性物质及醛固酮

有学者报告，CKD 动物肾组织内的血管紧张素Ⅱ（AngⅡ）、内皮素-1 显著增多，这些血管活性物质不仅在增高肾小球内压力、导致高滤过的过程中起着重要作用，而且还可以刺激肾组织细胞增生及细胞外基质增多。有关报告认为，在 CKD 动物模型中 AngⅡ可刺激 TGF-β 等生长因子的过度表达与分泌，并进而导致 ECM 蓄积。

近年研究发现，醛固酮过多也参与肾小球损伤和肾小球硬化的过程，其重要作用有待于进一步研究。醛固酮过多也可刺激 TGF-β 高表达及细胞外基质增多。

（四）细胞外基质降解酶

某些降解细胞外基质的蛋白酶如纤溶酶、基质金属蛋白酶（MMP）表达下调，而其抑制物如纤溶酶原激活抑制物（PAI-I）、金属蛋白酶组织抑制物（TIMP）等表达上调，这在肾小球硬化和肾间质纤维化的发生与发展均具有重要作用。

（五）肾组织细胞表型转化

近年研究表明，肾小球系膜细胞、肾小管或肾小球上皮细胞的表型转化，在肾组织硬化或纤维化过程中起着重要作用，甚至起关键作用。据报道，在某些生长因子（如 TGF-β、βFGF 等）、细胞因子（如 IL-1 等）及 PAI-I 等的刺激或诱导下，肾间质成纤维细胞可转变为肌成纤维细胞（myofibroblast），而且肾小管上皮细胞或肾小球上皮细胞（足细胞或肾小囊壁层上皮细胞）也可经过上皮-间充质转化（epithelial-mesenchymal transition，EMT）机制转变为肌成纤维细胞。肾间质肌成纤维细胞增多预示肾间质纤维化将加重，是评估肾损害发展趋势及预后的一个重要指标。此外，少量报告提示，足细胞或肾小囊壁层上皮细胞转化为肌成纤维细胞，在局灶性节段性或球性肾小球硬化过程中、在新月体肾炎肾小球毁损过程中均起重要作用。

（六）肾组织细胞凋亡

文献报道，CKD 动物模型的肾小球内细胞凋亡增多与肾小球硬化呈正相关，提示细胞凋亡可能在 CKD 进展中起某种作用。此外，在 5/6 肾切除、单侧输尿管结扎及慢性马兜铃酸肾病等动物模型中，均发现细胞凋亡与肾小管萎缩及肾间质纤维化密切相关，其确切机制尚待进一步研究。

（七）基因多态性

基因多态性与 CKD 发展的关系近年来也受到学者的重视。来自若干国家的研究报告认为，在 IgA 肾病患者中，CKD 进展与 D 型血管紧张素转化酶（ACE）基因关系密切。糖尿病肾病与 ACE 基因多态性关系的研究显示，ACE 基因与 1 型和 2 型糖尿病患者的蛋白尿发生及肾功能恶化有关，但也有少数报告认为无关。

第二节　延缓慢性肾脏病进展基本对策与干预措施

一、确立全面、积极的防治对策，重视慢性肾脏病的三级预防

为了明确 CKD 防治中不同阶段的任务和目标，肾脏病学者提出了 CKD 三级预防的概念。所谓一级预防（primary prevention）是指对已有的急性肾脏疾病或可能引起肾损害的疾病（如糖尿病、高血压病等）进行及时有效的治疗，防止 CKD 的发生；二级预防（secondary prevention）是指对已有轻、中度 CKD 的患者及时进行治疗，延缓 CKD 的进展，防止尿毒症的发生；第三级预防（tertiary prevention）是指对尿毒症患者及早采取治疗措施，防止或逆转尿毒症的某些严重并发症发生，如急性左心衰竭、尿毒症脑病、高钾血症、消化道出血及严重感染等，因为这些并发症常常威胁患者生命，往往是导致死亡的主要原因。

如前所述，一级预防的主要目标，是防止 CKD 的发生。正如我国古代黄帝内经所云，"圣人不治已病治未病"。要实现一级预防的目标，就需要在全体居民中通过健康检查或疾病普查，早期发现各种急性肾脏疾病或可能引起肾损害的疾病（高血压、糖尿病等），并及时进行有效治疗。尤其要把具有 CKD 易患因素的人群，作为重点筛查对象。因此，肾脏专科医师、内科医师乃至全科医师，都需要提高对 CKD 的警觉，仔细询问病史和查体，重视尿液及肾功能的检查，努力做到早期诊断，防止误诊、漏诊。这是降低 CKD 发生率的基础工作和基本途径。从总体上看，CKD 一级预防的作用与意义最为重要，也是实际工作中难度

最大、最为薄弱的一个环节，即使在发达国家中也是如此。针对这一实际情况，更有必要不断改善和加强 CKD 的一级预防。只有这样，才能为落实、改善二级预防打下坚实基础。

延缓与逆转 CKD 进展，降低尿毒症的发生率，是 CKD 二级预防的基本目标。在 CKD 早期，大多数患者可症状轻微或缺如，往往容易漏诊。因此，提高 CKD 知晓率和诊断率，尤其是提高早期诊断率，是做好 CKD 二级预防的基础，是实现早防早治的重要前提。

实践告诉我们，现行 CKD 分期方法，虽然有利于早期筛查，但对中晚期 CKD 的确认方法则比较"粗放"，往往造成对 CKD 病变程度估计过重，有时把"早中期"看成了"中晚期"。同时，不少 AKI 与 CKD 重叠的患者，却被简单化地看作"单纯 CKD"，并当作"中晚期 CKD"，认为"没治"了。由于对上述问题认识的不足，临床医师对一些尚有可逆因素的 CKD 患者竟放弃了积极治疗，仅消极等待透析，这种现象应该克服。

总之，上述三个层次的临床预防，都需要把"逆转病变"的观念放在十分重要的位置，确立全面积极的防治对策，才能把各级预防的效果提高到新的水平。只有在病变确实无法逆转的情况下，才需要采取相对保守一些的防治对策，争取使病情在某一阶段中得到稳定或延缓。

二、延缓与逆转慢性肾脏病进展的干预措施

（一）延缓 CKD 进展的基本对策

1. 坚持基础肾脏病的病因治疗　针对高血压肾损害、糖尿病肾病、原发或继发性肾小球肾炎进行长期合理的治疗，是影响这些 CKD 进展速度的十分重要因素。

2. 避免或消除造成 CKD 急剧恶化的危险因素　由于 CKD 患者（尤其老年患者）发生肾功能急剧恶化（即 CKD 基础上发生 AKI 的情况相当常见，故特别需要注意避免及消除这些危险因素，例如保持 CKD 患者血容量的相对稳定，注意药物治疗的安全性）防止因血容量的较大波动或用药不当造成 AKI。

3. 阻断肾损害渐进性进展的各种途径　包括低蛋白饮食及补充复方 α- 酮酸 / 必需氨基酸

治疗，血管紧张素转化酶抑制剂（ACEI）或血管紧张素 AT_1 受体阻断剂（ARB）治疗，抗高血压治疗，调血脂治疗，降尿酸治疗，控制血糖治疗，及预防感染等，它们对保护健存肾单位、减慢肾小球硬化及肾小管 – 间质纤维化进展具有重要作用，应当给予足够重视。

4. 及时控制 CKD 的各种并发症　例如代谢性酸中毒、心血管疾病、贫血、继发性甲状旁腺功能亢进等并发症，它们不但影响患者的生活质量与长期存活率，而且与 CKD 的进展也相关。

（二）延缓 CKD 进展的干预措施

1. 基础肾脏病的病因治疗　此治疗包含两方面内容：一是治疗各种原发性肾脏疾病（如各种原发性肾小球疾病、肾小管 – 间质疾病及肾血管疾病等）；二是消除或控制引起继发性肾损害的因素（如糖尿病、高血压病、自身免疫性疾病等）。

关于 IgA 肾病的治疗，2012 年 KDIGO 制定的肾小球肾炎指南提出，对经过 3~6 个月支持治疗（包括使用 ACEI 或 ARB 和控制血压治疗）后蛋白尿仍然持续性 ≥1g/d，而且 GFR>50ml/（min·1.73m²）的患者，可以接受 6 个月糖皮质激素治疗。据此，有的医生对 GFR<50ml/（min·1.73m²）就放弃了糖皮质激素的应用，但是在临床实践中，即使是 GFR<30ml/（min·1.73m²）伴有中、重度蛋白尿的 IgA 肾病患者，及时应用糖皮质激素仍然可使部分患者的病情得到一定程度缓解，并延缓疾病进展。

2. 控制高血压达标　控制高血压对延缓 CKD 发展具有十分重要的意义。近年来有不少学者强调，24h 持续、有效地控制高血压对保护靶器官具有重要作用。2012 年 KDIGO 制定的 CKD 高血压治疗指南推荐，尿白蛋白排泄率 <30mg/d 的 CKD 患者，血压宜控制达 140/90mmHg 或更低；而尿白蛋白排泄率 >30mg/d 的 CKD 患者，血压宜控制达 130/80mmHg 或更低。

应根据患者病情合理选用降压药物，做到个体化治疗。一般而言，CKD 中重度高血压患者往往从治疗之初就需要联合用药。ACEI 或 ARB 常为治疗 CKD 高血压的基石药物，并常首先联合钙通道阻滞剂（CCB）和 / 或利尿剂治疗，如果不能有效控制高血压，再加用其他降压药物。

3. 减少尿蛋白排泄　临床研究资料表明，

明显减少尿蛋白，可以延缓 CKD 病程进展，并减少 CKD 患者的心血管病变，提高其长期生存率。因此，控制蛋白尿，尽可能将患者蛋白尿控制在 0.3~0.5g/d 以下是改善患者长期预后的重要环节之一。ACEI 或 ARB 除具有降压依赖性减少尿蛋白作用外，还具有非降压依赖性减少尿蛋白作用，后者为其他降压药所不具备。正由于 ACEI 或 ARB 具有非降压依赖性减少尿蛋白作用，所以在没有高血压的 CKD 患者中，也常应用它们来减少尿蛋白排泄，延缓肾损害进展。

无论应用 ACEI 或 ARB 降血压，或用其减少尿蛋白排泄延缓肾损害进展，这类药的用药原则是：①老年人应用时应从小剂量开始，耐受才渐加量至常规用量。老年人有动脉粥样硬化性肾动脉狭窄可能，用 ACEI 或 ARB 量较大即可能导致血压陡降及出现 AKI。②肾功能不全患者应用 ACEI 或 ARB 要监测血钾，警惕高钾血症发生。③使用 ACEI 或 ARB 后，要监测血清肌酐（SCr）变化。无变化或轻度升高（升高幅度 <30%）是正常现象；但若上升幅度 >30% 则属异常，表明肾缺血。此时宜暂停使用 ACEI 或 ARB，并寻找肾缺血的可能诱因，若能及时纠正此诱因（如脱水，肾病综合征有效容量不足，左心衰竭心搏出量减少等），待 SCr 降至用药前水平，即可恢复使用这类药物；但是，如果肾缺血原因不能解除（如肾动脉狭窄未行血管重建治疗），则不能再用这类药物。

4. 有效控制血糖水平　严格控制血糖使糖尿病患者血糖水平和糖化血红蛋白水平达标，对延缓糖尿病肾病及糖尿病合并 CKD 的肾损害进展，有着重要意义。参照《中国 2 型糖尿病防治指南（2017 年版）》，糖尿病患者空腹血糖宜控制 4.4~7.0mmol/L 水平，非空腹血糖宜控制于 ≤10.0mmol/L，糖化血红蛋白（HbA1C）<7.0%。肾功能不全时，HbA1C 的目标值需要适当放宽，可控制于 <8.0% 以内，而且应个体化地决定。另外，应根据 SCr 或肾小球滤过率（GFR）水平，调整胰岛素及某些口服降糖药的剂量，以防止低血糖及其他副作用（如二甲双胍引起的乳酸中毒）发生。2 型钠－葡萄糖共同转运体抑制剂（SGLT2）和胰高血糖素样肽 –1（GLP–1）受体激动剂在降血糖的同时，能够发挥肾脏保护作用，改善心血管并发症的结局。

5. 纠正高脂血症及减肥　实验研究表明，他汀类降脂药不仅具有降脂的作用，而且还可能有独立于降脂作用的肾功能保护作用；初步临床研究提示，降脂治疗组 CKD 患者比安慰剂组 GFR 下降速度慢，但均尚需进一步研究。

同时，高脂血症是导致全身动脉粥样硬化进展的重要因素之一，而肾动脉粥样硬化是引起老年人肾动脉狭窄的主要原因。因此，通过调脂治疗控制高脂血症，减轻全身动脉粥样硬化的发展，也可减少动脉粥样硬化性肾动脉狭窄的发生，同时也减少心脑血管病变，从总体上改善患者预后。

目前已有许多临床观察显示，肥胖是促进 CKD 患者肾损害进展的一个重要因素，因此肥胖的 CKD 患者，包括肥胖相关性肾小球病患者及肥胖合并 CKD 的患者，均应进行减肥治疗。国人的体重指数（BMI）宜控制在 18.5~23.9kg/m²，腰围男性宜控制在 <85cm，女性 <80cm。

6. 纠正高尿酸血症　肾功能不全患者常出现继发性高尿酸血症，它不但可能引起痛风、高血压及心血管疾病，而且也能加重 CKD，故应积极治疗，应力争将血尿酸降达正常水平，即男性 <420μmol/L（7mg/dl）女 <360μmol/L（6mg/dl）。

降低血尿酸水平可通过控制饮食（如低嘌呤饮食）及服用减少尿酸合成的药物（如别嘌呤醇或非布索坦，前者肾功能不全时要调整剂量）来达到。重度肾功能不全时［GFR<20ml/（min·1.73m²）］，促进尿酸排泄的药物（如羧苯磺胺或溴苯马隆等）要慎用，它们可能沉积于肾小管，加重肾损害。新药非布司他与别嘌呤醇同属黄嘌呤氧化酶抑制剂，应用于轻中度肾功能不全的患者无需调整剂量；CKD4 期以上患者建议每日起始剂量 20mg。血透患者非布司他初始剂量为 5~10mg/d，最大剂量为 40mg/d。

7. 低蛋白饮食与必需氨基酸/复方 α- 酮酸治疗　20 世纪 80 年代以来，在低蛋白饮食的基础上，加必需氨基酸或复方 α- 酮酸制剂进行治疗，已被广泛应用于临床，使营养疗法的疗效显著提高，在改善 CKD 患者生活质量及预后方面发挥了重要作用。研究表明，单独应用低蛋白饮食或加用必需氨基酸/复方 α- 酮酸制剂，可能具有减轻肾小球高滤过和肾小管高代谢的作用。

在已发表的研究报告中,70% 以上的研究结果支持上述饮食治疗对延缓 CKD 进展有效。Pedrini 等的研究结果表明,1 413 例非糖尿病和 108 例糖尿病的慢性肾衰竭患者中,低蛋白饮食 0.6g/(kg·d) 能明显延缓 GFR 下降速度,并可减少糖尿病患者的白蛋白尿程度。Levey 等认为,低蛋白饮食 0.5g/(kg·d) 主要对中、晚期 CKD 患者[GFR 13~24ml/(min·1.73m²)]肾功能损害的进展有效。另一些报告认为,应用低蛋白饮食加复方 α- 酮酸治疗,在延缓 CKD 进展方面,能比单用低蛋白饮食取得更为显著的效果。

2005 年我国肾脏病及内分泌专家制定的"慢性肾脏病蛋白营养治疗共识"推荐,非糖尿病肾病 CKD 患者从 GFR<60ml/(min·1.73m²)起,糖尿病肾病患者从 GFR 开始下降起,即宜开始低蛋白饮食治疗,蛋白质入量 0.6g/(kg·d),并可补充复方 α- 酮酸 0.12g/(kg·d);如果患者肾功能进一步损害至 GFR<25ml/(min·1.73m²),那么蛋白质入量还可降至 0.4g/(kg·d),并补充复方 α- 酮酸 0.20g/(kg·d)。实施上述营养治疗时,应保证摄入的蛋白中约 50% 为高生物价蛋白质,而且一定要保证充足热量,需达到 125.5~146.4kJ/(kg·d),即 30~35kcal/(kg·d),否则蛋白质将被分解燃烧而出现营养不良。

复方 α- 酮酸制剂较必需氨基酸有如下优点:复方 α- 酮酸制剂中的 α- 酮酸及 α- 羟酸在体内转氨酶作用下与 NH₂ 生成必需氨基酸,能促进尿氮再利用,从而其省氮作用优于必需氨基酸;由于复方 α- 酮酸制剂含有钙盐,对纠正钙磷代谢紊乱有一定帮助,而必需氨基酸无此作用。另外,必需氨基酸在体内会增高肾小球滤过率及尿白蛋白排泄率,复方 α- 酮酸制剂无此不良反应。这些差异在临床具体应用时应予考虑。

应当指出,低蛋白饮食治疗延缓 CKD 进展的作用,在不同病因、不同阶段的 CKD 患者中会有所差别。由于一些临床研究设计尚有某些缺陷,因而低蛋白饮食治疗延缓 CRF 进展的作用尚需要进一步深入研究。

8. **防治感染** 防治泌尿系及全身性感染,均可有效减少 CKD 患者肾功能急剧恶化的风险,而且可在延缓 CKD 进展方面发挥重要作用。平时应注意预防上呼吸道感染及其他各种感染,治疗时应选用无肾毒性或肾毒性最小的药物,并根据肾功能不全程度进行剂量调整。

9. **纠正水、电解质和酸碱平衡紊乱** 尽量避免并及时纠正血容量不足,以防肾脏低灌注,加重肾损害。及时纠正代谢性酸中毒及电解质紊乱也非常重要,对保护体内重要器官(包括肾脏)都具有作用。

10. **防治钙磷代谢紊乱及甲状旁腺功能亢进** 当 GFR<60ml/(min·1.73m²) 时,即应限制磷摄入量达 800~1 000mg/d。如果通过限制磷饮食治疗后,血磷水平仍高于目标值,即应服用肠道磷结合剂。一般首选含钙磷结合剂(如碳酸钙、醋酸钙等),出现高钙血症或软组织钙化时应停服,而改用不含钙的二线磷结合剂(如司维拉姆、碳酸镧等)。若血磷很高 >2.26mmol/L(>7.0mg/dl)需要较快下降,以进行活性维生素 D 治疗时,可以短期(<4 周)服用含铝磷结合剂(如氢氧化铝及硫糖铝等)。2009 年 KDIGO 指南认为血磷及钙应争取达到如下水平:CKD 3~5 期的非透析患者应将血磷控制于正常水平,而 5 期透析患者应尽可能将高血磷降到正常范围;CKD 3~5 期非透析患者及 5 期透析患者应将血钙控制于正常水平。

2003 年美国 KDOQI 指南认为血清甲状旁腺素(iPTH)水平应维持于如下水平:CKD 3 期患者 30~70ng/L;4 期 70~110ng/L;5 期 150~300ng/L。而 2009 年及 2017 年 KDIGO 指南均建议透析患者的血清 PTH 水平维持在正常值高限的 2~9 倍。当 iPTH 超过上述范围的上限,并在有效控制高磷血症后,即应开始口服骨化三醇或其类似物(如阿法骨化醇)治疗,但是治疗过程应监测血清钙、磷及 iPTH 变化,不要将 iPTH 降得过低(超过上述范围的下限),以免无动力性骨病发生。

11. **纠正贫血** 当血红蛋白(Hb)<100~110g/L,应检查贫血原因,根据病情加以纠正。如缺铁,应予补铁治疗。大多数 CKD 贫血患者需用红细胞生成刺激剂(ESA)进行治疗才能起效,临床已应用基因重组人红细胞生成素(rHuEPO)20 余年,近年又已有长半衰期的新型 ESA 问世,例如达依泊汀 α 及持续性促红细胞生成素受体激活剂(CERA),它们使肾性贫血治疗更为有效简便。新型药物缺氧诱导因子辅氨酰羟化酶抑制剂(HIF-PHI)正处于临床试验中。HIF-PHI 能够

抑制辅氨酰羟化酶活性,从而阻止 HIF 的降解,促进红细胞生成。贫血治疗目标值是 Hb 升至 110~120g/L,要注意 Hb 不应升达 13g/L 以上。

12. 中医中药治疗　根据现有的循证医学和临床观察,一些中药具有双向免疫调节作用,如虫草制剂(百令胶囊等)能有效改善肾纤维化,调节免疫功能,延缓肾衰竭进展,可用于慢性肾病的预防和治疗。

除上述各种干预措施外,基因治疗、干细胞移植等新型治疗方法,也正在研究之中。这些方法不仅对遗传性肾脏疾病(如多囊肾等)有良好应用前景,而且对非遗传性肾疾患也可能有防治作用,值得探讨。总之,在延缓或逆转 CKD 进展、改善患者预后上,应纠正片面、静止、孤立看待 CKD 发展的思维,全面、动态、持续地把握 CKD 阶段性防治对策,积极进行干预。我们需要进行更多扎实的研究,逐步建立起一套科学合理又便于应用的 CKD 评估和分期体系,以更好地实现 CKD 早期诊断、早期防治,进一步提高 CKD 防治水平,改善患者远期预后。

(焦军东)

参 考 文 献

1. Balley JL, Mitch WE. Pathophysiology of uremia//Brenner BM(ed). Brenner & Rector's The Kidney. 6th ed. Vol.Ⅱ. Philadelphia: Saunders, 2000: 2059-2078.

2. Kidney Disease: Improving Global Outcomes(KDIGO) CKD Work Group. KDIGO Clinical Practice Guideline for the Evaluation and Management of CKD. Kidney Int Suppl, 2013, 3: 1-150.

3. National Kidney Foundation. KDOQI Clinical Practice Guideline for Diabetes and CKD: 2012 Update. Am J Kidney Dis, 2012, 60: 850-886.

4. Kidney Disease: Improving Global Outcomes(KDIGO) Blood Pressure Work Group. KDIGO Clinical Practice Guideline for the Management of Blood Pressure in Chronic Kidney Disease. Kidney Int Suppl, 2012, 2: 337-414.

5. Kidney Disease: Improving Global Outcomes(KDIGO) Glomerulonephritis Work Group. KDIGO Clinical Practice Guideline for Glomerulonephritis. Kidney Int Suppl, 2012, 2: 139-274.

6. Kidney Disease: Improving Global Outcomes(KDIGO) Work Group. KDIGO Clinical Practice Guideline for the Diagnosis, Evaluation, Prevention, and Treatment of Chronic Kidney Disease-Mineral and Bone Disorder(CKD-MBD). Kidney Int Suppl, 2009, 113: S1-S130.

7. Kidney Disease: Improving Global Outcomes(KDIGO) Anemia Work Group. KDIGO Clinical Practice Guideline for Anemia in Chronic Kidney Disease. Kidney Int Suppl, 2012, 2: 279-335.

8. α酮酸制剂在肾内科应用专家协作组. 慢性肾脏病蛋白营养治疗共识. 中华肾脏病杂志, 2005, 21: 421-424.

9. 中华医学会糖尿病学分会. 中国 2 型糖尿病防治指南(2010 年版). 中华糖尿病杂志, 2012, 20: S1-S37.

10. Sarafidis PA, Li S, Chen SC, et al. Hypertensionawareness, treatment, and control in chronic kidney disease. Am J Med, 2008, 121: 332-340.

11. Haroun MK, Jaar BG, Hoffman SC, et al. Risk factors for chronic kidney disease: A prospective study of 23534 men and women in Washington County, Maryland. J Am Soc Nephrol, 2003, 14: 2934-2941.

12. Peralta CA, Shlipak MG, Judd S. et al. Detection of chronic kidney disease with creatinine, cystatin C, and urine albumin-to-creatinine ratio and association with progression to end-stage renal disease and mortality. JAMA, 2011, 305: 1545-1552.

13. Iseki K, Ikemiya Y, Iseki C, et al. Proteinuria and the risk of developing end stage renal disease. Kidney Int, 2003, 63: 1468-1473.

14. Iseki K, Ikemiya Y, Kinjo K, et al. Body mass index and the risk of development of end-stage renal disease in a screened cohort. Kidney Int, 2004, 65: 1870-1876.

15. Lin L, Glynn RJ, Rifai N, et al. Inflammation and progressive nephropathy in type 1 diabetes in the diabetes control and complications trial. Diabetes Care, 2008, 31: 2338-2343.

16. Pereila BG, Burkart JM, Parker Ⅲ TE. Strategies for influencing outcomes in Pre-ESRD and ESRD patients. Am J Kidney Dis, 1998, 32: S52-S54.

17. Fogo AB. Progression versus regression of chronic kidney disease. Nephrol Dial Transplant, 2006, 21(2): 281-284.

18. Wühl F Schaefer F. Therapeutic strategies to slow chronic kidney disease progression. Pediatr Nephrol, 2008, 23

（5）：705–716.

19. Fogo AB. Progression and potential regression of glomerulosclerosis. Kidney Int, 2001, 59：804–819.

20. Ross S, Benz K, Sauerstein K, et al. Unexpected recovery from long term renal failure in severe diffuse proliferative lupus nephritis. BMC Nephrol, 2012, 13：81.

21. 郑法雷. 慢性肾功能衰竭进展的机制与预防. 中华内科杂志, 1998, 37（2）：95–97.

22. Mitch WE, Walser M. Nutritional therapy in renal diseases. In：Brenner BM（ed）：Brenner & Rector's The Kidney, 6th Ed, Vol. Ⅱ. Philadelphia：Saunders, 2000. 2298–2340.

23. Perkins BA, Ficociello LH, Silva KH, et al. Regression of microalbuminuria in type 1 diabetes. N Engl J Med, 2003, 348：2285–2293.

24. Perssonl F, Rossing P, Hovind P, et al. Irbesartan treatment reduces biomarkers of inflammatory activity in patients with type 2 diabetes and microalbuminuria：an IRMA 2 substudy. Diabetes, 2006, 55：3550–3555.

25. Fried LF, Orchard TJ, Kasiske BL, et al. Effects of lipid reduction on the progression of renal disease：A meta-analysis. Kidney Int, 2001, 59：260–269.

26. Jungers P, Choukroun G, Oualim Z, et al. Beneficial influence of rhuEPO therapy on the rate of progression of chronic renal failure in predialysis patients. Nephrol Dial Transplant, 2001, 16：307–312.

27. Fliser D, Kollerits B, Neyer U, et al. Fibroblast growth factor 23（FGF23）predicts progression of chronic kidney disease：the Mild to Moderate Kidney Disease（MMKD）Study. J Am Soc Nephrol, 2007, 18：2600–2608.

28. Bolignano D, Lacquaniti A, Coppolino G, et al. Neutrophil gelatinase-associated lipocalin（NGAL）and progression of chronic kidney disease. Clin J Am Soc Nephrol, 2009, 4：337–344.

29. Abbate M, Zoja, Remuzzi G. How does proteinuria cause progressive renal damage?. J Am Soc Nephrol, 2006, 17

（11）：2974–2984.

30. Gorriz JL, Martinez-Castelao A. Proteinuria：detection and role in native renal disease progression. Transplant Rev（Orlando）, 2012, 26（1）：3–13.

31. Erkan E. Proteinuria and progression of glomerular diseases. Pediatr Nephrol, 2013, 28（7）：1049–1510.

32. Roh M, Sohn JH, Kim TY, et al. Gastric Syphilis and Membranous Glomerulonephritis. Clin Endosc, 2015, 48（3）：256–259.

33. Janeiro S, Fernandes AM, Lopes P, et al. Secondary syphilis：a rare cause of nephrotic syndrome. BMJ Case Rep, 2014：bcr2013201473.

34. Orozco Guillén AO, Velazquez Silva RI, Moguel González B, et al. Acute IgA-Dominant Glomerulonephritis Associated with Syphilis Infection in a Pregnant Teenager：A New Disease Association. 2019, 8（1）.pii：E114.

35. Besarab A. Roxadustat（FG-4592）：Correction of Anemia in Incident Dialysis Patients. J Am Soc Nephrol, 2016, 27（4）：1225–1233.

36. Robert P. Roxadustat（FG-4592）Versus Epoetin Alfa for Anemia in Patients Receiving Maintenance Hemodialysis：A Phase 2, Randomized, 6-to 19-Week, Open-Label, Active-Comparator, Dose-Ranging, Safety and Exploratory Efficacy Study. Am J Kidney Dis, 2016, 67（6）：912–924.

37. 余学清. 中国慢性肾脏病患者合并高尿酸血症诊治专家共识. 中华肾脏病杂志, 2017, 33（6）：463–469.

38. 中国医师协会肾脏内科医师分会. 中国肾脏疾病高尿酸血症诊治的实践指南. 中华医学杂志, 2017, 97（25）：1927–1936.

39. Mistry N, Mazer CD, Sled JG, et al. Red blood cell antibody-induced anemia causes differential degrees of tissue hypoxia in kidney and brain. Am J Physiol Regul Integr Comp Physiol, 2018, 314（4）：R611–R622.

第二章 慢性肾衰竭的替代治疗

第一节 血液透析在治疗慢性肾衰竭中的应用及评价

一、血液透析的发展历史

透析（dialysis）的概念最早由苏格兰化学家 Thomas Graham 于 1861 年提出，他发现用包被白蛋白的植物纤维膜构成半透膜可以使晶体弥散通过，他把这个过程称为"dialysis"，dia- 即为通过，–lysis 则为分离。1913 年 Abel Rowntree 和 Turner 首先建成并命名了"人工肾"（artificial kidney），他们采用火棉胶制作了半透膜的管道，外包玻璃外套管，玻璃腔内充满生理盐水或人工血清，以水蛭素作抗凝剂，对兔进行了体外循环透析治疗，取得了成功，标志着血液透析的开始。1924 年德国医生 Georg Haas 首次采用火棉胶管透析器，用纯化水蛭素抗凝，为一例尿毒症患者进行了血液透析，开创了血液透析临床治疗的先河。当时 Haas 等发现应用水蛭素作抗凝剂副作用大，患者易发生严重的过敏反应，因此在其后续的临床研究中采用了哺乳动物均含有的肝素作为抗凝剂，从 1937 年肝素提纯至今，其一直是血液透析治疗中的主要抗凝药物。1943 年荷兰医生 Willem Kolff 研制成第一台临床实用的转鼓式人工肾，其装置包括 30~40m 长的赛璐玢（cellophane）管道，这些管道预先固定在木鼓表面，治疗时血液在管道内流，而木鼓则在盛有 100L 电解质溶液（透析液）的水箱中转动，达到清除尿毒症毒素的目的。1945 年 Kolff 应用该装置成功救治了一例 67 岁伴昏迷的女性急性肾衰竭患者，从而使血液透析逐步应用于临床。1946 年瑞士医师 Nils Alwall 改良 Kolff 透析机，通过金属网的内衬，使赛璐玢管道能够承受足够的压力，从而生产出超滤可控的透析器，以后 Kolff 转鼓式人工肾经过多次改良制成盘管（coil）式透析器，并于 20 世纪 50 年代在朝鲜战场成功救治了一批急性肾衰竭患者。为了制造更经济、有效的透析器，平流型透析成为当时的发展重点，尤其 1960 年挪威医生 Fredrik Kill 制造的 Kill 型平板透析器成为当时的技术顶峰。1964 年美国人 Richard Stewart 首先发明了中空纤维透析器，而 1967 年 Ben Lipps 首次将醋酸纤维制成直径约 200μm 的中空纤维，将 8 000~10 000 根纤维平行装在一个筒状硬壳内，制成临床实用的中空纤维透析器，并迅速以其体积小、使用方便、有效面积大、超滤能力强等优点在世界范围内普及，目前所有的透析器已统一为中空纤维透析器。

在慢性肾衰竭血液透析的发展中，血管通路发展也起着突出的作用。20 世纪 50 年代 Willem Kolff 发明的人工肾解决了急性肾衰竭的救治问题，但对慢性肾衰竭仍没有好的解决办法，一方面当时尚没有良好的人工装置可以长期替代肾脏功能，另一方面也因在透析治疗中必须穿刺患者的动脉和静脉，经过数次治疗，患者身上很难再找到血管通路。1960 年美国医生 Belding Scribner 提出了动静脉分流（scribner shunt，即外瘘）才解决这一问题，他采用聚四氟乙烯制成两条管路，分别插入桡动脉和头静脉，透析时管路分别连接体外循环的动、静脉管道，非透析时两管连接形成瘘。采用该技术，Scribner 接收了第一位长期透析的慢性肾衰竭患者，并使慢性透析患者依靠人工肾能存活 11~18 年，尽管动静脉外瘘有易出血、感染、凝血等缺点，目前已不使用，但这是血液透析史上又一个突破性进展，标志着慢性透析成为可能。而慢性血透史上里程碑式的贡献来自 1966 年美国 Brescia 及其同事建成的动静脉内瘘，直到今天动静脉内瘘仍是慢性透析患者首选的血管通路。

在慢性肾衰竭血液透析史上,其他方面的重要进展还包括:1972年铝中毒的认识,使对透析用水的认识提高到一个新的高度;1975年Henderson首先提出了血液滤过,1977年Kramer首先提出连续性动脉静脉血液滤过,从而促使更符合生理状态的血液净化手段发展,进一步拓展了血液净化技术的治疗领域;1981年以透析相关淀粉样变的描述为起点,标志对慢性透析患者长期并发症防治的开始;1986年基因重组人促红细胞生成素在肾性贫血治疗的应用使慢性透析患者的长期生存率和生活质量有了显著提高;20世纪80年代尿素清除指数(Kt/V)和透析充分性等概念的应用和推广,使长期血液透析治疗逐步走向标准化。

二、血液透析的治疗现状

血液透析作为一种常规治疗手段已非常普及,成功挽救了众多慢性肾衰竭患者,使部分患者得以长期存活,单纯依赖血液透析治疗的患者最长存活时间已超过40年。但血液透析仍存在较多的短期和长期并发症,如何提高患者的长期生存率和生活质量仍是肾脏病医生面临的巨大挑战。

(一)血液透析领域的循证医学依据和实践指南

血液透析领域的大型前瞻性随机对照研究仍缺乏,尤其是以发病率和死亡率作为终点事件的研究。1981年发表的国家协作透析研究(National Cooperative Dialysis Study,NCDS)是关于透析清除和患者预后关系的前瞻性随机对照研究,在其基础上提出了单室Kt/V的概念,以尿素清除率制定透析剂量及设定透析充分性的标准和目标。2002年HEMO研究的目的是评价透析剂量和膜通透性对患者生存的影响。该研究招募了1 846例患者,入组历时5年余,但其发现应用高通量透析仅使血透患者死亡风险下降8%,而采用超过常规透析剂量(Kt/V=1.3)的高效透析也仅使血透患者死亡风险下降4%,主要结果均未达到统计学意义。其结果与其本身研究设计有关,例如入组患者并非随机,代表性不够;此外研究中高通量透析器复用,将明显影响患者死亡率;最后心血管病是透析患者主要的死亡原因,

而HEMO研究忽略了联机血液透析滤过(on line HDF)、超通量膜(能清除部分蛋白结合的毒素)等可能对心血管病预防更有效的新技术。所以我们不能从HEMO研究结果简单地认为高透析剂量和高膜通透性对患者生存无影响,事实上随后对HEMO研究数据的再分析还是发现高透析剂量或高膜通透性对女性患者、对入组前透析时间较长的患者、对脑血管病的预防等方面可能有利。2009年发表的MPO研究是关于透析膜通透性与预后的多中心前瞻性随机对照研究,有多个欧洲国家的透析中心参加,其发现高通量透析组死亡风险下降,但未达到统计学差异。在亚组分析中,血清白蛋白小于40g/L患者接受高通量透析的死亡风险降低51%,糖尿病患者接受高通量透析的死亡风险降低39%,而糖尿病同时合并血清白蛋白小于40g/L者高通量透析获益更大。来自德国的4D研究通过648例糖尿病患者的4年随访发现高通量膜可以降低死亡风险,结果具有统计学差异。近十年来,关于在线血液透析滤过和血液透析方式的优劣比较,荷兰CONTRAST、土耳其Turkish、西班牙ESHOL研究是透析领域的主要前瞻性随机对照研究,但其规模无法和HEMO研究相比。

尽管在血液透析领域的前瞻性随机对照研究不多,但仍有大量不同级别的文献从不同角度探讨了提高血液透析质量,提高慢性肾衰竭患者生存率的方案。目前,美国、欧洲、日本、澳大利亚等国家和地区都不同程度地制定了血液透析临床操作指导意见,以美国国家肾脏基金会(National Kidney Foundation,NKF)制定的K/DOQI指南影响最大。NKF于1995年成立了专家工作组,在广泛收集、复习全世界已发表的有关英文文献的基础上,根据循证医学原则,精选出数百篇进行分析、讨论,最终于1997年发布了《透析预后质量倡议》(dialysis outcomes quality initiative,DOQI),内容包括慢性肾衰竭贫血的治疗、腹膜透析充分性、血液透析充分性和血管通路4个方面,为改善透析患者的生存质量及预后向临床医生提出治疗倡议。2000年NKF进一步将《透析生存质量倡议》扩展为《肾脏病预后质量倡议》(kidney disease outcomes quality initiative,K/DOQI),发表了CKD评价与分级、慢性肾衰竭营养治疗、贫血

治疗、血脂异常的处理、CKD 的骨代谢和疾病治疗、CKD 高血压和降压药物、透析心血管病防治、儿童 CKD 的骨代谢和疾病治疗、血管通路、腹膜透析充分性、血液透析充分性、糖尿病和 CKD 等多个临床实践指南和更新版本。2003 年，改善全球肾脏病预后组织（Kidney Disease: Improving Global Outcomes, KDIGO）成立，通过多学科国际性专家队伍的合作，整合已有的相关工作，制定出适用于 CKD 患者的临床实践指南，并在世界不同地区推广，达到改善全球肾脏疾病患者医疗水准和预后的目的。目前 KDIGO 已发布 CKD 矿物质及骨代谢异常、急性肾损伤（AKI）、CKD 分期和诊治、CKD 贫血治疗、CKD 高血压治疗等多项与血液净化相关的指南。

为了判断临床实践指南在不同地区或中心的执行情况及能否达到靶目标值，更为了明确这些临床实践指南是否真正能改善患者的长期生存，1996 年在 DOQI 标准制定后不久，研究者即成立了由多国多中心参与的"透析预后与实践模式研究"组织（Dialysis Outcomes and Practice Pattern Study, DOPPS）。从 1996 年 DOPPS 组建以来，其已完成了多个阶段的研究。DOPPS 研究内容涉及血液透析中诸多领域的问题，特别关注国际流行病学评估、分析和分层资料对血液透析患者病死率、住院率、营养状况、血管通路、透析充分性及生活质量的影响，从中可以获得很多对临床实践有益的信息。

（二）血液透析领域现阶段存在的问题与处理对策

1. 血液透析患者长期生存率仍不理想 影响血液透析患者长期生存率的相关因素复杂，包括透析技术和患者因素两方面。透析技术包括：透析剂量、透析时间及方式、透析膜、透析液以及透析中心的管理和技术水平；患者因素包括：年龄、原发病、透析时机、贫血、血压、血脂、酸中毒、慢性肾脏病 – 矿物质骨异常、炎症状态、营养不良、社会回归状态等。文献报道维持血液透析患者每年死亡率高达 18%，而心脑血管事件占 50% 左右，其发生心脑血管事件的风险是正常人群的 3.5~50 倍，是主要致死原因；而感染是排名第二的致死原因，维持血液透析患者发生脓毒症的风险是正常人群的 250 倍。因此要提高维持血液透

析患者的长期存活，需要从减少心脑血管事件的发生和控制感染着手，而要解决上述问题，也离不开透析充分性、透析方式选择、透析生物相容性、营养不良和炎症等老问题的新处理。

2. 关于血液透析剂量、透析方式的选择 血液透析从研究初始就存在透析剂量和毒素清除的问题。DOPPS 研究显示，透析剂量不达标的情况在全球普遍存在。保证单次透析效率是较为简单易行的方式。除了增加透析剂量，透析频率也是一个重要的可控因素。常规透析方式是每周两至三次，有研究显示增加透析次数以及每日透析能够改善预后。每日透析在形式上包括短时（DHD）和缓慢长时夜间血透（NHD）。目前为止，有关 DHD 的文献在各方面均显示良好的结果，而且这些效果都是在每周透析剂量基本不变的前提下获得的，主要原因是与传统血透相比，DHD 可以比较生理性地清除水和溶质，减轻了透析前后和透析间期溶质的波动。但 DHD 提高血透患者长期生存的疗效，还需要有充分对照的前瞻性研究来证实。在透析模式方面，高通量透析和在线透析滤过是近来的主要进展。在高通量透析领域，HEMO、MPO 等大型前瞻性临床研究提示了患者获益，欧洲的 ERA–EDTA 指南也建议为了减少血液透析治疗的长期并发症应考虑使用高通量透析器。关于在线血液透析滤过（HDF）的死亡率、心血管事件死亡及感染死亡率上均未发现 HDF 更优于 HD。目前认为，在线 HDF 需要足够的剂量及合理的治疗方案，同时对水质有高要求。随着透析膜技术的不断进步，中大截流量滤器的出现，已有小规模前瞻性研究提示中截流膜 HD 能更有效地去除多种中、大分子物质。此外，利用新型透析膜进行结合了对流和弥散技术的扩展型透析（expanded hemodialysis）治疗也刚刚进入临床，其效果有待于进一步验证。

3. 关于生理性透析和透析的生物相容性 常规每周 2~3 次，每次 4~5 小时的血液透析，其非生理性是显而易见的。生理性透析也是血液透析治疗追求的目标，与提高长期存活率有重要关系，其不仅要考虑到血液透析材料、透析用水的生物相容性，也要考虑到血液透析过程中毒素和水分清除的生理性。目前国内高分子合成材料膜的应用已越来越普及，但对透析液的成分和水质的

影响尚未引起足够的认识。透析液水质应是影响维持血透患者营养状态和长期并发症的独立危险因素。研究也发现应用超纯透析液可以明显改善血液透析患者微炎症状态。随着高通量透析、在线透析滤过等技术的推广,对水质的要求也有了提高,无菌无热源的超纯透析液是目前指南推荐的透析用水。近年来透析治疗中的新技术发展很快:连续血容量监测(BVM)、血温度监测(BTM)、实时 Kt/V 测量、可调钠透析等的应用在于保证患者无症状透析,但要达到生理性透析还任重道远。

4. 心、脑血管事件的防治 维持血液透析患者存在许多心血管危险因素,除了传统危险因素如老年、男性、绝经期女性、高血压、高血脂、糖尿病、吸烟、心血管疾病家族史等,血液透析患者还存在慢性肾衰竭和血液透析的特异危险因素,如容量负荷过重、贫血、钙磷代谢紊乱、尿毒症毒素的积累、氧化应激、慢性炎症过程、营养不良、容量负荷变化和酸碱电解质浓度的波动等。

蛋白-能量营养不良(protein-energy malnutrition, PEM)和微炎症状态是维持性透析患者中非常普遍的问题,其发生率报道在 23%~73%。近几年多中心回顾性调查显示营养不良与透析患者死亡率的相关性甚至要显著高于透析充分性的指标。营养不良、微炎症与心血管并发症相互促进、相互影响,是决定透析患者预后的重要因素。PEM 和微炎症状态的预防与治疗措施包括定期营养评估管理、保持充分的透析剂量、足够的蛋白与热量摄入、避免酸中毒、积极处理慢性炎症、应用促进食欲的药物,改善营养代谢的药物以及应用氨基酸透析液和左旋肉碱等。

心血管转移性钙化也是维持血液透析患者心脑血管事件的独立危险因素。异位钙化中钙磷过负荷是主要原因,降磷治疗仍是目前的难点,增加透析频率和延长透析时间可能是有效清除血磷的方法,新型不含钙的磷结合剂、活性维生素 D 类似物、拟钙剂、生理性钙浓度透析液、甲状旁腺切除等已显示了较好的临床疗效,但需根据患者的钙磷代谢紊乱特征选择治疗时机并调整,其对患者长期存活率和心血管事件的确切疗效也需要前瞻性对照研究来证实。

他汀类药物除了已知的降胆固醇作用外,还能抑制平滑肌细胞的凋亡和增殖,抑制内皮细胞

对炎症刺激的反应,从而抑制炎症反应和改善内皮功能。肾素-血管紧张素系统(RAS)阻断剂也有减轻炎症反应的相关报道,联合应用他汀类、RAS 阻断剂是否能进一步提高血液透析患者的长期生存也值得探索。

三、血液透析的发展与展望

无症状透析、生理性透析是近期血液透析领域发展的重要方向,围绕生理性透析需要在许多方面取得突破:对尿毒症毒素更深入地认识,合理透析效果评价指标的建立,模拟血管内皮结构的高生物相容性膜透析器的开发与应用,无菌无热源超纯透析液推广,夜间长时透析、每日透析等个体化透析模式的应用与完善,高效、安全、价廉的抗凝药物及技术的应用等。

血液透析远期并发症的防治对改善长期生存率意义重大,尤其针对心脑血管并发症的药物预防以及新型血液净化技术的开发与应用。带有吸附功能的透析器,能更好清除炎症介质,中、大分子毒素;生物人工肾小管辅助装置(bioartificial renal tubule assist device, RAD)将组织工程学技术和细胞治疗技术结合在一起,能更好地模拟肾脏功能,最早用于急性肾损伤的治疗。随着纳米技术和 3D 打印技术的进步,2016 年美国加州大学与范德比尔特大学联合研发了第一款可植入生物人工肾(IAK)。可穿戴式的人工肾经过几十年的发展,已经研制出了腰带式、背心式的便携式透析机。目前,最新的可穿戴式人工肾已经获得美国 FDA 批准,进入临床试验。这些人工肾装置进入临床后,可以模拟正常肾脏连续工作,最终达到或接近生理性透析,患者可以自由活动,不需要大量的透析液,能够大幅度改善患者的长期存活和生活质量。

第二节 腹膜透析在治疗慢性肾衰竭中的应用及评价

一、腹膜透析的发展历史

1877 年德国人 Wegner 应用不同成分和不同温度的溶液注射到兔腹腔,发现浓缩的糖溶液可

以增加腹腔的滤水量,从而发现可利用腹腔清除液体,即腹腔的超滤功能。之后许多研究证实了腹膜的半透膜作用,为腹膜透析的开展奠定了理论基础。1923 年 Ganter 首次将腹膜透析技术应用于一例因子宫癌所致梗阻性肾病的肾衰竭患者,使患者症状暂时改善。从此,腹膜透析开始进入临床发展阶段,但合适的腹膜透析管路问题使这一的应用受到限制。20 世纪 50 年代 Grollman 等将可留腹的塑料软管作为腹膜透析导管,其后的学者不断改良导管的结构,从而使维持性腹透成为可能。1968 年 Tenckhoff 研制出以其名字命名的带双涤纶套的腹膜透析硅胶导管,直到现在仍被广泛采用。

除了腹膜透析留腹导管的发展,腹透袋和体外管道的发展也对腹膜透析的成功应用起了很大的作用。1978 年 Oreopoulos 将腹透液引入塑料袋包装。随后 Buoncristiani 等发明了带空袋的 Y 系统管路。之后的学者将其改良为带双袋的 Y 系统管路,从而使腹膜透析操作简化,腹透相关性腹膜炎发生率明显降低,腹膜透析得以逐步推广。

腹膜透析液也是腹膜透析能否持久的另一关键因素。传统的腹膜透析液为乳酸盐透析液,目前应用广泛,但其 pH 较低,含乳酸盐及葡萄糖,并且在消毒、保存和透析过程中可产生大量葡萄糖降解产物(glucose degradation products GDPs)、晚期糖基化终末产物(advance glycation end production,AGE)等,可导致腹膜细胞结构破坏和生物学功能受损,腹膜基质增多,腹膜纤维化等。新型的腹膜透析液针对上述问题上做了许多改进,如使用碳酸氢盐缓冲剂取代乳酸盐透析液,应用葡聚糖、氨基酸、多肽等渗透剂克服了葡萄糖作为单一渗透剂的各种缺陷,使用双袋和三腔腹透液有效减少了 GDPs 含量,避免了碳酸氢盐与钙、镁的沉淀反应并提高了 pH。上述许多新型生理、生物相容性佳的腹透液已在欧美国家广泛应用。

与此同时,腹膜透析方式也在不断发展。1975 年 Popovich 和 Moncrief 提出了持续性非卧床腹膜透析(continuous ambulant peritoneal dialysis,CAPD)的概念,使维持性腹透的效果明显改善,其已成为慢性肾衰竭的主要维持腹透方式。近年来,为进一步降低腹膜透析感染率,提高腹膜透

析质量和患者的舒适度,自动化腹膜透析(APD)机器越来越多地应用于临床。1981 年 Diaz-Buxo 提出了持续循环的腹膜透析(continuous cyclic peritoneal dialysis,CCPD)概念,成为目前最常用的 APD 治疗方式,患者可在夜间进行自动连续性腹膜透析,减少了导管连接次数,降低了腹透相关性腹膜炎的发生率,并使患者白天能够自由工作,提高了生活质量。全自动腹膜透析机的应用以及新近的持续性流动腹膜透析(continuous flow peritoneal dialysis,CFPD)技术进一步提高了溶质清除效能,减少了由人工操作带来的不便和并发症。

二、腹膜透析治疗慢性肾衰竭的现状与存在问题

在过去的 20 多年中,腹膜透析技术日臻成熟,在多个方面(包括腹膜透析操作和连接系统、腹膜透析方式、腹透液及基础研究等)都取得了显著进展。腹膜透析人数逐年稳步增长,患者预后明显改善,统计资料显示:目前全球腹膜透析患者人数占透析总人数的 11% 左右。在中国,腹膜透析人数已超过 8 万人,占透析总人数 14%。在慢性肾衰竭的一体化治疗中,腹膜透析占有重要地位。随着腹膜透析的深入发展,其在许多方面显示了独特优势。但是腹膜透析也有一定的局限性,需要不断发展和完善。

(一)腹膜透析的循证医学依据和实践指南

循证医学研究对腹膜透析临床认识的提高,尤其对腹膜透析充分性认识的转变起到了重要作用。理论上,小分子溶质清除率与患者生活质量及生存率之间存在剂量依赖性关系。20 世纪 90 年代的临床前瞻性研究,均将腹膜溶质清除率等同于残余肾脏清除率,而将它们简单的相加。CANUSA 研究对美国和加拿大多个中心的 680 例 CAPD 患者进行了 1.2 年随访,认为提高腹膜对小分子溶质的清除率可以改善患者生存率,降低病死率,Kt/V 每上升 0.1,死亡相对危险性下降 5%。CANUSA 研究指出大透析剂量与更好的生存率、更低的住院率相关,应达到最低的溶质清除目标为每周 Kt/V 2.0,肌酐清除率 70L/(周·1.73m²)。依据 CANUSA 研究的结果,1997 年 NKF 制定的 DOQI 指南指出:CAPD 患者每周 Kt/V 应达 2.0,

肌酐清除率应达 70L/（周·1.73m²）。以后大量临床研究发现，给予同样的透析剂量后，低转运患者不容易达到较高的清除率目标值，但他们的生存率并不低，甚至高于高转运患者，而后者更容易达到清除率靶目标。因此，2000 年 K/DOQI 根据腹膜转运状态将腹透充分性的治疗指南修改为：CAPD 患者腹膜转运功能为低转运及低于平均转运者，每周 Kt/V 应达到 2.0，肌酐清除率应达到 50L/（周·1.73m²）；腹膜转运功能为高转运及高于平均转运者，每周 Kt/V 应达到 2.0，肌酐清除率应达到 60L/（周·1.73m²）。但在临床实际应用中发现，腹透患者往往很难达到指南推荐的 Kt/V 要求，尤其是那些已没有残余肾功能的患者。2002 年报道的 ADEMEX 研究在墨西哥 14 个城市的 24 个腹透中心观察了 965 名腹透患者，受试者被随机分为干预组和对照组。对照组患者继续使用以前的透析处方，即每天 4 次、每次 2L 标准腹膜透析液交换；干预组患者予以可变的透析处方以达到肌酐清除率为 60L/（周·1.73m²）。结果发现干预组与对照组患者生存率无显著差异，在校正与腹膜透析患者生存相关的因素如年龄、糖尿病、血浆白蛋白水平、标准化蛋白氮表现率（nPNA）及尿量后，两组患者的死亡率仍相似。不仅如此，两组的技术失败率、住院率、住院天数、腹膜炎发生率等也均无显著差异。ADEMEX 的研究结果是对当时公认的腹膜透析充分性指南的挑战，其指出在达到某一最低值后，增加小分子溶质的清除并不能改善患者的生存率。此结果给了人们很大的启示：可能以往过于强调了小分子溶质清除作为透析充分性的指标，而忽视了临床方面的表现。如果患者不能达到当前临床指南要求的清除指标，但其他方面是满意的（无尿毒症症状、液体清除充分等），患者并不一定要增加透析剂量，也不要盲目地退出。来自于中国人群的研究资料也支持这一看法，320 例残肾 Kt/V<1.0 的 CAPD 患者随机分入 3 个不同的 Kt/V 目标值组（A 组：1.5~1.7，B 组：1.7~2.0，C 组：大于 2.0），发现 3 组间患者 2 年存活率并无显著差异。由此提出以 1.7 作为亚洲人最低的目标 Kt/V 值。根据以上循证医学依据，2006 年 K/DOQI 的临床实践指南再次修改腹膜透析的溶质清除靶目标，即无论患者有无残余肾功能，每周 Kt/V>1.7 即足够。

随着对腹膜透析溶质清除目标的逐步认识，腹膜透析充分性也有了新认识。首先残余肾的清除与腹膜透析的清除是不能等同的，ADEMEX 研究显示残余肾功能能够预测患者的预后，从而使残余肾功能的保护在腹膜透析患者中被充分重视。此外，容量平衡也应作为透析充分性的重要指标。2005 年腹膜透析治疗的欧洲最佳实践指南：腹膜透析充分性的目标值不应仅包括小分子溶质如尿素氮的清除，还应包括液体的清除。需要注意的是：临床在判断容量平衡时，应注意液体的摄入和清除的平衡，而非单纯观察腹膜透析的超滤量。

（二）腹膜透析存在的问题与处理策略

腹膜透析存在的问题与血液透析存在的问题在很多地方相似，如长期生存率不理想、心脑血管并发症发生率高、炎症与微炎症状态等。但腹膜透析也有其特殊问题。

1. 技术生存率较低 资料显示，腹膜透析的 5 年技术生存率仅为 40%~60%，依赖腹膜透析长期存活（>10 年）的慢性肾衰竭患者还为数不多。退出腹膜透析治疗的原因很多，其中主要是腹透相关性腹膜炎，其次是腹膜超滤衰竭、透析不充分，以及社会心理因素等。随着新型透析连接管路的广泛应用，腹透相关性腹膜炎的发生率已显著降低，但腹膜结构与功能的变化依然影响着腹膜透析的长期进行，如何提高腹透长期治疗的成功率，降低退出率，仍是腹膜透析的难题和发展的关键，其解决依赖于社会家庭支持、腹透技术的完善和对患者的综合管理水平等。

2. 腹膜透析液的非生理性 传统葡萄糖腹膜透析液中的高糖、低 pH、乳酸盐等成分都可引起维持性腹膜透析患者的腹膜功能减退和衰竭。在每日透析过程中，腹膜可以吸收 100~200g 葡萄糖，葡萄糖的吸收可能造成血糖升高及糖代谢紊乱，从而导致持续的高胰岛素血症和胰岛素抵抗。因此，维持性腹膜透析患者可能存在更严重的葡萄糖与脂质代谢紊乱、冠心病、动脉粥样硬化等心血管疾病的发生风险也有所增加。对腹透液的改进与应用是当前腹膜透析临床应用和基础研究的热点问题。新型腹膜透析液如碳酸氢盐透析液、葡聚糖透析液、氨基酸腹透液、低钙透析液等的研究和应用仍然是目前腹膜透析发展的一个重要方面。其目的在于：能够最大限度地减少对腹膜的损伤，保护腹膜功能；能够获得充分透析，保持良好营养状态；尽可能地减少心血管疾病发生率；减少代谢综合征的发生；更好地保护残余肾功能，以及更有利于患者的容量控制。

3. 腹膜透析相关感染的防治 随着导管连接系统的改进及腹膜透析技术的进步，腹透相关性腹膜炎的发生率已经降至 1 次 /2~4 患者年，但是，腹透相关性感染仍然是退出腹膜透析的主要原因之一，对其仍需持续关注加强防治。腹膜炎的种类有细菌性腹膜炎、真菌性腹膜炎、化学性腹膜炎、硬化性腹膜炎等，目前以导管相关性细菌性腹膜炎最为常见。须密切监测腹透相关性腹膜炎的发生率，正确评估和治疗腹膜透析导管出口感染和隧道感染，应根据腹膜炎的初始表现进行经验性治疗，而后再根据病原学检查结果做出针对性抗感染治疗。预防腹膜透析相关感染的发生，降低腹透相关性腹膜炎发生率也是腹膜透析取得成功的重要因素。开展持续质量改进，包括持续进行感染监测、分析每次感染发生的原因，对于减少腹膜透析相关感染至关重要。密切关注患者培训和再培训、腹膜透析相关设备和防治感染的方案，也能够有效地降低腹透相关感染的发生。未来需要进行更多研究，探寻各种腹透相关性腹膜炎的危险因素，加以预防；了解各种新型抗微生物药在腹膜炎治疗中的药代动力学和疗效，加以推广，从而提高腹膜透析相关感染的防治水平。

三、腹膜透析治疗慢性肾衰竭的发展与展望

新型腹膜透析液的研究和应用仍然是今后腹膜透析发展的一个重要方向。未来的腹膜透析液正朝着满足临床需求方向发展，包括：能够最大限度地减少对腹膜的损伤，保护腹膜功能；能够获得充分的透析，保持良好的营养状态；以及尽可能地减少心血管疾病发生率。此外，腹膜透析液中的干预性用药可能也是一个值得关注的方面。新型的腹膜透析管、植入技术以及自动腹膜透析机的研制和推广，也可以简化腹膜透析方法、减少腹透相关性腹膜炎的发生及降低腹膜透析技术失败率。

对腹膜透析充分性的认识是一个不断深入和更新的过程，寻找和探索更加合理的透析充分性评价指标仍需研究。如何改善腹膜透析患者的营养状态，纠正钙磷代谢紊乱，控制微炎症状态，减少慢性肾衰竭各种并发症的发生也都是腹膜透析的临床研究热点。

近年来，腹膜透析的基础研究取得了飞速进步，研究者从分子生物学、病理组织学、功能学等多方面研究了腹膜透析中腹膜的变化和干预性治疗的方法。随着基因工程技术的广泛应用，基因治疗可能是今后腹膜透析基础研究的方向之一。基因治疗的相关研究已经取得了一定进展，可以期望这方面的研究成果将为解决腹膜功能衰竭问题提供新的方法。

第三节 肾脏移植内科问题的处理策略

肾脏移植是慢性肾衰竭患者最佳的替代治疗选择，可真正实现肾脏功能的完全替代。1988 年以来得益于手术技巧、免疫抑制剂和器官保存技术的发展，移植肾的近期存活和远期存活都有了很大的提高。中国肾移植科学登记系统的数据表明，2008—2010 年移植肾 1 年存活率达 94.8%，肾移植受者 1 年存活率达 96.1%。2010 年美国肾移植数据表明尸体肾移植移植肾 5 年和 10 年存活率分别为 69% 和 40%，半数生存期为 12.6 年；活体肾移植移植肾 5 年和 10 年存活率分别为 82% 和 58%，半数生存期为 24.8 年。目前肾移植已成为一种常规手术，但由于供体短缺，只有少部分慢性肾衰竭患者有机会接受移植，而且，术后长期使用免疫抑制剂使肾移植受者处于感染及肿瘤的高风险中，急性排斥反应、慢性移植肾肾病、移植肾带功死亡等问题仍突出。改善移植肾与移植受者的长期存活已成为肾移植研究的关键问题。

一、肾脏移植的发展历史

自 1902 年奥地利 Ullmann 医生在动物实验中开展肾移植以来，临床医生们不断尝试进行肾移植，但由于手术技术、配型、器官保存等问题而未获成功。1954 年，哈佛大学 Murry 等第一次成功地完成了一对同卵孪生兄弟之间的肾移

植,受者未使用任何免疫抑制药物,移植肾获得了长期存活。1959 年,Murry 在一对非同卵孪生兄弟之间施行了肾移植,并对受者使用全身照射作为免疫抑制治疗,移植肾又一次获得了长期存活。在此期间,器官移植的基础研究也获得了重大突破。1960 年 Medawar 发现了免疫防御系统在移植物排斥中的作用,几乎同时,Dausset 发现了人类移植抗原。1962 年,Murry 首次成功施行了尸体供肾肾移植,同时改用硫唑嘌呤作为免疫抑制剂,移植肾的存活显著改善,1 年存活率接近 50%。这三次不同类型肾移植获得成功,标志着现代器官移植进入了全新的实际操作阶段。20 世纪 60 年代,硫唑嘌呤和激素开始常规应用于预防移植后排斥反应;1978 年,Calne 首次将环孢素应用于肾移植,使移植成功率明显提高,但长期使用环孢素副作用明显,尤其是肾毒性,至今仍无很好的治疗方法。1990 年以来随着各种新型免疫抑制剂(如吗替麦考酚酯、他克莫司及西罗莫司等)应用到临床,肾移植术后短期内排斥反应发生率及移植肾短期存活又有了较明显的改善,但移植肾和受者的长期存活仍不理想。

我国于 1960 年由吴阶平教授率先实施了第 1 例人体肾移植,20 世纪 70 年代肾移植正式在我国展开,目前我国每年肾移植数量超过 5 000 例次,居亚洲首位。

二、提高移植肾和受者长期生存的内科问题与处理策略

(一)免疫抑制剂的合理应用

在肾脏移植领域,免疫抑制剂的"双刃剑"作用无论对移植受者以及移植器官的短期及长期存活都具有极重要影响,对免疫抑制剂的调控无疑决定着肾脏移植的长期预后。由于钙调神经磷酸酶抑制剂(calcineurin inhibitor, CNI)包括环孢素和他克莫司长期应用的肾毒性会影响移植肾的长期存活,所以国际和国内目前都趋向于应用新型免疫抑制剂,以减少甚至取代 CNI,但方案尚未成熟,也还没有一种免疫抑制剂能完全替代 CNI,盲目的采用无 CNI 方案或低剂量 CNI 方案,往往弊大于利。因此发掘现有免疫抑制剂的潜力,合理应用,以提高疗效,减少毒副作用,仍具有现实意义。主要体现在 CNI 药物浓度检测指标的合理应用,包括峰值和曲线下面积(AUC)检测的推广,更客观地评价患者 CNI 的暴露剂量,及时调整剂量,减少患者排斥反应发生。以及开发新的生物标记物进行用药监测,以指导医生更加精确、恰当地控制免疫反应,又能尽量维持患者正常的免疫功能。此外根据 CNI 药物的具体副作用发生情况,可以适时地在环孢素和他克莫司之间切换,或将 CNI 切换西罗莫司等,在不增加排斥风险的前提下,最大限度地减少肾毒性,提高患者的长期存活率。

单克隆抗体也在肾脏移植中应用,并日益推广,如抗白介素 2 受体单克隆抗体、阿伦珠单抗(Alemtuzumab,又名 Campath 1H,人源化的抗 CD52 单克隆抗体)、抗人 CD154 单克隆抗体、人源化的抗 CD80 和 CD86 单克隆抗体、依伐珠单抗(Efalizumab,人源化的抗 CD11a 单克隆抗体)、抗人 CD45RB(B 细胞)单克隆抗体,利妥昔单抗(Rituximab,抗 CD20 单克隆抗体)等,这些单克隆抗体和 LEA29Y(免疫球蛋白融合蛋白 CTLA-4Ig 的变种,具有免疫抑制作用)已在临床应用。目前主张肾移植术前或术中即开始进行上述药物诱导治疗,并将抗白介素 2 受体的单抗作为免疫抑制诱导治疗的一线用药,而将淋巴细胞清除性药物作为具有高排斥风险的肾移植受者的诱导治疗用药,但对在什么情况下需要使用诱导治疗尚有争论。

肾脏移植受者在免疫抑制剂的经验性治疗方案支配下,部分患者可能存在着"免疫抑制过度",而另一部分患者可能存在"免疫抑制不足",肾移植受者免疫抑制剂的个体化应用是目前及未来器官移植临床发展的趋势,应该对不同个体"量体裁衣",使免疫抑制剂应用达到剂量、副作用及疗效的最优化。免疫抑制剂个体化治疗需要解决的核心问题是建立器官移植受者免疫状态及免疫抑制剂药代动力及毒理动力的监测、识别与评价指标体系,当今基因组学、蛋白组学、代谢组学、药物毒理动力学及系统生物学研究的蓬勃兴起,已为器官移植免疫抑制剂个体化应用提供了更多的科学手段。

(二)移植后感染并发症的防治

肾移植受者术后长期服用免疫抑制剂,机体处于免疫低下状态,感染是肾移植患者带功死亡

的主要原因之一。肾移植术后肺部感染最常见，病原体除一般常见的细菌外，应特别注意巨细胞病毒、卡氏肺孢子菌、真菌、结核菌等特殊病原体感染。肾移植术后感染后果严重，治疗上需尽快明确病原微生物，进行针对性治疗。对于重症患者需同时减少甚至停用免疫抑制剂，加强支持治疗，必须注意维持停用免疫抑制剂、保护移植肾功能和抗感染三者之间的平衡。对于因感染而停用免疫抑制药物的患者，可采用流式细胞法、酶联免疫吸附试验和聚合酶链式反应等方法，测定外周血白介素 2、白介素 10、可溶性白介素 2 受体等细胞因子水平，穿孔素（perforin）和颗粒酶信使核糖核酸的表达，CD4$^+$CD25$^+$Foxp3$^+$ 调节性 T 细胞的数量级、抗供者人类白细胞抗原的抗体水平，来综合评估肾移植受者细胞免疫和体液免疫应答状态，以便及时调整免疫抑制方案和抗感染治疗方案。多瘤病毒肾病也是目前较受关注的肾移植术后感染并发症，发病机理较为复杂，而且易被误诊为急性排斥反应而加强抗排斥治疗，从而加速了移植物失功的进程。多瘤病毒感染的治疗以下调免疫抑制强度为原则，一旦确诊，应及时调整免疫抑制方案。

术后预防性使用更昔洛韦可降低肾移植后巨细胞病毒感染的发病率，但对使用时间和使用剂量目前并无定论，有研究认为维持治疗至少应 3 个月。磺胺类药物（如复方磺胺甲噁唑片）能大大减少卡氏肺孢子菌肺炎发生，但部分患者在服用磺胺类药物后出现血清肌酐的上升，在肾移植受者肾功能可耐受的情况下，应尽可能延长磺胺类药物的预防使用时间。

（三）慢性移植肾肾病的防治

慢性移植肾肾病（chronic allograft nephropathy，CAN）是移植肾丧失功能的重要原因，预防与干预 CAN 是救治晚期移植肾失功的重要手段。CAN 的发生包括免疫因素及非免疫因素，免疫因素如组织相容性白细胞抗原（HLA）配型，肾移植急性排斥是否发生、发生时间、发生次数及严重程度，免疫抑制剂剂量等，近年的研究表明，慢性抗体介导的排斥反应是导致远期移植物丢失的主要原因。非免疫因素包括：受者年龄、性别；供肾状况（如冷缺血时间延长，供肾本身损伤）；供受者匹配；高脂血症、高血压；巨细胞病毒感染和多瘤

病毒感染；免疫抑制剂肾毒性等。

对不明原因的移植肾功能减退均建议施行移植肾活检以发现潜在的可治疗的原因。迄今CAN 尚无明确有效的处理方法，主要针对 CAN 的各种危险因素进行预防，包括改善供肾保存，减少缺血再灌注损伤；供受者年龄匹配，供肾体积 / 受者体重匹配，HLA 相配或相容；致敏状态的及时处理；应用抗排斥反应作用强且肾毒性小的免疫抑制剂，合理使用 CNI 或应用非 CNI 免疫抑制剂如吗替麦考酚酯、西罗莫司等；控制高血压、治疗高脂血症；预防机会感染；诱导免疫耐受或免疫低反应等。

（四）肾脏移植受者免疫监测的策略与诊断新手段

肾移植后如何预测排斥反应、及时诊断排斥、判断排斥反应严重程度和综合判断患者免疫功能等，对于及时合理治疗、提高移植肾和受者存活意义重大。

1. **程序活检** 程序活检（protocol biopsy）是指在移植后即使移植肾功能正常，也定期对移植肾进行活检，在目前非创伤性检查还不能很好预测移植肾免疫状况的条件下，移植肾程序活检能部分反映移植肾组织中供受者免疫反应的真实情况，及时发现亚临床排斥、CNI 肾毒性、多瘤病毒肾病和复发性肾炎等，及时判断免疫抑制治疗效果，有助于早期、及时、针对性调整治疗，提高移植肾的长期存活。但是程序活检目前还没有统一标准的评价指标，对程序活检发现的病理改变如肾小管炎是否治疗尚未形成共识，对于程序活检组织中的免疫细胞和免疫分子表达的变化尚缺乏系统研究。

2. **血液标志物** 目前反映肾移植受者免疫状态的血液标记物主要集中在外周血单个核细胞一些免疫分子如细胞间黏附分子 –1（ICAM-1）、白介素 4（IL-4）和细胞毒 T 细胞效应蛋白（颗粒酶和穿孔素）的表达、可溶性的细胞因子受体和淋巴细胞标志物（如 sIL-2R、sCD30），但由于无法直接反映移植物的变化，利用血清标记物诊断急性排斥反应多存在敏感性低或特异性不高的问题，限制了其临床应用。但在血管性排斥、肾小球炎、肾小管周毛细血管炎时，循环中的内皮细胞可以反映血管内皮细胞的损伤程度，特别是血中的

一些抗体,如抗内皮细胞抗体和抗供者特异性抗体在诊断血管性排斥、抗体介导的排斥时具有独特的价值。可溶性 CD30(sCD30)是一种辅助性 T 细胞 Th2 免疫反应激活的标志,大样本研究已认识到它是移植前后预测排斥风险的重要指标,应用 sCD30 检测可以发现无淋巴毒抗体、无 HLA 抗体的"高敏患者",提高移植前风险评估,及时处理,降低术后急性排斥反应的发生率。

3. **尿液生物标志物**　尿液是反映肾脏状态最直接、最具代表性的体液标本,急性排斥反应时尿液生物标记物主要集中在细胞毒 T 细胞效应蛋白和各种细胞因子包括白介素、黏附分子、趋化因子、生长因子以及某些免疫细胞表面的标志物。其中颗粒酶和穿孔素,趋化因子 Mig、人干扰素诱导蛋白 IP-10 可能是有价值的标记物。但是需要排除机体代谢状况、药物、食物等的影响。由于免疫反应是个非常复杂的过程,许多因素均参与其中,试图通过一种生物标记物来同时获得较高的敏感性和特异性非常困难,组合尿生物标记物诊断模型可能具有较好的临床价值。

4. **影像学技术**　已开始应用磁共振(MRI)成像新技术,如血氧水平依赖性 MRI(blood oxygen level-dependent MRI, BOLD-MRI)、MRI 弥散加权成像(MRI diffusion weighted imaging, MRI-DWI),及彩色多普勒超声新技术如超声造影等检查,来试图解决肾移植后并发症的无创性诊断和鉴别诊断问题,特别是在术后早期移植肾功能不全中鉴别急性肾小管坏死和急性排斥反应,可能具有应用前景。

三、肾脏移植的发展与展望

(一)个体化免疫治疗方案的应用

移植受者免疫状态差异很大,通过基因组学、蛋白组学、代谢组学等技术建立排斥与免疫耐受预测平台,以筛选免疫高危患者进行针对性治疗,并且避免对非高危患者盲目长期过量应用免疫抑制剂,造成感染、肿瘤等严重副反应。肾移植术后免疫稳态的建立是一个动态过程,存在个体差异。临床个体化用药是根据患者免疫状态和病情变化来调整治疗方案,通过分析包括血药浓度在内的检验结果,决定患者药物治疗方案中不同免疫抑制剂的组合和具体剂量。

(二)临床免疫耐受的诱导

不使用免疫抑制剂而达到移植器官长期存活,即诱导免疫耐受,是当前也是今后器官移植研究的热点。"接近耐受"(almost tolerance)概念是指在围手术期采用强有力手段抑制免疫,而后仅需小剂量免疫抑制剂就能保持良好的移植肾功能,已探索性应用。生物制剂如抗 CD4、CD8 抗体,阿伦珠单抗和 CTLA-4Ig 等均有报道可成功地诱导免疫耐受。应用基因手段将特异性供者基因或其片段转染受者细胞,可诱导受者对供者器官的耐受。未来,基因治疗不仅可以向受者输送新基因,也可以失活某些引起排斥的基因,从而发挥抗排斥作用。目前临床可行的诱导免疫耐受的方法包括供者特异性输血及供者特异性骨髓输注。此外,动物实验证明输注间充质干细胞在实体器官移植中可以诱导免疫耐受,而输注间充质干细胞在肾移植中初步的临床研究也得到了鼓舞人心的结果,但其作用机制以及安全性仍需进一步研究。

(三)增加可利用的器官

由于供体缺乏,仅 10% 左右的慢性肾衰竭患者有机会接受肾移植,为了解决这个日益尖锐的矛盾,老年供体、无心跳供体、边缘条件供体等运用于临床是目前及今后一段时间值得探讨的课题。近年来心脏死亡供者(donor after cardiac death, DCD)数目的增加为肾移植进一步发展带来了新的希望。建立健全中国器官自愿捐献和器官移植的政策和法制结构,建立国家性的器官自给自足系统,将会成为我国慢性肾衰竭患者的福音。临床异种移植或许是下一场医学革命,基因改造猪的胰岛、神经细胞和角膜异种移植的实验结果令人鼓舞,但异种移植仍存在着难点:超急性排斥反应、血管性排斥反应、细胞性排斥反应及人畜共患病。过去几年中异种移植已取得较大进展,尤其认识到半乳糖 α1~3 半乳糖(Galα1~3Gal)抗原在超急性排斥发生中的作用,通过抑制供体 Galα1~3Gal 的表达,抑制受者补体系统,已能控制超急性排斥反应,但仍存在移植物血栓性微血管病或受者系统性消耗性凝血病等问题,因此异种移植运用到临床尚有距离。肾脏克隆可能是值得期待的发展方向。

(韩　飞　陈江华)

参 考 文 献

1. Himmelfarb J, Ikizler TA. Hemodialysis. N Engl J Med, 2010, 363, 1833–1845.

2. Levey AS, Coresh J. Chronic kidney disease. Lancet, 2012, 379: 165–180.

3. Saran R, Robinson B, Abbott KC, et al. US Renal Data System 2018 Annual Data Report: Epidemiology of Kidney Disease in the United States. Am J Kidney Dis, 2019, 73 (3S1): A7–A8.

4. Grooteman MP, van den Dorpel MA, Bots ML, et al. Effect of online hemodiafiltration on all–cause mortality and cardiovascular outcomes. J Am Soc Nephrol, 2012, 23: 1087–1096.

5. Canaud B, Barbieri C, Marcelli D, et al. Optimal convection volume for improving patient outcomes in an international incident dialysis cohort treated with online hemodiafiltration. Kidney Int, 2015, 88: 1108–1116.

6. Locatelli F, Karaboyas A, Pisoni RL, et al. Mortality risk in patients on hemodiafiltration versus hemodialysis: a 'real–world' comparison from the DOPPS. Nephrol Dial Transplant, 2018, 33 (4): 683–689.

7. Storr M, Ward RA. Membrane innovation: closer to native kidneys. Nephrol Dial Transplant, 2018, 33 (suppl_3): iii22–iii27.

8. Ronco C, Marchionna N. Expanded haemodialysis: from operational mechanism to clinical results. Nephrol Dial Transplant, 2018, 33 (suppl_3): iii41–iii47.

9. Ketteler M, Block GA, Evenepoel P, et al. Executive summary of the 2017 KDIGO Chronic Kidney Disease-Mineral and Bone Disorder (CKD–MBD) Guideline Update: what's changed and why it matters. Kidney Int, 2017, 92: 26–36.

10. Fissell WH, Roy S, Davenport A. Achieving more frequent and longer dialysis for the majority: wearable dialysis and implantable artificial kidney devices. Kidney Int, 2013, 84 (2): 256–264.

11. Armignacco P, Lorenzin A, Neri M, et al. Wearable devices for blood purification: principles, miniaturization, and technical challenges. Semin Dial, 2015, 28 (2): 125–130.

12. Li PK, Chow KM, Van de Luijtgaarden MW, et al. Changes in the worldwide epidemiology of peritoneal dialysis. Nat Rev Nephrol, 2017, 13 (2): 90–103.

13. Li PK, Szeto CC, Piraino B, et al. ISPD Peritonitis Recommendations: 2016 Update on Prevention and Treatment. Perit Dial Int, 2016, 36 (5): 481–508.

14. Samad N, Fan SL. Comparison of Change in Peritoneal Function in Patients on Continuous Ambulatory PD vs Automated PD. Perit Dial Int, 2017 (6): 627–632.

15. Elphick EH, Teece L, Chess JA, et al. Biocompatible Solutions and Long–Term Changes in Peritoneal Solute Transport. Clin J Am Soc Nephrol, 2018, 13 (10): 1526–1533.

16. Kidney Disease: Improving Global Outcomes (KDIGO) Transplant Work Group. KDIGO clinical practice guideline for the care of kidney transplant recipients. Am J Transplant, 2009, 9 (Suppl 3): S1–S157.

17. Nankivell BJ, Alexander SI. Rejection of the kidney allograft. N Engl J Med, 2010, 363: 1451–1462.

18. Sethi S, Najjar R, Peng A, et al. Allocation of the Highest Quality Kidneys and Transplant Outcomes Under the New Kidney Allocation System. Am J Kidney Dis, 2019, 73: 605–614.

19. Mallat SG, Tanios BY, Itani HS, et al. CMV and BKPyV Infections in Renal Transplant Recipients Receiving an mTOR Inhibitor–Based Regimen Versus a CNI–Based Regimen: A Systematic Review and Meta–Analysis of Randomized, Controlled Trials. Clin J Am Soc Nephrol, 2017, 12 (8): 1321–1336.

20. Alessandrini A, Turka LA. FOXP3–Positive Regulatory T Cells and Kidney Allograft Tolerance. Am J Kidney Dis, 2017, 69 (5): 667–674.

21. Burcin E, Mohamed E, Hidetaka H, et al. Clinical xenotransplantation: the next medical revolution? Lancet, 2012, 379: 672–683.

22. Kobayashi T, Miyagawa S. Current activity of xenotransplantation in Japan. Xenotransplantation, 2019, 26 (1): e12487.

第三章　慢性肾衰竭合并心血管疾病

心血管疾病（CVD），主要是指冠状动脉疾病（CAD）、心力衰竭（HF）、心律失常及外周动脉疾病（PAD）等。2015年美国肾脏病资料系统（US Renal Data System，USRDS）年度报告显示，慢性肾脏病（CKD）患者132 840例约70%合并CVD，其中约40%合并动脉粥样硬化心脏病（ASCD）并有约10%发生急性心肌梗死（AMI）、30%合并HF、22%合并心房颤动（AF）。我国最早的五省市调查报道显示，慢性肾衰竭（CRF）患者68%合并左心室肥厚（LVH）、17.8%合并CAD、29.1%合并充血性心力衰竭（CHF）。2015中国肾脏病数据网络研究（CK-NET）的年度报告，CKD的住院患者中，CAD最常见（18.22%），其次是CHF（16.02%）、脑卒中（12.88%）和AF（3.74%）。可见CVD在CKD患者的患病率显著高于普通人群，并严重影响CKD患者的生活和生存质量，带来高住院率及医疗成本的增加，并导致超过50%的死亡率，其中心律失常/SCD、AMI、HF和脑卒中的死亡率分别达38.7%、6.1%、5.4%和2.9%。与普通人群不同，CKD患者CVD的传统致病因素，如体重、血压、血脂，与死亡关系呈"U"型曲线或逆流行病学现象；而非传统的CKD相关致病因素又起着至关重要的作用，给临床管理带来巨大的挑战。

第一节　慢性肾衰竭与冠状动脉疾病

一、CRF 患者 CAD 的特点

CAD常见的是冠状动脉内膜的粥样硬化（atherosclerosis，AS）和冠状动脉中膜的钙化，也称Monckeberg's arteriosclerosis，后者是CRF患者CAD的特征性表现，也是CRF患者HF及CVD死亡的主要原因。内膜的粥样硬化主要是脂质、炎症刺激内膜形成粥样斑块伴钙质沉着，导致局灶性闭塞，降低冠状动脉血流；中膜的钙化是血管平滑肌细胞（VSMC）弥漫性钙化，导致冠状动脉弹性下降。据报道，30%~75%的CRF患者存在无症状的CAD；推测可能与CRF患者好发冠状动脉微血管病变有关。

二、CRF 患者 CAD 的发病机制

CRF患者CAD的发生和发展除了传统的致病因素，如吸烟、肥胖、糖尿病、高胆固醇血症及高血压等，目前认为CKD相关的非传统致病因素，如慢性炎症、尿毒症毒素、矿物质骨代谢异常及血管钙化等起着至关重要的作用。

（一）慢性炎症

CKD患者，尤其存在蛋白尿、贫血、高脂血症、营养不良和透析相关不良因素（如导管感染、透析器或透析液的不相容性、透析用水的内毒素等），往往呈现慢性炎症状态，血浆中炎性因子（白细胞介素-6，肿瘤坏死因子-α，单核细胞趋化蛋白-1和C-反应蛋白）增加，激活神经激素系统，诱发氧化应激反应，产生活性氧，造成内皮功能障碍；以及血管内皮舒张因子一氧化氮（NO）失活，增加内皮素-1（ET-1）释放，导致血管收缩和动脉粥样硬化斑块的形成。

（二）尿毒症毒素

CRF患者的多种尿毒症毒素蓄积可以导致和促进CAD的发生和发展。其中硫酸吲哚酚是食物中的色氨酸在肠道转化继而在肝脏氧化形成的产物，其能引起白细胞黏附在血管内皮细胞，增强肿瘤坏死因子-α活性，促进活性氧的生成，导致血管钙化；不对称二甲基精氨酸

（ADMA）和同型半胱氨酸（HCY）是内源性一氧化氮合酶抑制剂，在CKD患者中升高；氰酸盐是尿素的代谢物，能将LDL转变为碳酰化LDL，这些毒素诱导内皮细胞损伤，加速动脉粥样硬化的进展。

（三）矿物质骨代谢异常及血管钙化

1. 成纤维细胞生长因子-23（FGF-23）/Klotho FGF-23主要由骨细胞和成骨细胞产生，在肾脏通过近端肾小管上FGF受体-α-klotho复合物介导磷酸盐和维生素D的代谢，抑制远端肾小管对钠和钙的重吸收，以及血管紧张素转换酶Ⅱ的转录。在CKD的早期[eGFR（60~70）ml/（min·1.73m^2）]，磷的代谢出现异常及血磷升高之前，血中FGF-23即开始升高，在CRF患者血浓度高达数百倍。认为其通过直接刺激RAAS系统激活、诱发炎症氧化反应、促进远端肾小管的钠重吸收及干扰钙磷代谢，导致LVH和血管钙化。

2. 磷酸盐 在CKD的早期[eGFR（40~50）ml/（min·1.73m^2）]即开始升高，在动脉钙化过程中起着重要的作用。其一作为底物主动沉积在血管的中膜或内膜层。其二作为介质，激活VSMC向成骨细胞样细胞转化，导致血管内膜和中膜钙化。

3. 维生素D CKD患者，尤其是CRF患者严重缺乏维生素D。研究显示维生素D不足增加血管钙化风险；但不恰当地过度补充维生素D及其类似物也可能诱导弥漫性血管钙化。

4. 维生素K 对VSMC合成的基质Gla蛋白（MGP）有转录后的修饰作用，抑制血管钙化。观察性研究显示，维生素K摄入可降低循环MGP水平，改善CVD预后，可能与抑制血管钙化有关。因此，临床上CVD患者经常应用的维生素K拮抗剂，如华法林可能促进血管钙化及钙化防御的发生。

三、CRF患者CAD的诊断方法

（一）稳定的CAD

CKD患者合并CAD往往无症状或症状不典型，而心血管病10年发病风险评分会大大低估CKD患者发生CVD的风险，不适于中重度CKD患者。因此对于中重度CKD患者需要定期筛查心电图（ECG）、超声心动图（TTE）、放射性核素心肌灌注显像（SPECT）及正电子发射计算机断层显像（PET）等，必要时实施侵入性冠状动脉造影（CAG）。静息状态下的ECG或TTE诊断价值有限；运动ECG的敏感性和特异性不高，分别为35%和58%；多巴酚丁胺负荷超声心动图（DSE）和SPECT对CKD患者阻塞性CAD均有一定的敏感性和特异性，分别为75%~95%和73%~94%。PET的敏感性和特异性分别达85%~98%和50%~100%；目前CAG是诊断CAD的"金标准"，但CAG存在对比剂肾病（CIN）发生的风险，尤其CKD患者是CIN的高风险人群，但是规范的水化治疗能降低CIN的发生；对于中重度CKD患者造影术后即刻进行的血液净化治疗可能会阻止肾功能的进展。对于CAD的钙化程度评估需要借助电子束计算机断层扫描（EBCT）或多层螺旋计算机断层扫描（MSCT）计算冠状动脉钙化积分（CACS）。目前，CACS，不论在普通人群抑或CKD患者，不仅是冠脉钙化评估的金指标，也是预测CAD进展及CVD预后的最有效指标之一。

（二）ACS

1. 临床表现 当CKD患者发生ACS，临床症状往往不典型，仅有60%的患者有胸痛（普通人群约80%），常以HF及心律失常为首发症状。因此，当CRF患者发生HF后，尤其在透析阶段，除了考虑容量超负荷，还要高度警惕ACS的发生。ACS约60%为不稳定性心绞痛（UA）或非ST段抬高性心肌梗死（NSTEMI），较少出现病理Q波和ST段抬高性心肌梗死（STEMI）。

2. 肌钙蛋白（Tn） 肌钙蛋白T、I和C是肌肉组织收缩的调节蛋白，其中肌钙蛋白T和I是心肌的特异成分。当心肌缺血或损伤时，肌钙蛋白T（TnT）和I（TnI）产生并释放入循环，即cTnT和cTnI。一些CKD患者，基线TnT的水平可能会高于正常值，其中30%~85%CRF患者表现TnT升高、5%~18%CRF患者表现TnI升高。在CKD患者HF早期或者心脏淀粉样变时，即使并非冠脉病变所致心肌缺血或心肌坏死时，两者也会非特异地升高。因此，《美国临床生化科学院检验医学实践指南》（*National Academy of Clinical Biochemistry Laboratory*

Medicine Practice Guidelines）推荐，CKD 患者的 cTnT 升高超过基线值的 20%，应该考虑 ACS 的发生。因此临床上，对于中重度 CKD 患者，更需要动态观察 cTnT 值的变化。总之，不论在普通人群抑或在 CKD 各期患者，TnT 升高都可能是反映 CAD 严重程度及预后的强烈预测指标。

四、CRF 患者 CAD 的治疗

目前 CKD 患者 CAD 的治疗证据有限（通常被排除在稳定的 CAD 或 ACS 的临床大型研究之外）。遵照普通人群方案，主要包括药物治疗和血运重建。药物治疗主要是合理应用长效硝酸酯类、他汀类降脂药、ACEI 或 ARB、α 或 β 受体拮抗剂、钙通道阻滞剂、抗血小板药和抗凝剂。血运重建的方法包括经皮冠脉介入术（PCI）和冠状动脉旁路移植术（CABG）。

（一）药物治疗

1. 硝酸酯类药物 硝酸酯类药物是重要的一氧化氮外源性供体，非内皮依赖性的血管扩张药。迄今为止，应用于心血管疾病的治疗已有 150 余年的历史。1990 年美国心脏协会/心脏病学会首次发表心血管疾病的药物治疗指南，将硝酸酯类药物纳入心血管疾病的治疗。2012 年我国发表《硝酸酯在心血管疾病中规范化应用的专家共识》及在此基础上于 2014 年进一步补充和完善《硝酸酯类药物静脉应用建议》，强调硝酸酯类静脉制剂主要用于 ACS、HF、高血压危象和围手术期高血压的治疗；口服制剂主要用于 CAD 及 HF 患者长期及稳定期的治疗。目前临床常用的硝酸酯类药物包括：短效的硝酸甘油和长效的硝酸异山梨酯（亦称二硝酸异山梨酯）以及 5- 单硝酸异山梨酯等。硝酸酯类药物在慢性肾衰竭合并冠状动脉疾病患者的应用上尚无指南性建议和共识，根据药代动力学特征，硝酸酯类药物在肾功能的不同阶段无需调整剂量，依照普通人群的应用方案。

2. 他汀类降脂药 目前的研究证据推荐 CKD 非透析患者早期应开始使用他汀类降脂药，即使 CKD 病情进展转入透析阶段，继续使用依然可以获益；并主张他汀类降脂药联合依折麦布，不主张他汀类降脂药联合贝特类降脂药同时服用，密切监测药物副作用的发生，如肝毒性及肌毒性等。对于中重度 CKD 患者需要认真评估他汀类降脂药治疗的风险及获益。但对于转入透析阶段之前未使用过他汀类降脂药的患者，在进入透析后不再推荐并强化使用他汀类降脂药。

3. 抗血小板药 CKD 患者的血栓栓塞风险高，合并 CVD 后更应常规进行抗血小板治疗，指南主要推荐环氧化酶抑制剂，如阿司匹林、吲哚布芬及血小板 $P2Y_{12}$ 受体抑制剂，如氯吡格雷、替格瑞洛或普拉格雷，以改善冠状动脉供血、缓解缺血症状及减少血栓形成事件；但 CKD 患者同样存在高出血风险。目前透析患者中该类药物的研究证据尚不充分。中国老年学会心脑血管病专业委员会等推荐，对于稳定型 CAD，在 $eGFR<60ml/（min \cdot 1.73m^2）$ 的 CKD 患者，建议阿司匹林（75~100mg、每天一次）联合替格瑞洛（60mg、每天二次）或氯吡格雷（75mg、每天一次）治疗；而欧洲心脏病协会（ESC）指南建议单一阿司匹林 75~100mg，每天一次治疗。对于 ACS，中国医师协会心血管内科医师分会血栓防治专业委员会等推荐，在 $eGFR<30ml/（min \cdot 1.73m^2）$ 的 CKD 患者，推荐阿司匹林（100mg、每天一次）联合氯吡格雷（75mg、每天一次）治疗；当实施 PCI 或 CABG 后，推荐阿司匹林（75~100mg、每天一次）联合替格瑞洛（60mg、每天两次）治疗，应用不少于 12 个月，而 ESC 指南建议，阿司匹林联合氯吡格雷或替格瑞洛，应用 12~36 个月或依据出血风险评估决定疗程。值得注意的是，CKD 患者随着 eGFR 的下降对氯吡格雷的反应性降低，而替格瑞洛和普拉格雷出血风险高于阿司匹林和氯吡格雷，ESC 指南建议透析患者避免应用替格瑞洛和谨慎使用普拉格雷。

4. 抗凝药 由于大型研究皆排除 Ccr<30ml/min 的患者，CRF 患者合并 ACS 的抗凝治疗证据有限。一般遵照普通人群的抗凝方案，指南主要推荐应用璜达肝葵钠、低分子肝素（如：依诺肝素）、比伐芦定或未分化肝素（UFH）等，但需要依据 GFR（C-G 公式）及药代动力学进行剂量调整（表 15-3-1）。

表 15-3-1　CKD 患者合并 ACS 应用抗凝药的剂量调整

		Ccr≥30ml/min	Ccr<30ml/min	透析
璜达肝葵钠	UA/NSTEMI	2.5mg、皮下注射、1 次 /d	避免	避免
	STEMI	2.5mg、静脉注射后 2.5mg、皮下注射、1 次 /d		
依诺肝素	UA/NSTEMI	1mg/（kg·d）、皮下注射、2 次 /d	1mg/（kg·d）、皮下注射、1 次 /d	1mg/（kg·d）皮下注射、1 次 /d
	STEMI	30mg、静脉注射 +1mg/（kg·d）皮下注射后 1mg/（kg·d）、皮下注射、2 次 /d	30mg、静脉注射 +1mg/（kg·d）、皮下注射后 1mg/（kg·d）、皮下注射、1 次 /d	未推荐
比伐芦定	PCI	0.75mg/kg、静脉注射后 1.75mg/（kg·h）、静脉泵入	0.75mg/kg、静脉注射后 0.75mg/（kg·h）、静脉泵入	0.75mg/kg、静脉注射后 0.25mg/（kg·h）、静脉泵入
UFH	UA/NSTEMI	60IU/kg 负荷量后（最大剂量 <4 000IU）		
	STEMI	维持 12IU/（kg·h）（最大剂量 <1 000IU/h）		

（二）血运重建

CKD 患者与普通人群相比，冠脉病变表现更加严重及多样化，一般为多血管、更长的锥形狭窄，斑块更多包含坏死核心和致密的钙化，而且我们的资料（未发表）显示，CKD 患者随着 eGFR 的进一步下降，冠脉病变的严重程度会逐渐加重。PCI 即使应用药物洗脱支架，也可能会存在更多的术后并发症和更高的再狭窄率。而与 PCI 相比，CABG 尽管能减少反复的血管内干预，但 CKD 患者的围手术期并发症和死亡风险大大增加。一项荟萃分析 38 个研究 [每个研究 eGFR ≤60ml/（min·1.73m^2）的患者超过 100 例]，共纳入 85,731 患者，平均随访 4 年，评估 CABG 或 PCI 是否优于药物治疗的结果显示，CABG 远期预后好于 PCI；近期死亡率高于 PCI；但 eGFR<15ml/（min·1.73m^2）的患者，药物治疗、CABG 或 PCI 的预后无显著差异。目前，依据美国心脏 / 卒中协会建议，CRF 患者 CAG 显示冠状动脉 3 支病变时优选 CABG，1~2 支病变优选 PCI；透析患者没有证据显示血运重建优于药物治疗，临床上应进行个体化选择。

第二节　慢性肾衰竭与心力衰竭

一、CRF 患者 HF 的流行病学和致病因素

CRF 患者 HF 的发生非常错综复杂，一是 CRF 患者常伴发贫血、铁缺乏、尿毒症毒素蓄积、矿物质代谢异常、水钠潴留和恶性高血压；二是本身的基础肾脏病，如糖尿病肾病、肾脏淀粉样变、狼疮肾炎、IgA 肾病或肾动脉狭窄，都会导致或合并 LVH、心肌缺血和心肌纤维化等改变，容易发展至慢性 HF，或诱发急性失代偿性 HF 及急性肺水肿。如透析患者 HF 的患病率高达 56%；并有更高的再住院率及死亡率；3 年存活率 <20%。

二、CRF 患者 HF 的发病机制

CRF 患者合并 HF 的主要机制包括以下几个方面：

（一）心脏负荷增加

CKD 患者压力过负荷和容量过负荷往往共存。压力过负荷常见的病因，如 IgA 肾病或肾动脉狭窄所致恶性高血压；FGF-23 升高、钙磷代谢异常或继发性甲状旁腺功能亢进导致的 LVH、动脉钙化或和硬化。容量过负荷常见的病因，如肾病综合征时低蛋白血症导致肾脏有效循环血流量下降，增加钠重吸收；CRF 时肾小球滤过面积减少，增加钠重吸收的同时利水减少；以及老年或 CKD 所致的瓣膜钙化，导致瓣膜关闭不全引发并加重 HF。

（二）心肾 - 贫血 - 铁缺乏综合征

随着 GFR 的下降，贫血的患病率逐渐增高；当 CRF 患者发生 HF 时，几乎全部合并贫血，并有 60% 合并铁缺乏。铁缺乏甚至可以发生在一部分非贫血的心肾综合征的患者中，称之为"心肾 - 贫血 - 铁缺乏综合征"。贫血导致 LVH 和心

肌纤维化;铁缺乏除了通过贫血,还可以直接影响心肌细胞内肌红蛋白的氧运输及体外试验显示直接损害心肌细胞的机械功能,诱发心肌细胞肥大和心肌纤维化,最终导致 HF。

(三)代谢异常

CRF 患者的尿毒症毒素蓄积、矿物质代谢紊乱(FGF-23、钙、磷、甲状旁腺激素及维生素 D)及电解质酸碱平衡失调都可以导致心肌细胞与血管内皮损伤、心肌与血管钙化及心肌细胞的电生理功能异常,导致心肌肥大、纤维化及节律的改变,其中体内 FGF-23 水平的升高还会直接或间接地导致心肌的损伤。动物实验显示给予大鼠注射 FGF-23,除了导致血压升高和 LVH,还存在独立于血压升高之外的直接心肌抑制作用。FGF-23 可以通过激活 RAAS 和 SNS,抑制 $1, 25-(OH)_2-D_3$ 产生间接导致 LVH 和心肌损伤。

三、CRF 患者 HF 的诊断

CKD 患者合并 HF 的诊断流程与普通人群基本相同,需要结合症状、体征、生物标志物、胸部 X 线及 TTE 等检查进行综合分析诊断。主要分为射血分数保留的 HF(HFpEF)和射血分数减低的 HF(HFγEF),CKD 患者以前者更为常见。在 CRF 患者,HFpEF 约占 60%,多由容量超负荷、恶性高血压、瓣膜关闭不全、贫血及 AF 等导致;而 HFγEF 约占 40%,多由心肌梗死导致。

(一)生物标志物

1. 氨基末端前体脑钠肽和脑钠肽(NT-proBNP 和 BNP) BNP 及 NT-proBNP 在普通人群对 HF 的诊断、严重程度和预后的评估具有重要的预测价值。由于 BNP 及 NT-proBNP 均从肾排泄,因此部分 CKD 患者的基线值会增高。有文献报道,GFR<60ml/(min·1.73m²)时 BNP 的检测值比 GFR≥60ml/(min·1.73m²)时会高 2~4 倍;另有文献报道,BNP 及 NT-proBNP 检测值与 GFR 呈现负相关。在 CRF 患者,需要动态观察其变化,并结合基础疾病情况及临床症状体征,尤其容量负荷的其他一些检测结果,对中重度 CKD 患者是否合并 HF 进行综合分析判断。

2. 肌钙蛋白(TnT 和 TnI) 前述提到 cTnT、cTnI 在 CKD 患者合并 HF、淀粉样变的心肌损伤等情况,而并非冠脉缺血坏死时会非特异地升高。CKD 患者发作急性 HF 时,如 cTnT、cTnI 动态升高并超过基线值的 20% 的时候,还要考虑 CKD 的 HF 患者是否还伴 ACS 的发生。

(二)影像学检查

1. 胸部 X 线 肺静脉淤血是 HF 较为特异的表现,还可以表现心脏扩大、肺泡间质水肿、肺动脉扩张、胸腔积液及克氏线。

2. 超声心动图(TTE) 能够观察心脏的结构并了解其功能,对 LVH、瓣膜病变、收缩功能障碍等有较高的诊断价值。临床上可以参考急性透析质量倡议(ADQI)工作组推荐 ESRD 患者 CHF 的 TTE 诊断标准。

3. 其他 HF,尤其表现 HFγEF,往往由心肌梗死导致,还需要进一步评估冠状动脉情况。KDOQI 指南推荐进行非侵入性 DSE、SPECT 和心脏 CT(CTA)或侵入性 CAG。

四、CRF 患者 HF 的治疗

目前,CKD 患者 HF 治疗的随机对照试验很少,并且多数研究将中重度 CKD 患者排除在外。本章节重点介绍在 CKD 患者中慢性 HF 的防治策略。

(一)药物治疗

CKD 患者 HF 的药物治疗主要是依据普通人群 HF 治疗的亚组分析的结果。药物治疗包括利尿剂、利水剂(抗利尿激素 V2 受体拮抗剂)、ACEI/ARB、β 受体拮抗剂、盐皮质激素受体拮抗剂、脑啡肽酶抑制剂、血管活性药及正性肌力药等,并且主要针对 HFγEF 患者。在 CKD 患者应如何选择和应用这些药物,目前存在很多争议。

1. 利尿剂 国内外均已将其作为基石药物写入 HF 治疗指南。但值得注意的是限制钠摄入是保障利尿剂疗效的关键。推荐的利尿剂包括袢利尿剂、噻嗪类利尿剂及螺内酯等。

(1)利尿剂的选择:对于 eGFR≥30ml/(min·1.73m²)的 CKD 合并 HF 患者,利尿剂的应用与肾功能正常者基本相同,首选袢利尿剂(布美他尼、托拉塞米、呋塞米的等效剂量为 1mg、20mg、40mg)和噻嗪类利尿剂,以小剂量开始应用,体重每天减轻 0.5~1.0kg 为宜。一旦症状缓解、病情控制,即以最小有效剂量长期维持,注意电解质紊乱的风险。

（2）利尿剂的用法:对于 eGFR<30ml/（min·1.73m²）的 CKD 合并 HF 患者,往往需要增加利尿剂剂量,或增加使用频率,或采用联合疗法,或静脉用药。目前主张在袢利尿剂（口服或静脉）与作用远端肾单位的利尿剂,如氢氯噻嗪、螺内酯及阿米洛利口服联合应用。袢利尿剂的给药方式（持续静脉输注与"弹丸"式间歇给药）存在争议。"弹丸"式间歇给药即将较大量袢利尿剂一次性加入输液小壶较快滴注,其实这会减弱袢利尿剂的利尿疗效。因为袢利尿剂的半衰期很短（布美他尼约 1h,呋塞米约 2h,托拉塞米3~4h）,在"弹丸"式给药的间期,髓袢局部利尿药浓度达不到利尿阈值,此时髓袢会出现钠重吸收"反跳",即钠重吸收显著增强,致成"利尿后钠潴留",减低利尿效果。因此现多主张将袢利尿剂溶解至葡萄糖液中,用输液泵持续缓慢泵注,不过为使髓袢中的利尿药浓度能较快达到利尿阈值,泵注前仍应给一次负荷量。以呋塞米为例,首先从小壶一次性滴入 20~40mg,然后将余量溶于葡萄糖液中用泵输注,速度为 5~40mg/h（为尽快利尿改善心功能,开始浓度可偏高,而后渐降低）,开始 6h 用量一般不超过 80mg,全天总量不超过200mg。

（3）利尿剂抵抗:需特别注意的是,利尿剂抵抗在 CKD 合并 HF 患者中尤为常见。利尿剂抵抗目前还无统一判断标准,但是临床实践认为,呋塞米单次注射 80mg 或一天注射（包括持续静脉泵注）240mg（目前提倡呋塞米用量一天不超过200mg）,或多种利尿剂联合应用（如袢利尿剂联合噻嗪类利尿药或螺内酯）,不能获得利尿效果,容量超负荷,即可考虑利尿药抵抗。此时若再加量,不但不会增加利尿效果,反而可能激活 RAAS及 SNS,导致血管收缩,肾血流灌注减少,从而使肾功能进一步恶化。此时可能需要考虑采取血液净化治疗。

2. 利水剂 托伐普坦为选择性血管升压素V2 受体拮抗剂,排水不利钠,目前推荐用于常规利尿剂治疗效果不佳、合并有低钠血症的顽固性HF 患者。CRF 患者的随机对照试验很少。

3. ACEI/ARB 基于 CKD 患者 HF 致病机制中有 RAAS 激活的参与,ACEI/ARB 治疗可以防止心室重构,逆转 LVH。RENAAL 研究是这一领域的基石。该研究结果显示,2 型糖尿病伴有肾脏损伤而基线无 HF 病史的患者接受氯沙坦治疗能减少首次 HF 住院率 32%。意大利多中心 332 例血液透析患者合并 HF（NYHAⅡ~Ⅲ;LVEF ≤40%）患者随机接受 ARB 和安慰剂治疗,随访 3 年,接受 ARB 治疗组患者 HF再住院率为 33.9%;安慰剂组为 55.1%（p<0.000 1）。目前的研究证据推荐对于 HFγEF CKD1~3 期患者需要应用 ACEI/ARB;CKD4~5 期可以谨慎应用ACEI/ARB;但在应用 ACEI/ARB 时,严密检测血钾和肾功能。

4. β 受体拮抗剂 目前的研究证据也推荐抑制 SNS 的药物应用于 HFγEF,将改善 CKD 患者 HF 症状与预后。MERIT-HF［2 496 例 eGFR>60ml/（min·1.73m²）、976 例 eGFR（45~60）ml/（min·1.73m²）及 493 eGFR<45ml/（min·1.73m²）]、CIBIS-Ⅱ trial（2 622 例 SCr<300μmol/L）及 SENIORStrial（48%CKD2 期和 39%CKD3 期）研究皆显示CKD 患者接受 β 受体拮抗剂（比索洛尔、美托洛尔缓释型、卡维地洛）治疗可以缓解 HF 症状,增加 EF 值,降低住院率。Cice 等对 114 例血液透析患者伴扩张型心肌病进行随机对照研究,服用卡维地洛或安慰剂。24 个月后,卡维地洛显著改善 HF 症状及 EF（从 26% 增加到 37%）;而安慰剂组没有变化（从 26% 到 24%）。

5. 盐皮质激素受体拮抗剂（MRA） 由于ACEI/ARB 无法长期完全的抑制 RAAS,造成盐皮质激素醛固酮的逃逸;而醛固酮的水钠潴留、促进心肌纤维化及动脉粥样硬化等作用将增加独立于血管紧张素 Ⅱ 的 CVD 风险。早期的RALES（Randomized Aldactone Evaluation Study）和 EPHESUS（Eplerenone Post-Acute MyocardialInfarction Heart Failure Efficacy and Survival） 研究观察到螺内酯和选择性醛固酮受体拮抗剂依普利酮能显著减少 HFγEF 患者心血管事件及降低死亡率。因此,指南推荐 MRA 联合 ACEI或 ARB 治疗 NYHA Ⅲ~Ⅳ,LVEF<35% 的 HF,可以提供更好的心血管保护作用;但由于存在高钾血症和肾功能恶化的风险,MRA 仅限于SCr≤2.5mg/dl 和血钾 <5.0mmol/L 的患者。小样

本的 RCT 研究显示螺内酯改善 CRF 患者的 EF 值、心肌质量指数和动脉顺应性,未显著增加高钾血症风险。

6. 地高辛 一般在经过最佳剂量的利尿剂、ACEI/ARB 和 β 受体拮抗剂,且不能耐受 MRA 治疗的情况下,仍有 HF 症状和快速房颤的患者中应用。由于地高辛的蛋白结合率高并经肾排泌,在 CRF 患者应以低剂量、长间隔给药,密切监测地高辛浓度以防蓄积中毒。

7. 血管紧张素受体-脑啡肽酶抑制剂(ARNI) 基于 PARADIGM-HF 研究证实,沙库巴曲缬沙坦钠用于 HFγEF(NYHA Ⅱ~Ⅳ,LVEF ≤40%)患者,降低心血管死亡和心力衰竭住院的风险,可代替 ACEI 或 ARB,与其他 HF 治疗药物,如利尿剂、β 受体拮抗剂和 MRA 合用;其亚组分析显示 GFR ≤60ml/(min·1.73m²)的患者同样获益。

8. 其他药物 如血管扩张药(硝酸酯、硝普钠和奈西立肽)主要应用于收缩压 90mmHg 以上的急性 HF 治疗。正性肌力药(多巴胺、多巴酚丁胺、米力农和左西孟旦)的短期使用可以改善低心排综合征的全身低灌注,保护内脏器官。但研究显示,奈西立肽及左西孟旦可能促进肾功能恶化,具有较高的致心律失常风险及增加死亡风险,在 CKD 患者的应用存在争议。

(二)非药物治疗

CRF 患者慢性 HF 的非药物治疗,包括①对于药物治疗不能控制的严重心律失常以及 HFγEF 的患者植入心律转复除颤器(ICD)可以预防猝死的发生。但在 CRF 患者,尚无有力的证据,主要是未观察到 ICD 带来的获益且设备造成感染的风险高于普通人群的 2~5 倍。②针对心功能 NYHA Ⅲ~Ⅳ级(LVEF<35%)伴有室内传导阻滞(QRS>120ms)的患者使用心脏再同步化治疗(CRT)。有研究显示,在 eGFR ≥30ml/(min·1.73m²)的 CKD 患者,CRT 可纠正不同步收缩,改善心脏功能和血流动力学而不增加氧耗,改善 HF 症状,提高 6 分钟步行能力和显著提高生活质量;但也存在严重感染的风险。

本章节重点讨论 CRF 合并 HF 的肾脏替代治疗(RRT)。

1. RRT 的适应证和时机 对于未进入 RRT 的 CRF 患者合并 HF,适应证的选择可以遵循 2012 年 KDIGO 指南和 2018 中国心力衰竭诊断和治疗指南,即存在难治性的容量超负荷或利尿剂抵抗、严重的电解质紊乱、代谢性酸中毒及毒素蓄积。

2. RRT 的模式 RRT 主要包括腹膜透析(PD)、血液透析(HD)和连续性肾替代治疗(CRRT)。不论是未进入 RRT 的 CRF 患者或是已进入 PD 及 HD 的患者,如存在严重的血流动力学不稳定,一般选择自动化腹膜透析(APD)或 CRRT。APD 的优势在于对血流动力学影响更小,不用抗凝剂,能减少出血风险,但存在一些缺点,如腹透液灌注可能会造成腹压增高,影响心肺功能;腹膜超滤的功能个体差异大,无法提前预知腹膜的除水能力,也无法精确控制除水量;对于新置管术后立即启动 APD,还容易发生腹透液侧漏。CRRT 的优势在于移出等渗血浆水分;精确控制液体移出速率及量;稳定调节电解质浓度,不激活神经内分泌的活性;其劣势在于需要大剂量的抗凝剂,增加出血风险;静脉置管容易感染和血栓形成。如患者的血流动力学尚稳定,对未进入 RRT 的 CRF 患者需要 RRT,根据个体情况选择 PD 或 HD。已进入 PD 的患者,一般通过提高腹透液溶质浓度和增加频率,加强液体超滤,迅速缓解 HF 的充血症状。已进入 HD 的患者,可以通过增加①透析频次,如缓慢低效的每日血液透析(SLEDD);②延长透析时间,如延长的每日透析(EDD);③增加血液滤过治疗,清除心肌抑制因子,改善内环境;④为防止超滤过程的低血压事件,也可以联合生物反馈透析或降低透析液温度模式。

3. RRT 的目标 ①容量超负荷的症状和体征消失;②BNP<250ng/L 或下降至发病时的 30%;③NYHA 的 HF 分级改善;④达到干体重。

当 CRF 患者发生急性 HF,与普通人群一样,除了基础治疗,未进入 RRT 的患者,此时利尿剂治疗往往效果不佳而需要紧急 RRT,模式的选择与上述一致;已进入 RRT 的患者,此时往往存在严重的水钠潴留,需要强化超滤除水,一般选择 CRRT。

第三节　慢性肾衰竭与心房颤动

一、CRF 患者 AF 的流行病学

非透析的 CKD 患者 AF 的患病率高于普通人群 2~3 倍，约为 18%，而 AF 在 65 岁以上的普通人群占 7%~8%。在一项 25 个观察性研究的荟萃分析中，透析患者的 AF 患病率为 11.6%。

二、CRF 患者 AF 的致病因素和发病机制

CRF 患者往往存在 AF 的多种致病因素，如高血压、LVH、矿物质及电解质代谢紊乱等，导致心脏后负荷增加、心肌纤维化、血管或瓣膜钙化，诱发 AF 的发生。而 AF 与 CRF 又是心脑血管疾病及血栓栓塞事件的独立危险因素，如 CKD 与 AF 并存将促使缺血性脑卒中、血栓栓塞风险进一步增加。

三、CRF 患者 AF 的诊断

主要依据心电图或其他心电记录显示典型的房颤模式，发作持续至少 30 秒。临床上将进一步分型为阵发性 AF（paroxysmal AF）、持续性 AF（persistent AF）、长程持续性 AF（long standing persistent AF）、永久性 AF（permanent AF）4 类，以选择相应的治疗方法。由于 AF 增加缺血性卒中和全因死亡风险，而抗凝治疗是最有效的预防措施，因此在诊断 AF 后，需要常规进行卒中/血栓栓塞（CHA2DS2-VASc）和出血（HAS-BLED）风险评估。

研究显示，CHA2DS2-VASc 和 HAS-BLED 评分系统在 CRF 患者预测血栓栓塞和出血风险的价值降低。CHA2DS2-VASc 评分系统可能会低估 CRF 患者血栓发生的风险；CRF 患者，HAS-BLED 评分可能会高估其出血风险，临床上不能完全依赖出血评分决定抗凝药物的使用、选择及治疗的强度，还需要综合判断。出血风险高的患者也是血栓栓塞风险高的患者，抗凝治疗对于大多数患者是可以获益的。

四、CRF 患者 AF 的治疗

目前 AF 的治疗目标主要是预防血栓栓塞的发生、控制心室率及恢复窦性心律，包括药物治疗与非药物治疗。

（一）药物治疗

1. 抗凝药应用　对于大多数 AF 患者，包括合并 CKD，使用抗凝药能显著减少 AF 的血栓栓塞风险和全因死亡率，但需要进行 CHA2DS2-VASc 和 HAS-BLED 评分后选择华法林、吲哚布芬或新型口服抗凝剂（NOACs）；其中 CKD 患者更要警惕抗凝药所带来的出血风险，以及华法林治疗的相关急性肾损伤、血管钙化等风险。总体抗凝药在 CRF 合并 AF 患者中的应用证据有限。最新指南建议 Ccr<15ml/min 或透析患者可以应用华法林或阿哌沙班治疗。

（1）华法林：维生素 K 拮抗剂，预防 AF 患者血栓栓塞事件的经典抗凝药物。大多数研究支持华法林在 CKD 患者，即使在 CRF 阶段应用。研究显示，901 例血液透析患者应用华法林降低卒中和死亡风险 56%；但华法林或华法林联合阿司匹林治疗分别使 4 488 例 CKD 患者（包括透析患者）的出血风险增加 33%（HR 1.33，95% 置信区间：1.16~1.53；$p<0.001$）和 61%（HR: 1.61，95% 置信区间：1.32~1.96；$p<0.001$）。目前指南与共识强调华法林抗凝治疗的效益和安全性取决于抗凝治疗的强度（以 INR 目标值进行评估）和稳定性［以 INR 在治疗目标值内的时间百分比（TTR）表示］，应加强监测（起始治疗至少每周一次；稳定治疗后每月一次）和管理，可有效预防卒中事件，而不增加出血风险。CKD 患者包括透析患者的 INR 目标值与普通人群一样（INR2~3）；CKD 患者的 TTR 也与普通人群一样（TTR>65%），最好维持 TTR>70%。临床需要注意，CKD 患者的常用药，如糖皮质激素、环磷酰胺、环孢素、他克莫司、呋塞米、螺内酯等，与华法林合用时，由于药物之间存在相互作用，会影响华法林抗凝的强度和稳定性，需要密切监测 INR。当监测 INR 超出目标值伴或不伴出血时，一般减量或停用华法林，必要时给予维生素 K_1 肌内注射拮抗，6~12h 复查，必要时重复给药，直到 INR<3，重新开始小剂量华法林治疗；严重出血时输注凝血因子，并重新评估华法林的应用指征。

（2）新型口服抗凝剂（NOACs）：前期研究均将 eGFR<30ml/（min·1.73m^2）的患者排除在

外,因此在 CRF 及透析患者的研究数据有限。NOACs,包括达比加群酯(Dabigatran)、阿哌沙班(Apixaban)、艾多沙班(Edoxaban)及利伐沙班(Rivaroxaban),在大多数国家禁用于 eGFR<30ml/(min·1.73m²)的患者;除了美国 2019 年 AHA/ACC/HRS 指南推荐阿哌沙班可以应用于透析患者。一项荟萃分析 5 个随机对照研究包括 13 878 例 AF 伴有轻中度 CKD(Ccr 30~50ml/min)患者应用 NOACs 与华法林的疗效与安全性评估

结果显示,NOACs 总体显著减少卒中或系统血栓(OR 0.79,95% 置信区间:0.67~0.94)和出血事件(OR 0.74,95% 置信区间:0.65~0.86)。关于疗效,达比加群酯(Dabigatran)150mg 最佳,其次是阿哌沙班(Apixaban);而华法林与低剂量的 NOACs 疗效无显著性差异。关于安全性,艾多沙班(Edoxaban)最安全,其次是阿哌沙班,而达比加群酯、利伐沙班(Rivaroxaban)和华法林相似(表 15-3-2)。

表 15-3-2 各类口服抗凝药在 CKD 患者中的具体应用

	Ccr≥50ml/min	30ml/min≤Ccr<50ml/min	15ml/min≤Ccr<30ml/min	Ccr<15ml/min	透析
华法林	起始 2.5~5mg, 1 次 /d,滴定剂量,以 INR2~3 为目标值;并实现 INR 在目标值内的时间百分比(TTR)>70%				
达比加群酯	150mg/ 次, 2 次 /d 或 110mg, 3 次 /d[1]	150mg/ 次, 2 次 /d 或 110mg, 2 次 /d[1]	美国 75mg/ 次 其他国家 禁用	禁用	禁用
利伐沙班	20mg/ 次, 1 次 /d	15mg/ 次, 1 次 /d	15mg/ 次, 1 次 /d	禁用	禁用
阿哌沙班	5mg/ 次, 2 次 /d 或 2.5mg/ 次, 2 次 /d[2]	5mg/ 次或 2.5mg/ 次, 2 次 /d[2]	2.5mg/ 次, 2 次 /d	美国 5mg/ 次, 2 次 /d 其他国家 禁用	美国 5mg/ 次, 2 次 /d 其他国家 禁用
艾多沙班	60mg/ 次, 1 次 /d 或 30mg/ 次, 1 次 /d[3]	30mg/ 次, 1 次 /d	30mg/ 次, 1 次 /d	禁用	禁用

注:[1] 年龄≥80 岁或接受维拉帕米治疗或增加出血风险;
[2] 具备年龄≥80 岁或体重≤60kg 或 sCr≥133μmol/L 中两条;
[3] 具备体重≤60kg 或 Ccr30~50ml/min 或伴随维拉帕米、奎宁丁、决奈达隆治疗中两条。

2. 心室率的药物控制 控制心室率是目前 AF 管理的主要策略,也是 AF 治疗的基本目标之一,通常可明显改善 AF 相关症状,一般控制在 110 次 /min 以下,但需要个体化决定。控制心室率的常用药物包括 β 受体拮抗剂、非二氢吡啶类钙通道阻滞剂(维拉帕米和地尔硫䓬)、洋地黄类及某些抗心律失常药物(如胺碘酮)。在 CKD 患者的应用需要在专科医生的指导下,根据肾功能及心脏整体情况,选择用药及进行个体化的剂量调整。

3. 药物复律 也是目前 AF 管理的重要环节。首选氟卡尼、普罗帕酮,其次胺碘酮、伊布利特、多非利特、维纳卡用于 AF 的复律,目的是通过减慢传导速度和延长有效不应期终止折返激

动。在 CKD 伴 AF 患者尚无依据,也需要专科医生的指导。

(二)非药物治疗

包括电转复(转复窦性心律)、导管消融(转复窦性心律)、永久性心脏起搏器植入、左心耳封堵术(预防血栓栓塞)和外科手术治疗(根治 AF)在 CKD 伴 AF 患者的应用资料不足。但对于 CKD 合并 AF 伴高出血风险的患者,不适合长期规范抗凝治疗,或长期规范抗凝治疗的基础上仍发生血栓栓塞事件,临床已在开展左心耳封堵术(left atrial appendage closure),其有效性与安全性与非 CKD 人群无差异,皆优于华法林;而且显著减少 CKD 患者的出血风险。

(程 虹 卞维静)

参 考 文 献

1. US Renal Data System 2015 annual data report: epidemiology of kidney disease in the United States. Am J Kidney Dis, 2016, 67: A7-8.

2. Luxia Zh, Ming-Hui Zh, Li Zuo, et al. China Kidney Disease Network (CK-NET) 2015 Annual Data Report Kidney International Supplements, 2019, 9, e1-e81.

3. Ballew SH, Matsushita K. Cardiovascular Risk Prediction in CKD. Semin Nephrol, 2018, 38 (3): 208-216.

4. Kovesdy CP, Quarles LD. FGF23 from bench to bedside. Am J Physiol Renal Physiol, 2016, 310: F1168-F1174.

5. Bhatti NK, Karimi Galougahi K, Paz Y. Diagnosis and Management of Cardiovascular Disease in Advanced and End-Stage Renal Disease. J Am Heart Assoc, 2016, 5: e003648.

6. Morrow DA, Cannon CP, Jesse RL, et al. National Academy of Clinical Biochemistry Laboratory Medicine Practice Guidelines: Clinical characteristics and utilization of biochemical markers in acute coronary syndromes. Circulation, 2007, 115 (13): e356-375.

7. Washam JB, Herzog CA, Beitelshees AL, et al. Pharmacotherapy in chronic kidney disease patients presenting with acute coronary syndrome: a scientific statement from the American Heart Association. Circulation, 2015, 131 (12): 1123-1149.

8. 硝酸酯在心血管疾病中规范化应用的专家共识. 中华全科医师杂志, 2012, 11 (10): 725-728.

9. Streja E, Streja DA, Soohoo M, et al. Precision Medicine and Personalized Management of Lipoprotein and Lipid Disorders in Chronic and End-Stage Kidney Disease. Semin Nephrol, 2018, 38 (4): 369-382.

10. 稳定性冠心病口服抗血小板药物治疗中国专家共识. 中华心血管病杂志, 2016, 44 (2): 104-111.

11. Valgimigli M, Bueno H, Byrne RA, et al. 2017 ESC focused update on dual antiplatelet therapy in coronary artery disease developed in collaboration with EACTS: the Task Force for dual antiplatelet therapy in coronary artery disease of the European Society of Cardiology (ESC) and of the European Association for Cardio-Thoracic Surgery (EACTS). Eur Heart J, 2018, 39: 213-260.

12. Bhatti NK, Galougahi KK, Paz Y, et al. Diagnosis and Management of Cardiovascular Disease in Advanced and End-Stage Renal Disease. J Am Heart Assoc, 2016, 5: e003648.

13. Stack AG, Bloembergen WE. A cross-sectional study of the prevalence and clinical correlates of congestive heart failure among incident US dialysis patients. Am J Kidney Dis, 2001, 38 (5): 992-1000.

14. Inampudi C, Akintoye E, Bengaluru JM, et al. Trends in in-hospital mortality, length of stay, nonroutine discharge, and cost among end-stage renal disease patients on dialysis hospitalized with heart failure (2001-2014). J Card Fail, 2019, pii: S1071-9164 (18) 30305-1.

15. Macdougall IC, Canaud B, de Francisco AL, et al. Beyond the cardiorenal anaemia syndrome: recognizing the role of iron deficiency. European Journal of Heart Failure, 2012, 14: 882-886.

16. Ponikowski P, Voors AA, Anker SD, et al. 2016 ESC Guidelines for the diagnosis and treatment of acute and chronic heart failure: The Task Force for the diagnosis and treatment of acute and chronic heart failure of the European Society of Cardiology (ESC) Developed with the special contribution of the Heart Failure Association (HFA) of the ESC. Eur Heart J, 2016, 37 (27): 2129-2200.

17. Chawla LS, Herzog CA, Costanzo MR, et al. Proposal for a functional classification system of heart failure in patients with end-stage renal disease: proceedings of the acute dialysis quality initiative (ADQI) XI workgroup. Journal of the American College of Cardiolog, 2014, 63: 1246-1252.

18. Hein AM, Scialla JJ, EdmonstonD, et al. Medical Management of Heart Failure With Reduced Ejection Fraction in Patients With Advanced Renal Disease. JACC Heart Fail, 2019, 7 (5): 371-382.

19. Haynes R, Zhu D, Judge PK, et al. Chronic kidney disease, heart failure and neprilysininhibition. Nephrol Dial Transplant, 2020, 35 (4): 558-564.

20. 中华医学会心血管病学分会心力衰竭学组. 中国心力衰竭诊断和治疗指南 2018. 中华心力衰竭和心肌病杂志, 2018, 2 (4): 196-225.

21. Roush GC, Kaur R, Ernst ME. Diuretics: a review and update. J Cardiovasc Pharmacol Ther, 2014, 19 (1): 5-13.

22. Cice G, Di Benedetto A, D'Isa S, et al. Effects of telmisartan added to Angiotensin-converting enzyme inhibitors on mortality and morbidity in hemodialysis patients with chronic heart failure a double-blind, placebo-controlled trial. Journal of the American College of Cardiology, 2010, 56 (21): 1701-1708.

23. Ghali JK, Wikstrand J, van Veldhuisen DJ, et al. The influence of renal function on clinical outcome and response to β-blockade in systolic heart failure: insights from metoprolol CR/XL randomized intervention trial in chronic HF (MERIT-HF). Journal of Cardiac Failure, 2009, 15 (4): 310-318.

24. Castagno D, Jhund PS, McMurray JJ V, et al. Improved survival with bisoprolol in patients with heart failure and renal impairment: an analysis of the cardiac insufficiency bisoprolol study Ⅱ (CIBIS-Ⅱ) trial. European Journal of Heart Failure, 2010, 12 (6): 607-616.

25. Madeira M, Caetano F, Almeida I, et al. Inotropes and cardiorenal syndrome in acute heart failure-A retrospective comparative analysis. Rev Port Cardiol, 2017, 36 (9): 619-625.

26. Cannizzaro LA, Piccini JP, Patel UD, et al. Device therapy in heart failure patients with chronic kidney disease. Journal of the American College of Cardiology, 2011, 58 (9): 889-896.

27. Ostermann M, Joannidis M, Pani A, et al. Patient Selection and Timing of Continuous Renal Replacement Therapy. Blood Purif, 2016, 42: 224-237.

28. Zimmerman D, Sood MM, Rigatto C, et al. Systematic review and meta-analysis of incidence, prevalence and outcomes of atrial fibrillation in patients on dialysis. Nephrol Dialysis Transplant, 2012, 27: 3816-3822.

29. Andò G, Capranzano P. Non-vitamin K antagonist oral anticoagulants in atrial fibrillation patients with chronic kidney disease: A systematic review and network meta-analysis International Journal of Cardiology, 2017, 231: 162-169.

30. Xue X, Jiang L, Duenninger E, et al. Impact of chronic kidney disease on Watchman implantation: experience with 300 consecutive left atrial appendage closures at a single center. Heart Vessels, 2018, 33 (9): 1068-1075.

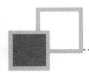

第四章 肾性贫血

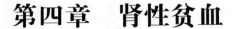

肾性贫血是各种肾脏病致肾功能下降时,由于肾脏促红细胞生成素(erythropoietin,EPO)生成减少及血浆中一些毒性物质干扰红细胞生成并缩短其寿命而引起的贫血。此外,肾功能不全时伴发铁、叶酸或维生素 B_{12} 缺乏,或存在失血等情况,均参与贫血的发生。

贫血是慢性肾脏病(chronic kidney disease,CKD)的重要临床表现之一,并随贫血程度加重,严重影响患者生活质量和心血管系统,导致患者死亡率增加。自从 20 世纪 80 年代人重组 EPO 及其类似药物问世以来,肾性贫血治疗已极大改善,患者对输血的依赖性已显著减少。

第一节 流行病学

贫血是 CKD 患者常见并发症,其发生率随着肾小球滤过率(GFR)下降而逐渐增加,美国国家卫生研究院基于人口统计学的研究提示:肾性贫血的发生率在 CKD1~2 期患者小于 10%,在 CKD3 期患者占 20%~40%,CKD4 期患者达到 50%~60%,而在 CKD5 期患者发生率高达 70% 以上。在中国 CKD 患病率约占成年人群的 10.8%,其中 50% 以上患者合并贫血,约有一半的新透析患者在透析前未进行贫血纠正,且已接受治疗的透析患者中也存在达标率和依从性差的问题。2016 年发表的透析结局与实践模式研究(Dialysis Outcomes and Practice Patterns Study,DOPPS)报告显示,在日本及北美国家 DOPPS 人群中,Hb<90g/L 的血液透析患者比例为 10%,而我国却高达 21%。西方国家血液透析患者中 Hb 的达标率为 55%~77%,中国肾性贫血达标率虽有逐年增高趋势,但截至 2015 年仍仅有 57.3% 透析患者达标,平均 Hb 为 102g/L。

第二节 发病机制、临床特点和危害

一、发病机制

1. 促红细胞生成素相对或绝对不足 肾脏是通过调整血浆中 EPO 水平维持 Hb 稳定,EPO 是一种唾液酸糖蛋白,由 165 个氨基酸组成,分子量为 30.4kD。EPO 与其受体结合后,可以通过促进骨髓红系祖细胞(CFU-E 和 BFU-E)增殖、分化、成熟来调节红细胞生成。现已知大约 90% 以上的 EPO 由肾小管周间质成纤维细胞合成,当 Hb 稳定于 130g/L 以上时,血浆 EPO 水平维持在 10~12U/ml。然而,随着 CKD 的进展,肾脏纤维化导致肾脏无法增加 EPO 合成,导致贫血的发生。

近年来发现,低氧诱导因子α(hypoxia-inducible factor,HIFα)可通过 EPO 基因上的低氧反应元件调控 EPO 生成。在正常氧分压状态下,氧敏感的 HIFα 亚基被脯氨酸羟化酶羟化后降解,阻止它与 EPO 基因结合。而在缺氧情况下,脯氨酸羟化酶活性降低,HIFα 降解减少,进而与 HIFβ 亚基结合进入细胞核内,激活 EPO 靶基因表达。在 CKD 患者中,由于肾组织耗氧减少,以及炎症状态下 EPO 分泌细胞对缺氧的敏感性降低,导致 EPO 调节异常。CKD 患者的 EPO 水平可能代偿性正常或轻度增高,但与肾功能正常而有相同程度贫血患者相比,肾功能正常者血中 EPO 水平明显高于肾功能不全者。因此,肾性贫血时存在 EPO 相对缺乏。

2. 尿毒症毒素的影响 尿毒症毒素对骨髓细胞以及红细胞发育具有抑制作用,并且加强透析可以明显改善贫血,减少 EPO 的使用剂量。许多尿毒症毒素如胺类物质（多胺）和甲状旁腺激素对 EPO 活性可能有不同程度的抑制作用，但详细机制仍不清楚。

3. 红细胞寿命缩短 正常人体内红细胞寿命一般是 120 天左右，而在肾衰竭患者体内，红细胞寿命只有正常的 1/2。有研究发现，CKD 患者体内氧化应激增强，且随着肾功能的减退而加重。氧化应激对红细胞膜的脂质过氧化作用，使 ATP 合成减少，进而红细胞寿命缩短，导致或加重肾性贫血。CKD 患者红细胞寿命缩短的另一个原因是溶血，可能与血液中大量尿毒症毒素蓄积有关。充分透析后的患者红细胞寿命较前延长也可证明这一点。

4. 炎症和感染 CKD 患者常伴有炎症，细胞因子清除减少、糖基化终产物蓄积、动脉硬化以及其他炎症性疾病、未察觉的持续感染等都可导致炎症状态。炎症状态下细胞内的网状内皮对铁摄入增加，细胞因子封锁了储存铁释放，降低了 EPO 合成，抑制红细胞成熟。此外，在 CKD 炎症状态下，肝脏铁调素（hepcidin）合成增加，抑制胃肠道铁吸收和巨噬细胞铁的释放，引起铁利用障碍性贫血。

5. 造血原料缺乏及营养不良 CKD 患者铁的缺乏十分常见，如下因素易造成缺铁：①摄入不足，包括饮食铁含量不足及胃肠道吸收干扰（肾衰竭患者常使用磷结合剂、碳酸氢钠等药物，干扰肠道铁的吸收）；②丢失过多，包括透析器及管路残留血液、频繁抽血化验、消化道及子宫出血等；③需要增加，注射 rHuEPO 后体内铁利用显著增加，易造成铁相对不足。

除了铁缺乏以外，CKD 患者还存在其他营养原料不足引发贫血，如维生素 B_{12}、叶酸、肉碱、维生素 C 等缺乏。叶酸是红细胞合成 DNA 时必须的，长期透析患者还会继发肉碱缺乏。有研究发现，L-肉碱参与转运长链脂肪酸进入线粒体，使其在线粒体内氧化产能，肾衰竭时体内 L-肉碱缺乏，导致细胞内能量缺乏，加重贫血及营养不良。维生素 C 可加强饮食中铁的吸收，促进细胞内储存铁，增加肉碱合成。

6. 其他 铝中毒抑制合成 Hb 的酶，损害铁的转移、利用；血管紧张素 II 有刺激 EPO 生成的作用，目前大量肾血管紧张素系统抑制剂的使用，使得这一效应被抑制。（肾性贫血发生机制示意图见图 15-4-1）

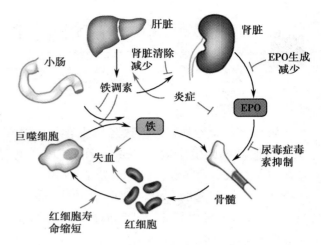

图 15-4-1 肾性贫血发生机制示意图

二、临床特点

肾性贫血的特点多为正细胞、正色素性贫血，合并铁或叶酸缺乏时可出现小细胞或大细胞性贫血，而白细胞生成和巨核细胞生成并无变化。网织红细胞计数可降低或正常，合并失血或溶血时则可明显升高。多数患者骨髓有核细胞和幼红细胞计数正常。肾性贫血的发生及其严重程度与 GFR 水平相关，一般在 GFR 小于 60ml/（min·1.73m²）时贫血的发生率升高。

三、贫血的危害

贫血可影响组织氧的供应及利用，导致心排出量增加，常表现为疲倦、呼吸困难，导致心脏扩大、心室肥厚、心绞痛、心力衰竭、脑供血不全、认知功能下降、免疫功能损伤等一系列病理生理现象，影响患者的预后及生存质量，是 CKD 患者发生心血管事件的独立危险因素。Levin 等对 3 028 例平均 GFR 为 21ml/（min·1.73m²）的 CKD 非透析患者进行随访 27 个月后发现，升高血红蛋白（haemoglobin，Hb）可有效降低死亡风险，Hb 每升高 10g/L，死亡风险降低 14.7%。DOPPS 将 4 020 例欧美血透患者按照贫血程度分组及随访，结果发现相对于 Hb 介于 110~120g/L 的患者，Hb 低于 100g/L 组死亡及住院风险分别上升了 1.22 倍及 1.29 倍。Hb 每升高 10g/L，血液透析患者的死亡及住院风险分别降低 5% 和 4%。

第三节　诊断和评估

一、肾性贫血的诊断标准

贫血的诊断标准：世界卫生组织（World Health Organization，WHO）推荐，居住或生活在海平面水平的15岁及以上成年男性Hb<130g/L，成年非妊娠女性Hb<120g/L，妊娠女性Hb<110g/L，即可诊断贫血。在诊断肾性贫血时，应考虑种族、居住地的海拔高度和生理需求对Hb的影响，并考虑标本来源和Hb测量方法对诊断的影响。

二、肾性贫血的评估频率

凡临床症状、体征或其他医学指标提示贫血时应及时测量Hb，透析患者测量频率根据透析方式、有无贫血和红细胞生成刺激剂（erythropoiesis stimulating agents，ESAs）治疗情况而定。

1. **未开始接受透析治疗的患者**　无贫血的CKD患者，CKD1~3期患者至少每年测量Hb1次；CKD4~5期患者，至少每6个月测量Hb2次；有贫血患者，至少每3个月测量Hb1次。

2. **腹膜透析患者**　无贫血患者，至少每3个月测量Hb1次；有贫血患者，至少每月测量Hb1次。

3. **血液透析患者**　无贫血患者，至少每3个月测量Hb1次；有贫血患者，至少每月测量Hb1次。

4. **使用ESAs治疗的患者**　初始治疗阶段，至少每月测量Hb1次；维持治疗阶段，非透析患者和腹膜透析患者，至少每3个月测量Hb1次；血液透析患者，至少每月测量Hb1次。

三、评估肾性贫血的实验室检查

1. **血细胞计数**　包括Hb浓度，红细胞计数及相关指标检测（包括平均红细胞体积、平均红细胞血红蛋白含量、平均红细胞血红蛋白浓度等）、白细胞计数和分类及血小板计数、血细胞比容（hematocrit，Hct）。

2. **网织红细胞计数**

3. **铁储备和铁利用指标**　包括血清铁蛋白（serum ferritin，SF）浓度、转铁蛋白饱和度（transferrin saturation，TSAT）。

4. **其他**　未能明确贫血病因时，尚应检查血清叶酸、维生素B_{12}、粪便隐血，并做骨髓穿刺检查等。

尽管贫血的诊断主要依赖Hb水平，但需要测量其他指标以评估贫血的严重程度，并与其他原因引起的贫血进行鉴别。CKD患者血肌酐（serum creatinine，SCr）>176.8μmol/L，如未发现有其他贫血的原因，则贫血可能是EPO缺乏所致。如存在EPO缺乏之外的异常，则需要进行下一步的评估，如铁缺乏、叶酸或维生素B_{12}缺乏、慢性失血、炎症或肿瘤以及血液系统疾病等。

第四节　治疗及进展

一、ESAs治疗

1. **ESAs的由来及分类**　1985年人类*EPO*基因首次被克隆和表达，1989年基因重组人促红细胞生成素（recombinant human erythropoietin，rHuEPO）获得美国食品药品管理局（Food and Drug Administration，FDA）批准应用于临床贫血的治疗，到1990年代已被大量应用于肾性贫血的治疗。rHuEPO可以促进红细胞生成，还可以恢复红细胞的存活时间和活力，增加其弹性、变形能力和抗氧化酶系统，是肾性贫血治疗的一个里程碑，极大地改善了CKD患者的预后。随着rHuEPO在临床的广泛应用，越来越多的患者Hb水平得到纠正，生活质量大大提高，同时由于因贫血导致的左心室肥厚和充血性心力衰竭等并发症得到了有效的控制，使CKD的总体治疗费用下降。但rHuEPO的半衰期短，需要频繁给药，研究者对rHuEPO进行了一系列生物技术改进，延长其作用时间，生产出新一代的ESAs。ESAs是临床治疗肾性贫血主要的药物之一，使用过程中应根据半衰期及个人差异相应的调整剂量或使用方法。

第1代ESAs：即rHuEPO，是一种免疫学及生物学特性均与人EPO极其相似的唾液酸蛋白激素，根据其糖基的不同，rHuEPO被分为α和β两种类型。由于其半衰期短，每周多需给药1~3次。

第2代ESAs：新红细胞生成刺激蛋白（novel erythropoiesis stimulating protein，NESP），又称达依泊汀α（darbepoetin alfa），已于2001年应用于临

床。此药具有两条与 N 端相连的糖基链,这种高度糖基化的结构使其在体内具有较高的代谢稳定性,其半衰期可达到 rHuEPO 的 3 倍以上,可明显减少给药频率,每周或每 2 周给药 1 次,能安全有效的治疗肾性贫血。

第 3 代 ESAs:持续性促红细胞生成素受体激活剂(continuous erythropoiesis receptor activator,CERA)为一种化学合成的持续性 EPO 受体激活剂,于 2007 年应用于临床。相比目前临床应用的 EPO 具有与受体结合慢而解离快、半衰期长(皮下注射:73~170h;静脉注射:70~140h)、给药次数少等优势。在欧美人群已证实,每 4 周 1 次皮下给药可有效维持 CKD 透析患者 Hb 水平,平稳纠正贫血,并可能通过减少 Hb 波动而使透析患者的长期预后获益。

2. 治疗前准备 在接受 ESAs 治疗前,应权衡因减少输血和缓解贫血相关症状带来的利与弊。推荐在开始 ESAs 治疗之前,处理各种导致贫血的可逆性因素,如铁缺乏和炎症状态。对于 CKD 合并活动性恶性肿瘤患者,使用 ESAs 治疗时应提高警惕,尤其是以治愈为目的的活动性恶性肿瘤患者及既往有卒中史的患者。

3. 治疗时机 推荐成人 CKD 非透析患者 Hb<100g/L 时,根据 Hb 下降程度、前期铁剂的治疗反应、输血风险、ESAs 治疗相关风险以及是否存在贫血相关症状个体化决定是否开始 ESAs 治疗。由于成人透析患者 Hb 下降速度比非透析患者快,建议 Hb<100g/L 时即开始 ESAs 治疗,尽量避免 Hb 降至 90g/L 以下。Hb>100g/L 的部分肾性贫血患者可以个体化使用 ESAs 治疗,以改善部分患者的生活质量。

4. 治疗靶目标 肾性贫血的靶目标值一直存在争议,近年来大量的流行病学及治疗性研究为肾性贫血的治疗靶目标不断提供新的证据,也带来了肾性贫血临床实践指南的不断更新。KDOQI 在 2007 年对《CKD 贫血临床实践指南》进行修订,推荐无论是透析还是非透析接受 ESAs 治疗的患者,选择 Hb 靶目标值应在 110~120g/L 范围内,不应超过 130g/L,目标值应在治疗后 4 个月内达到。

2009 年完成的 TREAT 研究是目前为止最大规模的关于 ESAs 治疗及肾性贫血靶目标的 RCT 研究,4 038 名 CKD 3~4 期患者随机分为两组,ESAs 治疗组 Hb 目标值 130g/L 和安慰剂对照组,仅在 Hb<90g/L 时接受 ESAs 治疗,以死亡或心血管事件以及死亡或 ESRD 作为终点事件,结果发现 ESAs 治疗并不能减少终点事件的发生,反而增加卒中的发生。依据既往的 RCT 研究结果以及 TREAT 研究结果平衡利弊,2012 年 KDIGO《慢性肾脏病贫血临床实践指南》建议维持 Hb 在 115g/L 以内,最高不超过 130g/L。

肾性贫血靶目标应个体化,根据患者年龄、种族、性别、生理需求、透析方式及透析时间长短、ESAs 治疗时间长短以及是否合并其他疾病情况在指南推荐的范围内进行细微调整。

5. 给药途径 ESAs 治疗肾性贫血,静脉给药和皮下给药同样有效,但皮下注射的药效动力学表现优于静脉注射,并可以延长有效药物浓度在体内的维持时间,节省治疗费用。①对于非透析患者和腹膜透析患者,建议采用皮下注射给药;②对于血液透析患者,建议采用静脉或皮下给药,皮下注射可以降低药物剂量的 24%。

6. ESAs 初始剂量及剂量调整

(1)初始剂量:ESAs 的使用剂量应根据患者的 Hb 水平、体重、临床情况、ESAs 类型以及给药途径决定其初始治疗的用药。对于 CKD 患者,rHuEPO 的初始剂量建议为每周 100~150U/kg,分 2~3 次注射,或 10 000U 每周 1 次,皮下或静脉给药;达依泊汀 α 的初始剂量建议为每周 0.45μg/kg,或每两周 0.75μg/kg,皮下给药;CKD 非透析患者以及 CKD 5 期透析患者,CERA 的初始剂量建议为 0.6μg/kg,皮下或静脉给药,每两周 1 次,或 CKD 非透析患者初始剂量 1.2μg/kg,皮下给药,每 4 周 1 次。ESAs 治疗后者患者 Hb 增高的速度有个体差异,且与剂量有关。有高血压病病史、心血管疾病、血栓栓塞或癫痫的患者,初始剂量应相应减低。初始 ESAs 治疗的目标是 Hb 每月增加 10~20g/L,但应避免 4 周内 Hb 增加幅度超过 20g/L。

(2)剂量调整:使用 ESAs 治疗期间,应根据患者的 Hb 水平、Hb 变化速度、目前 ESAs 的使用剂量以及临床情况等多种因素调整 ESAs 使用剂量。推荐在 ESAs 开始治疗 4 周后开始调整剂量,ESAs 剂量调整最小时间间隔为 2 周。

如果 Hb 升高未达目标值，可将 rHuEPO 的剂量增加 20U/kg，每周 3 次，或 10 000U，每 2 周 3 次。如果 Hb 升高并且接近 130g/L，或任意 4 周内 Hb 水平升高超过 20g/L，应将剂量降低约 25%。当 Hb 水平达到目标范围时，应减少 ESAs 剂量，但不应完全停止给药。停止给药尤其是长时间停药，可能导致 Hb 持续降低，使 Hb 降低到目标范围以下。

调整 ESAs 剂量的频率应该根据 ESAs 起始治疗期间 Hb 的上升速度、ESAs 维持治疗期间 Hb 的稳定性情况以及 Hb 的监测频率来决定。ESAs 的剂量调整容易导致 Hb 波动，有研究发现 Hb 波动是 CKD 5 期血透患者死亡率的独立预测因子，因此，调整 ESAs 剂量须谨慎进行。当贫血严重或 ESAs 反应性严重降低时，应给予输血而不是继续给予 ESAs 或增加 ESAs 剂量。

7. ESAs 低反应性概念及处理

（1）ESAs 低反应性的概念及分类：按照患者体重计算的适量 ESAs 治疗 1 个月后，Hb 水平与基线值相比无增加，将患者归类为初始 ESAs 治疗反应低下。稳定剂量的 ESAs 治疗后，为维持 Hb 稳定需要两次增加 ESAs 剂量且增加的剂量超过稳定剂量的 50%，则将患者归类为获得性 ESAs 反应低下。

（2）ESAs 低反应性的原因：ESAs 低反应性最常见的原因是铁缺乏，其他原因包括炎症性疾病、慢性失血、甲状旁腺功能亢进、纤维性骨炎、铝中毒、血红蛋白病、维生素缺乏、恶性肿瘤、营养不良、溶血、透析不充分、血管紧张素转换酶抑制剂/血管紧张素受体拮抗剂（ACEI/ARB）和免疫抑制剂等的使用、脾功能亢进以及抗体介导的纯红细胞再生障碍性贫血（pure red cell aplastic anemia，PRCA）等。

（3）ESAs 低反应性的处理：评估患者 ESAs 治疗低反应性的类型，并针对 ESAs 治疗低反应性的特定原因进行治疗。对于纠正致病原因后仍存在 ESAs 低反应性的患者，建议采用个体化方案进行治疗，并评估 Hb 下降、继续 ESAs 治疗和输血治疗的风险。对于初始和获得性治疗反应低下患者，最大剂量不应高于基于体重计算的初始或稳定剂量的 2 倍。

抗体介导的 PRCA 治疗：ESAs 治疗超过 8 周并出现下述情况应该怀疑 PRCA，但确诊必须有 EPO 抗体检查阳性证据，以及骨髓象检查结果的支持（有严重的骨髓红细胞增生障碍）：①Hb 以每周 5~10g/L 的速度快速下降，或需要输红细胞维持 Hb 水平；②外周血的血小板和白细胞计数正常，且网织红细胞绝对计数小于 10×10^9/L；③骨髓幼红细胞系列显著减少，甚至完全缺乏，粒细胞和巨核细胞系列增生正常。因抗体存在交叉作用，可中和 ESAs 及内源性 EPO，且继续接触可能导致过敏反应，凡疑似或确诊的患者必须停用所有的 ESAs 制剂，可试用免疫抑制剂、雄激素、大量丙种球蛋白治疗，必要时输血，最有效的治疗是肾移植。

8. 不良反应

（1）高血压：是最常见的不良反应，发生率为 1/4~1/3。所有 CKD 患者都应监测血压，尤其是开始接受 ESAs 治疗时。长期高血压可加重肾功能损害与心脑血管并发症，有研究显示，ESAs 引起高血压可能与其改变细胞内钙离子稳态相关。对于原有高血压、贫血纠正过快、ESAs 使用剂量过大患者更易出现血压波动。大部分患者可以通过减少 ESAs 用量、降低干体重和加强降压药物治疗有效控制血压增高，一般无需因高血压而停止或中断 ESAs 治疗，除非是难以控制的高血压。

（2）血管通路血栓：使用 ESAs 治疗后，随红细胞生成增多，血细胞比容增高，血液黏度增加，可能增加血栓形成风险。但是使用 ESAs 治疗的血液透析患者，不论其血管通路是自体内瘘还是人造血管，无需增加对血管通路的检测，亦无需增加肝素用量。

（3）高钾血症：高钾血症的发生主要与透析不充分和饮食控制不佳有关。ESAs 治疗能促进食欲，对于接受 ESAs 治疗的患者必须加强饮食方面的指导，临床上高钾血症的发生率 <1%，故无需加强监测。

（4）癫痫：癫痫病史不是 ESAs 治疗禁忌证。无需因顾虑 ESAs 治疗后新发癫痫或原有癫痫病史者发作频率改变而限制患者的活动。当患者伴有不能控制的高血压或体重增加过多时，应防止治疗过程中出现癫痫发作。

（5）肌痛及输液样反应：通常发生在应用 ESAs 治疗 1~2h 后，表现为肌痛、骨骼疼痛、低热、出汗等症状,可持续12h,2周后可自行消失。症状较重者可给予非类固醇类抗炎药治疗。

（6）其他并发症：有报道显示,ESAs治疗可导致内膜增生和随后的血管狭窄、深静脉血栓、皮疹、心悸、过敏反应、虹膜炎样反应、脱发等症状,但发生率很低。有促进肿瘤进展或复发的风险。

二、低氧诱导因子稳定剂

HIF是细胞水平调控机体应对氧浓度改变生理反应的关键转录因子,也是 *EPO* 基因表达的重要调节因子。缺氧时 HIF 与 *EPO* 基因3'增强子结合,启动 *EPO* 基因转录。此外,HIF 还可以通过促进 EPO 受体表达、促进铁吸收以及储存铁动员和再利用相关蛋白的表达,改善贫血。HIF 由 HIF 脯氨酸羟化酶（HIF-PHs）家族调控。在正常氧环境下,HIF-PHs 促进 HIF 降解,缺氧环境下,HIF-PHs 被抑制,从而促进下游一系列基因和相关蛋白表达。

近年来,一系列新型的小分子制剂 HIF- 脯氨酸羟化酶抑制剂（HIF-PHI）研发问世,该类药物通过抑制 HIF- 脯氨酸羟化酶而抑制 HIF 降解,从而促进下游基因转录,改善肾性贫血。目前处于开发阶段的新型 HIF-PHI 包括：Roxadustat（FG-4592）, Vadadustat（AKB-654）, Daprodustat（GSK1278863）, Molidustat（BAY85-3934）, JTZ-951 和 DS-1093a。该新型制剂均为口服,大大增加了患者的依从性,目前 Roxadustat（FG-4592）治疗透析患者因 CKD 引起的贫血适应证已在中国获得上市批准,其他制剂尚处于研究阶段。

目前研究已证实,FG-4592 可短暂性诱导 HIF 稳定,导致功能性 HIF 转录反应,模拟人体暴露于间歇性缺氧环境下的生理性红细胞生成反应,促进红细胞生成。在血液透析、腹膜透析以及非透析 CKD 患者中,FG-4592 都有良好的耐受性,可以维持 Hb 浓度在靶目标范围内,同时对铁代谢也有一定的作用,可以降低铁调素的浓度,增加总铁结合力,降低血清铁蛋白水平。此外,初步临床研究表明,FG-4592 对红细胞生成的作用不受炎症因素的影响,没有升高血压的作用。

三、铁剂治疗

铁是合成 Hb 的基本原料。流行病学及临床研究证实,在 CKD 贫血患者中常常存在一定程度的铁缺乏,铁缺乏也是导致 ESAs 治疗反应差的主要原因,予以充足的铁补充,不仅可以明显改善贫血,还可以减少 ESAs 的使用剂量。因此对于肾性贫血患者需常规进行铁状态的评价,搜寻导致铁缺乏的原因。并根据患者的铁储备状态予以相应的铁剂补充。

1. 铁状态的评价　对铁状态的评价目前常规使用 SF 和 TSAT 作为评价指标。SF 反映细胞内的铁浓度,是检测铁储备的常用指标;TSAT 是血清铁与总铁结合力的比值,反映生成红细胞可利用铁的水平。大部分 CKD 患者 SF>100μg/L、TAST>20% 提示骨髓铁储备正常,然而这部分患者中仍有很多人在给予铁剂补充后出现 Hb 升高,并且可以使 ESAs 用量减少,关于 CKD 患者的 SF 和 TAST 靶目标值目前尚无充足的 RCT 证据支持。2006年 KDOQI 指南推荐 CKD5 期血液透析患者需维持 SF>200μg/L, CKD 非透析患者以及 CKD5 期腹膜透析患者需维持 SF>100μg/L,所有 CKD 患者均需维持 TSAT>20%。与此同时,指南也建议了靶目标的治疗上限,在 SF>500~800μg/L 时不推荐使用静脉铁剂治疗。

SF 是急性时相反应蛋白之一,炎症、肿瘤及肝病时水平会明显增加,这时所获结果不能反映机体铁储存状态;TSAT 检测结果常变动很大,因此必须连续检验数次。由于 SF 和 TSAT 的敏感性和特异性相对较低,因此,需结合其他化验检查综合分析才能准确判断机体骨髓铁储备。

其他指标,如网织红细胞血红蛋白含量（reticulocyte Hb content, CHr）以及低血红蛋白红细胞百分比（hypochromic red blood cell percentage, Hypo%）也可作为 CKD 患者铁状态的评价指标。CHr 与 Hb 含量相关性好,灵敏度较高,是早期诊断铁缺乏的敏感指标;Hypo 主要用来反映长期慢性缺铁,且不受其他因素（如感染或炎症）干扰,特异性较高。联合应用 CHr 和 Hypo 两种诊断方法,可以极大地提高铁状态评价的精确性,目标值 CHr>29pg, Hypo%<6%,但目前临床研究应用相对较少。

2. 铁状态的监测　接受稳定 ESAs 治疗的 CKD 患者,至少每3个月监测1次铁状态;对没有接受 ESA 治疗的 CKD3~5 期非透析患者,应每

3 个月监测 1 次铁状态,出现贫血时应首先进行铁状态的评价;对没有接受 ESAs 治疗的维持性血液透析患者,应每 3 个月监测 1 次铁状态。

当出现以下情况时需要增加铁状态的检测频率,以决定是否开始、继续或停止铁剂治疗:①开始 ESAs 治疗;②调整 ESAs 治疗;③有出血存在;④静脉铁剂治疗后检测治疗疗效;⑤有其他导致铁状态改变的情况,如合并炎性感染未控制等。

3. 铁剂治疗的指征 CKD 贫血患者如果出现以下情况应给予铁剂治疗:①SF 及 TSAT 水平处于绝对铁缺乏,即 TSAT<20%,非透析和腹膜透析患者 SF<100μg/L,血液透析患者 SF<200μg/L。②SF 在 200~500μg/L 之间,和 / 或 TSAT ≤30% 时,如果 Hb 有望升高,ESAs 用量有望降低,应给予补铁治疗。③原则上 SF>500μg/L 不常规应用静脉补铁治疗,但当患者排除急性期炎症等情况,高剂量 ESAs 仍不能改善贫血时,可试用铁剂治疗。

4. 铁剂的用法、种类和用量 目前补铁治疗主要有两种途径:口服和静脉滴注。口服给药方便、安全,但易受肠道吸收因素的影响,CKD 非透析患者及腹膜透析患者可先试用口服补铁治疗;静脉给药疗效可靠,血液透析及重症贫血患者补铁首选这一途径。口服补铁治疗 1~3 个月后需再次评价铁状态,如果铁状态、Hb 没有达到目标值,或口服铁剂不能耐受患者,推荐改用静脉补铁治疗。

常用的静脉铁剂有右旋糖酐铁和蔗糖铁。右旋糖酐铁起效较慢,在体内需经网状内皮系统加工才能释放出铁离子,给药后 7~14 天血清铁蛋白才上升,过敏是其最大的不良反应,文献报道严重反应发生率可达 0.65%~0.70%。蔗糖铁是目前最安全、有效的静脉铁剂,不易发生过敏反应,且起效较快,给药后 1~2d 血清铁蛋白即上升。使用静脉铁剂之前必须做药物过敏试验。静脉补铁给药的剂量和时间间隔应根据患者对铁剂反应、体内铁状态、Hb 水平、ESAs 使用剂量、ESAs 反应及近期的合并症做出调整。

口服补铁需每日补充铁元素 200mg,其中仅约 1/6 或者更少的部分能被吸收。我们常用的口服铁剂元素铁含量如下:硫酸亚铁 20.0%,葡萄糖酸亚铁 35.0%,多糖铁复合物 46%。可根据铁的含量及需要量,推算每日口服铁剂的剂量。

5. 铁剂治疗的注意事项 给予初始剂量静脉铁剂治疗时,开始输注 60min 内应对患者进行监测,同时需要配有复苏设备及药物,有受过专业培训的医护人员对严重不良反应进行评估。当 CKD 患者有全身活动性感染时,不使用静脉铁剂治疗。进行静脉补铁时还必须警惕另一个现象,即铁过载,它可能造成急性铁中毒(迅速出现恶心、呕吐、腹痛、腹泻、虚脱、惊厥、昏迷,而后出现急性肾小管坏死、急性肝细胞坏死危及生命)或慢性铁中毒(即含铁血黄素沉着症)。铁过载会加重 CKD 相关的氧化应激、炎症反应,可导致心血管事件及感染的发生率增加,胰岛素抵抗、代谢综合征以及认知功能障碍等。

四、输血治疗

ESAs 的应用极大减轻了慢性肾衰竭患者对输血的依赖,在应用 ESAs 治疗前,大约有 1/4 的患者必须依赖输血。输注红细胞只能短期缓解患者的贫血状况,并且可能引起一系列不良反应,因此,治疗慢性贫血时,在条件许可的情况下,尽量避免输注红细胞,以减少输血相关风险。对于适于器官移植的患者,在情况允许的情况下,应尽量避免输注红细胞,以减少同种致敏的发生。

1. 输血的适应证 治疗慢性贫血时,以下患者建议输注红细胞,可能利大于弊:①ESAs 治疗无效(如,血红蛋白病、骨髓衰竭、ESAs 抵抗);②ESAs 治疗弊大于利(如,既往或现有恶性肿瘤病史、既往卒中史)。需要注意的是,CKD 非急性贫血患者应根据贫血的状况,而不单纯根据医生主观认为的 Hb 阈值决定是否输血治疗。

在特定急性临床状况时,当输注红细胞利大于弊时,建议输注红细胞治疗:①需要快速纠正贫血来稳定患者病情(如急性出血、不稳定性冠心病);②需要术前快速纠正 Hb 浓度。在这种情况下,输血的 Hb 阈值并没有明确的规定,但一般推荐 Hb<70g/L 情况下,考虑输血治疗。

2. 输血相关风险及应对措施 反复输血可引起溶血反应、发热、过敏、病毒感染、急性肺损伤、移植物抗宿主病等风险,因此我们提倡在衡量输血与其他贫血治疗方式的利弊后,谨慎选择输血。

五、其他

HD 患者铝负荷过重可以干扰铁代谢，导致小细胞性贫血，另外还可以降低 ESAs 反应性加重贫血。铝中毒过重的主要原因是使用含铝的磷结合剂或者透析用水处理不当，如果其基础血浆浓度超 50ng/ml 或静脉使用去铁胺（deferoxamine，DFO）500~1 000mg 后超过 175ng/ml，提示铝负荷过重，可针对病因降低铝负荷或 DFO 驱除体内铝；叶酸及维生素 B_{12} 是合成红细胞不可缺少的原料，可引起巨幼细胞贫血，缺乏时应给予相应的药物口服。透析可以明显改善肾性贫血的程度，肾移植也是治疗肾性贫血的有效的措施。

（刘必成）

参 考 文 献

1. 刘伏友. 慢性肾衰竭贫血研究进展及干预对策 // 谌贻璞. 肾内科学, 北京: 人民卫生出版社, 2008: 259-263.
2. 中华医学会肾脏病学分会肾性贫血诊断和治疗共识专家组. 肾性贫血诊断与治疗中国专家共识. 中华肾脏病杂志, 2018, 34（11）: 860-866.
3. 潘明明, 刘必成. 低氧诱导因子稳定剂在肾性贫血治疗中的新进展. 中华内科杂志, 2017, 56（3）: 225-228.
4. 谌贻璞. 用促红细胞生成素治疗肾性贫血必须合理补铁. 肾脏病与透析肾移植杂志, 2006, 15（4）: 345-346.
5. 陈楠. 慢性肾脏病贫血的流行病学与临床 // 林善锬. 慢性肾脏病与贫血, 北京: 中国协和医科大学出版社, 2019: 139-152.
6. Babitt JL, Lin HY. Mechanisma of anemia in CKD. J Am Soc Nephrol, 2012, 23: 1631-1634.
7. Chen N, Qian J, Chen J, et al. Phase 2 studies of oral hypoxia-inducible factor prolyl hydroxylase inhibitor FG-4592 for treatment of anemia in China. Nephrol Dial Transplant, 2017, 32（8）: 1373-1386.
8. Curran MP, McCormack PL. Methoxy polyethylene glycol-epoetin beta: a review of its use in the management of anemia associated with chronic kidney disease. Drugs, 2008, 68（8）: 1139-1156.
9. D'Angelo G. Role of hepcidin in the pathophysiology and diagnosis of anemia. Blood Res, 2013, 48（1）: 10-15.
10. Eqrie JC, Dwyer E, Browne JK, et al. Darbepoetin alfa has a longer circulating half-life and greater in vivo potency than recombinant human erythropoietin. Exp Hematol, 2003; 31（4）: 290-299.
11. Kaplan JM, Sharma N, Dikdan S. Hypoxia-Inducible Factor and Its Role in the management of Anemia in Chronic Kidney Disease. Int J Mol Sci, 2018, 19（2）. pii: E389.
12. KDIGO Clinical Practice Guideline Working Group. KDIGO Clinical Practice Guideline for Anemia in Chronic Kidney Disease. Kidney Int Suppl, 2012, 2: 279-335.
13. Lankhorst CE, Wish JB. Anemia in renal disease: diagnosis and management. Blood Rev, 2010, 24（1）: 39-47.
14. Locatelli F, Mazzaferro S, Yee J. Iron Therapy Challenges for the Treatment of Nondialysis CKD Patient. Clin J Am Soc Nephrol, 2016, 11（7）: 1269-1280.
15. Macdouqall IC. New anemia therapies: translating novel strategies from bench to bedside. Am J Kidney Dis, 2012, 59（3）: 444-451.
16. National Kidney Foundation. KDOQI clinical practice guideline and clinical practice recommendations for anemia in chronic kidney disease: 2007 update of hemoglobin target. Am J Kidney, 2007, 50（3）: 471-530.
17. Pfeffer MA, Burdmann EA, Chen CY, el. A trial of darbepoetin alfa in type 2 diabetes and chronic kidney disease. N Engl Med, 2009, 361（21）: 2019-2032.
18. Pisoni RL, Bragg-Gresham JL, Young EW, et al. Anemia management and outcomes from 12 countries in the Dialysis Outcomes and Practice Pattern Study（DOPPS）. Am J Kidney Dis, 2004, 44（1）: 94-111.
19. Tsagalis G. Renal anemia: a nephrologist's view. Hippokratia, 2011, 15（Suppl 1）: 39-43.
20. Vaziri ND, Safety Issues in Iron Treatment in CKD. Semin Nephrol, 2016, 36（2）: 112-118.
21. Zuo L, Wang M, Hou F, et al. Anemia Management in the China Dialysis Outcomes and Practice Patterns Study. Blood Purif, 2016, 42（1）: 33-43.
22. Chen N, Hao C, Liu BC, et al. Roxadustat treatment for anemia in patients undergoing long-term dialysis. N Engl J Med, 2019, 381（11）, 1011-1022.

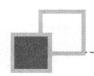

第五章 慢性肾脏病 – 矿物质和骨异常

第一节 慢性肾脏病 – 矿物质骨代谢紊乱的发生和发展

慢性肾脏病（chronic kidney disease，CKD）进展时，随着肾功能的逐步丢失，逐渐出现矿物质和骨紊乱（mineral and bone disorder，MBD），称为慢性肾脏病 – 矿物质和骨异常（chronic kidney disease–mineral and bone disorder，CKD–MBD）。2009 年，肾脏病改善全球预后组织（Kidney Disease Improving Global outcome，KDIGO）临床实践指南总结了既往的基础研究和临床研究，将 CKD–MBD 的临床表现归纳为三个方面：①矿物质代谢异常，包括血清钙、磷、维生素 D、甲状旁腺激素（parathyroid hormone，PTH）、纤维母细胞生长因子 –23（fibroblast growth factor–23，FGF–23）等；②骨异常，包括高转换骨病、低转换骨病、无动力骨病、骨质疏松等；③血管中层钙化和软组织钙化。

一、矿物质代谢异常

CKD 时，随着肾小球滤过率（glomerular filtration rate，GFR）的下降，肾小球滤过的磷减少，血清磷有升高趋势。此趋势刺激甲状旁腺合成和分泌较多的 PTH，PTH 作用于肾单位的近曲小管，减少磷的重吸收，磷排泄分数升高，从而维持血磷稳定。最近的研究显示，升高的血磷还可刺激骨细胞和成骨细胞分泌 FGF–23，FGF–23 的重要作用之一是减少肾小管对磷的重吸收。因此，随着 GFR 下降，可观察到血清 PTH 水平和 FGF–23 水平升高早于血磷的升高。但是，当 GFR 下降很严重，肾小管对磷的重吸收减少已经不能弥补肾小球滤过磷的减少时，即出现高磷血症。高磷血症持续刺激甲状旁腺，可出现甲状旁腺增生。

CKD 时，患者食欲下降或饮食限制，钙摄入减少；同时随着肾脏结构的毁损，肾脏 1α 羟化酶活性下降，导致活性维生素 D 缺乏，胃肠道对钙吸收能力减退，从而出现低钙血症。低钙血症刺激 PTH 合成和分泌，PTH 促进肾小管对钙的重吸收；同时促进破骨细胞活性增强，促使骨钙释放入血，从而使血钙水平趋向正常。低钙血症持续刺激甲状旁腺，可出现甲状旁腺增生。高磷血症和低钙血症引起 PTH 分泌增加、合成增加，严重者可出现甲状旁腺增生，称为继发性甲状旁腺功能亢进症（secondary hyperparathyroidism，SHPT）。增生的甲状旁腺甚至可形成甲状旁腺腺瘤，自主合成和分泌甲状旁腺激素，不再受血清钙和磷的影响。SHPT 时，甲状旁腺细胞表面的维生素 D 受体密度下降，表现为维生素 D 抵抗。另外，甲状旁腺细胞表面的钙敏感受体（calcium sensitive receptor，CaSR）密度也下降，使钙调定点上移。钙调定点即 PTH 分泌减少到最大值的 50% 所对应的细胞外液钙浓度。

CKD 时的矿物质代谢异常远远没有上述这么简单，这些物质之间互相影响互相制约，形成一个复杂的网络关系，使要完全阐明它们之间的关系变得十分困难。例如，PTH 通过促进破骨细胞活性使磷释放入血、促进 1α 羟化酶活性、间接促进胃肠道钙吸收等。

二、骨异常

SHPT 时，PTH 作用于成骨细胞和破骨细胞，使两者的活性增强，导致高转换骨病。高转换骨病时，单位体积内骨形成单位增加，骨周期缩短，成骨和破骨速度加速，导致新生骨不能充分钙化，X 线表现骨密度降低。另外，纤维组织增生，侵蚀骨小梁，形成纤维囊性骨炎。GFR 下降到一定程度时，并不是所有患者均出现高转换骨病，这是因为①某些老年人或糖尿病患者,其 PTH 水平不能升高;②虽然 PTH 水平升高,但由于毒素蓄积、铝离子在骨小梁表面沉积等种种原因,导致成骨细胞和破骨细胞对 PTH 抵抗,导致单位体积内骨形成单位减少,骨周期延长,成骨和破骨速度减慢,称为低转换骨病。

除了高转换骨病、低转换骨病,CKD 患者还可出现无动力骨病,骨组织中成骨细胞和破骨细胞均稀少。几种骨病理形态学异常可同时出现,称为混合性骨病。另外,骨质疏松在 CKD 患者也十分常见,受年龄的影响,绝经后妇女和老人常见骨质疏松;另外,接受血液透析治疗的患者,长期使用肝素也是导致骨质疏松的重要原因。与 CKD 相关的这些骨骼病变可导致骨骼密度下降,并导致骨骼质量下降。

2009 年 KDIGO 指南提出了肾性骨病的 TMV(转换、矿化和骨量)分类系统,2017 年更新的 KDIGO 关于 CKD-MBD 的指南沿用了该分类系统。转换指骨骼的重构过程,用骨形成率表示,代表了成骨细胞和破骨细胞的活性;矿化指骨胶原钙化的情况,用静态指标类骨质体积和厚度表示,或用动态指标类骨质成熟时间表示;骨量指骨组织所占总组织的比例。这个 TMV 分类系统提供了更多的骨病理形态学信息,对从整体上了解骨骼质量、指导下一步治疗、预测未来骨折风险更有指导价值。

骨病理形态学异常不适合常规检测,临床常常用骨密度反映骨矿化情况。之前的研究显示,发生骨折和未发生骨折的 CKD 患者,其骨密度并没有显著差异,表明骨密度降低并不能很好的预测 CKD 患者将来发生骨折的风险。具有相同骨密度的两个 CKD 患者,其骨骼内部的骨转换状态不一样,导致其骨骼质量不同。例如,CKD 无动力骨病患者,其骨小梁很久没有更新重建,骨骼质量差;而另一例绝经后妇女虽然同样骨密度较低,但其骨转换大致正常,骨骼质量高于 CKD 患者,相对来说不易发生骨折。因此,由于骨密度对预测未来发生骨折风险的价值有限,2009 年的 KDIGO 指南不建议常规对 CKD 患者进行骨密度测量。但最近的回顾性或前瞻性队列研究显示,骨密度下降与骨折风险密切相关,因此更新的指南建议如果临床认为骨密度监测可协助确定治疗方案,则应行骨密度检查。

虽然使用敏感且特异的骨转运状态的血清标志物将简化其监测方法,但目前还缺乏这样的血清学标志物。KDOQI 指南曾经把全段 PTH(iPTH)超过 300ng/L 作为高转换骨病的诊断标准,但最近的研究显示,iPTH 符合上述标准的患者中,接近 40% 的患者的骨活检显示为低转换骨病;而 iPTH 在 150~300ng/L 的患者中,只有不足 10% 患者骨活检显示为正常骨转换状态。这可能是因为由于种种原因,成骨细胞或破骨细胞对 PTH 抵抗,未形成相应的高转换或低转换状态。血清中碱性磷酸酶大部分来自肝脏和骨骼,当能排除肝脏疾病时,血清中升高的碱性磷酸酶可认为是骨源性的。近年来的研究表明,联合使用骨特异性碱性磷酸酶和 iPTH 可提高对骨转运状态的判断的准确性。

三、血管中层钙化和软组织钙化

胚胎发育时,间充质干细胞可分化为血管平滑肌细胞、脂肪细胞,或在核转录因子 RUNX2 的作用下分化为成骨细胞或软骨细胞。CKD 时,在炎症等毒素刺激下,血管平滑肌细胞可在 RUNX2 的作用下转分化为成骨样细胞或软骨样细胞,并分泌骨基质。CKD 患者缺乏人胎球蛋白(一种防止钙磷沉积的物质),钙和磷可沉积于成骨样细胞或软骨样细胞分泌的骨基质而形成动脉中层钙化。动脉中层钙化导致血管弹性下降、收缩压升高、脉压增大、脉搏波传播速度加快,如果钙化部位向血管管腔破裂可引起局部血栓形成和动脉堵塞,可发生四肢皮肤干性坏死(称钙化性小动脉炎)、心肌梗死等严重并发症。可见动脉中层钙化是个主动过程,当前的资料还不清楚适当的治疗是不是可逆转动脉中层钙化。软组织钙化是 CKD-MBD 的另一个重要方面,表现为皮肤和皮下组织钙化并可导致的瘙痒,气管、支气管和肺组织钙化导致的难治性肺炎,骨关节周围软组织钙化导致的巨大瘤样钙质沉着症。软组织钙化者往往有严重高钙血症和高磷血症,经合理处理钙化结节可逐步缩小甚至消失。

四、骨转化状态、血清生化标志物和血管中层钙化之间的关系

针对低转换骨病的治疗用药相对简单,最先

报告低转换骨病患者更容易发生血管钙化,这是因为骨骼呈现低转换状态,血清中钙和磷不易在骨骼中矿化。高转运骨病治疗用药相对复杂,影响因素较多。在控制良好的动物实验中观察到,高转换骨病导致较多的钙和磷自骨骼释放,也是血管钙化的危险因素。因此,无论高转换骨病还是低转换骨病,均容易发生血管钙化。

高磷血症是血管钙化(冠状动脉、外周动脉、心脏瓣膜等)的重要危险因素;如果同时存在钙负荷过重,则血管钙化的风险更高;大多数研究未发现 PTH 水平升高与血管钙化显著相关,但较高的 PTH 水平与较高的死亡率相关,因此 2017 年 KDIGO 关于 CKD-MBD 指南更新时,保持了 2009 年指南对 iPTH 水平高限的限制。但是,当前还没有一个随机对照研究说明如果将上述指标控制到一定范围即可减少血管钙化的发生,从而真正证明上述指标与血管钙化之间的因果关系。有一些研究比较了含钙和非含钙的磷结合剂,这些研究大多发现非含钙的磷结合剂能减少 CKD 患者的钙负荷,并降低高钙血症的发生率,但在冠状动脉钙化进展方面的发现很不一致。另有研究使用钙敏感受体激动剂,发现相比较接受传统治疗的患者,他们发生钙化的程度较轻。

第二节 慢性肾脏病－矿物质和骨异常的管理

CKD-MBD 的管理的终极目标是降低患者死亡率,这要通过对当下的血清学指标的管理来实现。因此,对矿物质代谢异常的管理是日常工作的重点。合理的矿物质代谢异常(血清磷、钙、甲状旁腺激素异常)管理可纠正骨异常,从而减少相应的疼痛、病理性骨折等不良并发症;并能预防或延迟动脉中层钙化和软组织钙化的发生。这样,达到提高患者生活质量和降低死亡率的长期目标。

一、控制血磷

KDIGO 指南建议 CKD 患者每日磷摄入量不超过 800~1 000mg,并尽可能将升高的血磷降低到正常或接近正常范围。之所以不强调"一定要将血磷控制在正常范围",是因为所采取的降磷措施可能比高磷血症本身更有害,例如磷结合剂导致的钙负荷和血管钙化。处理血磷升高的三个关键要素是:饮食控制,使用口服磷结合剂以及充分的透析治疗。

1. **控制饮食** 在健康的受试者中,不限制饮食的情况下,男性平均每天摄入 1 500mg 磷,女性摄入 1 200mg 磷。依赖于体内维生素 D 的水平,摄入的磷中 60%~80% 被人体吸收。饮食控制是控制高磷血症、减少 SHPT 发生发展的重要措施。大多数常规饮食的磷负荷是每克蛋白质中含元素磷 15mg。因此,一个体重 60kg 的患者按照 1.0g/(kg·d)的蛋白质摄入量进食,每天将摄入元素磷 900mg,一个体重 80kg 的患者将摄入 1 200mg 磷。在这样的磷摄入水平下,如肠道吸收 70% 的磷,那么每日吸收的磷"负荷"为 630~840mg,每周吸收的磷为 4 410~5 880mg。

坚果类食物和动物内脏含磷都丰富,应限制摄入。调味品中含有大量的无机磷,吸收率远远高于食物中的有机磷。在一个随机对照研究中,一组患者被教育在从超市购物时尽量避免含大量无机磷添加剂的食物,结果三月后其血磷水平平均下降 0.19mmol/L。此外,有些口服药物中也含有一定的磷,也是磷负荷的重要来源。

动物肌肉蛋白含磷丰富,应适度限制动物蛋白的摄入,但过度限制会导致营养不良。因此选择磷/蛋白比值较低的食物有助于保证患者营养摄入的情况下减少磷的摄入。

2. **使用磷结合剂** 随着肾功能的进展,当饮食控制不能奏效时,应采取措施减少胃肠道的吸收,包括口服磷结合剂和胃肠道对磷吸收的抑制剂。磷结合剂将结合的磷从粪便排除,而胃肠道磷吸收抑制剂则抑制胃肠道对磷的吸收。

近年来,口服磷结合剂发展很快,从最初的铝盐、钙盐、到新近出现的非钙非铝的磷结合剂,包括司维拉姆和碳酸镧。

(1)含铝磷结合剂:以铝为基础的磷结合剂在 1970 年代开始广泛应用。因为其可以高效结合磷,因此目前仍在小范围内被广泛使用,但是铝盐可导致认知障碍,骨软化病和贫血。铝盐通过两个机制降低血磷水平。首先,氢氧化铝可以和磷酸盐离子形成配位化合物,因此可以结合血液中的磷酸盐离子。其次，铝离子形成的磷酸铝沉淀物在肠道不溶解，并且不能被吸收。目前尚未确定铝盐的安全剂量，而且有报道血液透析患者即使在服用中小剂量的情况下，也会出现中毒症状。尽管如此，铝盐仍被作为一种短期使用的挽救疗法以达到快速控制高磷血症的目的；另外，在那些认为预期生存时间不长的患者中，由于其他并存疾病的影响，铝盐降磷的优势可能超过其带来的风险，因此可以使用铝盐类药物。

（2）含钙磷结合剂：含钙的磷结合剂（醋酸钙和碳酸钙）可以有效结合磷并且价格低廉，目前普遍公认在摄入相同剂量元素钙的情况下，醋酸钙比碳酸钙更能有效地结合肠道中的磷。患者服用醋酸钙的顺应性和耐受性与碳酸钙相比较可能会稍差，但是研究显示：与使用同样剂量的碳酸钙相比较，醋酸钙可以更有效地降低血磷水平；与司维拉姆相比较，醋酸钙的作用时间相对较短，但是其花销-获益比与司维拉姆相比更高，并有一定的优势。但是50%的患者在使用钙剂后出现高钙血症，特别是在同时使用维生素D类似物的情况下，更容易出现高钙血症。此外，其可导致甲状旁腺激素分泌受到过度抑制并导致出现无动力性骨病。由于钙盐一方面有效控制高磷血症，而另一方面又增加机体钙负荷，促进动脉中层钙化。之前，业界学者对于是否应该继续应用钙盐作为磷结合剂存在争议，但由于近年来的研究KDIGO关于CKD-MBD指南的2017年更新的一项重要内容就是更加重视钙负荷对患者预后的影响，建议在选择磷结合剂时，要考虑到钙负荷。

（3）含镁磷结合剂：含镁的磷结合剂可以作为含钙的磷结合剂的替代药物，但是其结合磷的有效性较钙盐差。早在1980年代就对碳酸镁做了一些临床研究，但是镁盐并没有在临床上作为磷结合剂广泛使用。由于镁盐可能对保护血管有潜在的好处，所以现在对其研究兴趣又开始逐渐增加。镁主要以细胞内阳离子的形式存在于体内，在细胞生理学中有重要的作用。有报道在血液透析患者中，低血镁水平与血管钙化具有相关性。回顾性研究提示镁离子可能会保护透析患者出现血管钙化，但尚未被前瞻性研究证实。其他的研究显示血液透析患者在补充口服镁盐之后可以改善颈动脉血管内膜厚度。镁可以减少术后患者的心律失常，理论上镁盐可能会减少透析患者由于心律失常导致的死亡。短期使用碳酸镁或者将其作为其他磷结合剂的辅助药物是安全并且有效的，但是还需要更多的研究以评估长期使用镁盐对血管钙化、骨组织学以及死亡率的影响。

（4）非含钙磷结合剂：盐酸司维拉姆是人工合成的不含铝、不含钙、不被吸收的聚合物（盐酸烯丙胺）。其最初是作为一种降脂药使用的，同时发现其有降低CKD患者血磷的益处，从而被用于CKD高磷血症的治疗。其含有多重的酰胺类结构，这些酰胺类结构在肠道中局部质子化，通过离子键和氢键与磷酸根离子相结合。在几项随机对照试验中，司维拉姆在降血磷方面表现的和含钙的磷结合剂一样有效，并且没有导致高钙血症的倾向。而且，还有证据显示，盐酸司维拉姆和含钙的磷结合剂相比较可以延缓冠状动脉和主动脉的钙化。尽管有这些优点，但是胃肠道副作用，代谢性酸中毒以及较高的价格限制了盐酸司维拉姆的广泛应用。而且，大型丸剂造成患者吞咽相对困难从而影响了患者的依从性。在一项为期2年的前瞻性随机对照研究（DCOR研究）中，未发现司维拉姆组比含钙磷结合剂组更低的死亡率。虽然亚组分析提示司维拉姆组65岁以上患者的死亡率有所下降，但是这一发现在统计学方面存在弊端。在对DCOR研究进行的后分析中，虽然司维拉姆和含钙磷结合剂两组全因死亡率（主要结论），以及由心血管疾病原因导致的死亡率发病率和住院率（次要结论）无差异，但司维拉姆组患者的全因住院率显著低于钙制剂组。在两个较小样本量的研究中，司维拉姆比含钙的磷结合剂降低全因死亡风险64%、心血管死亡风险11%。由于盐酸司维拉姆可能导致轻度的代谢性酸中毒，所以目前更多的司维拉姆以碳酸盐的形式投入临床使用，碳酸司维拉姆可以明显降低非透析CKD患者血磷水平、钙磷乘积和低密度脂蛋白水平，并可显著提高血清碳酸氢盐水平。

美国和欧洲分别在2005年和2006年批准使用碳酸镧作为磷结合剂。临床前期的动物实验提示镧在磷结合能力方面和铝盐相似，并且有更好的安全性。镧是一个三价的阳离子，其通过离子键结合磷酸盐，同司维拉姆类似，是一种不含铝和钙的磷结合剂，但是服药后机体会有微量的吸收。

服药后其中会有一小部分（<0.001 3%）被吸收并且与血浆蛋白结合，在经过肝脏的溶酶体处理之后通过胆汁排泄。多项随机对照试验证实碳酸镧是很强的磷结合剂，并且不增加钙负荷。碳酸镧药剂的体积更小，可以使患者对治疗的依从性更好。碳酸镧比司维拉姆在磷结合力上有显著的优势，特别是在低 pH 的环境下，这种优势更加明显。碳酸镧的磷结合力不受环境 pH 影响，而司维拉姆的磷结合力在低 pH 环境下明显下降。研究的结果显示：在胃内环境下（pH 3）和肠内环境下（pH 5~7），碳酸镧的磷结合力分别是司维拉姆的 200 倍和 4 倍。镧－磷复合物在生理浓度的胆汁酸的影响下未解离出磷，而司维拉姆－磷复合物在加入胆汁酸之后导致磷结合能力下降至原来的 1/13，并且导致已经被吸附的磷出现部分解离。相关研究显示碳酸钙和醋酸钙在 pH 3 的环境下失去结合磷的能力，而对终末期肾病的患者 ^{32}P 标记的磷吸收实验中显示：几乎所有饮食中的磷都在进入消化道 3h 内被吸收，提示小肠上段为吸收磷最重要的部位。磷吸收速率最高的时段出现在进食后的 1h，提示磷的吸收在小肠内非常接近上游的部位。而在这个部位，通常情况下还是酸性环境。而在这样的酸性环境下，含钙的磷结合剂尚不能有效发挥结合磷的作用。以上的研究表明碳酸镧可以在食物早期进入胃和十二指肠的酸性环境下就结合饮食中的磷元素，避免过多的磷进入小肠被吸收。相比较之下，钙盐和盐酸司维拉姆的磷结合能力受环境 pH 的影响较大，胆酸盐有降低司维拉姆的磷结合效能的作用，有并可能使其在肠道内释放一些已经结合的磷。因此，碳酸镧的降磷优势更加明显。

对碳酸镧在透析患者中长期使用的安全性的担忧主要在于其对于骨和肝脏的毒性作用。尽管如此，在对使用碳酸镧超过 1 年、3 年和 6 年的相关报道中没有关于有害副作用的相关证据，似乎显示出其在长期应用上的安全性。

这些磷结合剂各有其优缺点。如果把 500mg 碳酸镧结合磷的能力看作 1，碳酸铝 500mg、氢氧化铝 500mg、碳酸钙镁 300mg、碳酸钙 750mg、醋酸钙 667mg、司维拉姆 800mg 的磷结合能力分别为 0.95、0.75、0.75、0.75、0.67 和 0.60。虽然这些磷结合剂都有效，但临床使用中的一大问题是依

从性，这大大影响了降磷效果并缩小了长期获益。

2013 年的一份荟萃分析表明，相比于含钙磷结合剂，非含钙磷结合剂显著减少冠脉钙化进展和全因死亡风险。2017 年一份荟萃分析也提示非含钙磷结合剂的益处，包括高钙风险降低、住院率降低和全因死亡率降低，司维拉姆的作用更明显。

3. 阻断胃肠道磷吸收的其他措施　有研究显示，血液透析患者唾液中磷浓度是其血浆浓度的 6 倍，唾液中磷浓度明显高于正常人群。唾液每日的分泌量在 1 000~1 800ml，因此结合唾液中的磷可以起到辅助治疗高磷血症的目的。在口香糖中加入具有结合磷能力的天然聚合物：聚氨基葡萄糖后，通过患者的咀嚼，可以起到辅助降低血磷的作用。烟酰胺可以抑制鼠类肠道内的钠依赖性磷共转运通道的活性。

2004 年，日本学者对 65 名有高磷血症的血液透析患者使用口服烟酰胺治疗。这些患者停用了他们当时正在服用的口服磷结合剂使血磷水平升高，之后开始口服烟酰胺，平均剂量为每日 1 080mg。经过了 12 周的随访之后，血磷水平回到了研究前的 1.74mmol/L，患者的血钙水平未受到影响，并且发现患者的高密度脂蛋白增加而低密度脂蛋白下降。笔者认为烟酰胺有可能会成为可供选择的控制血磷的另一种有效的方法，但其更有可能成为降磷治疗的辅助方法。胃肠道系统的副作用有可能会限制烟酰胺的服用剂量，但是烟酰胺阻断或抑制肠道磷转运的这一作用机制可能成为降低血磷的另一重要方法。烟酰胺应从小量开始逐渐加量，每日总量可达 1 750mg，但注意其引起的白细胞或血小板减少等副作用。

4. 血液透析　常规血液透析治疗平均每次清除磷 800~1 000mg。按此计算，每周通过透析治疗清除磷 2 400~3 000mg。最近的研究显示，短时每日透析和缓慢夜间透析，使每周的透析时数提高到 18h 以上，可有效改善高磷血症的控制率；另外，由于在血液中磷酸根可与水分子结合从而增大其分子量，因此采用高通量透析或血液透析滤过可增加单次透析磷的清除。但是，当前我国大多数 ESRD 患者接受常规低通量血液透析治疗。按照之前所述每周吸收磷的量 4 410~5 580mg 来计算，在患者没有残余肾功能且不使

用磷结合剂的情况下,每周将有 2 010~3 480mg 的磷的正平衡,必须口服磷结合剂阻止这些磷进入体内。平均到每天,如果按照每日摄入蛋白质的量在 1.0g/kg 体重,假设患者的体重为 60kg 或 80kg,那么相对应其每天需要用磷结合剂结合的磷为 290mg 或 500mg。因此,慢性肾脏病终末期的患者需要持续服用口服磷结合剂,以控制其血磷水平。有的患者从饮食上看磷的摄入并不多,但存在高磷血症。这种情况可能是 SHPT 导致的破骨细胞活跃和磷从骨骼释放入血。此时即使口服更大剂量的磷结合剂也无济于事,应评价使用维生素 D 治疗 SHPT 的风险和收益(因维生素 D 可增加胃肠道对磷的吸收)。

二、控制血钙

CKD 早期,由于机体的代偿机制,包括 PTH 水平升高,低钙血症并不常见。随着肾功能下降,低钙血症显现出来。通过使用钙剂和必要时使用维生素 D,低钙血症容易纠正。相反高钙血症和钙负荷过重成为 CKD 管理的一个难点,KDIGO 指南建议每日元素钙摄入量不超过 2 000mg。随着司维拉姆和碳酸镧的使用,高钙血症和钙负荷过重变得比较容易管理。

通过透析液钙浓度调整来达到控制钙负荷的目的,这个做法的效果有限。使用 1.25mmol/L 或 1.75mmol/L 钙浓度透析液,单次透析导致的机体钙丢失量(平均 200mg)或钙获得量(平均 132mg)相对于每日从饮食中获得的钙量十分有限,但 1.25mmol/L 或 1.75mmol/L 钙浓度透析液导致透析过程中 PTH 剧烈变动,表明较低或较高的钙浓度对甲状旁腺有极大的刺激作用,久之低钙透析液可加重高转换骨病甚至甲状旁腺发展为自主分泌腺瘤,高钙透析液可加重低转换骨病,从而增加血管中层钙化风险。

2019 年我国颁布了适合中国 CKD 人群的 CKD-MBD 诊治指南,该指南引用了大量我国基础和临床研究,同样强调了控制钙负荷的重要性。

三、补充维生素 D

在普通人群和 CKD 透析人群,已经观察到维生素 D 缺乏与死亡预后的相关关系。CKD 患者普遍的维生素 D 缺乏,但补充维生素 D 的益处尚需验证。

四、控制 SHPT

PTH 升高不但可以引起高转换骨病,而且观察性研究显示过高的 PTH 水平与死亡预后有关。KDIGO 指南建议透析患者血清 PTH 水平正常高限的 2~9 倍。

控制高磷血症和低钙血症是控制 SHPT 的基本措施。在此基础上,如果 PTH 水平不能达标,常用 1, 25-(OH)$_2$-D$_3$,可口服、可静脉使用。一般认为,口服或静脉冲击治疗可获得一过性高血浓度对控制 PTH 合成和分泌的效果优于小剂量每日给药,所以冲击治疗常常用于较难控制的 SHPT。但是,当甲状旁腺严重增生形成腺瘤时,冲击治疗效果差,并且可引起严重的高钙血症、高磷血症和转移性钙化等不良后果。1α(OH)维生素 D 也可有效控制 SHPT,使用方法和注意事项同 1, 25-(OH)$_2$-D$_3$。维生素 D 衍生物,例如帕立骨化醇,可以较特异地作用于甲状旁腺,而对胃肠道的作用较弱,因此引起高钙血症的副作用较少。

拟钙剂可分为 I 型和 II 型。很多生理性物质可模拟钙的作用,例如镁离子和其他阳离子、多胺类和某些肽类,为 I 型拟钙剂。II 型拟钙剂是 CaSR 的正变构调节剂,可直接作用于甲状旁腺细胞表面的 CaSR,通过受体后机制抑制 PTH 合成和分泌,有效治疗高转换骨病,十分适合伴高钙血症和高磷血症的 SHPT 患者。长期使用还可抑制甲状旁腺细胞增生,甚至起到药物性甲状旁腺切除的效果,但停药后复发比较常见。

苯烷胺类是第一代 II 型拟钙剂,但并未上市大规模使用。西那卡塞是最早上市使用的 II 型拟钙剂,蛋白结合率 95% 左右,健康人口服后半衰期长达 20h。由于主要经肾脏排泄,在尿毒症透析患者的半衰期更是高达 3~4d,每日用药后 7~8 周才能达到稳定血药浓度。依特卡肽是第三代 II 型拟钙剂主要经透析清除,不诱导或抑制 CYP450,因此相应的药物相互作用较少。西那卡塞和依特卡肽都有很好的治疗 SHPT 的作用,依特卡肽的作用更强,引起血钙和 FGF-23 下降的作用也更强;但依特卡肽引起的血磷下降似乎弱于西那卡塞。

药物治疗无效时,或药物治疗出现严重高钙或高磷血症时,可考虑甲状旁腺次全切除或甲状旁腺全切术加自体移植。当前还没有循证医学证据证实哪种术式更好。

五、联合用药问题

除了饮食控制、透析治疗,药物治疗在 CKD-MBD 的管理有很大的作用。钙、磷、PTH 等血清学指标之间互相影响,牵一发而动全身,针对血磷的治疗会影响到血钙和 PTH、针对 PTH 的治疗又会影响到血钙和血磷。为达到 CKD-MBD 的管理目标,可能需要联合使用多种药物,包括不同的磷结合剂的联合使用、活性维生素 D 和钙敏感受体激动剂的联合使用等。用于 CKD-MBD 管理的各类药物并无孰优孰劣之分,要根据患者病情合理选择单用或合用。根据血钙和磷水平,日本的 CKD-MBD 指南给出了如何联合使用这些药物的例子。

第三节　慢性肾脏病－矿物质和骨异常管理中的几个问题

一、甲状旁腺激素测量方法

PTH 是 84 个氨基酸的单链多肽类激素。1960 年代出现了第一代 PTH 测量技术,这种技术使用 PTH 多克隆抗体采用放射免疫法测量 PTH,除了测量 1~84 PTH,还测量 C-末端 53~84 PTH 或中段 44~68 PTH,这导致 PTH 水平偏高,而且,这种检测方法变异度大,可能会导致错误的临床决策。1980 年代出现第二代 PTH 测量技术,这种技术测量整段 1~84 PTH(intact PTH,iPTH),但是与 C-末端 7~84 PTH 有交叉反应,导致测量结果偏高。1990 年代出现第三代 PTH 测量技术,这种技术使用特定抗体,仅测定全段 1~84 PTH(whole PTH,wPTH)。氧化型的 wPTH 并无生物作用,因此第四代 PTH 测量技术仅测量有生物活性的非氧化型 wPHT,但这种技术尚未在临床上广泛开展。目前第二代 PTH 检测技术仍是大量采用的技术,但这种方法一是结果不稳定,二是结果偏高,会导致过度诊断 SHPT;或发现虽然 PTH 水平升高但临床并无高转换骨病表现。

二、碱性磷酸酶和骨特异性碱性磷酸酶

由于尿毒症毒素的存在,或因老龄或糖尿病,成骨细胞和破骨细胞对 PTH 的反应性可能受到抑制,在 PTH 水平较高时不能形成高转换骨病。这样,PTH 水平超过正常高限的 9 倍仍有可能不是高转换骨病。PTH 水平和骨特异性碱性磷酸酶水平同时升高对诊断高转换骨病的特异性增高。

由于骨特异性碱性磷酸酶检测困难、费用高,可以用总碱性磷酸酶替代骨特异性碱性磷酸酶。但肝脏疾病可导致总碱性磷酸酶水平升高,应注意鉴别。

三、矿物质代谢异常管理的目标值

CKD-MBD 的管理目标是减少临床症状、提高生活质量、减低死亡风险。

当前,有关血清钙、磷和 PTH 的目标值,证据来源大多是基于临床观察性研究。而观察性研究的结果往往受到多种因素的干扰。例如:①观察到的钙与死亡预后的关系可能并不是因为钙浓度本身引起的,而可能是有另外的因素影响到了钙浓度,或那个因素不但对钙有影响,而且对死亡同时又影响。此时看到的钙与死亡的关系就是一个假象。②血清钙、磷和 PTH 之间有密切的相关关系,使得难以在一个统计学模型中来研究他们与死亡预后的关系。③到目前为止发表的观察性研究,基本上是使用某个横断面数据来预测未来的死亡风险,但是血清钙、磷和 PTH 水平是不断变化的。

由于观察性研究的种种缺陷,使得 CKD-MBD 的矿物质代谢紊乱管理目标值,尤其是 PTH 的目标值,变得颇有争议,不同国家和地区的专业组织推荐的 PTH 目标值相差甚远。

虽然当前已经知道了 CKD 时可出现上述矿物质代谢异常,并引起骨骼病理变化和血管结构和功能异常,但还需要累积资料来阐明后两者之间的关系,以及它们分别与生活质量、心血管事件、住院率和死亡率之间的关系。更为重要的是,还需要更多的研究来确定患者利益最大化的干预目标和干预手段。

（左　力）

参 考 文 献

1. KDIGO clinical practice guidelines for the prevention, diagnosis, evaluation, and treatment of Chronic Kidney Disease-Mineral and Bone Disorder (CKD-MBD). Kidney Int Suppl. 2009, (113): S1-130.

2. Levin A, Bakris GL, Molitch M, et al. Prevalence of abnormal serum vitamin D, PTH, calcium, and phosphorus in patients with chronic kidney disease: results of the study to evaluate early kidney disease. Kidney Int. 2007, 71 (1): 31-38.

3. Isakova T, Gutierrez OM, Wolf M. A blueprint for randomized trials targeting phosphorus metabolism in chronic kidney disease. Kidney Int. 2009, 76 (7): 705-716.

4. Fukuda N, Tanaka H, Tominaga Y, et al. Decreased 1, 25-dihydroxyvitamin D3 receptor density is associated with a more severe form of parathyroid hyperplasia in chronic uremic patients. J Clin Invest. 1993, 92 (3): 1436-1443.

5. Pahl M, Jara A, Bover J, et al. The set point of calcium and the reduction of parathyroid hormone in hemodialysis patients. Kidney Int. 1996, 49 (1): 226-231.

6. Miller PD. The role of bone biopsy in patients with chronic renal failure. Clin J Am Soc Nephrol. 2008, 3 Suppl 3: S140-S150.

7. Gal-Moscovici A, Sprague SM. Role of bone biopsy in stages 3 to 4 chronic kidney disease. Clin J Am Soc Nephrol. 2008, 3 Suppl 3: S170-S174.

8. Pettila V, Leinonen P, Markkola A, et al. Postpartum bone mineral density in women treated for thromboprophylaxis with unfractionated heparin or LMW heparin. Thromb Haemost. 2002, 87 (2): 182-186.

9. Yang L, Butcher M, Simon RR, et al. The effect of heparin on osteoblast differentiation and activity in primary cultures of bovine aortic smooth muscle cells. Atherosclerosis. 2005, 179 (1): 79-86.

10. Meng Y, Zhang H, Li Y, et al. Effects of unfractionated heparin on renal osteodystrophy and vascular calcification in chronic kidney disease rats. Bone. 2014, 58: 168-176.

11. Kidney Disease: Improving Global Outcomes (KDIGO) CKD-MBD Update Work Group. KDIGO 2017 Clinical Practice Guideline Update for the Diagnosis, Evaluation, Prevention, and Treatment of Chronic Kidney Disease-Mineral and Bone Disorder (CKD-MBD). Kidney Int Suppl. 2017, 7: 1-59.

12. Delling G, Amling M. Biomechanical stability of the skeleton--it is not only bone mass, but also bone structure that counts. Nephrology, dialysis, transplantation: official publication of the European Dialysis and Transplant Association-European Renal Association. 1995, 10 (5): 601-606.

13. Iimori S, Mori Y, Akita W, et al. Diagnostic usefulness of bone mineral density and biochemical markers of bone turnover in predicting fracture in CKD stage 5D patients--a single-center cohort study. Nephrol Dial Transplant. 2012, 27 (1): 345-351.

14. Naylor KL, Garg AX, Zou G, et al. Comparison of fracture risk prediction among individuals with reduced and normal kidney function. Clin J Am Soc Nephrol. 2015, 10 (4): 646-653.

15. Yenchek RH, Ix JH, Shlipak MG, et al. Bone mineral density and fracture risk in older individuals with CKD. Clin J Am Soc Nephrol. 2012, 7 (7): 1130-1136.

16. West SL, Lok CE, Langsetmo L, et al. Bone mineral density predicts fractures in chronic kidney disease. J Bone Miner Res. 2015, 30 (5): 913-919.

17. Foundation NK. K/DOQI Clinical Practice Guidelines for Bone Metabolism and Disease in Chronic Kidney Disease. Am J Kidney Dis. 2003, 42 (4 (s3)): s1-s201.

18. Barreto FC, Barreto DV, Moyses RM, et al. K/DOQI-recommended intact PTH levels do not prevent low-turnover bone disease in hemodialysis patients. Kidney Int. 2008, 73 (6): 771-777.

19. Sardiwal S, Gardham C, Coleman AE, et al. Bone-specific alkaline phosphatase concentrations are less variable than those of parathyroid hormone in stable hemodialysis patients. Kidney Int. 2012, 82 (1): 100-105.

20. Regidor DL, Kovesdy CP, Mehrotra R, et al. Serum alkaline phosphatase predicts mortality among maintenance hemodialysis patients. J Am Soc Nephrol. 2008, 19 (11): 2193-2203.

21. Moe SM, Chen NX. Mechanisms of vascular calcification in chronic kidney disease. J Am Soc Nephrol. 2008, 19 (2): 213-216.

22. Hutchison AJ, Whitehouse RW, Boulton HF, et al. Correlation of bone histology with parathyroid hormone, vitamin D3, and radiology in end-stage renal disease. Kidney Int. 1993, 44 (5): 1071-1077.

23. Barreto DV, Barreto FC, de Carvalho AB, et al. Phosphate

binder impact on bone remodeling and coronary calcification--results from the BRiC study. Nephron Clin Pract. 2008, 110（4）: c273-283.

24. Block GA, Spiegel DM, Ehrlich J, et al. Effects of sevelamer and calcium on coronary artery calcification in patients new to hemodialysis. Kidney Int. 2005, 68（4）: 1815-1824.

25. Raggi P, Chertow GM, Torres PU, et al. The ADVANCE study: a randomized study to evaluate the effects of cinacalcet plus low-dose vitamin D on vascular calcification in patients on hemodialysis. Nephrology, dialysis, transplantation: official publication of the EuropeanDialysis and Transplant Association-European Renal Association. 2011, 26（4）: 1327-1339.

26. 中国慢性肾脏病矿物质和骨异常诊治指南概要. 肾脏病与透析肾移植杂志. 2019, 28（01）: 52-57.

27. Wills MR, Savory J. Aluminium poisoning: dialysis encephalopathy, osteomalacia, and anaemia. Lancet. 1983, 2（8340）: 29-34.

28. Almirall J, Veciana L, Llibre J. Calcium acetate versus calcium carbonate for the control of serum phosphorus in hemodialysis patients. Am J Nephrol. 1994, 14（3）: 192-196.

29. Friedman EA. Calcium-based phosphate binders are appropriate in chronic renal failure. Clin J Am Soc Nephrol. 2006, 1（4）: 704-709.

30. Moe SM, Chertow GM. The case against calcium-based phosphate binders. Clin J Am Soc Nephrol. 2006, 1（4）: 697-703.

31. Bleyer AJ, Burke SK, Dillon M, et al. A comparison of the calcium-free phosphate binder sevelamer hydrochloride with calcium acetate in the treatment of hyperphosphatemia in hemodialysis patients. American journal of kidney diseases: the official journal of the National Kidney Foundation. 1999, 33（4）: 694-701.

32. Suki WN, Zabaneh R, Cangiano JL, et al. Effects of sevelamer and calcium-based phosphate binders on mortality in hemodialysis patients. Kidney Int. 2007, 72（9）: 1130-1137.

33. Suki WN. Effects of sevelamer and calcium-based phosphate binders on mortality in hemodialysis patients: results of a randomized clinical trial. J Ren Nutr. 2008, 18（1）: 91-98.

34. St Peter WL, Liu J, Weinhandl E, et al. A comparison of sevelamer and calcium-based phosphate binders on mortality, hospitalization, and morbidity in hemodialysis: a secondary analysis of the Dialysis Clinical Outcomes Revisited（DCOR）randomized trial using claims data. Am J Kidney Dis. 2008, 51（3）: 445-454.

35. Di Iorio B, Bellasi A, Russo D, INDEPENDENT Study Investigators. Mortality in kidney disease patients treated with phosphate binders: a randomized study. Clin J Am Soc Nephrol. 2012, 7（3）: 487-493.

36. Di Iorio B, Molony D, Bell C, et al. Sevelamer versus calcium carbonate in incident hemodialysis patients: results of an open-label 24-month randomized clinical trial. Am J Kidney Dis. 2013, 62（4）: 771-778.

37. Hutchison AJ, Maes B, Vanwalleghem J, et al. Efficacy, tolerability, and safety of lanthanum carbonate in hyperphosphatemia: a 6-month, randomized, comparative trial versus calcium carbonate. Nephron Clin Pract. 2005, 100（1）: c8-19.

38. Hutchison AJ, Laville M. Switching to lanthanum carbonate monotherapy provides effective phosphate control with a low tablet burden. Nephrology, dialysis, transplantation: official publication of the European Dialysis and Transplant Association-European Renal Association. 2008, 23（11）: 3677-3684.

39. Tonelli M, Pannu N, Manns B. Oral phosphate binders in patients with kidney failure. N Engl J Med. 2010, 362（14）: 1312-1324.

40. Daugirdas JT, Finn WF, Emmett M, et al. The phosphate binder equivalent dose. Semin Dial. 2011, 24（1）: 41-49.

41. St Peter WL, Wazny LD, Weinhandl ED. Phosphate-Binder Use in US Dialysis Patients: Prevalence, Costs, Evidence, and Policies. Am J Kidney Dis. 2018, 71（2）: 246-253.

42. Gasu V, Ashong M, Seferi A, et al. Effectiveness of phosphate binders in adult patients with end stage renal disease receiving hemodialysis: a systematic review. JBI Database System Rev Implement Rep. 2019, 17（1）: 49-73.

43. St. Peter WL, Wazny LD, Weinhandl E, et al. A Review of Phosphate Binders in Chronic Kidney Disease: Incremental Progress or Just Higher Costs. Drugs. 2017, 77（11）: 1155-1186.

44. Jamal SA, Vandermeer B, Raggi P, et al. Effect of calcium-based versus non-calcium-based phosphate binders on mortality in patients with chronic kidney disease: an updated systematic review and meta-analysis. Lancet. 2013, 382（9900）: 1268-1277.

45. Habbous S, Przech S, Acedillo R, et al. The efficacy and safety of sevelamer and lanthanum versus calcium-containing and iron-based binders in treating hyperphosphatemia in patients with chronic kidney disease: a systematic review and meta-analysis. Nephrol Dial Transplant. 2017, 32（1）: 111-125.

46. Savica V, Calo LA, Monardo P, et al. Salivary phosphate-binding chewing gum reduces hyperphosphatemia in

dialysis patients. J Am Soc Nephrol. 2009, 20（3）: 639–644.

47. Takahashi Y, Tanaka A, Nakamura T, et al. Nicotinamide suppresses hyperphosphatemia in hemodialysis patients. Kidney Int. 2004, 65（3）: 1099–1104.

48. Basile C, Libutti P, Di TAL, et al. Effect of dialysate calcium concentrations on parathyroid hormone and calcium balance during a single dialysis session using bicarbonate hemodialysis: a crossover clinical trial. Am J Kidney Dis. 2012, 59（1）: 92–101.

49. 娄探奇, 王成, 陈珠江, 等. 不同钙浓度透析液对血液透析患者钙磷代谢的影响. 中华肾脏病杂志. 2006, 22（3）: 172–173.

50. 陈育青, 左力, 田爱辉, 等. 血液透析中超滤脱水对钙平衡的影响. 临床内科杂志. 2004, 21: 739–740.

51. 孙鲁英, 左力, 王梅. 不同钙离子浓度透析液对血液透析患者钙平衡及甲状旁腺素的影响. 中华肾脏病杂志. 2004, 20: 210–213.

52. Melamed ML, Michos ED, Post W, et al. 25–hydroxyvitamin D levels and the risk of mortality in the general population. Arch Intern Med. 2008, 168（15）: 1629–1637.

53. Tentori F, Hunt WC, Stidley CA, et al. Mortality risk among hemodialysis patients receiving different vitamin D analogs. Kidney Int. 2006, 70（10）: 1858–1865.

54. Cunningham J, Zehnder D. New vitamin D analogs and changing therapeutic paradigms. Kidney Int. 2011, 79（7）: 702–707.

55. Yokoyama K, Taniguchi M, Fukagawa M. A Japanese approach for CKD–MBD. Kidney Int Suppl（2011）. 2013, 3（5）: 451–456.

56. Fukagawa M, Yokoyama K, Koiwa F, et al. Clinical practice guideline for the management of chronic kidney disease–mineral and bone disorder. Ther Apher Dial. 2013, 17（3）: 247–288.

第十六篇　介入肾脏病学

第一章 定义与概述

介入肾脏病学（interventional nephrology）是肾脏病新兴的一门学科，近年来取得了突飞猛进的发展。从 19 世纪开始，肾脏病学科的发展除了传统的诊断方式和药物治疗外，肾内科医生也积极开展了多项开创性的、非传统内科医师所及的介于外科、超声科、放射科之间交叉结合的治疗性技术。从 20 世纪 90 年代开始，肾内科医生不仅仅开展肾活检术，越来越多的肾内科医生开始参与建立和维护腹膜透析导管、血液透析血管通路，开展终末期肾病的动静脉内瘘术和血管通路狭窄的经皮腔内血管成形术（percutaneous transluminal angioplasty，PTA）等，使得介入肾脏病学应运而生。在过去 20 年中，越来越多的肾脏科医生开始大量进入这一新的领域并得到血管外科和放射科医生等的技术协助，并逐渐掌握了此方面的技术，部分医院开始尝试成立介入肾脏病学亚专科。

介入肾脏病学定义尚不统一，通常定义为通过应用介入手段（医学影像设备及介入器材）而达到治疗肾脏疾病的学科。狭义的介入肾脏病学常常被看作是建立和维护血液透析通路尤其是动静脉内瘘的学科，然而，广义的介入肾脏病学范畴包括肾脏活检、血液透析血管通路建立、腹膜透析置管术、血管通路的维护和并发症的治疗（动静脉内瘘狭窄和中心静脉狭窄的 PTA 治疗等）、局部微创治疗（慢性肾脏病继发性甲旁亢的射频消融术）、难治性高血压（肾动脉狭窄）的介入干预治疗等方面。

介入肾脏病学分类方法多种，通常按照介入治疗的入路可分为经皮介入（如肾活检、肾囊肿抽吸、腹膜透析置管术、甲旁亢的甲状旁腺射频消融等）和经皮血管介入（如中心静脉导管术、动静脉内瘘建立、血管通路球囊扩张、肾动脉狭窄的球囊扩张等）。按照介入引导的医学影像设备可分为超声引导下、放射（DSA、CT）引导下和腔镜引导下的介入治疗等。

第一节 血液净化的血管通路相关介入

介入肾脏病学一个最主要的领域是动静脉内瘘的建立和维护。对血液透析患者而言，血管通路的规划、创建和管理至关重要，这需要多学科协作，包括透析中心医生护士、肾内科医生、外科医生和介入科医生以及患者及其家属共同参与。随着介入肾脏病作为肾脏病学的亚学科，肾内科医生越来越多地同时提供内科和介入的诊疗，甚至进行手术操作。因此，作为介入肾脏病医生，首先必须熟悉肾脏病学、血液透析技术，同时必须对血液透析血管通路、血管解剖学有深刻的理解，另外还必须具备超声和 DSA 技术操作的相关知识和技巧。

目前血液透析患者没有绝对理想的血管通路类型，常用的血管通路有自体动静脉内瘘（artery venous fistulae，AVF）、移植物动静脉内瘘（artery venous graft，AVG）和中心静脉导管（center venous catheter，CVC）等。中心静脉导管包括带隧道和涤纶套的透析导管（tunneled cuff catheter，TCC）及无隧道和涤纶套的透析导管（no-tunnel cuff catheter，NCC）两种。通常，对于长期血液透析患者首选自体动静脉内瘘（AVF），当自体动静脉内瘘无法建立时，次选为移植物动静脉内瘘，最后选择带隧道和涤纶套的透析导管。结合国情和临床实际情况，我国对维持性血液透析患者使用血管通路的整体目标是：①提高 AVF 使用率，降低 TCC 使用率；②提高建立初始 AVG 的成功率；③减少 AVF 和 AVG 的并发症发生率，提高血管通路寿命；④遵循"内瘘第一"原则，强化慢性肾脏病血管通路规划和管理，避免使用 CVC 开始首次透析；⑤有条件的血液透析中心成立通路监测小组，对血管通路持续质量改进。

一、自体动静脉内瘘

20 世纪 60 年代，通过将前臂头静脉与桡动脉吻合的方式，建立了首批自体动静脉内瘘（AVF）。该技术作为最重要的永久性血管通路一直沿用至今，是血液透析通路发展的里程碑。AVF 是血液透析血管通路的首选，"内瘘第一"目标是提高血液透析患者治疗质量的重要环节。目前，相对其他类型血管通路，AVF 通畅率高、血栓发生少、感染率低、动脉窃血少和总体成本低。

为了提高首次透析中 AVF 的使用率，对选择血液透析作为肾脏替代治疗方式的患者，在预计半年内须进入维持性血液透析治疗时，应当启动血管通路的评估规划。评估起始透析的时机，不能单独使用 eGFR 和血肌酐水平，必须根据患者相关症状和体征进行整体评价。特别是尿毒症症状明显时，应尽早启动评估规划。如患者没有 AVF 而需要进入透析，应建立过渡通路，时间预期 4 周以上时，首选带隧道和涤纶套的导管。值得注意的是，慢性肾脏病患者的上肢血管保护是在 CKD3 期，甚至 CKD 更早期就应当开始进行，而不能等到启动血管通路规划时才开始。

AVF 在不同的解剖位置有各自的特点，建立内瘘遵循的原则是先非惯用后惯用肢，先远心端后近心端，先上肢后下肢原则。从远端腕部桡动脉 – 头静脉，到前臂桡动脉 – 贵要静脉转位，再到上臂建立肱动脉 – 头静脉或肱动脉 – 贵要静脉。这样可以最大程度的利用自身血管资源，提供相对质量更高的血液透析血管通路。桡动脉 – 头静脉瘘的通畅率高、感染率低、动脉窃血少，但是有时候可能缺乏条件合适的静脉血管。肱动脉 – 头静脉内瘘的血流量大、通畅率高、感染率低、成熟率高，但是动脉窃血和神经损伤的发生率高，更容易出现局部肿胀疼痛。肱动脉 – 贵要静脉转位内瘘相对前两者操作复杂，贵要静脉较深，转位的同时往往还需要将贵要静脉浅表化，方便血液透析穿刺。前臂血管耗竭后，可先行前臂 AVG 同时促进上臂静脉扩张，提高后续上臂 AVF

的成功率。

AVF 成熟的定义指内瘘透析时易于穿刺，穿刺时渗血风险最小，在整个透析过程中均能提供充足的血流，能满足每周 3 次以上的血液透析治疗。血流量不足定义为透析时泵控血流量不到 200ml/min。AVF 术后 6 周开始评估成熟情况，成熟不良的定义是术后 12 周时，存在穿刺困难和 / 或血流量不足等情况，不能满足透析需要。AVF 成熟并使用后，自然血流量 <500ml/min 时，称为内瘘功能不良。当出现 AVF 成熟不良或者功能不良时，应尽早进行介入治疗或外科手术干预。

AVF 的并发症包括有血管狭窄、急性血栓形成、静脉高压征、动脉瘤、心力衰竭、通路相关性缺血综合征以及感染。对患者应由通路监测小组定期评估，尽早处理，延长血管通路使用时间，避免内瘘失功导致的全身严重并发症。

二、移植物动静脉内瘘

移植物动静脉内瘘（AVG）是用于取代自体静脉的人工合成血管。AVG 材料很多，最常见的是聚四氟乙烯和聚氨基甲酸酯。AVG 有直型、袢型或者环型等不同形状，以适合不同解剖位置。AVG 的目的是为血液透析提供足够长且方便穿刺的血管，即使没有合适的自体静脉也能提供血管通路。选择顺序是前臂 AVG 优于上臂 AVG，袢型优于直型。AVG 成熟时间短，通常为 2 周，让移植物与周围组织融合固定，目前也有即穿型 AVG，术后马上可以使用。AVG 易于穿刺，也有足够的穿刺区域。

AVG 的功能不良定义为自然流量 <600ml/min。AVG 的常见并发症包括：伴或不伴血栓形成的血管狭窄、感染、透析通路相关肢端缺血综合征、高输出量心力衰竭、假性动脉瘤和血肿。在发生功能不良时，AVG 更容易进行血栓清除和手术修补。由于管腔狭窄、血栓和假性动脉瘤的形成，AVG 更长的通畅时间往往需要更多的干预。与 AVF 相比，AVG 通畅率较低，但其成熟率略优于 AVF，AVG 发生感染的风险较 AVF 高，但显著低于留置 CVC。在上臂区域，AVG 发生动脉窃血现象也更多。偶尔由于与静脉重叠，操作者意外穿透移植物，造成医源性移植物 – 静脉瘘（GVF）。对 AVG 进行随访时，可以参考 AVF 评估与监测

程序,但随访时间应缩短,增加频率。

三、血液透析中心静脉导管

1961 年,有学者将导管插入股动脉及股静脉进行血液透析治疗,1965 年颈内静脉 NCC 开始应用于临床,血液透析中心静脉导管(central venous catheter, CVC)由于此方法简便易行,插管后血流量满足透析要求,可以紧急解决透析通路,至今 NCC 仍是紧急血透的血管通路选择。20 世纪 80 年代,有人利用 TCC 作为血液透析的长期血管通路。颈部静脉 NCC 原则上使用不得超过 4 周,股静脉 NCC 使用不超过 1 周,如需更长时间留置则应改用 TCC。TCC 可明显延长导管使用寿命,但平均使用为 2~3 年需要更换一次。

NCC 的适应证包括:急性肾损伤预期透析 4 周以内,慢性肾脏病急诊透析、维持性血液透析通路功能不良、腹膜透析临时转为血液透析,自身免疫性疾病短期血液净化治疗,中毒抢救,心力衰竭单纯超滤及人工肝等。

TCC 的适应证包括:行 AVF/AVG 成形术或内瘘未成熟需进行血液透析无法等待 4 周以上;肾移植前过渡期,部分生命预期有限的终末期肾病;无法建立 AVF 或 AVG 且不能接受腹膜透析或肾移植;严重心力衰竭无法耐受建立内瘘等。

NCC 和 TCC 的并发症包括:穿刺相关急性并发症如气胸、血胸、血气胸、气管纵隔瘘等,血栓形成,局部或全身感染,导管功能不良以及中心静脉狭窄闭塞等。

早期导管功能不良,通常是由于某些机械问题造成的,如尖端位置不正确或当导管尖端贴在血管壁上。导管需要交换和重新定位。晚期导管功能障碍是指如果导管使用成功后来功能障碍,大部分是由于纤维结缔组织鞘或血栓逐渐阻塞导管尖端所致。血栓可以是腔内血栓或导管尖端;整个导管可能被包裹在纤维结缔组织鞘内,导致部分或完全闭塞;右心房的壁血栓可能导致外源性压迫。中心静脉狭窄表现为上腔静脉梗阻,前胸壁、腹壁静脉扩张和面部肿胀。

导管功能不良的预防很重要。首先在透视下置管或 X 线确认导管位置。改良导管设计,包括平行放置的单个导管、双腔导管、具有不同尖端设计的导管(步尖、裂尖和对称尖端导管),

以及导管中加入侧孔。导管表面涂层减少凝血级联的发生,如肝素在内的抗血栓药物。使用导管封管液,如肝素或枸橼酸预防导管腔内血栓形成。

导管功能不良时的处理最初可在床边操作,轻微旋转和拖拽调整导管位置,或在部分导管反接动静脉接口。对于导管腔内血栓形成,可选择尿激酶或组织纤溶酶原激活物溶栓治疗,但应注意评估溶栓的禁忌证和风险。对于上腔静脉或下腔静脉血栓,经过超声或血管造影评估,应抗凝并更换导管。对于纤维结缔组织鞘形成,则需通过介入治疗去除纤维蛋白鞘,包括纤维蛋白鞘剥脱、内部圈套、在球囊破裂或无球囊破裂的情况下进行重置导管。

四、腹膜透析

腹膜透析(peritoneal dialysis, PD)是肾脏替代治疗的重要手段。1923 年报道了首例接受腹膜透析治疗的患者。1950 年,引入了通过使用外部导线或套管在腹腔内放置软性导管的概念。1965 年开始使用内置导丝,用于半硬式腹膜导管的"快速"放置,导丝外型圆钝但顶端锋利的特点,可最大限度地降低肠穿孔的风险。1964 年首次使用了硅胶腹膜透析导管(直管)进行插管。1968 年,描述了给硅胶直管和弯管加上卡夫的优点,设计了这种带有多个侧孔、双卡夫、硅胶材质的长期腹膜导管,以及引导腹透管置入的套管针,预制腹膜透析液,并成功开展了家庭腹膜透析项目。1981 年设计并描述了使用腹腔镜放置导管的技术。腹膜透析管置入方法影响腹膜透析患者的预后,任何一种导管都不能完全避免并发症。

腹膜透析导管(peritoneal catheter)的腹内段包括四种设计,分别为直型管、卷曲型管、直型硅盘管、T 型管;这些设计的目的是防止腹膜堵塞侧孔、网膜包裹、管路移位以及导管脱落。导管的腹外段包含了一个卡夫或盘状珠,其目的是固定导管位置。导管腹膜外段的皮下段,处于腹直肌与出口之间,通常设计成可引导导管往出口方向横行或下行,其目的是减少出口感染,有直型、弯曲鹅颈型和双直角弯曲桶形手柄式。

腹膜透析管置入前应评估患者凝血功能,并

详细检查是否存在影响经皮置管的解剖异常。有腹部手术史并不是腹膜透析置管的绝对禁忌，但是建议在腹腔镜引导下行导管置入术。另外，还应当注意是否有疝气或腹壁薄弱、肝脾肿大、盆腔肿块等。置管的技术包括外科手术置管术、腹腔镜下置管术、超声引导下经皮穿刺置管术等。目前的研究数据显示，各种导管和置入技术，在并发症方面均无表现出明显差别。腹膜透析置管并发症主要取决于术者的经验和技巧，根据发生时间分为早期并发症和的晚期并发症。早期并发症发生于置管30天以内，包括肠出血、穿孔、透析液渗漏、导管功能障碍和感染。晚期并发症发生于置管30天以上，包括出口感染、隧道感染、卡夫脱出、引流失败、透析液渗漏以及疝气等。

如果发生腹膜透析管导管感染或隧道感染，或患者肾移植成功，则需要将腹膜透析导管拔除。其他腹膜透析导管拔除术的适应证有如改行血液透析、腹腔感染、腹部疾病、导管功能不良或流量差、腹膜透析依从性差等。拔除腹膜透析管的并发症有少量出血，以及受累范围不一的感染。如需重新置管，应在前次腹膜炎完全消除后，再重新评估安排。

第二节 经皮介入治疗

一、肾穿刺活检

肾活检（renal biopsy）获取组织进行病理检测，是对肾脏及相关全身疾病进行准确和精确诊断的重要手段，帮助从细胞和分子水平理解疾病的机制。19世纪40年代开始实施和报道了最早的经皮肾穿刺活检术，目前肾穿刺活检已成为肾内科的常规操作。在超声和CT的引导下，经皮肾活检非常安全，并发症发生率很低。除了经皮肾穿刺活检外，目前开展过的肾活检方法还有：开放肾活检、腹腔镜肾活检、经静脉肾活检和膀胱镜经尿道肾活检。

肾穿刺活检的适应证非常广泛，对于大多数无禁忌证的肾实质疾病，特别是蛋白尿、血尿、无法解释的急性肾损伤或者有肾脏表现的全身系统性疾病，都有肾穿刺活检的适应证。包括不典型的急性肾小球肾炎、急进性肾小球肾炎、原发性肾

病综合征、急性肾衰竭、继发性肾小球疾病、移植肾功能减退或考虑排异反应，以及治疗效果欠佳或病情发生明显变化时可行重复肾穿刺活检。

肾穿刺活检需权衡利弊，考虑风险和收益之间的平衡。穿刺的禁忌证主要包括有：孤立肾、明显的出血倾向、重度高血压、精神疾病、体位不能配合、肾脏感染、肾脏肿瘤、肾脏位置过高或游走、慢性肾衰竭，以及全身状况如心肺功能差而不能耐受操作者。

目前广泛常规应用超声引导肾穿刺活检，其成功率已经高达95%以上。最主要的并发症是血尿，镜下血尿的发生率非常高，但一般也无需特殊处理；肉眼血尿的发生率低很多，多数在数日至数周后可自行消失，少数严重的肉眼血尿，提示可能严重肾损伤，需要监测血压，连续追查血红蛋白，根据情况予输血止血，甚至肾动脉栓塞和外科手术治疗。其他并发症还有肾周血肿、动静脉瘘、感染、周围脏器受损等。

二、肾囊肿介入治疗

肾囊肿（renal cyst）在普通人群中常见。根据影像学特征，将肾囊肿分为单纯肾囊肿和复杂肾囊肿。大多数单纯性肾囊肿是无症状的，不需要任何干预。但是它们出现症状，还是应该考虑采用非保守的管理方式。

肾囊肿多为单纯性，恶性风险较小。尽管肾囊肿的发病率较高，但大多数是无症状的，是偶然发现的。单纯性肾囊肿的检出率由于超声和CT的广泛应用而显著提高。单纯性肾囊肿通常不需要干预。仅有少数肾囊肿因为引起疼痛、高血压、血尿、出血、感染、盆腔和腹腔占位、胃肠不适、囊肿破裂等症状需要干预。治疗肾囊肿的主要目的是减少囊肿扩大压迫肾实质。治疗有症状的单纯性肾囊肿可采用不同的方式，包括经皮穿刺抽吸加或不加硬化剂、外科腹腔镜摘除、外科手术等。

经皮穿刺硬化治疗是治疗单纯性肾囊肿最常见的微创方法之一，具有较好的成本效益和较低的并发症发生率，尽管其技术未形成规范，但通常被认为是治疗中、小型肾囊肿的首选方法。通过超声或CT两种方式引导穿刺没有明显差异。选择肾囊肿进行抽吸和硬化治疗的标准，根据术者经验而定，从4~10cm不等。囊肿定位在决策中

起着重要的作用,肾盂旁囊肿位于肾盂或肾窦周围。其发病率不高,但更有可能出现症状,这些囊肿比其他单纯性囊肿更难治疗,因为它们的位置接近肾门和肾血管,穿刺入路和安全性需要格外重视。

单纯囊肿抽吸后复发率很高,囊肿上皮细胞能在抽吸后持续分泌液体。因此,使用硬化剂的主要目的是引起囊壁粘连和炎症,从而破坏分泌上皮,防止液体在吸出后再积聚。最常用的硬化剂是乙醇,一般单次注射,多次注射效果可能会更好,但是多次注射可能会导致乙醇渗漏、感染以及囊肿腔内置管引起的患者不适感。其他的临床常用的硬化剂还有聚桂醇。硬化治疗的并发症,最常见的是疼痛,其他包括发热、血尿和过敏反应;少见的并发症包括酒精中毒、硬化剂导致粘连、纤维化,更严重的肾盂输尿管连接处梗阻和囊内出血非常罕见。

常染色体显性多囊肾(autosomal dominant polycystic kidney, ADPKD)一般很少进行有创干预,当多囊肾引起显著腹胀、出血和严重肾功能减退时,对于肾囊肿的治疗方法也不适用,有报道通过选择性肾动脉栓塞方式进行介入治疗,缓解了临床症状,取得良好的效果。

三、甲旁亢的甲状旁腺射频消融

继发性甲状旁腺功能亢进(secondary hyperparathyroidism, SHPT),以甲状旁腺素合成和分泌增加为特征,常见于慢性肾脏疾病的晚期。甲状旁腺细胞过度增殖导致弥漫性增生,随后发展为结节性组织。当甲状旁腺对药物治疗无效时,就会出现难治性甲状旁腺功能亢进症。甲状旁腺切除术,常在血清甲状旁腺素水平持续超过1 000ng/L并伴有高钙血症或甲状旁腺功能亢进保守治疗不能控制的情况下进行。部分重度继发性甲状旁腺功能亢进患者不能接受内科治疗,也不能接受手术切除,甲状旁腺射频消融(parathyroid radiofrequency ablation)被成功地用于治疗不符合手术切除条件的继发性甲状旁腺功能亢进患者。超声引导下微波消融是一种安全、有效的甲状旁腺组织破坏技术,血清甲状旁腺素和平均钙水平明显低于治疗前。并发症有低钙血症、可逆性语音改变。

第三节 肾血管介入治疗

肾血管介入治疗(renal vascular intervention, RVI)包括肾动脉和肾静脉等治疗。各种肾血管相关的疾病可以选择的介入治疗方式也是多样的,目前无论肾动脉介入治疗还是肾静脉介入治疗,都还没有形成完善的规范。因此,肾血管介入治疗有着广泛的前景,同时还有许多临床研究工作需要开展。肾血管的介入治疗,大多都在DSA引导下进行,对于特别是伴有肾功能不全的患者,使用碘造影剂进行血管造影是一个巨大的挑战,可能会进一步恶化肾功能造成后遗症。目前临床上也有使用二氧化碳进行血管造影,可以减少碘造影剂带来造影剂肾损伤的风险,但是因为需要特殊设备,还没有广泛使用。

一、肾动脉狭窄

虽然高血压多是原发性,但部分病例与肾血管性病因有关。肾动脉狭窄(renal artery stenosis)是高血压和进行性肾功能衰竭的一个重要和潜在的可治愈的原因。

肾动脉狭窄定义为以正常肾血管直径的百分比表示,即肾动脉管腔狭窄≥50%。肾动脉狭窄最常见的病因是动脉粥样硬化和纤维肌肉发育不良。肾动脉狭窄是继发性高血压的重要因素。治疗肾动脉狭窄的目的是逆转肾血管性高血压,减少降压药物和改善部分患者的肾功能。目前,肾动脉狭窄的矫治只适用于那些药物治疗失败、肾功能进行性恶化和先前控制良好的高血压患者的降压需求迅速增加的患者。

经导管介入治疗肾动脉狭窄的方案包括球囊扩张术(balloon dilation)和支架植入术(stenting)。伴随介入治疗的整体发展,分为普通球囊、药物洗脱球囊、裸金属支架和药物洗脱支架等。目前认为,支架治疗优于单纯球囊扩张术,药物洗脱支架优于裸金属支架。肾动脉狭窄介入治疗技术成功是指在血管管腔最狭窄处的狭窄程度小于30%,压力梯度恢复到所选择的干预阈值以下。而临床成功在一定程度上取决于基础狭窄的病因、位置和程度。只有一小部分动脉粥样硬化肾动脉狭窄患者在治疗后被报告为治愈。目前对肾动脉支架植入术改善肾功能或心血管事件预后存在较大争议，因此其适应证范围缺乏公认标准。肾动脉狭窄介入治疗后最常见的并发症是动脉入路穿刺点的血肿和假性动脉瘤形成，而不常见的并发症包括肾动脉夹层、肾功能衰竭、胆固醇栓塞综合征、手术抢救和死亡的发生率很低。

移植肾动脉狭窄是肾移植术后的一种严重并发症，可导致高血压、肾功能恶化和移植肾功能丧失。移植肾动脉狭窄介入治疗和无移植肾动脉狭窄的患者相似，且大部分患者避免了透析。与单纯球囊扩张术相比，支架植入术导致的再狭窄更少，但在血清肌酐、血压或患者及移植肾存活方面没有显示出任何益处。

二、肾动脉（假性动脉）瘤

肾动脉瘤（renal aneurysm）定义为动脉壁各层的扩张，而肾动脉假性动脉瘤（pseudoaneurysm）是肾动脉的扩张并伴有动脉壁的局灶性破坏。肾动脉瘤和假性动脉瘤发生率低，在女性纤维肌肉发育不良中发病率可能较高，其他病因包括退行性动脉瘤、血管炎、创伤和经皮肾穿刺活检等。大多数肾动脉瘤和假性动脉瘤多是囊状和非钙化的，往往发生在肾动脉的分叉处。肾动脉瘤和假性动脉瘤常常是无症状的，常见的症状是合并高血压和血尿。其症状来自发生血管破裂、栓塞周围动脉、血栓形成或肾功能衰竭。动脉瘤破裂的风险随其大小和位置而不同。

目前对肾动脉瘤和假性动脉瘤的介入治疗比较成熟，能去除动脉瘤，同时保持足够的血流。介入治疗的指征包括动脉瘤≥2.0cm、肾血管性高血压、血管夹层、疼痛、血尿、远端栓塞和育龄女性患者。治疗方案包括阻塞流入动脉、流出动脉和直接阻塞动脉瘤本身。最常用弹簧线圈栓塞，较少使用凝血酶和明胶颗粒。动脉瘤或假性动脉瘤栓塞术的技术成功率较高。并发症包括术中动脉瘤破裂、远端血栓栓塞、非靶血管栓塞、弹簧线圈移位和器官缺血梗死。

三、肾动静脉瘘

肾动静脉瘘（renal arteriovenous fistula）是指肾动脉和静脉分支之间的异常交通。分为获得性、先天性或特发性。获得性约占病例四分之三，多由经皮肾穿刺活检、创伤或肿瘤引起。先天性畸形约占总数的五分之一，其余为特发性。

经皮肾穿刺活检或肾移植中发现的获得性肾动静脉瘘通常是自愈的。然而，获得性肾动静脉瘘也可以出现高血压、血尿和肾功能衰竭等临床表现。肾动静脉瘘足够大时，可导致高心排量状态出现心力衰竭。因此需要进一步治疗。

目前的经导管介入血管内治疗肾动静脉瘘和动静脉畸形，包括用弹簧线圈栓塞、支架覆盖或液体封闭剂。在单个流入血管的情况下使用弹簧圈栓塞效果良好，而多动脉供血的存在可能会降低技术成功率，增加临床复发的发生率。对于复杂的动静脉畸形栓塞，可能需要液体封闭剂如乙醇，而且可能需要多次连续的治疗。栓塞后的并发症包括非靶血管栓塞、弹簧线圈移位、穿刺点并发症和血尿等。

四、肾静脉血栓

肾静脉血栓（renal vein thrombosis，RVT）形成是肾病综合征的一种常见并发症，其他原因包括下腔静脉和髂股静脉血栓的延长，以及高凝状态，如抗磷脂抗体综合征、近期手术和恶性肿瘤。肾移植术后也可出现急性肾静脉血栓。临床表现包括腹痛和肉眼血尿，以及恶心、呕吐、厌食和发热等非特异性症状。双侧急性肾静脉血栓可能导致急性肾功能衰竭。在充分抗凝治疗的患者，如肾静脉血栓有症状和合并肾功能衰竭，介入治疗导管定向溶栓和机械碎栓可以迅速缓解肾静脉阻塞和保留肾功能。导管溶栓的禁忌证包括脑卒中史、活动性出血或已知的出血障碍，以及最近的重大手术或严重创伤。临床成功率被定义为症状缓解和肾功能改善，个案报道和小规模回顾性研究中，临床成功率很高。并发症包括小出血或大出血、血栓栓塞和穿刺点部位并发症。

五、胡桃夹综合征

胡桃夹综合征（nutcracker syndrome）是指出现与左肾静脉解剖压迫相关的症状和体征。最常见的是前胡桃夹综合征，指的是肠系膜周围动脉对左肾静脉的压迫；少见的是后胡桃夹综合征，其中左肾静脉在主动脉和椎体之间受压。胡桃夹综合征常见的症状有血尿、蛋白尿（特别是直立性蛋白尿）、腹痛和精索静脉曲张。症状轻微的患者，包括出现镜下血尿和直立性蛋白尿时，大多可以非手术治疗，随着体重的增长增加了腹膜后脂肪组织，左肾静脉压迫逐渐解除。血管内介入治疗技术出现以来也被应用于胡桃夹综合征，因为由于外部压迫导致左肾静脉狭窄，所以单纯球囊扩张术无法持久解决狭窄，而必须行支架植入术。经股静脉入路支架植入术保留肾功能及肾静脉通畅。支架植入后，左肾静脉被压迫处直径增加，压力梯度下降，无肉眼或镜下血尿复发，左精索静脉曲张完全缓解，腹痛缓解。肾静脉血栓形成的风险很小，持续主动脉压迫有可能导致支架处再狭窄。有报道最严重的并发症是支架移位，支架可移位至下腔静脉、右心房或右心室，需要外科手术治疗。

六、肾动脉交感神经消融术

过度的交感神经激活是促进和加重高血压发展的多种复杂相互作用的基础。因此，肾动脉交感神经消融术（renal artery sympathetic ablation，RASA）可能是解决这一问题的机制之一。肾动脉交感神经切除术是利用射频消融技术对肾交感神经进行腔内消融。对于三种或三种以上抗高血压药物治疗无效的难治性高血压患者，交感神经切除术可能是治疗的一种方法。尽管目前的临床试验结果仍然有争议。然而，肾动脉交感神经消融术是难治性高血压治疗很有前景的方向之一。消融术的并发症包括肾动脉夹层、股动脉穿刺部位假性动脉瘤、术后低血压和一过性心动过缓。

（郑智华）

参 考 文 献

1. Gallieni M, Hollenbeck M, Inston N, et al. Clinical practice guideline on peri-and postoperative care of arteriovenous fistulas and grafts for haemodialysis in adults. Nephrol Dial Transplant, 2019, 34（Supplement2）: ii1-ii42.

2. Schmidli J, Widmer MK, Basile C, et al. Editor's Choice-Vascular Access: 2018 Clinical Practice Guidelines of the European Society for Vascular Surgery（ESVS）. Eur J Vasc Endovasc Surg, 2018, 55（6）: 757-818.

3. Minocha J, Parvinian A, Bui JT, et al. Transcatheter renal interventions: A review of established and emerging procedures. Journal of clinical imaging science, 2015, 5: 5.

4. 金其庄，王玉柱，叶朝阳，等，中国血液透析用血管通路专家共识（第2版）. 中国血液净化，2019，18（6）: 365-381.

5. Nielly H, Mathian A, Cazenave M, et al. Safety and effectiveness of transjugular renal biopsy for systemic lupus erythematosus and antiphospholipid antibody syndrome patients taking antithrombotics. Nephrology, dialysis, transplantation: official publication of the European Dialysis and Transplant Association-European Renal Association, 2020, 35: 1721-1729.

6. Ito Y, Tawada M, Yuasa H, et al. New japanese society of dialysis therapy guidelines for peritoneal dialysis. Contributions to nephrology, 2019, 198: 52-61.

7. Gadelkareem RA, Elqady AA, Abd-Elshafy SK, et al. Isolated renal hydatid cyst misdiagnosed and operated as a cystic renal tumor. Medical principles and practice:

international journal of the Kuwait University, Health Science Centre, 2018, 27: 297-300.

8. Yamagami T, Kajiwara K, Yamanishi T, et al. Use of a micro-balloon catheter in transcatheter arterial embolization of the renal artery for recurrence of symptoms of autosomal dominant polycystic kidney disease. Acta radiologica open, 2018, 7: 2058460118818849.

9. Chen S, Kiuchi MG, Yin Y, et al. Synergy of pulmonary vein isolation and catheter renal denervation in atrial fibrillation complicated with uncontrolled hypertension: Mapping the renal sympathetic nerve and pulmonary vein（the pulmonary vein isolation plus renal denervation strategy）?. Journal of cardiovascular electrophysiology, 2019, 30: 658-667.

10. Velasquez CA, Saeyeldin A, Zafar MA, et al. A systematic review on management of nutcracker syndrome. Journal of vascular surgery. Venous and lymphatic disorders, 2018, 6: 271-278.

11. Boutari C, Georgianou E, Sachinidis A, et al. Renovascular hypertension: Novel insights. Current hypertension reviews, 2020, 16（1）: 24-29.

12. Prince M, Tafur JD, White CJ. When and how should we revascularize patients with atherosclerotic renal artery stenosis?. JACC, 2019, 12: 505-517.

13. Zachrisson K, Elverfors S, Jensen G, et al. Long-term outcome of stenting for atherosclerotic renal artery stenosis and the effect of angiographic restenosis. Acta

radiologica, 2018, 59: 1438-1445.

14. Li Marzi V, Campi R, Sessa F, et al. Standardized duplex ultrasound-based protocol for early diagnosis of transplant renal artery stenosis: Results of a single-institution retrospective cohort study. BioMed research international, 2018, 2018: 2580181.

15. Bradaric C, Eser K, Preuss S, et al. Drug-eluting stents versus bare metal stents for the prevention of restenosis in patients with renovascular disease. EuroIntervention: journal of EuroPCR in collaboration with the Working Group on Interventional Cardiology of the European Society of Cardiology, 2017, 13: e248-e255.

16. Tigkiropoulos K, Karamanos D, Stavridis K, et al. Endovascular stent-graft repair of combined renal artery aneurysm and arteriovenous fistula. Annals of vascular surgery, 2019, 55: 310 e319-310 e313.

17. Ramaswamy RS, Akinwande O, Tiwari T. Renal embolization: Current recommendations and rationale for clinical practice. Current urology reports, 2018, 19: 5.

18. Wysokinski WE, Gosk-Bierska I, Greene EL, et al. Clinical characteristics and long-term follow-up of patients with renal vein thrombosis. American journal of kidney diseases: the official journal of the National Kidney Foundation, 2008, 51: 224-232.

19. Bolignano D, Coppolino G. Renal nerve ablation for resistant hypertension: Facts, fictions and future directions. Reviews in cardiovascular medicine, 2019, 20: 9-18.

20. Papademetriou V, Rashidi AA, Tsioufis C, et al. Renal nerve ablation for resistant hypertension: How did we get here, present status, and future directions. Circulation, 2014, 129: 1440-1451.

第二章　肾活检技术

在现代肾脏病学的发展过程中,肾脏病理学发挥了重要作用。肾脏活体组织检查(简称肾活检)技术的广泛应用,为肾脏病理诊断提供了新鲜肾组织。常规组织染色、免疫病理和超微病理的开展对肾脏病的诊断和指导治疗提供了证据。

肾活检技术的意义体现在以下几个方面:①明确肾脏疾病的病理变化和病理类型,并结合临床作出疾病的最终诊断;②根据病理变化、病理类型和严重程度制定治疗方案;③根据病理变化、病理类型和严重程度判断患者的预后;④通过重复肾活检,探索该种肾脏疾病的发展规律,判断治疗方案的正确与否,为治疗计划的继续实施或修正提供依据;⑤协助确诊某些系统性疾病,例如临床疑诊的系统性红斑狼疮。

第一节　种类与特点

肾活检技术始于 20 世纪 20 年代,在全世界范围内广泛开展有 60 多年的历史,到目前为止,包括以下五类方法:

一、开放肾活检

由 Gwyn 于 1923 首先报道,即手术中在肾下极楔形切取肾组织。该方法取材成功率高,可多部位取材,可用于经皮肾穿刺活检不成功而又必须做肾活检的患者。但其存在麻醉和手术风险,且并发症高,已较少应用。

二、腹腔镜肾活检

仍属于开放式肾活检的一种,作为微创手术,虽较开放手术损伤小、时间短、恢复快,但费用偏高。对不适于经皮肾穿刺活检的患者,如过度肥胖、孤立肾、凝血障碍等,腹腔镜肾活检可能是一个安全的、有效的选择。

三、经皮肾穿刺活检

经皮肾穿刺活检是目前国内外采用最为广泛的肾活检技术,该方法于 1944 年由 Alwall 率先开展,此后在国际上得到广泛普及。我国于 1958 年由赵魁单、周惠英最先开展。

四、经静脉肾活检

由 Mal 等人于 1990 年首先报道,采用导管造影技术,由右侧颈内静脉插入导管,在透视造影下将导管插入至右肾静脉并沿静脉分支到右肾下极,然后在导管内置入穿刺针以获取肾组织。其优点是一旦有出血合并症时,血液直接流入血管内。但如果穿刺过深,也会造成肾实质贯通伤并出现肾周血肿,而穿刺过浅,则获取的肾皮质过少,对肾小球疾病的诊断有一定影响。该方法仍局限于一些有肾活检必要但又存在经皮肾穿刺禁忌证的患者。

五、经尿道肾活检

此方法是膀胱镜技术的延伸,在膀胱镜下将导管沿输尿管插到肾上盏,再用穿刺针刺入肾实质取材,具有痛苦小,损伤小的特点。但有关此方法的报道不多,目前仅有个例报道。

综上所述,经皮肾穿刺活检方法是目前应用最广泛的标准肾活检方法。但在一些特殊情况下,经静脉、经腹腔镜、经尿道甚至开放式肾活检仍是值得选择的。

第二节　适应证和禁忌证

一、适应证

理论上讲,对于大多数肾实质疾病,在没有禁忌证的情况下,均应该行肾穿刺检查。但在肾活检毕竟是有创检查,因此在临床工作中,可以分为两种策略:一为先治疗,必要时肾活检;二为先肾活检明确病理诊断,后治疗。

1. 可以先治疗的疾病　主要包括急性肾小球肾炎和部分原发性肾病综合征。典型的急性链球菌感染后肾小球肾炎属于自限性疾病,经过支持和对症治疗可以自愈;对于儿童和青少年的单纯原发肾病综合征也可以先用糖皮质激素,如经验性治疗失败或未达到预期疗效再行肾穿刺活检。

2. 需要先行肾活检,然后根据病理诊断再进行治疗的疾病　包括不典型的急性肾小球肾炎、急进性肾炎、成年人的原发肾病综合征、急性肾损伤、部分遗传性/先天性肾脏病和继发性肾小球疾病。此外,当移植肾出现不明原因肾功能损害、移植肾出现排异反应且临床治疗效果不好,难以决定是否要切除移植肾或怀疑原有的肾脏疾病又在移植肾上出现时,均可行移植肾穿刺活检。

临床上对原肾脏病理诊断存疑、免疫抑制治疗未达预期疗效、怀疑狼疮肾炎病理类型转换、重症患者如新月体肾炎等均可以重复肾活检以指导进一步的治疗。

此外,移植肾在手术前也可实行肾活检,称为"零小时"肾活检,认为对预测移植肾的存活状况有意义。

二、禁忌证

随着肾活检和整体医疗技术的进步,过去认为的一些绝对禁忌证现在经过积极准备也可行肾穿刺活检,比如出血倾向和重度高血压,纠正后仍可以行肾穿刺活检。目前公认的肾穿刺活检相对或者绝对禁忌证包括孤立肾、明显的出血倾向、重度高血压、精神疾病、体位不良、肾脏感染和肿瘤、肾脏位置过高或游走肾、晚期慢性肾衰竭等。

但是经皮肾穿刺活检的禁忌证并不一定是其他肾活检方法的禁忌证,经皮肾穿刺活检无法进行时,也可考虑其他的肾活检方法,比如开放肾活检、腹腔镜肾活检、经静脉肾活检或者经尿道肾活检。

第三节　方　法

一、术前准备

术前应向患者及家属解释肾穿刺活检的必要性及其过程,获得其知情同意。指导患者熟悉肾穿刺活检时的体位并练习配合憋气。同时练习平卧状态下大小便。

医生在术前需要充分了解并纠正患者出凝血状态、肾功能和肾脏的大小和结构,并根据血型备血。对于急性肾损伤或慢性肾脏病基础上急性肾损伤的患者,需要严格控制血压,血红蛋白需达到80g/L以上,血小板达到80×10^9/L。对于正在进行血液透析的患者,如有条件,可采用无肝素透析,或者至少术前24h停透,必要时应用鱼精蛋白中和肝素。对于应用抗凝药物的高凝状态的患者,需术前2~3d停用各种抗凝药物和术前5~7d停用抗血小板药物。对于高危患者,术前复查凝血时间,以确保患者的凝血状态正常。

二、穿刺点的选择和穿刺引导方法

经皮肾穿刺活检的穿刺点一般选择在肾下极稍偏外侧,以便最大限度地避开肾门附近的大血管以及肾盂肾盏,减少穿刺后并发症;另外此处的肾皮质较多,能保证取材满意。

为保证穿刺针准确进入上述理想位置,往往需要首先体表定位合适的穿刺点。临床上有多种定位方法,目前除少数医院采用静脉肾盂造影定位外,多应用B超定位,该方法经济、可靠,操作简单。

最早的B超定位采用矩形探头,确定进针点和皮肤距肾脏的距离后探头离开,进针后术者根据穿刺针摆动幅度加大,提示穿刺针进入肾脏被膜后嘱患者憋气,进行穿刺取材。此方法没有实时的监视,存在一定的盲目性。

20世纪80年代,扇形穿刺探头问世,开始了B超实时引导下肾穿刺活检。整个穿刺过程实时监控,提高了成功率和安全性(图16-2-1)。根据术者习惯,可采用或不用探头上的导引装置。

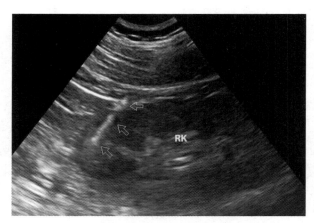

图 16-2-1 超声实时引导下肾穿刺活检

RK 代表右侧肾脏,箭示右肾下极进针取材

近年来,为减少术后的合并症,有人尝试用增强的彩色多普勒超声引导肾穿刺活检,该技术可以发现一些较细小的血管,可减少肾穿刺活检后肉眼血尿和血肿的发生。

三、穿刺针的选择与使用

可用于肾穿刺活检的穿刺针多种多样。但目前国内常用的包括负压吸引针和切割针,而应用最广泛的当属 Tru-Cut 槽形切割针。近年来,全自动活检枪进入临床应用,大大简化了操作过程,提高了成功率,减少了并发症。

不论哪种穿刺针,目前国内常用的规格为 $16G \times (15 \sim 20)$ cm。该规格穿刺针取出的组织大小能充分满足肾脏病理检查的需要,在一些特殊情况下,如肾功能较差、肾脏较小等,可以使用更细的 18G 穿刺针,虽相对安全,但取出的组织少,有时不能满足诊断需要。

取材不满意时,可以重复穿刺,但要先分析取材失败的原因,Tru-Cut 穿刺针能允许的穿刺次数一般不超过六次。切忌一侧肾脏取材不满意后立即改穿另一侧肾脏。

穿刺取出的组织最好由在现场的病理技术员用放大镜或解剖显微镜初步了解有无肾小球,若无肾小球时应重复取材。目前满足肾脏病理学检查要求需要至少两条组织。

四、术后处理

由于肾穿刺活检技术的不断进步,安全性大幅提高,过去常用的沙袋压迫,腹带捆绑等手段已不再需要。患者需在病床平卧 24h,减少用力活动。国内一般需连续检查三次尿常规,密切观察患者的血压和心率,在病情允许的情况下,可以鼓励患者多饮水,增加尿量,减少血块堵塞尿路的发生。也有人认为,目前的肾穿刺活检技术很安全,发生有生命危险的并发症的机会小于 0.1%,因此,仅需术后观察 6~8h,如果没有并发症就可以让患者适当活动。但最近的研究结果表明,仍有 33% 的并发症发生在穿刺 8h 以后,因此仍建议在肾穿刺活检后观察 24h。

第四节 并 发 症

随着定位技术的提高,穿刺针的改进及超声引导技术的广泛使用,目前肾穿刺活检的成功率已提高到 93%~100%。其主要的并发症是血尿、肾周血肿、肾脏动静脉瘘等。

一、血尿

镜下血尿的发生率几乎 100%,因部分肾脏病本身即存在镜下血尿,因此一般不作为肾穿刺活检的并发症处理,多数 1~2d 内自行消失。如术后出现新发肉眼血尿应视为并发症。发生率一般不超过 5%,多在数日内消失,少数持续 2~3 周。如发生可适当延长卧床时间。

如尿色接近鲜血的颜色,或尿中含有血块,提示出血量大,应立即开放输液。如果血红蛋白持续下降,应考虑输血。如血压不能维持,可应用肾动脉造影寻找出血部位,行肾动脉栓塞。必要时外科手术治疗,行部分肾切除或全肾切除。

有时血块可引起肾绞痛,或堵塞尿道引起急性膀胱潴留,可予解痉或逆行插管冲洗。

二、肾周血肿

肾周血肿可高达 48%~85%。多为无症状小血肿,可自行吸收(图 16-2-2)。较大血肿发生率仅 1.9%。但可引起腰痛、右侧腹痛、恶心呕吐,严重者可出现呼吸困难。血肿较大也可引起血压及血红蛋白的下降,处理不当有生命危险。如术后患者出现明显的腰腹痛,应立即进行床旁超声检查,对于部分患者需要行 CT 平扫检查。证实存在较大血肿后,应严格限制患者活动,必要时输血输液稳定血压,如血压不能维持或者由于肾周血肿所致腰腹部症状持续加重,应及时行介入治

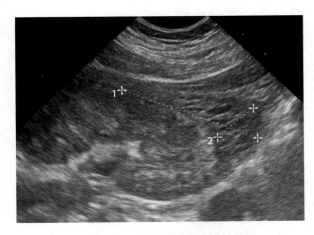

图 16-2-2　肾活检术后超声图像
超声显示肾活检后肾下极外血肿形成

疗或者外科手术处理。一般如血压稳定，大血肿往往在三个月内自行吸收，但应该避免血肿继发感染，必要时可使用抗生素。

三、动静脉瘘

动静脉瘘是由于肾穿刺活检时造成的动静脉直接短路，多发生在高血压、慢性肾衰竭等患者，多可自行闭合，个别有长期不闭合达数年之久。临床上常无明显症状，严重者可表现为血尿、肾周血肿、顽固性高血压、腰痛及腰部血管杂音、进行性心力衰竭及肾衰竭。彩色多普勒和选择性动脉造影可发现动静脉瘘，可使用动脉栓塞治疗。

（赵明辉）

参 考 文 献

1. 金其庄. 肾脏活体组织检查 // 王海燕. 肾脏病学. 第 3 版. 北京：人民卫生出版社，2008：549-560.

2. 邹万忠. 肾活检病理检查在肾脏病学中的意义及其历史 // 邹万忠. 肾活检病理学. 第 4 版. 北京：北京大学医学出版社. 2017：1-4.

3. KORBET SM. Percutaneous renal biopsy. Semin Nephrol, 2002, 22：254.

4. LUCIANO RL, MOECHEL GW. Update on the Native Kidney Biopsy：Core Curriculum 2019. Am J Kidney Dis, 2019, 73（3）：404.

5. LEES JS, MCQUARRIE EP, MACKINNON B. Renal biopsy：it is time for pragmatism and consensus. Clin Kidney J, 2018, 11（5）：605.

6. Al TURK AA, ESTIVERNE C, AGRAWAL PR, et al. Trends and outcomes of the use of percutaneous native kidney biopsy in the United States：5-year data analysis of the Nationwide Inpatient Sample. Clin Kidney J, 2018, 11（3）：330.

7. FELDMENN Y, BOER K, WOLF G, et al. Complications and monitoring of percutaneous renal biopsy-a retrospective study. Clin Nephrol, 2018, 89（4）：260.

8. AOUN F, MANSOUR R, CHALOUHY C, et al. Comparing laparoscopic and percutaneous renal biopsy for diagnosing native kidney disease：A matched pair analysis. Prog Urol, 2019, 29（2）：95.

9. XU DM, CHEN M, ZHOU FD, et al. Risk Factors for Severe Bleeding Complications in Percutaneous Renal Biopsy. Am J Med Sci, 2017, 353（3）：230.

10. KAJAWO S, MOLOI MW, NOUBIAP JJ, et al. Incidence of major complications after percutaneous native renal biopsies in adults from low-income to middle-income countries：a protocol for systematic review and meta-analysis. BMJ Open, 2018, 8（4）：e020891.

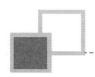

第三章 肾血管疾病的介入治疗

第一节 肾血管疾病概述与 应用解剖基础

一、肾血管疾病概述

肾血管疾病（renovascular disease）主要指因血管硬化、炎症、外伤或先天性发育不良而导致肾动脉、肾静脉出现血管狭窄、血栓形成、血管瘤、动静脉瘘等血管性疾病，进而显著影像肾脏灌注与功能。肾血管疾病主要表现为腹痛、血尿、高血压与肾功能损害等。介入治疗全程需在影像设备引导与监视下进行，可通过多种精细器械准确到达病变位置，尤其适合肾血管疾病临床诊治的需要。肾血管疾病的介入治疗手段繁多，包括治疗肾动脉狭窄和闭塞的经皮腔内血管成形术和血管支架置入术、治疗急性肾脏动静脉血栓的导管溶栓治疗、肾脏出血和动静脉瘘血管瘤的栓塞治疗、肾静脉取血诊断等。肾血管疾病的介入治疗，较外科手术创伤小、快速、安全，且最大程度地保留患者的肾组织与肾功能，现已成为肾血管疾病的首选治疗手段。

二、介入治疗应用解剖基础

肾脏是成对的腹膜后间隙器官，肾动脉在肠系膜上动脉发出处下方分别从腹主动脉发出。肾动脉通常 4~6cm 长，管径 5~6mm；右肾动脉较长而高，经过下腔静脉、右肾静脉、胰头及十二指肠降部后方。通常每个肾脏均只有 1 条肾动脉供血，其发出水平、倾角和具体毗邻存在变异；30% 的个体可见副肾动脉，可随肾动脉一起进入肾门，被认为是留存的胚外侧内脏动脉。马蹄肾 100% 会有多支肾动脉供血。肾动脉通常在分出肾上腺

下动脉、肾包膜动脉、肾盂输尿管动脉后，分别经肾门在肾盂的前方和后方进入肾脏，依次分为肾段动脉、叶间动脉、小叶间动脉，终末分支供应肾小球。下段动脉或下极副肾动脉供应的是肾盂和输尿管上段的血供，肾段之间无吻合支，每一支均为某一区域血供的终末动脉，当动脉急性闭塞时会因为缺少侧支代偿而出现明显肾缺血。左肾静脉长度是右肾静脉的 3 倍，由肾门发出，在脾静脉和胰体后方走行，紧贴肠系膜上动脉下部跨过主动脉前方。胡桃夹综合征即由肠系膜上动脉压迫左肾静脉导致静脉高压。肾包膜为包绕肾脏实质的一层纤维膜，在肾损伤后易与肾实质分离而形成肾包膜下积血；如伴有肾包膜破裂，可导致肾周血肿；如肾周筋膜破裂，血液可外渗形成腹膜后血肿。

第二节 肾动脉狭窄

一、概述

肾动脉狭窄（renal artery stenosis，RAS）是指一侧或双侧肾动脉主干或分支狭窄≥50%，可发生在肾动脉起始部位、主干或其主要分支。本病起病较隐匿，进展较快。当 RAS 严重时可出现难治性高血压、肾功能损害等症状。RAS 导致的肾血管性高血压约占高血压病患者总数的 5%，是继发性高血压病的常见原因之一。动脉粥样硬化（arteriosclerosis，AS）与纤维肌性发育不良（fibromuscular dysplasia，FMD）是 RAS 的常见病因，其他病因可见血管炎、先天性多发性肾动脉瘤、主动脉夹层累及肾动脉、外源性压迫、神经纤维瘤等也可导致 RAS。

动脉粥样硬化型 RAS 与冠状动脉粥样硬化心脏病、外周血管病的高危因素与发病过程相

同,常见于高龄或伴有高血压、高脂血症、糖尿病与吸烟的患者。约 90% 的动脉粥样硬化型 RAS 位于近腹主动脉 1cm 以内的肾动脉起始部,称为开口狭窄,主要因腹主动脉斑块累及肾动脉所致;剩下 10% 的病变位于肾动脉主干(距离起始部超过 1cm),称为近段狭窄,多为肾动脉本身的斑块破裂与增厚所致。纤维肌发育不良型 RAS 包含四种病理类型,中膜纤维增生型最为常见,占 75%~80%,常累及肾动脉主干远端与一级分支。

动脉粥样硬化型 RAS 为进行性病变,多导致双侧肾动脉不同程度累及。近半数患者五年病变持续进展,其中约有 12%~20% 的重度 RAS(狭窄程度 >75%)患者可在一年内进展至慢性肾动脉闭塞,最终可导致单侧肾萎缩;在整个病程中,许多患者可没有任何临床症状。纤维肌发育不良型 RAS 进展情况仍不确切,近半数患者亦可累及双侧肾动脉,但对于单侧病变者,超过三分之二的病变位于右肾动脉。

二、临床诊断

全面准确的诊断是合理治疗的前提和关键。肾动脉狭窄的诊断应该包括:①病因诊断(动脉粥样硬化性 RAS、大动脉炎性 RAS 和纤维肌性发育不良性 RAS);②解剖诊断;③病理生理诊断(是否存在肾血管性高血压和缺血性肾病)。肾动脉狭窄的诊断和处理中国专家共识建议在高血压人群中需筛查 RAS 人群如下:①持续高血压达 II 级或以上,伴有明确的冠心病、四肢动脉狭窄、颈动脉狭窄等;②高血压合并持续的轻度低血钾;③脐周血管杂音伴有高血压;④既往高血压可控制,降压药未变情况下突然血压难以控制;⑤顽固性或恶性高血压;⑥重度高血压患者左心室射血分数正常,但反复出现一过性肺水肿;⑦难以用其他原因解释的肾功能不全或非对称性肾萎缩;⑧服用血管紧张素转换酶抑制剂(ACEI)或血管紧张素 II 受体拮抗剂(ARB)后出现血肌酐明显升高或伴有血压显著下降。当高血压患者具备以上一项或多项临床特点时需要高度警惕 RAS,进行专业检查,以明确诊断。

动脉粥样硬化型 RAS 多发于 55 岁以上男性;纤维肌性发育不良型 RAS 多发于 40 岁以下年轻女性。对于无高血压家族史或心脏病史的新发高血压患者要警惕 FMD 或其他病因所致 RAS。RAS 多表现为肾血管性高血压与缺血性肾病相关的临床症状与体征。尽管难治性高血压可导致肾硬化与肾功能不全,但纤维肌发育不良型 RAS 很少引发肾功能衰竭。偶有 RAS 可突发肾动脉夹层或血栓形成,多表现为腰背痛与血尿。实验室检查可见轻度蛋白尿,肾功能正常或不同程度受损。半数以上患者外周静脉血血浆肾素活性升高,部分患者可因高肾素、高醛固酮血症出现低钾血症;若行分肾静脉肾素水平检查,当患侧肾静脉血肾素水平大于对侧 1.5 倍以上,则提示肾血管性高血压可能。影像学检查可采用肾脏彩超、放射性核素检查、磁共振血管成像、螺旋 CT 血管成像与血管造影检查,明确肾脏形态、大小与肾血管情况。

肾脏彩色多普勒超声检查可作为 RAS 首选的筛查检查,对于狭窄程度超过 60% 的肾动脉狭窄,准确度与特异度均可超过 90%;对于疑诊 RAS 的成人患者,超声显示肾脏长轴 <8cm 或小于健侧 1.5cm 以上,则提示已有长期血流动力学改变的 RAS。肾脏彩超同时可通过测定动脉收缩期血流峰值、阻力指数(RI)、上升加速度等指标间接判断有无血流动力学改变的 RAS;正常肾动脉阻力指数应 <0.7,当阻力指数 >0.8 时,提示 RAS。

肾脏 CT 增强血管成像(CTA)与磁共振增强血管成像(MRA),都通过经静脉注入碘或钆造影剂以多角度观察肾血管的无创性检查技术,其敏感度及特异度均可高达 95%;影像学上 RAS 典型征象主要有管腔明显减少、狭窄远方可见扩张与肾脏缩小等。CT 增强血管扫描缺点是碘造影剂用量较大且有 X 线射线辐射,对于有肾功能潜在受损风险的患者,造影剂相关肾损伤风险较大。MRA 缺点是,钆造影剂在肾功能不全患者中有导致一种罕见但严重的肾源性皮肤纤维化的风险;eGFR<30ml/(min·1.73m²)的患者目前不建议使用钆造影剂;同时体内有金属置入物的患者无法接受 MRI 扫描。RAS 非增强磁共振血管成像与功能成像检查发展迅速,通过多模态序列扫描,可实现肾脏解剖与功能数据相结合,有望在今后可一站式评估肾动脉狭窄临床分期与诊治策略,

尤其在慢性肾功能不全患者中的应用具有广阔前景。

放射性核素检查通过注入放射性药物,可快速进行分肾功能评价。普通肾图对RAS诊断的准确度较差,卡托普利介入试验或常规肾动态显像对RAS诊断有一定的参考价值。口服卡托普利后引起的暂时性患肾功能降低(例如患肾GFR下降≥10%,UR下降≥10%,单侧肾皮质较基础显像出现明显清除延迟)表明已出现肾脏低灌注及RAAS激活,提示具有血流动力学意义的RAS(即诊断肾血管性高血压)。对于已出现肾功能损害或伴有尿路梗阻者,不建议采用核素显像诊断RAS。

经皮肾动脉造影是目前公认诊断RAS的"金标准"。肾动脉造影不仅能明确肾动脉狭窄的部位及程度,还可以观察肾动脉狭窄远端的充盈程度及侧支循环的情况,并同时可进行微创介入治疗。因其为有创性检查,故不用于RAS的初筛检查;尤其对于合并分支血管病变或无创性影像学检查无法确认病变应及时进行血管造影检查;疑诊RAS的年轻高血压患者(肾功能正常)应行血管造影检查;疑诊肾血管性高血压的患者应在行血管造影前至少有一项无创影像学检查。肾动脉造影的并发症主要有造影剂相关急性肾损伤、胆固醇栓塞、穿刺处动脉损伤等。

三、介入治疗

RAS介入治疗主要目标是纠正RAS,逆转或延缓肾功能不全进展,促使高血压达标,防止高血压病并发症。介入治疗技术成功的患者,若术前收缩压在155~180mmHg,术后预计可下降10~15mmHg;若术前收缩压在180mmHg以上,术后预计可降至160mmHg水平,同时可减少降压药物剂量。对于纤维肌发育不良型RAS,介入治疗效果好,可首选经皮血管腔内成形术;但对于动脉粥样硬化型RAS,最佳介入治疗策略仍有诸多争议,应在降脂、抗血小板聚集、降压等积极药物治疗基础上,根据患者病情谨慎制定介入治疗方案。无症状RAS通常不予治疗,应每3~6个月定期监测随访,评估血压、肾功能与肾血管情况,根据病情进展动态评估治疗时机。RAS手术治疗主要有旁路移植术、动脉内膜切除术及自体肾移植术等术式,目前临床应用较少,多用于介入治疗失败的挽救性治疗或合并主动脉夹层、肾多发性动脉瘤等复杂病变。

RAS介入治疗主要包括经皮肾动脉腔内血管成形术(PTA)及经皮肾动脉支架置入术(PTAS)。介入治疗主要适用于药物治疗效果不佳的肾血管性高血压患者,尤其是双侧重度RAS、孤立肾RAS或RAS患者伴有非心衰的反复发作的肺水肿。粥样硬化导致的肾动脉开口狭窄可直接置入金属支架以避免主动脉斑块短期内再发狭窄;粥样硬化导致的肾动脉近段狭窄或纤维肌发育不良型RAS首次干预可仅给予PTA治疗(图16-3-1)。

介入治疗的适应证包括:①伴有单侧孤立肾或双侧明显血流动力学改变的无症状RAS;②伴有难治性或恶性高血压的RAS;③伴有肾功能进行性加重的RAS;④伴有非心肌缺血所致的反复发作慢性心力衰竭或肺水肿的RAS;⑤伴有药物治疗效果不佳的不稳定心绞痛且有明显血流动力学改变的RAS。相对禁忌证:①缺血性肾病时间过长伴肾脏明显缩小者;②肾动脉病变过于弥漫或严重钙化者;③因外周血管严重狭窄而难以施行介入手术者;④合并其他不能治愈的疾病而生存时间有限者。

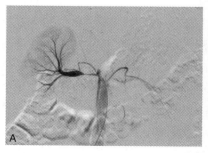 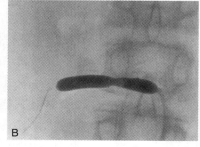 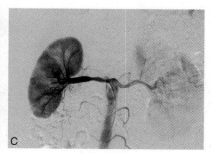

图 16-3-1　经皮肾动脉腔内血管成形术(PTA)治疗肾动脉狭窄

A. 右肾动脉纤维肌发育不良,重度狭窄;B. 5mm×20mm 球囊导管扩张病变段;C. 复查造影示未见明显狭窄,肾脏灌注可

RAS 介入治疗应在术前仔细规划并制定诊治方案。因肾血管性高血压拟行介入治疗的患者应在术前停用长效降压药或减量；对有潜在肾功能衰竭风险的患者，可在术前给予水化治疗等肾脏保护措施；对已有肾功能不全的患者，可使用二氧化碳造影，以避免碘造影剂损伤的风险。经皮肾动脉造影多选择股总动脉入路，可先通过猪尾巴造影导管进行腹主动脉造影以明确双肾动脉走行与血管病变，根据病变类型进行超选择造影或留置导丝至肾动脉远端分支。根据肾动脉与腹主动脉夹角选择合适头端类型的造影导管，如眼镜蛇导管（Cobra-2）等多角度造影导管；在少数肾动脉明显变异情况下，可选择经桡动脉入路行超选择造影。RAS 典型征象主要为管腔不同程度狭窄、狭窄后代偿性扩张、病变远端血流显影减慢、侧支循环形成与肾脏缩小等。肾动脉造影后可通过直接测量狭窄两侧压力梯度差来明确 RAS 严重程度；若狭窄两侧平均收缩压力差值 >10mmHg 或腹主动脉与 RAS 远端最大压力差值 >20mmHg，提示存在明显血流动力学改变。但需要注意的是，造影导管测压时可能加重狭窄性病变并增加压力梯度差；有条件的单位可选用心脏介入使用的压力传感导丝来精确测量血管两端压力。

当确诊伴有血流动力学变化的 RAS 拟行 PTA 或 PTAS 术时，可交换支撑导丝至肾动脉分支远端；若病变仅位于肾动脉主干，可选择 0.035in（1in=3.54cm）加硬导丝，若病变位于肾动脉分支，建议选择 0.018in 或更细的导丝。因肾动脉走行、成角与呼吸位移等因素影响，肾动脉支架置入非常具有挑战性。为保证释放准确度，多选用球扩式金属支架；处理开口病变多选择管径在 5~7mm、长度在 1.2~2cm 的金属裸支架，支架需要略进入腹主动脉，以保证充分覆盖动脉斑块。因管径 <5mm 的金属裸支架远期通畅率欠佳，对于副肾动脉或肾动脉分支病变可选用更小规格的药物涂层支架。不同支架类型的选择目前仍缺少循证医学证据，覆膜支架或药物涂层支架的远期通畅率是否更优于金属裸支架仍需要进一步探索。

介入治疗操作相关并发症发生率为 5%~10%，围手术期并发症主要为穿刺处血肿、出血、肾动脉破裂、肾动脉血栓形成、造影剂相关急性肾损伤及胆固醇结晶栓塞等；远期并发症主要是肾动脉再狭窄。对于不同类型 RAS，单纯球囊扩张血管成形术治疗纤维肌发育不良型 RAS 并发症发生率最低；而支架置入治疗伴有弥漫腹主动脉与肾动脉粥样硬化病变并发症发生率最高。肾动脉破裂是最严重的并发症之一，一旦出现，应尽快交换球囊阻塞破口，必要时需置入覆膜支架或外科手术。在血管成形术前可给予 5 000~10 000IU 肝素抗凝或联用 100~200μg 硝酸甘油扩血管，以减少血栓形成概率。对于双侧 RAS 者，应尽量限制造影剂剂量，以减少造影剂相关急性肾损伤风险。目前随着介入技术与器械的不断改善，出血及动脉撕裂的发生率明显下降，而在动脉粥样硬化型 RAS 的高龄患者中，胆固醇结晶栓塞发生率有增加的趋势。术前充分他汀类药物降胆固醇治疗与术中精细化操作，有助于减少胆固醇栓塞的发生。栓塞保护器械可在高危人群中使用，但目前尚缺少专用于肾动脉的预防栓塞器械。

介入治疗的整体技术成功率约在 90%；RAS 介入治疗获益最大的人群为 50 岁以下且高血压病史小于 8 年且无外周血管疾病者，多属于纤维肌发育不良型。近一半的纤维肌发育不良型 RAS 患者介入术后可完全治愈，20% 患者可在降压药物辅助下血压完全达标；约 20% 的患者会出现术后肾动脉再狭窄，需重复行经皮腔内血管成形术。对于动脉粥样硬化型 RAS 患者，伴有快速恶化的肾功能、双侧近段狭窄、血肌酐水平小于 24μmol/L、肾脏大小正常及较少的合并症等情况，介入治疗术后可获得更好的临床疗效。

四、动脉粥样硬化型肾动脉狭窄介入治疗需要关注的问题

近几年多个多中心随机对照研究结果提示，相比于药物保守治疗，PTAS 术未能使动脉粥样硬化 RAS 患者明显获益。基于现有循证医学证据是否就可完全否定介入治疗对于此类疾病的临床应用价值？如何个体化制定动脉粥样硬化型肾动脉狭窄的治疗策略？肾动脉狭窄诊治领域仍有众多未知问题需要探索。现有基于解剖学严重程度与临床症状分型的诊疗理念，致使纳入研究的患者多存在重度狭窄与长期不可逆的

肾功能损害；随着磁共振成像等检查技术的快速发展，利用生物标记物与新型影像学检查实现肾动脉狭窄的病理生理分型已成为可能，今后更恰当的介入治疗干预可能会带来更加理想的临床结局。

第三节 肾梗死

肾梗死（renal infarction，RI）主要指任何原因导致的肾动脉主干和/或其分支栓塞或血栓形成，致使肾组织缺血坏死的一种肾血管疾病。RI 因缺乏特异性症状和体征，少部分患者无任何临床症状，漏诊与误诊率极高。正常肾脏缺少侧支循环供血，因此当肾脏动脉急性闭塞后极易发生 RI。基础研究提示缺血 30min 内恢复血供可保存肾脏功能；肾功能恢复存在时间依赖性，肾脏完全缺血 90~120min 后几乎无法挽回。肾动脉和节段性分支的急性闭塞可能是由于肾动脉的固有病理、腹部创伤或心源性栓子脱落栓塞所致；慢性房颤导致的栓塞最为常见，占 60%，亦可见于细菌、肿瘤、脂肪等其他类型栓塞物。血栓形成可能与不同类型肾血管病变进展、结节性多动脉炎、系统性红斑狼疮、全身高凝状态、肾外伤或手术后等病因相关。肾梗死通常是单侧发病，但 15%~30% 的病例可双侧累及，多表现为节段性梗死。

一、临床诊断

急性 RI 的临床表现差异极大，多数患者以急腹症就诊，少数患者可没有任何症状。临床表现中以腰痛最常见，其次是腹痛、发热和恶心、呕吐等症状。在诊断肾梗死时，同时要排查有无合并心脏、肠系膜动脉、脾动脉与肺动脉栓塞等情况。肾梗死常易因症状不典型，与肾绞痛、肾盂肾炎或急性胃肠炎等疾病混淆而错失治疗时机。尿液分析通常可发现镜下血尿，可伴轻度蛋白尿。如发生肾梗死，白细胞可增多，C 反应蛋白、天门冬氨酸转氨酶、乳酸脱氢酶（LDH）和碱性磷酸酶血清酶水平可升高；血清 LDH 升高几乎可见于所有肾梗死患者。根据肾梗死的严重程度，可出现一过性肾损伤或快速进展至肾功能衰竭。

肾脏 CT 血管成像或肾脏超声造影可作为疑诊肾梗死的首选检查手段，典型表现为肾实质外周存在楔形密度减低区，无增强效应；其次为皮质边缘征、肾脏周围组织变形伴肾周筋膜增厚以及尿液中没有造影剂排泄等。需要注意的是，常规急诊腹部平扫 CT 或肾脏多普勒超声不能发现早期局灶性梗死，极易漏诊，疑诊患者应积极行肾脏增强影像学检查（图 16-3-2）。经皮肾动脉造影可作为急性 RI 诊断的"金标准"，并可及时进行介入溶栓治疗并重建肾脏血供。其典型征象为动脉突然中断、管腔充盈缺损、造影剂通过延迟与远端供血区域不显影。尿路排泄造影与放射性核素显像不推荐应用于疑诊急性闭塞的患者。超声心动图可用于辅助明确肾动脉栓塞的病因。

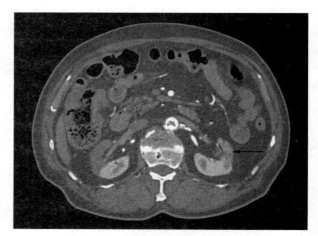

图 16-3-2　双肾梗死增强 CT
箭示双肾外周存在楔形密度减低区，无增强效应

二、介入治疗

人体肾脏正常状态下可耐受完全缺血 60~90min，但许多 RI 为部分性梗死且存在一定的侧支循环供血，在缺血 2~6h 内积极干预患者仍会获益。目前 RI 从出现症状到明确诊断平均需要 3.8~5.5d，导致患者多已错过治疗时间窗；但随着临床诊疗水平不断提高，对有经验的医师，RI 患者起病 12~24h 内确诊已成为可能。急性 RI 有效治疗时间窗与适应证仍不明确，但对于进行性加重的单侧 RI 或双侧大面积 RI 在起病 1~3d 内仍应积极行急诊介入治疗重建肾脏血供。急诊介入治疗目标是减少肾脏坏死区域、恢复肾脏血流灌注与改善肾功能。RI 患者在急诊介入术前可给予肝素或低分子肝素抗凝、充分水化与控制血压

等对症支持治疗。因出血风险大，疗效差，系统性静脉溶栓治疗不建议作为首选治疗。RI 介入治疗包括经皮腔内血管成形术、经皮导管溶栓术、经皮机械取栓术等；其治疗预后与基础病因、缺血范围及治疗时限相关。

经皮超选择肾动脉造影明确病变性质、位置与严重程度后，可通过造影导管或多侧孔溶栓导管持续推注溶栓药物 5~15min。尿激酶最为常用，推荐首剂可在 20 万 ~60 万 U；重组人组织型纤溶酶原激活物（rt-PA）相比尿激酶，溶栓疗效更强，出血等严重并发症风险更低，可作为一线的溶栓药物，推注剂量可 10~30mg。为减少溶栓药物使用剂量并提高开通技术成功率，目前可在局部导管溶栓治疗后联合机器取栓治疗，如使用 AngioJet 等微创器械抽吸血栓，最大程度减少血栓负荷。对于合并肾动脉病变者，可同时行经皮腔内血管成形术，以避免肾梗死再发或加重。术后可给予低分子肝素或华法林全身抗凝治疗至少 2~3 个月。

急性 RI 的临床研究目前多为小样本、回顾性病例报道，其介入治疗的远期预后难以评价。近年间肾梗死的诊断率逐渐提高，临床并不少见，需要多学科合作，进一步提高肾脏挽救成功率，避免患者从急性肾损伤持续进展至慢性肾衰竭。

第四节　肾损伤性出血

一、概述

急性肾损伤性出血，多因挤压、穿刺等外伤，医源性操作或因肾肿瘤、肾囊肿出现自发性破裂，最终导致肾脏出血损伤。肾损伤可分为闭合性损伤和贯通性损伤。根据肾损伤的严重程度可分为肾脏轻度挫伤、肾挫裂伤、肾全层裂伤、肾蒂损伤与病理性肾破裂。严重的外伤性肾损伤多需要外科手术治疗，本章主要讨论医源性肾出血。医源性肾出血是指在临床诊疗过程中因针刺、切割、撕裂等各种原因损伤肾脏血管导致急性或迟发性出血，是医源性肾外伤中最严重的并发症之一，处理不当或处理不及时都可能危及患者生命并引起

医疗纠纷。经皮肾镜取石或肾活检术的肾穿刺通道造成的血管损伤最为常见，肾移植术后、部分肾切除术后吻合口出血或腔内介入治疗中损伤肾动脉分支亦为常见原因。医源性损伤可造成肾动脉动静瘘和假性动脉瘤的形成，高动脉压使血液经针刺通道向肾静脉、肾盂系统或包膜下渗漏。肾穿刺活检后肾脏大血肿的发生率为 0.5%~1.5%，为肾脏撕裂或损伤较大的动脉所致，需介入治疗干预避免迟发性大出血。经皮肾镜取石术后出血可能与反复穿刺、筋膜扩张器边缘损伤肾段或叶间动脉，随呼吸运动切割肾实质或因进入过深损伤肾盂对侧或肾黏膜下血管、术后过度剧烈活动致血痂脱落等原因相关。静脉性出血因肾内静脉系统弹性较大往往可以自行停止。迟发性出血多因假性动脉瘤破裂或小动脉血痂脱落复发出血导致；保守治疗无效的严重出血往往因动脉分支损伤所致。

二、介入治疗

以超选择栓塞治疗为主的微创介入治疗，可作为医源性肾出血的首选治疗手段。肾动脉造影检查可立即对病变部位、范围与血管解剖作出准确判断，是肾脏血管损伤诊断的"金标准"；同时经导管迅速闭塞肾动脉分支以控制出血，并最大限度保留正常肾组织，操作技术微创简便，避免开放性手术给患者带来更大的损伤；微型导管、微型钢圈及高分辨率数字化影像导向技术的运用大大提高了血管内栓塞治疗的精准度和安全性（图 16-3-3）。医源性肾血管损伤以肾实质内型多见，其应以彻底止血、最大限度地保留肾组织为原则。外科剖腹探查术因肾周血肿、组织粘连重、解剖结构不清等原因，结扎损伤血管等手术难度和手术创伤均较大，多作为介入治疗失败后的挽救性治疗措施。医源性肾出血的急诊介入治疗指征主要为术后血红蛋白进行性下降伴有生命体征不平稳、药物保守治疗好转后再次发生出血、需要输注红细胞悬液超过 2 个单位、影像学检查提示腹膜后积血或伴有动静脉瘘、假性动脉瘤者。超选择栓塞治疗可以成功治疗 95% 的肾出血患者，少数情况可选择覆膜支架置入等手段辅助止血。

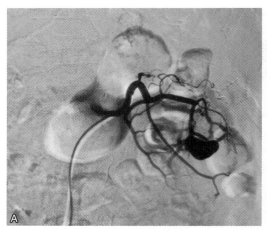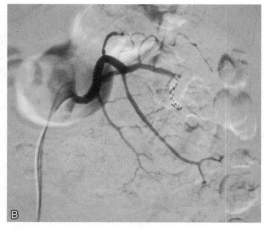

图 16-3-3 医源性肾出血介入治疗

A. 左肾经皮肾镜取石术后,可见下极假性动脉瘤形成;B. 使用弹簧刚圈堵塞后,复查造影未见造影剂
外溢与假性动脉瘤

医源性肾出血的损伤血管多与穿刺部位一致,多见于穿刺侧肾脏下极。DSA 造影检查表现最常见是造影剂外溢呈团状、片状造影聚集;其次为单独或合并肾动静脉瘘,表现为动脉期肾静脉显影;再次是出血沿肾造瘘管边缘流入肾盂。造影时应低压、低速注射,避免高压、高速注射引起细小血管内压剧增、使血管破裂或已形成血栓的破损血管再次破裂、加重肾损伤。血管造影应该全面,避免遗漏副肾动脉、肾脏包膜动脉等;肾段动脉的分支叶间动脉或弓形动脉近端出血以及副肾动脉出血易漏诊,应根据临床穿刺部位超选择至肾段动脉行血管造影,以便显示出肾段动脉末梢的出血点。栓塞前要确认异常血管,肾动脉常因自身的扭曲和多支肾动脉以及分支的重叠需多角度投照。部分患者可能因血肿或引流管压迫未显示明显出血征象,需仔细观察是否有出血沿肾瘘管边缘流入肾盂。对于血管造影未能明确出血部位的患者,尤其是再次出血的患者,可根据穿刺部位的解剖走行进行预防性超选择栓塞治疗。

假性动脉瘤形成是由于穿刺、扩张通道时损伤动脉壁后造成搏动性血肿,血肿周围纤维包裹与动脉腔相通所致,栓塞治疗时只需栓塞其载瘤动脉而并不需瘤内填塞治疗;动静脉瘘形成是由于术中同时损伤相邻动静脉,动脉血直接进入静脉内所致,医源性肾损伤中多为肾实质局部动静脉瘘,可选用的栓塞材料包括明胶海绵、弹簧钢圈、聚乙烯醇颗粒(PVA)和组织胶等栓塞物质阻塞瘘口和供血动脉。弹簧圈是最常用的栓塞材料;明胶海绵颗粒是可吸收栓塞材料,亦常联合使用;只有在使用微导管插管至肾段动脉小分支时才用 PVA 颗粒,需防止过量栓塞。对于因血管解剖变异与肾动脉主干成锐角,无法快速超选择栓塞者;因出血部位在肾实质内,进行肾动脉主干栓塞治疗可致使全肾梗死,代价极大。经皮肾动脉覆膜支架置入术可作为一种有效的补充治疗措施,选取恰当长度和直径的支架以保证可完全覆盖瘘口或闭塞血管,又尽量不影响正常分支血供。但远期支架再狭窄发生的风险尚不清楚,有待长期随访研究。

医源性肾出血经保守治疗效果不明显者应积极实施急诊介入治疗,以尽早控制出血,保护肾功能。经皮选择性肾动脉造影能对医源性术后出血病变有较高的诊断价值,可与急诊超声或 CT 检查相互结合,准确明确靶病变部位与性质。

第五节 肾静脉血栓

一、概述

肾静脉血栓(renal vein thrombosis,RVT)是一种常见但严重的肾血管疾病,多为单侧或者双侧肾静脉主干或者节段闭塞,可导致肾梗死、高血压与肾功能衰竭等。最常见于肾病综合征(nephrotic syndrome,NS)和肾脏恶性肿瘤;亦可见于外伤、口服避孕药的使用、低血容量及全身高凝状态等。在并发 RVT 的 NS 中,以膜性肾病居多；在没有相关危险因素时，自发形成 RVT 极为少见。

凝血和纤溶系统的明显异常是 RVT 的诱发因素。RVT 临床症状取决于静脉闭塞的速度和累及程度；急性期患者可有恶心、呕吐、腹痛、白细胞增多、血尿、肾功能异常和肾脏体积增大的表现；慢性期患者可出现蛋白尿加重或肾小管功能障碍甚至肺栓塞等表现。影像学检查可发现肾细胞及癌栓；对疑诊 RVT 的患者建议使用增强 CT 血管成像明确病变。

二、介入治疗

全身抗凝治疗可作为急慢性 RVT 患者的一线治疗手段，可使静脉血栓部分或全部溶解，并预防肺栓塞的发生；低分子肝素抗凝治疗 7~10d，口服华法林序贯治疗至少 6~12 个月。若存在持续的危险因素，如 NS 反复复发或易栓症，应当长期进行抗凝治疗。对于急性 RVT 患者，溶栓治疗有助于早期清除血栓，保护肾功能；尤其对于合并急性肾衰竭或其他严重症状 RVT 患者，应首选经皮导管局部溶栓治疗。经导管局部溶栓可通过肾动脉与肾静脉两种途径给药，多数情况下单纯经肾动脉入路持续给药可使肾静脉血栓完全溶解；也有学者提倡经同时经肾动脉与肾静脉双入路溶栓，取得更好的疗效。对于亚急性 RVT 可联合使用 AngioJet、Amplatz 等机械取栓装置快速清除血栓。若静脉血栓负荷较大，可在肾静脉水平上方的下腔静脉内放置可回收腔静脉滤器，以防治栓子脱落导致致死性肺栓塞。

总之，RVT 治疗应积极消除诱因，改善患者的高凝状态。抗凝治疗是静脉血栓治疗的基础，对于重症或急症 RVT 患者，以局部溶栓为主的介入治疗可早期清除血栓，挽救肾脏功能。

（付　平　于　洋）

参 考 文 献

1. Keith L. Moore. Clinically Oriented Anatomy. 7th ed. philadel phia: Lippincott Williams & Wilkins, 2012.

2. Jean-François H. Geschwind. Abrams' Angiography: Interventional Radiology. 3rd ed. philadel phia: Lippincott Williams & Wilkins, 2013.

3. 王海燕. 肾脏病学. 北京：人民卫生出版社, 2009.

4. Jeffrey WO, Heather LGJ. Michael B, et al. Fibromuscular Dysplasia: State of the Science and Critical Unanswered Questions: A Scientific Statement From the American Heart Association. Circulation, 2014, 129: 1048-1078.

5. Albeir Y, Mousa Ali F, Abu Rahma, et al. Update on intervention versus medical therapy for atherosclerotic renal artery stenosis. J Vasc Surg, 2015, 61: 1613-1623.

6. Aghogho Odudu, Diana Vassalloand, Philip AKalra. From anatomy to function: diagnosis of atherosclerotic renal artery stenosis. Rev Cardiovasc Ther, 2015, 1-19.

7. Peter W. de Leeuw, Cor T Postma, Wilko Spiering, et al. Atherosclerotic Renal Artery Stenosis: Should we Intervene. Current Hypertension Reports, 2018; 20: 35-42.

8. Marie B, Philippe G, Catherine V, et al. Acute Renal Infarction: A Case Series. Clin J Am Soc Nephrol, 2013, 8: 392-398.

9. Pappas P, Leonardou P, Papadoukakis S, et al. Urgent superselective segmental renal artery embolization in the treatment of life-threatening renal hemorrhage. Urologia Internationalis, 2006; 77: 34-41.

10. 中国医疗保健国际交流促进会血管疾病高血压分会专家共识起草组. 肾动脉狭窄的诊断和处理中国专家共识. 中国循环杂志, 2017; 32: 835-844.

第四章　血液透析通路

在我国，随着人们生活和健康水平的提高、寿命的延长、慢性肾脏病及并发症诊疗意识的增强，终末期肾病以及需要肾脏替代治疗的患者人数逐年增加。2015 年，我国每百万人口血液透析的患病率为 402.18，其相应总体数量约为 55.3 万人。目前为止，血液透析仍然是肾脏替代治疗的主要方式，约占透析患者的 91.0%。这直接导致了血液透析用血管通路的建立和维护问题也随之增加。对于血液透析患者，血管通路是其赖以生存的生命线。建立并维护合理的血管通路是肾内科医生面临的重要课题，本章节将进行相关介绍。

理想的血液透析用血管通路应该具有如下特点：足够的血流速、易于建立、能尽早使用、操作简便、维护方便、并发症少、患者舒适度高、费用低等。然而，目前尚没有任何一种血管通路能够完全满足上述条件。现在常用的血液透析通路有三种主要形式：自体动静脉内瘘（arteriovenous fistula, AVF），动静脉移植物内瘘（arteriovenous graft, AVG）和血液透析导管，各具有不同的特点（表 16-4-1）。其中自体动静脉内瘘长期通畅率最高，通路需要干预的可能性最低，并且患者并发症发生率与死亡率最低，因此国际以及国内指南均建议将其作为首选。

表 16-4-1　三种血液通路的特点

	自体动静脉内瘘	动静脉移植物内瘘	血液透析导管
血流速	高	高	较高
创建难度	多数较低	略难	易
首次建立失败风险	略高	较低	低
建立后局部肿胀	有	有	无
建立后立即使用	否	可较快使用	是
长期使用维护难度	容易	较易	较高
针刺操作	需要	需要	无
患者舒适性	略低	略低	较高
长期通畅性	高	较高	低
感染风险	低	低	高
通路失功风险	低	略高	较高
患者长期死亡率	低	低	较高
使用期限	长期	中长期	中短期

第一节　动静脉内瘘——
长久获益、第一选择

血液透析用动静脉内瘘分为自体动静脉内瘘和动静脉移植物内瘘。自体动静脉内瘘是在皮下将动脉和邻近的表浅（或异位 / 转位）的静脉进行吻合。动脉血流经吻合口直接进入静脉，待成熟后，静脉内血流量增加、管腔扩张、管壁增厚，可直接用于穿刺行血液透析治疗。动静脉移植物内瘘是用一段移植物将患者的动静脉连通并植入皮下，透析时穿刺移植物获得体外循环所需的血流。

一、动静脉内瘘建立前的准备

（一）针对患者病史以及现况评估

患者既往病史可能会影响血液透析通路的选择以及手术成功率。其中应包括四方面的内容：①既往血管操作的历史；②影响血管通路成功率以及并发症的其他病史；③影响患者预期寿命的病史；④是否有短期内肾移植的计划。

（二）体格检查以及影像学检查

术前的体格检查以及影像学检查有助于血液透析通路的选择以及提高手术成功率，检查项目见表 16-4-2。

表 16-4-2　动静脉内瘘术前体格检查以及影像学检查

		动脉	静脉
体格检查		1. 脉搏：双上肢腋动脉，肱动脉，桡动脉和尺动脉 2. 双上肢血压差：≥10mmHg 提示可能存在上游动脉的狭窄 3. Allen 试验：推荐使用脉搏血氧仪（放在食指）辅助检查或改良法 Allen 试验	1. 皮肤：是否存在既往血管操作遗留瘢痕 2. 外周静脉：流出静脉的连续性 3. 中心静脉：是否存在胸部、乳房和上臂肿胀或侧支静脉
多普勒超声检查	需观察病变	有无局限性狭窄以及血管钙化、血管畸形/变异	有无局限性狭窄、血管畸形/变异
	血管直径	>2.5mm 适于操作	>2.0mm 适于操作
	血流速	肱动脉血流 >80ml/min 提示成功率高	无
	扩张实验	患者紧握拳 2~3min 后松开手掌，动脉血流的频谱由高阻的三相波转变为低阻力的两相波，或阻力指数变化率超过 30%（内皮释放一氧化氮介导）	阻断静脉近心端，静脉内径增加 >50%
血管造影		适用于复杂的动脉病变	适用于中心静脉病变

二、动静脉内瘘的建立

1. **建立时机**　对于 eGFR<30ml/(min·1.73m²) 的患者应转诊至肾脏内科或手术科室，并接受各种肾脏替代治疗方式的宣教，以便及时确定合理的治疗安排。应结合患者肾功能下降速度，提前至少 4~6 个月前进行自体动静脉内瘘手术。AVG 必要时可推迟到需要接受透析治疗前 2~4 周。

2. **动静脉内瘘的选择与建立**　应首选 AVF，当前臂血管资源耗竭时，可选择 AVG。AVF 建立时位置的选择原则：先上肢后下肢；先远端后近端；先非惯用侧后惯用侧。AVG 也应遵循尽可能先远后近的原则，人造血管的走行应该优先选择袢形，其次为直形。其他部位的 AVG 也可作为常规血管资源耗竭时备选。目前最常用的移植物材料是人工合成材料，如聚四氟乙烯（PTFE）。为满足临床需要，目前有新型的移植物设计，包括锥形、薄壁、镍钛合金增强、肝素结合、HeRO 等。目前无证据支持某种移植物的性能存在明显优势。手术方式：AVF 推荐动、静脉端侧吻合方式。目前已经开展经介入下射频建立动静脉内瘘的腔内手术，可以避免开放手术，减少患者的痛苦。

三、动静脉内瘘成熟的评估

临床评估新建 AVF 不应晚于术后 4~6 周，以判断是否成熟并尽早发现问题。成熟的 AVF 需要满足下列条件：静脉内径 >5mm，距皮深度 <6mm，穿刺血流量超过 500ml/min。

评估步骤如下：

1. **了解动静脉内瘘基本情况**　动静脉内瘘类型、部位、建立时间以及手术方式等信息。

2. **吻合口检查**　检查震颤、搏动以及杂音情况。如震颤与杂音（正常应为包含舒张期的低沉隆隆音）明显，且搏动轻柔，提示阻力小，吻合口通畅。反之则提示存在狭窄。

3. **瘘体检查**　①检查内瘘的外观，包括长度

（最佳长度为 6~10cm）、距皮深度、直径以及充盈状态等。②检查是否存在副静脉和 / 或侧支静脉并进行鉴别，后者则提示可能存在近心端狭窄，可能需要处理。③通过触诊了解震颤以及搏动情况，如果震颤明显、搏动轻柔，提示血流通畅，反之则提示可能存在近心端狭窄。

4. **抬臂试验**　抬高上肢观察通路充盈情况。如整个通路都塌陷，提示流出道通畅。如果存在流出道狭窄，则狭窄远心端瘘体呈现持续扩张状态。

5. **搏动增强试验**　指压阻断内瘘，压迫点远端搏动会增强，该方法有助于评估流入道。如果搏动增强程度明显，提示流入道情况良好，反之则提示存在流入道狭窄。如果由于近心端静脉存在狭窄导致搏动已经增强，则指压不能进一步增强搏动，提示狭窄存在，如指压后搏动增强有限，往往提示狭窄程度较重。

6. **辅助检查（超声、CT 血管成像、血管造影等）**　多普勒超声可以评估血流量以及血管直径，进而预测动静脉内瘘成熟程度。CT 血管成像或血管造影可以对引起 AVF 成熟障碍的复杂病变进行准确的评估以及定位，有助于选择进一步的处理方式。

四、动静脉内瘘的使用

如果判断 AVF 已经成熟，可以开始穿刺并进行血液透析。最好在手术 8~12 周以后开始穿刺使用 AVF，特殊情况下可缩短至 4 周。

五、并发症处理

1. **感染**　AVF 总体感染发生率较低。致病菌常为葡萄球菌。通常需要静脉注射抗生素治疗，必要时可以手术引流治疗。AVG 感染发生率相对略高。经验性抗生素治疗应覆盖革兰氏阳性菌和革兰氏阴性菌。AVG 局部感染可经抗生素治疗和局部手术处理，感染的移植物得以治愈，广泛感染时往往需要全部切除。

2. **血栓**　动静脉内瘘狭窄是大多数血栓形成的基础。一旦发现血栓应尽早干预，措施包括手法按摩、药物溶栓、Fogarty 导管取栓、手术切开取栓、内瘘重建等。成功处理血栓后需要积极处理可能存在的狭窄病变。如无血栓形成的高危因素，目前不建议常规应用抗凝药和抗血小板药物预防血栓复发。

3. **动脉瘤**　动静脉内瘘可能发生瘤样扩张，可分为真性动脉瘤与假性动脉瘤。其构成以及病因有所不同，但是评估方法、并发症、治疗指征相似。其特点可见表 16-4-3。

4. **自体动静脉内瘘初期失功**　初期 AVF 失功定义为 AVF 一直无法使用或者在其使用的最初 3 个月内失功。AVF 初期失功率有上升趋势，已经由 11% 上升至 20%~60%。这与透析过程中对高血流速的要求、患者肥胖、高龄化、合并心血管并发症和糖尿病等有关。在最常见的 3 种 AVF 中，肱动脉 – 贵要静脉瘘的初期失功率最低，肱动脉 – 头静脉瘘其次，桡动脉 – 头静脉

表 16-4-3　真性动脉瘤与假性动脉瘤的特点

	真性动脉瘤	假性动脉瘤
含义	血管壁全层病理性扩张	血管壁（或 AVG 管壁）破裂造成血液渗出和组织肿胀
常见通路形式	AVF 常见	AVG 常见
穿刺方式相关性	定点穿刺容易出现	定点穿刺 / 部分节段过度使用
评估内容	动脉瘤大小；剩余可穿刺部位；表面皮肤状况	
并发症	穿刺困难；疼痛；血栓；感染；破裂（真性动脉瘤相对少见）	
治疗指征	自发性出血；皮肤菲薄；皮肤溃疡；合并感染；新发或快速进展的假性动脉瘤；大动脉瘤（直径 >3~4cm；超过 AVG 直径两倍）；穿刺部位受限等	
治疗方法	手术治疗：瘤体切除；动脉瘤塑形等　介入治疗：处理流出道静脉狭窄	手术治疗：瘤体切除；间插式搭桥；血管内支架等
预防	评估并处理流出道静脉狭窄；更换穿刺点	避免定点穿刺或节段静脉反复过度使用

瘘最高。为了尽早发现问题,新的 AVF 应在术后 4~6 周进行全面评估。当发现成熟延迟,需要使用多普勒超声和 / 或血管造影对 AVF 进一步评估。

对于导致初期 AVF 失功的血管病变可以分为两大类,即先存病变和获得性病变,皆可通过手术或介入治疗处理。其中针对弥漫性静脉狭窄的患者,过去往往无法补救,现在可通过球囊辅助成熟(balloon-assisted maturation, BAM),即通过连续 PTA 逐渐扩张静脉并获得可用的透析通路。

5. **自体动静脉内瘘晚期失功以及处理** 晚期 AVF 失功是指在正常使用至少三个月后无法再使用的已经成熟的 AVF。其最常见的原因是获得性静脉和动脉狭窄以及血栓形成。"移行点"(swing-point)狭窄比较常见,指 AVF 或流出道静脉因其走行原因而形成特殊的夹角,从而形成狭窄。"移行点"狭窄常见于三个部位,AVF 的近吻合口区域、肱动脉 – 贵要静脉转位瘘的转位部位以及头静脉弓,需要在临床实践中加以重视。如果已经成熟的 AVF 或 AVG 存在失功风险或者已经失功,需要考虑进行二期动静脉内瘘(secondary arteriovenous fistula, SAVF)手术。SAVF 是指在之前的动静脉内瘘失功后建立的动静脉内瘘,可分为两种类型。I 型二期动静脉内瘘建立时可直接利用此前已经动脉化的流出道静脉,而 II 型二期动静脉内瘘与之前瘘的流出道无关。SAVF 的建立时机与原则应为:尽量避免反复对原有透析通路进行介入性干预,以及尽量减少透析导管的使用可能性和使用时间。

6. **远端低灌注缺血综合征** 远端低灌注缺血综合征(distal hypoperfusion ischemia syndrome, DHIS)是指内瘘建立后,远端肢体供血减少,出现以缺血为突出表现的一组临床综合征。主要表现为六方面症状:发凉、疼痛、皮肤感觉异常(麻木、触觉异常等)、力量减弱、痉挛、皮肤病变(苍白、溃疡、指甲异常)。其主要原因为内瘘建立后具有高流量低阻力的特点,造成局部血流的再分配,原有的肢体远端动脉供血进入动静脉瘘,从而造成缺血。此外缺血部位近端动脉狭窄和 / 或远端动脉病变也是重要参与因素。DHIS 多见于肱动脉 – 贵要静脉内瘘。查体时临时阻断通路流出道后缺血症状改善,则高度怀疑 DHIS。影像学检查可用于 DHIS 的评估。DHIS 根据症状可分为 4 级:

I 级:手部苍白、发凉,但无疼痛感觉;无或轻度甲床发绀;II 级:运动和 / 或透析时上述症状加重伴疼痛;III 级:静息痛或运动功能异常;IV 级:肢体出现溃疡、坏死、坏疽等表现。

治疗应根据患者症状以及分级进行。症状较轻、临床分级为 I 级或 II 级较轻者,可以保守治疗。对于 II 级但是缺血症状严重、III 级及 IV 级者往往需手术治疗,手术方式包括:吻合口远端桡动脉结扎术(适于存在窃血现象者);PTA 可应用于内瘘动脉存在狭窄者;内瘘限流术;流入动脉重塑术;必要时内瘘结扎或去除。

7. **缺血性单神经病变** 缺血性单神经病变(ischemic monomelic neuropathy, IMN)是一种罕见的并发症,与 DHIS 临床表现有相似之处,但不同的是,IMN 患者主要表现为严重的运动和感觉缺陷,而没有相关的组织缺血表现。IMN 在血管通路手术后立即发作,在肱动脉作为流入道的血管通路中更常见。肌电图显示为急性去神经支配。IMN 可导致永久性神经损伤,因此需要立即扎闭血管通路。

第二节 血液透析用中心静脉导管——短期选择、简便易用

血液透析需要建立能提供体外快速血流的血管通路。中心静脉血液透析导管可以作为肾衰竭患者临时或长期的血管通路。当即刻需要血液净化时,双腔无隧道或带隧道和涤纶套导管操作简便、即刻可用,在短期内并发症少,因此使用广泛。如果预期血液净化超过 1~2 周,则应使用带隧道和涤纶套导管。然而使用中心静脉导管作为长期血管通路,容易合并导管相关血流感染、导管功能不良、中心静脉狭窄等并发症。因此,国际指南及我国血管通路专家共识均推荐应尽量减少中心静脉透析导管的使用。

一、中心静脉导管的种类与适用范围

(一)无涤纶套和隧道导管

也称作非隧道导管(non-tunneled catheter, NTC),或无涤纶套导管(non-cuffed catheter, NCC),或称临时导管。适用于下列两大类患者:作为紧急血

液净化治疗的血液通路;现有肾脏替代治疗方式失败,作为临时过渡的血液透析通路。

(二)带隧道和涤纶套导管

对于动静脉内瘘尚未成功建立的患者,带隧道和涤纶套导管(tunneled cuffed catheter,TCC,或称长期导管)可作为中短期肾脏替代治疗的血液透析通路。而对于动静脉内瘘透析通路不能有效建立的患者,可以使用 TCC 作为长期血液透析通路。这类患者包括:儿童、糖尿病患者伴有严重的外周血管病变、过度肥胖的患者、因多次建立动静脉通路已经没有可供使用的动静脉血管资源、严重心功能不全不能耐受外周动静脉通路带来的心脏负荷的增加、预期生命有限的患者(如合并基础疾病较多的极高龄患者、合并晚期肿瘤患者等)、短期内可以进行肾移植的患者。

二、导管位置选择

根据血管走行、操作难度、并发症发生率等情况,选择置管部位的次序如下:右颈内静脉、左颈内静脉、右股静脉、左股静脉、锁骨下静脉等。颈外静脉也可用于安置 TCC。而无隧道和涤纶套导管由于硬度较大,不能轻易通过颈外静脉汇入锁骨下静脉的直角,因此不建议该部位置入。特殊情况下,如常用静脉通路位置均出现闭塞或严重狭窄时,其他任何相对风险小且可能穿刺的大静脉或手术可及的大静脉均可尝试作为血液通路的选择。例如将导管经腰部置入下腔静脉,也可将导管经皮置入肝静脉。极端情况下,也可通过开放性手术将导管直接置入右心房、上腔静脉、下腔静脉或奇静脉等。

三、基本操作以及技术

(一)一般准备

1. 术前准备与知情同意 术前准备包括认真了解患者病情以及并发症情况:是否合并心力衰竭、严重心律失常、休克、呼吸困难等危重情况;是否存在严重的高钾或者低钾血症(术中导丝可能诱发恶性心律失常);既往中心静脉置管史、穿刺部位、有无合并感染、手术是否顺利等;了解患者有无严重出血倾向。

2. 根据患者的身高、体型选择合适的管路

3. 操作地点的选择 无隧道和涤纶套导管

手术操作通常可在床旁进行,TCC 则建议首选在导管室进行操作,透视下可直接观察导丝、扩张器和撕脱鞘的位置以及导管尖端位置。

(二)超声引导

在中心静脉导管置管的过程中,推荐使用实时超声引导进行血管穿刺。手术操作前多普勒超声可用于评估穿刺前静脉的直径、与动脉以及周围组织的毗邻关系、是否存在血栓、通畅情况、以及静脉充盈情况等。在静脉穿刺过程中强调采用超声"实时"引导,而非事先定位。该方法可以增加穿刺成功率,将穿刺相关的并发症(如血肿、误穿动脉,气胸等)降至最低,并缩短操作时间。

(三)操作流程

采用 Seldinger 技术穿刺置管。穿刺点利多卡因局部浸润麻醉,超声引导下带注射器的穿刺针穿刺皮肤,进入静脉,沿穿刺针置入导丝。沿导丝顺序置入内径较小和较大的扩张器扩张皮下组织和静脉,扩张后沿导丝置入导管。对于 TCC,应先建立皮肤外口和皮下隧道,确保涤纶套距外口约 2~3cm。对于中心静脉闭塞的患者,通常难以置入中心静脉导管,而新型的系统(inside out system,IOS)有可能提供新的解决途径。

(四)导管尖端位置

颈部与锁骨下置管后或第一次透析前,应进行胸部 X 光检查确认导管位置。无隧道和涤纶套颈内静脉透析导管尖端位置应在上腔静脉内,避免置入心房。右侧颈内静脉 TCC 尖端应位于右心房上部,在术中可通过透视进行评估与调整。

(五)封管液

1. 肝素 肝素是最常用的封管液,可最大程度减少导管功能障碍,易于使用且相对廉价。推荐使用 1 000U/ml 的肝素,根据透析管上标注的容量分别注入透析管的动静脉端。尚无研究证实更高浓度的肝素封管液能更好地预防导管血栓形成。而且使用更高浓度的肝素封管,尤其是当封管液灌注过量时,可能导致意外全身抗凝和临床出血风险。在使用肝素时,还需要警惕肝素诱导的血小板减少症。

2. 枸橼酸 枸橼酸能够螯合血浆中的钙离子,阻止凝血发生,从而发挥抗凝作用。枸橼酸抗凝有以下优势:为疑似或确诊的肝素诱导血小板

减少症患者提供有效的替代方案；高浓度时，枸橼酸盐可抑制生物膜形成，具有抗菌活性，降低菌血症风险；价格低廉。但是高浓度的枸橼酸快速注入心房，可以降低血钙浓度，容易诱发心律失常。因此 4% 的枸橼酸是常用的浓度。

四、并发症以及处理

（一）中心静脉置管急性并发症

误穿刺动脉、局部血肿、静脉贯穿损伤、气胸、血胸、胸导管损伤（左侧置管）、空气栓塞、纵隔出血、心包填塞、神经系统损伤（臂丛）、心律失常等。对于血液透析导管，股静脉置管时通路相关急性并发症的发生率最低，且较轻微。

（二）长期（>1 周）并发症

包括感染、血管狭窄、血栓形成、纤维蛋白鞘形成、上腔静脉综合征等。

1. **感染**　带隧道和涤纶套导管感染可分为：导管出口感染；隧道感染；导管相关性菌血症，也称导管相关性血流感染（catheter-related bloodstream infection, CRBSI）；导管相关性迁移性感染，包括细菌感染性心内膜炎、化脓性关节炎、骨髓炎等。菌血症通常由导管管腔的污染或皮肤穿刺位点细菌迁移所致，因此大部分感染的致病菌为皮肤菌群（葡萄球菌属和链球菌属）。对于无隧道和涤纶套导管，一旦发生出口处感染或菌血症需立即拔除导管并给予抗生素治疗。TCC 感染诊断以及治疗相对复杂，如下所述：

（1）出口感染：导管距离出口 2cm 以内且涤纶套外的感染。一般无发热等全身症状，可以采用出口局部消毒和/或口服抗生素治疗。

（2）隧道感染：导管皮下隧道内距离出口 2cm 以上，包括涤纶套及内侧的感染。积极抗感染后 72h 仍不能控制者需要拔管。一般不建议原位更换导管。

（3）CRBSI：发热是最常见的临床表现，插管部位出现炎症或脓性分泌物则高度提示 CRBSI 的可能。其他临床表现包括血流动力学不稳定、精神状态改变、导管功能障碍（并发导管腔内血栓），以及在使用导管开始透析后出现败血症的临床症状（寒战、高热等）。CRBSI 的诊断通常依赖于血培养。血培养应该至少从外周静脉抽取一次标本，如条件允许应通过非同一外周静脉抽取至少两组血培养。否则，需要分别从导管和外周静脉抽取血液标本进行培养。目前不建议在无感染提示的情况下，在导管拔除时进行常规导管培养。

应对所有怀疑患有 CRBSI 的透析患者进行经验性全身广谱抗生素治疗（例如万古霉素联合氨基糖苷类或头孢他啶），覆盖革兰氏阳性球菌和革兰氏阴性杆菌。随后应根据微生物学结果（病原类型以及药敏结果）调整治疗。抗生素治疗时间取决于感染的病原以及导管是否被移除。对于感染导管已被移除，感染控制良好的患者，抗生素疗程两到三周。病原为金黄色葡萄球菌且无并发症的患者，抗生素疗程四周。如果有转移性感染（如合并骨髓炎）或经过恰当治疗三天后血培养仍为阳性的患者，抗生素疗程 6~8 周。

TCC 处理措施包括：立即拔除导管，然后放置临时导管用于短期透析；通过导丝更换导管；对 TCC 使用抗生素封管。下列情况需要立即拔除导管：严重败血症；血流动力学不稳定；存在转移性感染的证据；合并隧道感染；使用敏感抗生素 48~72h 内持续发热和/或持续存在菌血症；难以治愈的病原体，如金黄色葡萄球菌，假单胞菌，念珠菌等。

2. **导管功能障碍**　导管功能障碍是指在不延长治疗时间的情况下，透析用导管不能够实现和保持足够的体外血流速以满足透析治疗。早期导管功能障碍是指导管在放置后未能充分发挥功能。多与操作技术有关，其可能原因包括：导管异位、扭折、缝合过紧、导管贴壁、更换导管时将新导管放入预先存在的纤维蛋白鞘中等。晚期导管功能障碍（多指 TCC）的主要原因则是血栓所致闭塞。对于导管内血栓，可以采用溶栓药物尿激酶或组织纤溶酶原激活剂（阿替普酶或替奈普酶等）处理。溶栓方式包括导管腔内灌注（腔内保持 25~30min）或经导管持续滴注（持续 6h 以上），后者由于操作较复杂，不作为首选或常规推荐。目前证据不建议常规使用全身抗凝血/抗血栓治疗预防导管功能障碍。

3. **中心静脉狭窄/血栓形成**　导管尖端反复摩擦及局部高速血流对血管内膜的损伤会刺激内膜产生大量的生长因子导致中心静脉狭窄。进行性静脉狭窄可进一步导致中心静脉血栓形成。锁骨下静脉与颈内静脉导管相比，中心静脉狭窄风险明显升高,因此需要尽量避免锁骨下静脉置管。中心静脉狭窄早期没有任何症状,在动静脉内瘘术后回心血流量增加时才表现出上肢、头颈部的水肿,介入扩张手术可用于中心静脉狭窄的治疗。

第三节　未来展望——高速发展、潜力无限

血液透析通路正在经历快速发展的阶段,下列内容值得肾内科专科医生投入时间和精力学习,同时作出创新性的研究和工作。

一、机制进展

许多与血管通路相关的流行病学、遗传学、生物学、解剖、病理生理学问题仍然值得研究。例如对于动静脉瘘术后发生血管狭窄的病理生理学认识,有助于发现新的治疗靶点,从而降低并发症风险。一些新的药物正是基于以上认识,开始临床研究与应用,如 Vonapanitase(一种重组人糜蛋白酶样弹性蛋白酶,可以破坏弹性蛋白)以及雷帕霉素等药物,可以干扰血管新生内膜的增生,降低血管狭窄的风险。

二、技术进展

例如腔内动静脉内瘘(endovascular arteriovenous fistula, endoAVF)概念的出现使患者避免了外科手术,其中 everlinQendoAVF(everlinQ 腔内动静脉内瘘)system 以及热阻吻合器(thermal resistance anastomosis device, TRAD)比较成熟,已经逐渐在临床开始应用。

三、材料进展

不同的 AVG 材料、中心静脉带涂层导管出现,为临床医生提供了新的选择。现在可以将生物材料与 AVG 材料有机结合,促进内皮细胞附着到移植层,从而形成更具生物相容性的通路。还可利用纳米拓扑、光刻或等离子处理进行修饰并改变 AVG 的特性,以便使得 AVG 可以更早期使用并提高生物相容性。此外,新的组织生物工程血管的发明,将来有可能取代传统的移植物。3D血管打印技术也可能在未来血管通路中有应用价值。

四、医疗理念

目前在血管通路领域仍然存在很多争议,例如对于通路耗竭人群、老人、儿童、HIV 感染等特殊患者最合适的血管通路策略仍然不清楚。例如某些老年人在通路建立后,直至去世,都未开始肾脏替代治疗。因此,针对这些特定人群,需要探讨与研究血液透析通路的最佳策略。有学者在"Fistula First, Catheter Last"之外,提出"Patients First"概念,强调以患者为中心的通路理念。此外,在血管通路的建立、维护和使用全程,应鼓励患者本人一定程度参与决策与维护过程。

五、规范化培训组织

目前我国针对血透通路相关专科医生的培训仍然处于发展的早期阶段,尚缺乏统一规范的要求。相关协会组织以及各单位都在进行符合自身工作需要以及培训条件的人才培养。北京大学第一医院肾脏内科的专科医师培训体系中,就已经逐步纳入相关内容(包括血透通路、腹透、肾活检等),并逐步规范化和统一化培训目标、培训方法、考核方式等内容,为专科人才培养做出了有益的尝试。

(刘立军)

参 考 文 献

1. 金其庄,王玉柱,叶朝阳,等.中国血液透析用血管通路专家共识(第2版).中国血液净化,2019,18(6):365-381.
2. Agarwal AK, Haddad NJ, Vaccharajani TJ, et al. Innovations in vascular access for hemodialysis. Kidney Int, 2019, 95(5):1053-1063.
3. Vacharajani TJ, Agarwal AK, Asif A. Vascular access of last resort. Kidney Int, 2018, 93(4):797-802.

4. Papini A, Ravani P, Quinn RR. Controversies in vascular access. Curr Opin Nephrol Hypertens, 2018, 27 (3): 209–213.

5. Woo K, Lok CE. New Insights into Dialysis Vascular Access: What Is the Optimal Vascular Access Type and Timing of Access Creation in CKD and Dialysis Patients?. Clin J Am Soc Nephrol, 2016, 11 (8): 1487–1494.

6. Lok CE, Rajan DK, Clement J, et al. Endovascular Proximal Forearm Arteriovenous Fistula for Hemodialysis Access: Results of the Prospective, Multicenter Novel Endovascular Access Trial (NEAT). Am J Kidney Dis, 2017, 70 (4): 486–497.

7. Chan CT, Blankestijn PJ, Dember LM, et al. Dialysis initiation, modality choice, access, and prescription: conclusions from a Kidney Disease: Improving Global Outcomes (KDIGO) Controversies Conference. Kidney Int, 2019, pii: S0085–2538 (19): 30138–30143.

8. Farrington CA, Allon M. Management of the Hemodialysis Patient with Catheter–Related Bloodstream Infection. Clin J Am Soc Nephrol, 2019, 14 (4): 611–613.

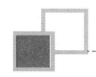

第五章　介入技术在血液透析通路并发症中的应用

血液透析通路是血液透析患者的生命线,血液透析通路的并发症不但降低血液透析质量,而且影响患者预后。通过放射造影或超声显像等手段,及时发现和处理血液透析通路并发症,是介入肾脏病学最重要的应用领域。对比传统外科手术治疗血管通路常见并发症,介入治疗可以充分利用有限的血管资源,对患者有创损伤小,即刻成功率高。

放射造影和超声显像是目前血液透析通路介入诊疗常用的两种引导方式,两者各有优势,也各有其局限性,应根据具体情况选择。在部分病例中,两者联合应用能达到更好的效果。超声引导的优点是无电离辐射,对设备和场所要求相对较低,不需要使用造影剂,可实时测量血流量,可观察外周血管管壁和管腔的细节;不足之处有无法观察中心静脉,声像无法透过血管支架和严重钙化病变。放射引导的优点有视野整体性强,可观察中心静脉病变,不受血管支架或钙化病变影响;但有电离辐射,对设备和场所要求相对高,要使用造影剂。在中心静脉狭窄时只能选择放射引导;四肢外周血管病变时,放射引导或超声引导均可选择,或者两者联合应用。

第一节　自体动静脉内瘘并发症及其介入治疗

自体动静脉内瘘(AVF)是目前最理想的血液透析通路选择,尽管并不完美,但是优于其他类型通路。自体动静脉内瘘相关的主要并发症有血管狭窄、血栓形成、动脉瘤/假性动脉瘤形成、充血性心衰、窃血综合征和感染等。目前,通过介入治疗可以解决大多数血管狭窄和血栓形成等并发症的临床问题,提高血液透析通路的开通率。

一、血管狭窄

自体动静脉内瘘血管狭窄的发生率要远远低于人造血管动静脉内瘘(AVG)。但是血管狭窄仍然是其常见的并发症,在血管狭窄基础上继发血栓形成是造成自体动静脉内瘘失功的首位原因。

(一)血管通路失功

根据血管狭窄发生的时间,将血管狭窄分为早期功能障碍和晚期功能障碍。早期功能障碍定义是内瘘未能用于透析或使用3个月内失效。早期功能障碍的原因分为流入道或流出道的问题,这两部分与内瘘吻合口存在解剖学上的重叠,在建立通路前进行充分评估,大多可以避免。流出道静脉直径细小,在建立内瘘后可使用血管成形术球囊扩张静脉,必要时可多次序贯实施。自体动静脉内瘘常见三种类型为桡动脉-头静脉内瘘,肱动脉-头静脉内瘘,肱动脉-贵要静脉转位内瘘。各种内瘘发生早期功能障碍的比例不同,在肱动脉-贵要静脉转位中早期障碍发生率最低,其次是肱动脉-头静脉内瘘,而桡动脉-头静脉发生率最高。如果自体动静脉内瘘成熟不充分,不能用作透析通路,应对血管通路进行细致评估,由于通常存在多处病变,即使发现一个明显的异常,仍应进行系统检查。晚期功能障碍的定义是在正常使用内瘘一段时间(常为3个月)后出现的障碍。晚期功能障碍的常见原因也分为流入道或流出道问题。临床表现为血流量下降、静脉压力升高等,会导致透析不充分,最终血管狭窄导致血栓形成。

自体动静脉内瘘狭窄的发生部位不同,其临床表现和处理策略也有所不同,常见的狭窄部位为:距吻合口2cm以内静脉血管的动静脉吻合口狭窄、位于动静脉内瘘血管穿刺部位狭窄、内瘘相关静脉汇入深静脉处狭窄和供血动脉狭窄。

自体动静脉内瘘中静脉流出道狭窄是晚期内瘘失功的最常见原因。因为动静脉吻合口位置的不同，常见狭窄的部位也有所不同，前臂内瘘狭窄多发生在吻合口和靠近吻合口，以及前臂中段和肘关节。上臂内瘘中流出道狭窄通常更靠近静脉的中心区域，多出现在静脉分支和移行点，以及与静脉瓣有关的区域。动静脉内瘘血管穿刺部位狭窄，与血管反复穿刺损伤有关，常伴有血管瘤形成。对于与邻近的正常血管相比直径狭窄程度≥50%或直径绝对值≤2.5mm，应考虑介入治疗。自体动静脉内瘘相关深静脉狭窄，或内瘘静脉血流汇入深静脉处狭窄，常见于头静脉弓、锁骨下静脉穿过锁骨和第一肋骨之间汇入头臂干静脉处、头臂干静脉汇入上腔静脉处。这些部位常具有特殊的解剖特征，如头静脉弓几乎垂直汇入锁骨下静脉，头臂干静脉和上腔静脉狭窄常与中心静脉置管有关。动静脉内瘘流入道动脉狭窄，在前臂内瘘中的发生率较上臂内瘘中更高，临床表现为内瘘血流量不足，血液透析时出现动脉管道负压过高报警。血管成形术球囊扩张是治疗相关动脉狭窄的首选方法，要注意动脉可能存在多处狭窄，应仔细检查和评估，通过多普勒超声对治疗前后的动静脉内瘘血流量反复测量。

介入治疗之前应进行仔细的内瘘使用检查和充分体格检查评估，首先收集基本信息，包括内瘘建立时间，穿刺困难或是流量不足等血液透析中遇到的问题，明确是否存在病变、判断病变的性质和部位，确定入路和个体化治疗方案。同时进行体格检查，检查吻合口，感受震颤和搏动。震颤与血流相关，震颤越强流量越高。震颤是好的征象，提示存在血流；而搏动是不好的征象，提示下游梗阻。再检查瘘体，检查内瘘确定可见到的长度，评估可见血管的直径和深度。内瘘应当柔软且易于压迫，强有力的搏动表示下游存在某种程度的堵塞。检查搏动增强试验，如果人为阻断内瘘，压迫点远侧搏动会加强，增强的幅度与内瘘流入的情况直接相关，作为评估流入道的指标，如果内瘘已经显示高搏动性，提示流出道梗阻征象，人为阻塞产生的搏动改变可反映梗阻的程度。

然后通过超声和放射检查进一步评估。多普勒超声能评估血流量和血管直径，有效地检测出功能异常。对于需行介入治疗的病例，进行术前

评估有助于制定治疗策略。血管造影术是评估内瘘成熟障碍并进行准确诊断和定位的经典方法。研究显示在自体动静脉内瘘早期功能障碍评估时，造影剂的用量不影响残余肾功能。作为有创检查，选择内瘘流出道静脉或流入道动脉作为介入操作入路，应根据患者具体情况进行选择。多普勒超声引导可以提高静脉穿刺成功率。如果使用静脉入路，自体动静脉内瘘动脉吻合口和近吻合口的部分可以通过阻断内瘘下游进行逆行造影，注射造影剂使之反流进入动脉来显示。

（二）近吻合口狭窄的处理

动静脉吻合口及其吻合口2cm范围内的静脉狭窄。狭窄可以通过比较相邻相对正常的静脉来诊断，吻合口的尺寸应当与相邻的正常动脉直径作比较来判断。球囊处于动脉中，其尺寸应当与动脉直径匹配，大多数情况下，4mm球囊用于桡动脉，6mm球囊用于肱动脉。应根据个体选择。处理自体动静脉内瘘本身的病变时，使用超过血管尺寸20%的球囊比较合适。

（三）近端静脉狭窄的处理

吻合口近端静脉狭窄的处理通常比较容易，主要问题与形成的侧支静脉有关，有时由于存在多条侧支，静脉病变部位的解剖结构看起来很复杂，引导导丝应按照正常静脉的预期路径通行。确认导丝在预期血管路径后，送入血管成形球囊，球囊应当较正常静脉部分的尺寸大20%~30%，球囊扩张压力往往高于20个大气压，有些病变可能扩张效果不好，则需要超高压力球囊或者切割球囊。如果狭窄解决了，首先可以观察到球囊位于最重狭窄的束腰消失，完全释放，血管造影下显示的解剖结构变得清晰，侧支静脉消失。

在自体动静脉内瘘主要流出道完全闭塞时，扩张侧支静脉可能能够挽救一个通路。但这种操作必须谨慎，因为侧支静脉通常比正常血管管壁更薄，容易破裂，此外可能需要不同尺寸球囊的多次治疗才能达到满意的疗效。技术成功标准，动静脉内瘘血管残余狭窄小于30%，临床成功标准，介入治疗后能完成一次以上的血液透析。

球囊扩张的基本工具有穿刺针、引导导丝、扩张球囊、血管鞘和压力泵。扩张球囊由球囊和推送杆组成，选择处理动静脉内瘘狭窄的球囊，主要参考球囊长度、球囊直径、推送杆长度和充气压

力。根据相邻正常血管的内径挑选球囊直径，一般选择正常血管内径 1.1 倍的球囊进行扩张。球囊长度根据血管狭窄范围和部位来决定，血管狭窄范围大且血管走行为直线，可选择长球囊。狭窄范围小，血管走行弯曲成角，特别是吻合口狭窄，可选择短球囊分次扩张。球囊都会标注该球囊的工作压和爆破压，以大气压为计算单位，普通球囊的爆破，在 15~25 个大气压，超高压球囊爆破压在 30 个大气压。球囊未使用时处于收缩状态，充气后膨胀扩张血管，使用时不宜超过标注的爆破压，以免球囊破裂，对血管造成损伤，同时取出困难。

具体操作时，皮肤局部麻醉，穿刺针指向狭窄方向穿刺进入血管内，见到回血时，从穿刺针送入配套穿刺导丝进入血管内，退出穿刺针，顺穿刺导丝借助扩张管送入血管鞘进入血管内，退出穿刺导丝和扩张管，通过血管鞘注入肝素抗凝，成功建立介入治疗通道。

在 DSA 引导时，通过透视观察导丝越过血管狭窄，导丝引导扩张球囊至狭窄处，通过透视可见球囊的两个标记点，确认球囊置于狭窄部位。使用混有造影剂的生理盐水填充压力泵，再连接压力泵和扩张球囊，参照球囊工作压和爆破压对球囊进行缓慢加压扩张，直至球囊位于狭窄处的束腰随压力逐渐增加而消失，提示狭窄解除，保持 10~30s，然后缓慢回抽生理盐水使球囊回缩。如果扩张后束腰未完全消失，可反复进行扩张，直到血管狭窄得到解除。如果病变处狭窄非常严重，开始时球囊不需加压至工作压，可逐次增加球囊压力，最后达到爆破压，以免血管在扩张过程中出现破裂，损伤血管。对于反复扩张无效的顽固性病变，可选择外周切割球囊进行处理。

在超声引导时，可以直接观察到外周动静脉内瘘和血管狭窄，导丝和血管的关系也可以实时观察。血管狭窄在超声上表现为血管内径缩小，彩色多普勒表现为局部血流束变细，伴五彩的湍流信号。通过超声监测导丝越过血管狭窄，导丝引导扩张球囊至狭窄处，直接确认球囊位于狭窄处。使用生理盐水填充压力泵，再连接压力泵和扩张球囊，参照球囊工作压和爆破压对球囊进行缓慢加压扩张，直至球囊位于狭窄处的束腰随压力逐渐增加而消失，提示狭窄解除，保持 10~30s，

然后缓慢回抽生理盐水使球囊回缩。如果扩张后束腰未完全消失，可反复进行扩张，直到血管狭窄得到解除。如果病变处狭窄非常严重，开始时球囊不需加压至工作压，可逐次增加球囊压力，最后达到爆破压，以免血管在扩张过程中出现破裂，损伤血管。狭窄解除后，超声显示血管内径增大，五彩的湍流信号消失，显示为单色血流信号。对于反复扩张无效的顽固性病变，可选择外周切割球囊进行处理。

（四）动脉狭窄的处理

动脉狭窄包括吻合口狭窄和供血动脉狭窄。在大多数病例中通过逆行静脉穿刺，导丝逆行向上进入动脉到达病变部位。血管成形球囊尺寸按照病变比邻动脉的直径来判断，在动脉扩张中，应尽量避免高压力，不超过 10~12atm。动脉损伤可影响手指供血，治疗后必要时应进行血管造影，到达近心动脉以评估整个动脉血流情况，与早期功能障碍相关的供血动脉狭窄，通过血管成形术通常能成功解决。

（五）常见并发症

血管成形术常见的并发症有血管破裂、血栓形成、血管痉挛及血管夹层等。血管破裂是最主要并发症，扩张之后应进行常规治疗后血管造影。通过上游阻断逆行注射造影剂，可以用于治疗前评估，但术后采取这种方法产生的压力可能引起静脉破裂和外溢。选择扩张球囊直径 1:1.1 的原则，不宜太大；扩张球囊加压速度不要过快，分步扩张，不求一步到位，最后将球囊加压至工作压力，不超过爆破压。如血管上有多处狭窄，要先解除近心端血管狭窄，再处理远心端血管的狭窄，否则易造成血管壁破裂。过程中出现血管破裂，可将球囊加压后填充于血管破裂处止血，再加压包扎。但如出血量大，压迫止血无效，可在血管破裂处植入覆膜支架。

血栓形成是介入治疗常见并发症，术前从鞘管内一次性注入肝素，可有效防止血栓形成，扩张加压后保持时间不宜超过 30s，如扩张不理想，可重复进行，应避免单次球囊长时间阻断血流。介入治疗结束后，穿刺点压迫止血也不宜压力过大及时间过长，形成动静脉内瘘局部狭窄。

进行介入治疗很容易引起血管痉挛，影响对病情的判断，在操作前应对整体血管情况进行充

分评估，原血管正常管腔部位新发的狭窄可以是痉挛所致，并不需要进一步处理；原狭窄部位扩张后也可出现痉挛，可予球囊低压扩张进行处理和观察。

在严重的狭窄病变处，导丝通过时可能穿破内膜，但未穿出血管外膜，从而形成血管夹层。发生血管夹层时，如果及时退出导丝，寻找到血管真腔，球囊扩张将内膜压贴在血管壁上即可。但如果未能意识到导丝在假腔内前行，并进行球囊扩张，往往会造成灾难性的后果，可能会使整个动静脉内瘘闭塞，也可能会导致血管破裂。

治疗自体动静脉内瘘不成熟的结局各异，然而与放弃内瘘相比，治疗的效果要比放弃好得多。内瘘静脉狭窄的治疗并无特殊之处，血栓形成前预先治疗狭窄很重要，可以最终延长通路寿命，经皮血管成形术已成为这类病变治疗的首选，上臂内瘘的病变治疗结局不如前臂内瘘好，这些预后数字与移植物静脉狭窄的治疗结局相似。介入治疗短期效果良好，长期效果尚有待临床进一步验证。

（六）支架植入术

支架植入术（PTA）对自体动静脉内瘘相关血管狭窄，球囊扩张治疗能显著提高动静脉内瘘血管的开通率；但是球囊扩张后再狭窄发生率很高，特别是对 3 个月内复发 2 次或以上的狭窄，可行支架植入术。球囊扩张造成的血管破裂，出血难以控制，也可行覆膜支架植入术。但是，血管内植入支架后，支架内再狭窄和支架近端血管再狭窄仍会发生，支架植入部位不宜进行穿刺使用，支架植入后无法取出，而且支架费用高昂，因此支架植入治疗动静脉内瘘相关血管狭窄需要充分评估后再实施。

血管内支架主要使用自膨胀式支架，有弹性金属丝网，释放后会自动打开，贴合紧密血管内膜，但抗压能力较弱，血管内支架预防再狭窄，覆膜支架要优于裸支架。

支架植入也要通过经皮穿刺血管腔内介入方法进行，除支架本身还有一系列的配套设备，穿刺针用于建立经皮肤进入血管腔的通道，穿刺导丝用于带扩张管的鞘管进入血管腔，鞘管用于辅助支架进入血管腔，将支架引导到血管狭窄的部位。

置入支架的操作步骤和球囊扩张相似。局部麻醉下，穿刺针指向狭窄部位，刺入动静脉内瘘血管。沿穿刺针送入引导导丝。退出穿刺针，将引导导丝置入带扩张管的血管鞘。在鞘管主轴，放入与支架匹配的引导导丝，在 DSA 监视下确认导丝已通过。在狭窄部位沿精细导丝放入支架。注意支架有两点标记，它们之间的区域为支架位置，确认支架位于狭窄部位后，固定，支架管缓慢释放。DSA 监视下屏幕上可见支架逐渐打开，支撑血管。目前也有尝试超声引导下在外周血管进行支架释放操作，取得了良好的效果，但是支架释放后会对超声成像的阻挡，会限制超声探头对侧支架贴壁效果的评估。

二、血栓形成

尽管自体动静脉内瘘发生异常比起人工血管动静脉内瘘的比例低，但仍会出现功能不良。自体动静脉内瘘血栓形成的处理越早越好，随着时间推移血栓和血管内膜发生相互作用而紧密结合，血栓就很难再通，难以清除。由于静脉狭窄引起的血流阻力上升，或由于动脉病变引起，最终会形成血栓，自体动静脉内瘘血栓临床表现各异，因此需要个体化的评估。

介入治疗也应避免感染，否则感染血管通路，如果进行血管内血栓清除时，感染灶相关物质会释放入循环可能引起非常严重的后果，心脏右向左分流是血管内血栓清除术的绝对禁忌证，与血栓清除术相关的血栓碎片造成的栓塞并不少见，而且可能出现反常栓塞。慢性阻塞自体动静脉内瘘的血栓是有轻微炎症性质，因此，它会黏附于血管壁，并在早期就开始机化，患者自体动静脉内瘘的治疗成功概率就会显著降低，不过，无论内瘘失去功能多久，只要还有搏动或震颤，医生都应当对血栓形成的内瘘进行评估。自体动静脉内瘘是自体静脉，会有多个侧支血管发育，即使自体动静脉内瘘主干完全阻塞，也可能维持血流，有些情况下可以使用较大的侧支血管来挽救通路。血凝块负荷过重，一些自体动静脉内瘘扩张明显，并有弥散的动脉瘤，这些超大内瘘，在形成血栓时可能含有非常多的血凝块，有的病例形成的血栓超过 200ml，大的栓塞可能会危及生命，需谨慎处理。

在有明显血栓的时候,治疗需要使用尿激酶时,20万U用5~10ml生理盐水稀释,可以通过血管鞘直接注射,或者造影,导管尖端应当放置在血栓附近注射。从动脉吻合口处手动按摩血块变松软,逐渐感觉到内瘘搏动。或者也可选择血栓抽吸导管或者活检钳钳夹等方式移除血栓负荷。

血管内血栓清除术的主要并发症与静脉血管成形术基本相同,外周动脉栓塞偶有发生,但发生率远低于人造血管动静脉内瘘血栓形成处理时的发生率。

第二节 人造血管动静脉内瘘及其介入治疗

AVG相关的主要并发症与AVF相似,可以分为以下几类,血管狭窄、血栓形成、流量过高造成的充血性心衰、窃血综合征、动脉瘤形成和感染等。但是,事实上,两种血液透析通路并发症的临床特点和处理策略差异很大。

一、血管狭窄

人造血管内瘘血管狭窄是最常见的并发症,特别是静脉吻合口处,此外,穿刺点和血流汇入深静脉处也是常见的血管狭窄部位,而人造血管内瘘的动脉吻合口处狭窄的发生率相对较少。人造血管动静脉内瘘建立后,应当定期进行包括影像学检测在内的检查,对狭窄≥50%的血管应及时进行处理,避免继发血栓形成。

人造血管动静脉内瘘的血流汇入深静脉处狭窄,临床表现和人造血管内瘘的静脉吻合口处狭窄相似。动脉吻合口狭窄主要表现为动脉血流量不足,血液透析时动脉管路因负压过大发生报警。人造血管内瘘狭窄的介入处理流程和自体动静脉内瘘狭窄处理基本相同。人造血管内瘘的动脉吻合口狭窄介入治疗时,应注意压力不宜过高,以避免血管破裂,扩张球囊直径不宜过大,以避免发生窃血综合征引起肢体远端缺血。

二、血栓形成

无论自体动静脉内瘘还是人造血管动静脉内瘘,血管内血栓形成常伴有血管狭窄等解剖异常基础。因此,在对血栓进行处理使血流恢复再通后,必须进行影像学充分评估整个血透通路中的血管狭窄情况,并尽快处理,否则极易再次出现血栓。一旦发现血栓形成,溶栓和取栓治疗越早越好,一般先采用溶栓药物注射,或溶栓导管加药物溶栓,或考虑手术用Fogarty导管取栓。单纯药物溶栓成功率和溶栓的时机以及药物的剂量明确相关。但是溶栓剂量越大出血并发症的发生率越高。

介入溶栓导管溶栓治疗,可采用带有侧孔的溶栓导管,将溶栓导管送入血栓部位,以脉冲形式将高浓度的溶栓药物喷向血栓,机械冲击联合药物浸泡消融作用,可缩短溶栓时间,提高溶栓效率。导管溶栓的主要耗材有溶栓导管,穿刺针,导丝和血管鞘。溶栓导管治疗的基本步骤,穿刺点皮肤局部麻醉,穿刺针指向血栓部位穿入人造血管,抽得回血后,沿穿刺针置入穿刺导丝,退出穿刺针,沿导丝通过扩张管引导置入血管鞘,退出导丝和扩张管。送入引导导丝,在放射或超声监测下确认导丝已越过狭窄部位,沿引导导丝放入溶栓导管。超声或放射观察可见溶栓导管有两个标记点,标记点之间为溶栓导管侧孔位置。确认溶栓导管到位后退出引导导丝。在溶栓导管内置入闭塞导丝,即可开始脉冲式注射溶栓药物,必要时可边退导管边注射溶栓药物。

人造血管动静脉内瘘有两个吻合口,一根溶栓导管无法同时兼顾两端,常需要两根溶栓导管采用交叉插管的方法进行处理。溶栓药物一般选用10万~20万U的尿激酶溶于50ml的生理盐水中,分次注射。取栓导管取栓,Fogarty导管是血管内取栓专用导管,导管长度为80cm,头部附顺应性良好的球囊,充盈后会紧贴于血管内膜,当外拉出球囊时,血管内膜上的血栓就会被球囊带出。按照充盈后球囊的直径,Fogarty导管具有不同的规格,以配合不同血管内径。取栓应从静脉端开始,然后再取动脉端血栓。局麻下,在人造血管U型转弯处作皮肤切口,暴露并横向切开人造血管,向静脉吻合口方向插入Fogarty导管越过血栓部位,然后往导管注入生理盐水充盈球囊,保持球囊充盈状态,将导管向后拉出,球囊到达切口时血栓会被吸出,反复操作至血栓被全部清除,用肝素盐水注入静脉侧人造血管,血管钳夹断血流,阻止静脉血进入人造血管腔内。再用 Fogarty 导管向动脉吻合口越过血栓部位。然后往导管注入生理盐水充盈球囊，保持球囊充盈状态，将导管向后拉出，球囊到达切口时吸出血栓，反复操作至血栓被全部清除，在拉出的血栓中要特别注意"头大尾尖"的鼠尾状血栓，颜色红白相间，直至鼠尾状血栓取出，才能结束取栓，否则很容易复发血栓。Fogarty 导管球囊顺应性强，注水后球囊始终会紧贴血管壁，但球囊抗压能力差。因此，在经过狭窄部位时，应减少注水量缩小球囊，通过狭窄后再恢复原先注水量。否则将造成球囊破裂。Fogarty 导管取栓完成后，确认血管内无血栓，再缝合切口，松开血管夹。

三、并发症

人造血管动静脉内瘘血栓形成的介入治疗的常见并发症，基本和自体动静脉内瘘血栓形成的介入治疗的并发症相似。但是因为人造血管动静脉内瘘血流量大，形成血栓量大，且分别存在静脉吻合口和动脉吻合口，一旦发生并发症，比处理自体动静脉内瘘血栓时的并发症更严重。特别是应当警惕动脉系统受累，主要是窃血综合征和远端动脉血栓栓塞。

第三节　血液透析导管并发症及其介入治疗

血液透析导管置管术后常见并发症包括导管位置不良、血栓形成、纤维鞘形成、中心静脉狭窄和导管感染等。

一、导管位置不良

血液透析导管位置不良，常见原因为导管尖端位置过高或过低，以及误入其他静脉，如奇静脉、对侧头静脉等。可以在放射透视引导下，将导管调整至理想位置。

对导管体外部分及周围皮肤充分消毒后，将导管回退至无名静脉。通过血液透析导管直接进行造影，观察是否存在中心静脉狭窄、血栓形成或者纤维蛋白鞘包裹等并发症。如有并发症则需进行相应处理；如无并发症，可从原导管放入导丝

至下腔静脉，重新把导管放置在上腔静脉和右心房交界的理想部位。操作过程中应当十分注意无菌操作。

血液透析导管误入纵隔是非常罕见的导管置入相关并发症，由于左侧颈内静脉到左无名静脉时成角较大，该并发症多发生于左侧颈内静脉血透导管置管时。此时，需通过放射引导下进行介入治疗，于血管破损处释放覆膜支架，风险相对较小，成功率高，但费用较贵。

二、纤维蛋白鞘形成

纤维蛋白鞘在导管放置后数日内就可能会形成，从导管与血管内皮接触处延伸至整个导管，与血管损伤和导管材料生物相容性反应有关。纤维鞘主要是结缔组织，一旦形成单向瓣就会限制血透导管的血流量，如果在纤维鞘顶端形成血栓，则会阻塞整个管腔。纤维鞘的介入治疗方法有通过勒除器直接剥离纤维鞘，或者经引导导丝置换导管。如导管与纤维鞘粘连无法拔除，可使用球囊从导管内加压扩张破坏纤维鞘完整性后，再行导管拔除术。目前尚没有数据显示，各种方法在治疗成功率、远期通畅率和并发症发生率上有显著差异。

三、中心静脉狭窄

中心静脉是血液透析通路的共同通道，也是最后通道。因此中心静脉狭窄（center venous stenosis，CVS）是各种类型的血液透析通路都会发生的并发症，无论是带 Cuff、带隧道的血液透析导管或无 Cuff、无隧道的血液透析导管，还是自体动静脉内瘘或人造血管动静脉内瘘。不同类型血液透析通路的中心静脉狭窄发病率并不相同，无 Cuff、无隧道的血液透析导管明显高于带 Cuff、带隧道的血液透析导管，人造血管动静脉内瘘明显高于自体动静脉内瘘。长时间留置血液透析导管静脉置管，反复刺激中心静脉导致内膜损伤，导管感染后引发血管平滑肌和内膜增生；动静脉内瘘建立后高速血流增加了剪切力，导致内膜增殖；静脉分叉点和静脉瓣处的湍流，加剧血流动力学的改变；都是造成中心静脉狭窄的因素。中心静脉狭窄临床表现多样，可以有肢体或头颈部进行性水肿、胸腹壁静脉曲张、呼吸困难、头痛、吞咽困

难、咳嗽、视力下降等，甚至出现上消化道出血及咯血。血液透析时静脉压明显升高，循环结束后拔针止血时间延长。可采用DSA、CTA等放射技术成像评估，但是超声成像对中心静脉狭窄无法进行准确评估。

中心静脉狭窄的处理，包括外科手术重建和介入治疗两种。介入治疗很早就被用来治疗中心静脉狭窄，单纯球囊治疗效果并不佳，一年通畅率不足50%。如果球囊扩张后3个月内有发生中心静脉再狭窄，则可以考虑支架植入治疗。

根据患者术前检查结果，选择狭窄的中心静脉远心端引流静脉，向近心端穿刺，置入鞘管后全身肝素化，由远心端往近心端逐步静脉造影显示狭窄病变的部位、程度和范围。中心静脉狭窄程度≥50%则需介入治疗。从鞘管送入引导导丝，通过血管狭窄处，选择邻近正常血管直径1.1倍的球囊，沿导丝置入扩张球囊至狭窄部位进行扩张治疗，对血管严重闭塞的患者，可采取直径由小到大的球囊渐进方式扩张，以防血管破裂。如需要植入支架，则在退出球囊后，沿导丝进入血管内支架，支架与预扩张球囊的大小一致，在血管狭窄处定位准确后透视监测下释放。再次造影观察支架膨胀情况，血管狭窄是否解除。如果支架释放后，血管仍有狭窄，可沿导丝送入后扩张球囊至支架内狭窄部位进行扩张治疗。

（郑智华）

参 考 文 献

1. 金其庄，王玉柱，叶朝阳，等．中国血液透析用血管通路专家共识（第2版）．中国血液净化，2019，18（6）：365-381．

2. Zaman F, Paulson WD. Dialysis access: a multidisciplinary approach. American Journal of Kidney Diseases. 2003, 41（2）: 518-519.

3. Group NVAW. Clinical practice guidelines for vascular access. American Journal of Kidney Diseases. 2006, 1（Suppl 1）: 176-247.

4. Krivitski, Nikolai M. Theory and validation of access flow measurement by dilution technique during hemodialysis. Kidney International. 1995, 48（1）: 244-250.

5. Lomonote C, Casucci F, Antonelli M, et al. Is there a place for duplex screening of the brachial artery in the maturation of arteriovenous fistulas ?. Seminars in Dialysis. 2005, 18: 243-246.

6. Besarab A, Sullivan KL, Ross R, et al. The Utility of intra-access monitoring in detecting and correcting venous outlet stenoses prior to thrombosis. Kidney International. 1995, 47: 1364-1373.

7. Kian K, Wyatt C, Schon D, et al. Safety of low-dose radiocontrast for interventional AV fistula salvage in stage 4 chronic kidney disease patients. Kidney International. 2006, 69（8）: 1444-1449.

8. Wilmink T. Vascular Access: Clinical Practice Guidelines of the European Society for Vascular Surgery. European Journal of Vascular and Endovascular Surgery, 2018: S1078588418302119.

9. Gallieni M, Hollenbeck M, Inston N, et al. Clinical practice guideline on peri-and postoperative care of arteriovenous fistulas and grafts for haemodialysis in adults. Nephrology Dialysis Transplantation, 2019, 34（Supplement_2）: ii1-ii42.

10. Schmidli J, Widmer MK, Basile C, et al. Editor's Choice-Vascular Access: 2018 Clinical Practice Guidelines of the European Society for Vascular Surgery（ESVS）. European Journal of Vascular and Endovascular Surgery, 2018, 55（6）: 757-818.

11. Sridhar D, Hoffman DH, Lamparello NA, et al. Dialysis Access Interventions（Arteriovenous Fistulas and Grafts）. Procedural Dictations in Image-Guided Intervention. Berlin: Springer International Publishing. 2016.

第六章 腹膜透析通路的建立与维护

腹膜透析（peritoneal dialysis，PO）是终末期肾病（ESRD）患者重要的肾脏替代治疗方法。1963年腹膜透析在我国被首次应用于治疗肾衰竭，目前在我国取得了巨大的发展。尤其是 10 余年来，腹膜透析相关技术和质量得到显著提高。我国腹膜透析中心从 2008 年的 930 家增至 2018 年的 1 560 家。接受腹膜透析的 ESRD 患者数量，从 2008 年的 17 897 人增加到 2018 年的 99 145 人。我国的大型腹膜透析中心在腹膜透析技术存活率、患者存活率、腹膜炎发生率等评价腹膜透析技术质量的关键指标上都已居世界先进水平。腹膜透析通路的成功建立是开展腹膜透析的第一步。腹膜透析导管是腹膜透析患者的生命线，选择合适的置管位置，使用正确的置管方式，建立成功的透析通路，是保证腹膜透析长期顺利进行的关键环节。本章节将重点讨论腹膜透析通路的手术建立及并发症处理问题。

第一节 腹膜透析置管术

一、腹膜透析导管的选择

腹膜透析导管：其结构包括侧孔、涤纶套和不能透过 X 线的标记线。腹膜透析导管全长32~42cm，内径 0.25~0.30cm，带 2 个涤纶套。

目前国内临床常用的腹膜透析导管有以下四种：

1. Tenckhoff 直管 为目前国内外应用最广泛的长期腹膜透析导管（图 16-6-1，见文末彩插）。2 个涤纶套将导管分为三段，即腹外段（约长 10cm）、皮下隧道段（约长 7cm）及腹内段（约长 15cm）。

2. Tenckhoff 卷曲管（Curled Tenckhoff 导管） 腹内段末端卷曲，卷曲段长度 18.5cm。导管末端有多个小孔，便于腹膜透析液流入和流出（图 16-6-2，见文末彩插）。

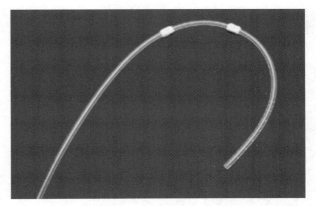

图 16-6-1 Tenckhoff 直管

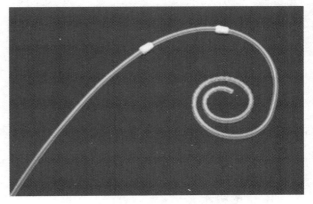

图 16-6-2 Tenckhoff 卷曲管

3. 鹅颈直管 鹅颈式（swan-neck）腹膜透析导管 2 个涤纶套间弯曲呈 U 形，导管的腹内段朝盆腔，在无弹性回力的情况下另一端朝向皮肤，出口向下，有利于局部分泌物的引流，并降低腹膜透析导管移位的机会（图 16-6-3，见文末彩插）。

4. 鹅颈卷曲管 鹅颈管的基础上，腹内段末端卷曲（图 16-6-4，见文末彩插）。

目前，尚缺乏大样本的前瞻性、随机对照研究显示一种管明显优于另一种管。我国的多个 RCT 研究显示，卷曲管在减少导管相关并发症方面未见显著优势，术者的经验和技术是减少导管相关并发症的重要因素。

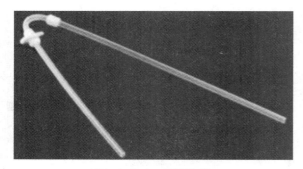

图 16-6-3 鹅颈直管

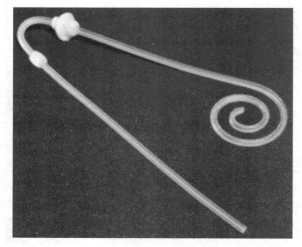

图 16-6-4 鹅颈卷曲管

二、腹膜透析置管方式的选择

腹膜透析置管方式有三种：直视手术切开法置管、腹腔镜法置管和套管针法置管。目前我国的主要腹膜透析中心多采用直视手术切开法置管。

1. **手术切开法** 该置管方法确切可靠，并发症少，适用于绝大多数拟行腹膜透析的患者。要求手术者有一定的外科手术基本功，具体手术操作详见后文。

2. **腹腔镜法置管** 该方法是在全身麻醉的配合下，通过腹腔镜技术置入腹膜透析管。可耐受全身麻醉的拟行手术切开置管患者均可考虑采用腹腔镜置管，但因依赖全身麻醉和腔镜技术、费用高，更适合有既往腹部手术史、需同时行腹部探查和粘连松解等的患者。该方法采用一个细的套针插入套管，外覆盖螺旋形的 Quill 导管鞘，在可视的情况下把整个套管系统插入到理想的位置，退出套管针，仅留下 Quill 导管鞘以引导透析导管到达选择好的位置，建立隧道，把涤纶套置于肌肉中。

3. **套管针法置管** 该方法可在床边进行，快速，患者损伤小、恢复快。本方法根据修订的 Seldinger 技术来操作，使用 Tenekhoff 套管针、导丝和管鞘系统进行操作，在不可视的情况下将导管插入腹腔，深涤纶套放置于腹部肌肉组织之外。本方法操作可在超声引导下进行，有利于减少损伤内脏损伤的风险。

三、腹膜透析置管术术前准备（手术切开法）

1. **术前计划** 手术置管前要作出合适的置管计划。可以根据患者的坐位姿势确定腰带位置，并根据患者的其他体表特征，选择合适的导管类型、手术切开点和透析管的出口位置。

导管类型和插入点的选择应考虑以下几个问题：①什么位置可将导管尖端放置骨盆的最低位置；②隧道出口应在患者的腰带之下，避免在皮肤皱褶之内；③隧道出口位置是否易于操作；④尽量避免容易导致创伤和感染的位置。

出口位置的选择也非常重要，出口太向上，皮肤碎屑等容易沉积导致感染；出口太向下，导管由于自身的弹力增加，会增加导管移位的可能性，故需根据患者的情况仔细考虑后再选择适当的透析管的出口位置。

2. **术前准备** 术前准备事项主要包括：

（1）患者评估：了解患者腹部情况，尤其是患者的既往腹部手术情况。

（2）出凝血功能检查：包括血小板、凝血酶原时间、凝血酶原时间国际标准化比值、活化部分凝血酶原时间、纤维蛋白原等。

（3）与患者及家属谈话，告知手术的过程及可能出现的并发症，争取患者的配合和家属的理解，并签署知情同意书。

（4）注意腹部皮肤（包括脐部）的清洁卫生，术前按下腹部手术常规备皮。

（5）根据体表定位方法，标记皮肤切口及导管出口位置。

（6）准备腹膜透析导管：通常根据患者身高、腹腔容积大小选择不同规格的腹膜透析导管。儿童因腹腔容积较成人小，需选择腹内段比成人短的儿童腹膜透析导管。

（7）置管前嘱患者排尽大、小便，便秘者须做灌肠等通便处理。如采用全麻或硬膜外麻醉，术前需禁食 8h。

（8）术前用药：术前 1h 预防性使用抗生素，推荐第一代或第二代头孢菌素 1~2g；有高血压者应常规降压治疗；精神过度紧张者可酌情使用镇静药物。

四、腹膜透析置管术操作（手术切开法）

腹膜透析导管是腹膜透析患者的生命线，选择合适的置管位置，使用正确的置管方式，建立流畅的透析通路，是保证腹膜透析成功的关键所在。

1. 置管的原则

（1）置管应根据患者肥胖程度、腹围、裤带的位置及生活习惯提前选择好透析管的类型、置管的位置和出口的位置并做好标记，通常多数人选择脐下 2cm 正中线旁开 2cm 左右。

（2）应尽量避开大血管，考虑到腹壁和肌层动脉的位置，在腹直肌内或外侧缘切开或进针较为安全。

（3）导管末端应位于直肠（子宫）膀胱陷凹，此处腹腔大网膜相对较少，又可避开阑尾。

（4）导管的深部涤纶套要尽量置于腹膜外筋膜之外、腹直肌中，便于固定，减少渗液；皮下涤纶套要根据患者的皮下脂肪厚度选择距出口 2~4cm。

（5）隧道出口的位置应低于手术切口的位置，方向向下，使引流通畅，减少污染。

（6）隧道方向要弧形向下，透析管要方便患者护理、观察、易于保护，免受损伤。

2. 腹膜透析管的体表定位

（1）急诊腹膜透析置管体表定位：采用脐下 2cm 经正中穿刺点。该处没有大血管及肌肉组织，穿刺出血发生率低。缺点为部分患者导管末端难以抵达膀胱直肠陷凹或子宫直肠陷凹，易出现导管移位。由于未经过肌肉层，容易并发腹疝。

（2）维持性腹膜透析置管体表定位：通常采用耻骨联合向上 9~13cm，右侧或左侧旁正中切口。具体定位方法：先确定耻骨联合上缘，再标记出腹正中线，向上 9~13cm，正中线旁开 2cm 左右，标记出切口位置。

3. 置管的具体方法
外科手术置管具体流程如图 16-6-5 所示，是维持性腹膜透析患者置管的常用方法。该方法确切可靠，并发症少，但要求操作者技术娴熟，有一定的外科手术基本功。

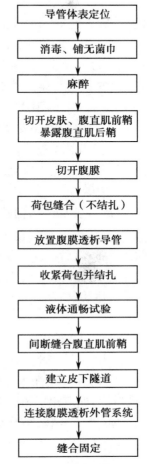

图 16-6-5　腹膜透析导管置入流程

具体步骤如下：

（1）按腹部手术常规消毒、铺巾。如估计患者有腹水，可连接吸引器。

（2）用 1% 利多卡因或普鲁卡因在皮肤切口处进行局部分层浸润麻醉。部分患者可根据病情选择硬膜外或全身麻醉。

（3）在标记的皮肤切口处做长 3~5cm 的皮肤切口，肥胖患者略长些。钝性分离皮下组织直至腹直肌前鞘。

（4）在腹直肌前鞘做纵行小切口，剪开 2~4cm，酌情再次局部麻醉，钝性分离腹直肌或经腹直肌旁到达腹直肌后鞘。

（5）提起并切开腹直肌后鞘，暴露腹膜。用血管钳轻轻提起腹膜,在确认未钳夹肠管后,在腹膜上切开0.5cm小孔,用血管钳夹住小孔边缘,在距切口边缘0.5~1.0cm处行双荷包缝合,暂时不结扎。荷包缝合时应确认未缝住肠管或网膜,针距约0.5cm。如患者腹膜菲薄,可连同腹直肌后鞘一起缝合。

(6)将腹膜透析导管置入生理盐水中浸泡,并轻轻捻压2个涤纶套,让盐水充分浸透。将已用生理盐水湿润的引导金属丝(通常为直径1.5~2mm末端磨圆的钢丝)穿入腹膜透析导管内,导管末端应空出2~3cm的距离。在外力作用下,导丝不能突出导管外,以确保安全。

(7)如患者无腹水可向导管内注入100~200ml生理盐水或腹膜透析液,以免置管时,导管黏附大网膜。

将内含导丝的腹膜透析导管腹内段弯曲呈135°的弧形,导管末端进入腹膜荷包口,顺腹壁向下滑行至膀胱底部,然后向左(旁正中右侧切口)或右(旁正中左侧切口)此时患者常诉有便意,表明导管末端已达膀胱直肠窝或子宫直肠窝,可拔出导丝。

(8)助手固定导管的深部涤纶套,以免导管脱出。如患者有腹水,可见腹水沿导管呈线状流出;如患者无腹水可向导管内注入100~200ml生理盐水或腹膜透析液,如流出的液体量大于注入液体量的1/2或引流液呈线状,可将荷包扎紧打结。可再次荷包缝合并在荷包扎紧后重复进行引流通畅试验。

(9)确认导管周围无渗液后清洁伤口,间断缝合腹直肌前鞘,将深部涤纶套埋入腹直肌内。

(10)确定导管在皮肤的出口位置,使皮下涤纶套距出口2~3cm。沿皮下隧道做局部麻醉,隧道针引导导管穿过皮下组织,自上而下呈弧形从皮肤引出,隧道出口方向朝向外下方。连接腹膜透析外接短管,确认无渗血、渗液后,依次缝合皮下组织和皮肤。无菌包扎手术切口和隧道口。

(11)连接透析装置,连接钛接头,连接短管,双联系统。

1)盲穿置管术盲穿法是根据修订的Seldinger技术来操作的。整个操作床边局麻进行即可,所使用的手术包设备齐全,内含透析导管等。

2)腹腔镜置管术应用腹腔镜进行腹膜透析置管还没有广泛开展,也没有标准化的腹腔镜置管程序。部分原因是传统的外科腹腔镜装置并不适用于导管置入,且无法明确的证据证实腹腔镜置管术优于外科手术置管法。

4. 置管手术中的注意事项

(1)检测导管通畅性和引流情况

1)在结束腹膜透析置管前,检查导管的通畅性观察透出液引流是否顺利非常重要。如果一开始引流就不通畅,患者术后很难有改善,应该再调整导管位置,达到满意的引流效果才能结束手术。

2)检查导管是否通畅的方法很简单,用注射器向导管注入50~100ml生理盐水,如部分液体容易反流,或者导管内的气液平面随着呼吸而上下移动,证明导管通畅,没有扭曲。此外,也可从导管向腹腔内注入含普通肝素(1 000U/L)的生理盐水500ml,观察生理盐水流入是否顺利,进入腹腔后流出是否通畅,引流结束时可在腹腔内残留250~300ml液体,以减少腹腔脏器或大网膜黏附导管的可能性。

3)导管是否通畅的检查时机应包括:①荷包缝线还没有收紧之前;②缝合荷包之后,隧道还没有建立之前;③导管从隧道出口处拉出之后。这样可以避免多重环节可能造成的引流不畅,以免重置导管时,造成不必要的隧道和出口处创伤。如果是腹腔镜置管时发生引流不畅,原因通常是网膜包裹,阑尾或输卵管堵塞等,可通过腹腔镜观察和解除。因此,腹腔镜置管时为了减少手术时间,通常在隧道和出口位置构建后,即检查液体流出效果。

(2)涤纶套位置、皮下隧道和出口点的构建

1)深涤纶套置于腹直肌鞘内组织会内生入涤纶套,从而避免导管旁疝、渗漏等并发症;如果深涤纶套在腹直肌鞘的内侧缘或外侧缘,腹内压力增大时会形成潜在的或急性导管旁疝。

2)浅涤纶套应放置在距皮肤出口2~4cm处,可避免导管浅涤纶套外露和出口处糜烂等并发症。如果浅涤纶套至出口处的隧道长于4cm,可使到达浅涤纶套前鳞状上皮消失而留下肉芽组织,导致出口处不断有浆液性液体渗出,从而使出口处感染的概率增大。如果浅涤纶套离出口处太近,会反复刺激真皮容易导致出口处持续红肿、炎症甚至涤纶套外露。

3）无论采用何种置管方法,皮下隧道和隧道出口点的原则都一样。皮下导管的出口处应始终面向人体的下侧,以免在出口处蓄积皮肤碎屑、汗水和细菌等。

4）应该注意的是建造隧道所用的导针其直径不应超过导管的直径,隧道出口点应尽可能小,以透析导管刚能穿过最佳。如果使用一些不合理的器械来建造隧道,如止血钳、腹腔镜端口或其他体积过大的物体,可导致隧道内较大的中空性创伤,增加了隧道内出血、隧道和出口处感染的机会,也增加了导管相关性腹膜炎发生的机会,甚至导致需拔除透析导管。

5）为了减少感染的风险,导管出口处尽量不用缝线固定,使用含消毒剂安息香酊的无菌黏合纱布固定导管的皮肤外段即可。出口处和其他手术切口处用非封闭性无菌纱布敷料覆盖,再用可透气的胶布固定。所有的连接系统应在手术室完成,避免在有菌的环境中进行相关的操作,避免污染的风险。为预防纤维蛋白堵塞透析管道,可用20ml肝素生理盐水(100U/ml)冲洗整个透析导管系统。

第二节　腹膜透析导管非感染性并发症及处理

在腹膜透析时发生的与导管相关的非感染性并发症包括透析液流通不畅、管周渗漏、胸腹漏、出血、浅层涤纶套外露、疝、腹痛、腰背疼痛等。其他不常见的并发症还有内脏穿破或损伤、胃食管反流等。

一、腹膜透析导管功能障碍

1. 常见原因
(1)血块、纤维蛋白凝块、脂肪球阻塞,大网膜包裹,腹膜粘连形成小套袋包裹腹膜透析管。
(2)导管受压扭曲。
(3)导管尖端移位。
(4)功能性引流障碍(患者便秘或膀胱充盈等)。

2. 临床表现
导管功能障碍主要表现为透析注入或引流单向障碍,也可表现注入和引流双

向障碍。根据导管功能障碍出现时间可分为导管立即功能障碍和导管迟发功能障碍两种类型,前者为手术过程中出现的引流障碍,后者为磨合期后开始CAPD或在治疗任何时候出现注入或引流障碍。

3. 预防与处理
(1)导管立即功能障碍多与透析导管置入位置不当,开放小切口手术、经皮穿刺或套管针技术难确定原因,腹腔镜和床旁X线检查有助于确定原因。变换透析导管置入位置并再次评估导管功能。
(2)当透出液含血性物、纤维块时,应预防性使用肝素(500~1 000U/L)。出现功能障碍可使用尿激酶封管。
(3)若无效,属不可逆性阻塞,或可能为大网膜缠绕,均需重新置管。
(4)如为功能性引流障碍,应适当活动,予轻泻剂,生理盐水灌肠刺激肠道运动后,引流即通畅。

二、渗漏

透析管周渗漏易见于老年、肥胖、糖尿病和长期应用类固醇药物的患者,亦可见于以前有过植管史的患者。

1. 常见原因
(1)置管手术腹膜荷包结扎不严密。
(2)腹膜存在先天性或后天性缺陷。
(3)腹膜透析注入腹腔后导致腹内压升高。

2. 临床表现
由于腹膜结构完整破坏后透析液漏出到腹腔以外的部位(胸腔、腹壁或会阴部)。根据发生时间可分为早期渗漏(术后30d内)和晚期渗漏(术后30d后)临床表现与透析液渗漏部位有关。
(1)胸腔积液:双侧,右侧多见。少量积液可无症状,量大者可出现呼吸困难。平卧位或使用高渗透析液症状加重。
(2)管周渗漏:出口处潮湿、肿胀。
(3)会阴部和腹壁渗漏:腹壁肿胀。男性患者阴囊肿大,女性患者阴唇肿胀。

3. 检查方法
(1)体格检查:胸腔积液有胸腔积液体征;管周渗漏时出口处潮湿、肿胀;会阴部和腹壁渗

漏站立位明显。

（2）管周渗漏者可行局部 B 超检查。

（3）CT 造影扫描

（4）腹腔内注入锝标记宏聚白蛋白后肺闪烁现象以及胸水葡萄糖浓度升高有助于胸腹膜裂隙诊断。

4. 预防与处理

（1）术前评估：多次手术、慢性腹水、多次妊娠、肥胖、皮质类固醇使用史、甲减、多囊肾、慢性肺病等，腹壁薄弱等患者容易出现。

（2）插管方法：直视手术发生率低。

（3）PD 技术相关：旁正中切口、荷包缝合妥帖、仔细缝合腹直肌前鞘。术后 10~14d 开始透析，如期间需要紧急透析，则采用仰卧位、小剂量，减少腹腔压力。

（4）透析液渗漏后感染率升高，应使用抗生素。

（5）胸腔积液有明显症状者可胸腔穿刺放液。

（6）手术修复、临时性血液透析、低透析液量 CAPD 及 APD，无效者改行血液透析。

（7）早期渗漏可停透 2 周，如不能控制，CT 确定渗漏部位，手术修复。

三、出血性并发症

1. 常见原因

（1）凝血功能障碍、使用抗凝药。

（2）术中不慎损伤腹壁动脉及其分支。

（3）女性月经期血液反流至腹腔。

2. 临床表现 与出血部位有关，可出现腹壁血肿、出口处出血及血性透析液。

3. 预防与处理

（1）术前评估凝血状态和预防出血。

（2）手术时避免损伤腹壁血管。

（3）小切口、仔细止血、切口不宜靠外。

（4）血性腹水用 0.5~1L 冷生理盐水或腹膜透析液冲洗。

（5）伤口或出口处出血压迫止血。

（6）大出血需外科手术处理。

四、浅层涤纶套外露

透析管的皮下涤纶套露出皮肤外，常见于术后的数周到数月。

1. 常见原因 隧道造得太短，使导管在隧道内发生变形，将浅层涤纶套挤向出口处，压迫出口处的皮肤，使之受压坏死，进而涤纶套暴露于皮肤外。这样极易引起出口处皮肤发生感染，进而有发生隧道炎。

2. 预防与处理 涤纶套外露重在预防。在手术预设隧道出口时应保证出口与皮下涤纶套有足够的距离，并应考虑到皮下脂肪的厚度。若出现了皮下涤纶套外露，无伴感染，应尽早在无菌局麻下切除暴露在外的涤纶套，但这仅能维持透析管 6~12 个月的使用寿命。严重者或存在感染则应更换透析管。

五、疝气

腹膜透析患者可发生腹部切口疝，特别是腹部肌肉较弱者，如老年人，更易发生。如果原先已有疝气者，CAPD 后，疝气会加重。这些患者在用外科手术纠正疝气后，常能继续进行 CAPD 治疗。

1. 常见原因

（1）多次手术、慢性腹水、多次妊娠、肥胖、皮质类固醇使用史、甲减、多囊肾、慢性肺病、营养不良等导致腹壁薄弱。

（2）腹膜透析时腹内压升高，站立位、大容量透析液以及高渗透析液使用更为明显。

（3）腹正中切口。

2. 临床表现

（1）轻者仅见腹壁局部肿块。

（2）重者可出现肠梗阻或肠坏死。

（3）少数患者可并发腹膜炎。

3. 处理与预防

（1）术前仔细评估有无导致腹壁薄弱危险因素，有无疝病史。

（2）如出现疝，特别注意观察有无肠梗阻或肠坏死表现。

（3）如透析前有疝，在腹膜透析置管前手术修复疝。

（4）术后仰卧位、容量递增至少 2 周，或使用 APD。

（5）尽可能手术修复。

（陈 崴）

参 考 文 献

1. Zhang L, Zhao MH, Zuo L, et al. China Kidney Disease Network（CK-NET）2015 Annual Data Report. Kidney Int Suppl（2011）, 2019, 9（1）: e1-e81.

2. Yu X, Yang X. Peritoneal dialysis in China: meeting the challenge of chronickidney failure. Am J Kidney Dis, 2015, 65（1）: 147-151.

3. Peter G. Blake. Peritoneal Dialysis in China: A Story of Growth and Innovation. Peritoneal Dialysis International, 2014, 34（Supplement 2）: S27-S28.

4. Yu XQ, Yang X, Huang NY. Management of rapidly growing peritoneal dialysis population at The First Affiliated Hospital of Sun Yat-Sen University. Perit Dial Int, 2014, 34（Supplement 2）: S31-S34.

5. Yao Q, Duddington M. Peritoneal dialysis in China. Perit Dial Int, 2014, 34（Supplement 2）: S29-S30.

6. Yang X, Mao HP, Guo QY, et al. Successfully managinga rapidly growing peritoneal dialysis program in Southern China. Chin Med J, 2011, 124（17）: 2696-2700.

7. Figueiredo A, Goh BL, Jenkins S. Clinical practice guidelines for peritoneal access. Perit Dial Int, 2010, 30: 424-429.

8. Keshvari A, Fazeli MS, Meysamie A. The effects of previous abdominal operations and intraperitoneal adhesions on the outcome of peritoneal dialysis catheters. Perit Dial Int, 2010, 30: 41-45.

9. 熊飞,董骏武,李红波,等. 腹腔镜下腹膜透析置管术对术后并发症的影响. 中华临床医师杂志（电子版）, 2011, 5（6）: 1724-1727.

10. Joshi U, Guo Q, Yi C, et al. Clinical outcome in elderly patients on chronic peritoneal dialysis: a retrospective study from a single center in china. Perit Dial Int, 2014, 34（3）: 299-307.

11. Yang X, Yi C, Liu X, et al. Clinical outcome and risk factors for mortality in Chinese patients with diabetes on peritoneal dialysis: a 5-year clinical cohort study. Diabetes Res Clin Pract, 2013, 100（3）: 354-356.

12. 陈崴,姜宗培,郑勋华,等. 腹膜透析置管术预防性抗生素用药的前瞻性随机对照临床研究. 中华肾脏病杂志, 2006, 22: 601-604.

13. Ouyang CJ, Huang FX, Yang QQ, et al. Comparing the incidence of catheter-related complications with straight and coiled tenckhoff catheters in peritoneal dialysis patients--a single-center prospective randomized trial. Perit Dial Int, 2015, 35（4）: 443-449.

14. Xie J, Kiryluk K, Ren H. Coiled versus straight peritoneal dialysis catheters: a randomized controlled trial and meta-analysis. Am J Kidney Dis, 2011, 58（6）: 946-955.

15. Asif A. Peritoneal dialysis catheter insertion. Minerva Chir, 2005, 60（5）: 417-428.

16. 余学清. 腹膜透析治疗学. 北京:科学技术文献出版社, 2008.

17. Basile B, De Padova F, Parisi A, et al. Routine insertion of permanent peritoneal dialysis catheters in the nephrology ward. The sliding percutaneous technique. Minerva Urol Nefrol, 2004, 56（4）: 359-365.

18. Ozener C, Bihorac A, Akoglu E. Technical survival of CAPD catheters: comparison between percutaneous and conventional surgical placement techniques. Nephrol Dial Transplant, 2001, 16: 1893-1899.

19. Flanigan M, Gokal R. Peritoneal catheters and exit-site practices toward optimum peritoneal access: a review of current developments. Perit Dial Int, 2005, 25（2）: 132-139.

20. Ash SR. Chronic peritoneal dialysis catheters: challenges and design solutions. Int J Artif Organs, 2006, 29（1）: 85-94.

21. Crabtree JH, Fishman A, Siddiqi RA, et al. The risk of infection and peritoneal catheter loss from implant procedure exit-site trauma. Perit Dial Int, 1999, 19: 366-371.

22. Yang Y, Wang H, Yeh C. Early initiation of continuous ambulatory peritoneal dialysis in patients undergoing surgical implantation of tenckhoff catheters. Perit Dial Int, 2011, 31（5）: 551-557.

中英文名词对照索引

登录中华临床影像库步骤

公众号登录 >>

扫描二维码
关注"临床影像库"公众号

点击"影像库"菜单
进入中华临床影像库首页

临床影像库
中华临床影像库内容涵盖国内近百家大
型三甲医院临床影像诊断中所能见... ˅
7位朋友关注

关注公众号

影像库

网站登录 >>

输入网址 medbooks.ipmph.com/yx
进入中华临床影像库首页

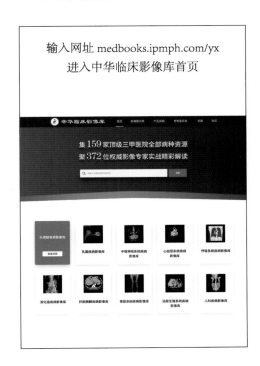

进入中华临床影像库首页

注册或登录

PC 端点击首页"兑换"按钮
移动端在首页菜单中选择"兑换"按钮

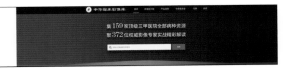

输入兑换码,点击"激活"按钮
开通中华临床影像库的使用权限

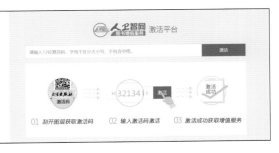

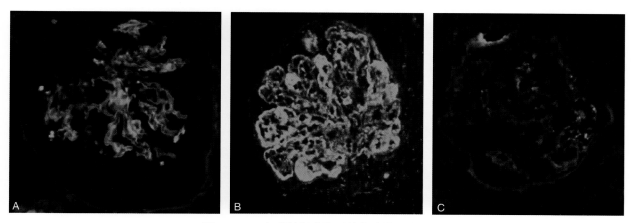

图 1-3-1 急进性肾炎肾活检免疫荧光检查

A. Ⅰ型,IgG 沿肾小球毛细血管袢呈线样沉积;B. Ⅱ型,IgG 沿肾小球毛细血管袢呈颗粒样沉积;C. Ⅲ型,仅见微量 IgG 在肾小球部位沉积

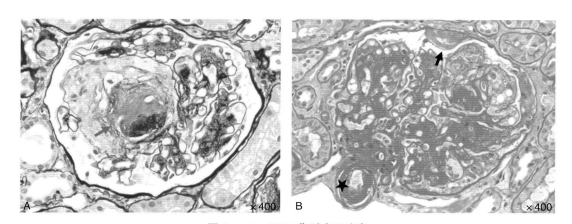

图 2-1-1 DKD 典型病理改变

A. 系膜重度增生(PASM 染色),K-W 结节形成(红色箭头);B. 弥漫性系膜增生(PAS 染色),肾小囊玻璃状病变(黑色箭头),入球小动脉玻璃样变(黑色五角星)

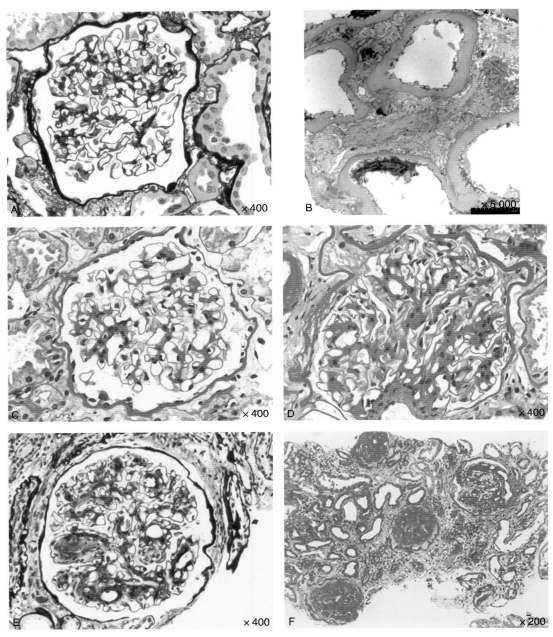

图 2-1-2　DKD 各级肾小球病理改变

A. 光镜下肾小球无明显系膜改变（PASM 染色）；B. 电镜示 GBM 厚度均大于 500nm，为 Ⅰ 级肾小球病变提供依据（电镜）；C. Ⅱa 级肾小球病变中系膜增生不超出毛细血管腔所在区域（PAS 染色）；D. Ⅱb 级肾小球病变中系膜增生超出毛细血管腔所在区域（PAS 染色）；E. 肾小球中存在一个典型的 K–W 结节，该病变属 Ⅲ 级（PASM 染色）；F. 超过 50% 的肾小球呈肾小球球性硬化，为 Ⅳ 级病变（PAS 染色）

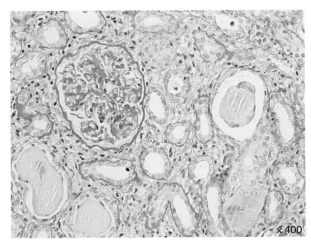

图 4-1-1　多发性骨髓瘤病肾病（myeloma cast nephropathy，MCN）光镜

小管内骨髓瘤管型，小球基本正常

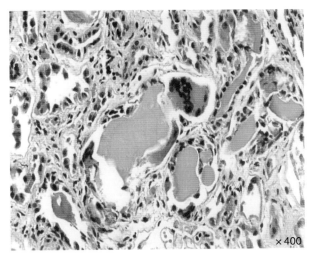

图 4-1-2　MCN 光镜

小管内骨髓瘤管型，异物巨细胞

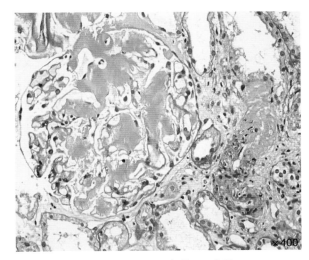

图 4-1-3　MM 合并 AL 光镜

淀粉样物质沉积在肾小球，小血管

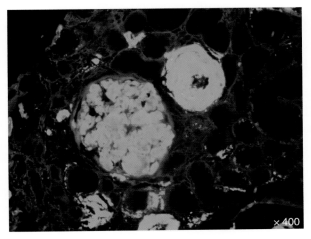

图 4-1-4　MM 合并 AL 免疫荧光

λ 轻链沉积在肾小球及入球小动脉

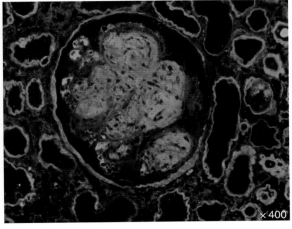

图 4-1-5　LCDD 免疫荧光

游离轻链 κ 在肾小球系膜结节内及沿肾小管基底膜沉积

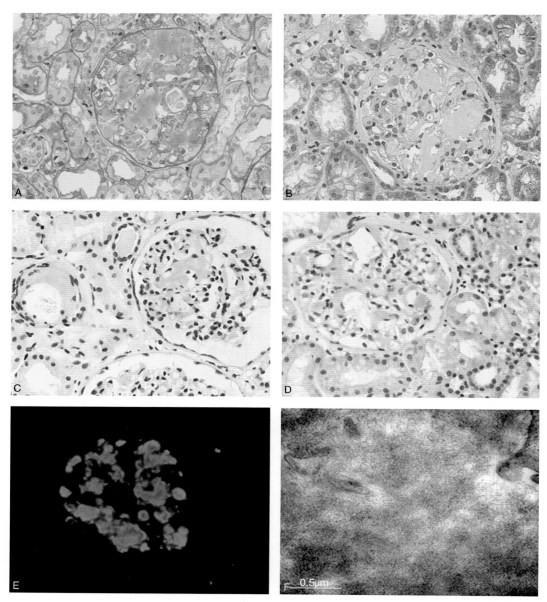

图 4-2-1　AL 型淀粉样变性的肾脏病理表现

A. PAS 染色见肾小球系膜区有均质淡染的 PAS 弱阳性物质沉积；B. Masson 染色上述物质呈嗜亮绿改变；
C. 刚果红染色可见红色的淀粉样物质在肾小球、血管及间质沉积；D. 高锰酸钾预处理后刚果红染色仍为阳性；
E. 轻链染色提示 λ 轻链沉积与肾小球系膜区，κ 轻链染色阴性；F. 电镜下观察到肾小球内细纤维丝样的结构

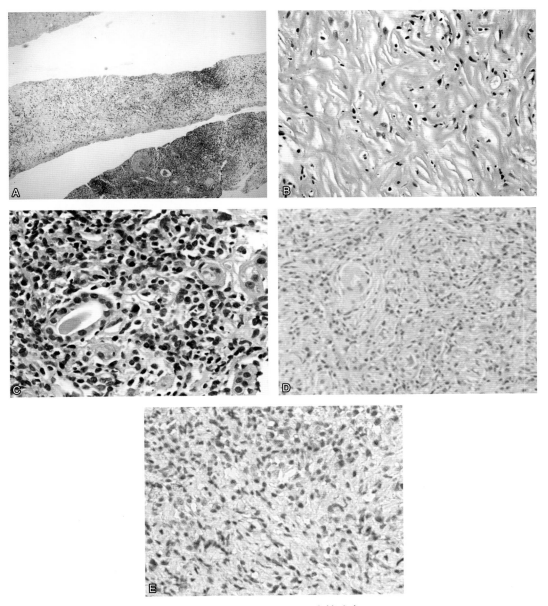

图 10-3-3 IgG4-TIN 光镜改变

A. 低倍镜可见病变灶性分布,肾间质大量炎症细胞浸润及纤维化改变;B. 席纹状(或称鸟眼状)纤维化改变;C. 肾间质浸润细胞以淋巴-浆细胞为主;D. 肾间质散在嗜酸性粒细胞浸润;E. IgG4 免疫组化染色提示浸润淋巴-浆细胞染色阳性

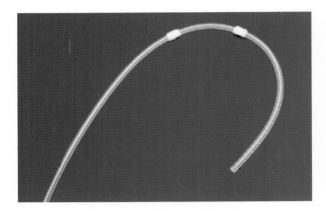

图 16-6-1　Tenckhoff 直管

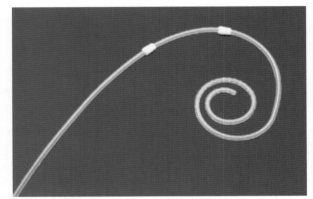

图 16-6-2　Tenckhoff 卷曲管

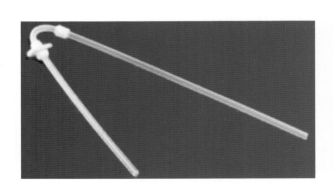

图 16-6-3　鹅颈直管

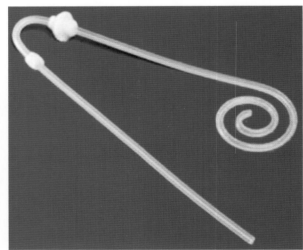

图 16-6-4　鹅颈卷曲管